JN438784

유방촬영술과 유방암의 발견

유방촬영술과 유방암의 발견

Detection of Breast Cancer with Mammography

2

대표저자 문우경

일조각

머리말

우리 실정에 맞는 유방촬영술 서적에 대한 요구에 맞추어 『유방촬영술과 유방암의 발견』 1권을 출판한 지 반년 만에 2권을 발간하게 되었다. 1권의 머리말에서 밝혔듯이 이 책은 임상에서 유방촬영술을 이용해 유방암을 조기에 발견하고 진단하는 데 필요한 판독능력을 키울 수 있도록 기획하고 집필되었다. 1권에서는 유방촬영 장비, 촬영방법, 유방의 병리와 영상 소견, 이상 소견 발견과 위치파악 등 유방촬영술과 영상판독에 관한 기초적인 내용을 다루었다. 2권은 1권에서 배운 기본지식을 바탕으로 실제 임상에서 필요한 유방암 발견, 이상 소견 분석, 최종 판정 등을 다양한 난이도의 임상증례를 중심으로 직접 연습할 수 있도록 구성하였다. 2권도 1권과 마찬가지로 서울대학교병원에서 최근에 진단된 증례 중 이 책의 집필의도에 맞고 교육적 가치가 높은 것을 선별하여 디지털 유방촬영술, 초음파, 병리사진 등 고품질의 영상을 증례 해설과 함께 실었다. 모든 악성 증례는 수술 전 MRI와 수술 후 영상-병리를 비교함으로써 암의 정확한 위치, 크기와 조직 유형을 확인하였고 양성 증례도 절제생검 또는 코어생검과 추적영상검사를 통해 병변의 특성을 확인하였다.

『유방촬영술과 유방암의 발견』 2권은 증례 중심의 3개 장으로 구성되었다. 제1장은 검진유방촬영 사진에서 조기 유방암을 인지하는 방법을 체계적으로 연습할 수 있도록 유방촬영술에서 발견된 무증상 여성의 유방암 110증례가 종괴, 미세석회화, 구조왜곡, 다발성 병변의 4항목으로 분류되어 있다. 실제 판독 환경과 유사하도록 증례 사진은 병변 부위만 선택확대하지 않고 정상유방을 포함한 실제 영상 전체를 그대로 사용했으며 병변 위치를 정확히 파악하기 위해 초음파 사진에는 유방 내 위치표시를 같이 실었다. 제2장은 이미 발견된 유방 병변을 분석하고 판정하는 방법을 체계적으로 연습할 수 있도록 다양한 양성과 악성 100증례가 종괴, 석회화, 구조왜곡, 비대칭, 유두와 피부의 변화, 액와부, 성형 유방, 남성 유방의 8항목으로 분류되어 있다. 증례분석과 카테고리 판정의 객관적인 기준을 제시하고자 유방영상전문가 5명의 카테고리 판정 결과도 함께 제시하였다. 전형적인 양성 소견, 악성 가능성이 있는 소견과 전형적인 유방암 소견을 감별할 수 있는 능력을 키우는 데 도움이 될 것이다. 제3장은 검진 목적 또는 경과관찰을 위해 2번 이상 유방촬영술을 시행 받은 여성에서 발견된 34개 유방암 증례로 구성되었으며, 환자군의 특성에 따라 무증상 검진군, 양성 병변 추적군, 호르몬 대체요법군, 유방암수술 후 관찰군으로 분류하였다. 과거 유방촬영영상과 비교분석함으로써 유방촬영술에서 어떤 소견이 유의한 기간 변화 소견인지를 익히는 데 도움이 될 것이다. 각 장의 증례분석을 시작하기 전에 도입부에 있는 증례관찰 시 주의사항을 먼저 읽기 바란다.

이 책에 사용한 용어는 미국방사선의학회*American College of Radiology* 『유방영상보고데이터체계*Breast Imaging Reporting and Data System; BI-RADS*』 제4판을 기준으로 하였으며, 책의 편집과 관련해 마쓰나가 다다하루松永忠東의 『알기 쉬운 맘모그래피手にとるようにわかるマンモグラフィー』 2권(ベクトル・コア, 2005)의 일부를 참고했음을 밝혀둔다. 끝으로 이 책이 유방암 검진 또는 유방 관련 진료에 참여하고 있거나 새로 시작하고자 하는 의료진에게 큰 도움이 되기를 바라면서 책이 출간되도록 도와준 주위 동료들과 일조각 여러분에게 감사드린다.

2008년 10월
문우경

집필진

대표저자

문우경
서울대학교 의과대학 부교수, 서울대학교병원 영상의학과

공동저자

조나리야
서울대학교 의과대학 조교수, 서울대학교병원 영상의학과

차주희
서울대학교 의과대학 조교수, 보라매병원 영상의학과

박인애
서울대학교 의과대학 교수, 서울대학교병원 병리과

박정선
한양대학교 의과대학 조교수, 한양대학교병원 영상의학과

한원식
서울대학교 의과대학 조교수, 서울대학교병원 외과

노동영
서울대학교 의과대학 교수, 서울대학교병원 외과

차례

제1장

무증상 유방암의 발견

1. 종괴

(1) 유선조직 내부, (2) 흉근 직하방과 후지방층, (3) 유두하

2. 미세석회화

3. 구조왜곡

4. 다발성 병변

- 이 장은 『유방촬영술과 유방암의 발견』 1권 3장에서 서술한 이상 소견의 발견을 위한 체계적 접근법에 따라 유방암을 발견하는 연습을 할 수 있도록 구성했다. 유방촬영술에서 발견된 무증상 여성의 유방암 110증례를 4개의 항목(종괴, 미세석회화, 구조왜곡, 다발성 병변)으로 분류했다. 증례 수가 가장 많은 종괴 항목은 병변의 위치에 따라 유선조직 내부, 흉근 직하방과 후지방층, 유두하로 세분했다.

- 각 증례는 앞뒷면 한 장으로 구성했다. 앞면에는 증례번호, 나이와 함께 양측 내외사 · 상하 유방촬영 사진을 배치했다. 뒷면에는 암의 위치를 표시한 사진과 병변의 내외사 · 상하 확대촬영, 초음파, 병리 사진 등을 실었다.

- 각 증례 앞장의 영상만 보고 이상 소견을 찾아보자. 유방암으로 의심되는 병변을 정했다면 뒷면으로 이동하여 유방암의 위치를 표시한 사진과 비교해보자. 다음으로 확대촬영에서 병변의 성상을 확인하고 초음파 소견과 비교 분석해보자. 특히 유방촬영술에서 보인 병변의 초음파에서의 위치(시계방향, 유두에서의 거리, 피부 깊이)에 주목하자. 마지막으로 증례 해설에서 영상 소견, 수술명과 진단 그리고 포인트를 읽어보자. 수술명과 진단에 표기된 진단과 병기는 수술 후 병리학적 소견에 따른 것이며 종양의 조직학적 분류, 크기와 림프절전이 여부가 표시되어 있다. 크기 2cm 이하의 침윤성 종양(T1)은 최대직경 0.1cm 이하(미세침윤암, T1mic), 0.1cm 초과 0.5cm 이하(T1a), 0.5cm 초과 1.0cm 이하(T1b), 1.0cm 초과 2cm 이하(T1c)로 분류했다. 다양한 조직 유형과 병기를 갖는 유방암 증례의 유방촬영술과 초음파 소견을 비교 분석해보자.

- 유방암의 분류 및 영상 소견에 대한 내용은 1권의 《표 2-3》(49쪽)과 〈그림 2-22〉(71쪽), 유방암의 병기는 《표 3-3》(91쪽), 병변의 위치파악은 〈그림 3-44〉(145쪽), 〈그림 3-45〉(146쪽), 〈그림 3-47〉(149쪽)에 자세히 나와 있다. 종괴와 석회화 분석 알고리듬은 〈그림 4-41〉(204쪽)과 〈그림 4-42〉(205쪽)를 참고하자.

1. 종괴—(1) 유선조직 내부

유선조직 내부에 이상 소견이 있는지 관찰한다.

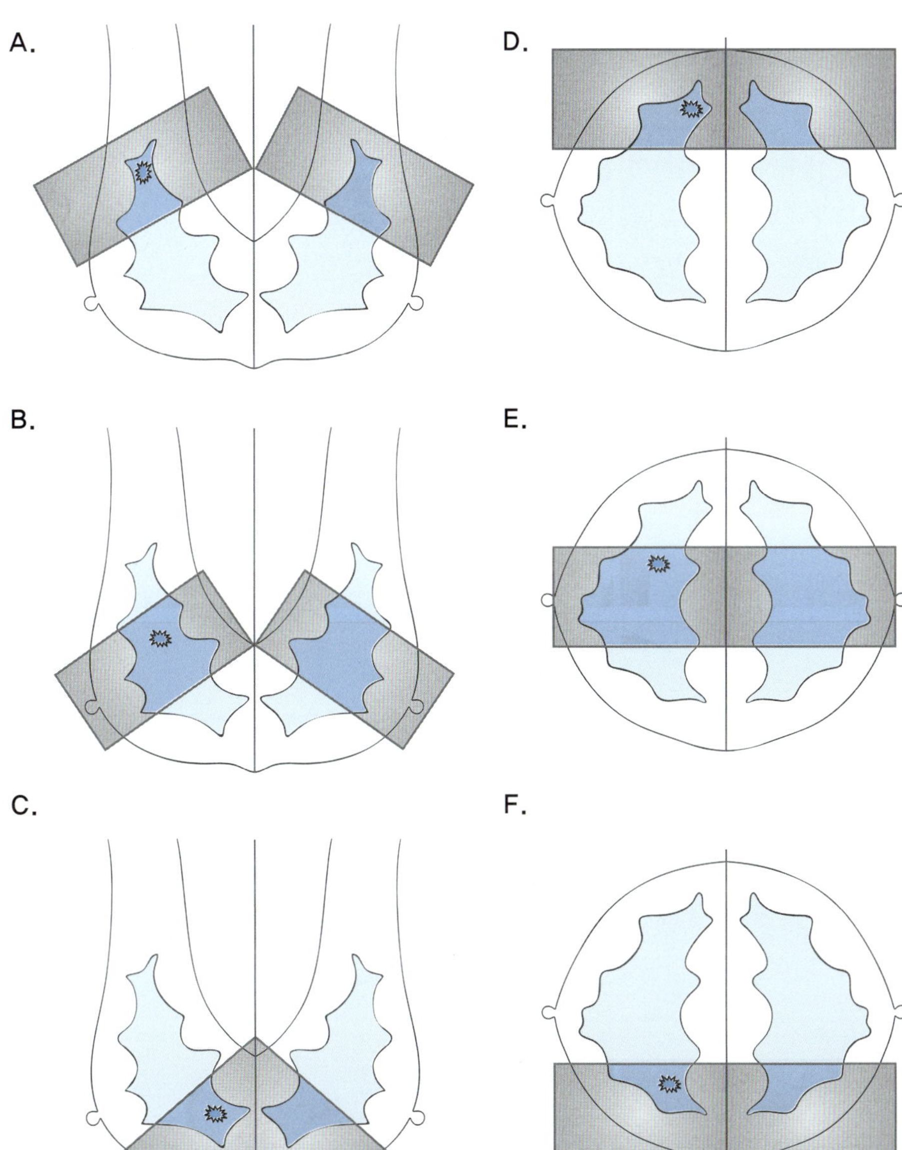

증례관찰 시 주의사항

- 유선조직 내부 또는 실질과 지방층과의 경계면에 있는 종괴 또는 비대칭 소견을 찾는다. 앞장 모식도에서 보듯이 양측 유방의 대칭성을 비교하는 것이 중요하다.
- 내외사위 영상에서는 상외측(A)부터 유두 후방선(B), 유방하 주름(C)까지 살펴본다. 특히 외측 유방의 병변은 내외사위에서만 보일 수 있으므로 주의해야 한다. 상외측은 유방암이 가장 호발하는 부위로 60% 이상의 유방암이 상외측에서 발견된다.
- 상하위 영상에서는 외측 끝부터 내측 끝(D~F)까지 빠짐없이 살펴본다. 특히 내측 유방의 병변은 상하위에서만 보일 수 있으므로 주의해야 한다. 약 30%의 유방암이 내측에서 발견된다.
- 종괴로 의심되는 병변이 보일 때 이것이 진짜 병변인지 정상 유선조직의 겹침에 따른 인공적인 음영인지를 감별해야 한다. 내외사위와 상하위 촬영에서 동일 위치에 같은 크기와 모양으로 보이고 중심부의 농도가 주변보다 높으면 진짜 병변일 가능성이 높다. 하지만 종괴가 내외사위 또는 상하위 한 방향 영상에서만 뚜렷이 보일 수도 있다.
- 병변일 가능성이 있으면 확대촬영과 초음파를 추가로 시행하는데, 병변의 존재 유무와 악성 가능성을 판정할 수 있어야 한다.

①-1 무증상 65세 여성

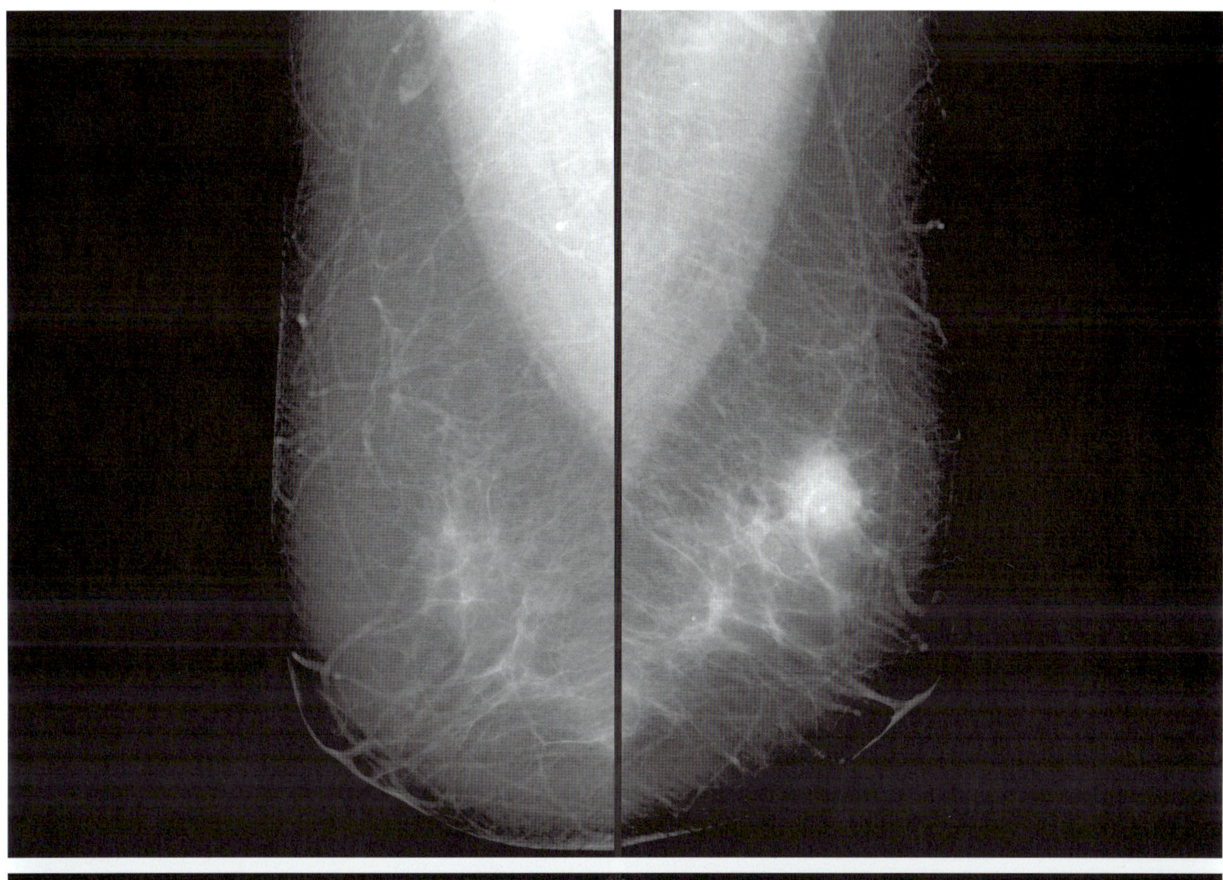

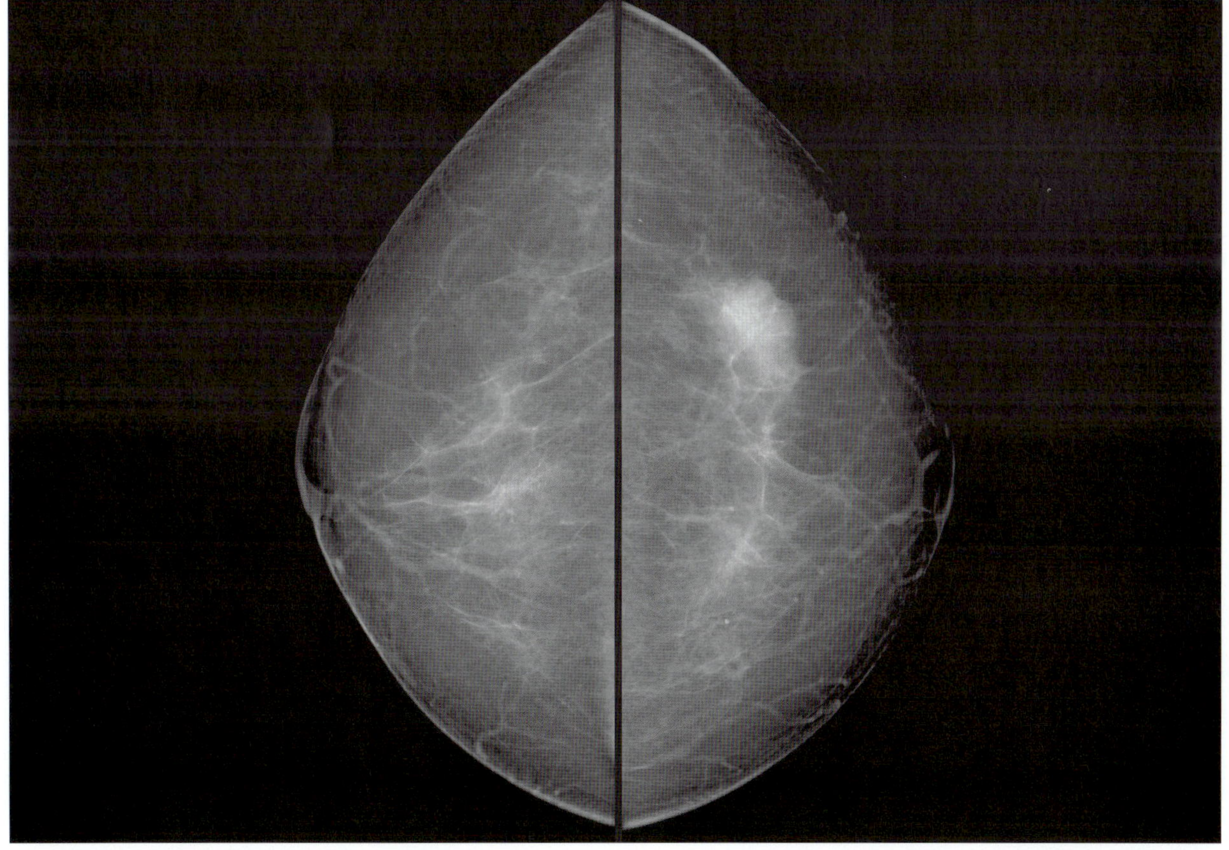

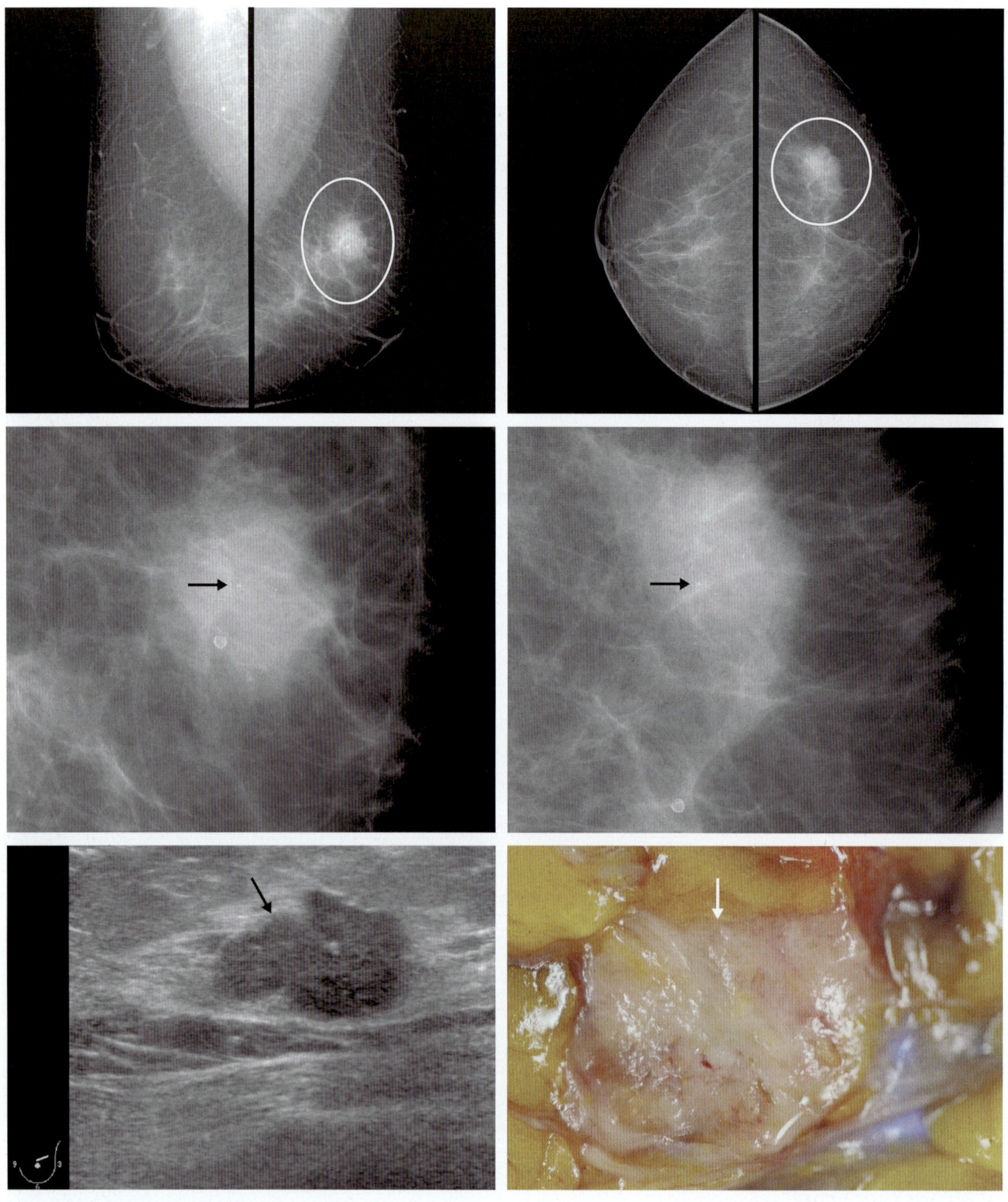

①-1 증례 해설

- **유방촬영술 소견** 왼쪽 유방 상외측에 고밀도 종괴가 있다. 확대촬영에서 불분명한 경계의 종괴이며 미세석회화(화살표)가 종괴 내부에 보인다.
- **초음파 소견** 1시 방향, 유두에서 4cm 떨어진 위치에 불규칙형 모양, 미세소엽형 경계의 2.5cm 저에코 종괴(화살표)이다.
- **수술명과 진단** 유방보존술, 2.5cm 고등급 침윤성암(T2N0, 병기2A).
- **포인트** 크기가 큰 종괴로 비교적 발견하기 쉬운 고등급 침윤성암의 증례이다. 두 방향의 촬영에서 동일 위치에 같은 크기와 모양으로 보이고 중심부 농도가 높으며 볼록한 외형을 보이는 것이 종괴와 비대칭의 감별점이다.

1-2 무증상 55세 여성

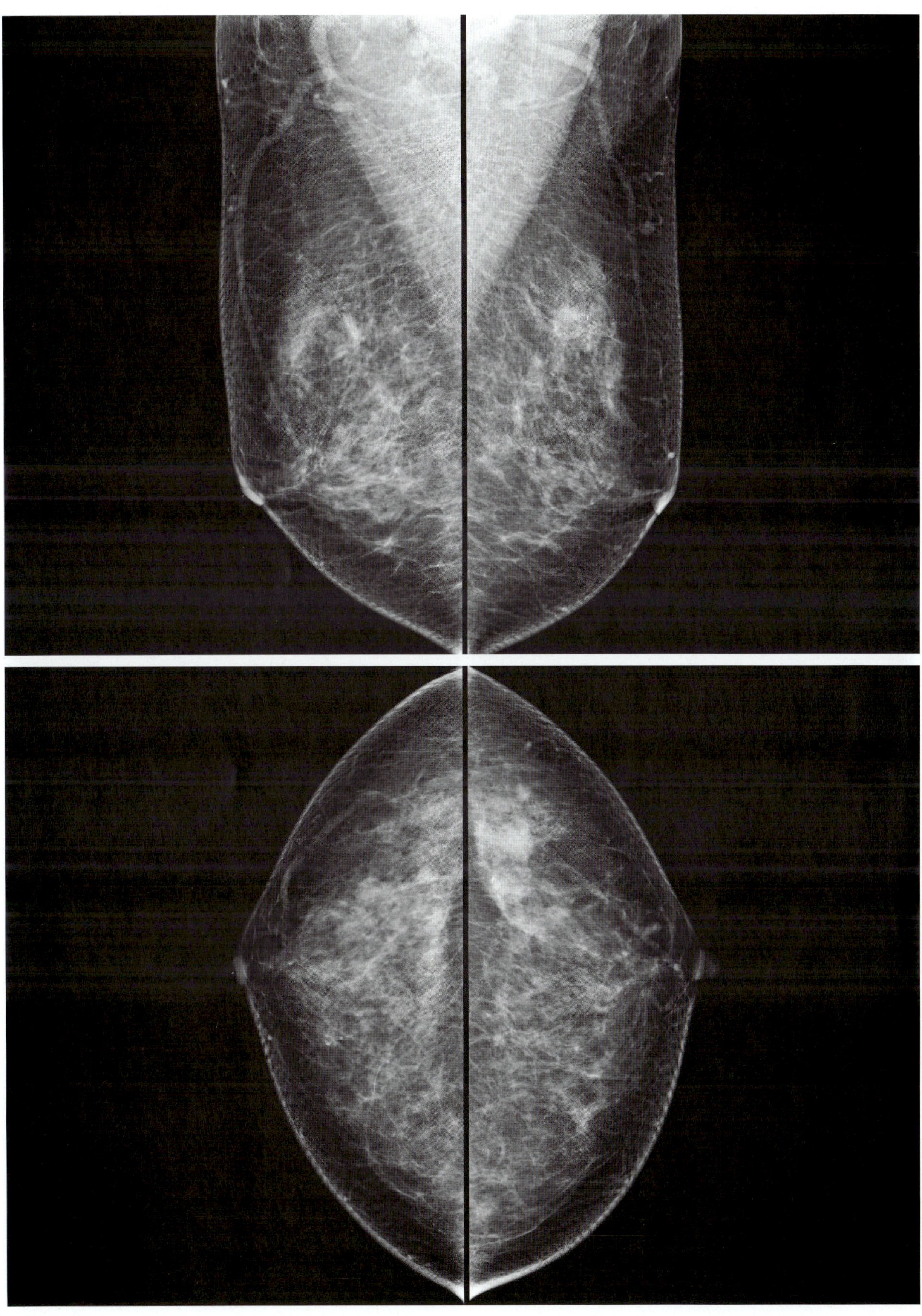

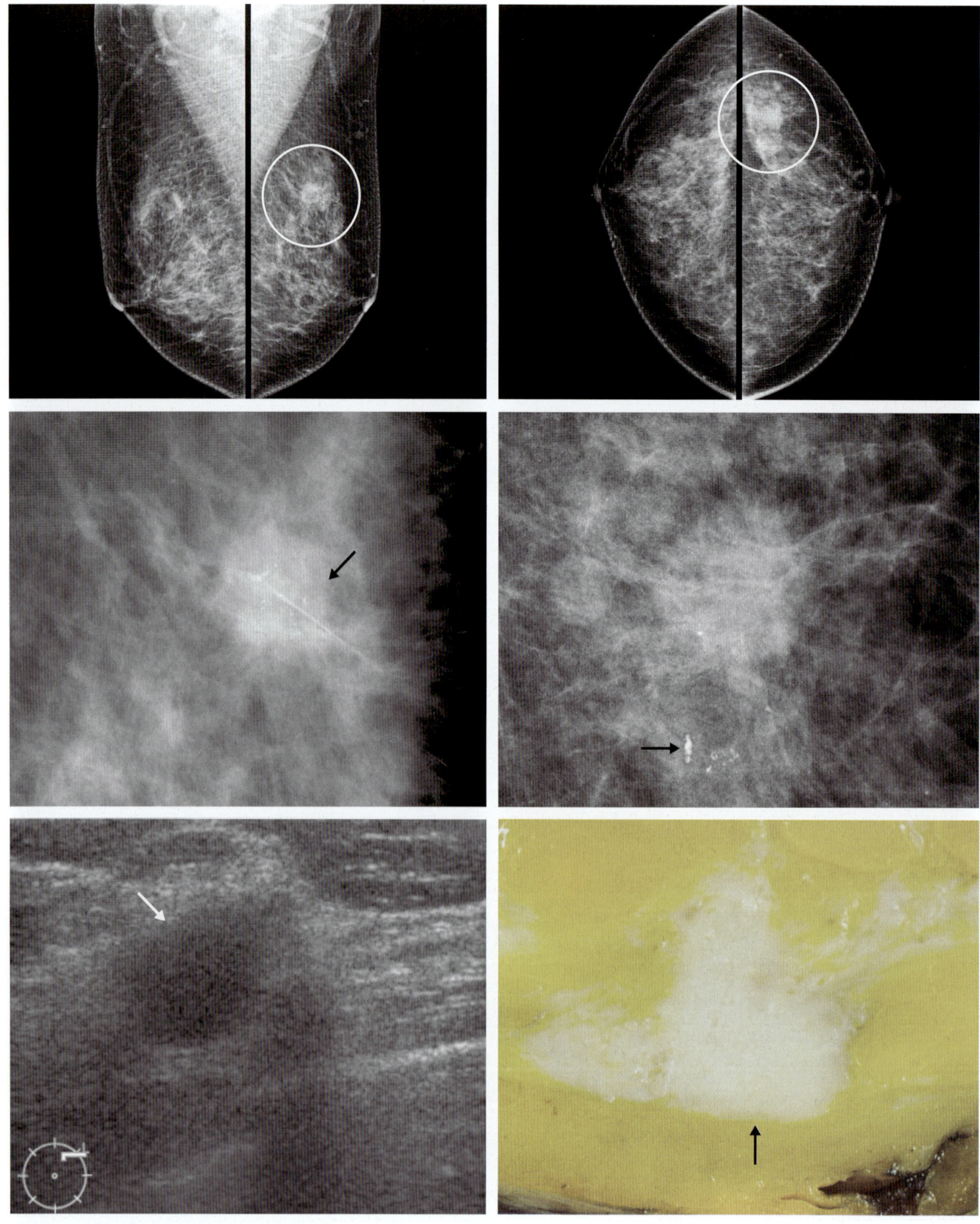

❶-2 증례 해설

- **유방촬영술 소견** 왼쪽 유방 상외측에 종괴가 있다. 확대촬영에서 불분명한 경계의 종괴이며 주위에 미세석회화(화살표)를 동반한다.
- **초음파 소견** 2시 방향, 유두에서 5cm 떨어진 위치에 불분명한 경계의 2cm 저에코 종괴(화살표)이다.
- **수술명과 진단** 유방보존술, 관상피내암을 동반한 2.5cm 중등급 침윤성암(T2N0, 병기 2A).
- **포인트** 증례 1-1과 비슷한 크기의 유방암이지만 유방밀도가 높아 종괴를 발견하기 쉽지 않다. 침윤성암은 흔히 주위에 상피내암을 동반하므로 종괴가 보이면 확대촬영을 해서 석회화가 있는지 살펴야 한다.

1-3 무증상 57세 여성

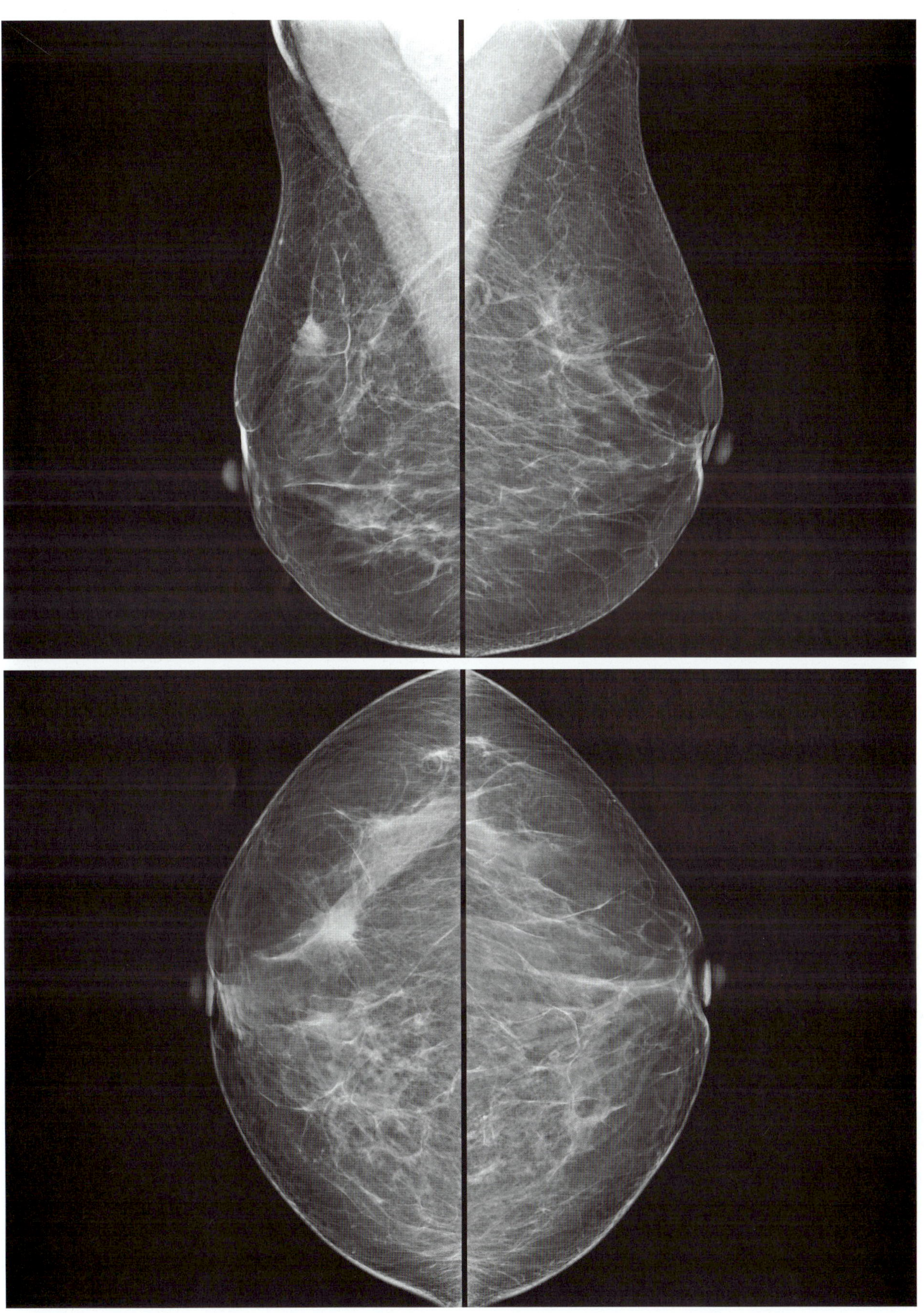

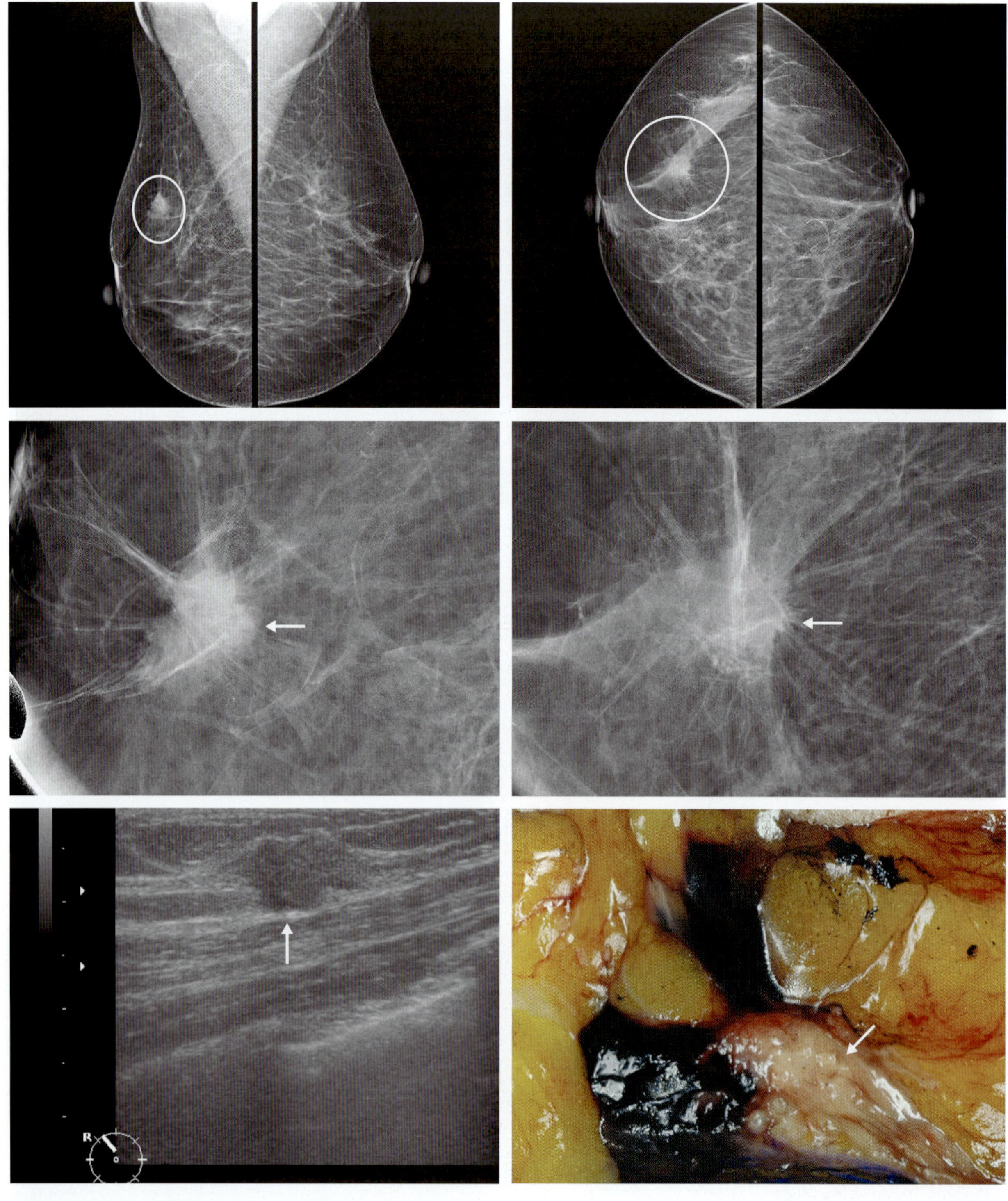

❶-3 증례 해설

- **유방촬영술 소견** 오른쪽 유방 상외측에 고밀도 종괴가 있다. 확대촬영에서 종괴(화살표)의 일부 경계는 침상형이며 일부 경계는 불분명하다.
- **초음파 소견** 11시 방향, 유두에서 3cm 떨어진 위치에 침상형 경계의 1cm 저에코 종괴(화살표)이다.
- **수술명과 진단** 유방전절제술, 0.9cm 중등급 침윤성암(T1bN0, 병기1).
- **포인트** 유방촬영술에서 발견되는 조기유방암의 전형적인 증례로 확대촬영에서 종괴의 침상형 경계가 잘 보인다. 초음파에서 병변을 찾아 조직검사를 하려면 유방촬영술에서 병변의 위치(시계 방향과 유두에서의 거리)와 깊이를 파악할 수 있어야 한다.

❶-4 무증상 46세 여성

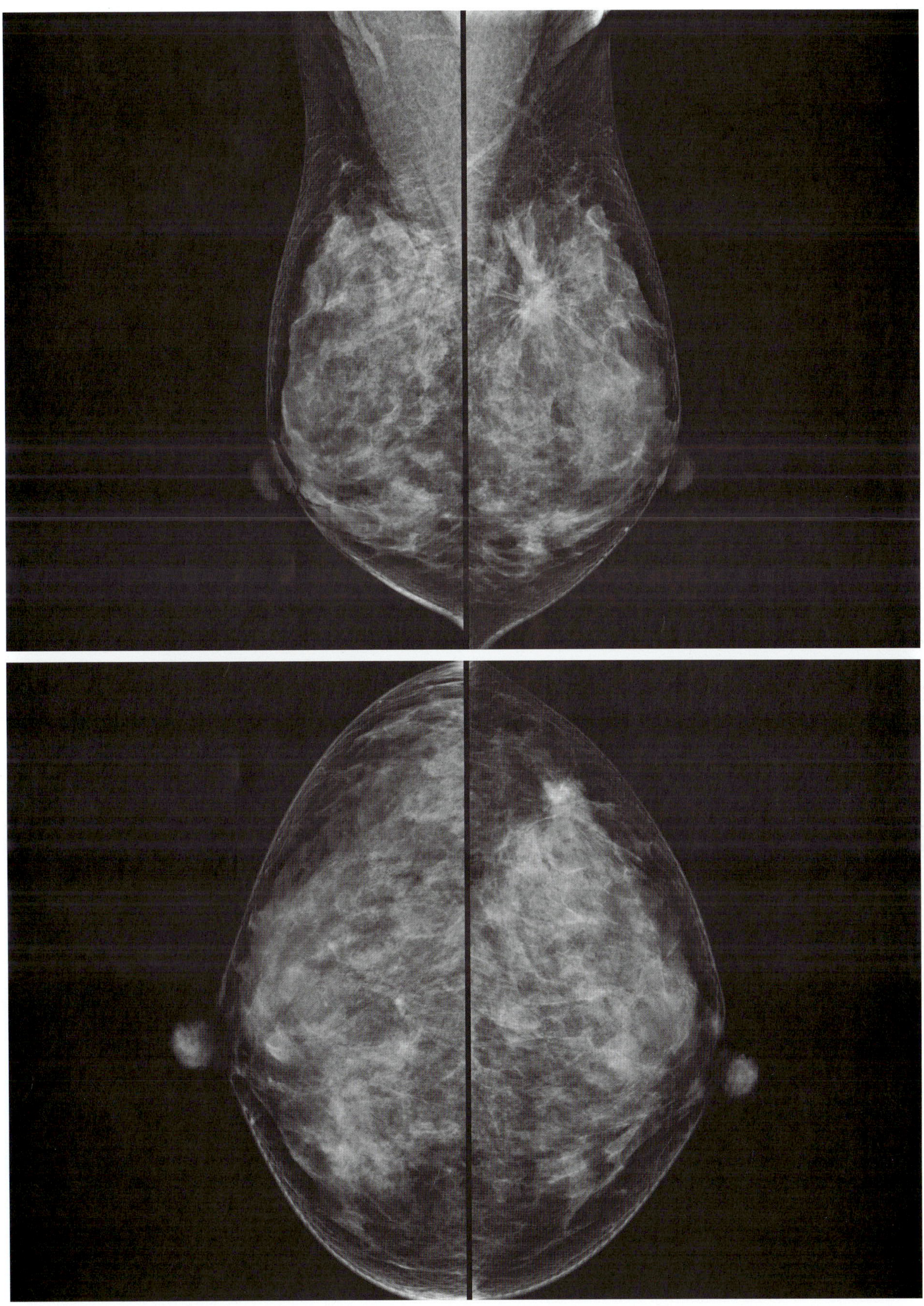

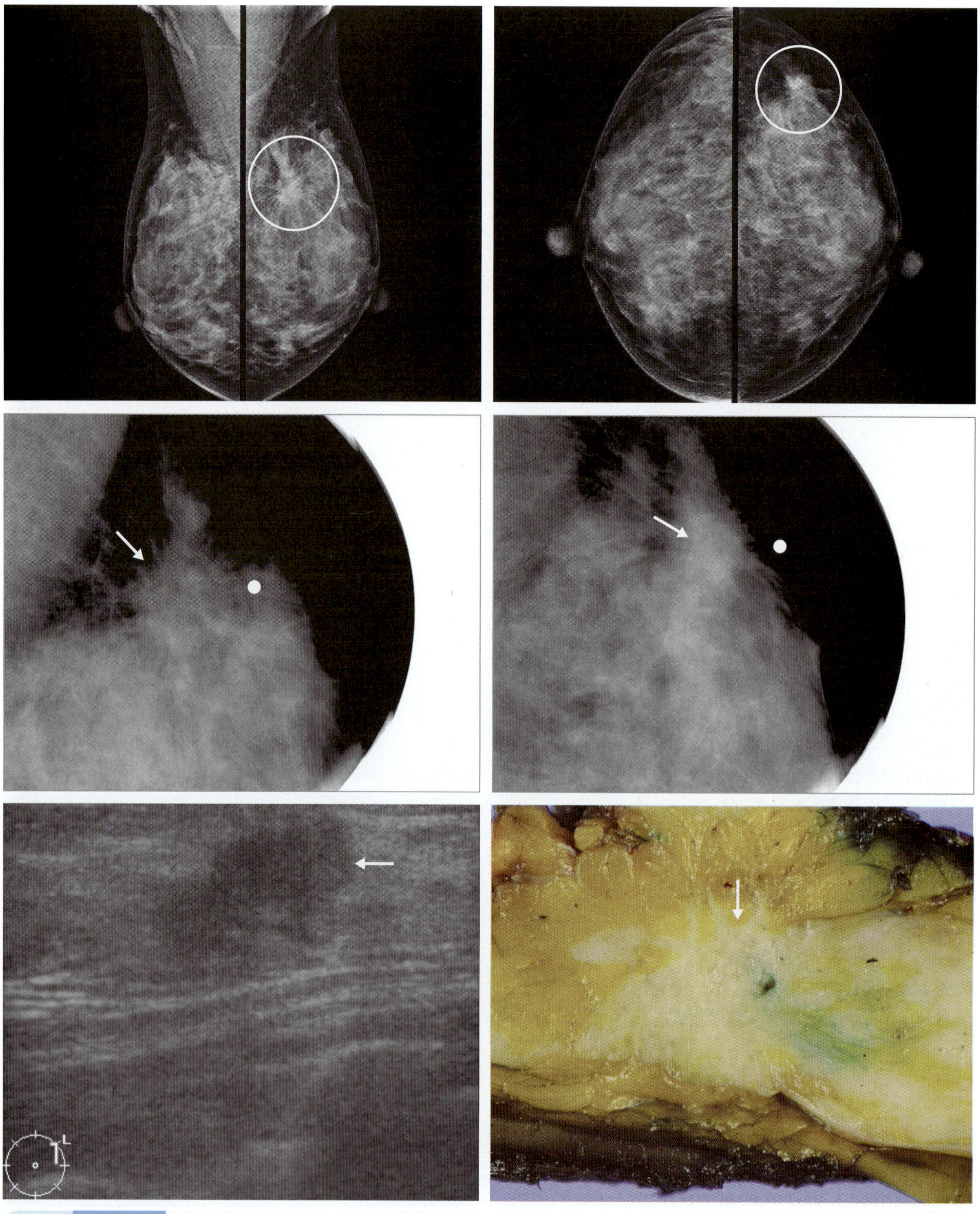

❶-4 증례 해설

- **유방촬영술 소견** 왼쪽 유방 상외측에 고밀도 종괴가 있다. 확대촬영에서 불규칙형 모양과 침상형 경계의 종괴(화살표)이다. 피부 표지자는 초음파 병변과 일치여부를 확인하기 위해 초음파검사 후 붙인 것이다.
- **초음파 소견** 2시 방향, 유두에서 6cm 떨어진 위치에 불규칙형 모양, 불분명한 경계의 1.8cm 저에코 종괴(화살표)로 전방 지방층을 침범했다.
- **수술명과 진단** 유방보존술, 비정형 관상피증식증을 동반한 1.6cm 중등급 침윤성암(T1cN0, 병기1).
- **포인트** 상외측은 유방암이 가장 호발하는 부위로 이상 소견이 있는지 특히 자세히 관찰해야 한다. 치밀유방의 상외측에 침상형 종괴로 발견된 침윤성암의 증례이다(증례 1-2와 비교해보자).

❶-5 무증상 67세 여성

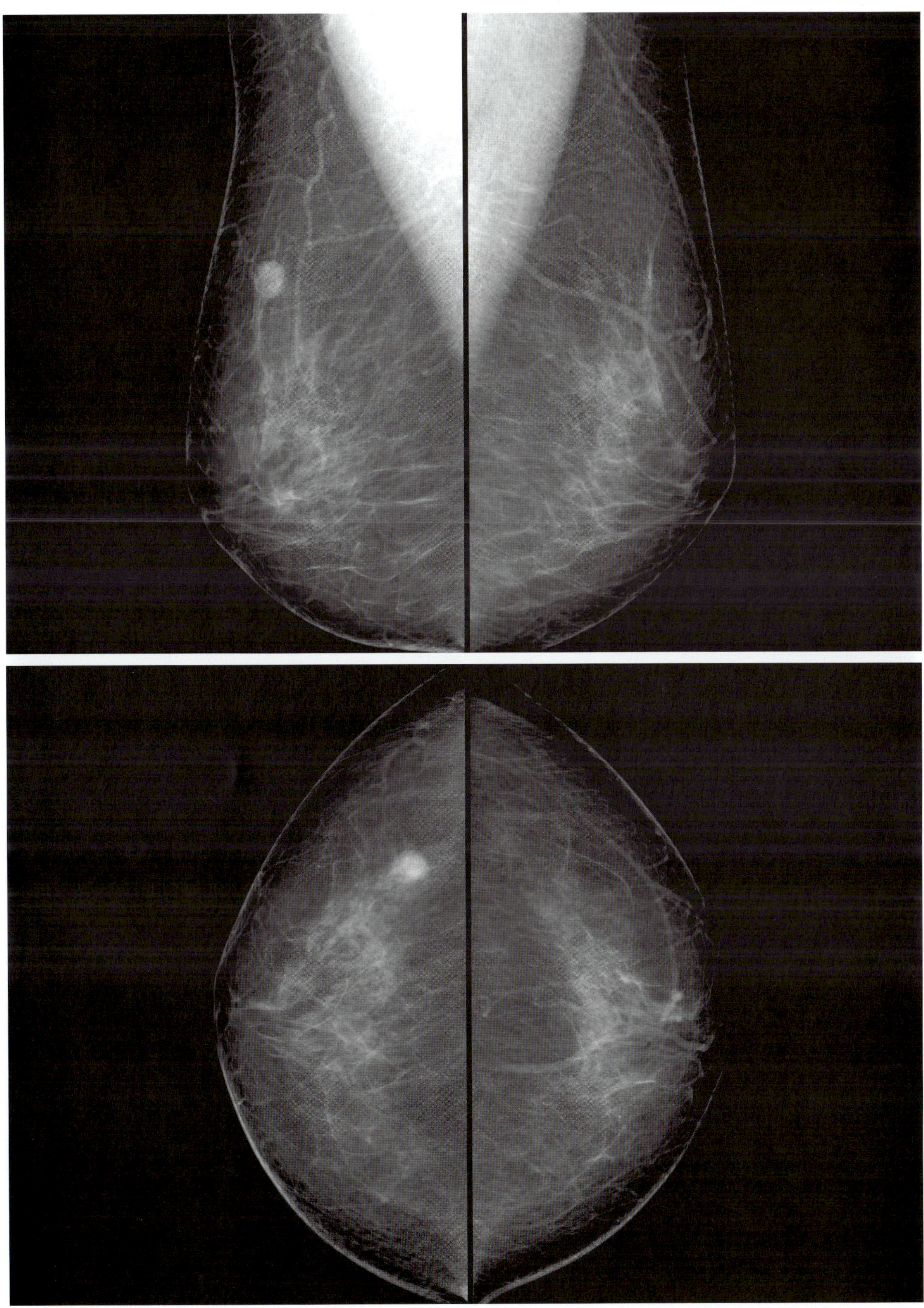

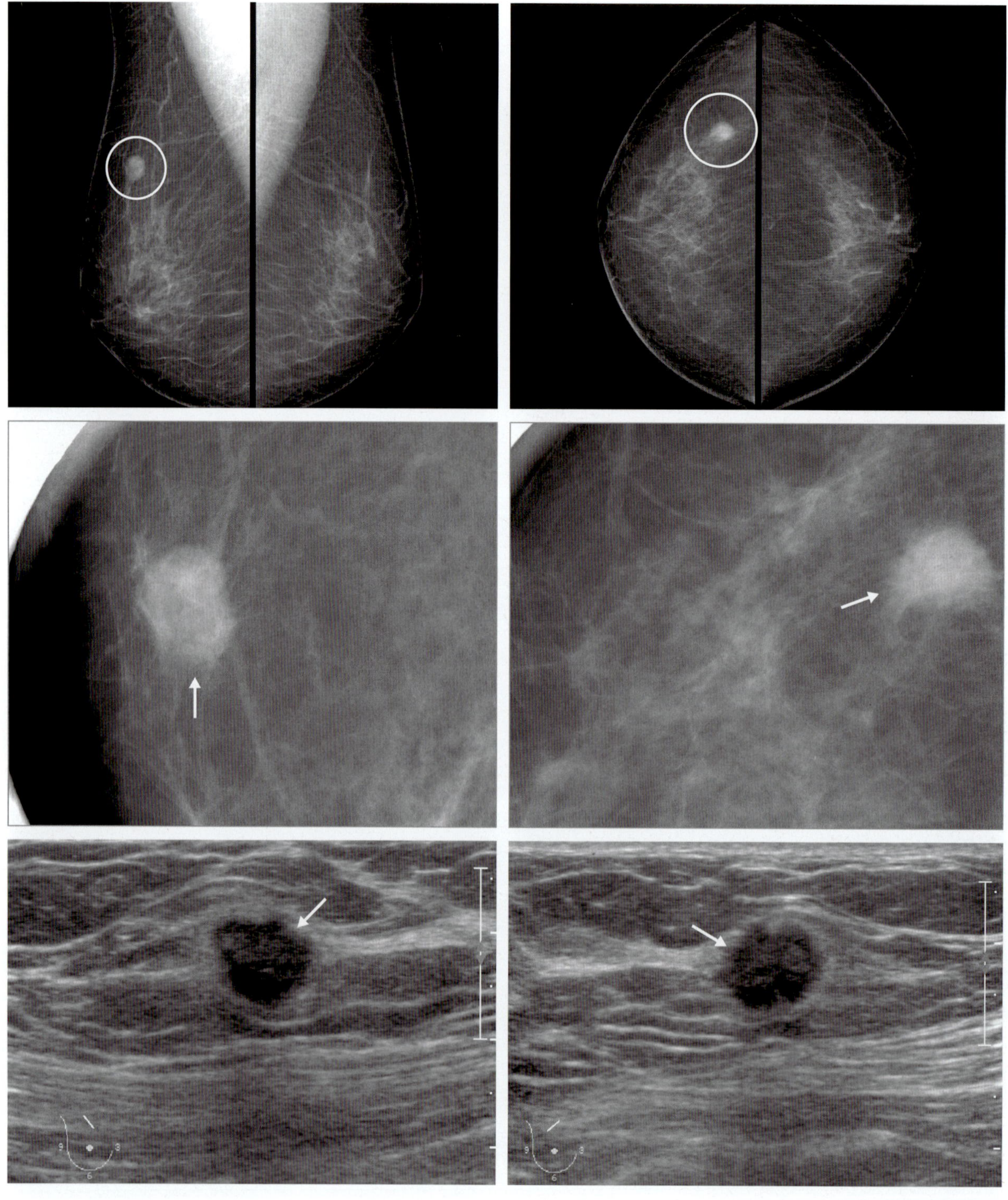

❶-5 증례 해설

- **유방촬영술 소견** 오른쪽 유방 상외측에 고밀도 종괴가 있다. 확대촬영에서 비교적 경계가 분명한 국한성 종괴이나 일부 경계는 불분명(화살표)하다.
- **초음파 소견** 11시 방향, 유두에서 6cm 떨어진 위치에 불분명한 경계의 평행하지 않은 1cm 저에코 종괴(화살표)가 보인다.
- **수술명과 진단** 유방보존술, 1.2cm 고등급 침윤성암(T1cN0, 병기1).
- **포인트** 지방형 유방에 생긴 고등급 유방암으로, 발견하기는 쉽지만 양성 종괴로 오인할 수 있는 증례이다. 종괴의 불분명한 경계가 확대촬영에서 잘 보인다.

1-6 무증상 44세 여성

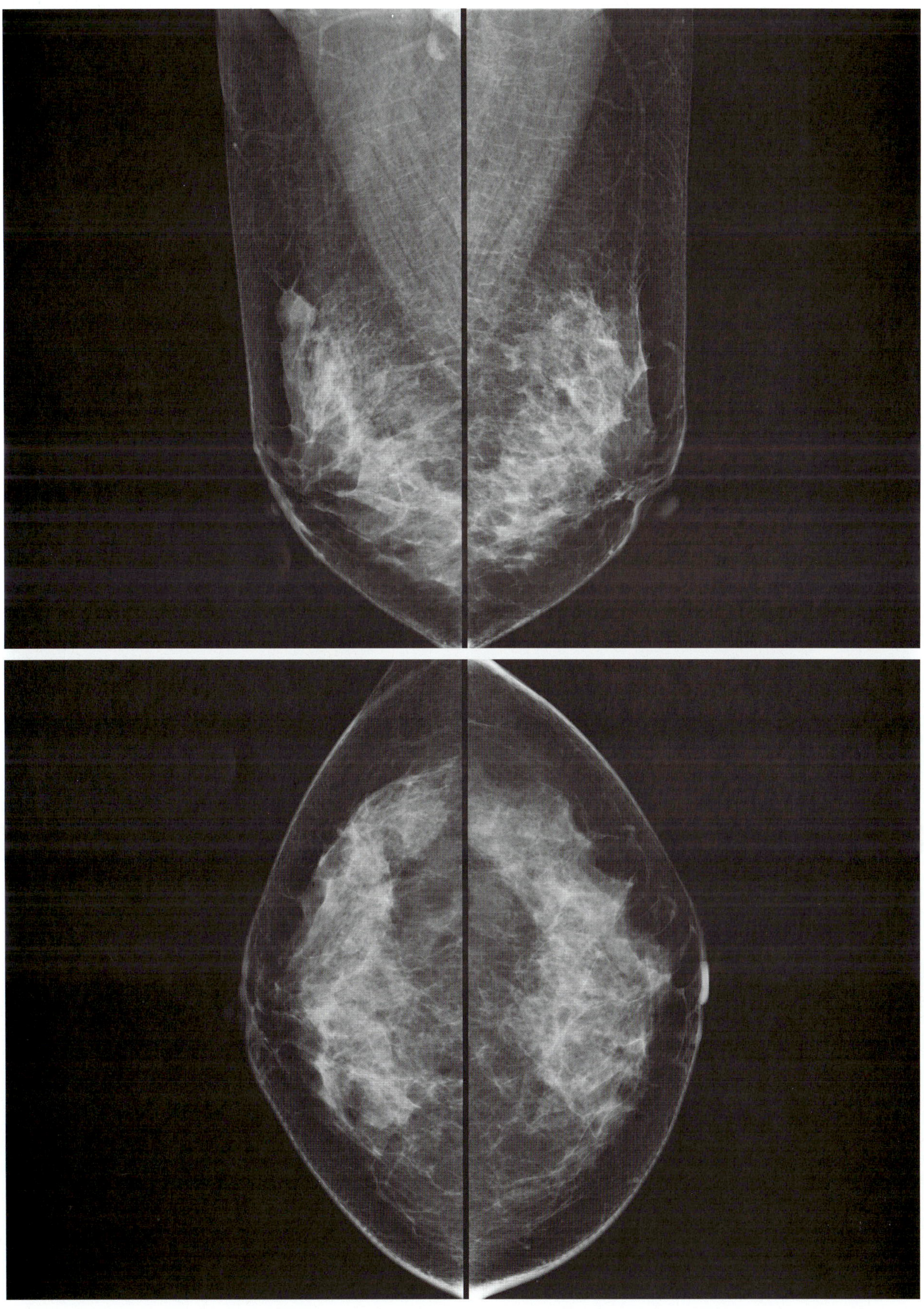

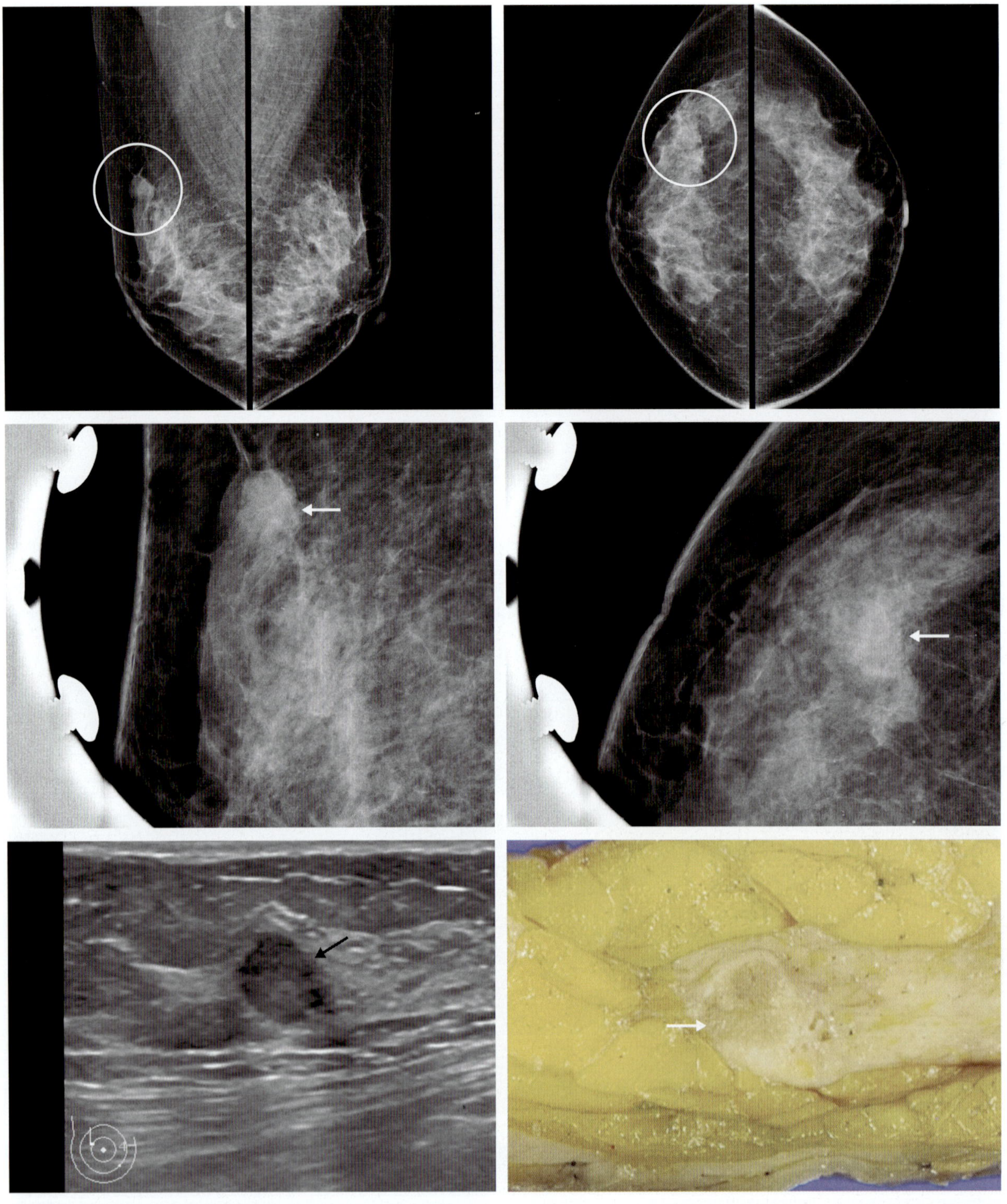

❶-6 증례 해설

- **유방촬영술 소견** 오른쪽 유방 상외측에 국소 비대칭이 있다. 확대촬영에서 대부분의 경계는 유방실질에 가려져 있는 종괴(화살표)이며 석회화는 동반하지 않았다.
- **초음파 소견** 10시 방향, 유두에서 6cm 떨어진 위치에 미세소엽형 경계의 평행하지 않은 0.7cm 저에코 종괴(화살표)이다.
- **수술명과 진단** 유방보존술, 유두형 관상피내암과 1cm 저등급 침윤성암(T1bN0, 병기1).
- **포인트** 증례 1-5와 비슷한 크기와 위치에 있는 유방암이지만 유방밀도가 높아 종괴를 발견하기 어렵다. 유방실질과 지방의 경계는 정상적으로 오목하지만 이 증례의 경우 내외사 사진에서 오른쪽 유방 첨부가 볼록하게 보이는 것에 주목해야 한다.

1-7 무증상 61세 여성

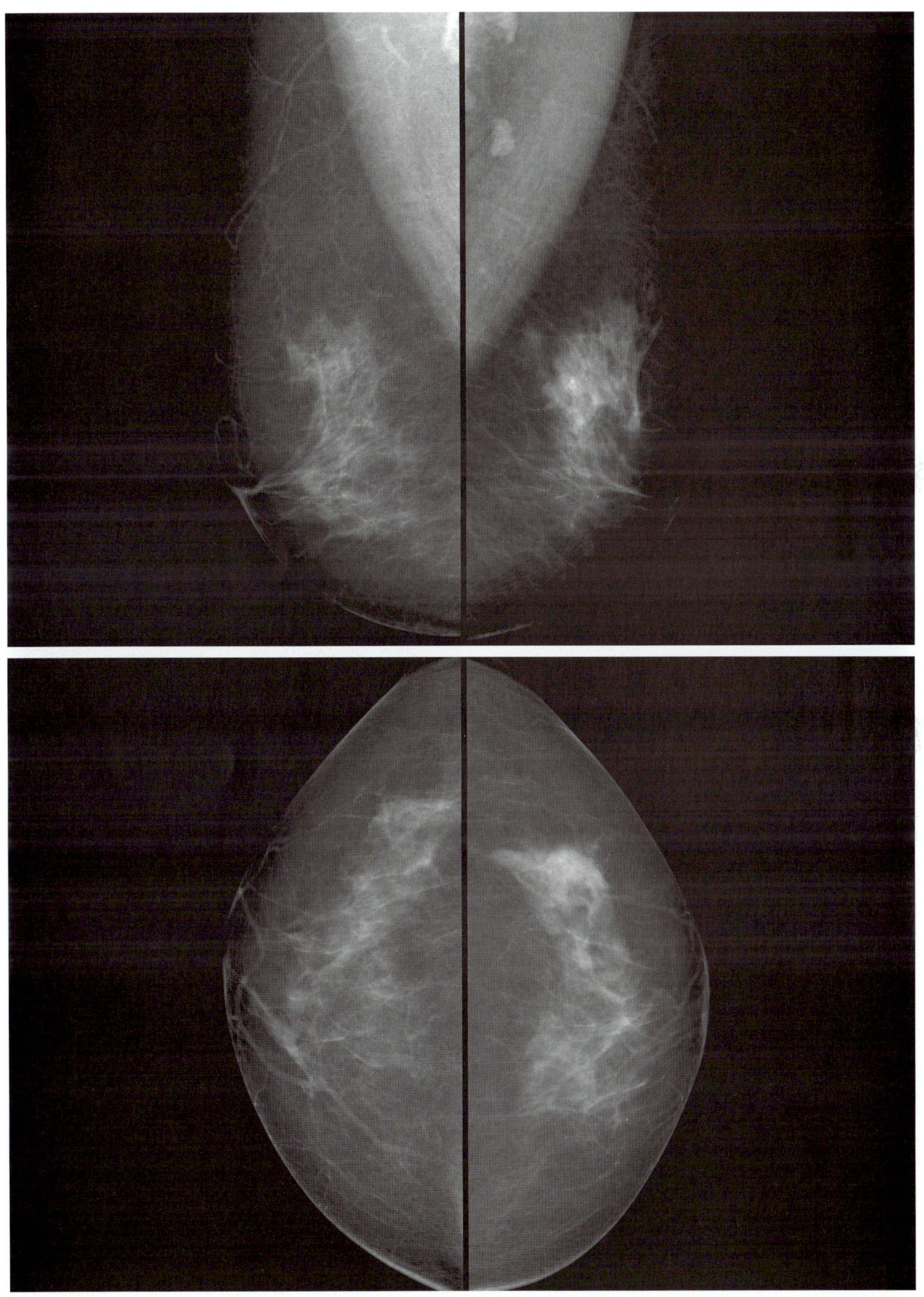

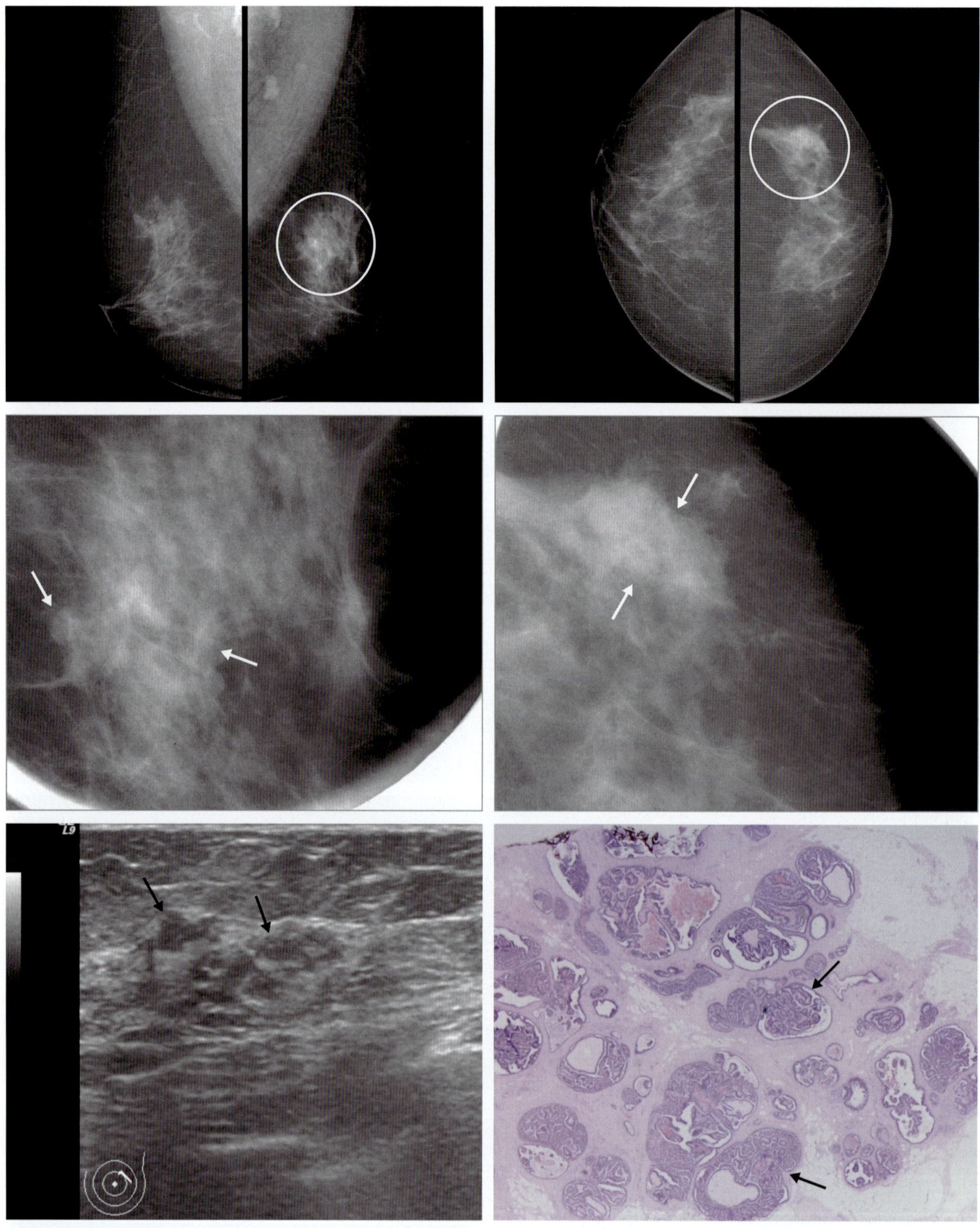

❶-7 증례 해설

- **유방촬영술 소견** 왼쪽 유방 상외측에 국소 비대칭이 있다. 확대촬영에서 석회화를 동반하지 않는 병변(화살표)으로 일부 경계는 주위 실질에 가려져 있고 일부는 불분명하다.
- **초음파 소견** 2시 방향, 유두에서 3cm 떨어진 위치에 불분명한 경계의 2.3cm 저에코 병변(화살표)이 보인다.
- **수술명과 진단** 유방전절제술, 2.5cm 유두상 저등급 관상피내암(병기0).
- **포인트** 비대칭으로 보이는 0기 유방암 증례로 유방촬영과 초음파에서 종괴의 경계가 불분명하다. 유방암 발견율을 높이려면 저등급 관상피내암의 유방촬영술과 초음파 소견에 익숙해져야 한다.

❶-8 무증상 64세 여성

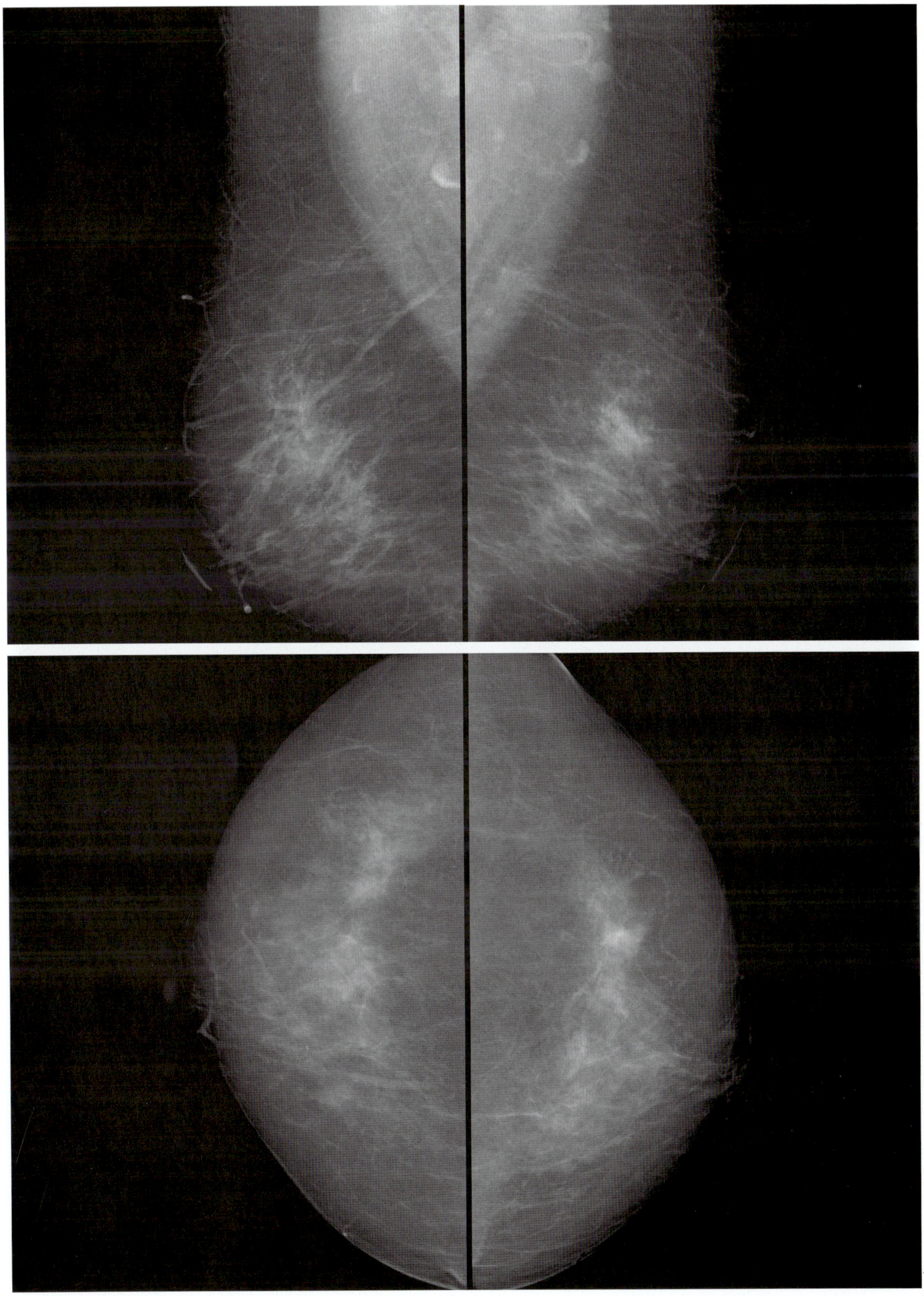

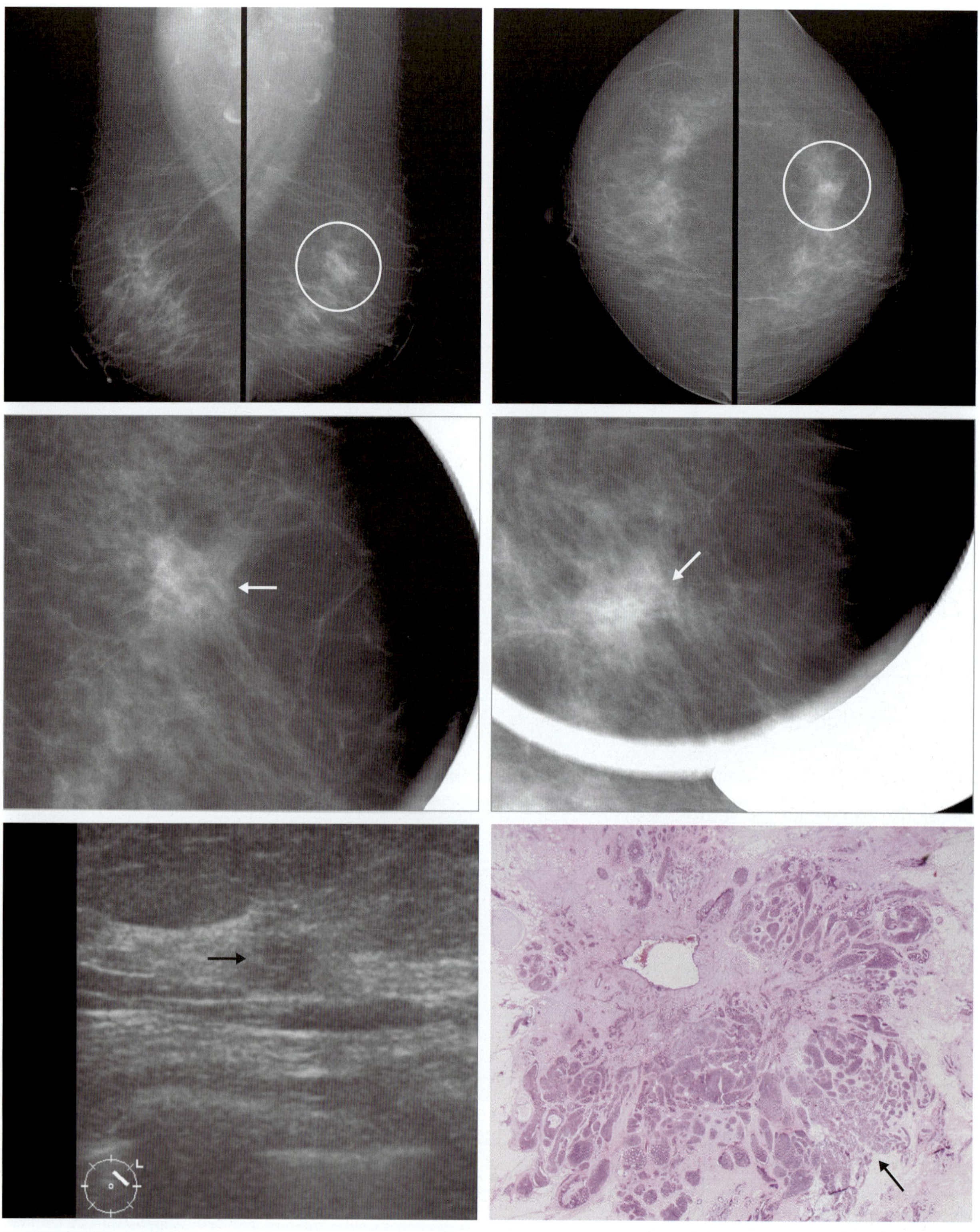

❶-8 증례 해설

- **유방촬영술 소견** 왼쪽 유방 상외측에 국소 비대칭이 있다. 확대촬영에서 경계가 불분명한 종괴(화살표)로 보인다.
- **초음파 소견** 2시 방향, 유두에서 2cm 떨어진 위치에 불분명한 경계의 1.5cm 동일에코 종괴(화살표)이다.
- **수술명과 진단** 유방보존술, 1.5cm 저등급 관상피내암과 미세침윤암*microinvasive carcinoma*(T1micN0, 병기1).
- **포인트** 치밀유방은 아니지만 주위 유선조직과 겹쳐 있어 발견하기 어려운 비석회 유방암으로 두 방향 촬영 모두에서 같은 위치에 고음영이 있다는 점이 정상 조직의 겹침 때문에 보이는 음영과의 차이점이다. 유방촬영술과 초음파 소견을 증례 1-7과 비교해 보자.

①-9 무증상 56세 여성

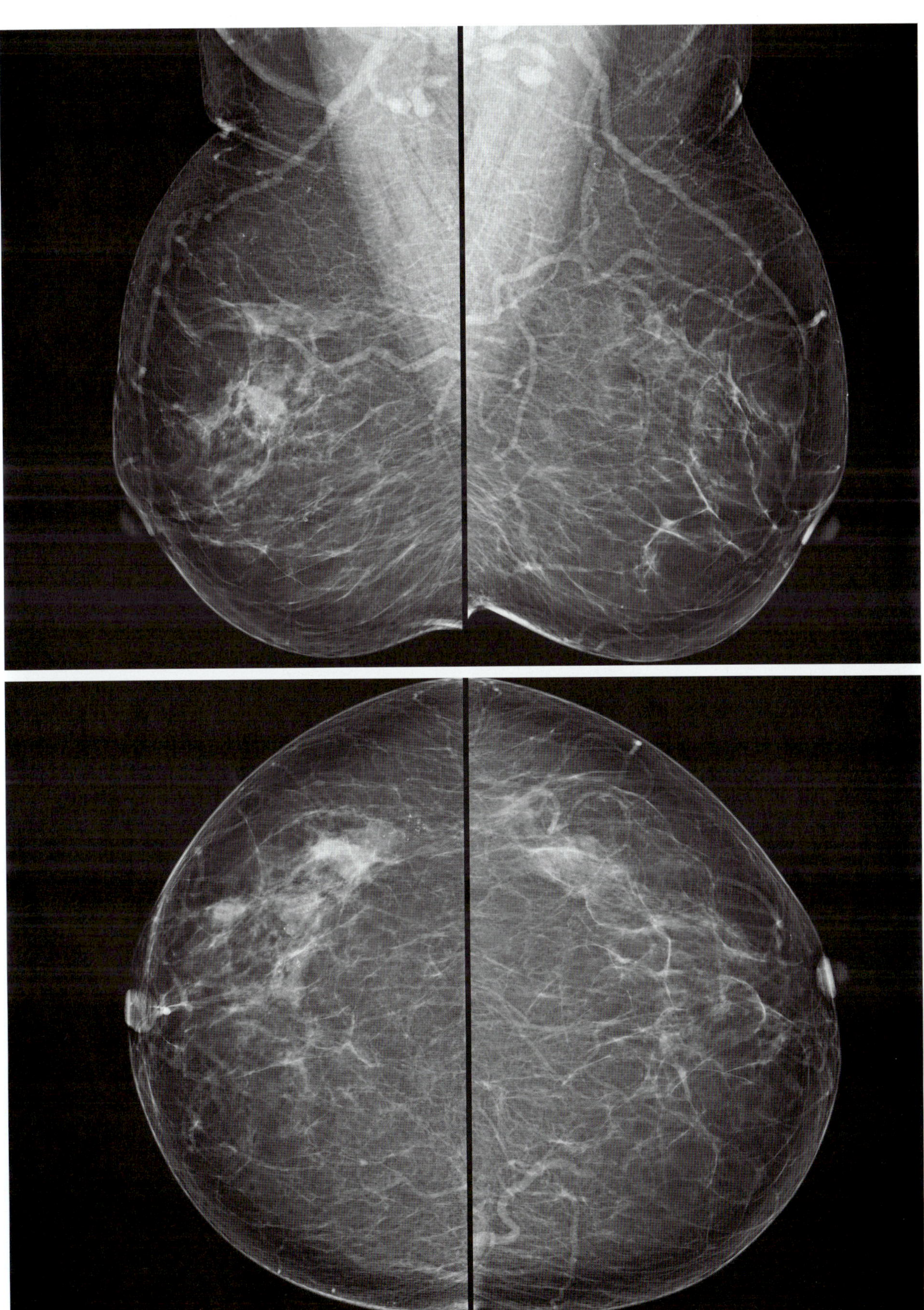

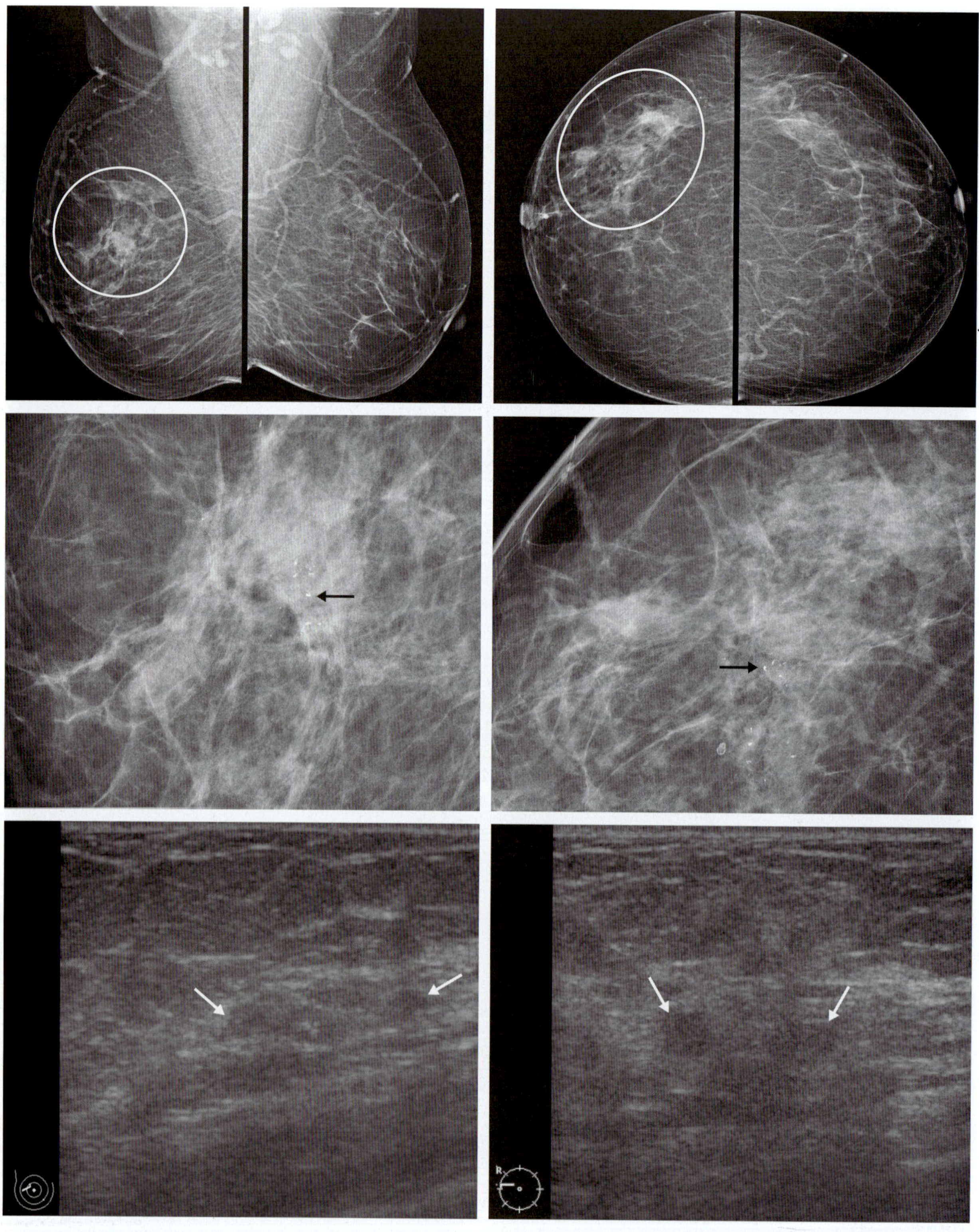

❶-9 증례 해설

- **유방촬영술 소견** 오른쪽 유방 상외측에 비대칭이 있다. 확대촬영에서 군집성, 미세 다형태성 석회화(화살표)가 동반되어 있다.
- **초음파 소견** 9시 방향, 유두에서 4cm 떨어진 위치에 불분명한 경계의 3.5cm 동일에코 종괴(화살표)가 있다.
- **수술명과 진단** 유방보존술, 4cm 고등급 관상피내암과 미세침윤암(T1micN0, 병기1).
- **포인트** 미세침윤암의 증례로 비대칭과 미세석회화가 함께 보인다. 비대칭 소견이 보이면 석회화가 동반되지 않았는지 확대촬영으로 확인한다.

1-10 무증상 51세 여성

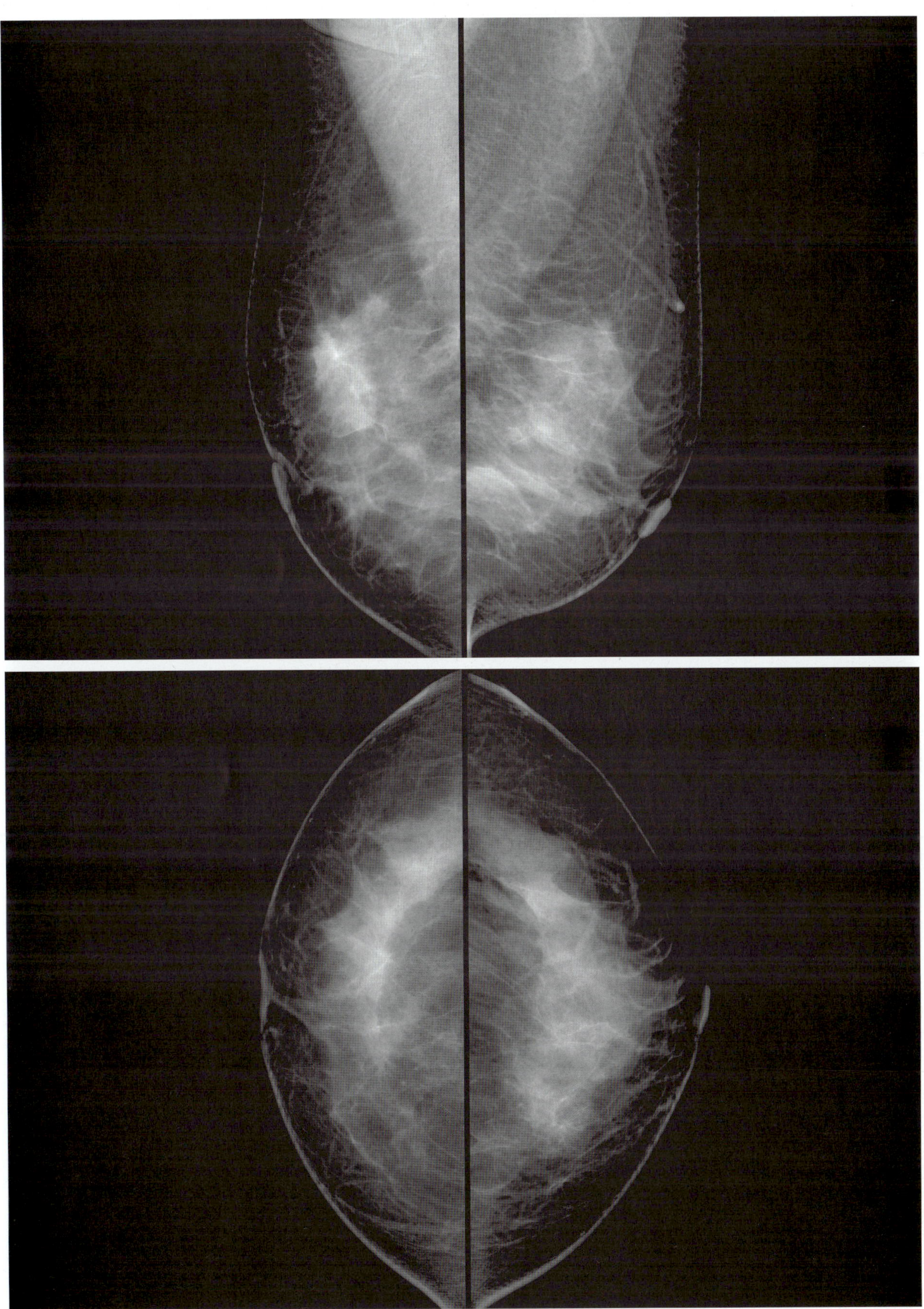

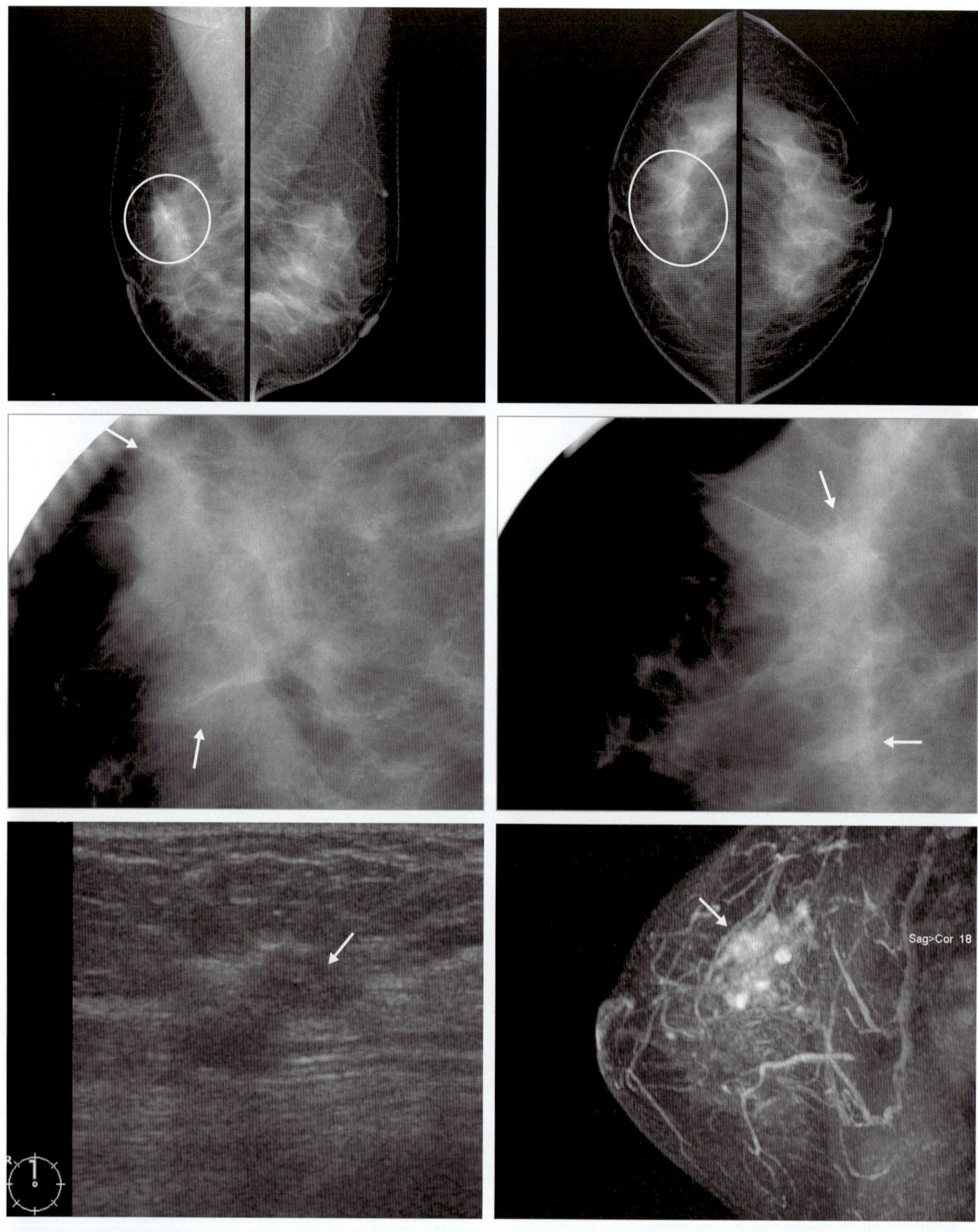

1-10 증례 해설

- 유방촬영술 소견 오른쪽 유방 12시 방향에 비대칭이 있다. 확대촬영에서 경계가 불분명(화살표)하며 석회화는 동반되지 않았다.
- 초음파 소견 12시 방향, 유두에서 3cm 떨어진 위치에 불규칙형 모양, 불분명한 경계의 0.8cm 저에코 종괴(화살표)가 보인다.
- MRI 소견 4.5cm 크기의 조영증강되는 종괴(화살표)가 보인다.
- 수술명과 진단 유방전절제술, 관상피내암을 동반한 6cm 저등급 혼합형(관상피/소엽) 침윤성암, 1개 림프절전이(T3N1, 병기3A).
- 포인트 경계가 불분명하여 간과하기 쉬운 유방암으로 좌우 비교가 병변을 발견하는 데 중요한 증례이다. 소엽암 등 미만성 침윤을 보이는 유방암은 유방촬영에서 발견하기 어렵고 병변의 범위가 저평가되기 쉽다.

1-11 무증상 63세 여성

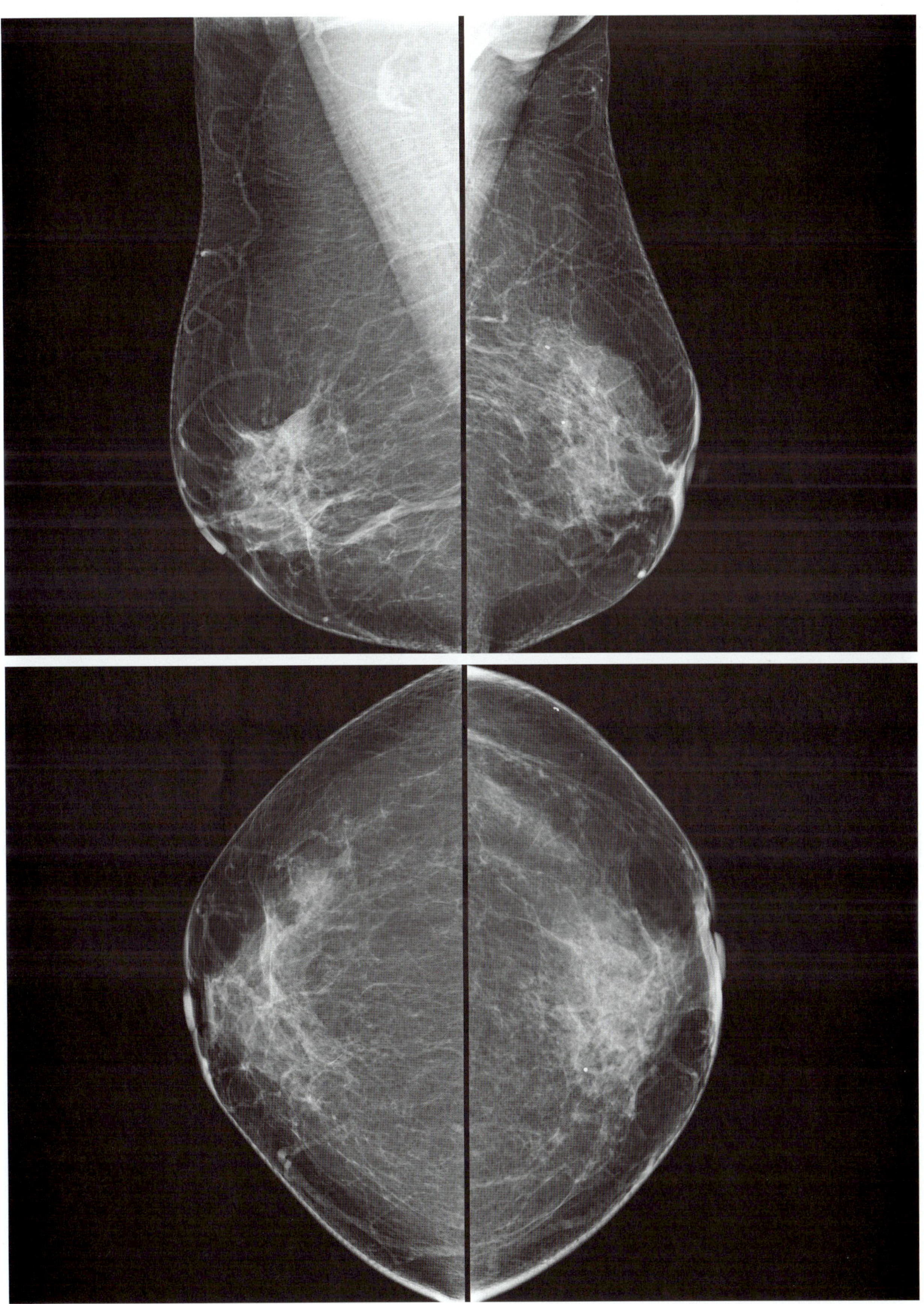

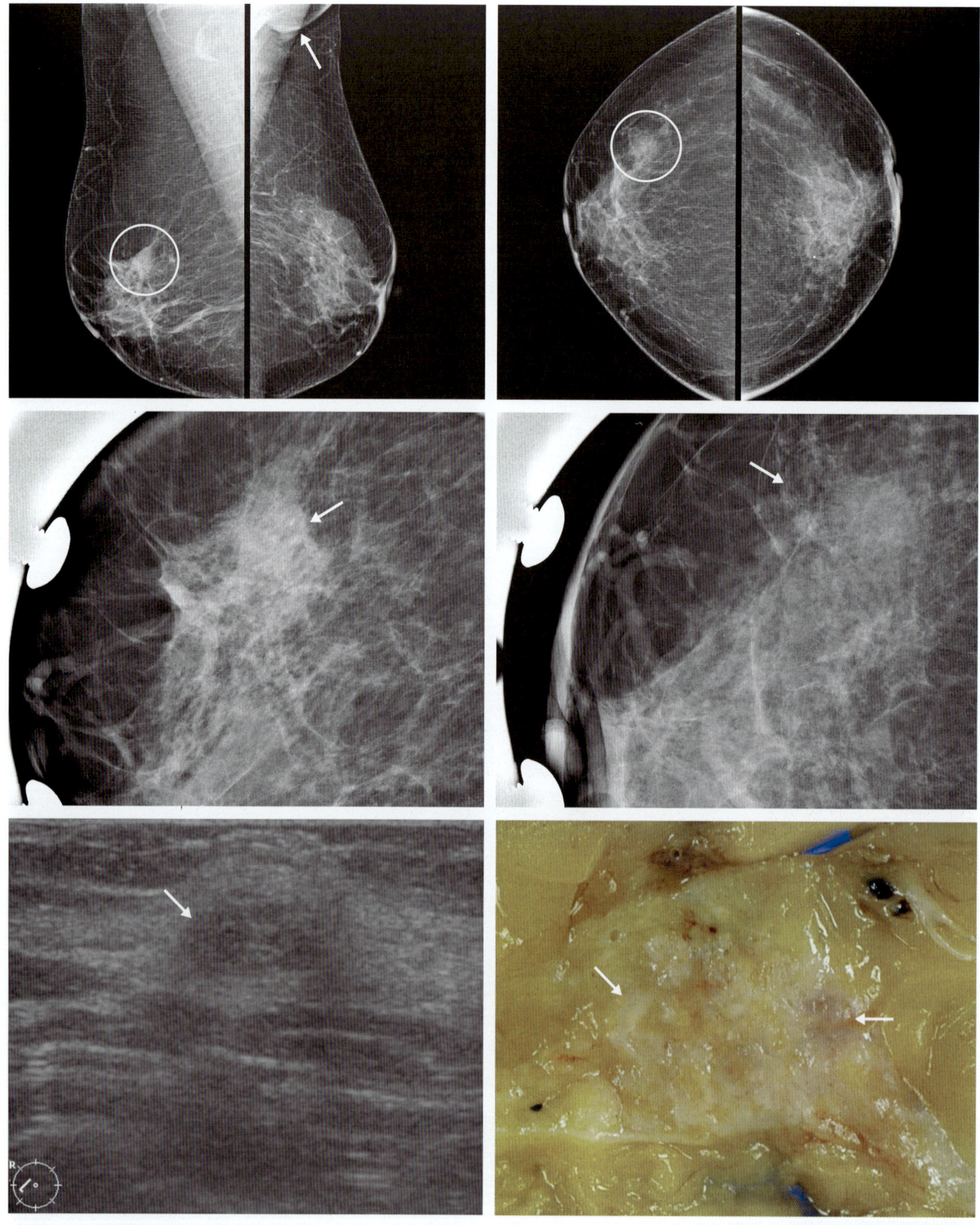

1-11 **증례 해설**

- **유방촬영술 소견** 오른쪽 유방 9시 방향에 비대칭이 있다. 왼쪽 액와부 이상 소견(화살표)은 과거 양성 질환으로 인한 외과수술에 따른 것이다. 확대촬영에서 불분명한 경계(화살표)이며 석회화는 안 보인다.
- **초음파 소견** 9시 방향, 유두에서 3.5cm 떨어진 위치에 불분명한 경계의 1.4cm 동일에코 병변(화살표)이다.
- **수술명과 진단** 유방보존술, 1.5cm 아포크린형 저등급 관상피내암(병기0).
- **포인트** 비대칭 소견으로 보인 관상피내암의 증례이다. 비대칭 소견에 익숙해지지 않으면 석회화를 동반하지 않는 저등급 관상피내암을 유방촬영술에서 발견하기 어렵다.

❶-12 무증상 56세 여성

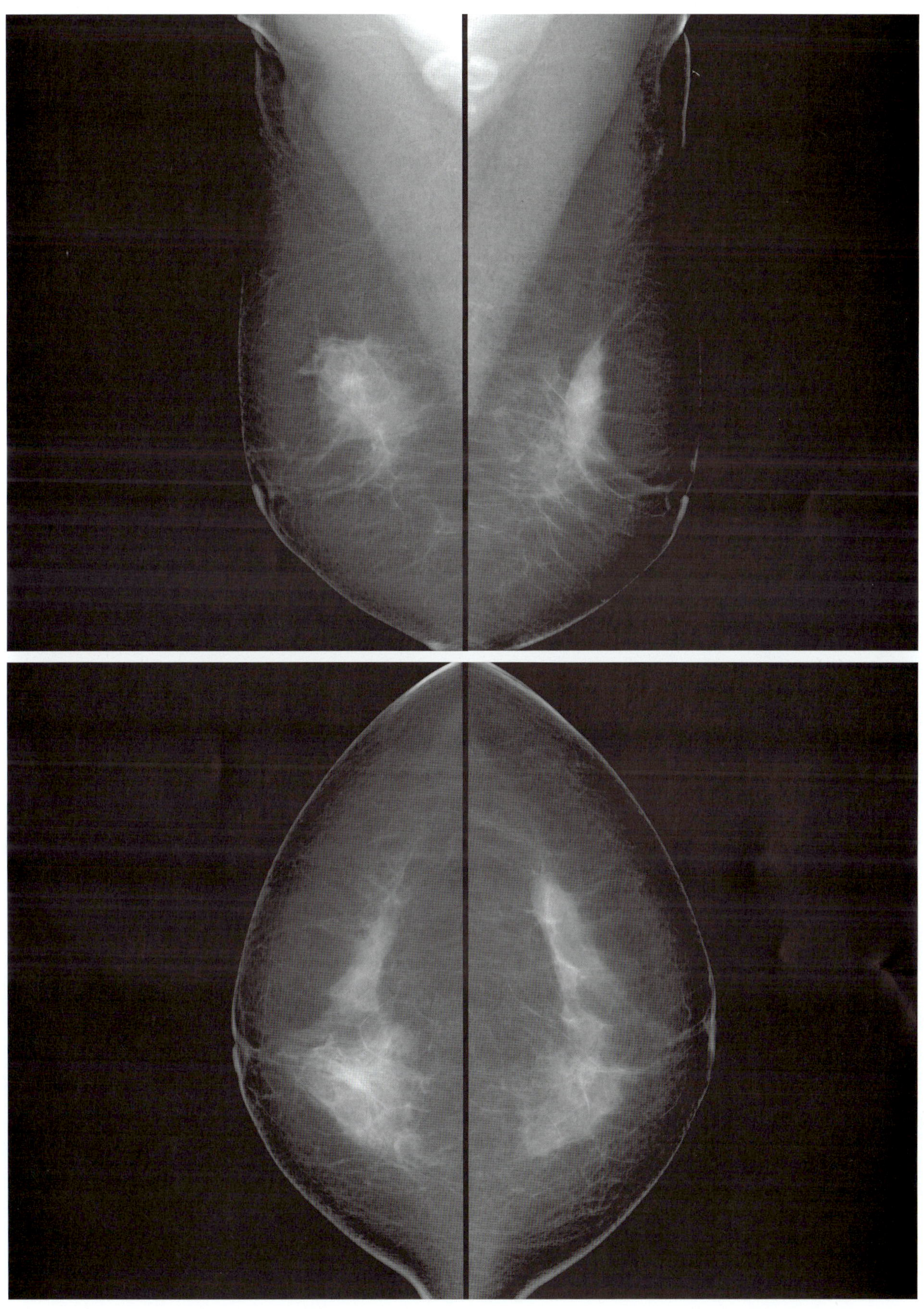

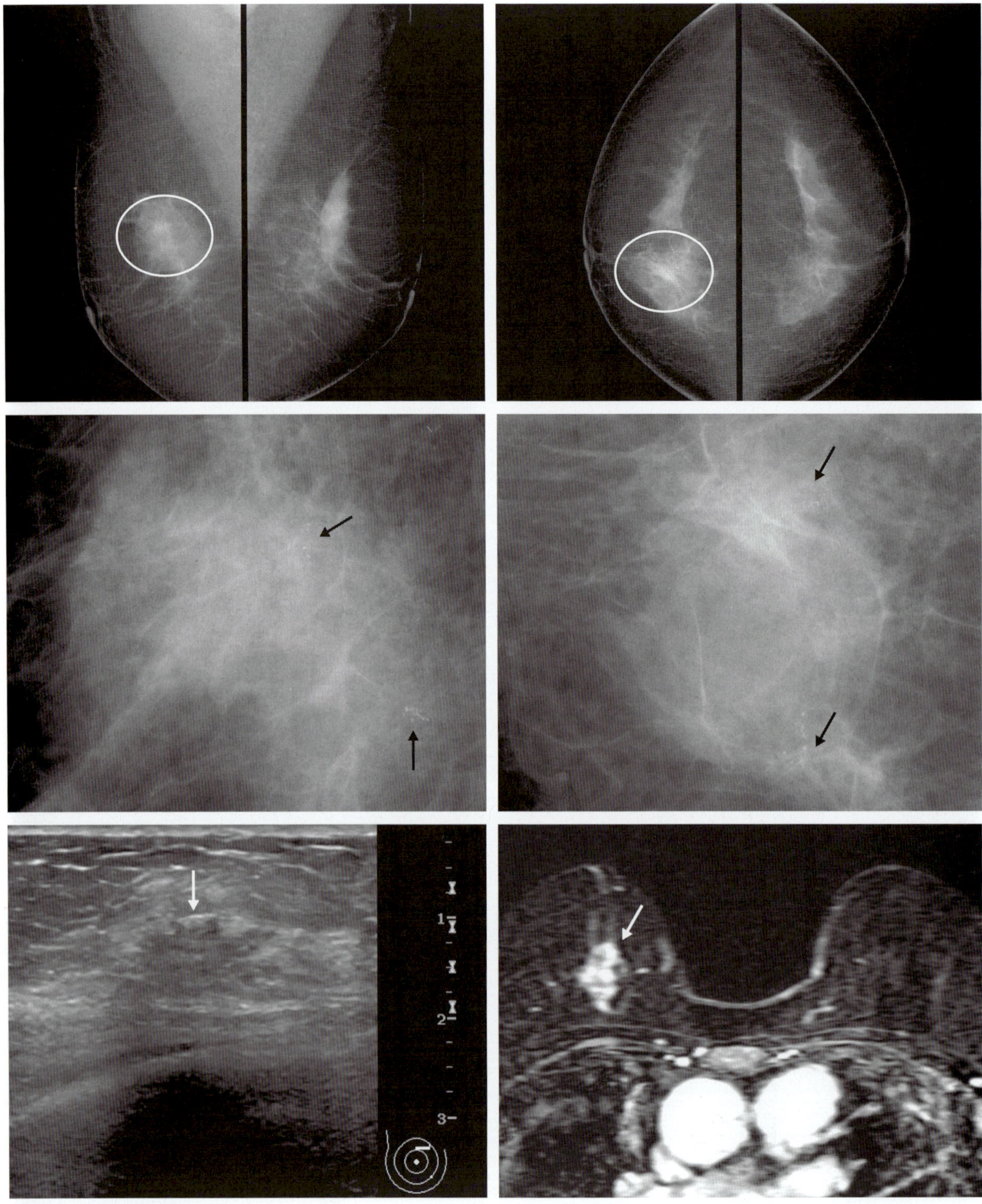

1-12 증례 해설

- 유방촬영술 소견 오른쪽 유방 상내측에 비대칭이 있다. 확대촬영에서 불분명한 경계의 병변이며 주위에 석회화(화살표)가 보인다.
- 초음파 소견 1시 방향, 유두에서 3cm 떨어진 위치에 불분명한 경계의 2.5cm 저에코 종괴(화살표)가 있다.
- MRI 소견 오른쪽 유방에 조영증강되는 3cm 종괴(화살표)가 보인다.
- 수술명과 진단 유방전절제술, 3.4cm 관상피내암과 0.3cm 고등급 침윤성암(T1aN0, 병기1A).
- 포인트 상내측 유방의 비대칭으로 보인 관상피내암과 침윤성암으로 발견하기 어려운 유방암 증례이다(증례 1-11과 비교해보자). 비대칭이 있으면 확대촬영과 초음파를 함께 시행하여 병변의 존재 유무 및 석회화 등 동반된 소견이 있는지 확인한다.

①-13 무증상 49세 여성

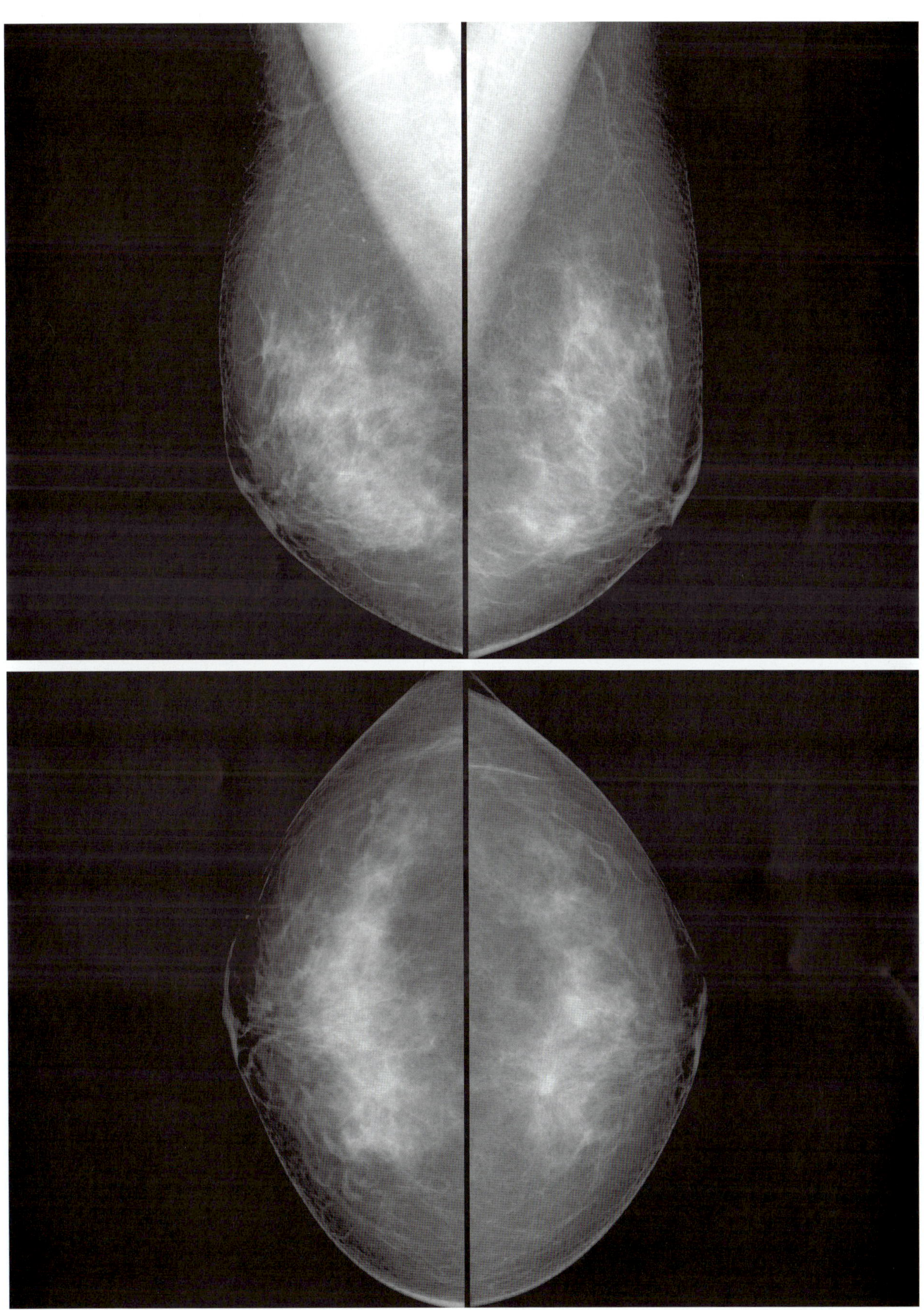

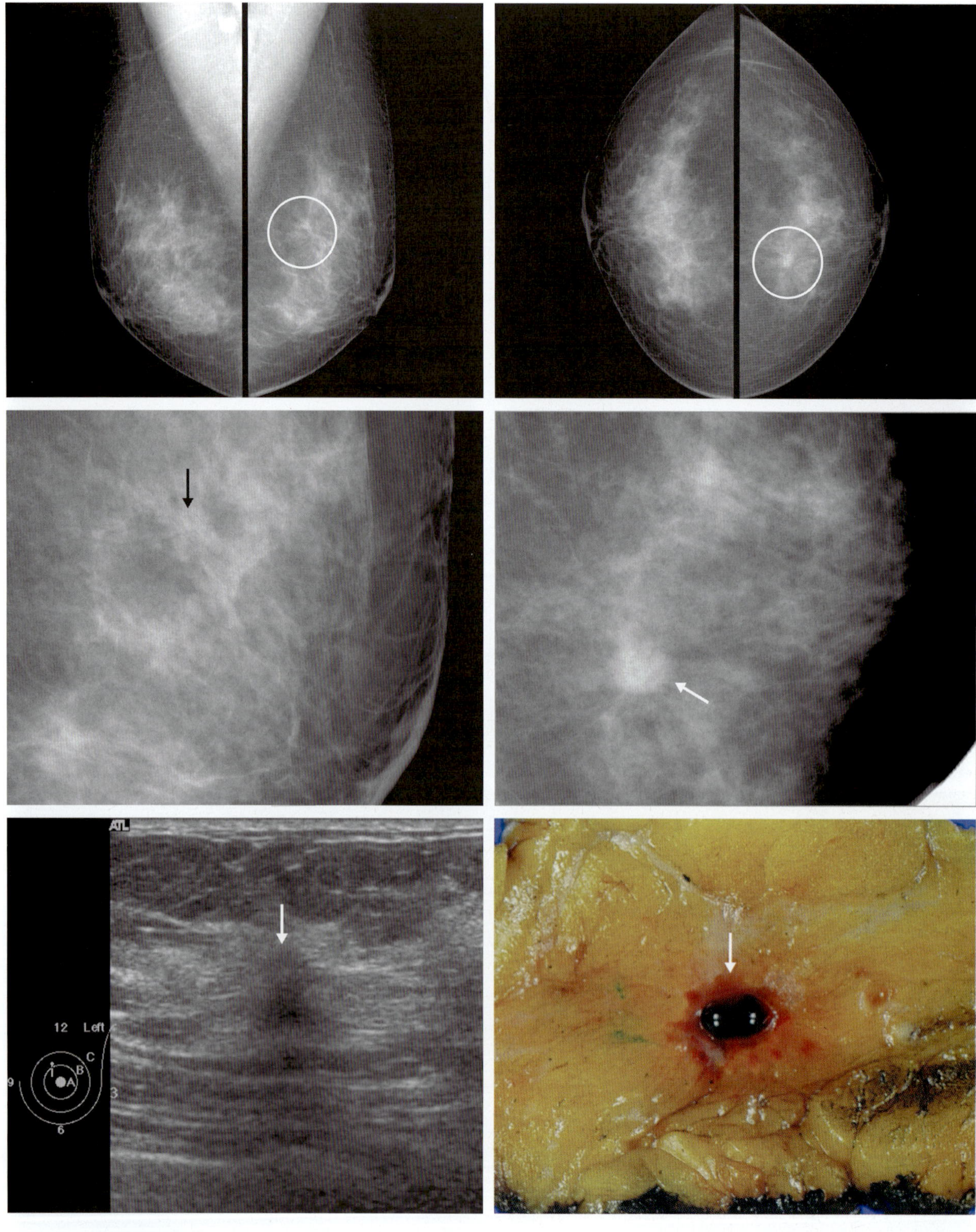

1-13 증례 해설

- **유방촬영술 소견** 왼쪽 유방 상내측에 종괴와 구조왜곡이 있다. 종괴(화살표)는 상하위에서 잘 보이며 확대촬영에서 불규칙형 모양과 침상형 경계의 병변(화살표)이다.
- **초음파 소견** 11시 방향, 유두에서 4cm 떨어진 위치에 불규칙형 모양, 침상형 경계의 1cm 저에코 종괴(화살표)이다.
- **수술명과 진단** 유방보존술, 방사상반흔과 1cm 저등급 관상피내암(병기0).
- **포인트** 유방촬영술에서 좌우 비교를 통해 종괴와 구조왜곡을 발견하는 것이 중요한 증례이다. 고위험 질환인 방사상반흔은 구조왜곡으로 보이므로 흔히 유방암과 감별하기 어렵고 이 증례처럼 관상피내암을 동반할 수 있다.

1-14 무증상 54세 여성

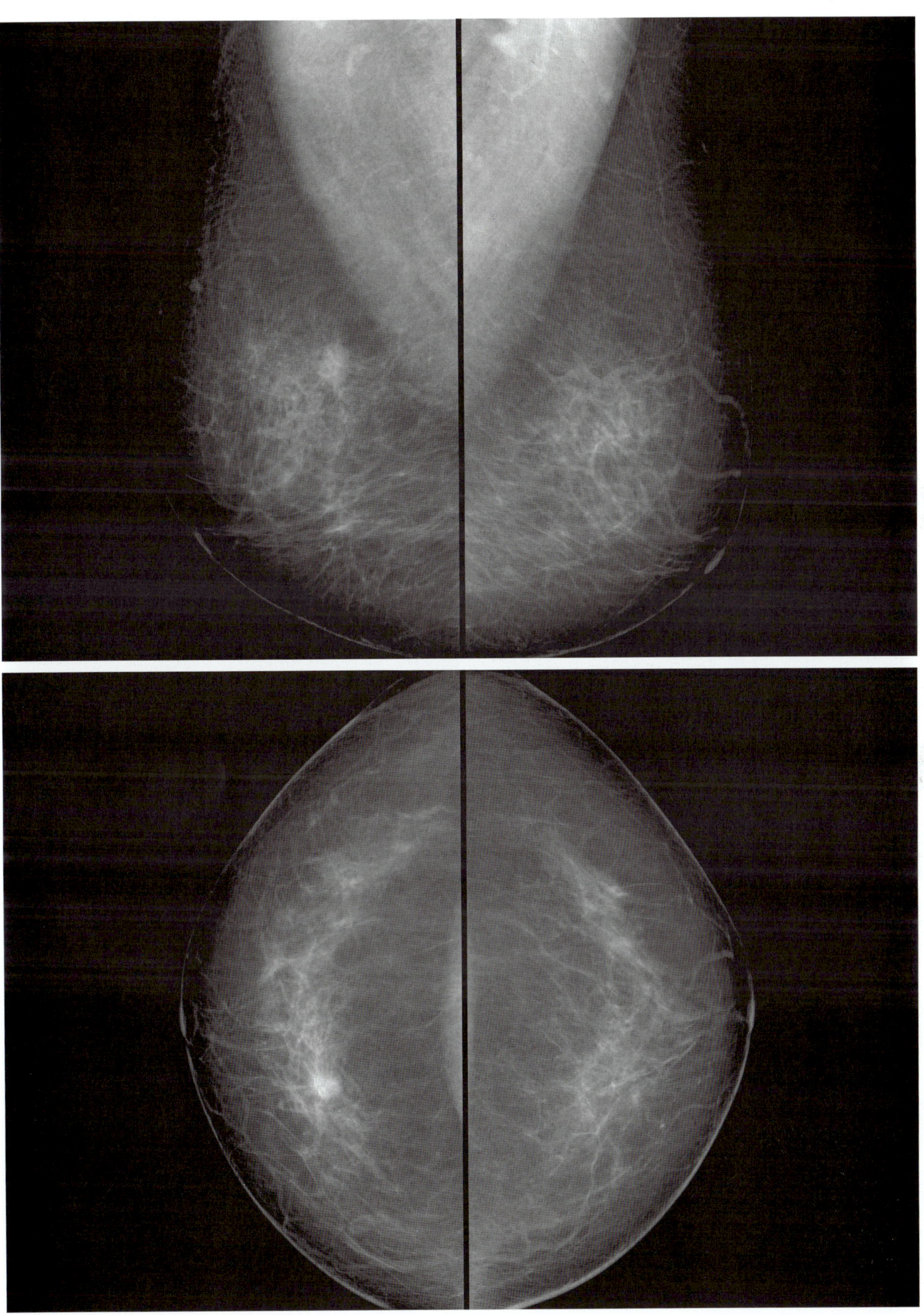

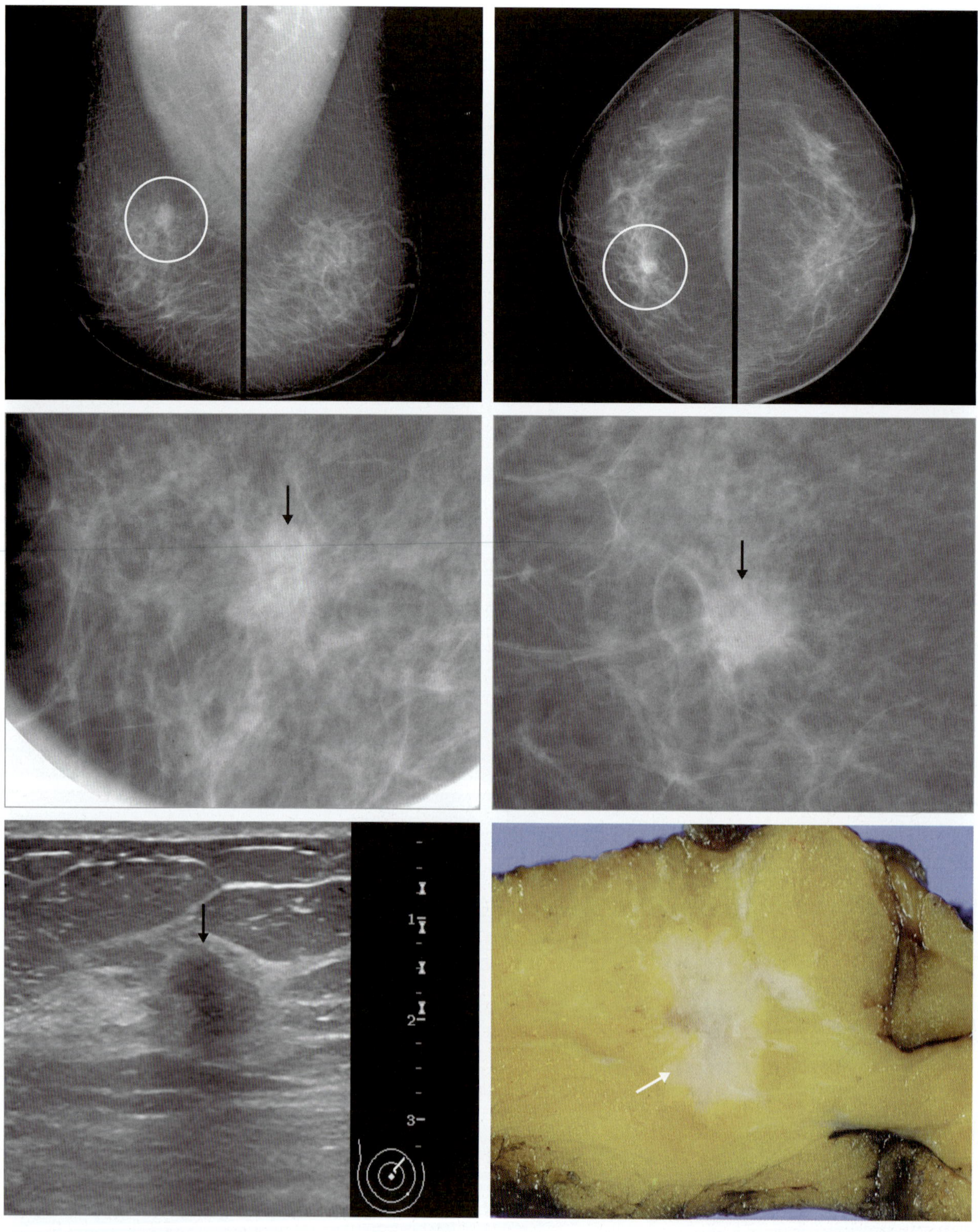

❶-14 증례 해설

- 유방촬영술 소견 오른쪽 유방 상내측에 고밀도 종괴가 있다. 확대촬영에서 불규칙형 모양과 불분명한 경계의 종괴(화살표)이다.
- 초음파 소견 1시 방향, 유두에서 4cm 떨어진 위치에 불규칙형 모양, 불분명한 경계의 1.5cm 저에코 종괴(화살표)이다.
- 수술명과 진단 유방보존술, 저등급 관상피내암을 동반한 2cm 중등급 침윤성암(T1cN0, 병기1).
- 포인트 유선산재형 유방에서 불분명한 경계의 비석회화 종괴로 발견된 침윤성암의 증례이다. 예후가 좋은 2cm 이하의 침윤성암을 유방촬영술에서 조기에 발견하는 것은 매우 중요하다.

1-15 무증상 52세 여성

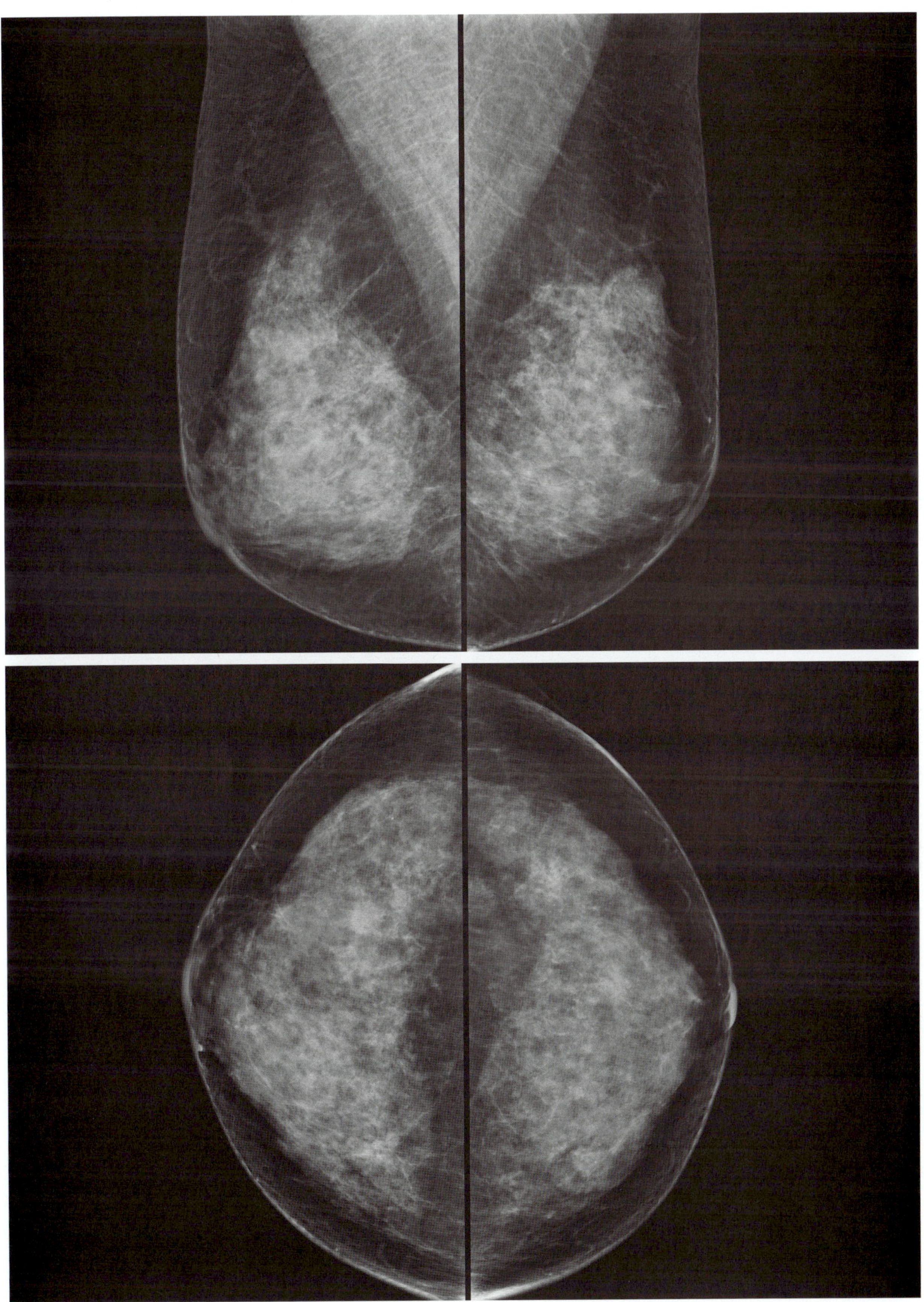

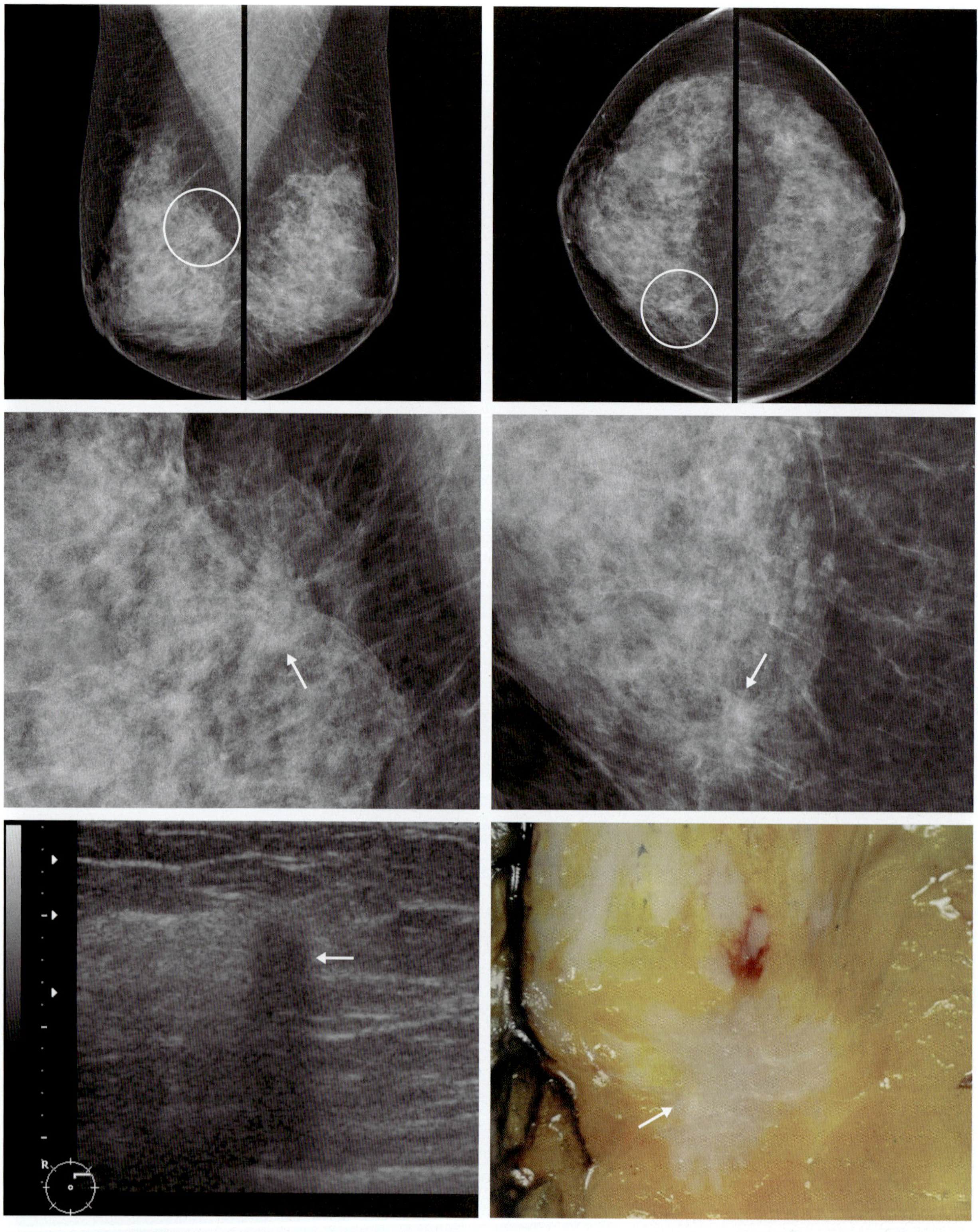

❶-15 증례 해설

- **유방촬영술 소견** 오른쪽 유방 상내측에 종괴가 의심된다. 확대촬영에서 불규칙형 모양과 침상형 경계의 종괴(화살표)가 있다.
- **초음파 소견** 2시 방향, 유두에서 6cm 떨어진 위치에 불규칙형 모양, 불분명한 경계의 후방그림자를 동반한 1.5cm 저에코 종괴(화살표)이다.
- **수술명과 진단** 유방보존술, 2cm 저등급 침윤성암(T1cN0, 병기1).
- **포인트** 증례 1-14와 비슷한 크기의 침윤성암이지만 치밀유방 내에 위치하여 찾기 어려운 증례이다. 유선조직과 지방층의 경계면에 구조왜곡이나 종괴가 있는지 세밀히 살펴봐야 한다.

1-16 무증상 51세 여성

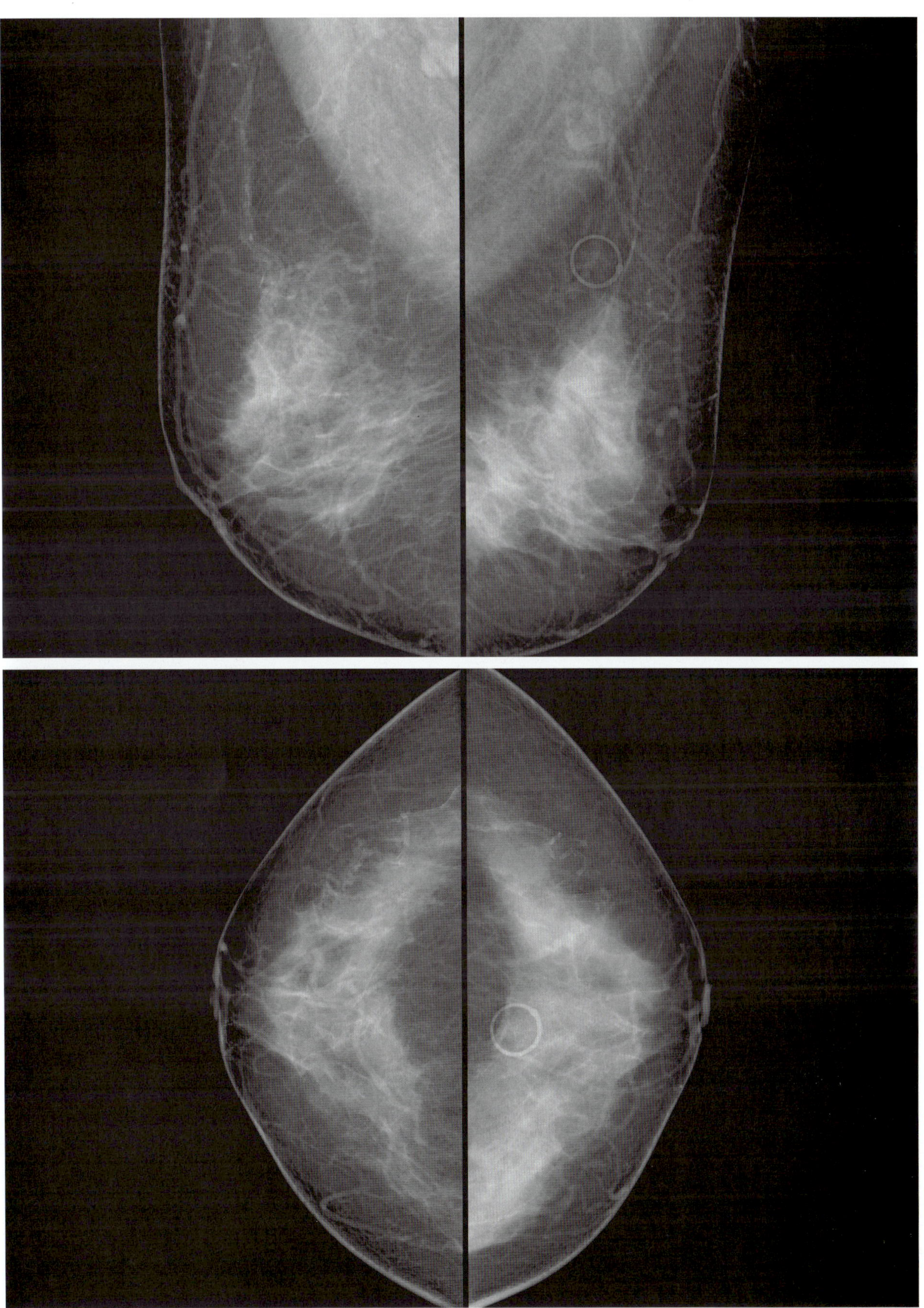

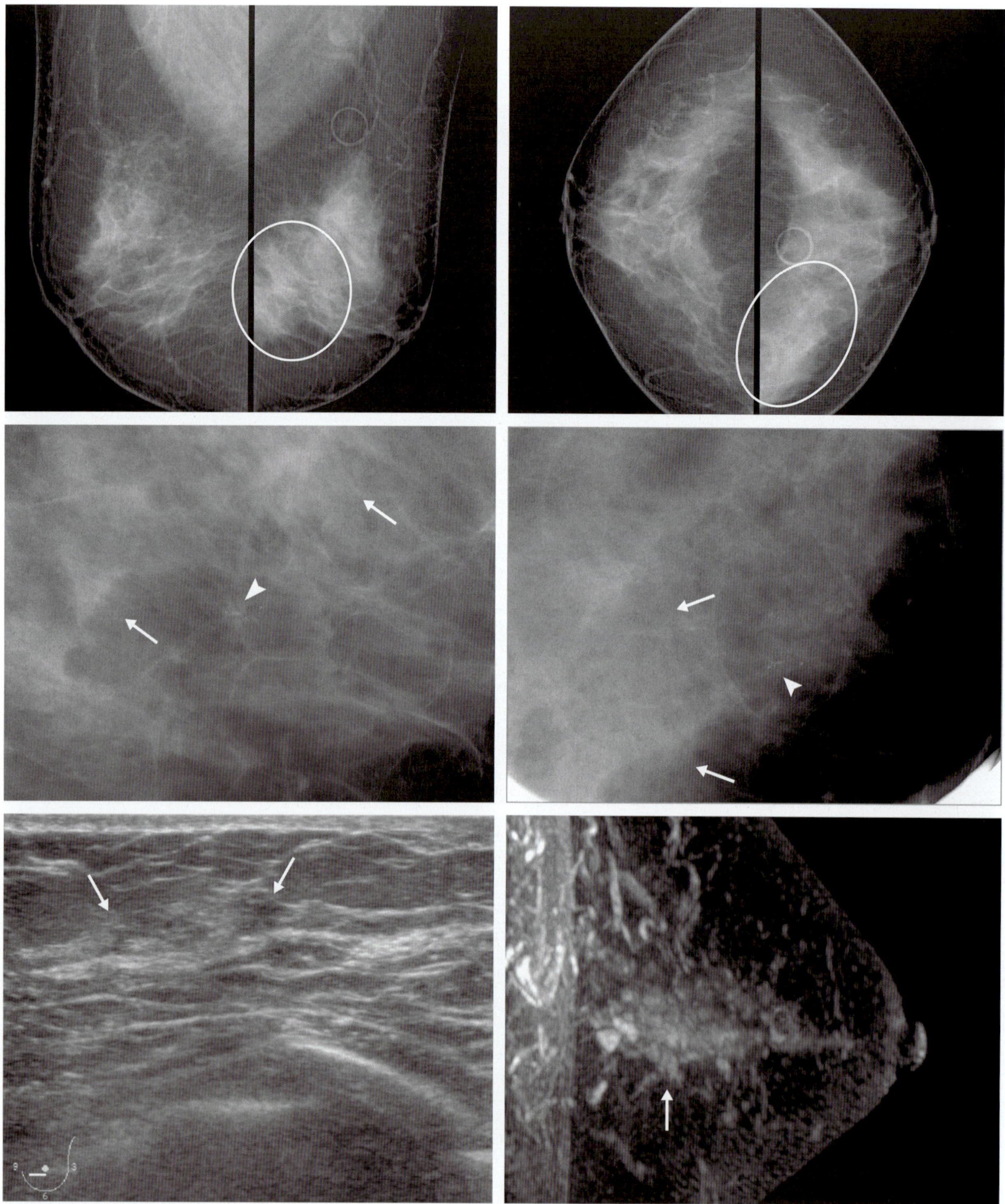

1-16 증례 해설

- **유방촬영술 소견** 왼쪽 유방 하내측에 비대칭이 있다. 확대촬영에서 불분명한 경계의 병변(화살표)이며 주변에 군집성 석회화(화살촉)가 보인다.
- **초음파 소견** 8시 30분 방향, 유두에서 2cm 떨어진 위치에 불분명한 경계의 1.5cm 저에코 병변(화살표)이 보인다.
- **MRI 소견** 4.5cm 구역성 분포의 조영증강(화살표)이 보인다.
- **수술명과 진단** 유방보존술, 4.5cm 비면포성 고등급 관상피내암(병기0).
- **포인트** 관상피내암은 이 증례처럼 유방촬영술에서 비대칭으로 보일 수 있으며 초음파에서는 발견 및 범위 파악이 어려울 수 있다. 유방암의 조기 발견을 위해서는 유방촬영술에서 내측에 위치한 비대칭 소견에 익숙해져야 한다(증례 1-12와 비교해보자).

1-17 무증상 49세 여성

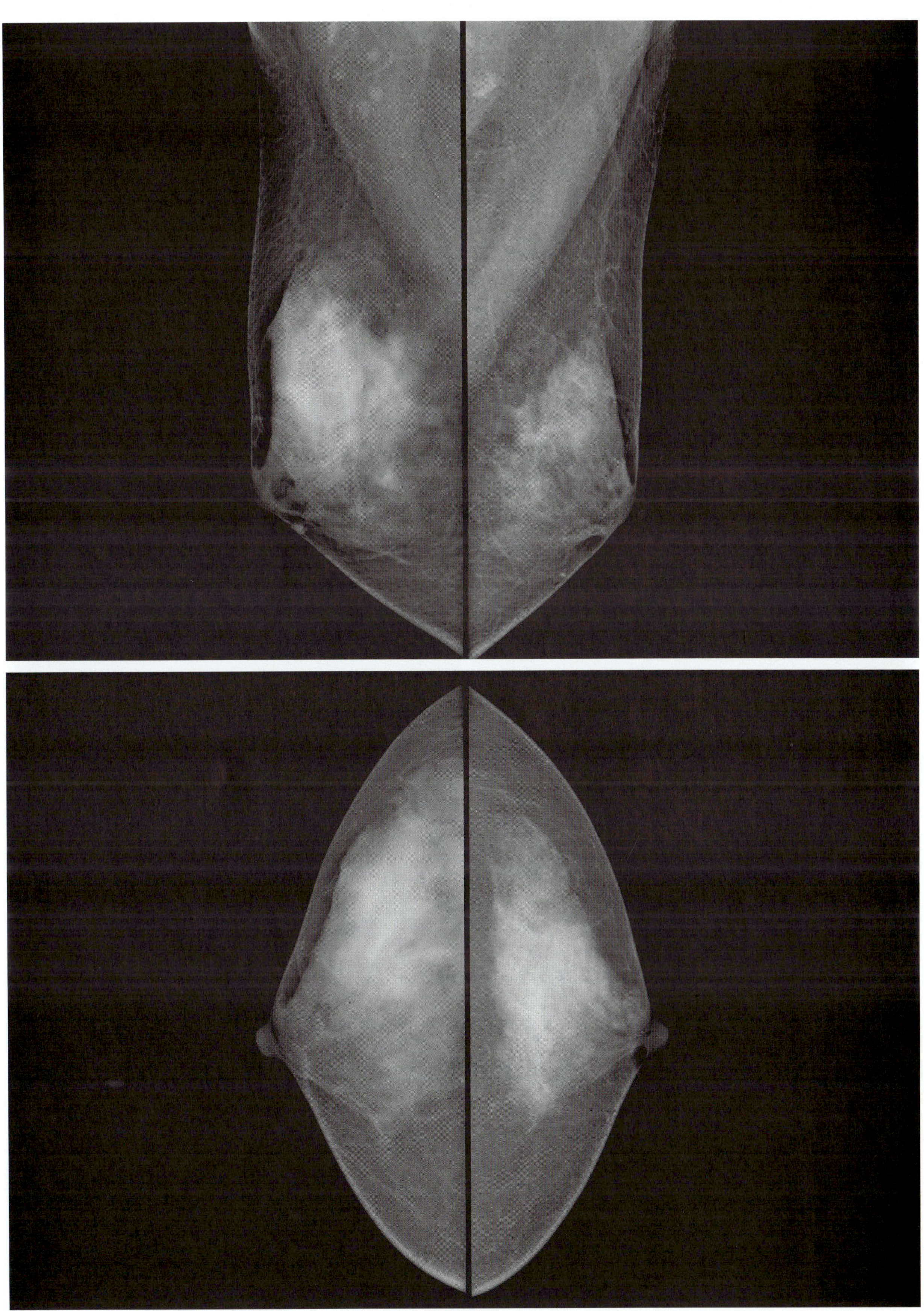

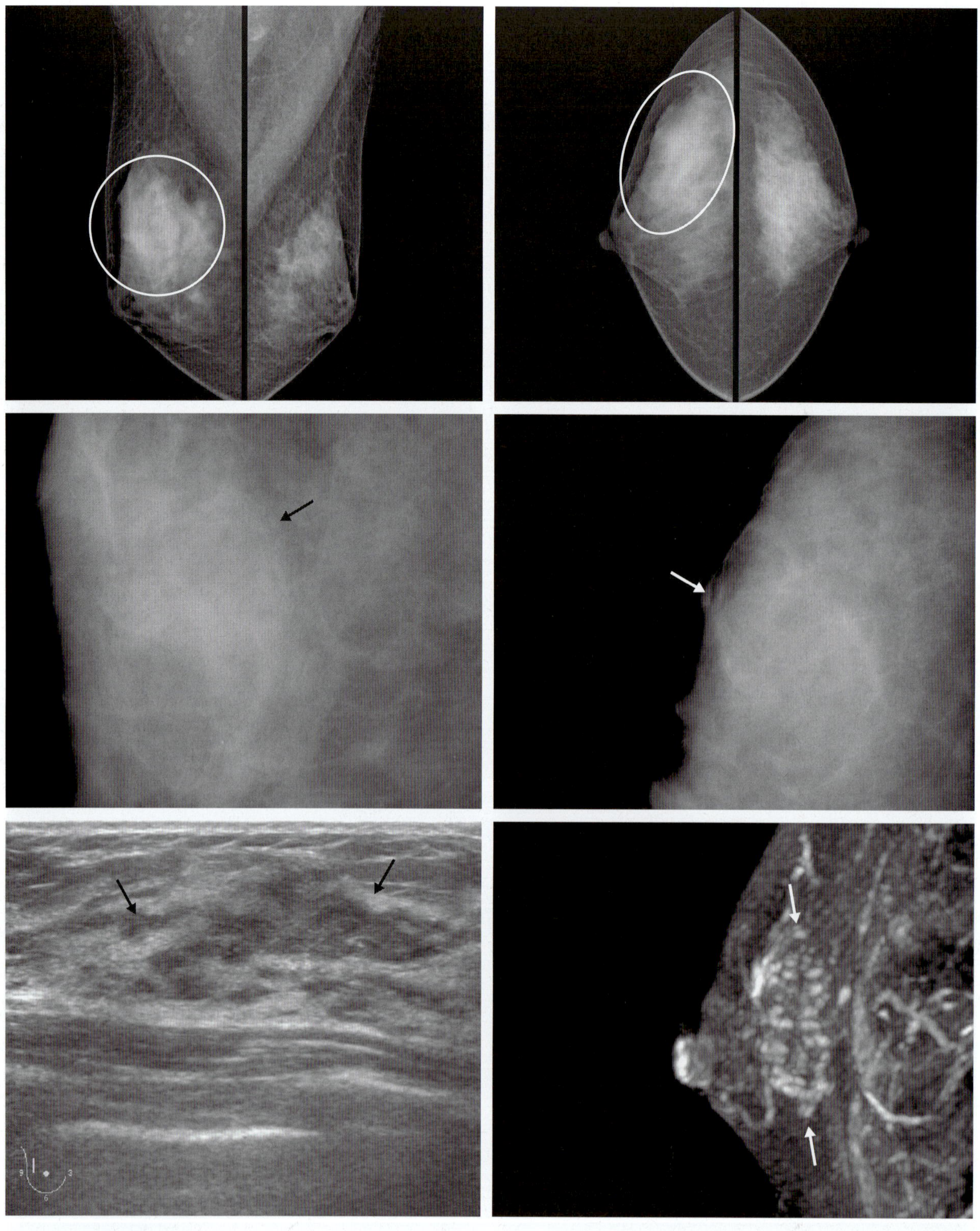

❶-17 증례 해설

- 유방촬영술 소견 오른쪽 유방 상외측에 비대칭이 있다. 확대촬영에서 불분명한 경계의 병변(화살표)으로 석회화는 안 보인다.
- 초음파 소견 10시 방향, 유두에서 3cm 떨어진 위치에 불분명한 경계의 3.5cm 동일에코 병변(화살표)이 보인다.
- MRI 소견 유관을 따라 조영증강되는 4.5cm 병변(화살표)이 보인다.
- 수술명과 진단 유방보존술, 4.5cm 비면포성 저등급 관상피내암(병기0).
- 포인트 비대칭 소견으로 발견된 비면포성 관상피내암의 증례이다. 증례 1-16과 비슷한 크기와 영상 소견을 보이는 증례로 초음파와 MRI에서 뚜렷한 종괴 형성 없이 유관을 따라 분포하는 양상이다.

1-18 무증상 82세 여성

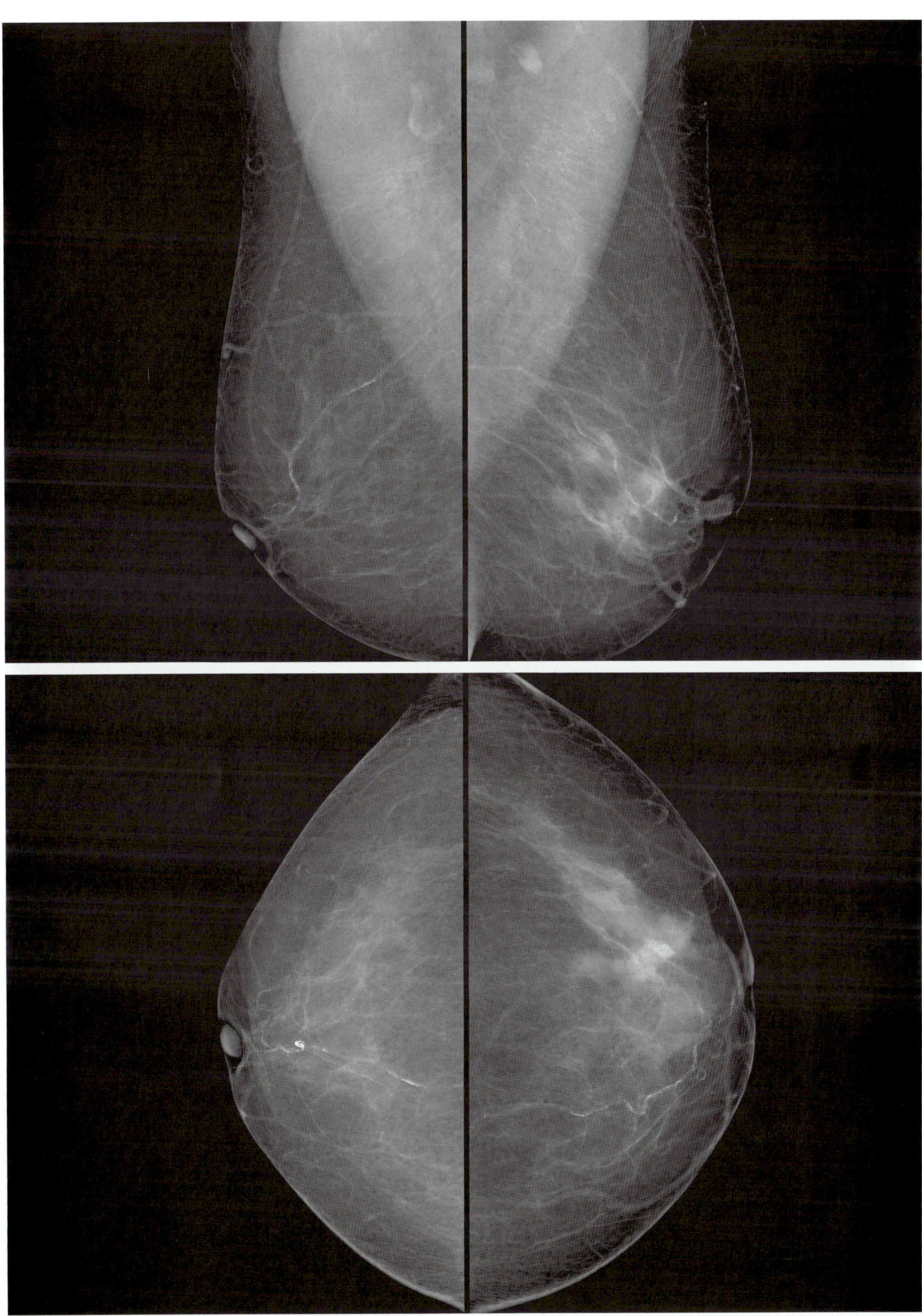

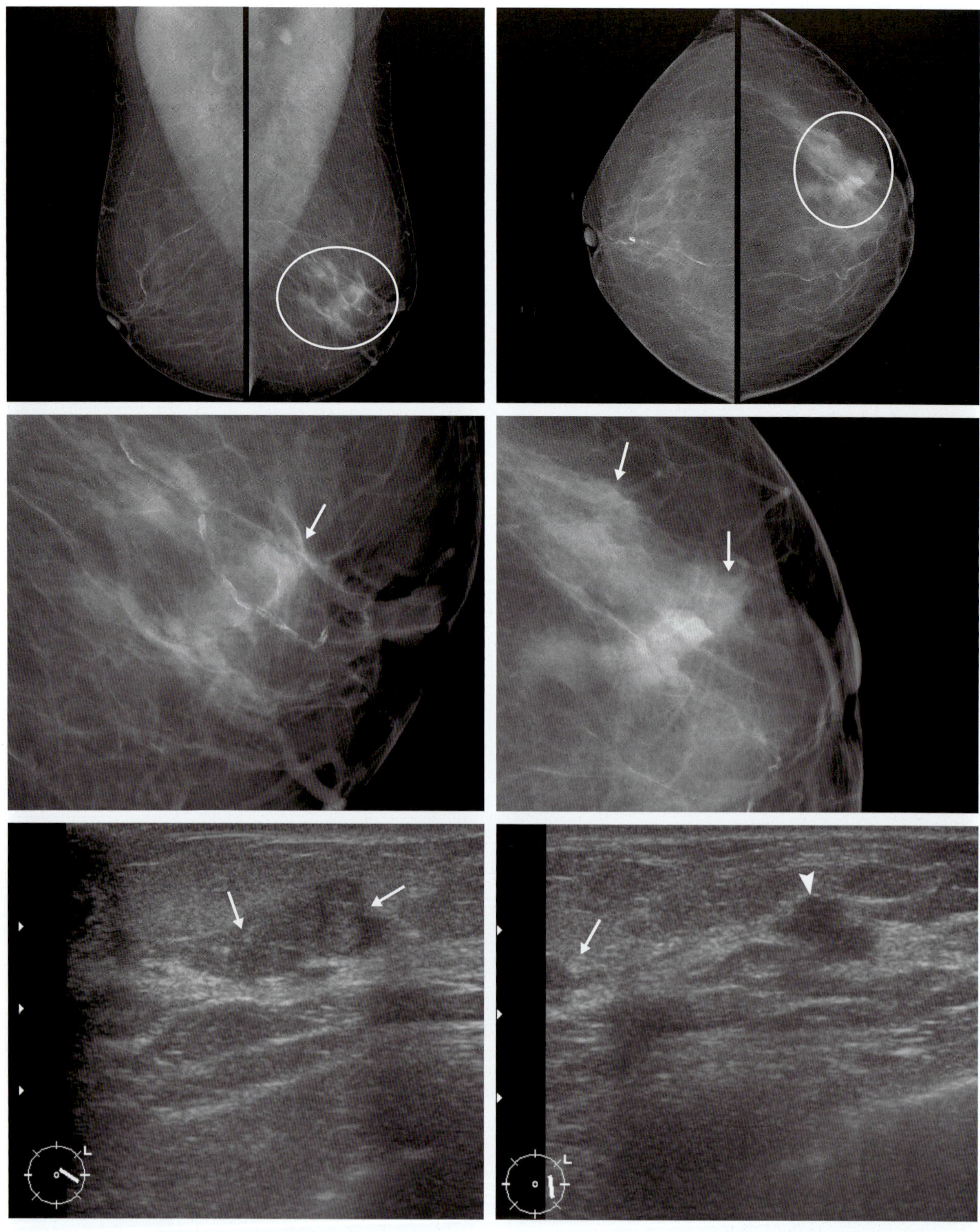

1-18 증례 해설

- **유방촬영술 소견** 왼쪽 유방 3시 방향에 비대칭이 있다. 확대 사진에서 병변의 경계(화살표)는 불분명하며 석회화는 안 보인다.
- **초음파 소견** 3시 방향, 유두에서 2cm 떨어진 위치에 불규칙형 모양, 미세소엽형 경계의 3cm 저에코 종괴(화살표)이다. 이 병변에서 2cm 떨어진 4시 방향에 1cm 저에코 종괴(화살촉)가 보인다.
- **수술명과 진단** 유방전절제술, 4.5cm 저등급 관상피내암(병기0).
- **포인트** 지방형 유방으로 왼쪽 유방의 음영증가 자체는 발견하기 쉬우나 정상적인 비대칭으로 오인할 수 있는 증례이다. 치밀유방 여성의 증례 1-17과 비교해보자.

1-19 무증상 67세 여성

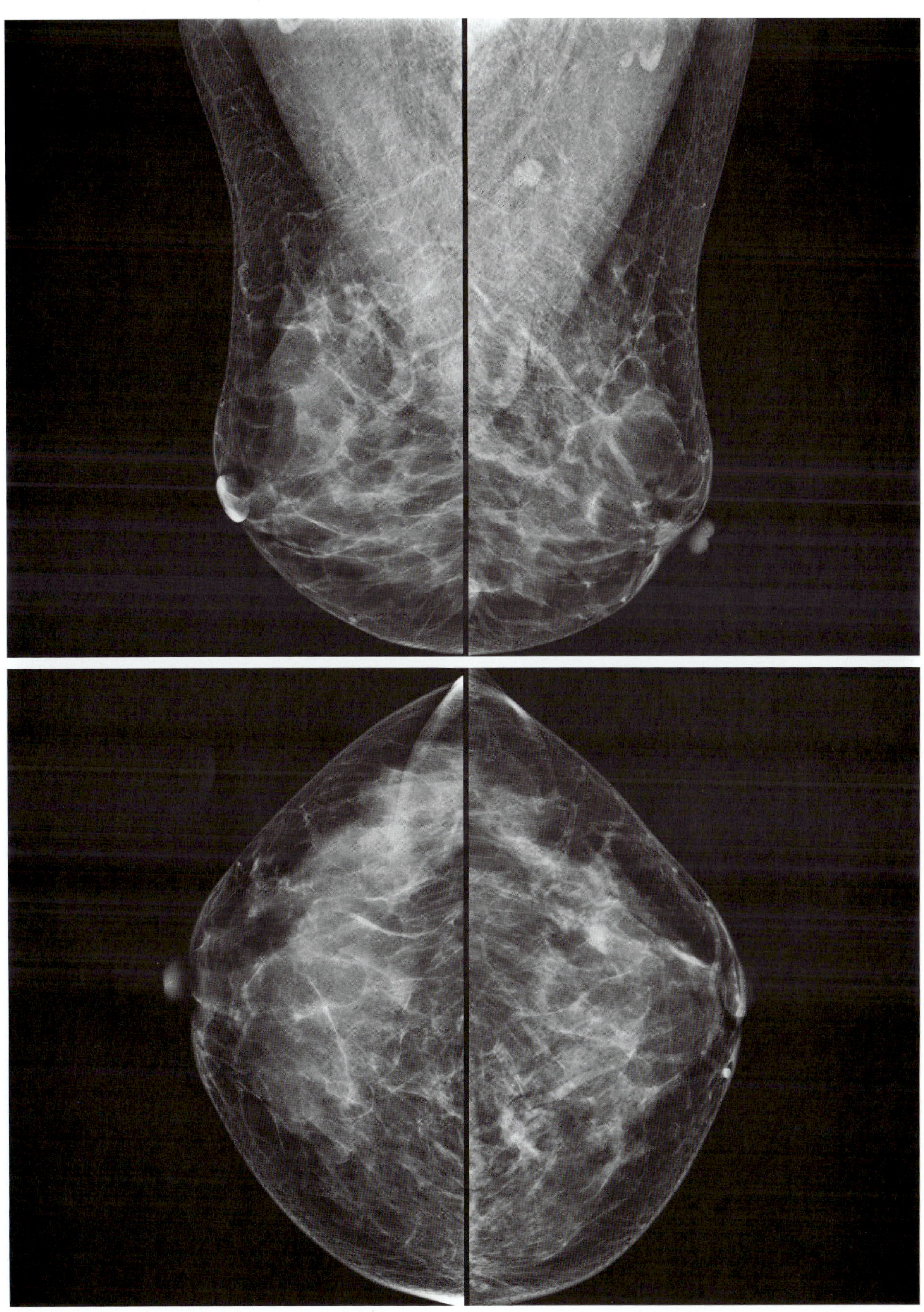

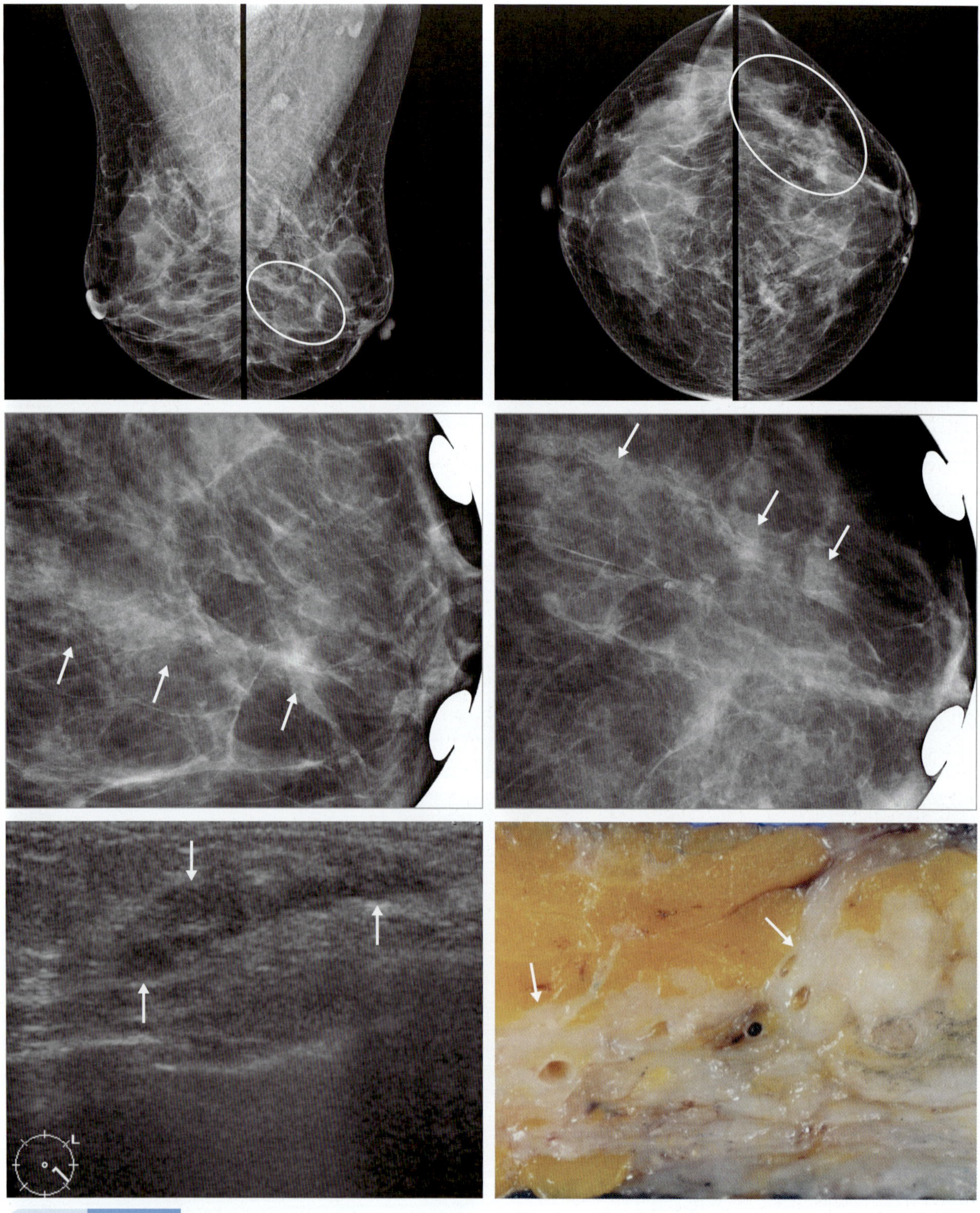

1-19 증례 해설

- **유방촬영술 소견** 왼쪽 유방 하외측에 비대칭이 있다. 확대촬영에서는 불규칙하게 늘어난 유관 또는 다발성 결절(화살표)로 보인다.
- **초음파 소견** 4시 방향, 유두에서 3cm 떨어진 위치에 불규칙하게 늘어난 유관모양의 3.8cm 저에코 병변(화살표)이 보인다.
- **수술명과 진단** 유방보존술, 6cm 관상피내암을 동반한 0.6cm 중등급 침윤성암(T1bN0, 병기1).
- **포인트** 치밀유방에서 비대칭으로 보인 유방암으로, 발견하기 어려운 증례이다(지방형 유방 여성의 증례 1-18과 비교해보자). 초음파와 병리 사진에서 침윤성 종괴는 분명치 않지만 유관이 불규칙하게 늘어나 있고 유관벽이 두꺼워진 관상피내암의 소견이 잘 보인다.

1-20 무증상 67세 여성

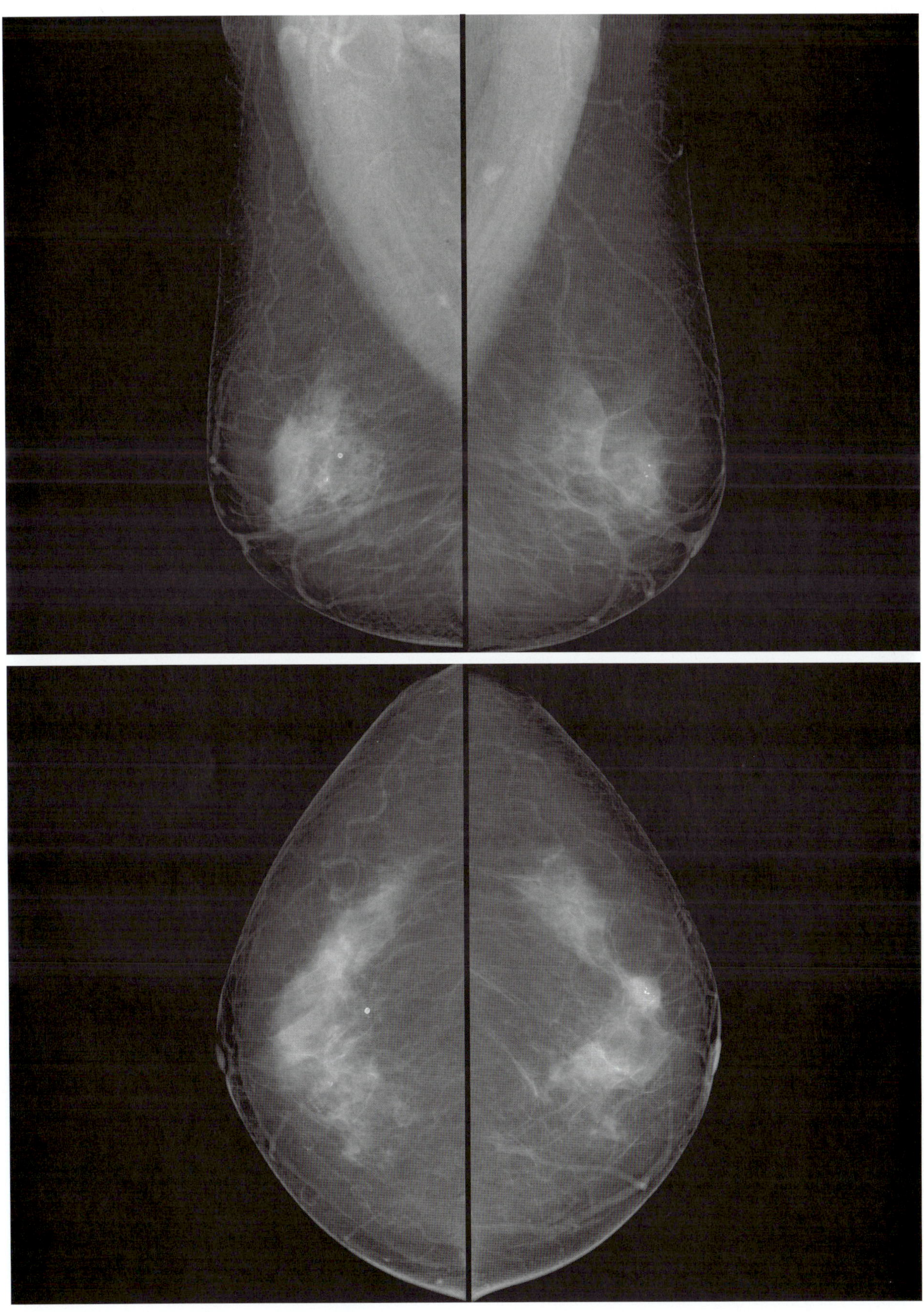

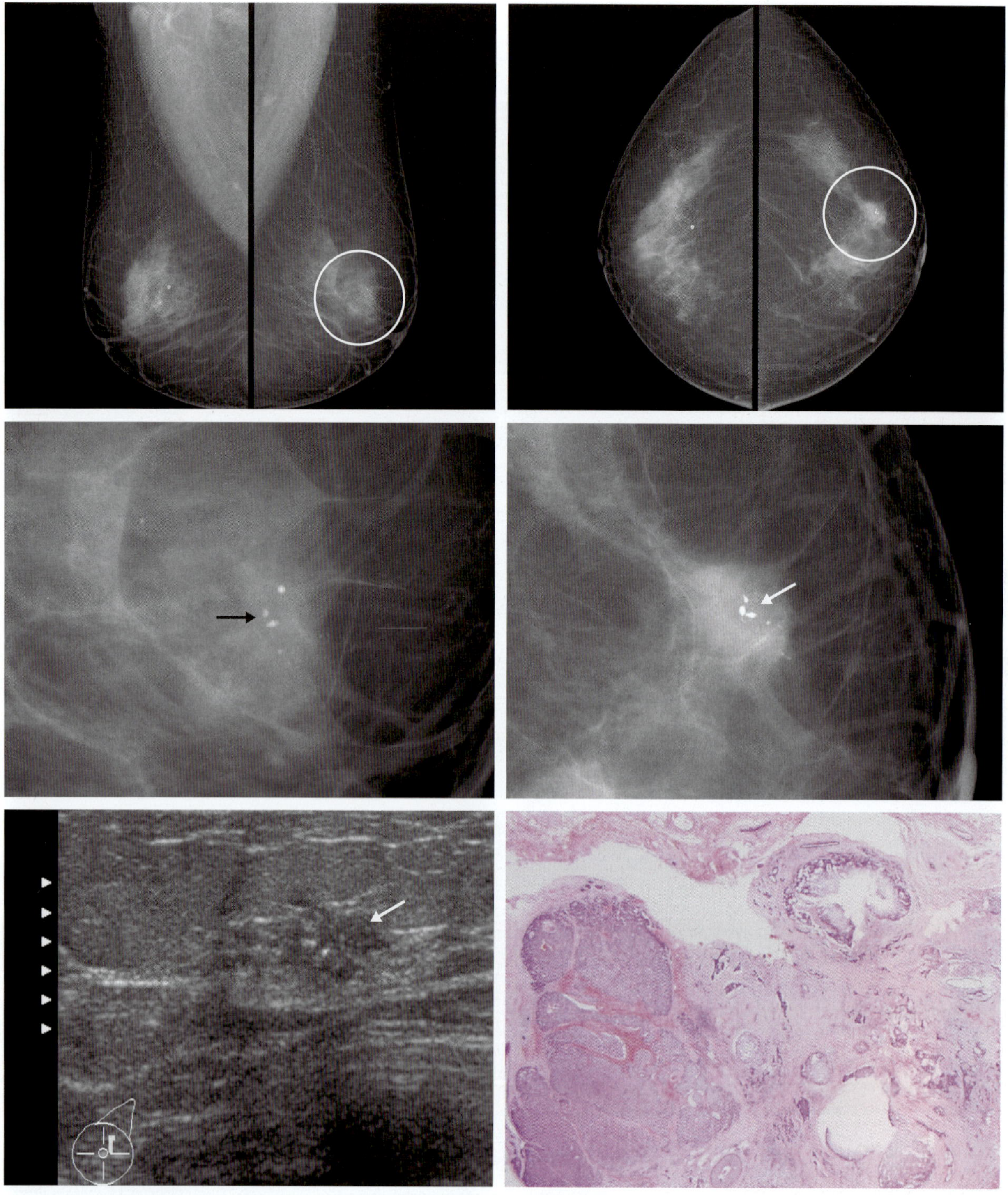

1-20 증례 해설

- **유방촬영술 소견** 왼쪽 유방 상외측에 종괴가 있다. 확대촬영에서 불분명한 경계의 종괴이며 내부에 거칠고 불균질한 석회화(화살표)를 동반한다. 상하촬영에서 실질 윤곽선 밖으로 돌출된 종괴가 잘 보인다.
- **초음파 소견** 1시 방향, 유두에서 1.5cm 떨어진 위치에 불규칙형 모양, 미세소엽형 경계의 2cm 저에코 종괴(화살표)이며 내부에 석회화를 동반한다.
- **수술명과 진단** 유방보존술, 2.5cm 중등급 침윤성암(T2N0, 병기2A).
- **포인트** 비교적 크기가 큰 석회화를 동반한 침윤성암의 증례로 섬유선종으로 오인할 수 있지만 확대촬영과 초음파에서 종괴의 경계가 불분명하므로 유방암을 의심해야 한다. 이 증례처럼 양 방향 유방촬영 중 한 방향(상하촬영)에서만 종괴가 잘 보이는 경우, 한 방향에서 종괴임이 분명하다면 이를 기준으로 소견을 기술하고 분석한다.

1-21 무증상 49세 여성

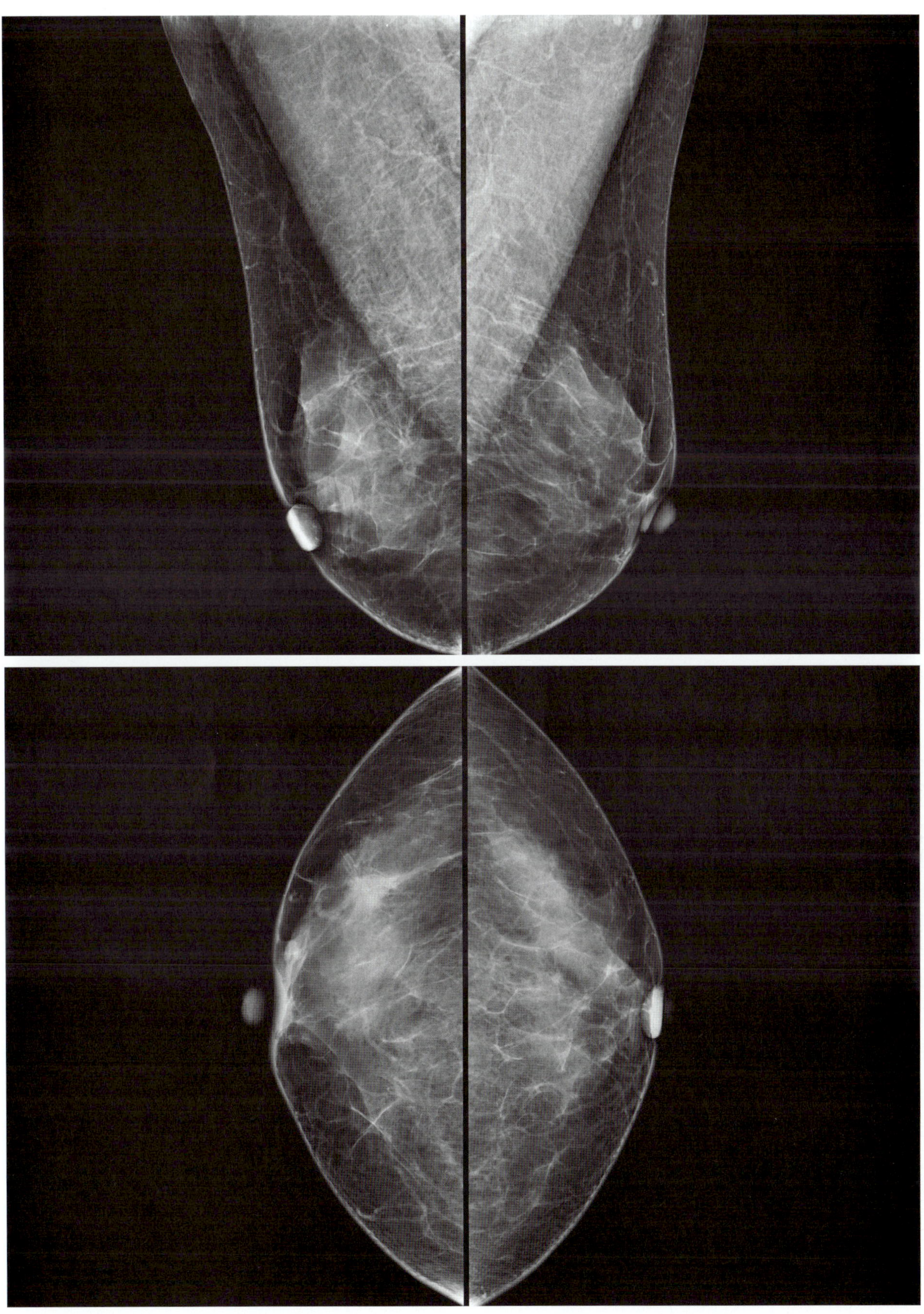

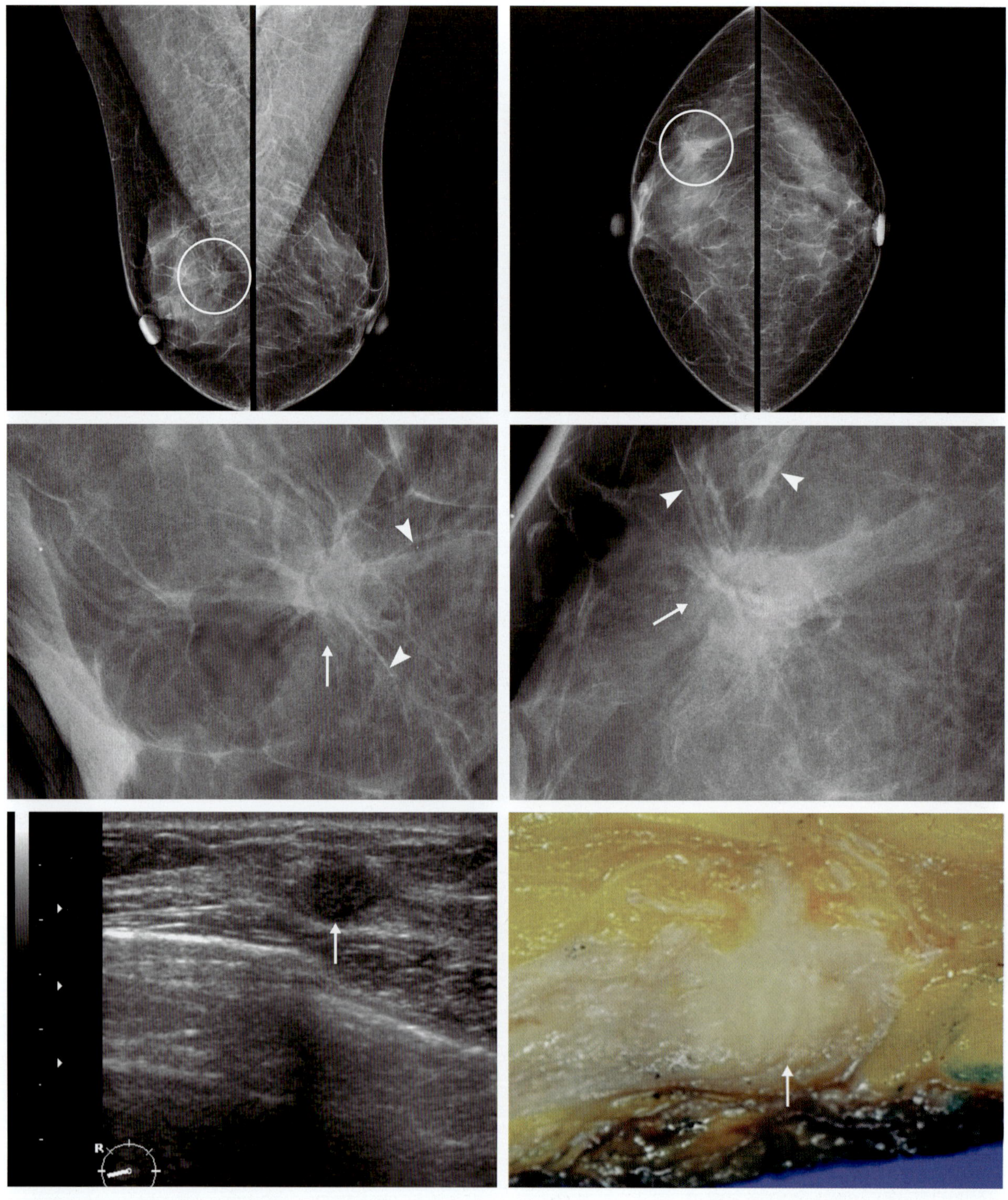

❶-21 증례 해설

- 유방촬영술 소견 오른쪽 유방 9시 방향에 고밀도 종괴가 있다. 확대촬영에서 침상형 경계의 종괴(화살표)이며 특히 상하위에서 종괴의 침상형 경계(화살촉)가 잘 보인다.
- 초음파 소견 9시 방향, 유두에서 2cm 떨어진 위치에 불규칙형 모양, 미세소엽형 경계의 1cm 저에코 종괴(화살표)이다.
- 수술명과 진단 유방보존술, 1.1cm 저등급 관상암*tubular carcinoma*(T1cN0, 병기1).
- 포인트 관상암의 증례로 증례 1-20에서처럼 양 방향 촬영 중 상하위 한 방향에서만 종괴가 잘 보인다. 침상형 경계는 관상암 등 저등급암의 소견이며 유방촬영술에서 발견하기 쉽다.

①-22 무증상 57세 여성

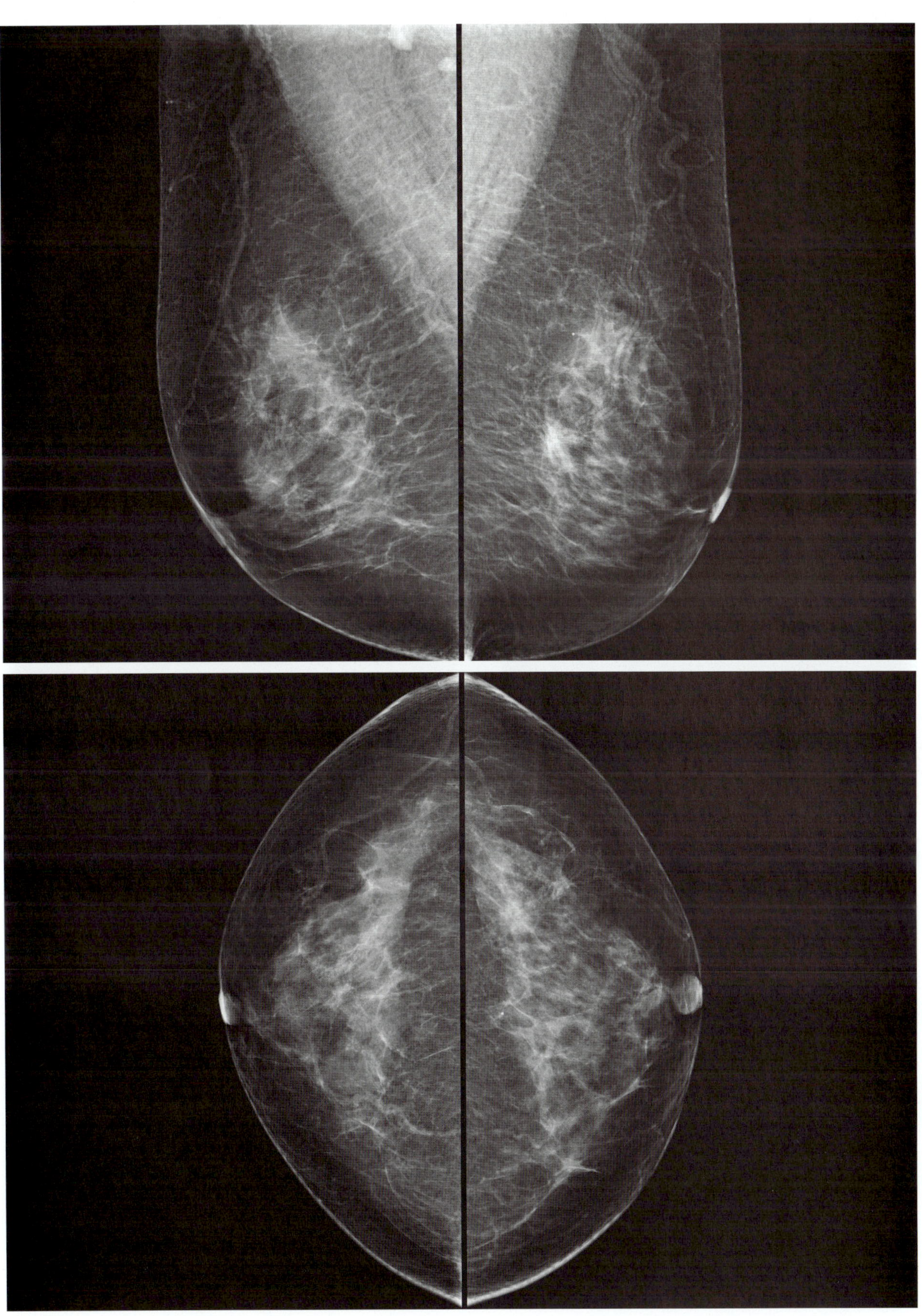

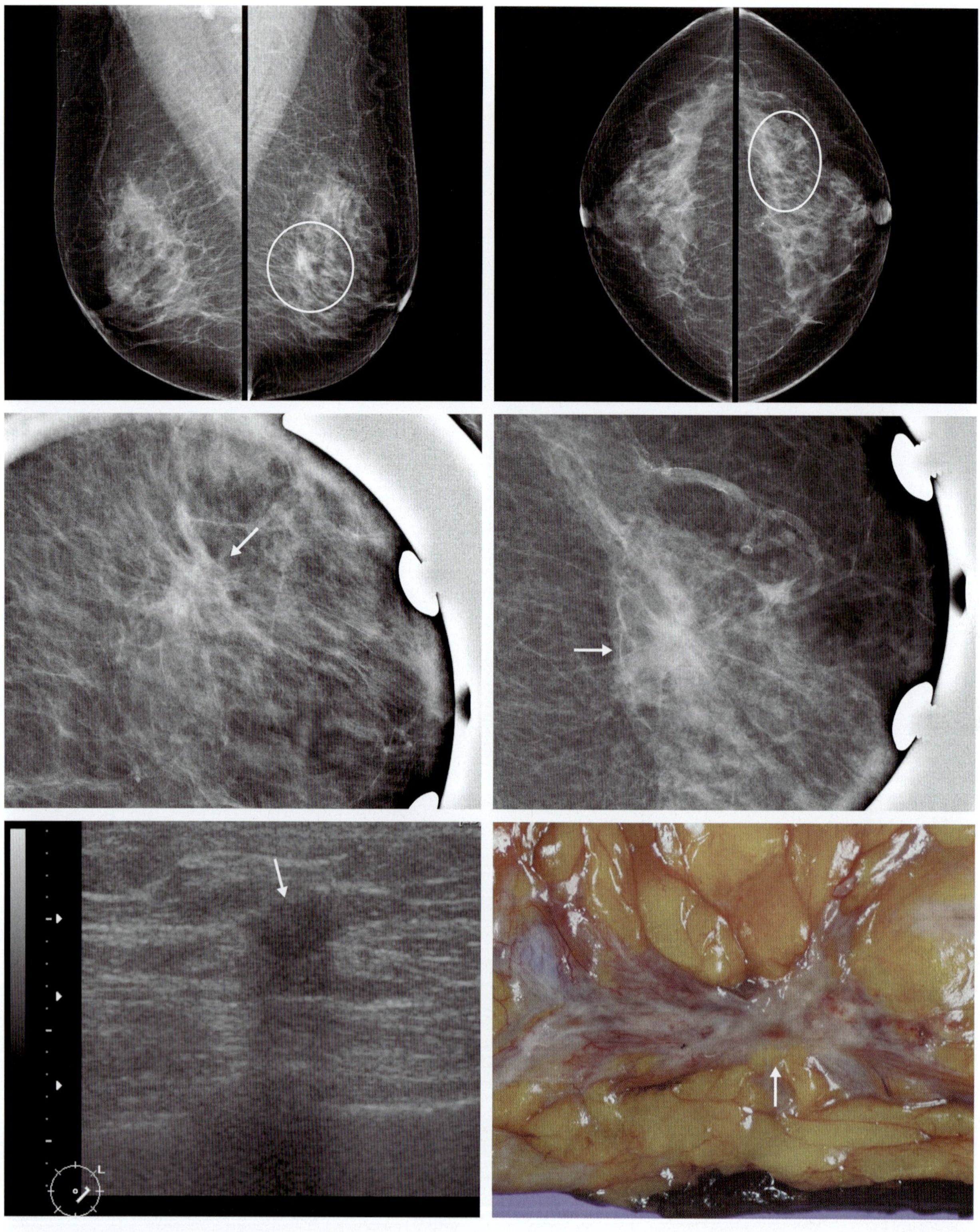

1-22 증례 해설

- 유방촬영술 소견 왼쪽 유방 하외측에 비대칭이 있다. 확대촬영에서 침상형 경계의 종괴(화살표)이다.
- 초음파 소견 4시 방향, 유두에서 2cm 떨어진 위치에 불규칙형 모양, 침상형 경계의 1cm 저에코 종괴(화살표)이다.
- 수술명과 진단 유방보존술, 1.5cm 중등급 침윤성암, 1개 림프절전이(T1cN1, 병기2A).
- 포인트 중등도 치밀유방에서 생긴 침윤성암의 증례로 내외사촬영에서 음영이 증가한 국소 비대칭을 발견할 수 있어야 한다. 침윤성암의 조기 발견은 유방암 검진의 중요 목표이다.

1-23 무증상 79세 여성

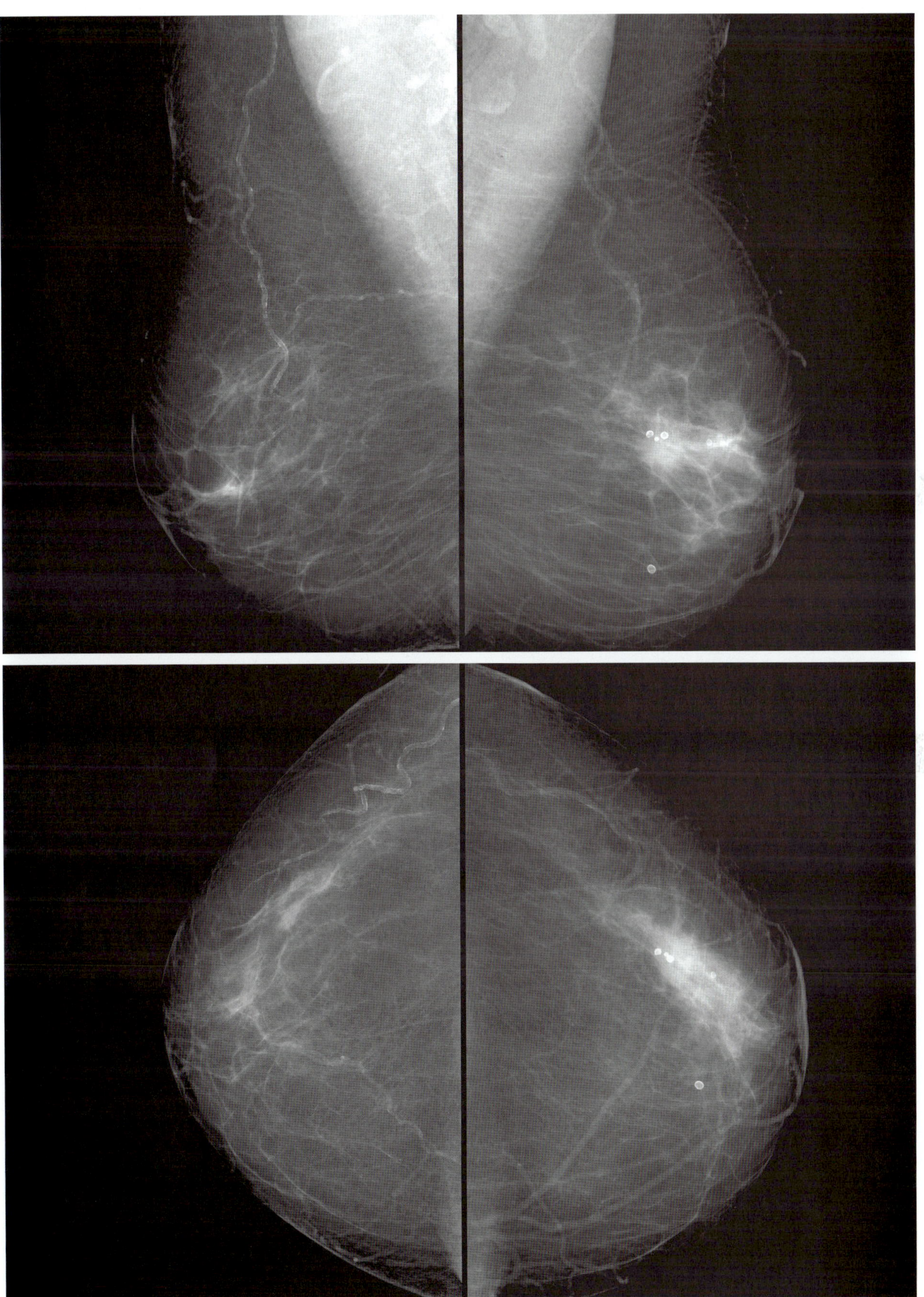

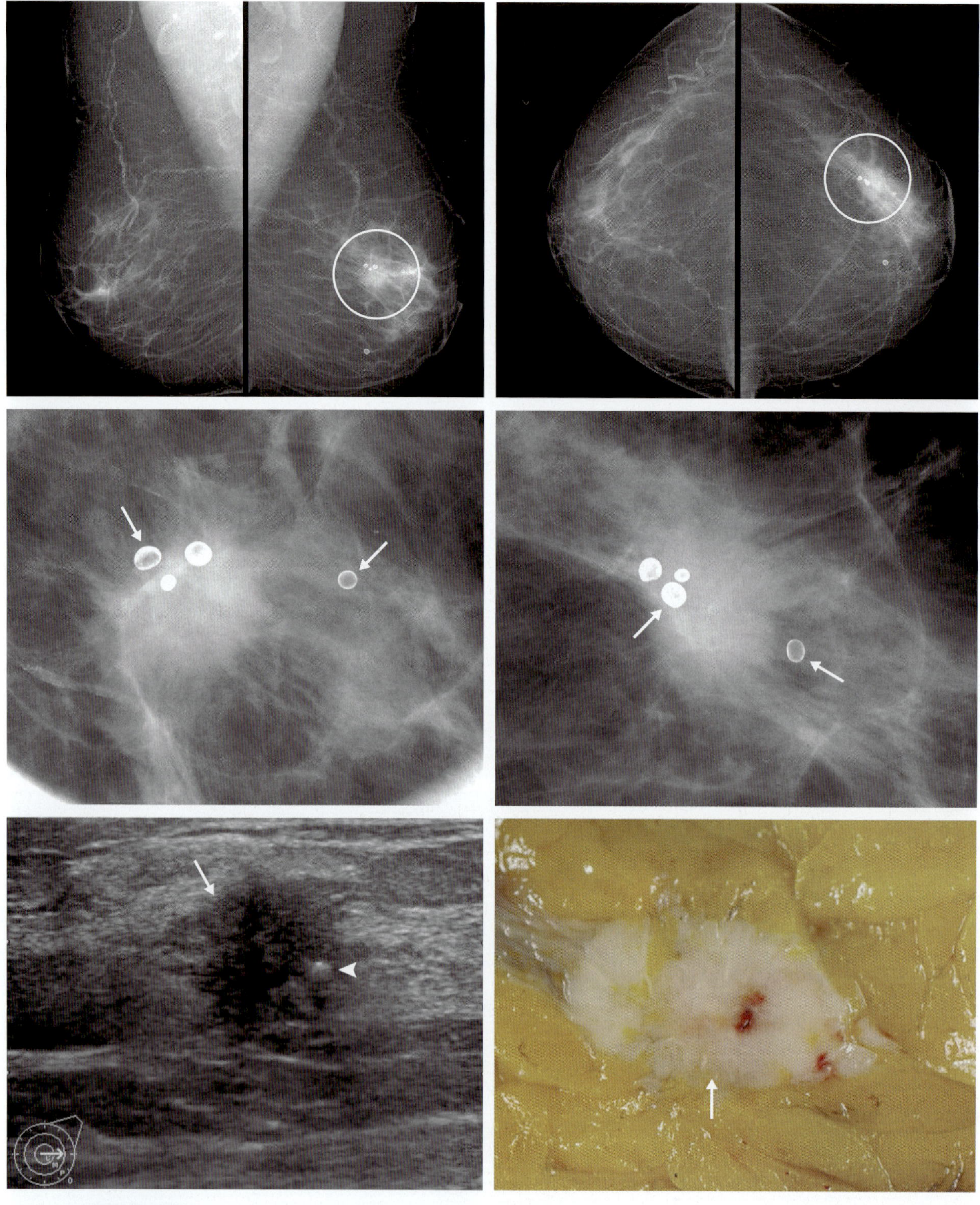

❶-23 증례 해설

- **유방촬영술 소견** 왼쪽 유방 3시 방향에 종괴가 있다. 확대촬영에서 종괴는 침상형 경계를 보이나 주변부에 중앙 저음영인 석회화(화살표)를 동반한다.
- **초음파 소견** 3시 방향, 유두에서 2cm 떨어진 위치에 불규칙형 모양과 불분명한 경계의 1.5cm 저에코 종괴(화살표)이며 내부에 석회화로 인한 고에코점(화살촉)이 보인다.
- **수술명과 진단** 유방보존술, 1.8cm 중등급 침윤성암(T1cN0, 병기1).
- **포인트** 지방형 유방에서 종괴를 형성하는 유방암으로 발견은 쉬우나 우연히 동반된 양성 석회화가 혼란을 일으킬 수 있는 증례이다. 유방암도 성장 과정에서 주위 양성 석회화를 포함할 수 있음에 주의해야 한다.

①-24 무증상 66세 여성

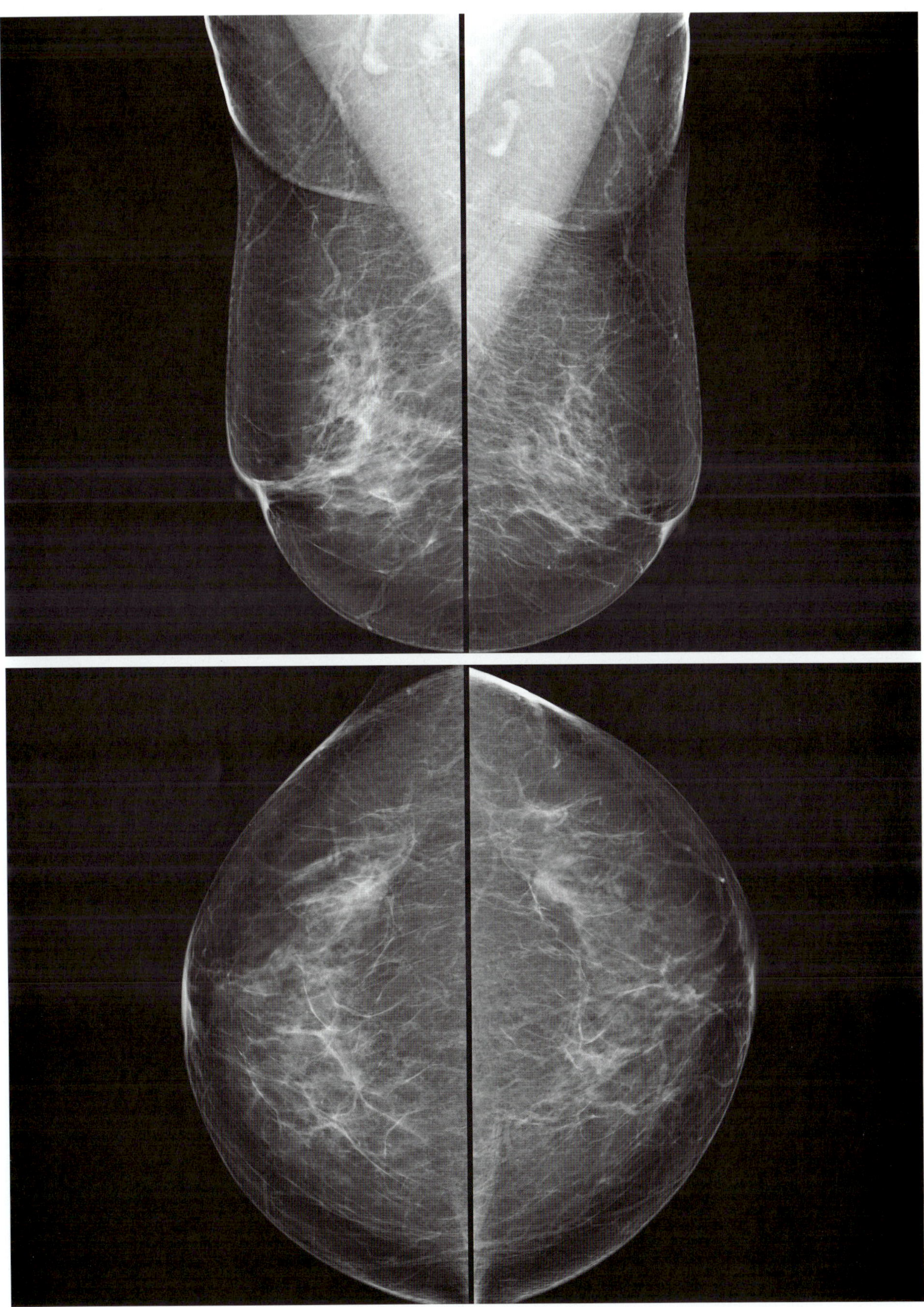

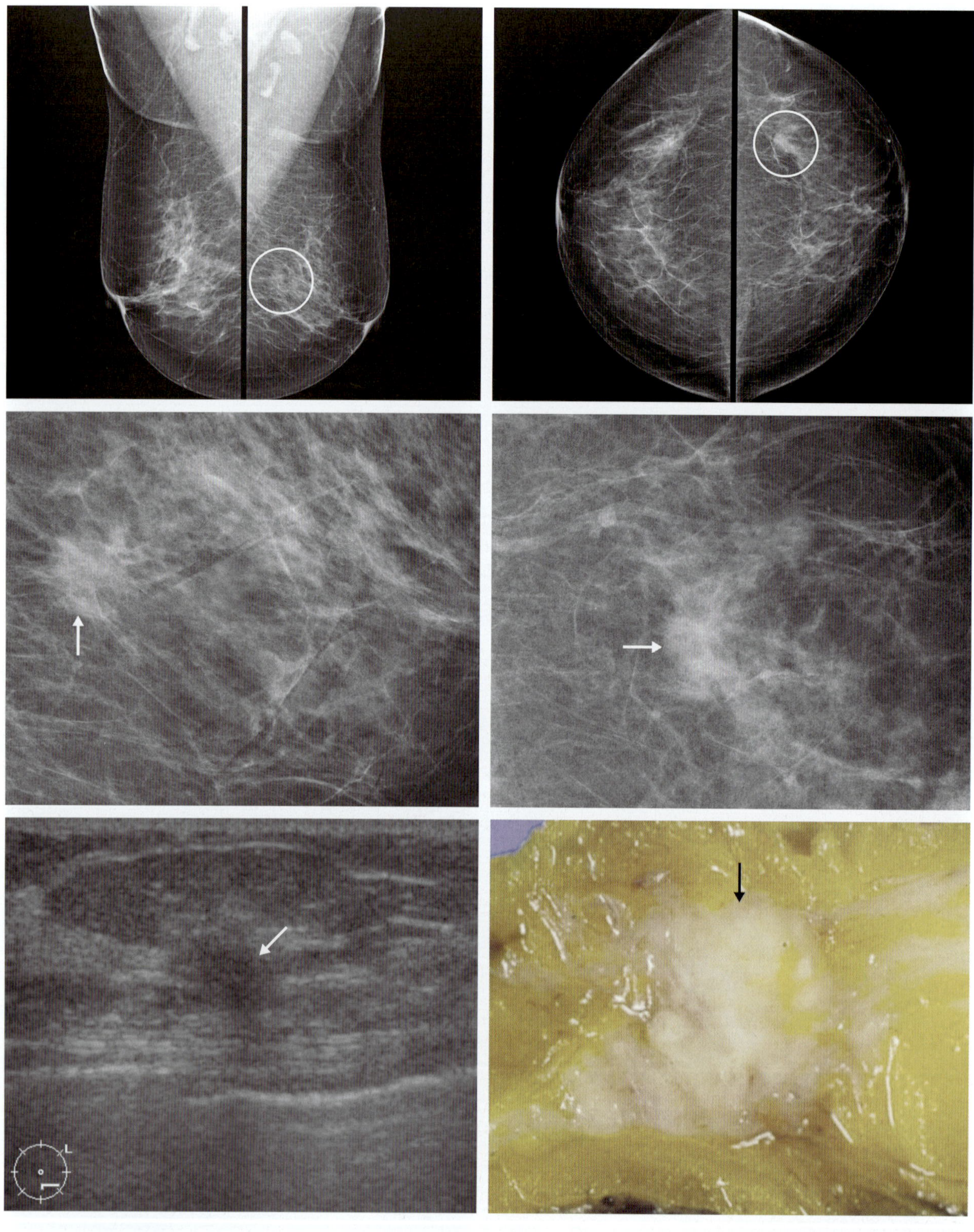

1-24 증례 해설

- **유방촬영술 소견** 왼쪽 유방 하외측에 국소 비대칭이 의심된다. 확대촬영에서 불규칙형 모양과 불분명한 경계의 종괴(화살표)가 보인다.
- **초음파 소견** 4시 방향, 유두에서 4cm 떨어진 위치에 불규칙형 모양, 불분명한 경계의 0.9cm 저에코 종괴(화살표)이다.
- **수술명과 진단** 유방보존술, 0.9cm 중등급 침윤성암(T1bN0, 병기1).
- **포인트** 유방촬영술에서 발견하기 어려운 초기 침윤성암으로, 동시에 시행한 초음파에서 발견되었다. 후향적으로 보면 상하촬영에서 왼쪽 유방 외측에 국소 비대칭이 있다.

1-25 무증상 64세 여성

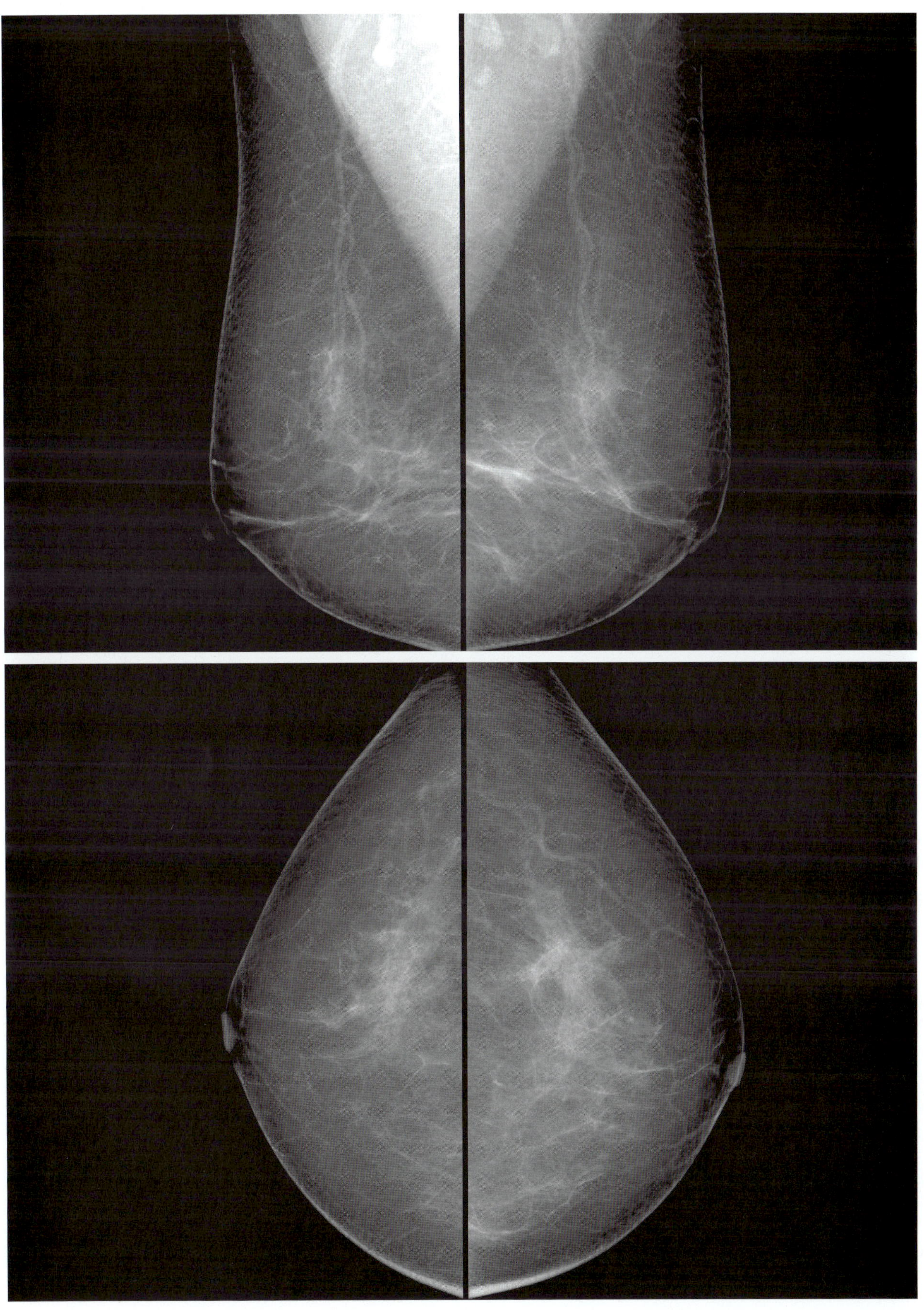

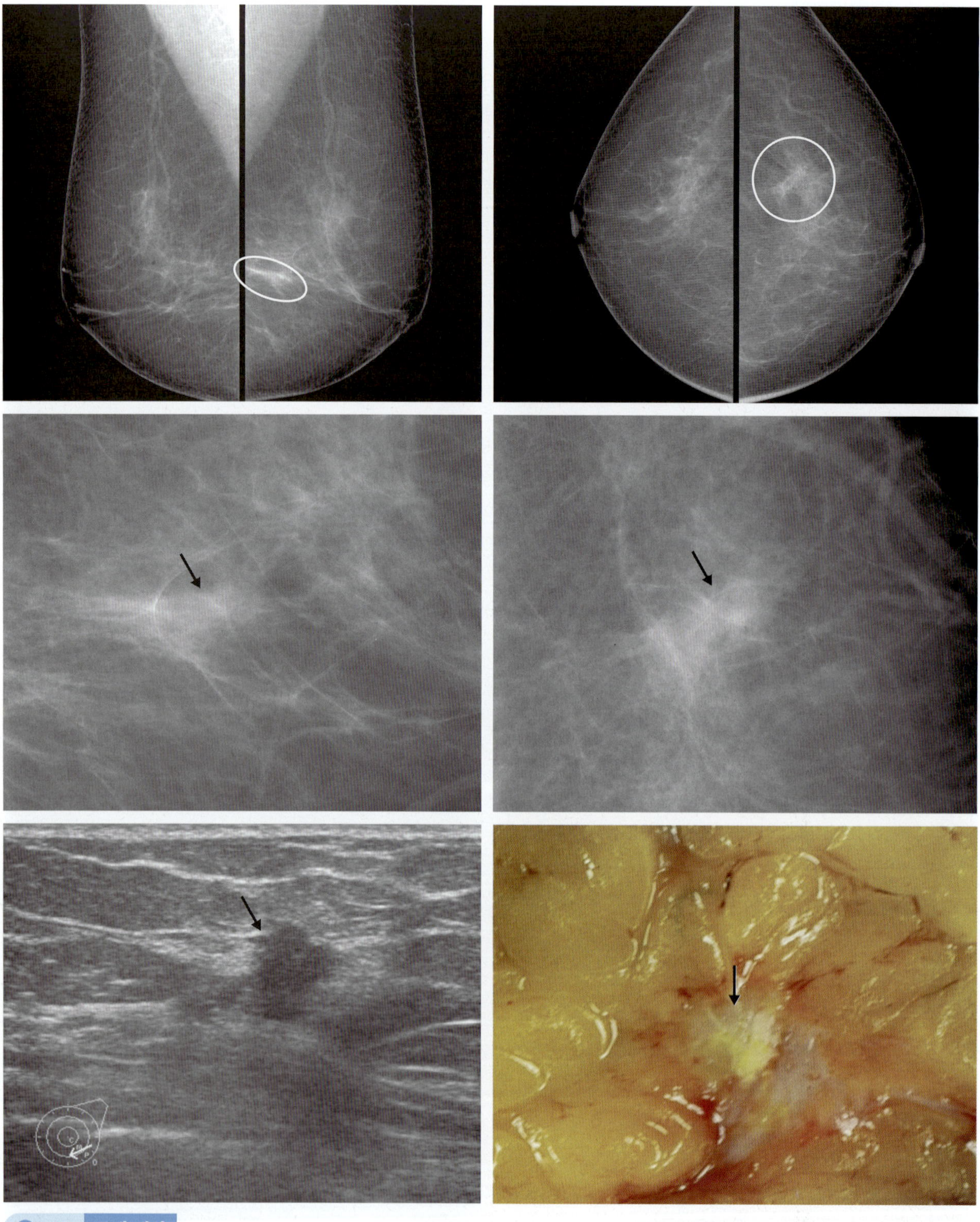

1-25 증례 해설

- **유방촬영술 소견** 왼쪽 유방 하외측에 국소 비대칭이 보인다. 확대촬영에서 불규칙형 모양과 불분명한 경계의 비석회 병변(화살표)이다.
- **초음파 소견** 4시 방향, 유두에서 4cm 떨어진 위치에 불규칙형 모양, 불분명한 경계의 평행하지 않은 1cm 저에코 종괴(화살표)이다.
- **수술명과 진단** 유방보존술, 1.1cm 중등급 침윤성암(T1bN0, 병기1).
- **포인트** 유방촬영술에서 발견하기 어려운 초기 침윤성암으로 상하촬영에서 지방에 둘러싸인 미세한 비대칭에 주의를 기울여야 발견이 가능하다.

1-26 무증상 60세 여성

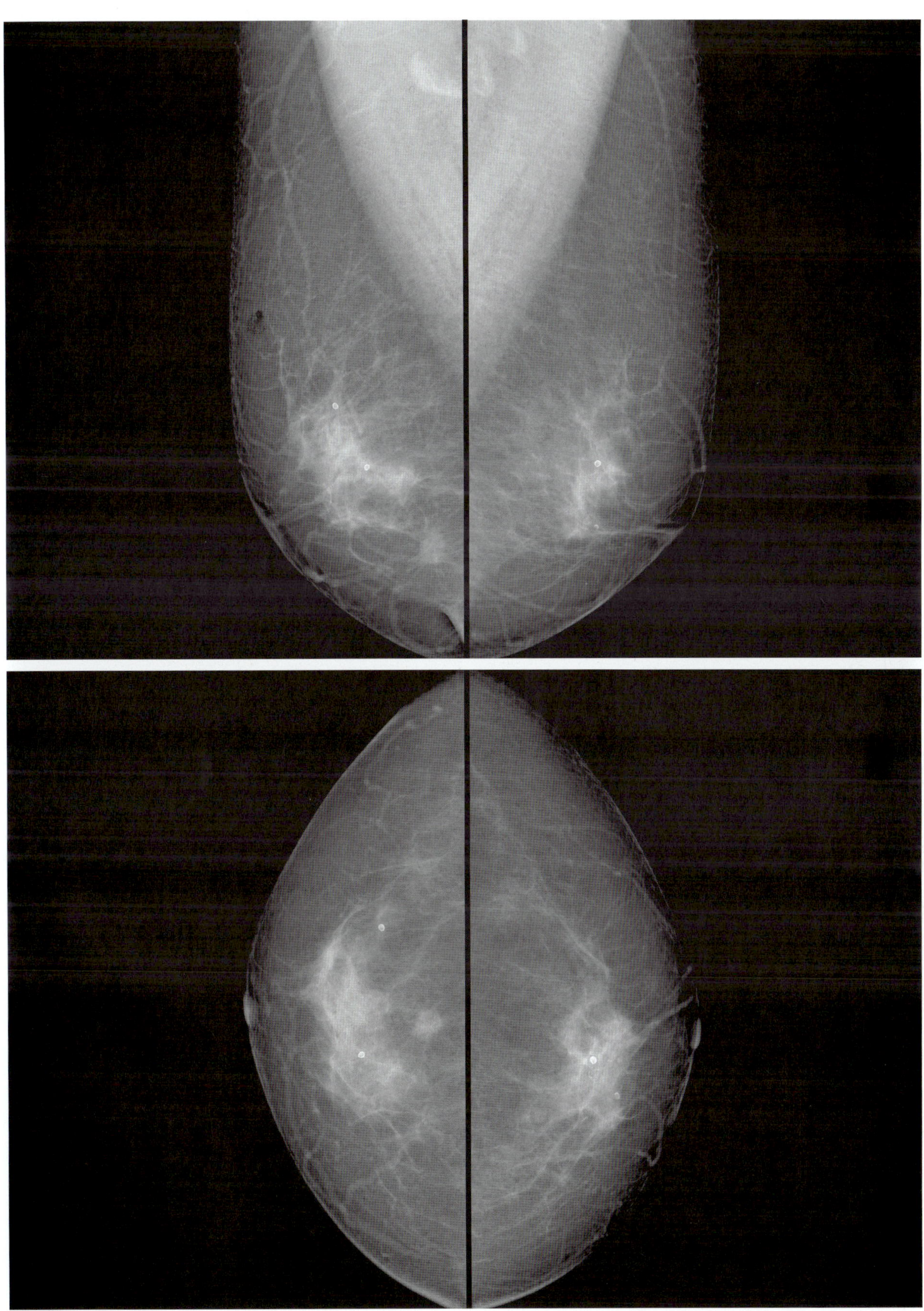

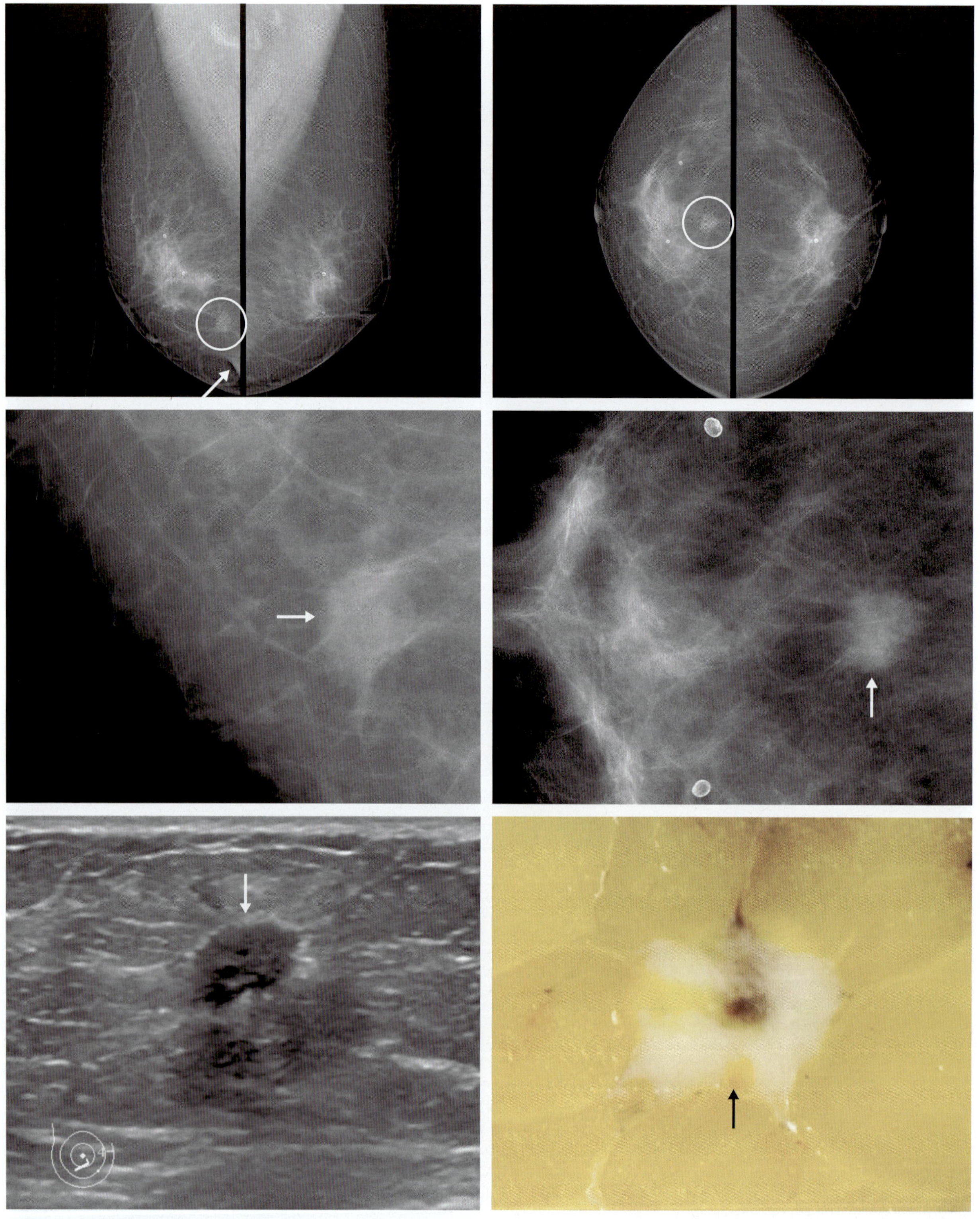

❶-26 증례 해설

- 유방촬영술 소견 오른쪽 유방 6시 방향 지방층에 종괴와 피부함몰(화살표)이 있다. 확대촬영에서 불규칙형 모양과 침상형 경계의 종괴(화살표)이다.
- 초음파 소견 6시 방향, 유두에서 4.5cm 떨어진 위치에 각진형 경계의 1cm 저에코 종괴(화살표)이다.
- 수술명과 진단 유방보존술, 1.3cm 중등급 침윤성암(T1cN0, 병기1).
- 포인트 지방에 둘러싸여 있어 유방촬영술에서 발견하기 비교적 쉬운 초기 침윤성암의 증례이다. 지방층 내에 있는 고형 종괴는 정확한 위치 파악이 안 되면 초음파에서 발견이 어려울 수도 있다.

1-27 무증상 62세 여성

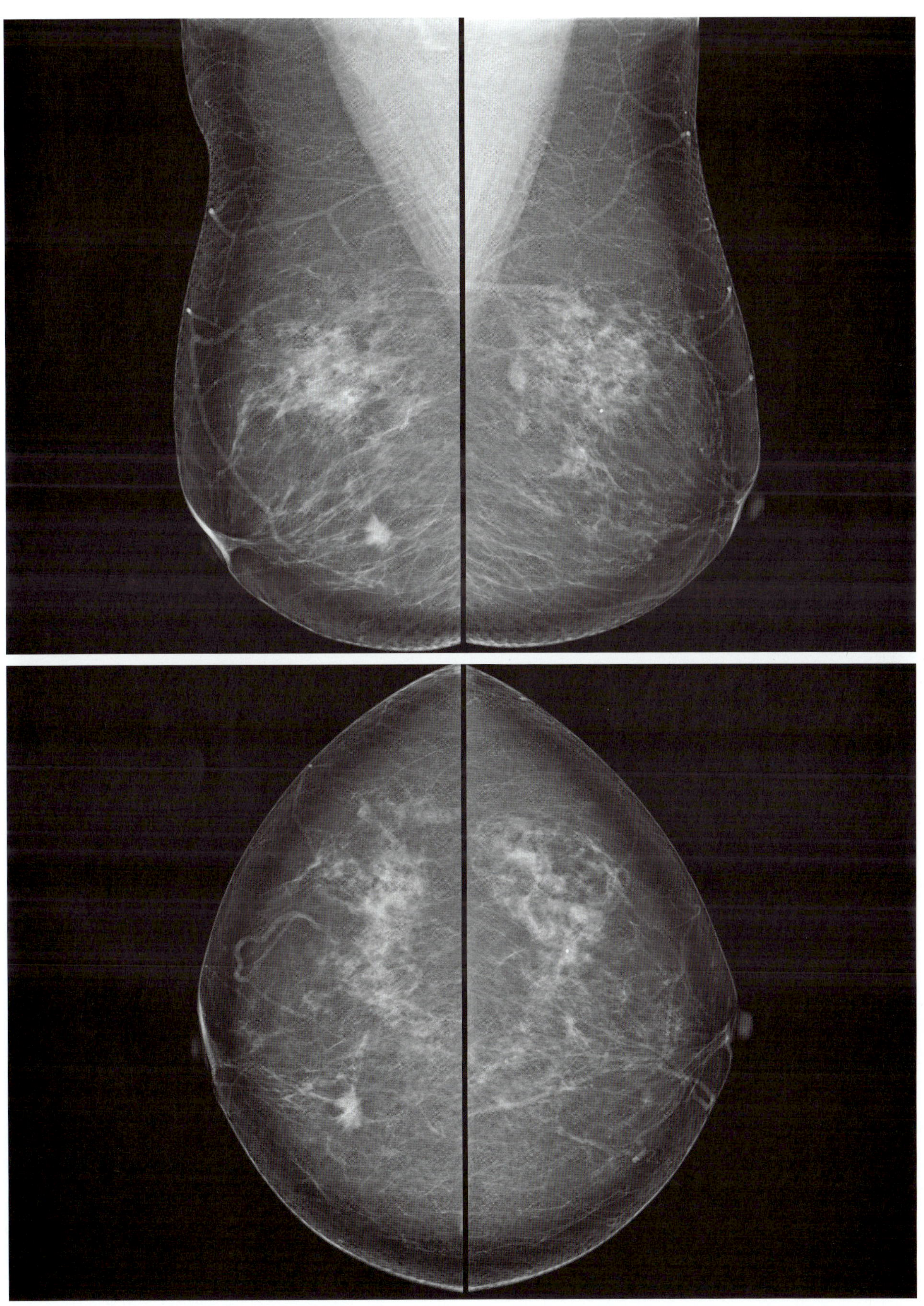

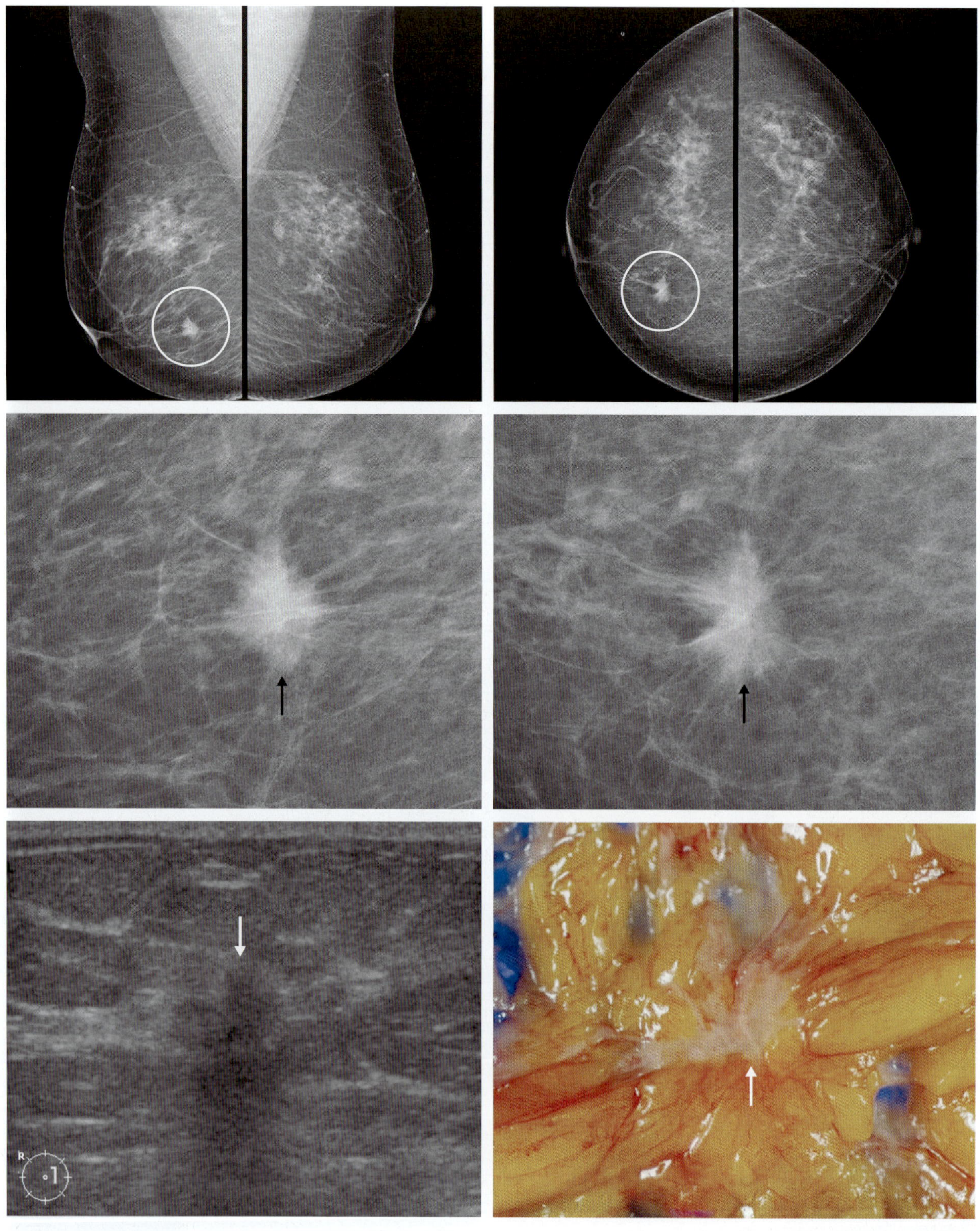

1-27 증례 해설

- 유방촬영술 소견 오른쪽 유방 하내측에 고밀도 종괴가 있다. 확대촬영에서 불규칙형 모양과 침상형 경계의 종괴(화살표)이다.
- 초음파 소견 3시 방향, 유두에서 3.5cm 떨어진 위치에 불규칙형 모양, 불분명한 경계의 1.5cm 저에코 종괴(화살표)이며 후방그림자가 동반되어 있다.
- 수술명과 진단 유방보존술, 1.5cm 저등급 침윤성암(T1cN0, 병기1).
- 포인트 침상형 종괴로 보인 저등급 유방암으로, 지방에 둘러싸여 있어 발견하기 쉽다. 내측에 위치한 병변으로 내외사촬영에서 유두보다 낮은 위치에 있는 것처럼 보이지만 실제로는 유두높이(3시 방향)에 위치한 병변이다.

1-28 무증상 53세 여성

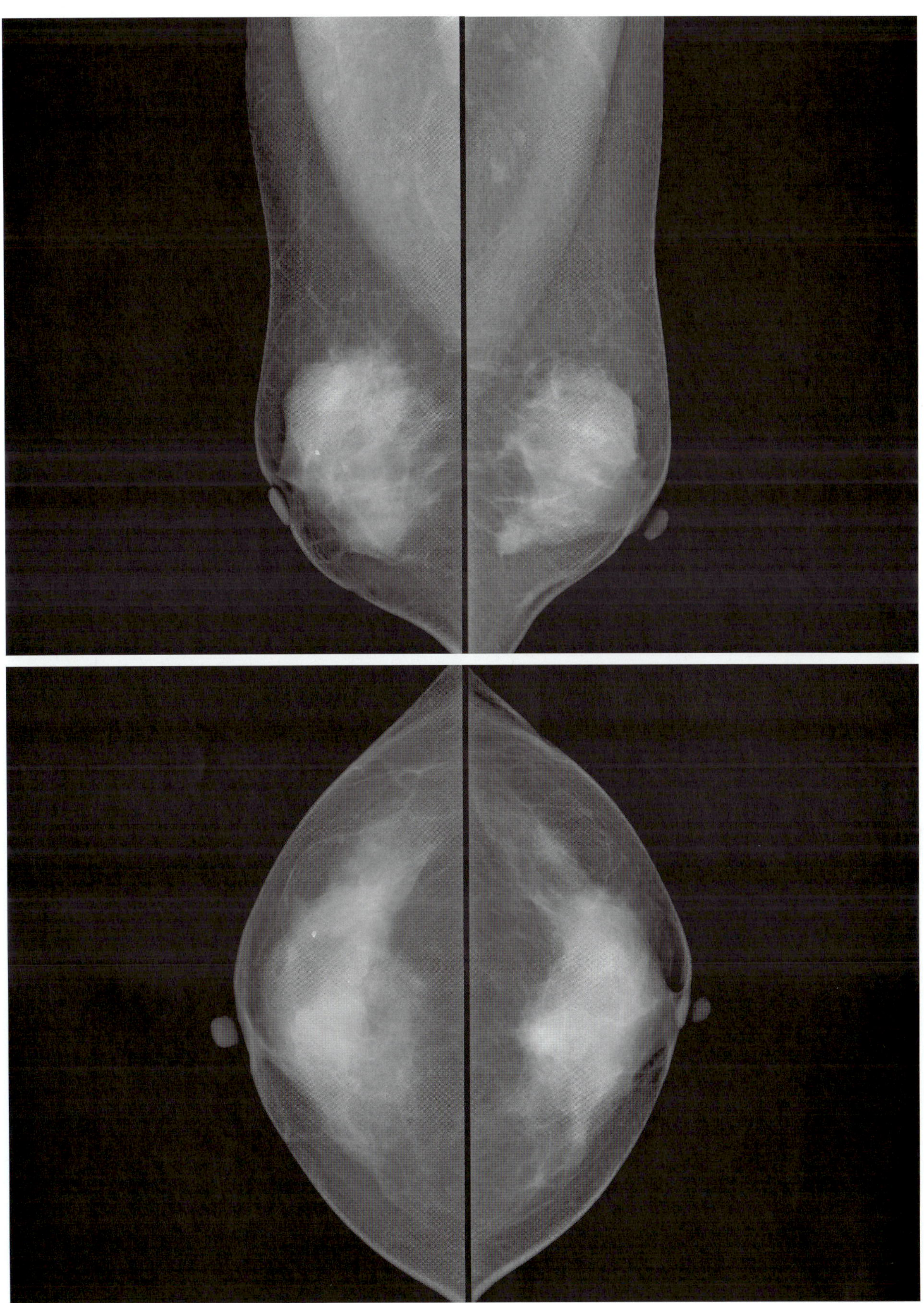

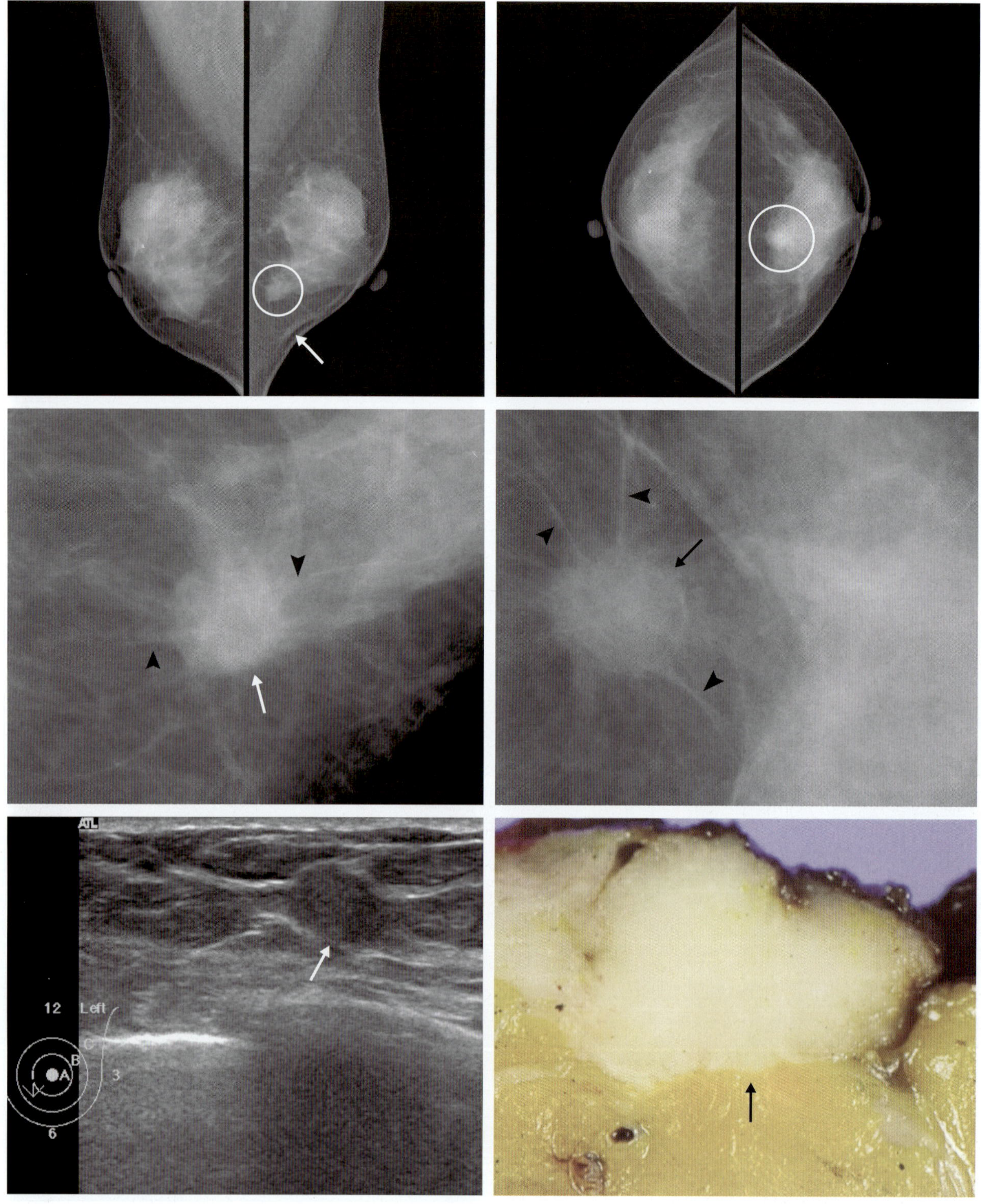

❶-28 증례 해설

- **유방촬영술 소견** 왼쪽 유방 하내측 실질과 지방의 경계 부위에 종괴가 보인다. 내외사촬영에서 피부함몰(화살표)이 동반되어 있고 확대촬영에서 종괴(화살표)의 침상형 경계(화살촉)가 잘 보인다.
- **초음파 소견** 7시 방향, 유두에서 3cm 떨어진 위치에 1cm 동일에코 종괴(화살표)이다. 주변조직과의 경계가 비교적 분명하다.
- **수술명과 진단** 유방보존술, 1.5cm 저등급 침윤성암(T1cN0, 병기1).
- **포인트** 유방 하내측 실질과 지방의 경계 부위에 생긴 유방암으로 종괴의 침상형 경계가 초음파보다 확대촬영에서 잘 보인다. 내외사촬영에서 보이는 피부함몰 소견에도 주목해야 한다.

1-29 무증상 48세 여성

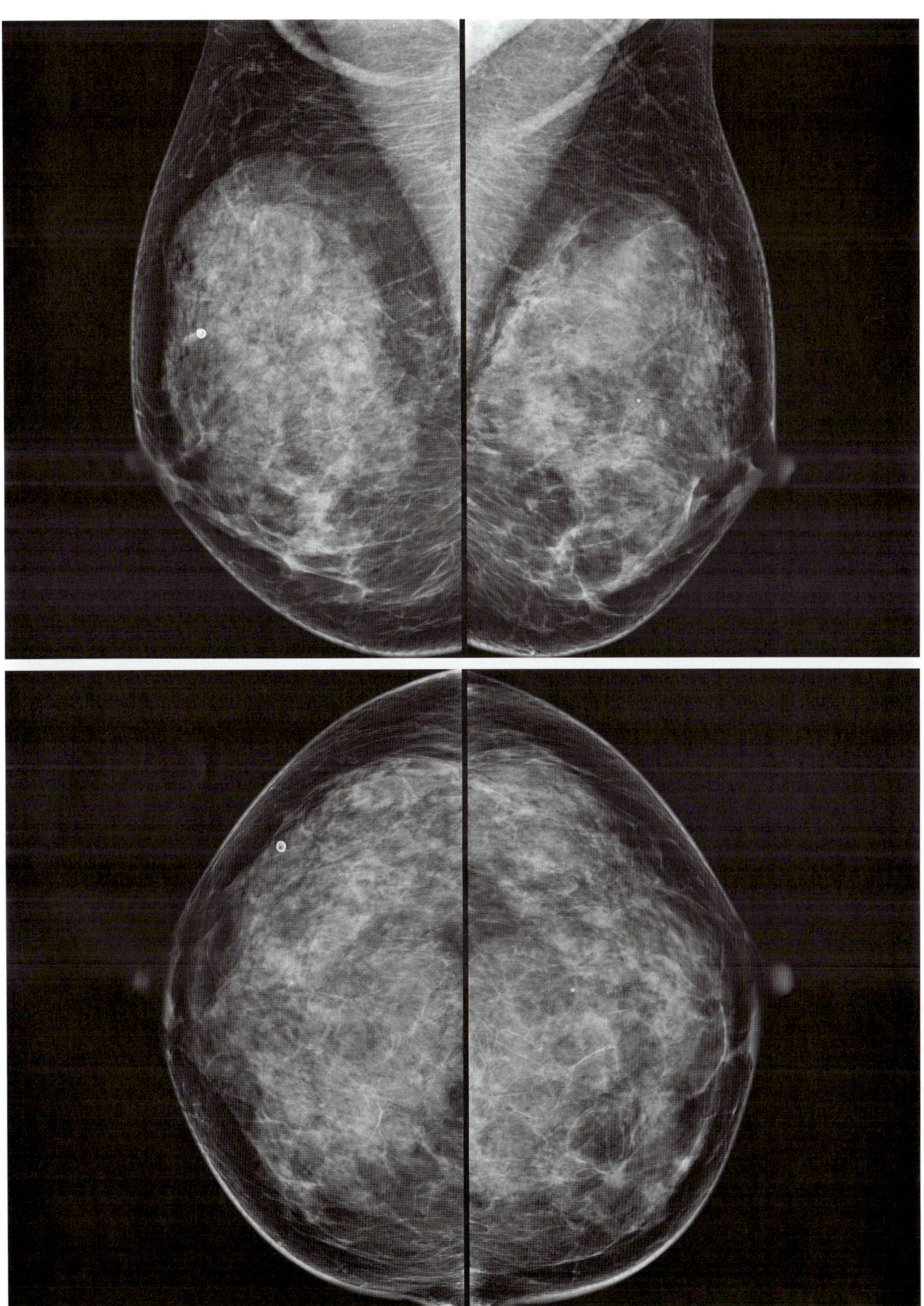

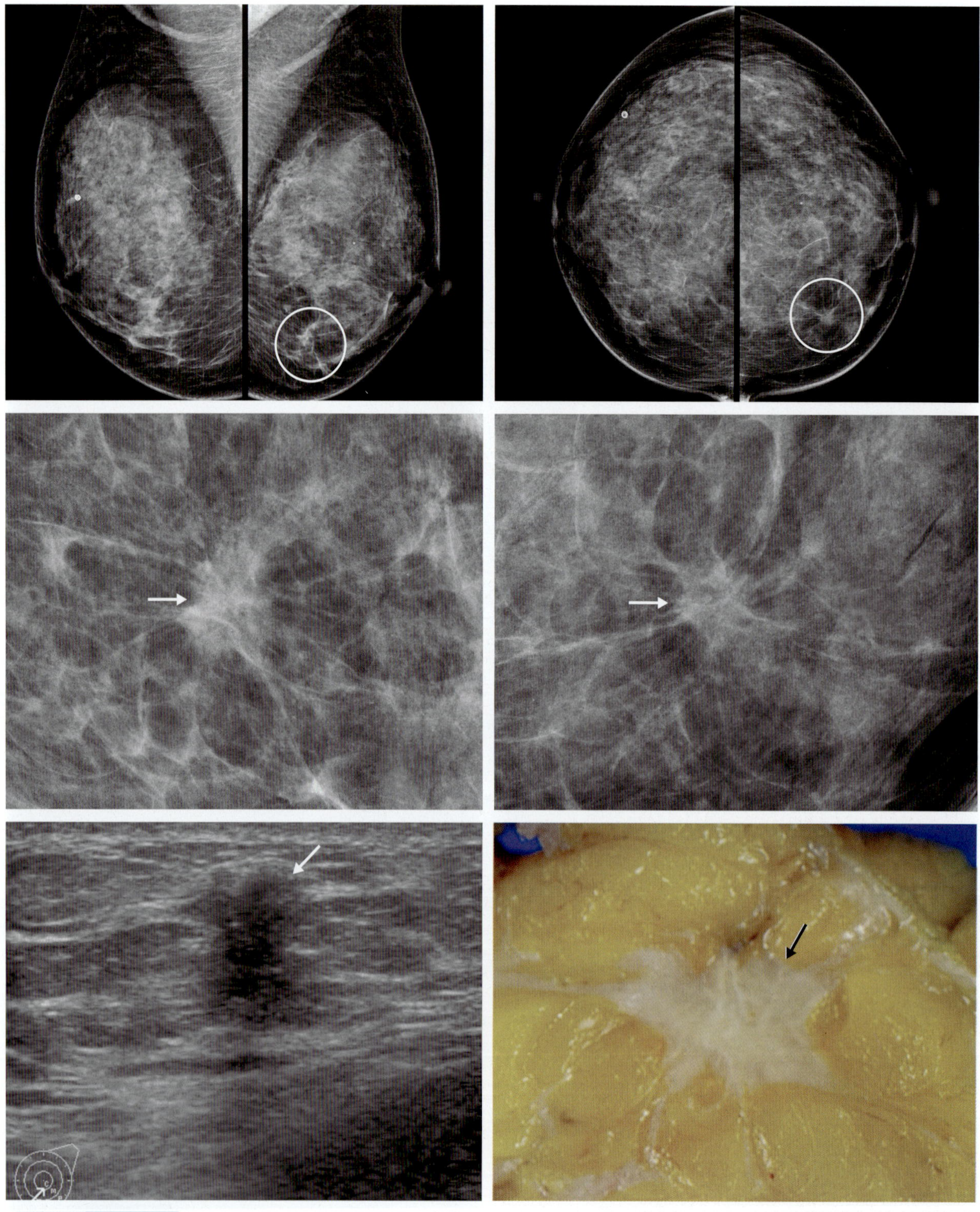

1-29 증례 해설

- **유방촬영술 소견** 왼쪽 유방 하내측에 종괴가 있다. 확대촬영에서 불규칙형 모양과 침상형 경계의 종괴(화살표)로 종괴가 지방에 둘러싸인 양상이다.
- **초음파 소견** 8시 방향, 유두에서 6cm 떨어진 위치에 불규칙형 모양, 침상형 경계의 평행하지 않은 1.2cm 저에코 종괴(화살표)이다.
- **수술명과 진단** 유방보존술, 비정형 상피증식증과 관상피내암을 동반한 1.5cm 중등급 침윤성암(T1cN0, 병기1).
- **포인트** 치밀유방의 하내측에 위치한 침윤성암으로 유방촬영술에서 놓치기 쉬운 증례이다. 지방으로 둘러싸인 국소 비대칭음영은 유방암이 의심되는 소견이다.

1-30 무증상 46세 여성

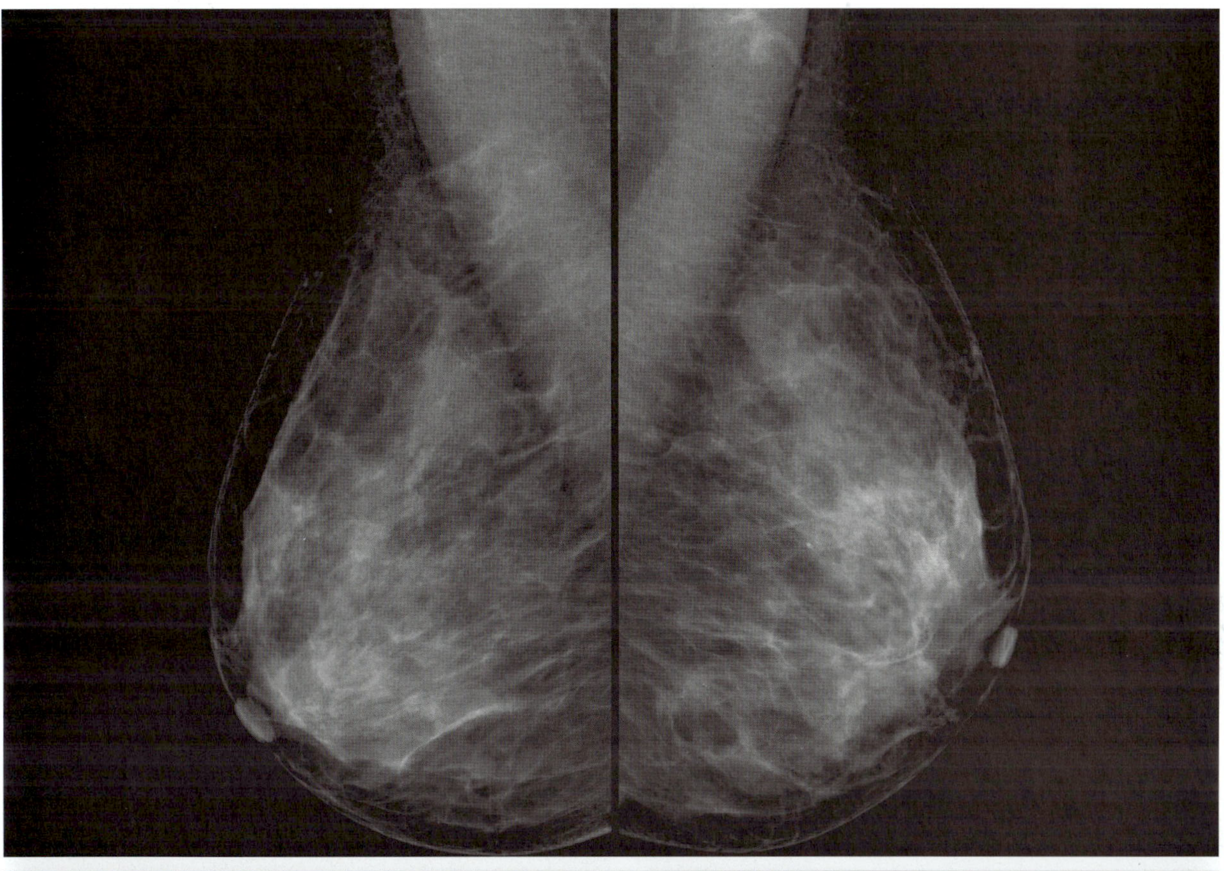

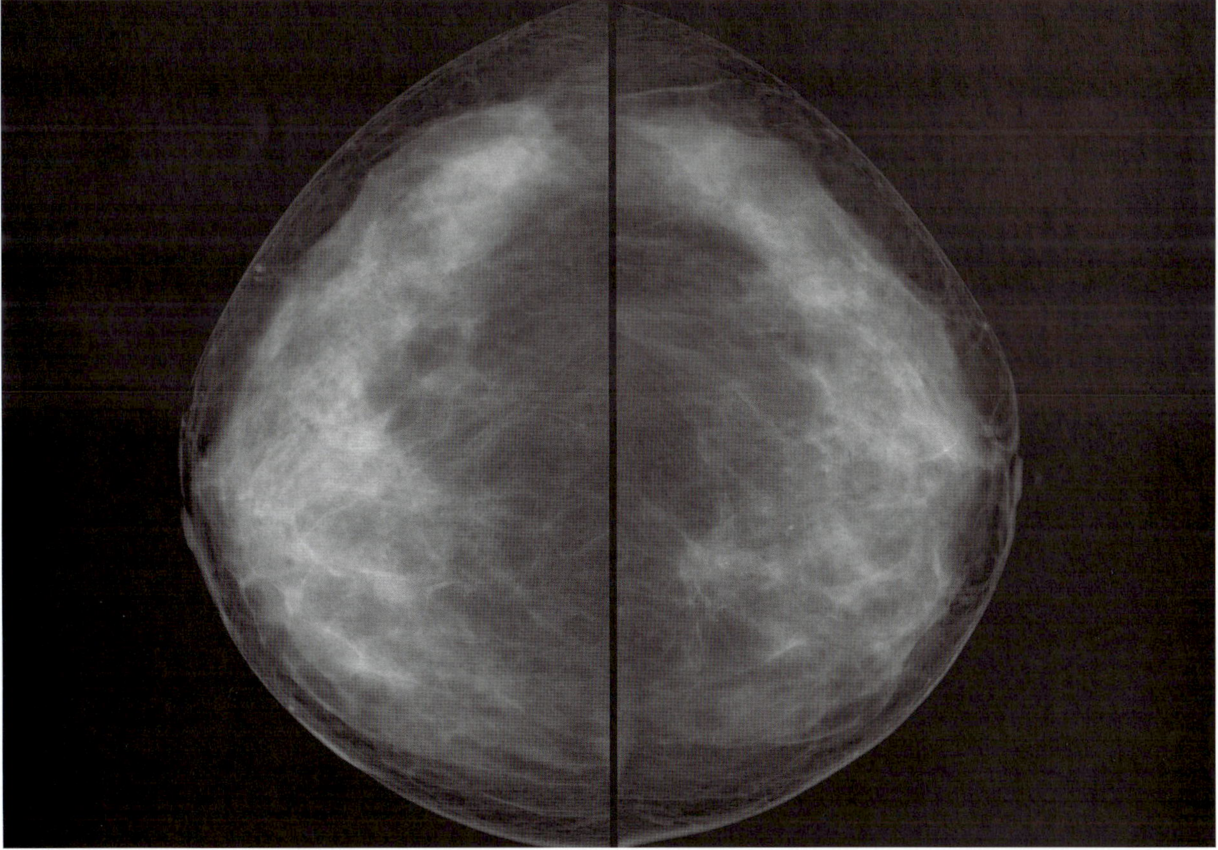

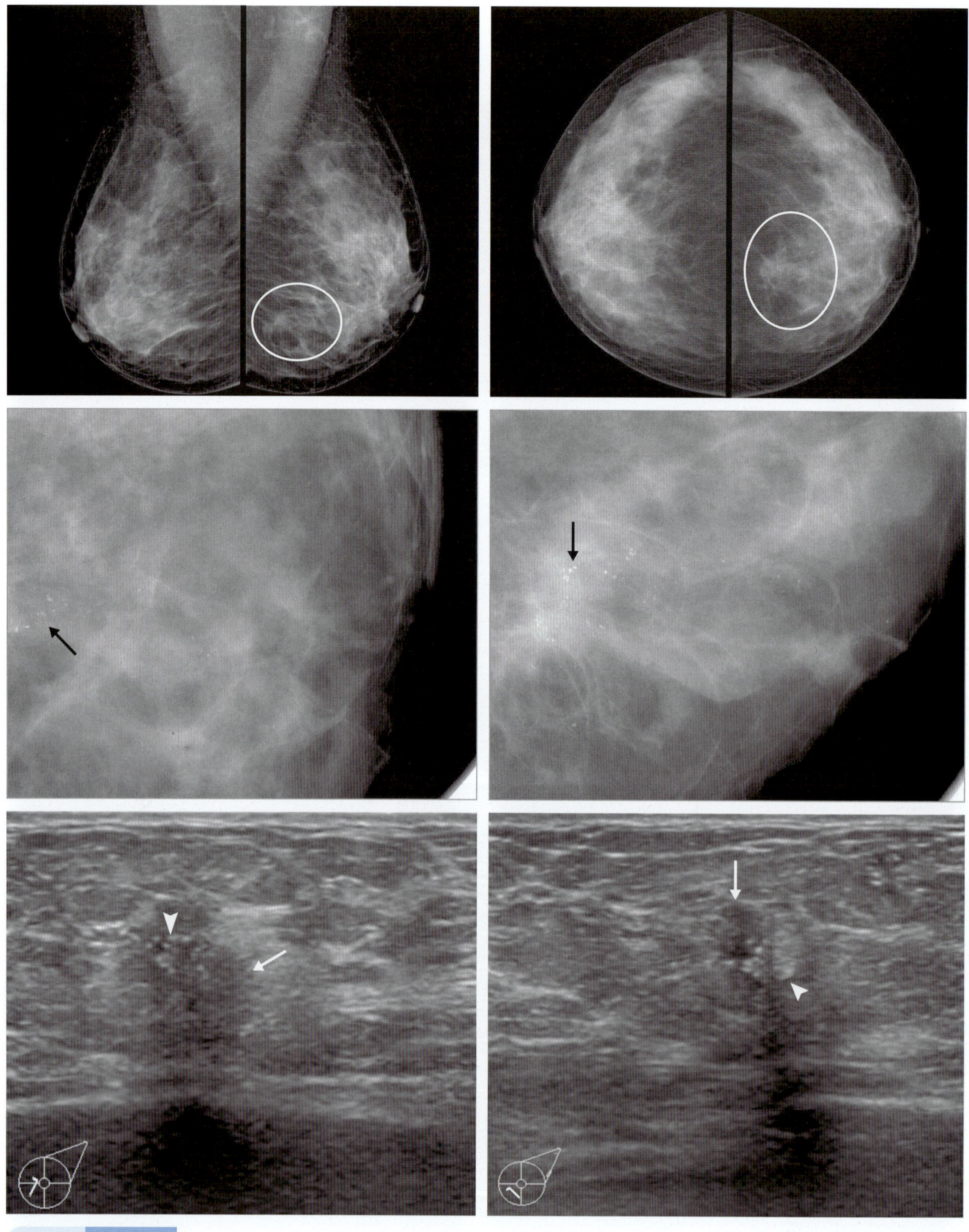

1-30 증례 해설

- 유방촬영술 소견 왼쪽 유방 하내측에 비대칭이 보인다. 확대촬영에서 군집성, 미세 다형태성 석회화(화살표)가 있다.
- 초음파 소견 7시 방향, 유두에서 3cm 떨어진 위치에 불규칙형 모양, 불분명한 경계의 2cm 저에코 병변(화살표)이며 종괴 내 석회화(화살촉)를 동반한다.
- 수술명과 진단 유방보존술, 관상피내암을 동반한 4cm 중등급 침윤성암(T2N0, 병기2A).
- 포인트 하내측 유방에 위치한 4cm 크기의 침윤성암 증례이다. 반대쪽 유방과 비교하여 비대칭을 발견하고 확대촬영으로 석회화를 발견할 수 있어야 한다.

1-31 무증상 58세 여성

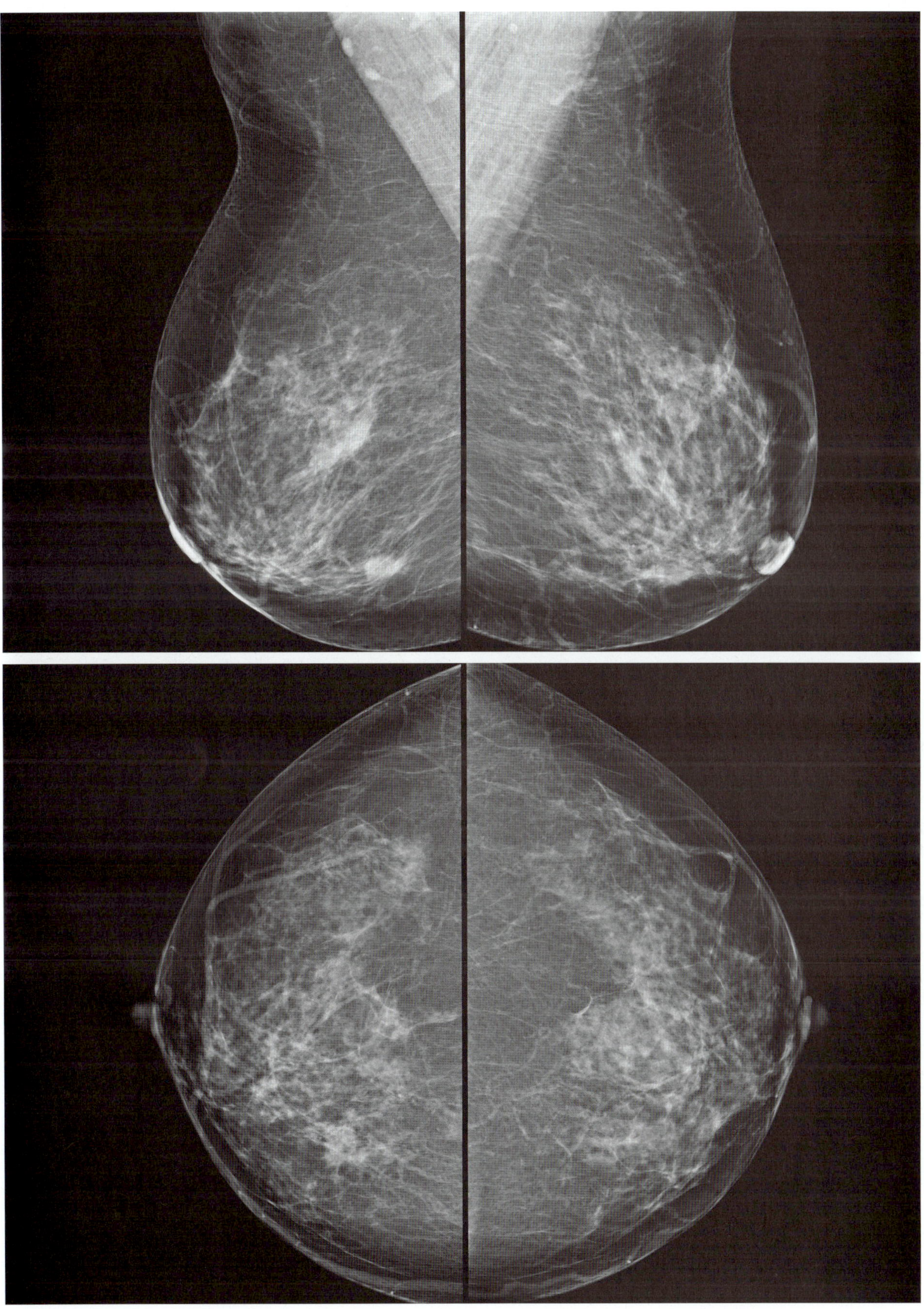

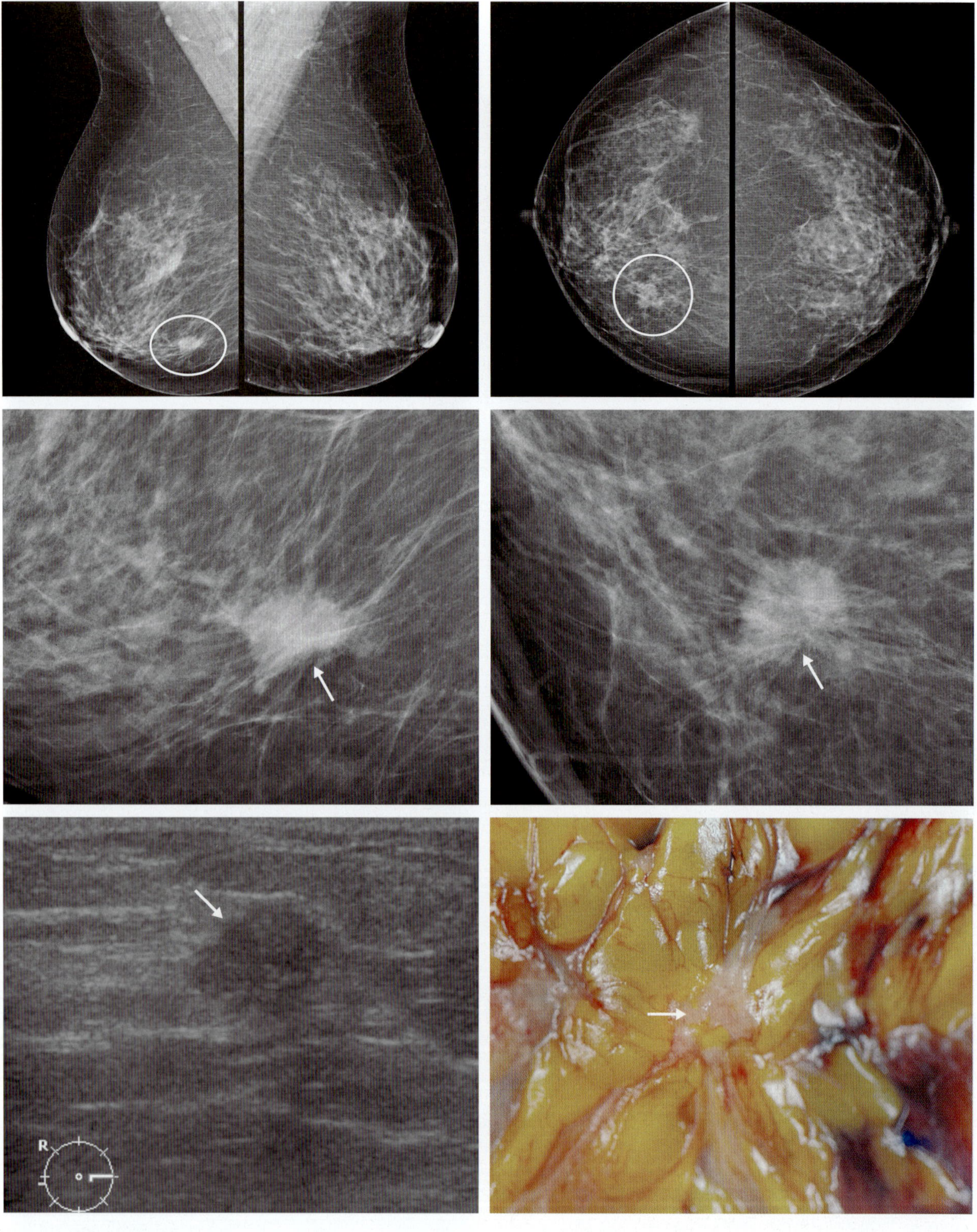

1-31 증례 해설

- **유방촬영술 소견** 오른쪽 유방 하내측에 종괴가 있다. 확대촬영에서 침상형 경계의 고밀도 종괴(화살표)이다.
- **초음파 소견** 3시 30분 방향, 유두에서 4cm 떨어진 위치에 불규칙형 모양, 불분명한 경계의 1.5cm 저에코 종괴(화살표)이다.
- **수술명과 진단** 유방보존술, 관상피내암을 동반한 1.6cm 중등급 침윤성암(T1cN0, 병기1).
- **포인트** 하내측 유방에 위치한 침윤성암 증례로 반대측과 비교하면 발견이 어렵지 않다. 상하촬영에서 내측 유방에 유방암이 보이는 증례 1-27, 증례 1-29와 비교해보자.

1-32 무증상 41세 여성

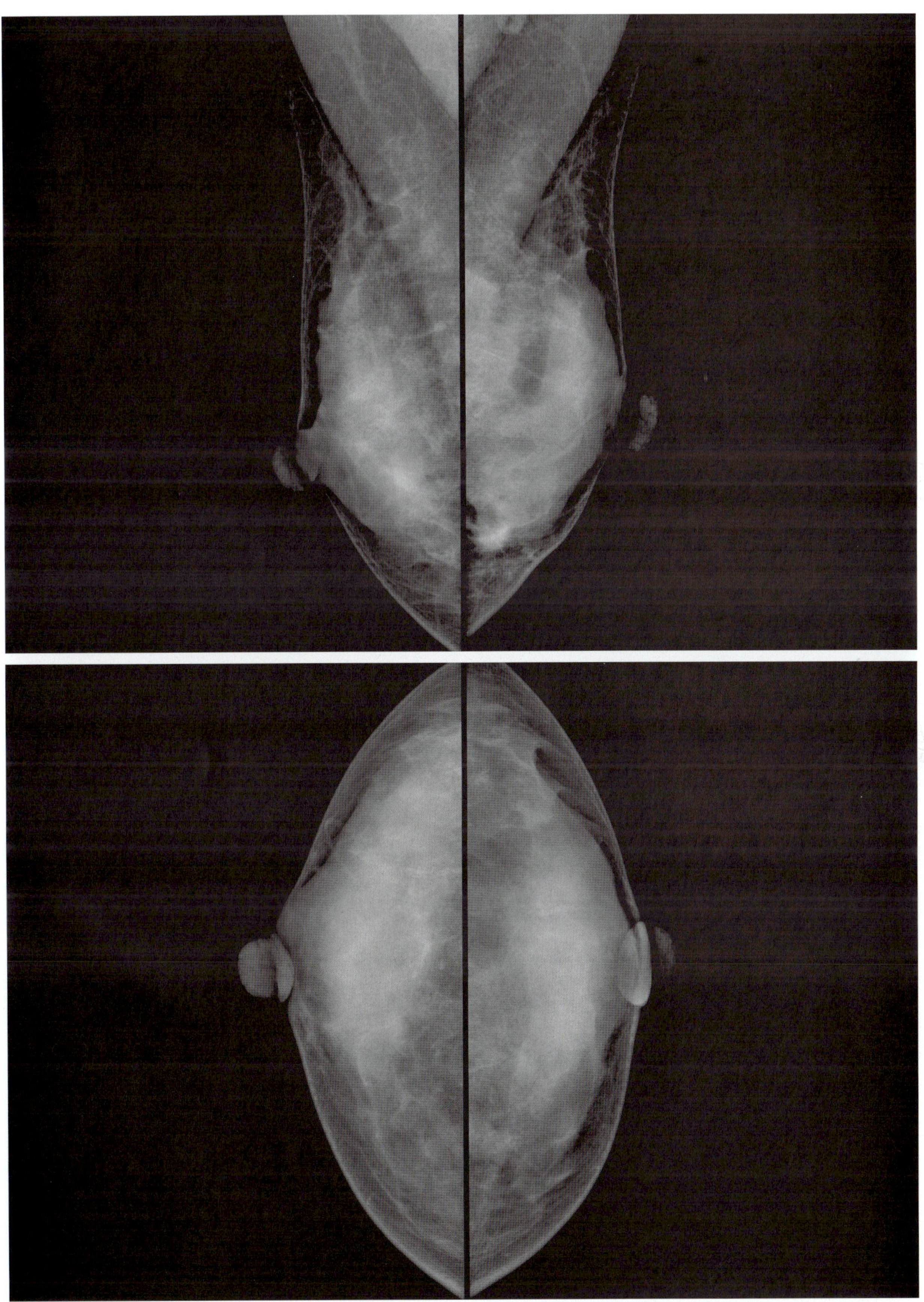

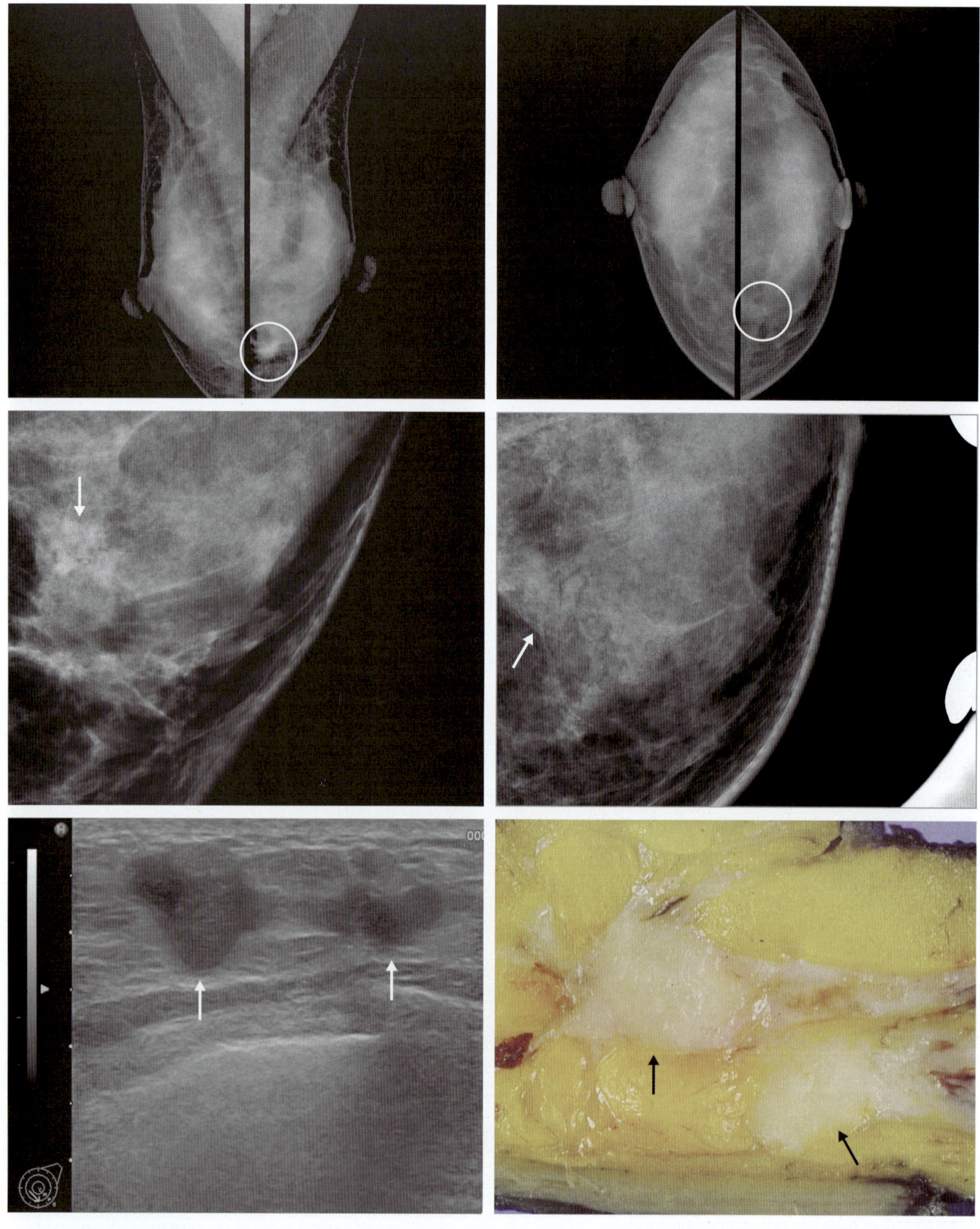

1-32 증례 해설

- 유방촬영술 소견 왼쪽 유방 하내측에 종괴가 있다. 확대촬영에서 불분명한 경계의 종괴(화살표)이다.
- 초음파 소견 7시 방향, 유두에서 4cm 떨어진 위치에 불분명한 경계의 1.5cm와 1.0cm 저에코 종괴 2개(화살표)가 나란히 보인다.
- 수술명과 진단 유방전절제술, 1.5cm와 1.0cm 중등급 침윤성암(T1cN0, 병기1).
- 포인트 하내측에 위치한 다초점성 유방암 증례로 하내측은 유방촬영 사진에 포함시키기 어려우며 유방암을 발견하기도 쉽지 않은 위치이다. 치밀유방 여성에서 확대촬영과 초음파검사로 종괴의 크기를 평가하고 다발성 병변을 찾는 것은 치료 계획 수립에 중요하다.

1-33 무증상 65세 여성

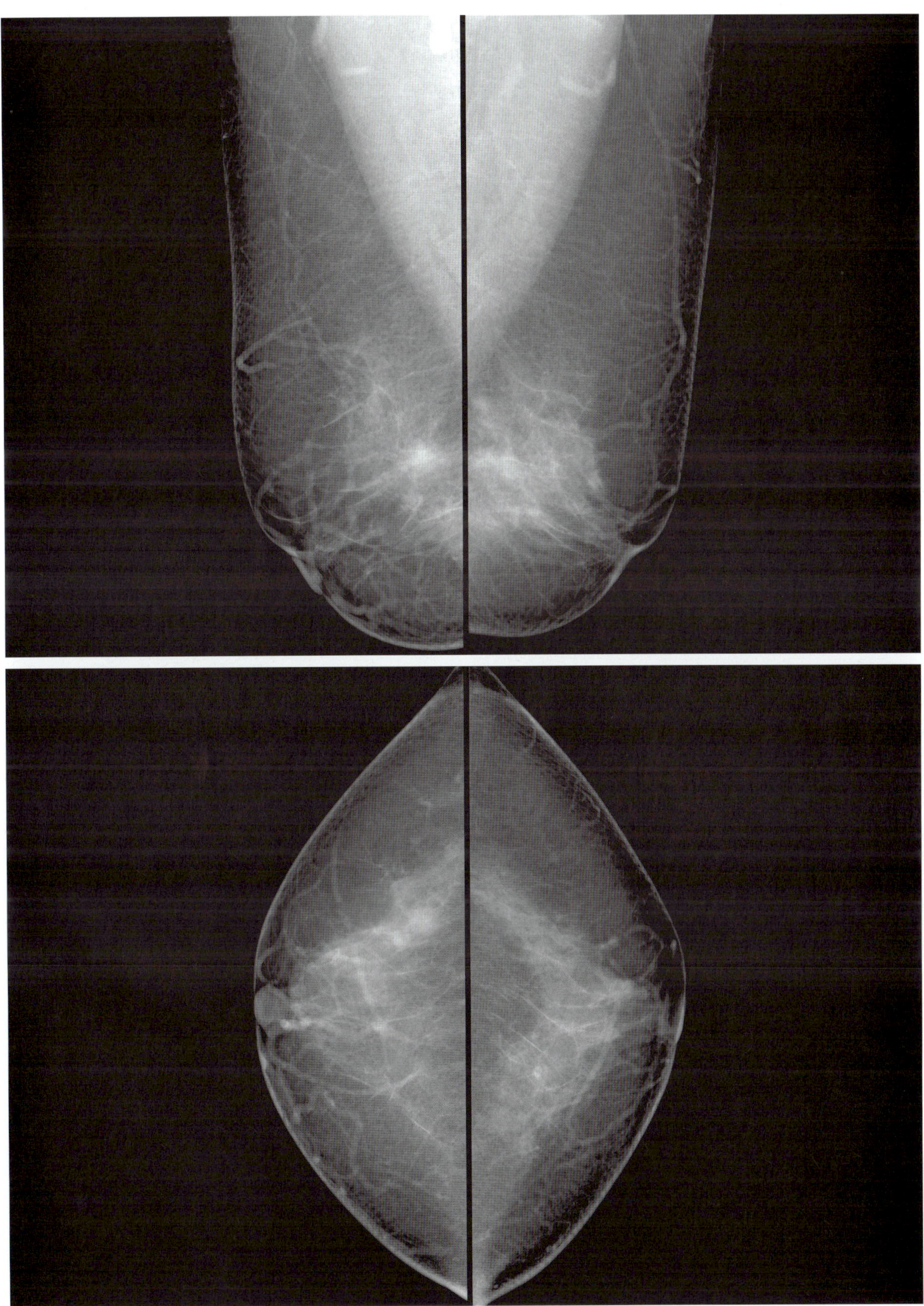

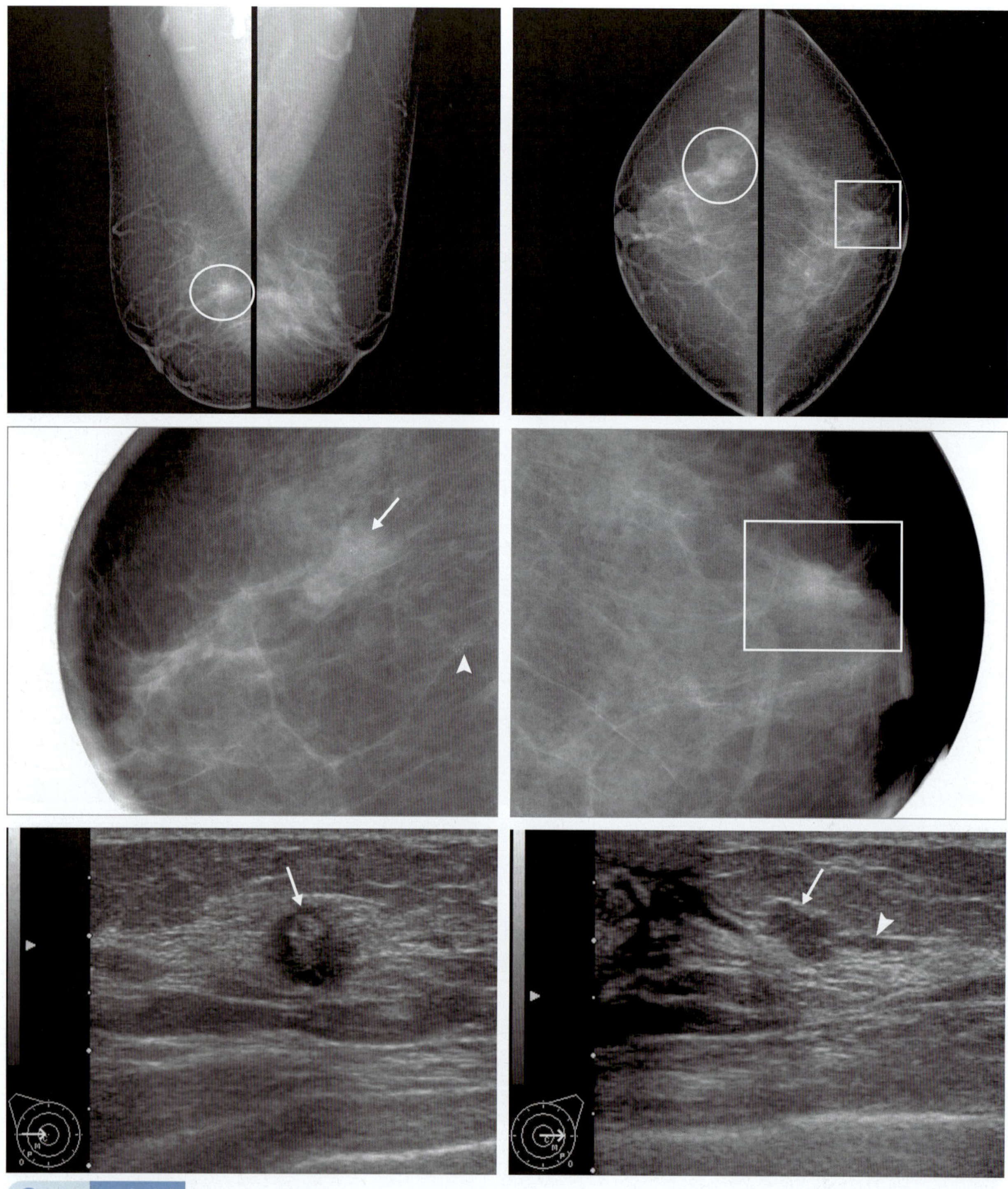

1-33 증례 해설

- **유방촬영술 소견** 오른쪽 유방 9시 방향에 종괴가 있다. 상하확대촬영에서 불규칙형 모양과 불분명한 경계의 종괴이며(화살표), 종괴 및 주변에 미세석회화(화살촉)를 동반한다. 왼쪽 유방 유두하에도 종괴(사각형)가 있다.
- **초음파 소견** 오른쪽 : 9시 방향, 유두에서 4cm 떨어진 위치에 불분명한 경계의 평행하지 않은 1cm 저에코 종괴(화살표)로 내부에 석회화를 동반한다. 왼쪽 : 3시 방향, 유두에서 1cm 떨어진 위치에 미세소엽형 경계의 0.7cm 저에코 종괴(화살표)로 유관 확장(화살촉)을 동반한다.
- **수술명과 진단** 오른쪽 : 유방전절제술, 3.5cm 관상피내암을 동반한 2.0cm 중등급 침윤성암과 2개 림프절전이(T1cN1, 병기2A). 왼쪽 : 절제생검, 유두종.
- **포인트** 한쪽 유방에는 침윤성암과 관상피내암이, 다른쪽 유방에는 유두종이 있던 증례로 유방암 환자의 반대측 유방에서는 양성 병변이 흔히 발견된다. 침윤성암 종괴 주위의 미세석회화는 동반된 관상피내암일 가능성이 높다.

①-34 무증상 65세 여성

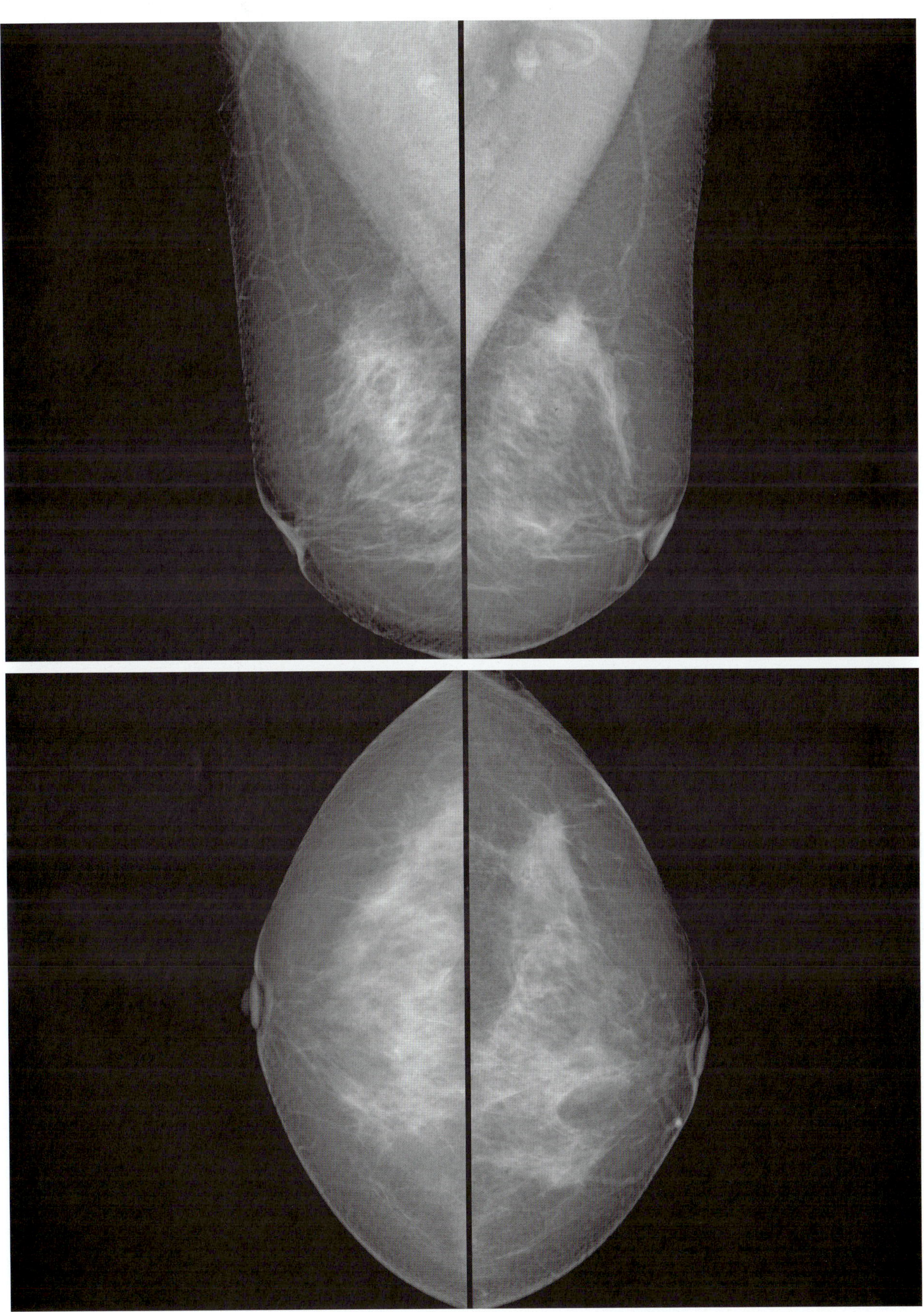

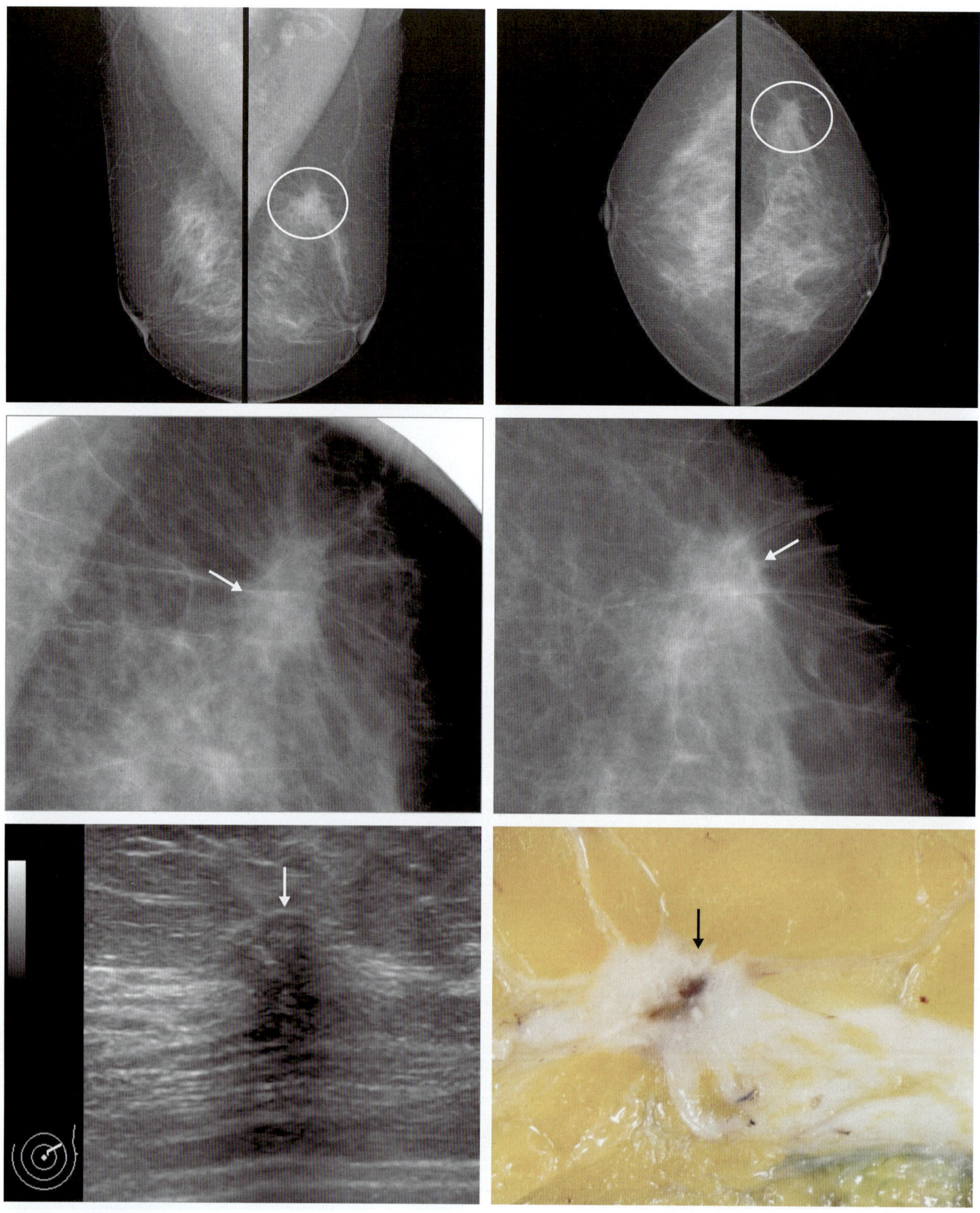

❶-34 증례 해설

- **유방촬영술 소견** 왼쪽 유방 상외측에 종괴가 있다. 확대촬영에서 침상형 경계의 종괴(화살표)이다.
- **초음파 소견** 2시 방향, 유두에서 6cm 떨어진 위치에 불규칙형 모양, 침상형 경계의 1.5cm 저에코 종괴(화살표)이며 후방그림자가 있다.
- **수술명과 진단** 유방보존술, 1.5cm 저등급 침윤성암(T1cN0, 병기1).
- **포인트** 상외측 유방실질과 지방의 경계 부위에 생긴 전형적인 침상형 유방암이다. 오른쪽 유방의 실질과 지방의 경계 부위는 바깥으로 오목하며 지방이 섞여 있는 데 비해 왼쪽 유방의 실질 첨부는 바깥으로 볼록하며 중심에 지방 성분이 없는 것이 종괴의 존재를 시사하는 소견이다.

1-35 무증상 48세 여성

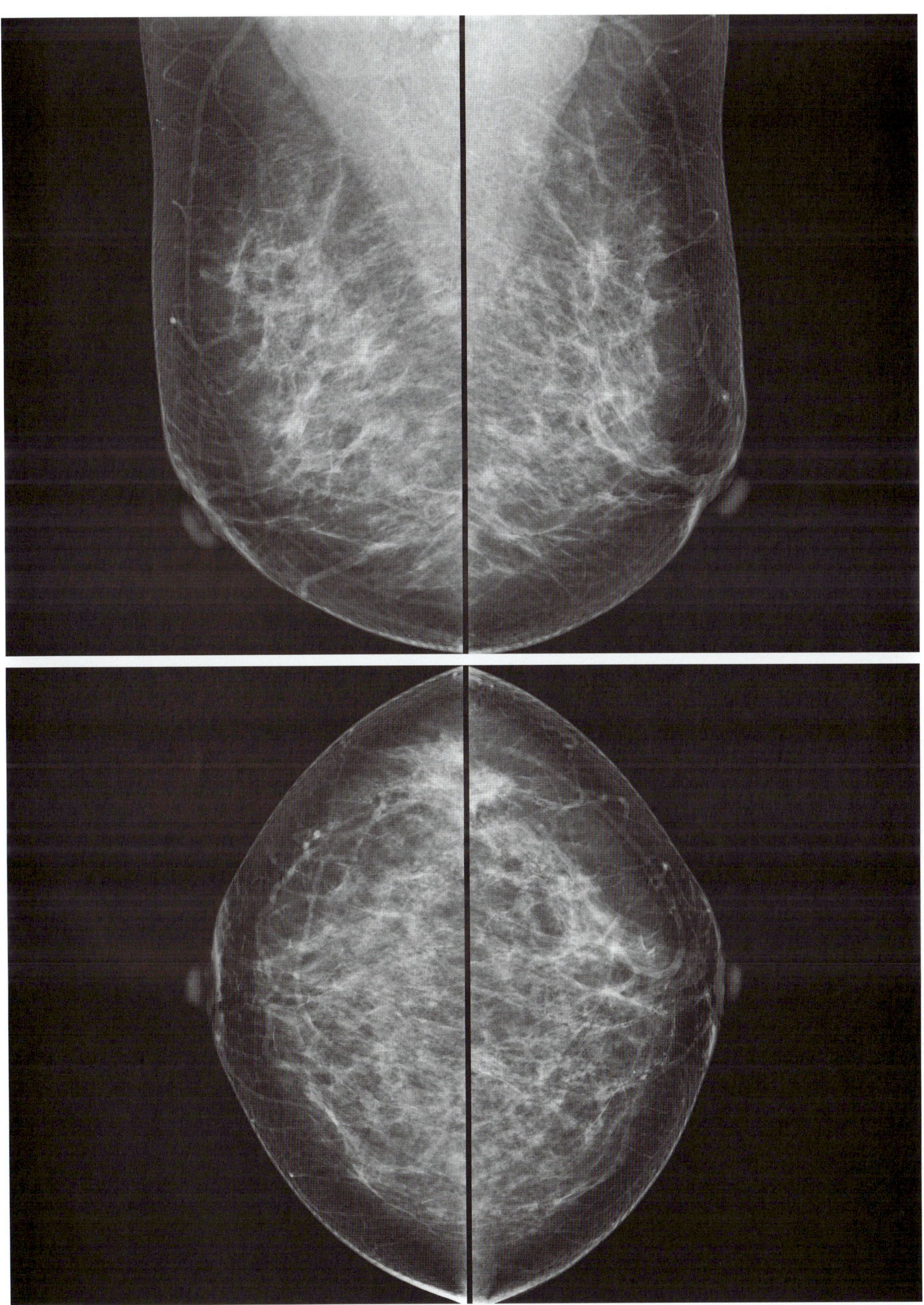

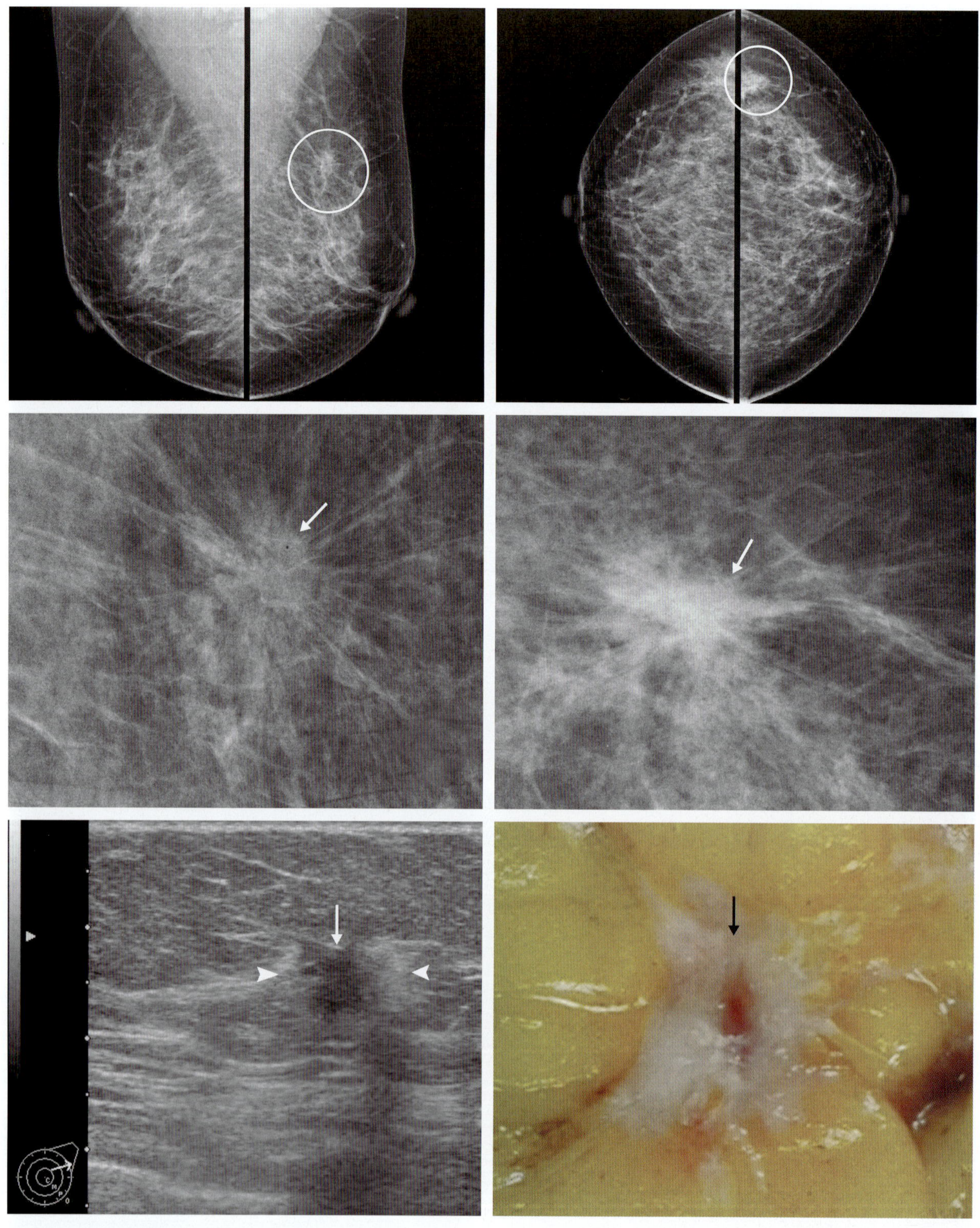

1-35 증례 해설

- **유방촬영술 소견** 왼쪽 유방 상외측에 종괴가 있다. 확대촬영에서 침상형 경계(화살표)가 잘 보인다.
- **초음파 소견** 2시 방향, 유두에서 5cm 떨어진 위치에 침상형 경계와 에코성 테두리(화살촉)를 갖는 1cm 저에코 종괴(화살표)이다.
- **수술명과 진단** 유방보존술, 2.5cm 중등급 침윤성암(T2N0, 병기2A).
- **포인트** 침상형 경계의 침윤성암이지만 섬유유선조직과 겹쳐 있고 상하촬영에서는 사진 끝에 위치하여 발견이 쉽지 않다. 초음파에서 침상형 종괴의 크기는 에코성 테두리까지 포함하여 측정하지 않으면 실제보다 저평가되기 쉽다.

❶-36 무증상 43세 여성

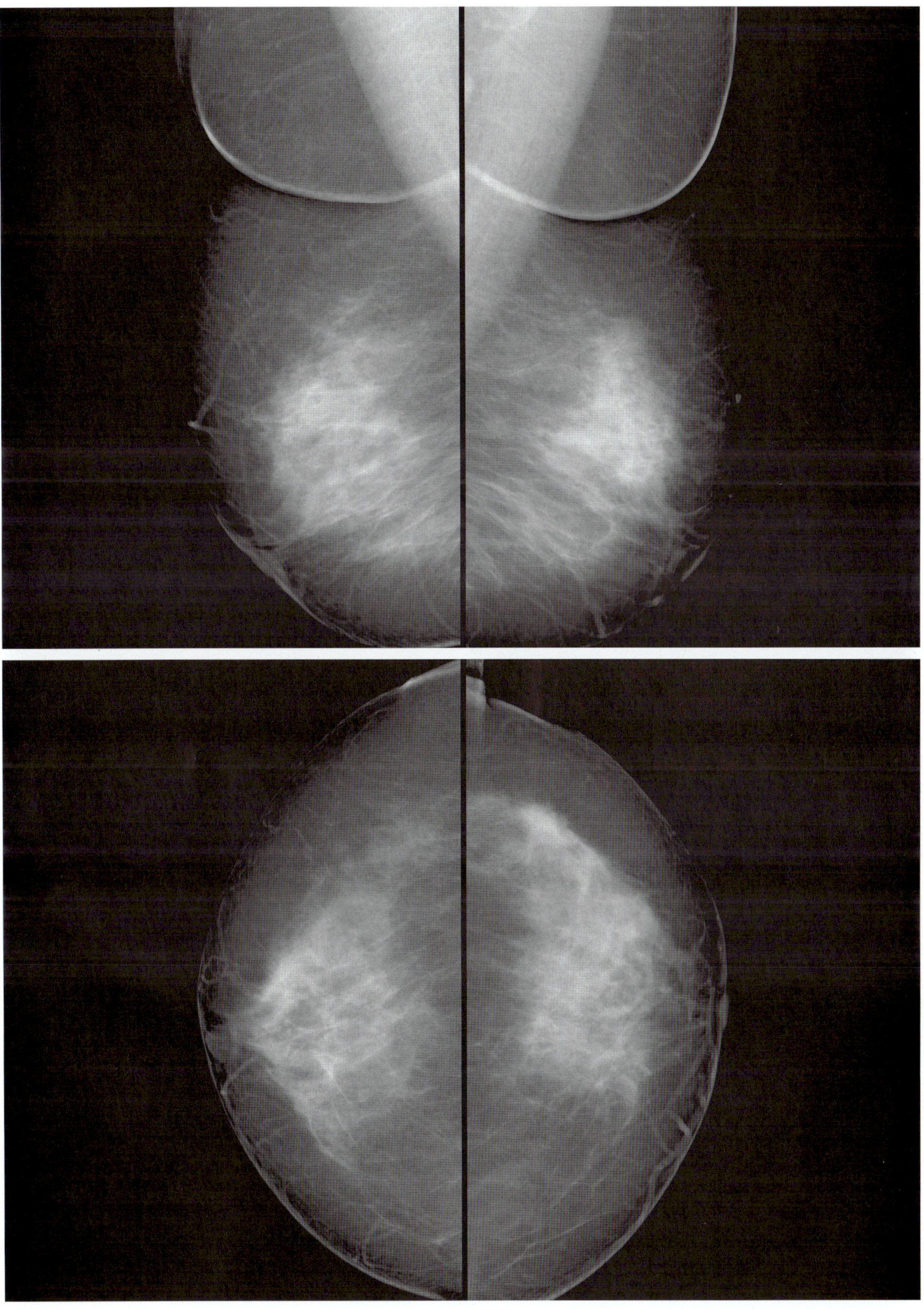

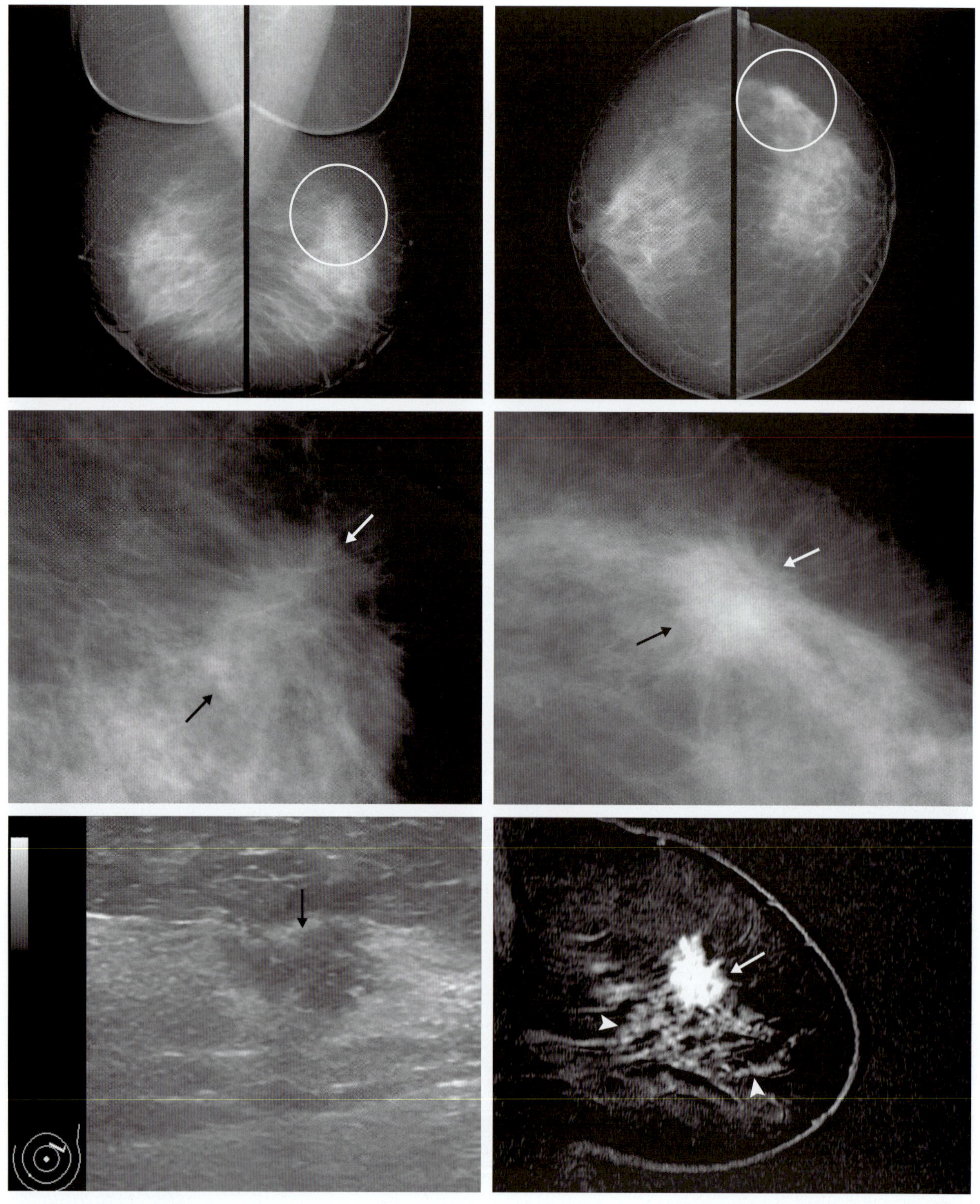

1-36 증례 해설

- 유방촬영술 소견 왼쪽 유방 상외측에 종괴가 있다. 확대촬영에서 침상형 경계(화살표)의 종괴이다.
- 초음파 소견 2시 방향, 유두에서 5cm 떨어진 위치에 불규칙형 모양, 불분명한 경계의 1.7cm 저에코 종괴(화살표)이다.
- MRI 소견 2.3cm의 조영증강되는 불규칙형 모양의 종괴(화살표)와 종괴 아래쪽으로 유관(화살촉)을 따른 조영증강이 보인다.
- 수술명과 진단 유방전절제술, 3cm 관상피내암을 동반한 2.3cm 중등급 침윤성암(T2N0, 병기2A).
- 포인트 침상형 경계의 유방암이지만 섬유유선조직과 겹쳐 있어 발견하기 쉽지 않다(같은 위치에 생긴 증례 1-34와 비교해보자). 비석회 종괴의 크기 평가는 MRI가 가장 정확하다.

1-37 무증상 51세 여성

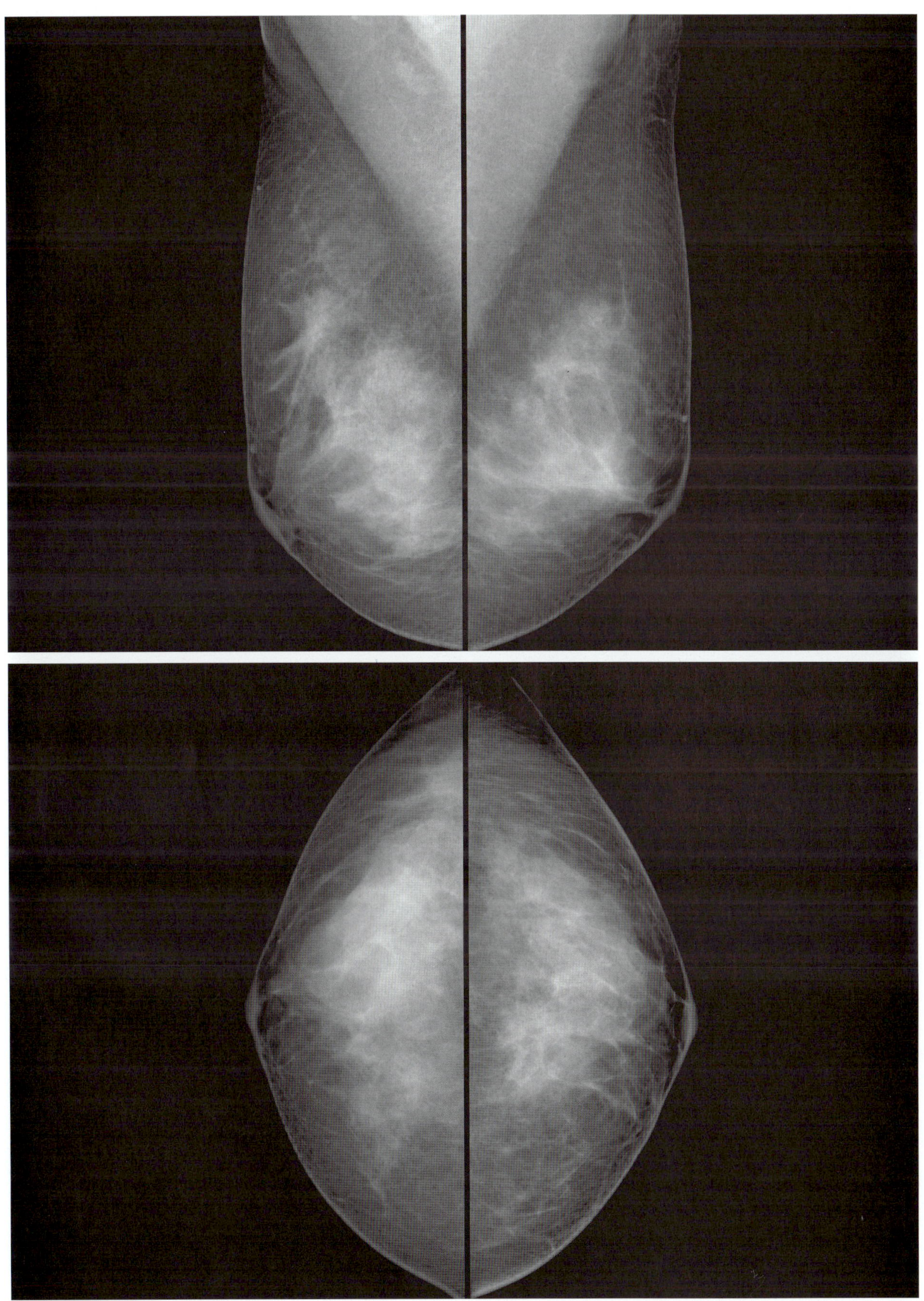

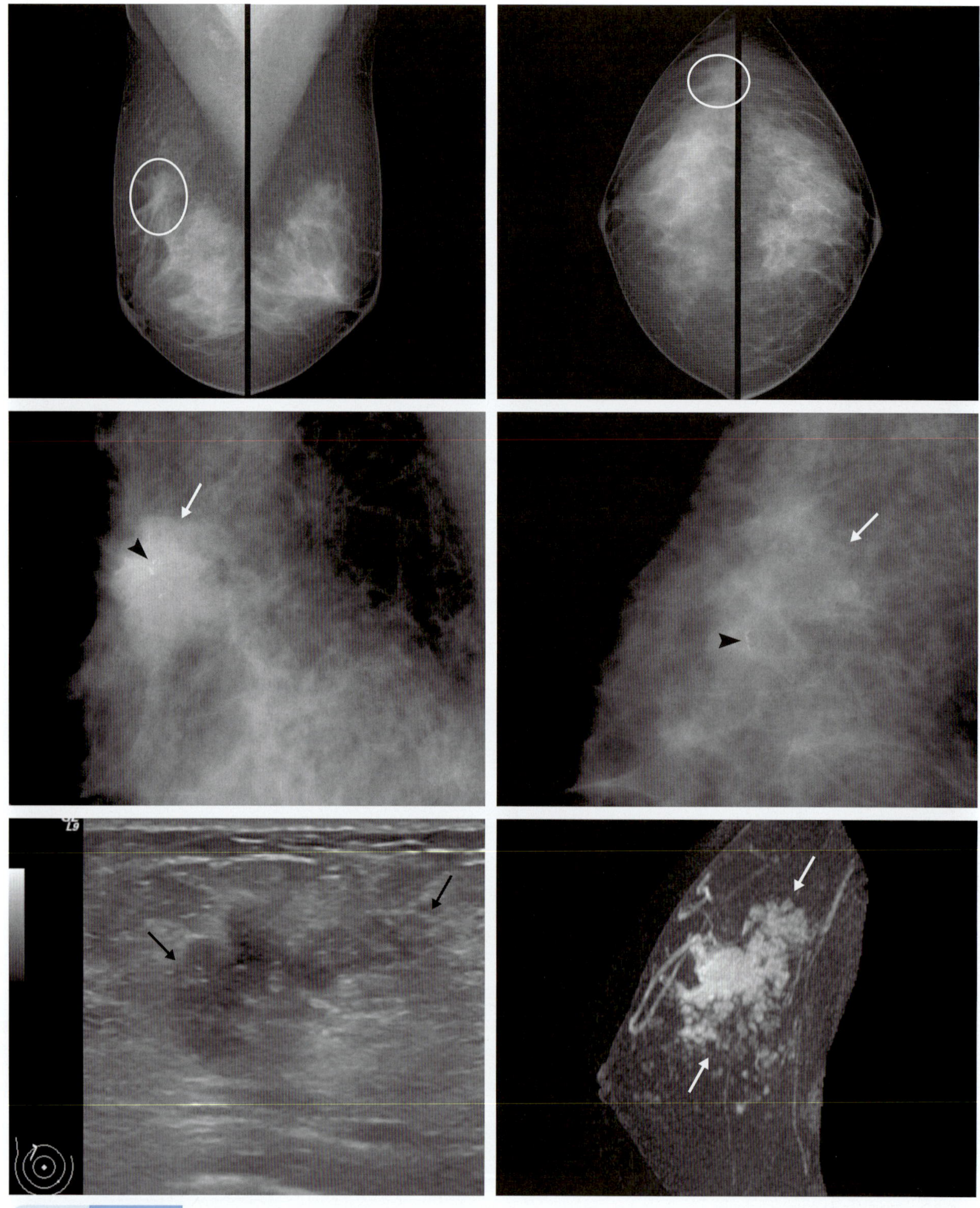

1-37 증례 해설

- **유방촬영술 소견** 오른쪽 유방 상외측에 종괴가 있다. 확대촬영에서 불규칙형 모양과 불분명한 경계의 종괴(화살표)이며 미세석회화(화살촉)를 동반한다.
- **초음파 소견** 10시 방향, 유두에서 3cm 떨어진 위치에 불규칙형 모양, 불분명한 경계의 4cm 저에코 병변(화살표)이다.
- **MRI 소견** 조영증강되는 5cm 종괴(화살표)와 주변에 다수의 작은 결절이 보인다.
- **수술명과 진단** 유방전절제술, 4.7cm 고등급 침윤성암 포함, 7cm의 미만성 유방암과 4개 림프절전이(T2N2, 병기3A).
- **포인트** 유방촬영에서 보이는 것보다 병변의 범위가 넓은 미만성 유방암의 증례이다. 유방암 의심 병변이 상외측 등 유방 주변부에 위치한 경우에 다발성 병변이나 미만성 병변이 유두쪽으로 존재하지 않는지 초음파나 MRI로 평가해야 한다.

1-38 무증상 31세 여성

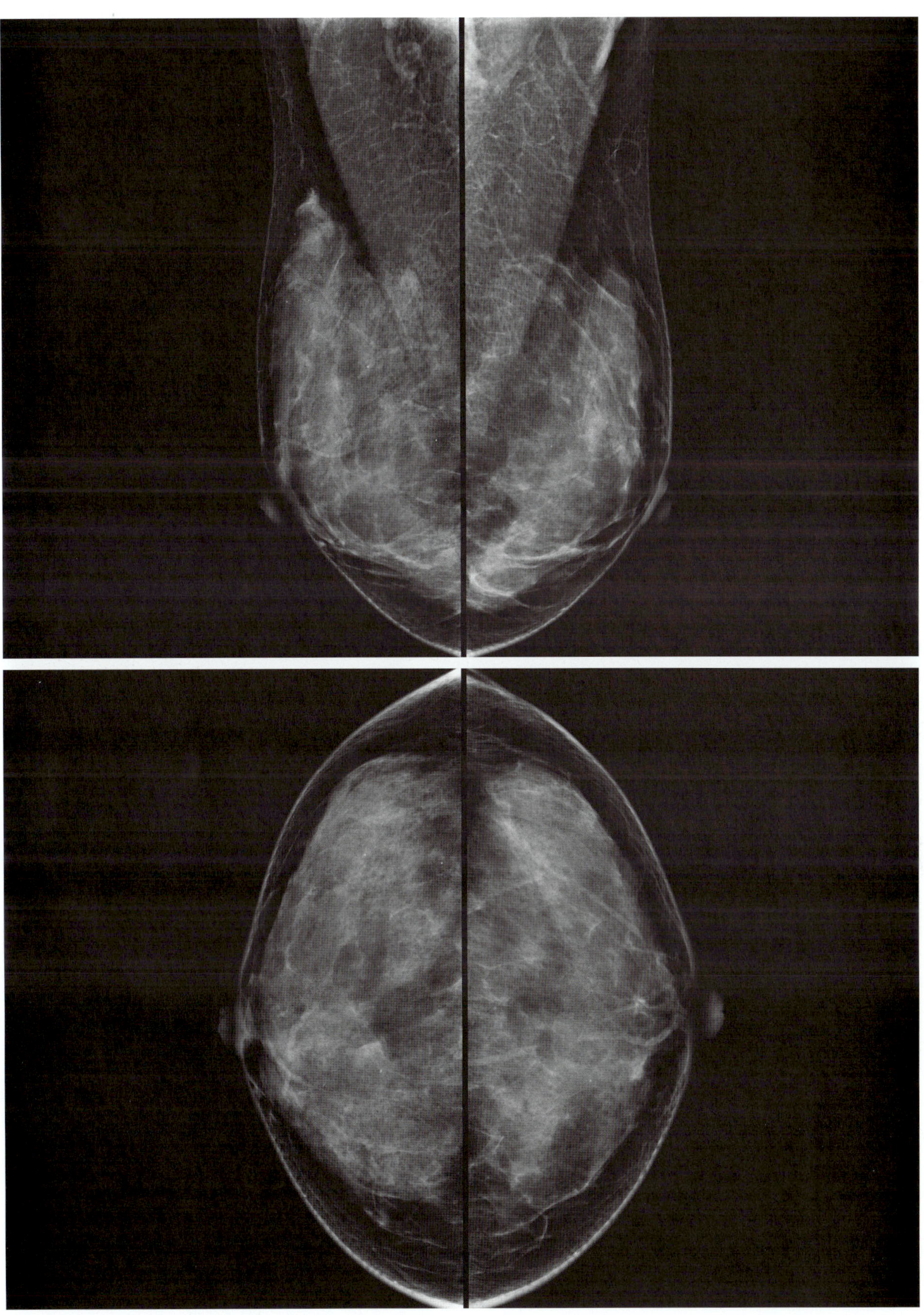

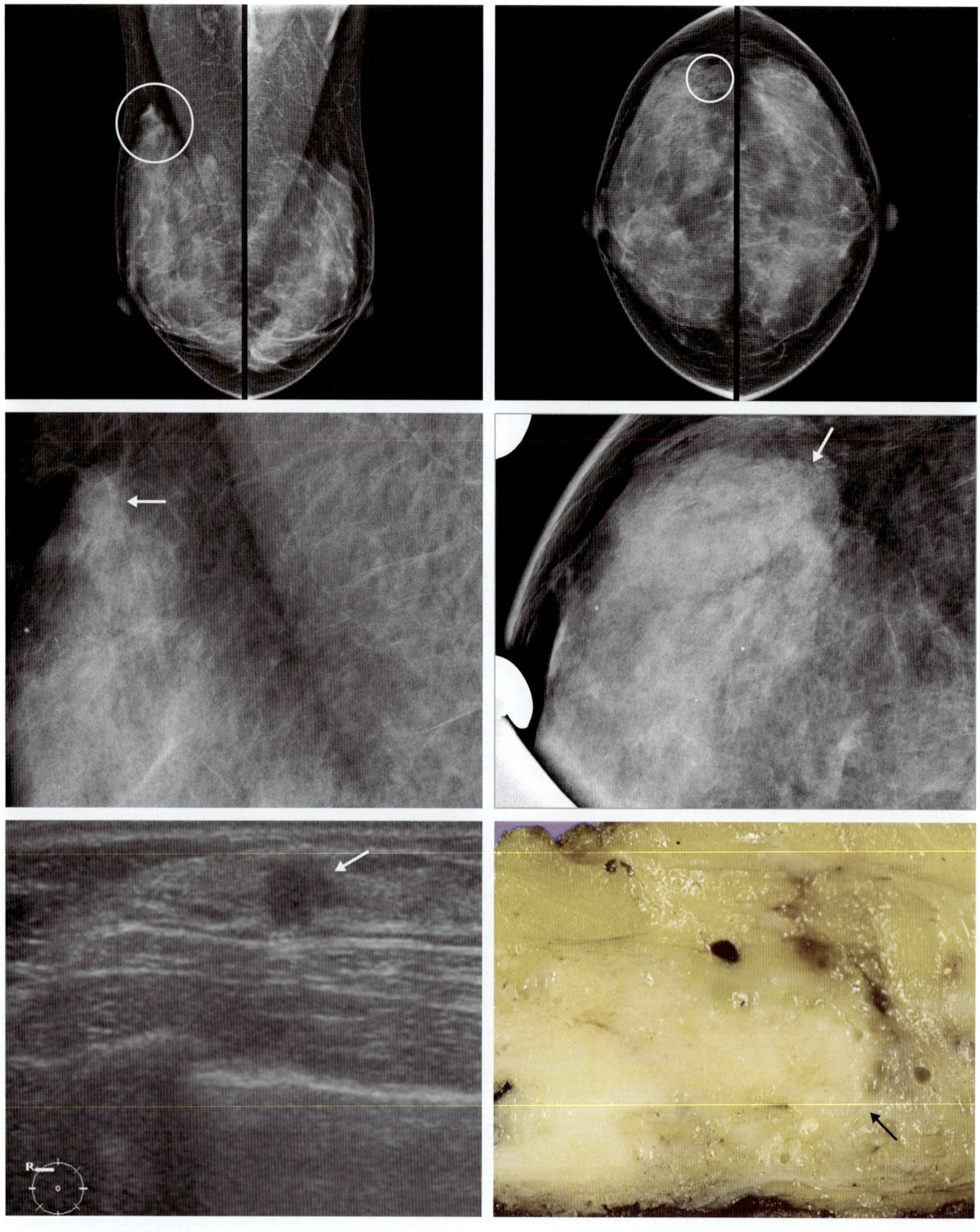

1-38 증례 해설

- **유방촬영술 소견** 오른쪽 유방 상외측에 종괴가 의심된다. 확대촬영에서 불규칙형 모양과 불분명한 경계의 종괴(화살표)가 있다.
- **초음파 소견** 10시 방향, 유두에서 6cm 떨어진 위치에 불규칙형 모양, 불분명한 경계의 0.7cm 저에코 종괴(화살표)이다.
- **수술명과 진단** 유방보존술, 방사상반흔을 동반한 0.5cm 저등급 관상암(T1aN0, 병기1).
- **포인트** 오른쪽 유방실질의 상단에 생긴 유방암으로 내외사위에서만 보이지만 반대쪽과 비교하면 발견이 가능하다. 관상암은 분화가 좋은 저등급 유방암으로 다른 유형의 유방암에 비해 예후가 좋다.

①-39 무증상 56세 여성

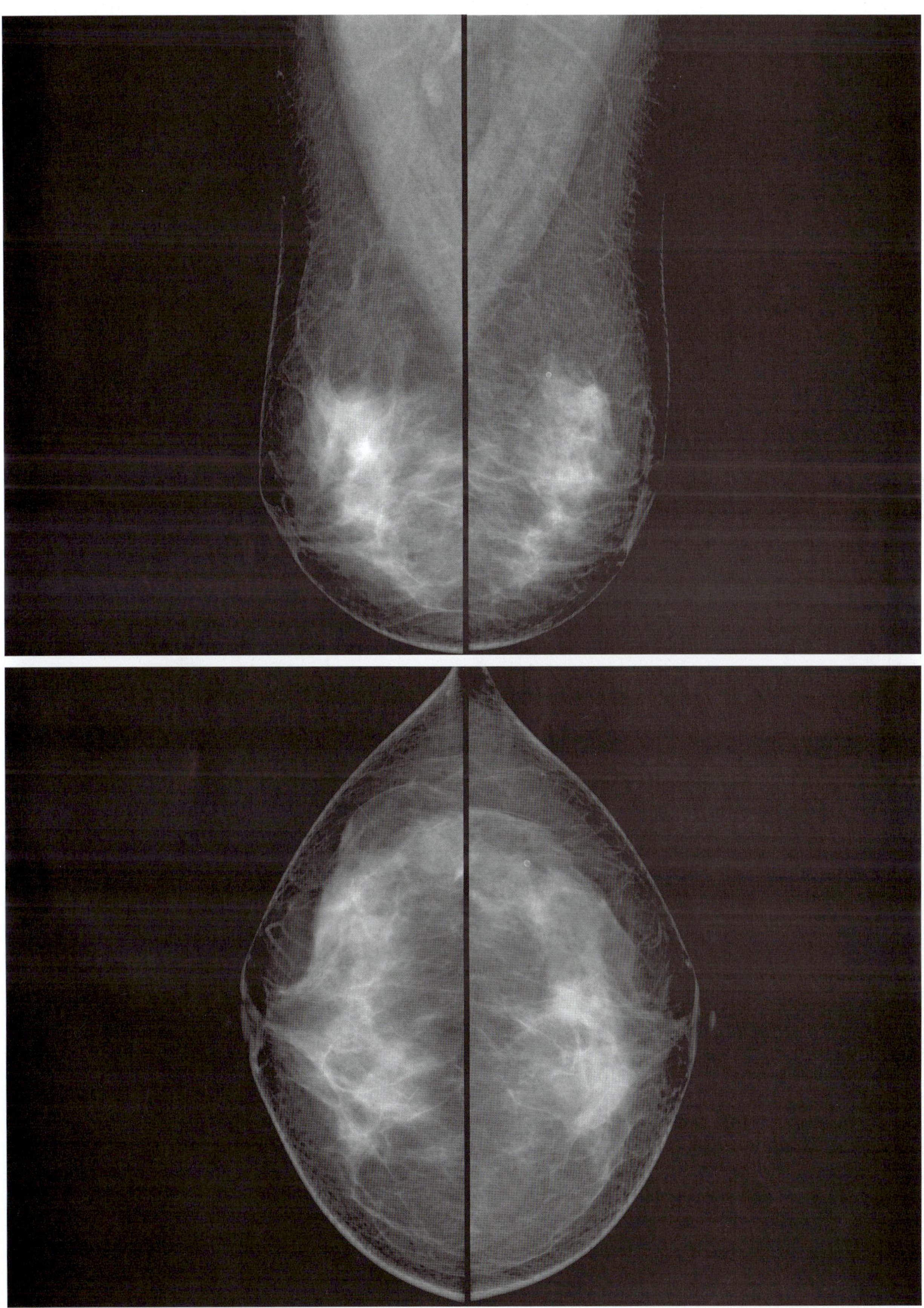

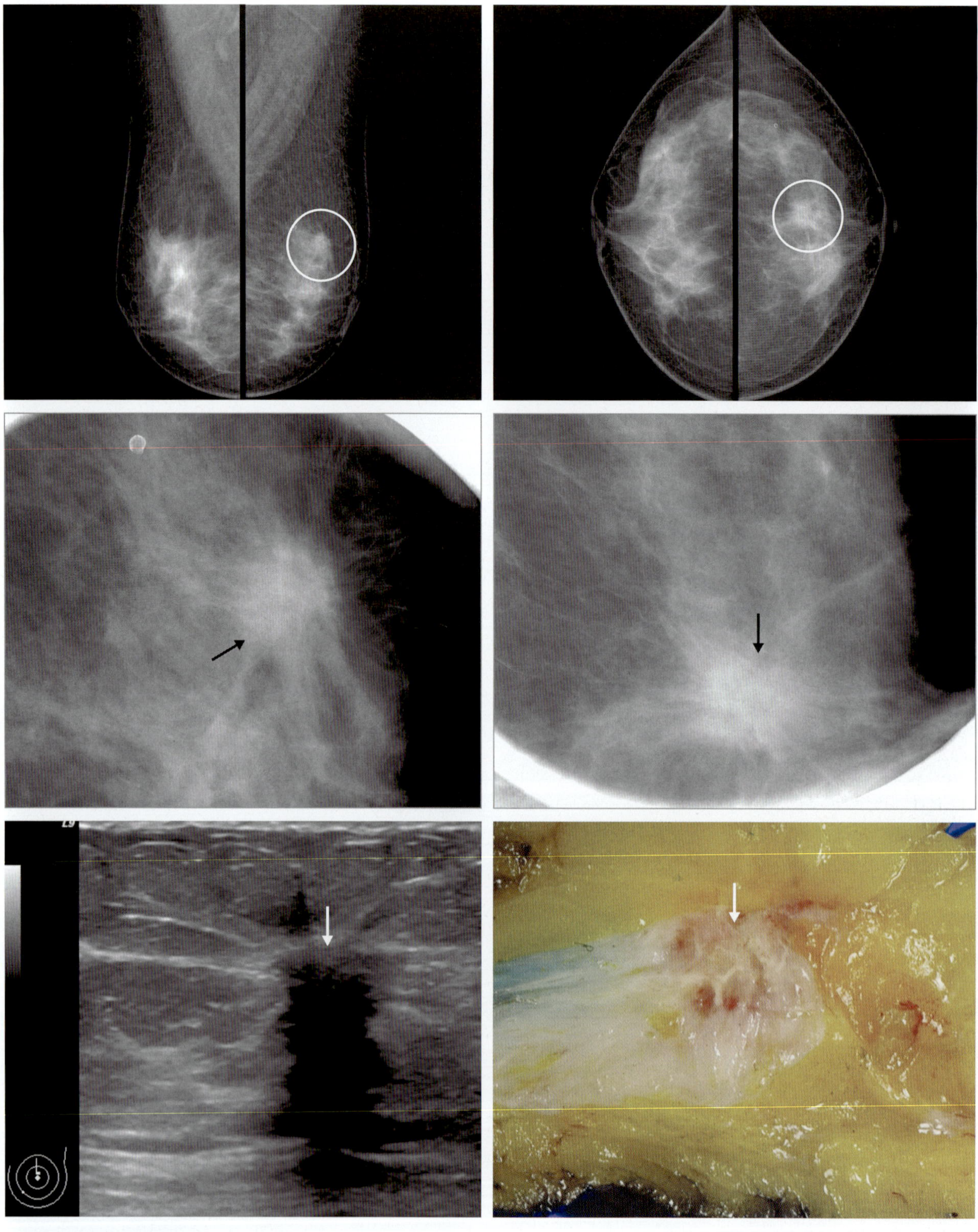

1-39 증례 해설

- **유방촬영술 소견** 왼쪽 유방 12시 방향에 종괴가 있다. 확대촬영에서 침상형 경계의 종괴(화살표)이다.
- **초음파 소견** 12시 방향, 유두에서 4cm 떨어진 위치에 불규칙형 모양, 침상형 경계의 후방그림자를 동반한 1cm 저에코 종괴(화살표)이다.
- **수술명과 진단** 유방보존술, 2.1cm 중등급 침윤암(T2N0, 병기2A).
- **포인트** 침상형 경계의 종괴로 12시 방향에 위치한 침윤성암의 증례이다. 내외사위에서 반대측 실질과 지방의 경계 부위와 비교하여 유방실질이 뭉쳐 있음에 주목해야 한다.

1-40 무증상 58세 여성

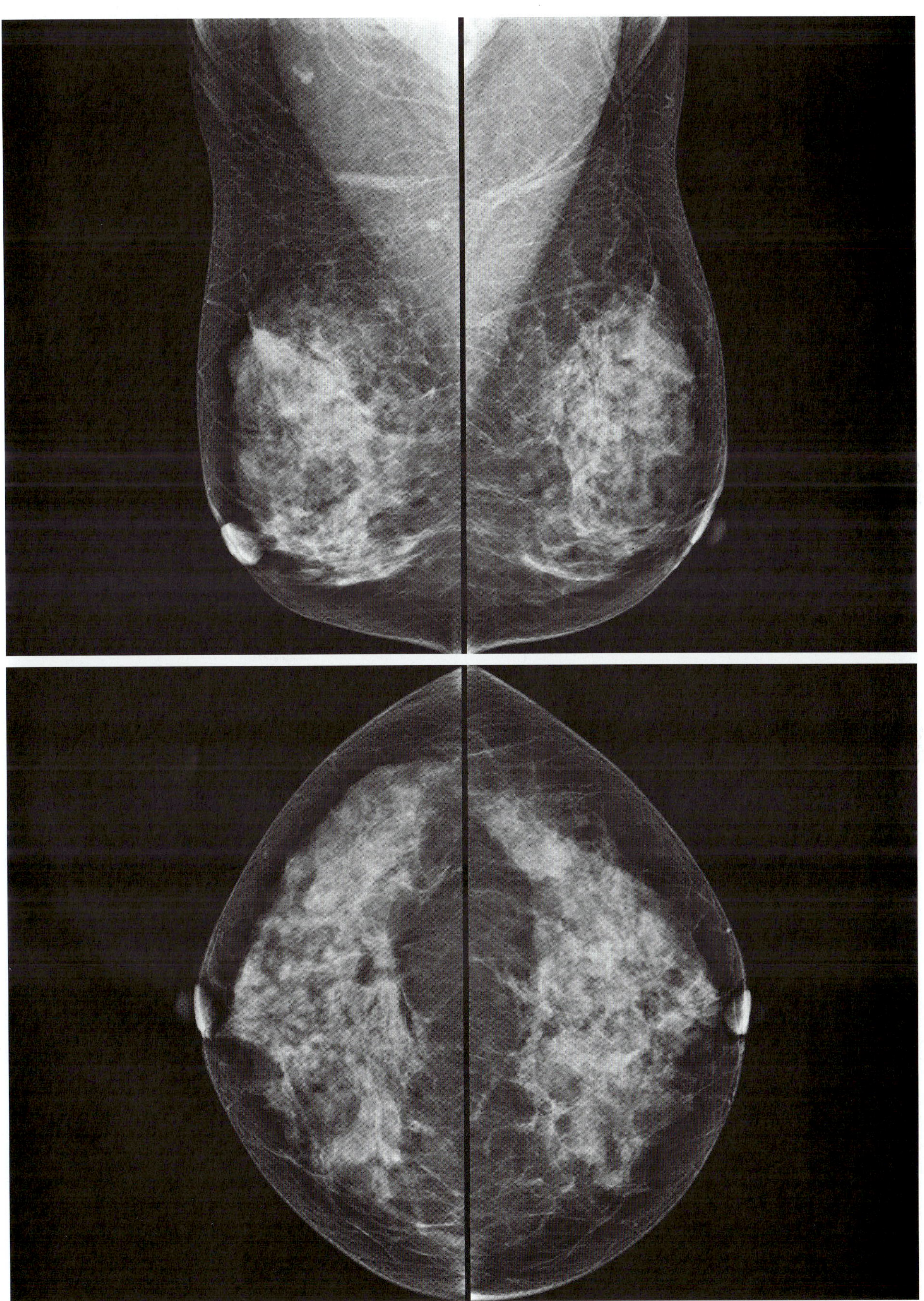

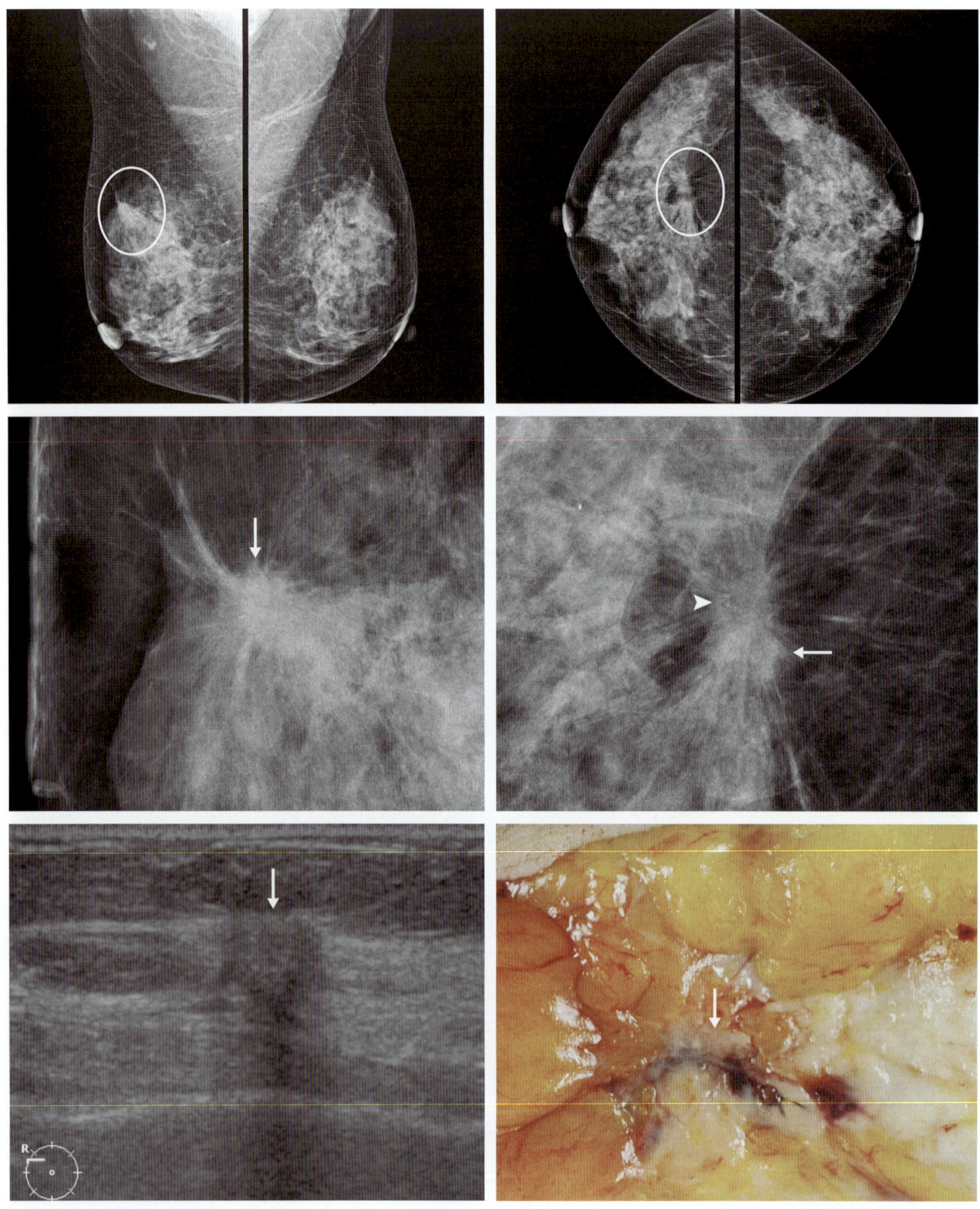

1-40 **증례 해설**

- **유방촬영술 소견** 오른쪽 유방 상외측에 종괴가 보인다. 확대촬영에서 침상형 경계의 종괴(화살표)이며 내부에 미세석회화(화살촉)가 보인다.
- **초음파 소견** 11시 방향, 유두에서 4cm 떨어진 위치에 불규칙형 모양, 침상형 경계의 0.8cm 저에코 종괴(화살표)이다.
- **수술명과 진단** 유방보존술, 0.8cm 저등급 침윤성암(T1bN0, 병기1).
- **포인트** 유방실질과 지방층의 경계면에 생긴 침윤성암의 증례이다. 침상형 종괴는 일반적으로 저등급 암의 전형적인 소견이며 국한성 종괴는 고등급 암의 소견이다(증례 1-5와 비교해보자).

1-41 무증상 62세 여성

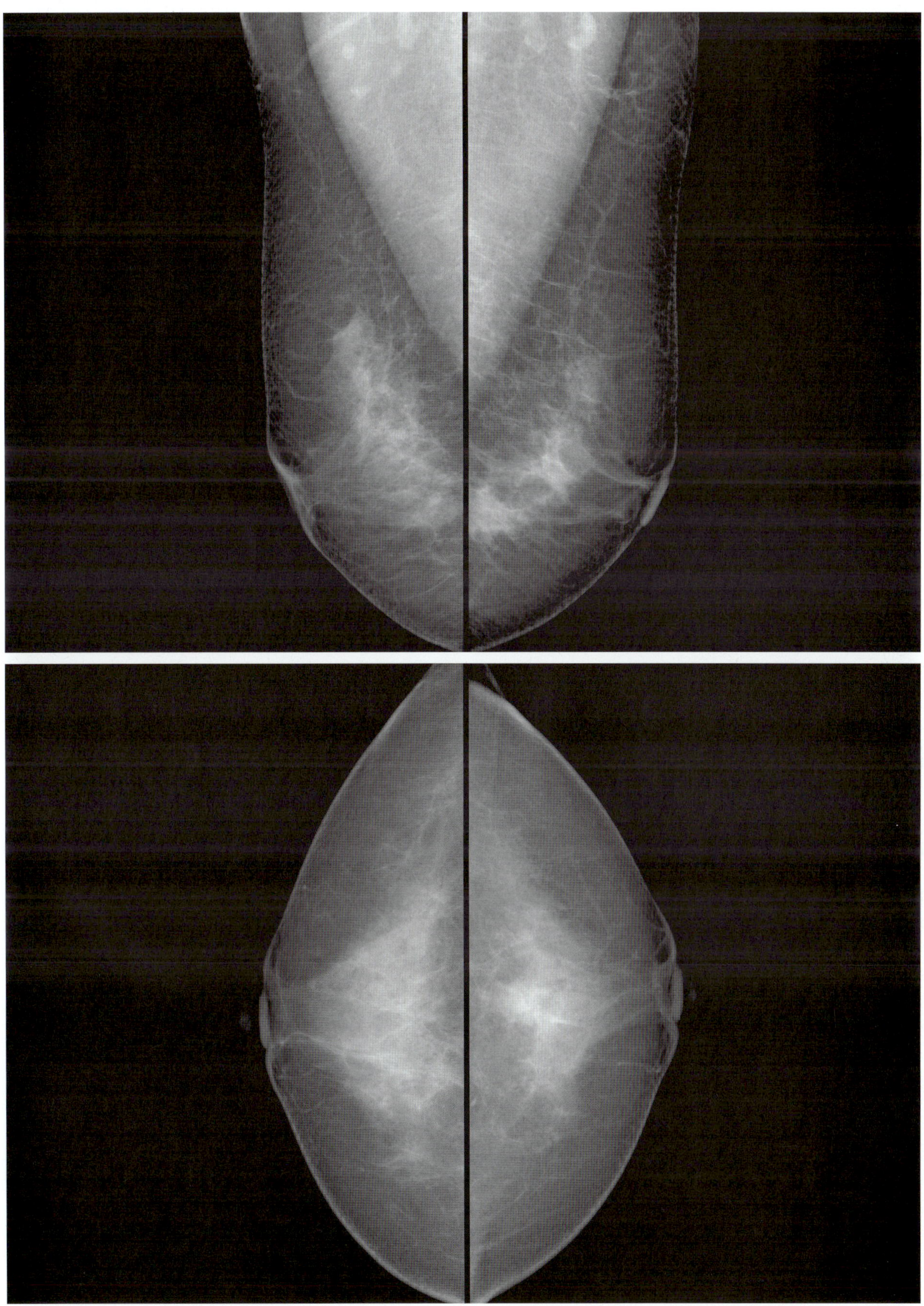

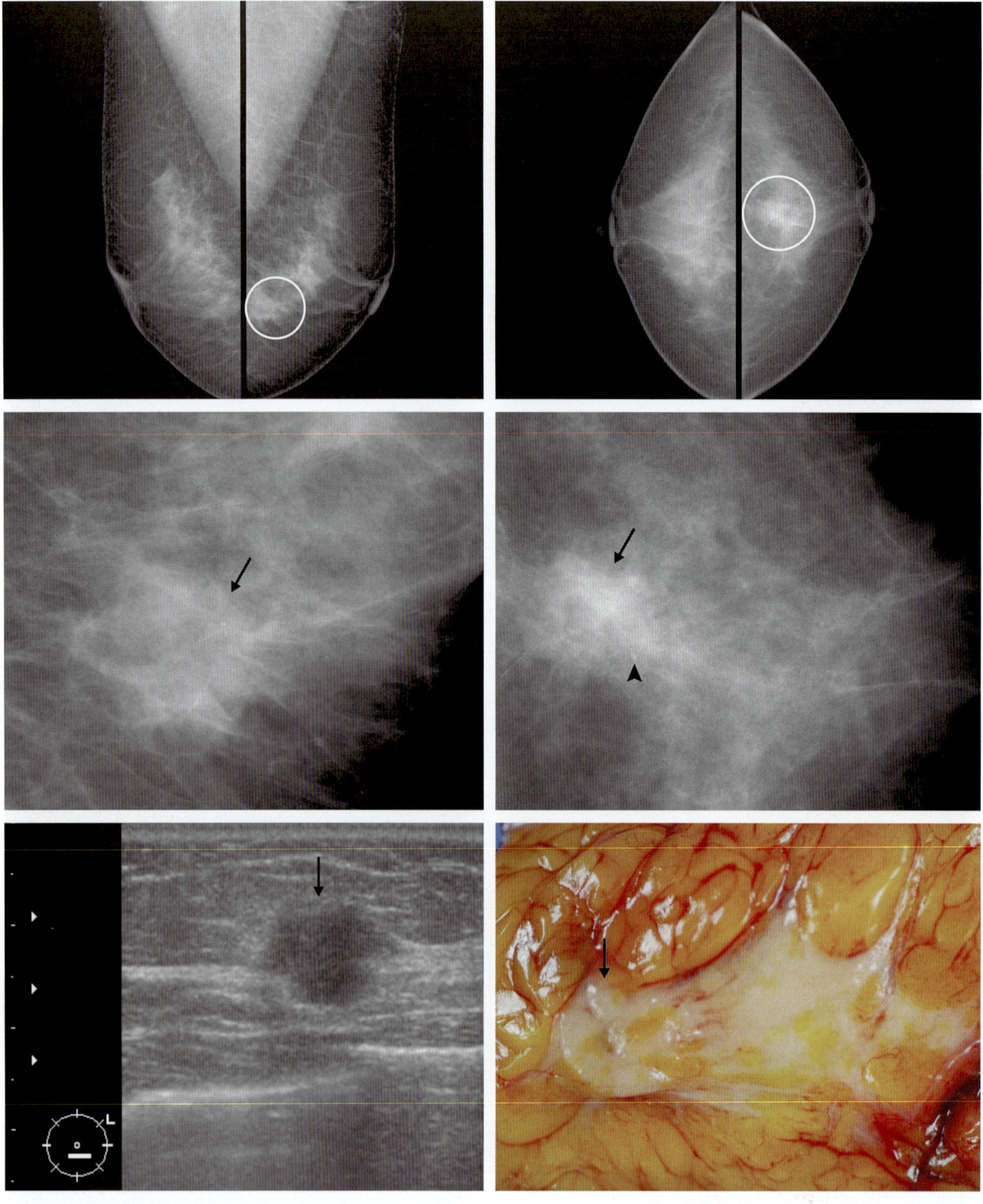

①-41 증례 해설

- **유방촬영술 소견** 왼쪽 유방 6시 방향 종괴가 있다. 확대촬영에서 불분명한 경계의 종괴(화살표)로서 내부에 석회화(화살촉)가 보인다.
- **초음파 소견** 6시 방향, 유두에서 3cm 떨어진 위치에 불분명한 경계의 1.5cm 저에코 종괴(화살표)이다.
- **수술명과 진단** 유방전절제술, 1.6cm 고등급 침윤성암(T1cN0, 병기1).
- **포인트** 육안병리 사진에서 보듯이 유방실질과 후지방층 경계에 생긴 고등급 유방암의 증례이다. 왼쪽 유방 6시 방향에 위치한 국소음영 증가를 발견할 수 있어야 한다.

1-42 무증상 51세 여성

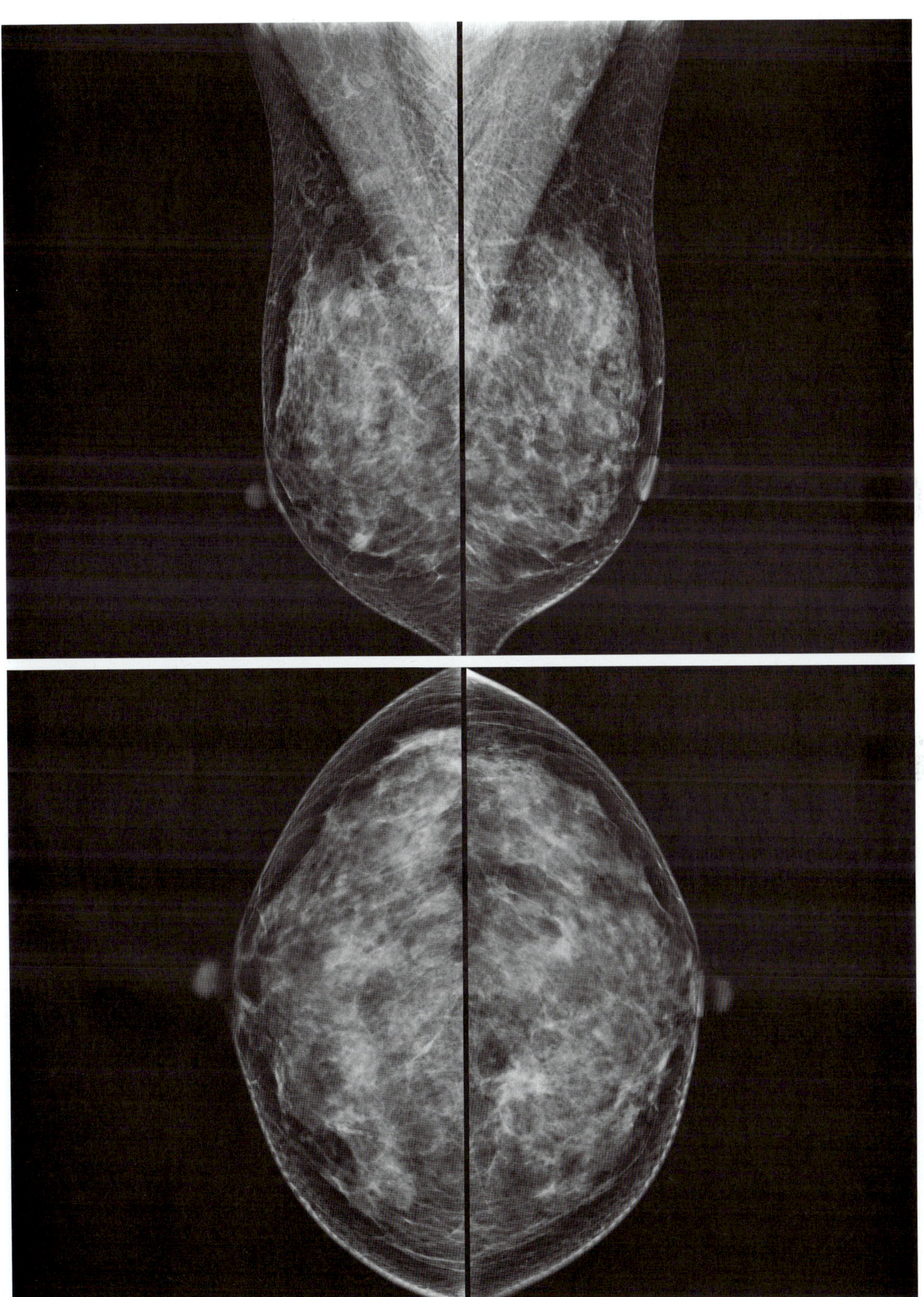

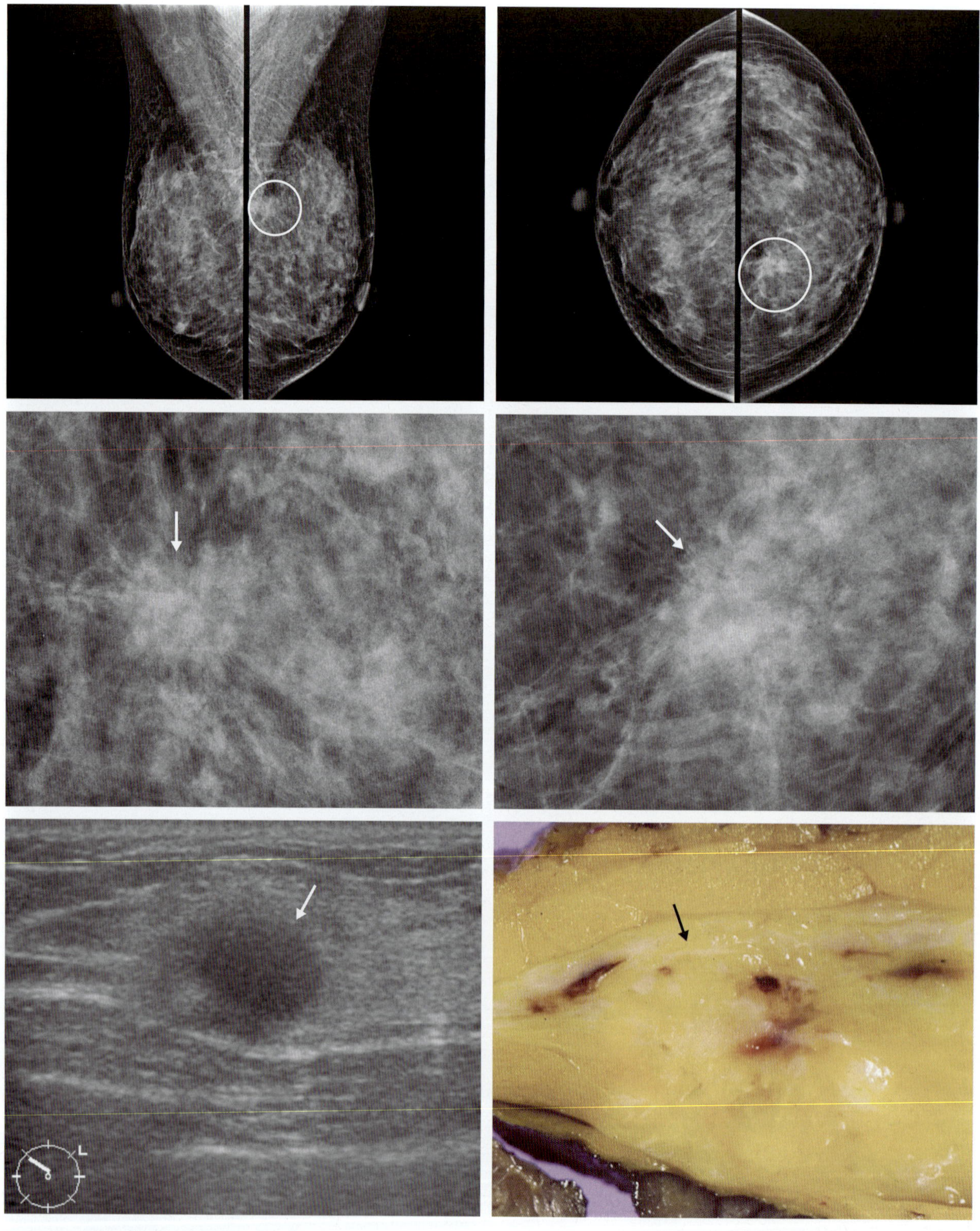

❶-42 증례 해설

- 유방촬영술 소견 왼쪽 유방 상내측에 국소 비대칭이 있다. 확대촬영에서 불분명한 경계의 종괴(화살표)이다.
- 초음파 소견 11시 방향, 유두에서 6cm 떨어진 위치에 불분명한 경계의 1.1cm 저에코 종괴(화살표)이다.
- 수술명과 진단 유방보존술, 1.8cm 고등급 침윤성암(T1cN0, 병기1).
- 포인트 치밀유방에서 발견하기 어려운 유방암으로 상하유방촬영에서 내측에 있는 국소 비대칭을 발견할 수 있어야 한다. 상내측에 위치한 병변은 내외사촬영 사진에서 대흉근의 하단에 위치하게 된다.

1-43 무증상 64세 여성

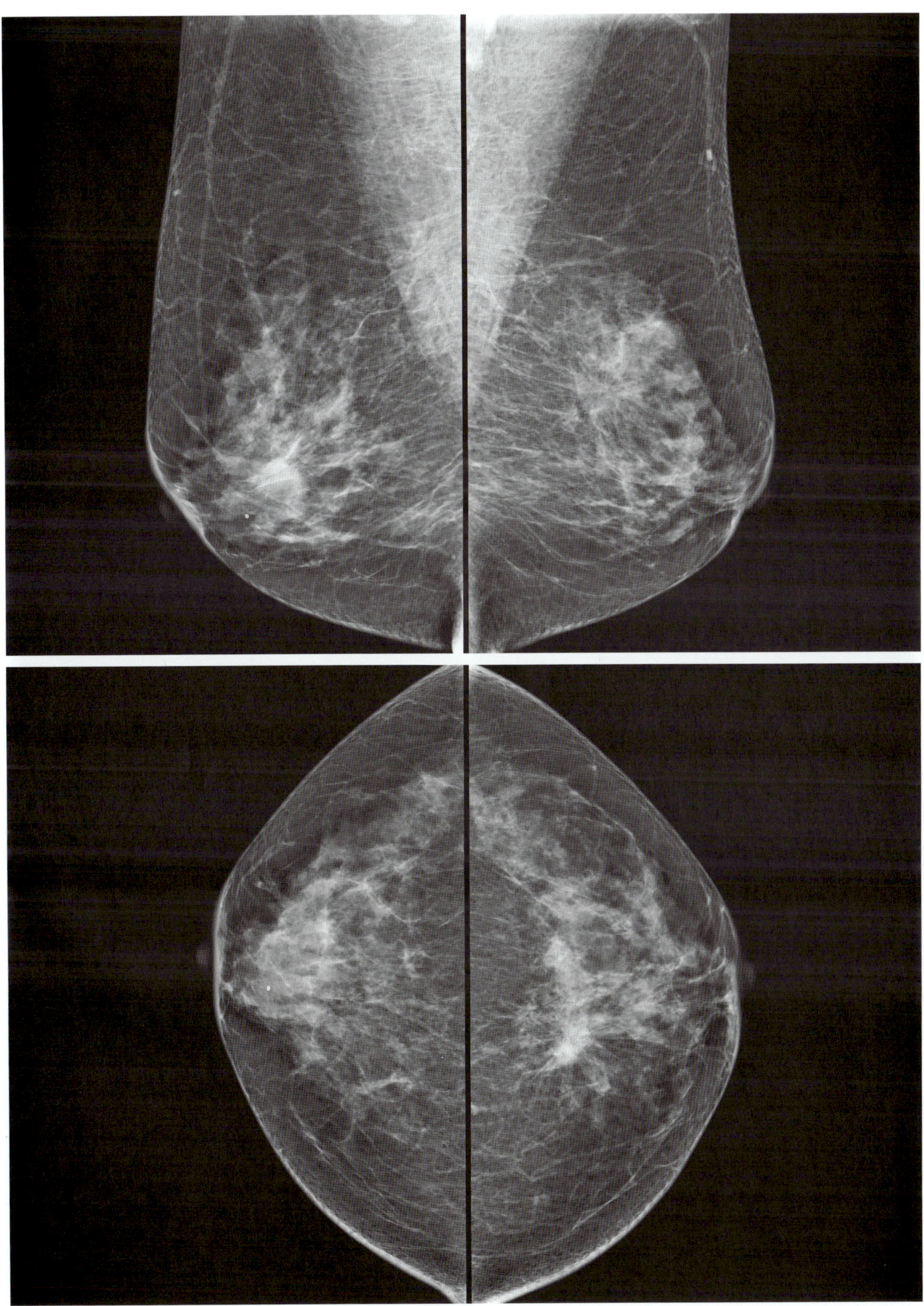

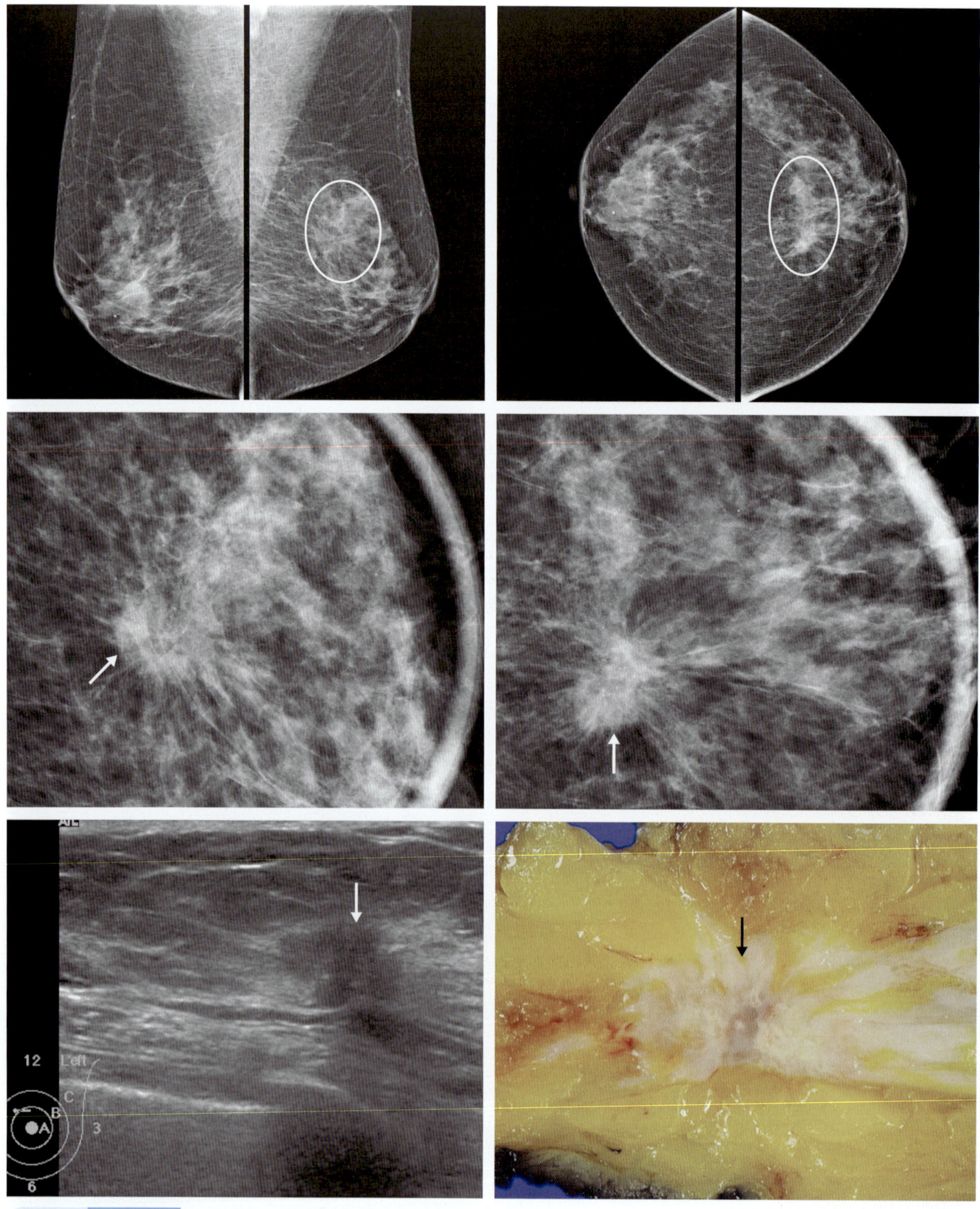

1-43 증례 해설

- 유방촬영술 소견 왼쪽 유방 상내측에 국소 비대칭이 있다. 확대촬영에서 침상형 경계의 종괴(화살표)로 주위지방층 침윤이 보인다.
- 초음파 소견 11시 방향, 유두에서 4cm 떨어진 위치에 불규칙형 모양, 침상형 경계의 1.5cm 저에코 종괴(화살표)이다.
- 수술명과 진단 유방보존술, 1.9cm 중등급 침윤성암(T1cN0, 병기1).
- 포인트 침상형 종괴로 보인 유방암의 증례로 유방암의 소견이 내외사보다 상하유방촬영에서 더 잘 보인다. 이 증례처럼 상하촬영에서만 국소 비대칭이 분명한 경우는 상하 사진에서 병변과 유두 사이의 거리를 잰 후 내외사 사진에서 비슷한 유두거리의 위치에 이상 소견이 있는지 살펴본 다음 의심되는 부위를 확대촬영하여 병변의 3차원 위치 파악과 특징 분석을 시행한다.

①-44 무증상 40세 여성

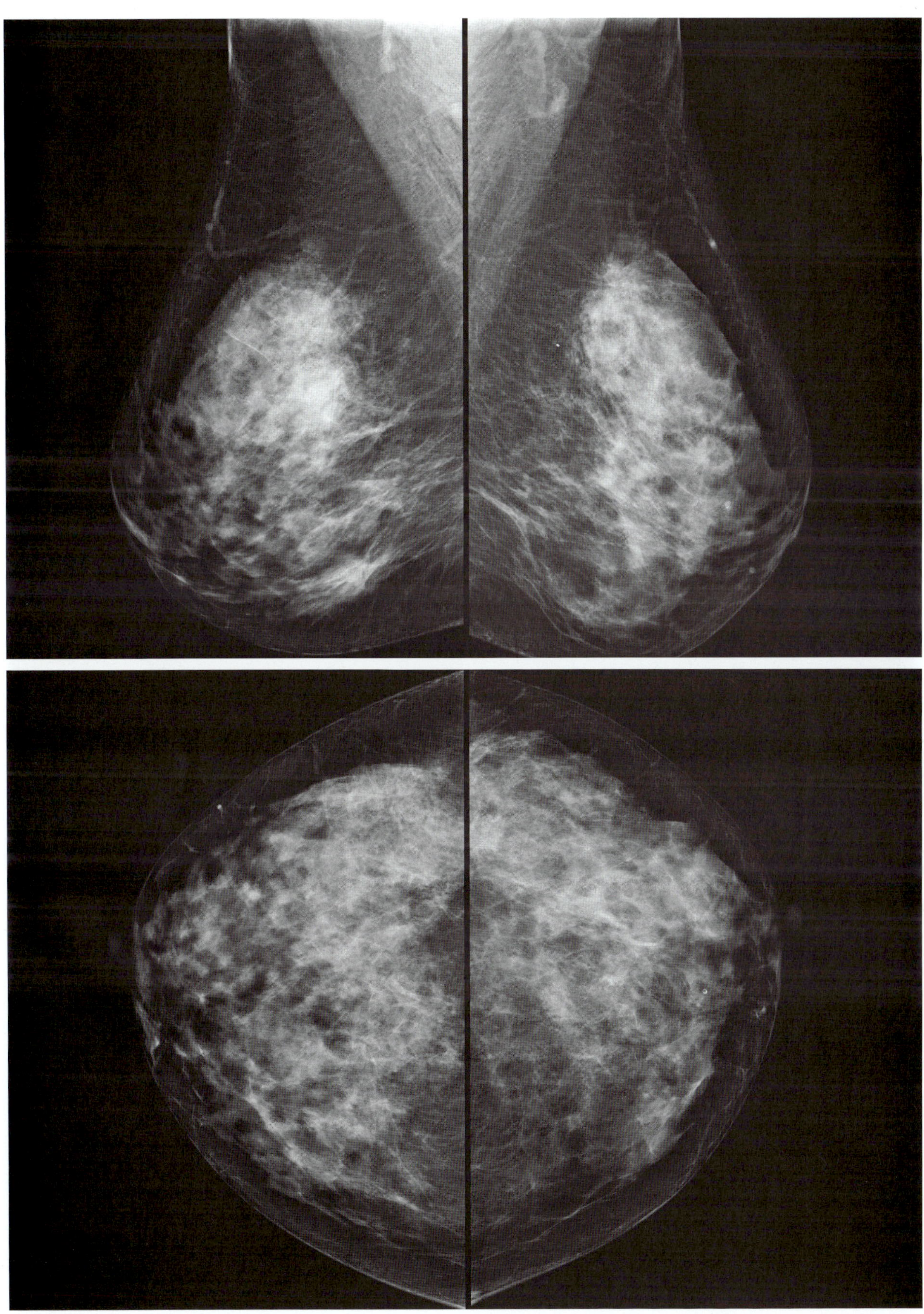

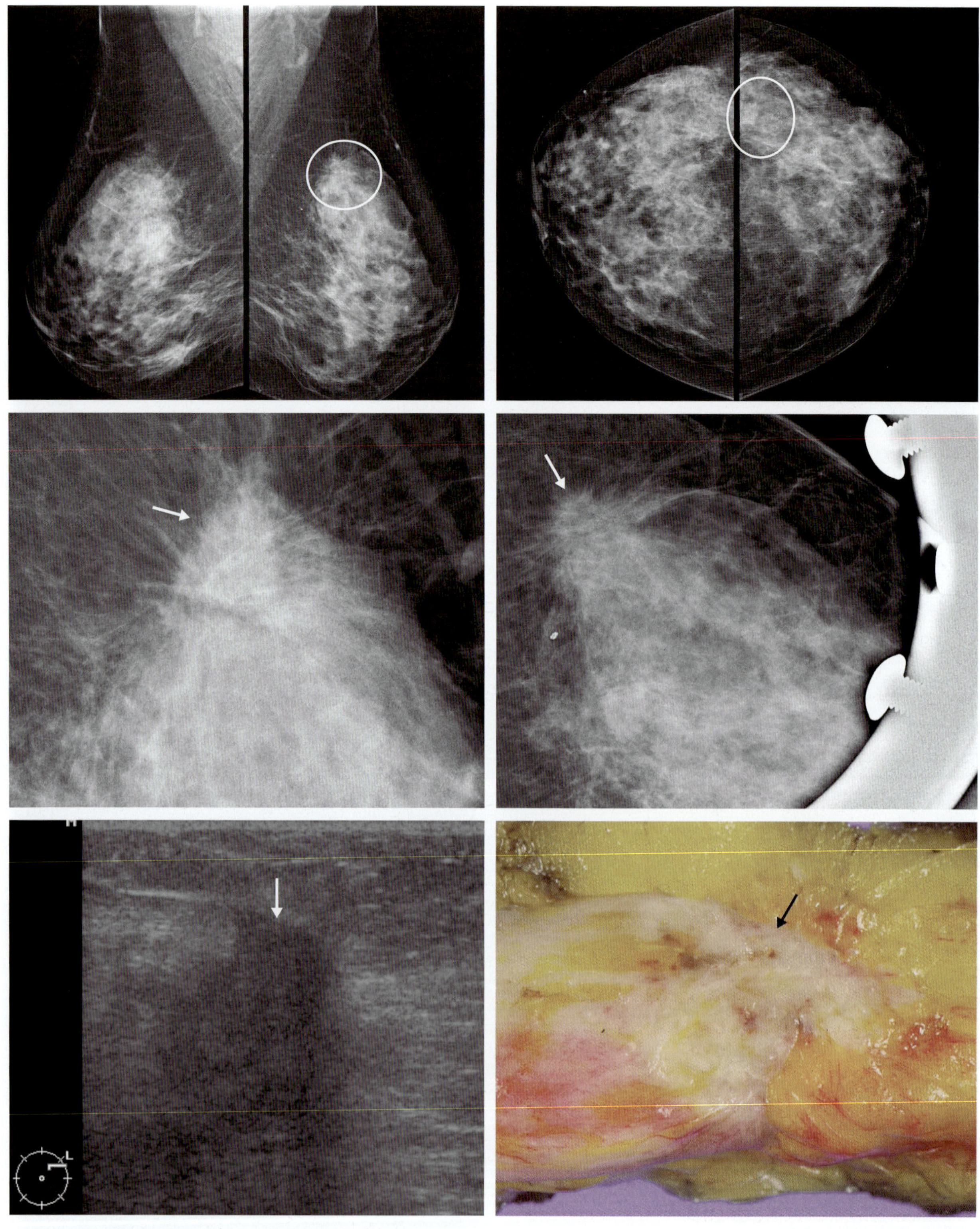

❶-44 증례 해설

- **유방촬영술 소견** 왼쪽 유방 상외측에 국소 비대칭이 있다. 확대촬영에서 침상형 경계의 종괴(화살표)이다.
- **초음파 소견** 1시 방향, 유두에서 5cm 떨어진 위치에 후방그림자를 동반한 침상형 경계의 2.0cm 저에코 종괴(화살표)이다.
- **수술명과 진단** 유방보존술, 2.4cm 고등급 침윤성암과 7개 림프절전이(T2N2, 병기3A).
- **포인트** 비교적 크기가 큰 침상형 경계의 유방암이지만 치밀유방이기 때문에 유방암을 발견하기 어렵다. 상외측 특히 유선상단은 유방암이 가장 흔히 발견되는 곳으로 이 증례처럼 표준촬영에서 내외사위에서만 보이는 경우가 흔하다.

1-45 무증상 56세 여성

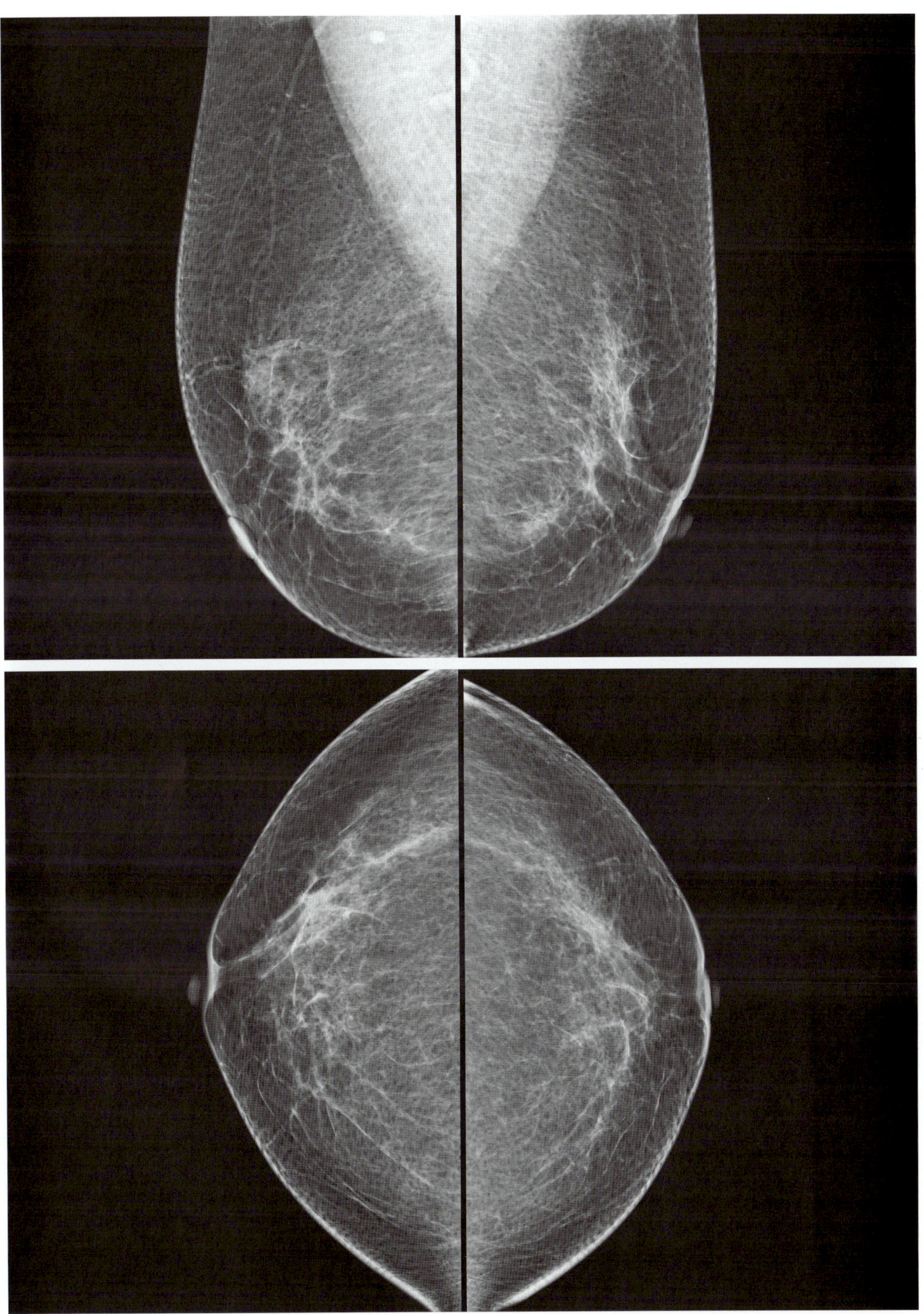

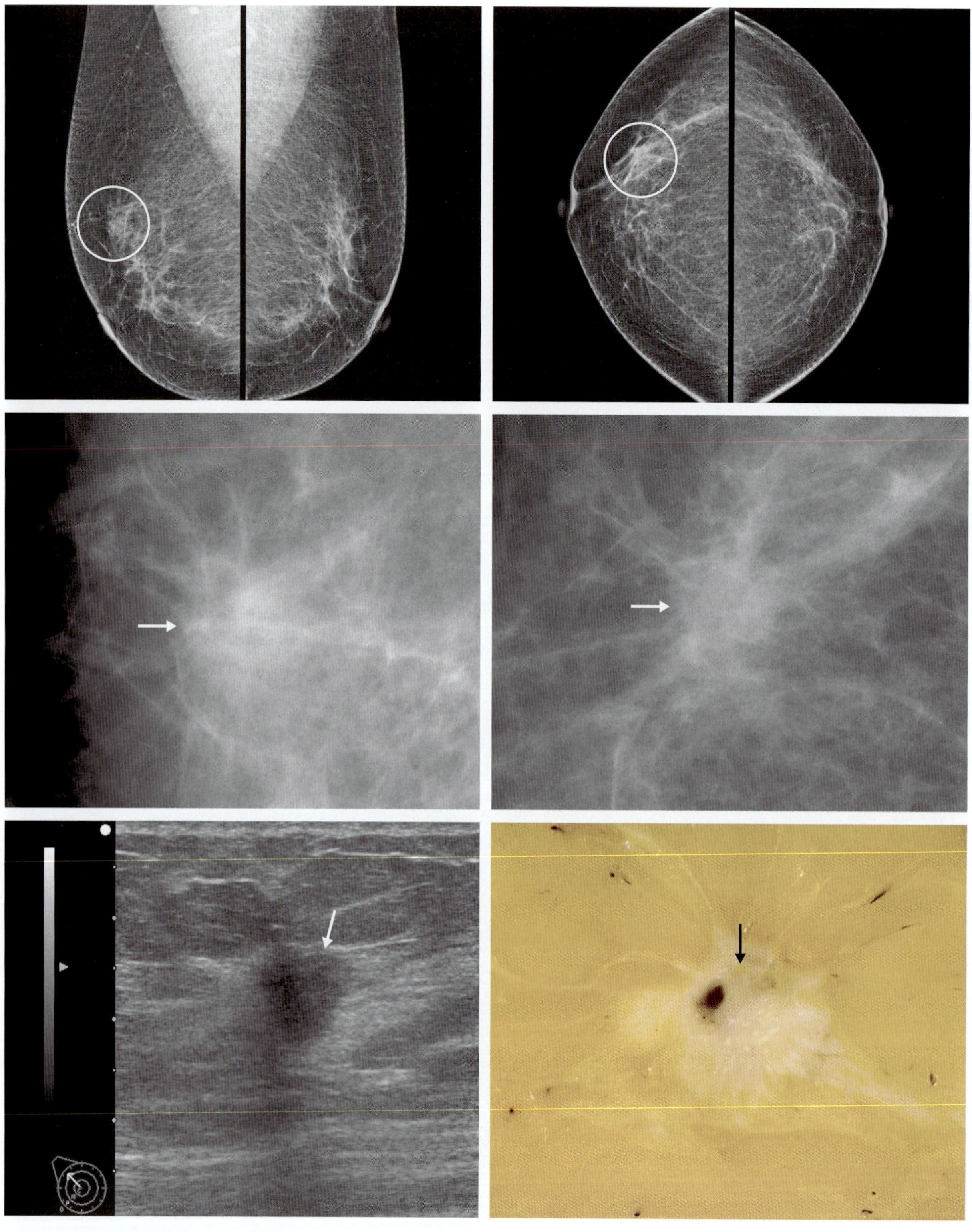

1-45 증례 해설

- **유방촬영술 소견** 오른쪽 유방 상외측에 국소 비대칭이 있다. 확대촬영에서 침상형 경계의 종괴(화살표)이다.
- **초음파 소견** 11시 방향, 유두에서 4cm 떨어진 위치에 불규칙형 모양, 침상형 경계의 1.1cm 저에코 종괴(화살표)이다.
- **수술명과 진단** 유방보존술, 1.7cm 고등급 침윤성암과 1개 림프절전이(T1cN1, 병기2A).
- **포인트** 지방형 유방이지만 발견이 쉽지 않은 침윤성암의 증례이다. 상하촬영에서 오른쪽 유방 상외측에 위치한 국소 비대칭을 발견할 수 있어야 한다.

1. 종괴 —(2) 흉근 직하방과 후지방층

대흉근 직하방과 후지방층 내부에 이상 소견이 있는지 관찰한다.

A.

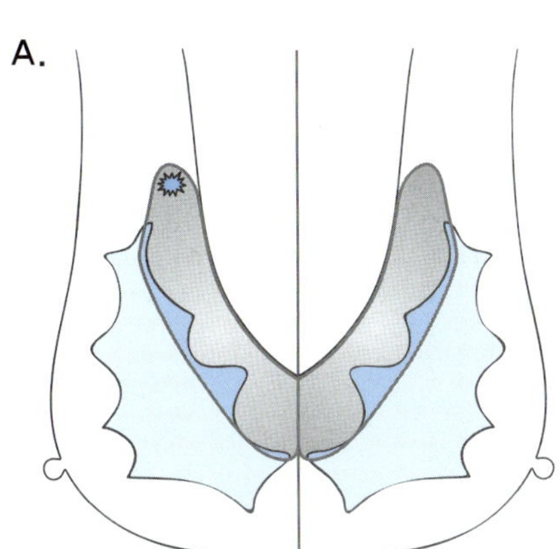

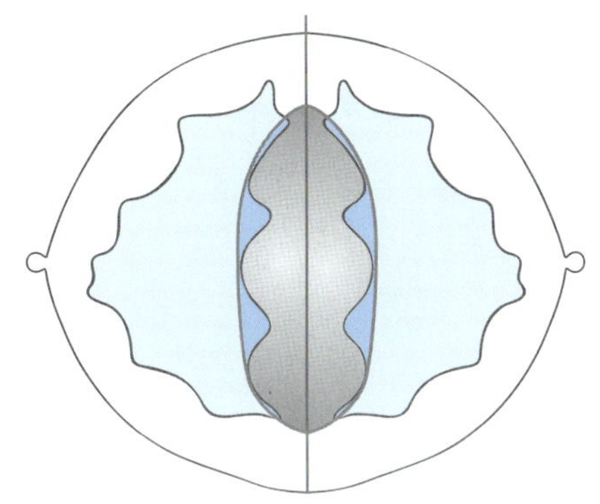

B.

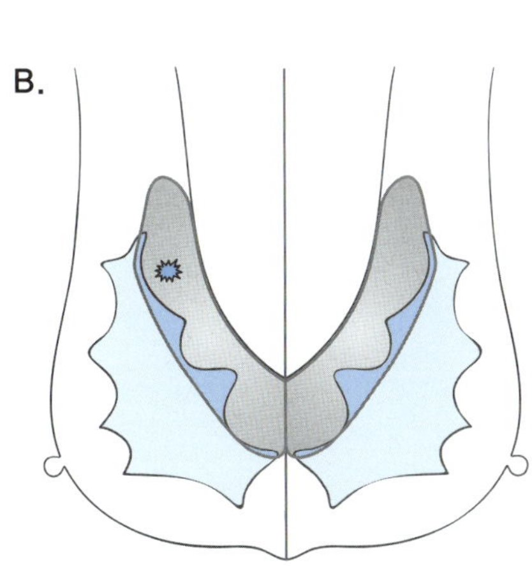

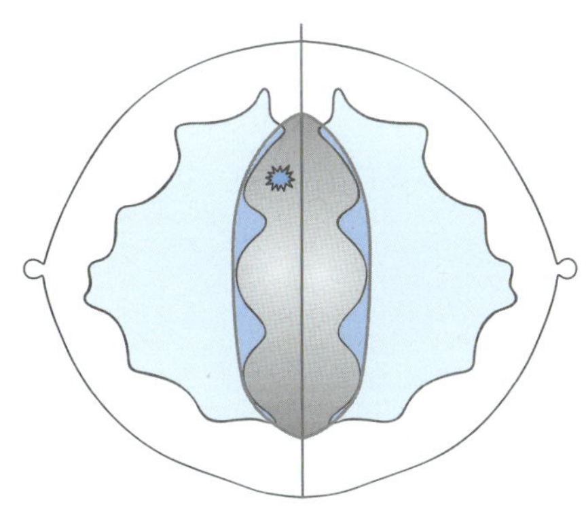

C.

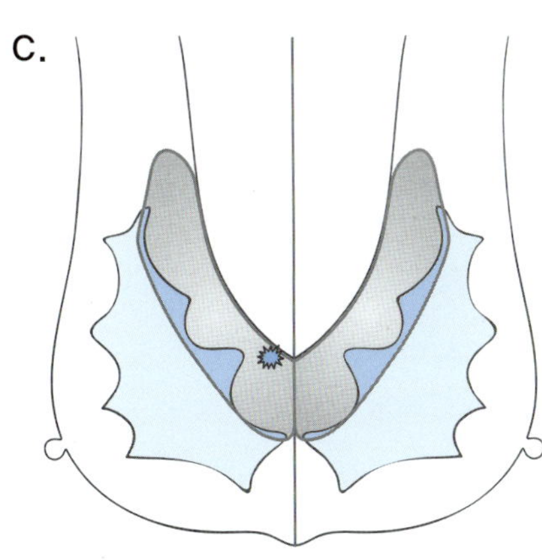

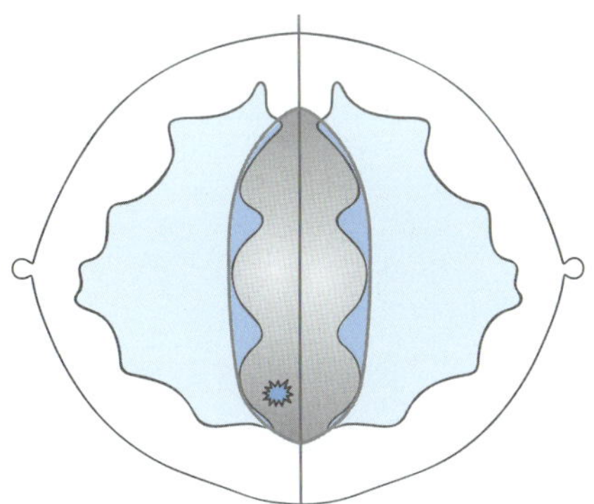

증례관찰 시 주의사항

- 대흉근 직하방이나 유선후방의 지방층에 종괴 또는 비대칭 소견이 있는지 살펴본다. 대흉근 직하방과 후지방층은 은하수*milky way* 또는 금지구역*forbidden areas*이라 부르며 이곳에는 정상적으로 국소음영 증가가 있으면 안 된다. 이상 소견 발견을 위해서는 양측 유방의 대칭성을 비교하는 것이 중요하다.
- 내외사위 영상에서 대흉근 가장자리와 평행한 직하방 지방층에 이상 소견이 있는지 살핀다(A~C). 대흉근에 평행한 지방층은 유방암이 가장 흔히 발견되는 부위이다.
- 상하위 영상에서 후지방층 내부에 이상 소견이 있는지 살핀다. 특히 내측 유방의 병변은 발견하기 어렵기 때문에 주의해야 한다(C).
- 상외측이나 상내측 가장자리에 위치한 병변은 한쪽 촬영에서만 보일 수 있음에 주의해야 한다(A).

❶-46 무증상 67세 여성

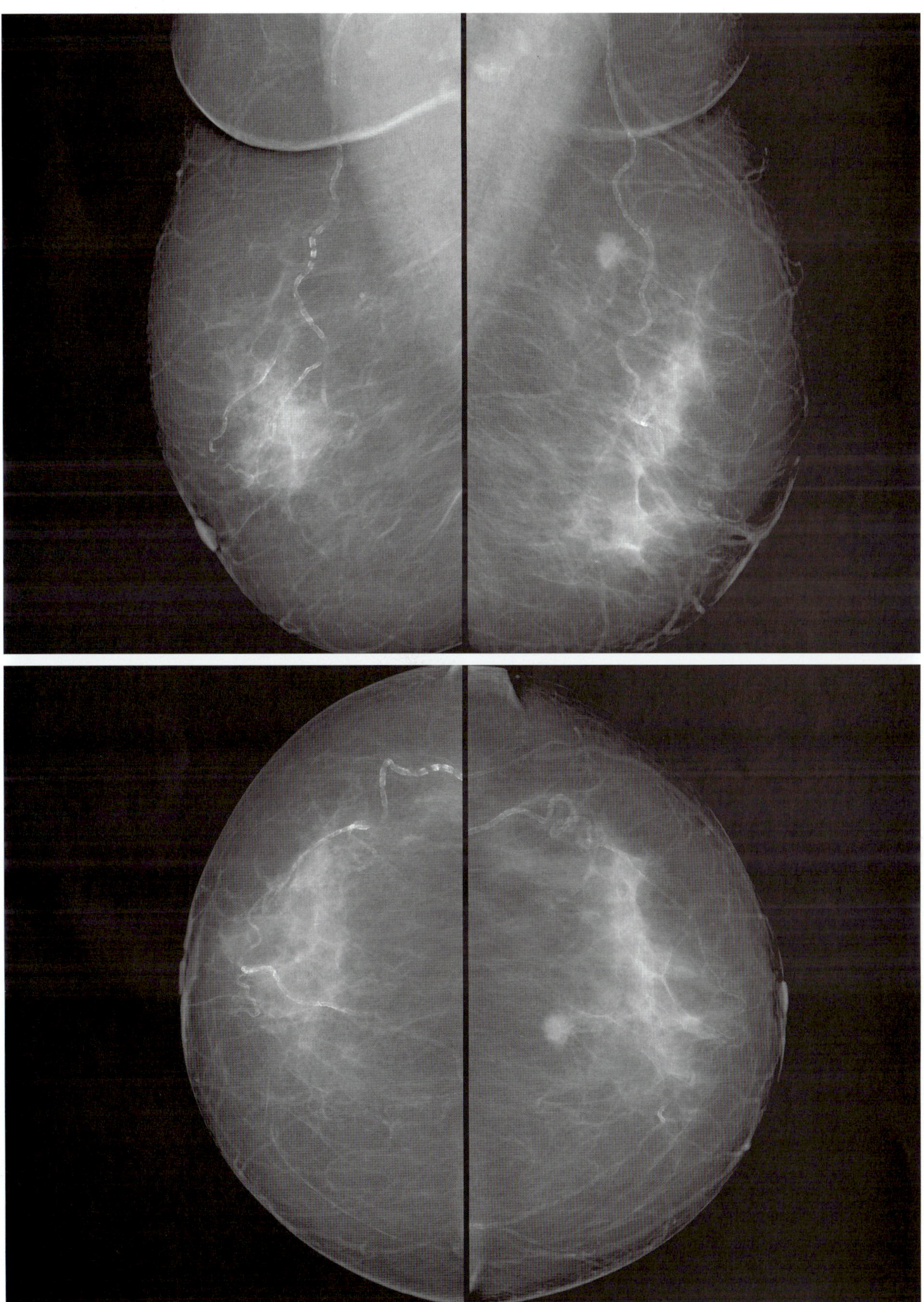

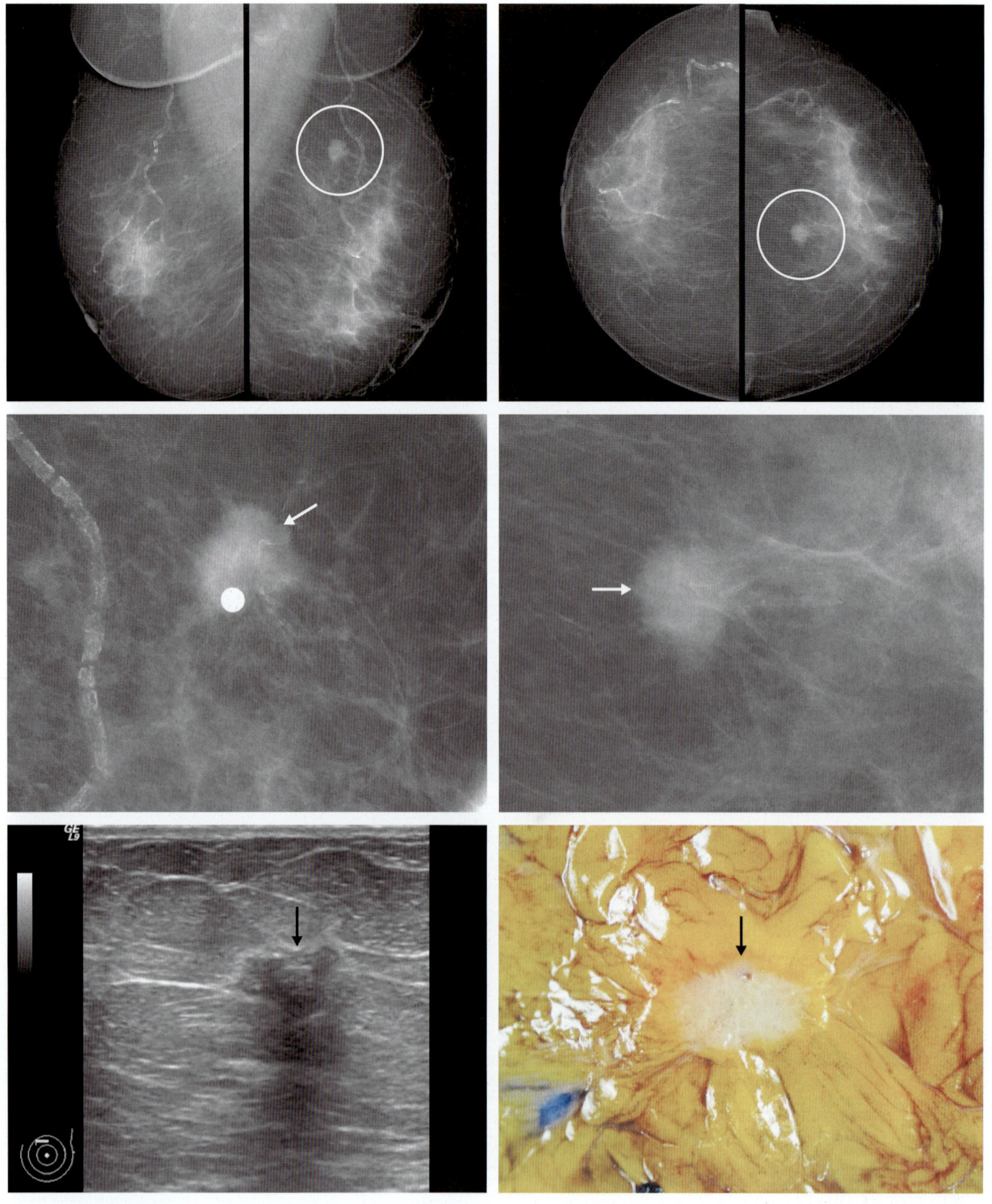

❶-46 증례 해설

- 유방촬영술 소견 왼쪽 유방 상내측에 고밀도 종괴가 있다. 초음파검사 후 피부표지자를 붙이고 시행한 확대촬영에서 불규칙형 모양과 침상형 경계의 종괴(화살표)가 보인다.
- 초음파 소견 11시 방향, 유두에서 6cm 떨어진 위치에 불규칙형 모양, 각진형 경계의 1.2cm 저에코 종괴(화살표)가 보이며 후방 그림자가 동반되어 있다.
- 수술명과 진단 유방전절제술, 비정형 상피증식증과 관상피내암을 동반한 1.8cm 중등급 침윤성암(T1cN0, 병기1).
- 포인트 지방에 둘러싸여 있어 초기에 발견하기 쉬운 침윤성암이다. 하지만 침윤성암 주변의 광범위한 비정형 상피증식증과 관상피내암으로 유방전절제술을 실시하였다.

1-47 무증상 60세 여성

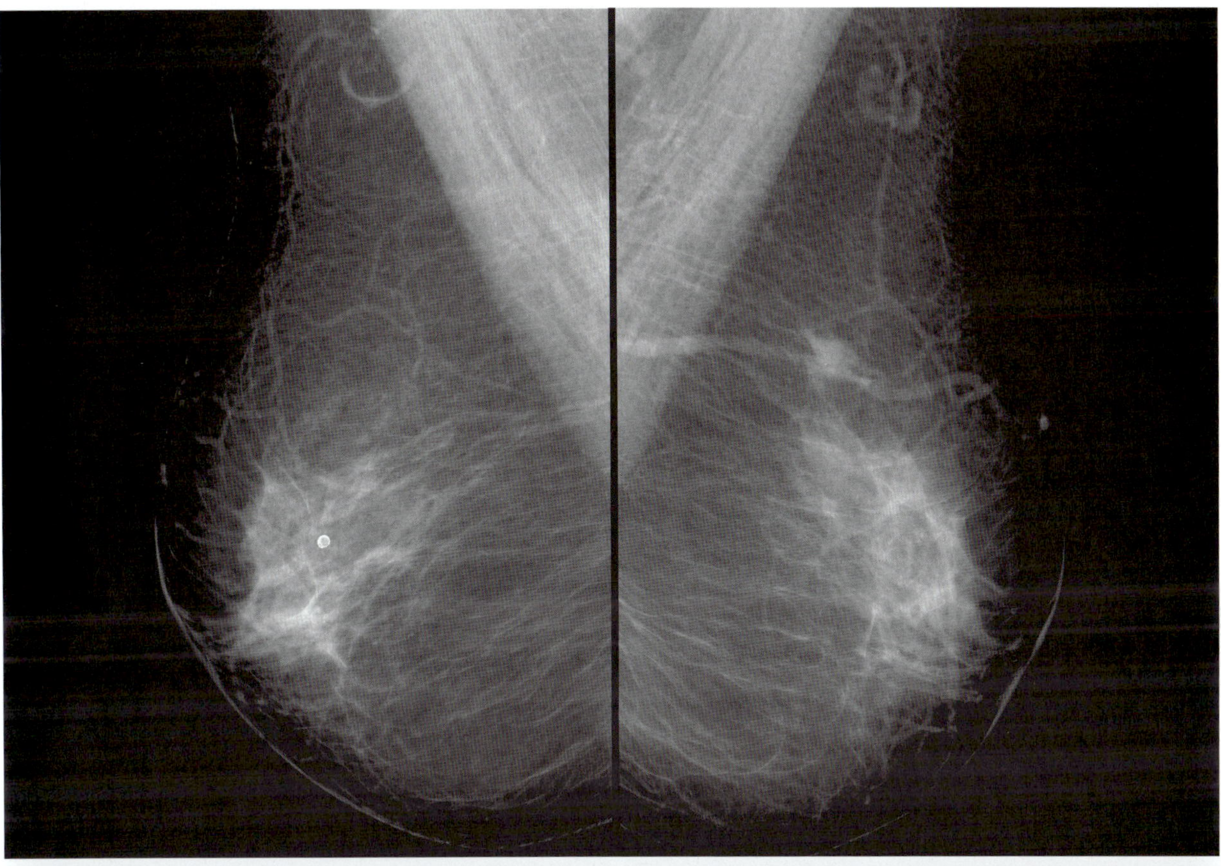

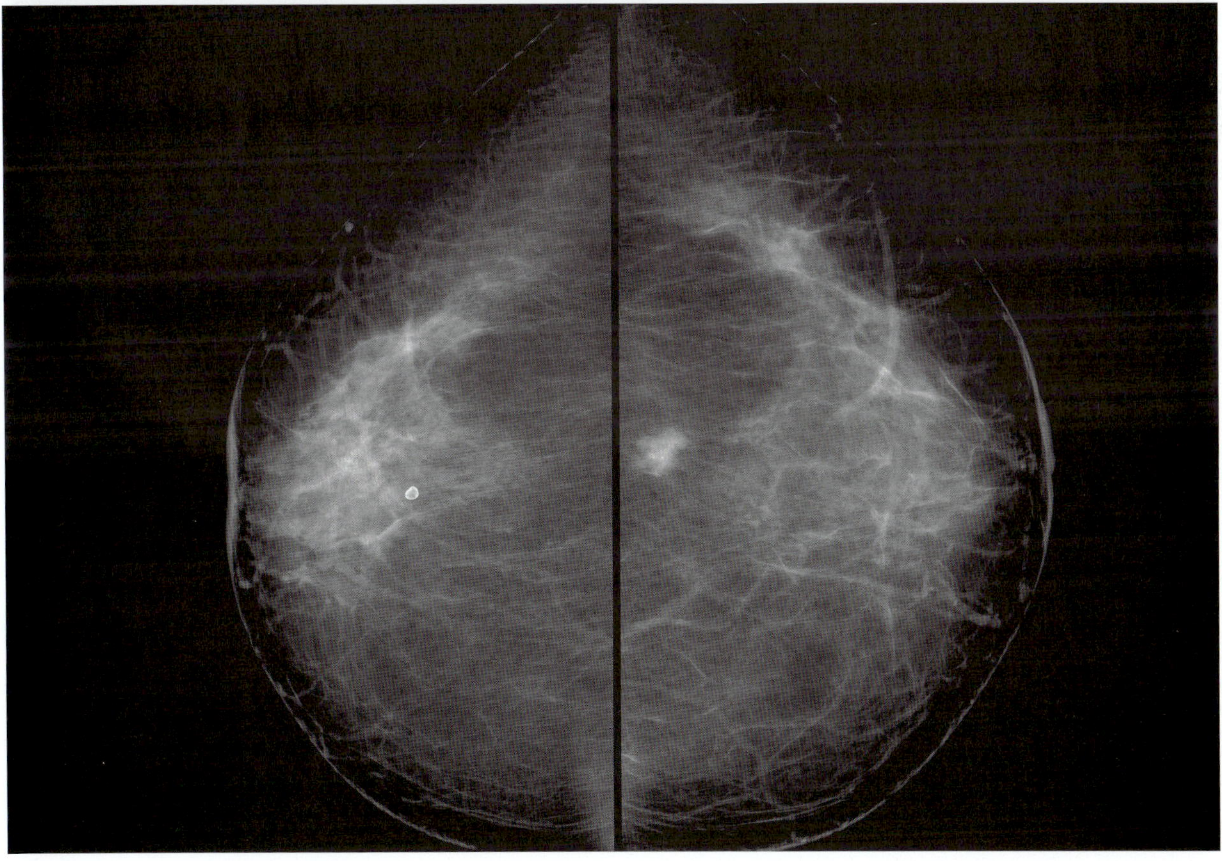

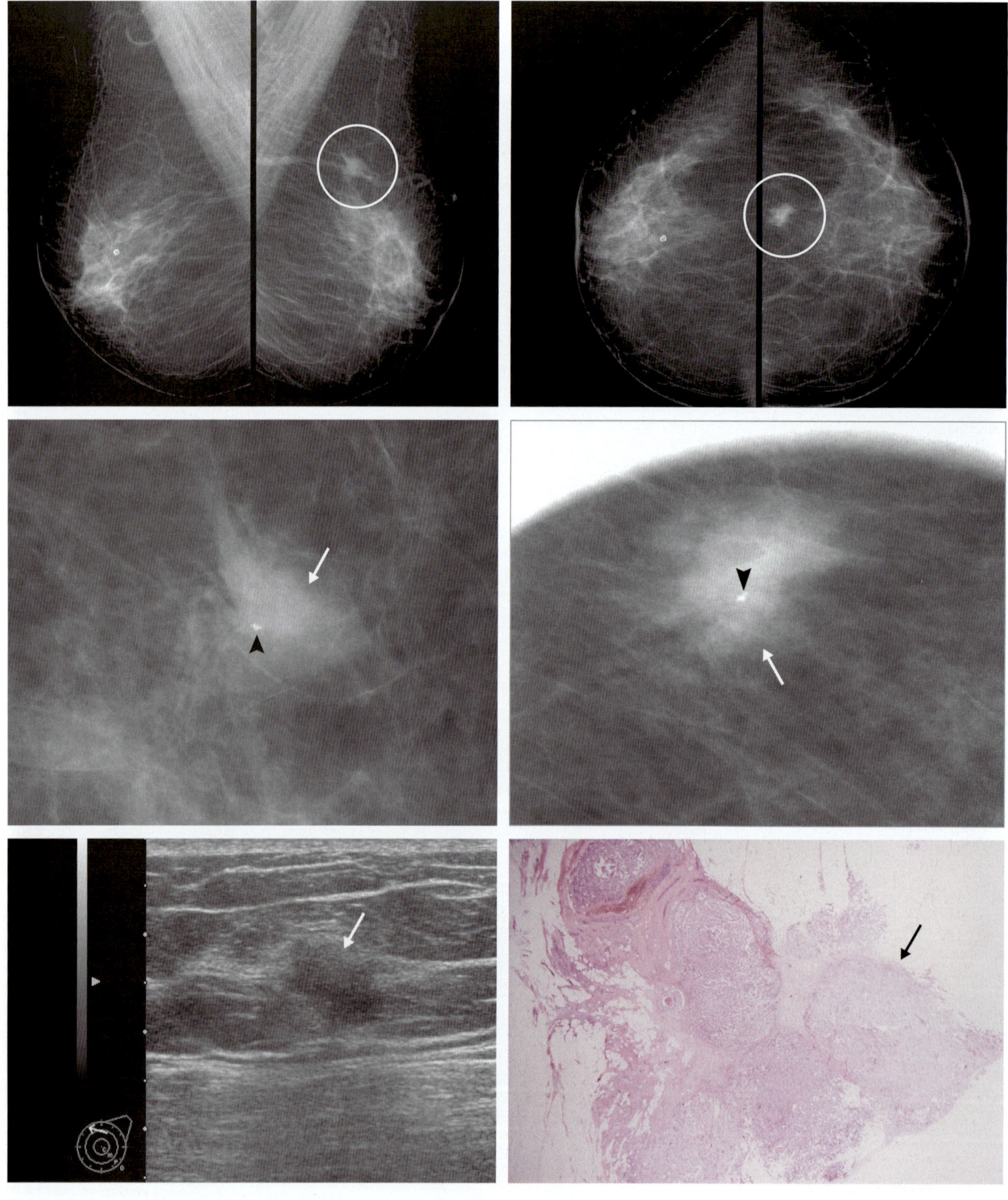

1-47 증례 해설

- 유방촬영술 소견 왼쪽 유방 12시 방향에 고밀도 종괴가 있다. 확대촬영에서 불규칙형 모양과 불분명한 경계의 종괴(화살표)이며 석회화(화살촉)가 동반되어 있다.
- 초음파 소견 12시 방향, 유두에서 6cm 떨어진 위치에 불규칙형 모양, 불분명한 경계의 1.5cm 저에코 종괴(화살표)이다.
- 수술명과 진단 유방보존술, 1.7cm 중등급 침윤성암(T1cN0, 병기1).
- 포인트 지방에 둘러싸여 있어 유방촬영에서 발견하기 쉬운 유방암이지만 초음파에서는 오히려 지방과 종괴의 에코가 비슷하여 발견하기 어려울 수 있다. 이 증례처럼 종괴 내부에 보이는 1~2개의 석회화는 관상피내암과 관련 없는 경우가 많다.

❶-48 무증상 64세 여성

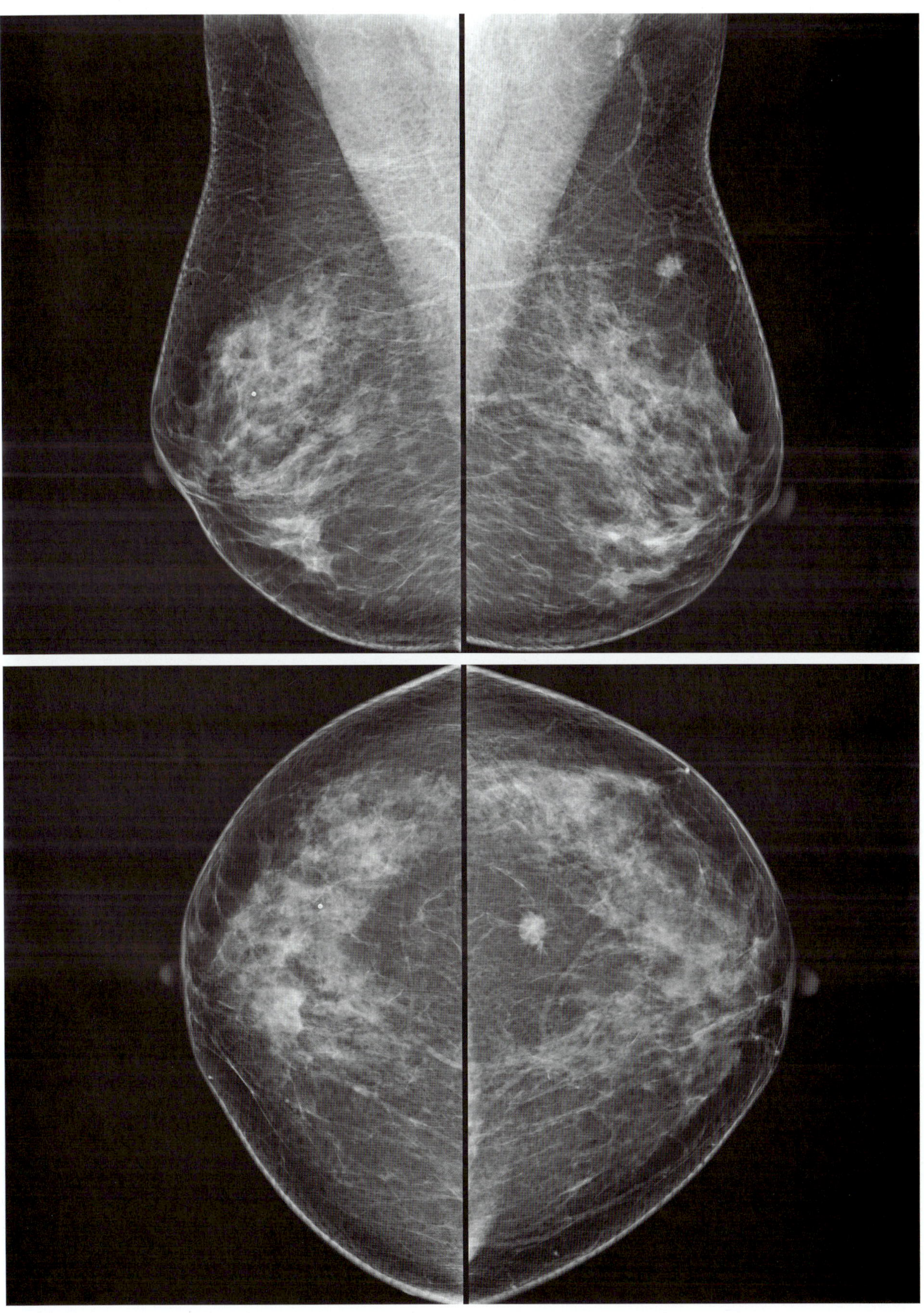

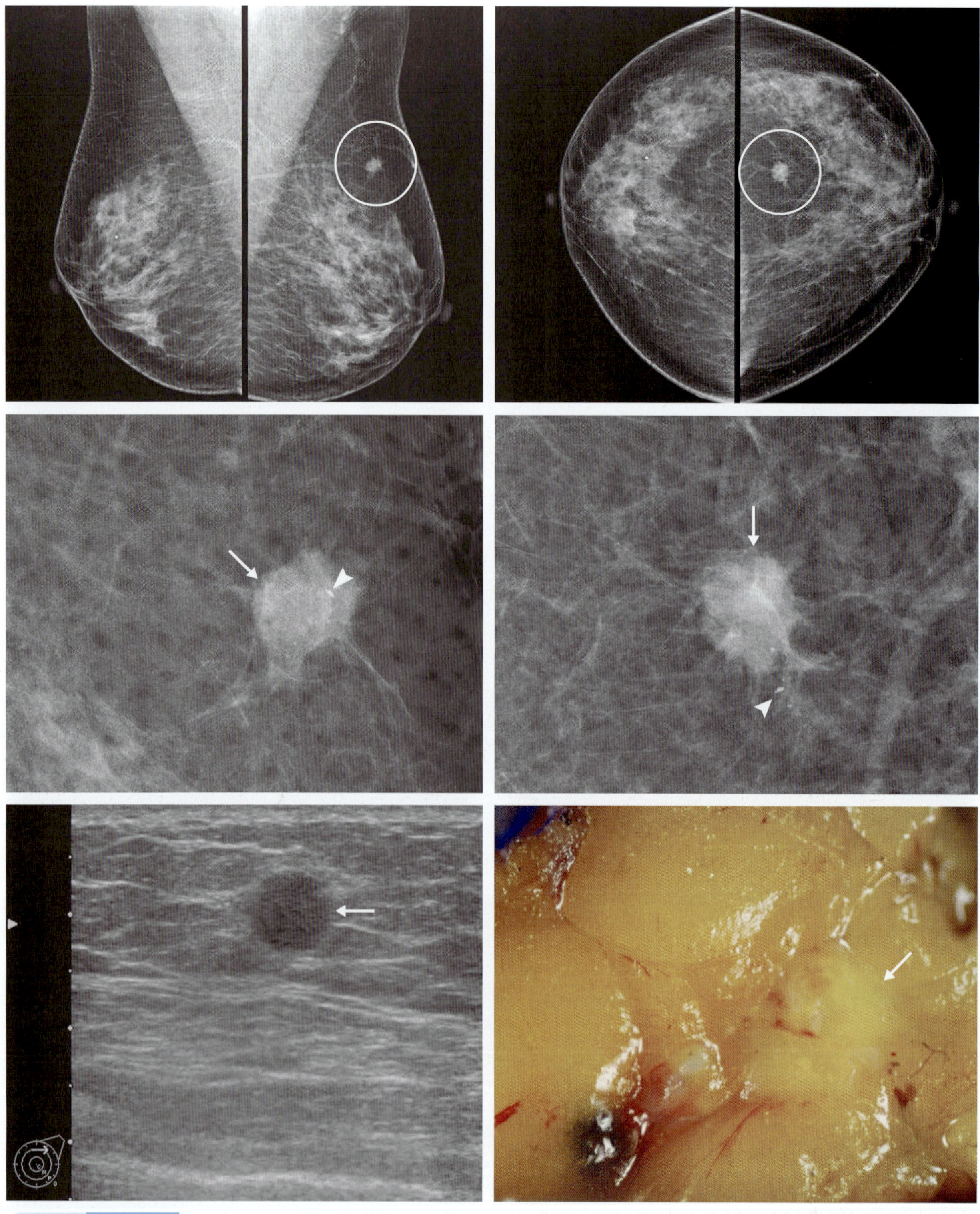

1-48 증례 해설

- **유방촬영술 소견** 왼쪽 유방 상외측에 고밀도 종괴가 있다. 확대촬영에서 불규칙형 모양과 미세소엽형 경계의 종괴(화살표)이며 주변에 미세석회화(화살촉)가 동반되어 있다.
- **초음파 소견** 12시 방향, 유두에서 5cm 떨어진 위치에 경계가 비교적 좋은 1cm 저에코 종괴(화살표)이다. 종괴의 높이가 폭보다 크다.
- **수술명과 진단** 유방보존술, 관상피내암을 동반한 1cm 중등급 침윤성암(T1bN0, 병기1).
- **포인트** 지방층 내부에 위치하여 발견은 쉽지만 초음파에서는 양성으로 오인할 수 있는 유방암이다. 확대촬영에서 보이는 미세소엽형 경계와 미세석회화가 악성을 시사한다.

1-49 무증상 61세 여성

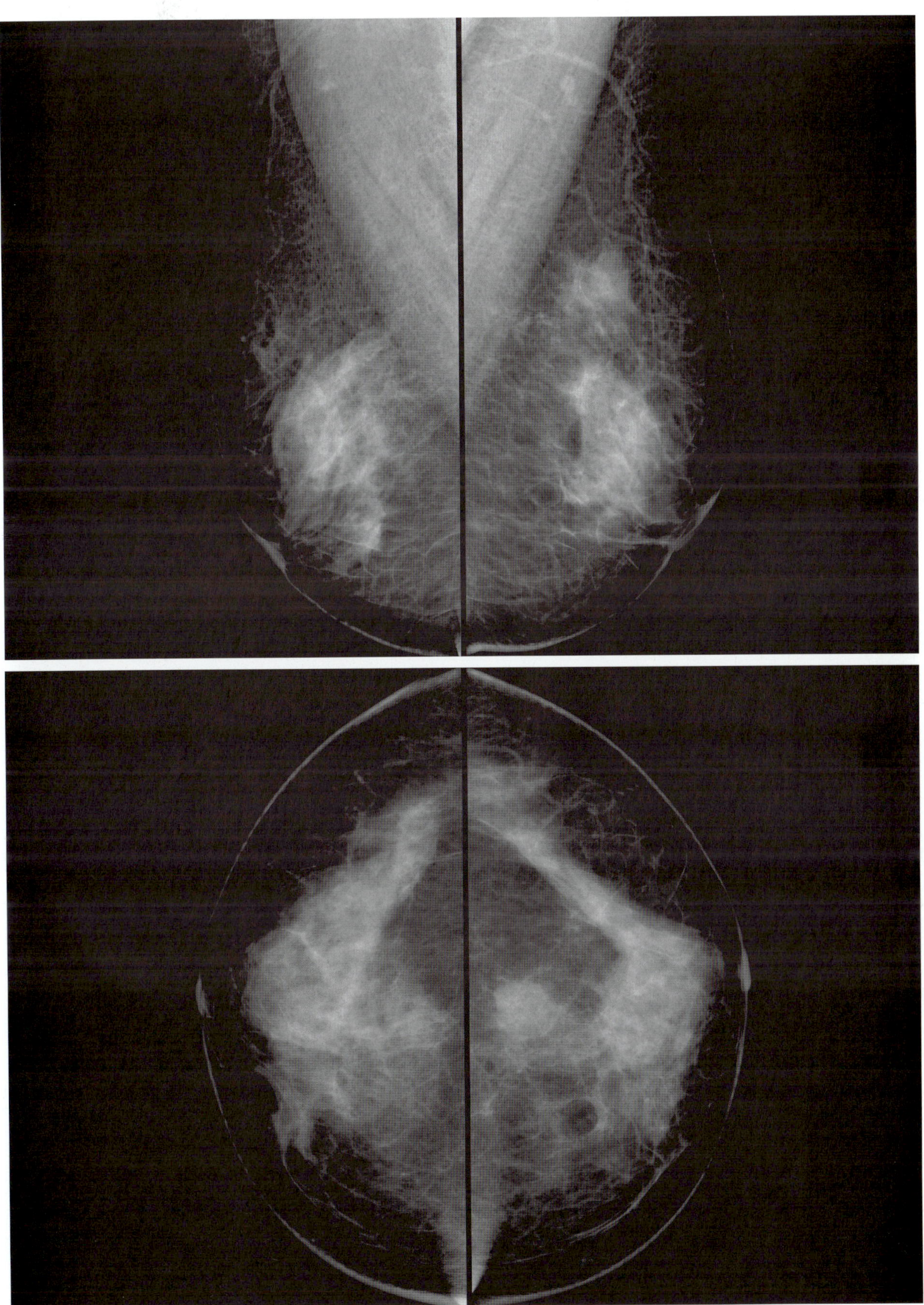

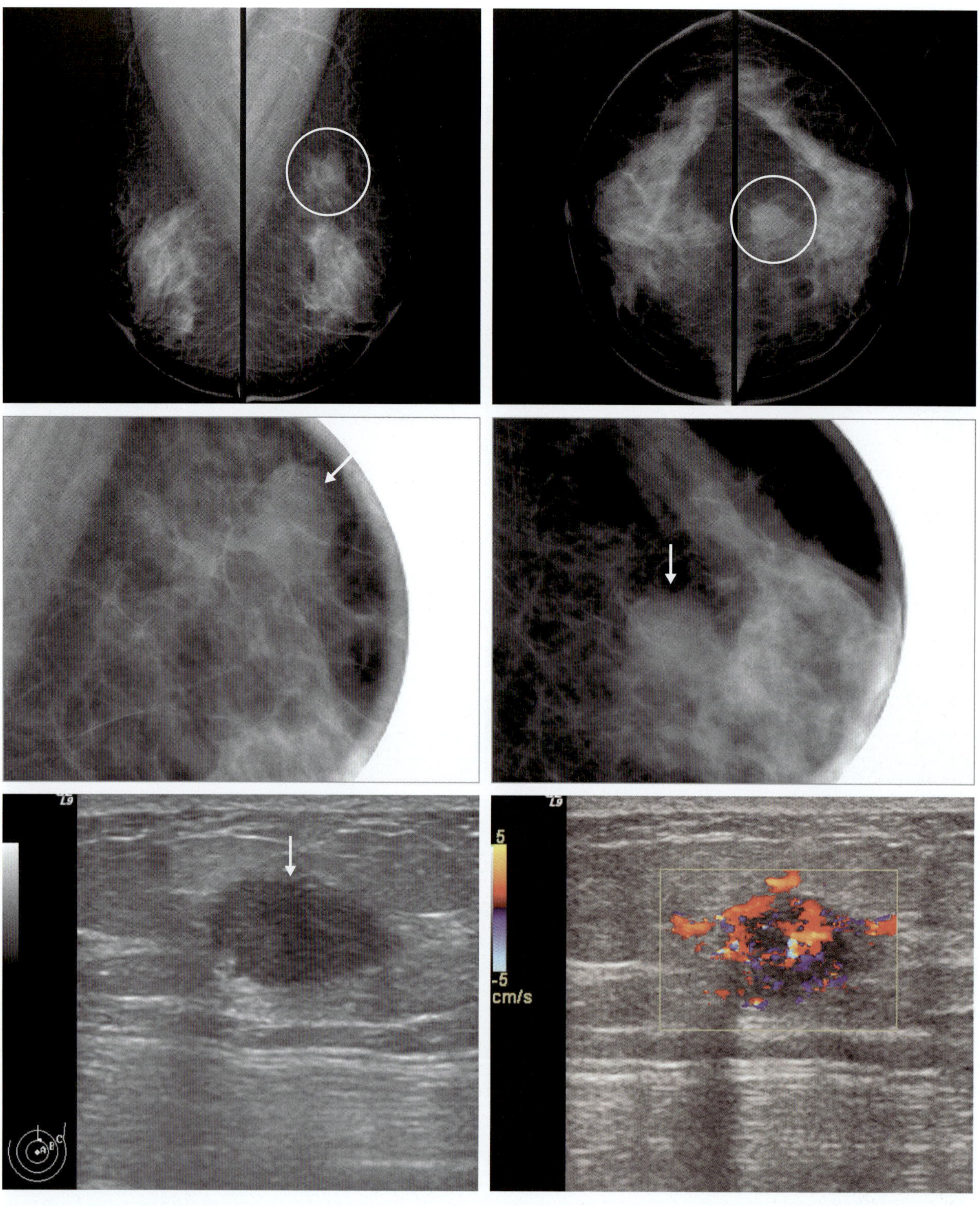

1-49 증례 해설

- **유방촬영술 소견** 왼쪽 유방 12시 방향에 종괴가 있다. 확대촬영에서 일부는 국한성이며 일부는 가려진 경계의 종괴(화살표)이다.
- **초음파 소견** 12시 방향, 유두에서 5.5cm 떨어진 위치에 난원형 모양, 불분명한 경계의 1.5cm 저에코 종괴(화살표)이다. 색도플러검사에서 혈류의 증가가 뚜렷했다.
- **수술명과 진단** 유방전절제술, 1.8cm 고등급 침윤성암(T1cN0, 병기1).
- **포인트** 섬유선종으로 오인하기 쉬운 고등급 유방암의 증례이다. 내외사 사진만 보면 정상 비대칭으로 잘못 판단할 수 있지만 정상적인 비대칭은 상외측에 흔하고 후지방층에는 드물며 바깥쪽으로 볼록한 경계를 갖지 않는다.

1-50 무증상 63세 여성

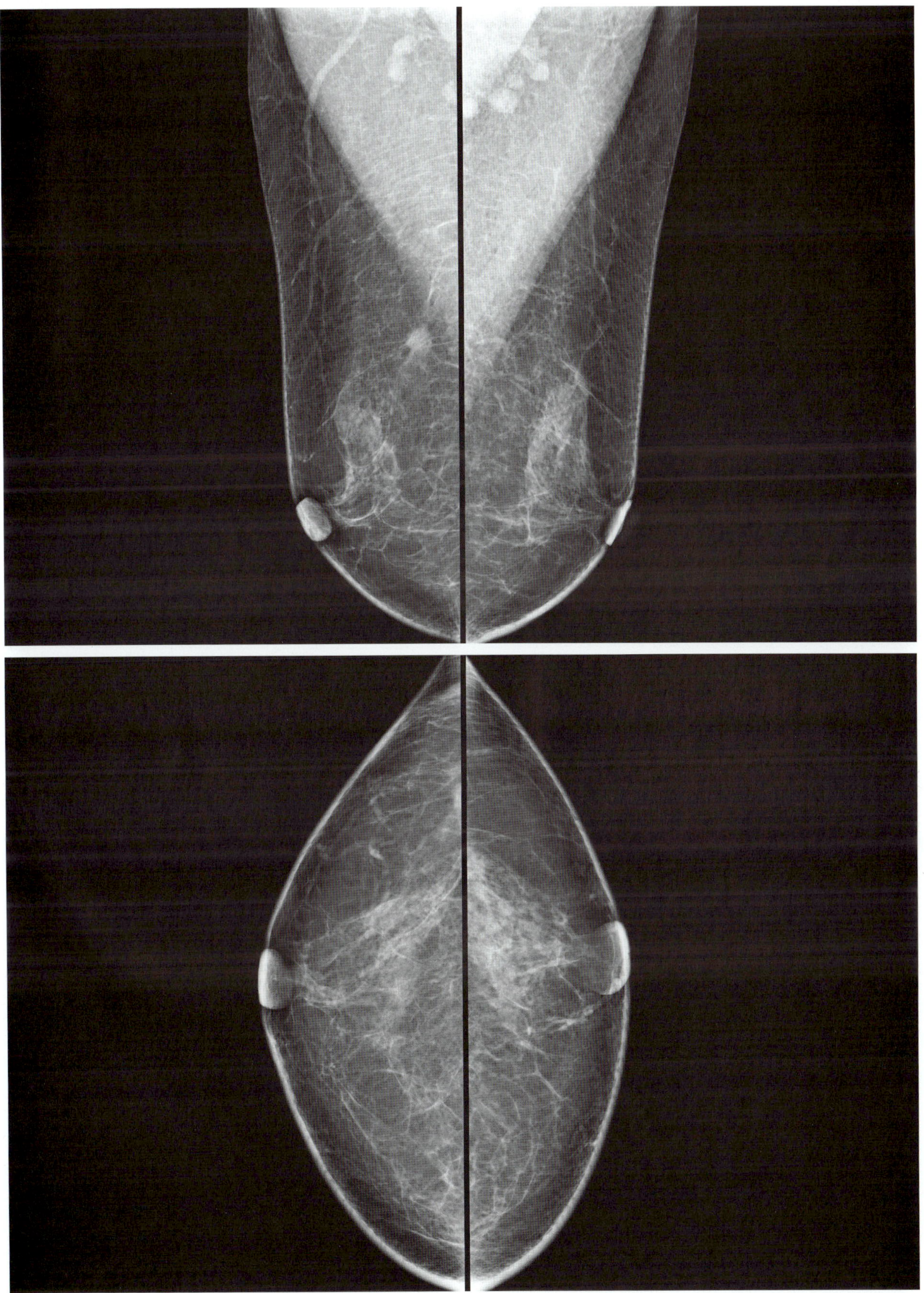

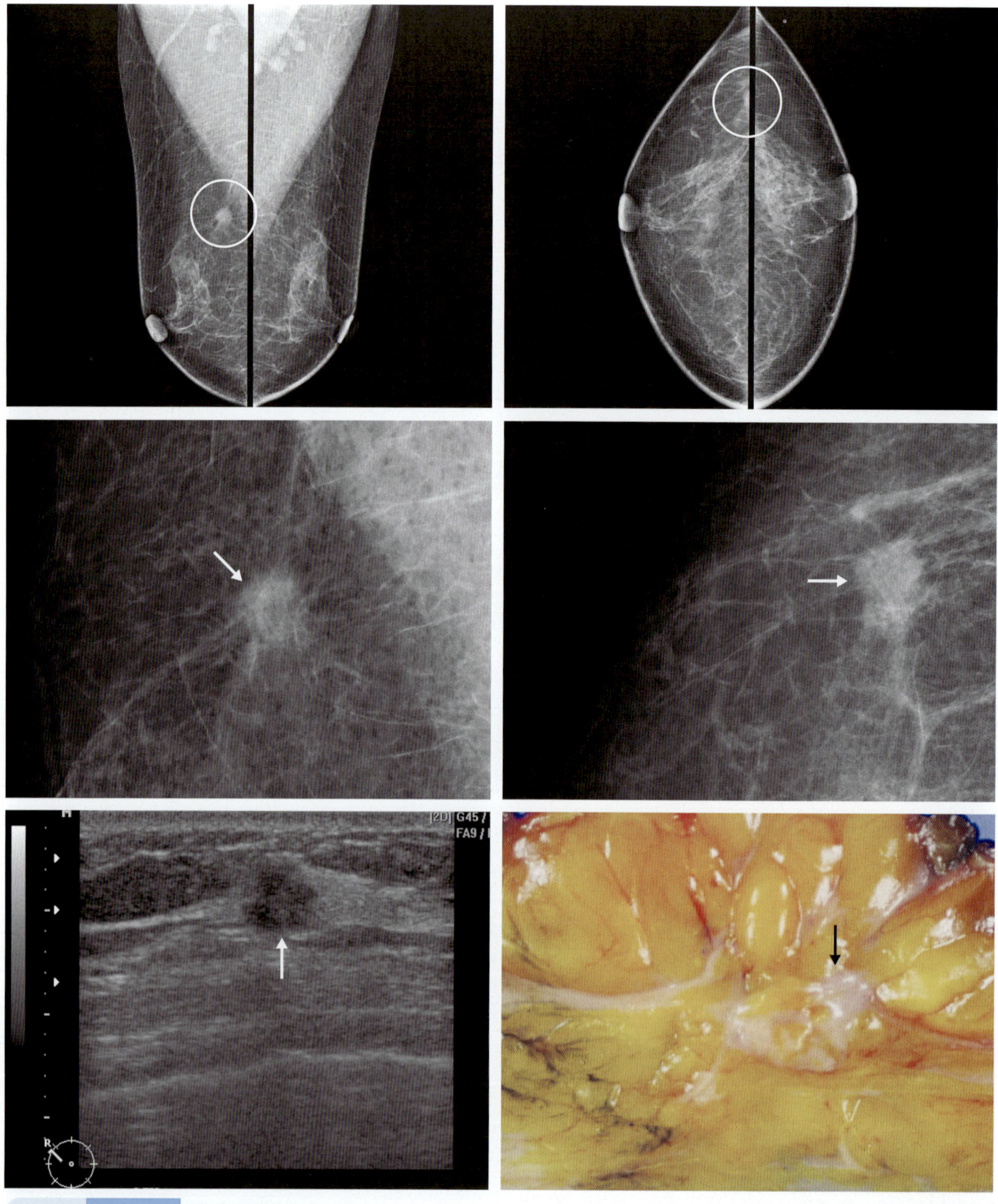

1-50 증례 해설

- **유방촬영술 소견** 오른쪽 유방 상외측에 종괴가 있다. 확대촬영에서 불규칙형 모양과 불분명한 또는 침상형 경계의 종괴(화살표)이다.
- **초음파 소견** 10시 방향, 유두에서 6cm 떨어진 위치에 불규칙형 모양, 미세소엽형 경계의 평행하지 않은 0.8cm 저에코 종괴(화살표)이다.
- **수술명과 진단** 유방보존술, 0.8cm 중등급 침윤성암(T1bN0, 병기1).
- **포인트** 상외측 흉근 직하방에 위치한 침윤성암의 증례로 대흉근에 평행한 지방층은 유방암이 가장 흔히 발견되는 부위이다. 내외사위 한쪽 촬영에서만 대흉근 직하부에 보이는 병변은 흔히 상외측에 위치하지만 대흉근 하단에 가까운 병변은 상내측에 위치할 수 있음에 주의해야 한다(증례 1-42 참조).

1-51 무증상 48세 여성

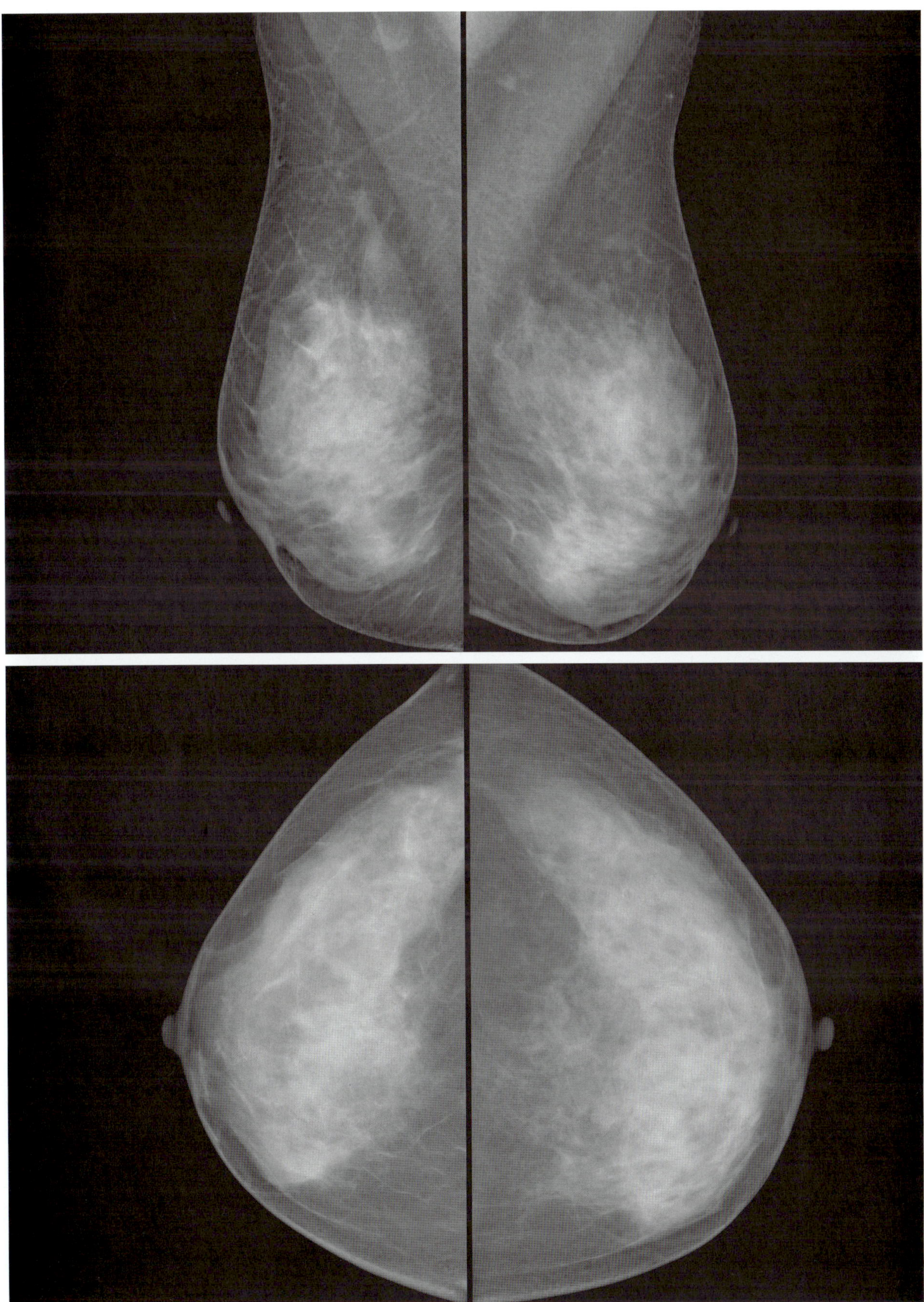

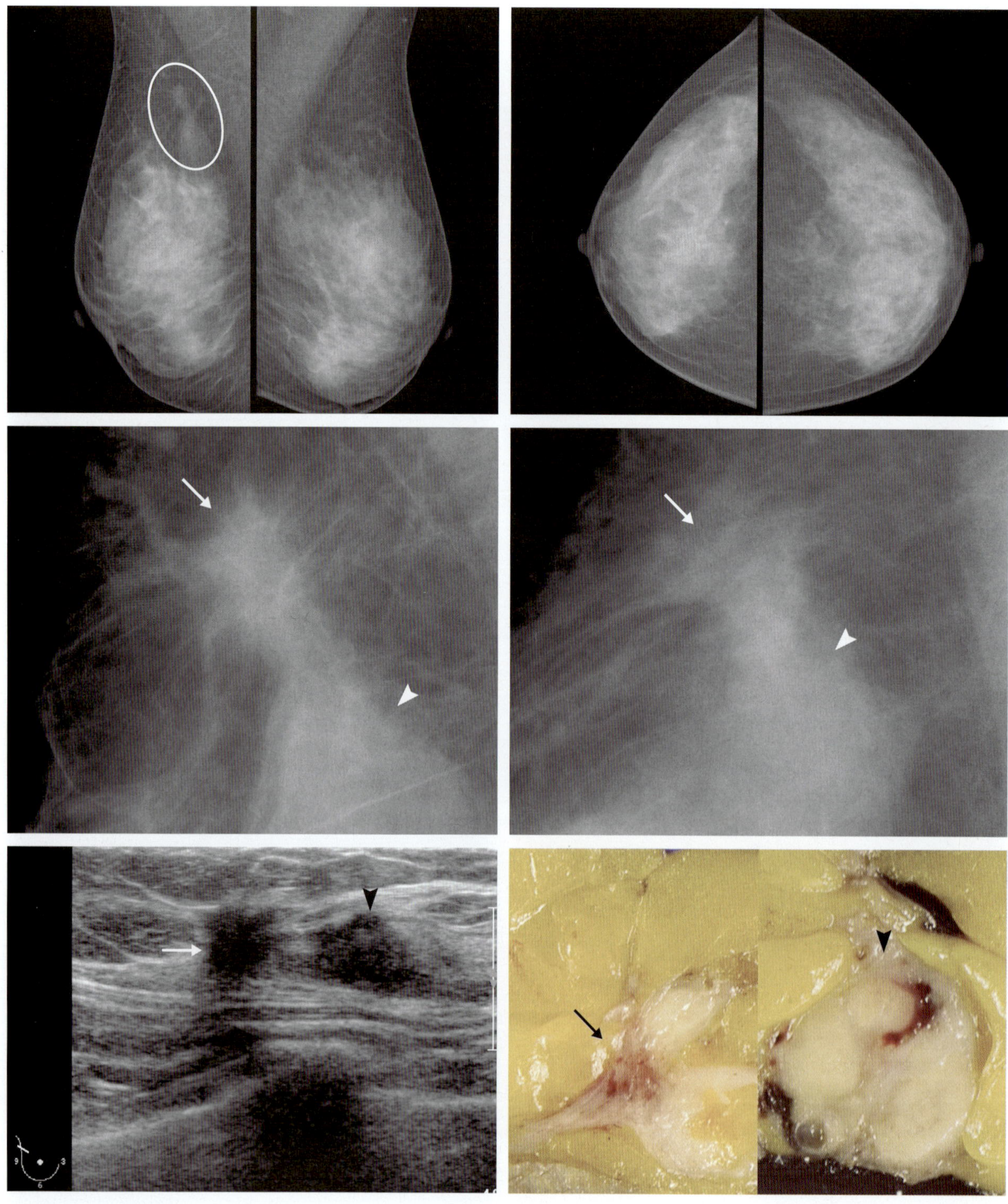

1-51 증례 해설

- 유방촬영술 소견 오른쪽 유방 대흉근 직하부에 유성꼬리*comet-tail* 모양의 종괴가 있다. 확대내외사촬영과 강조상하촬영에서 아래 부분(화살촉)이 넓은 불분명한 경계의 종괴(화살표)로 상외측에 위치한다.
- 초음파 소견 10시 방향, 유두에서 7cm 떨어진 위치에 불규칙형 모양의 3cm 저에코 종괴가 보인다. 두 덩어리가 붙어 있는 양상이며 종괴의 윗부분(화살표)이 아래 부분(화살촉)에 비해 좀더 불규칙한 모양이다.
- 수술명과 진단 유방보존술, 3.5cm 고등급 침윤성암과 1개 림프절전이(T2N1, 병기2B).
- 포인트 대흉근 직하부의 종괴로 유성꼬리 모양을 보인 침윤성암의 증례이다. 유성꼬리 모양으로 보이는 유방암은 이 증례처럼 종양 크기가 클 수 있음에 주의해야 한다.

1-52 무증상 53세 여성

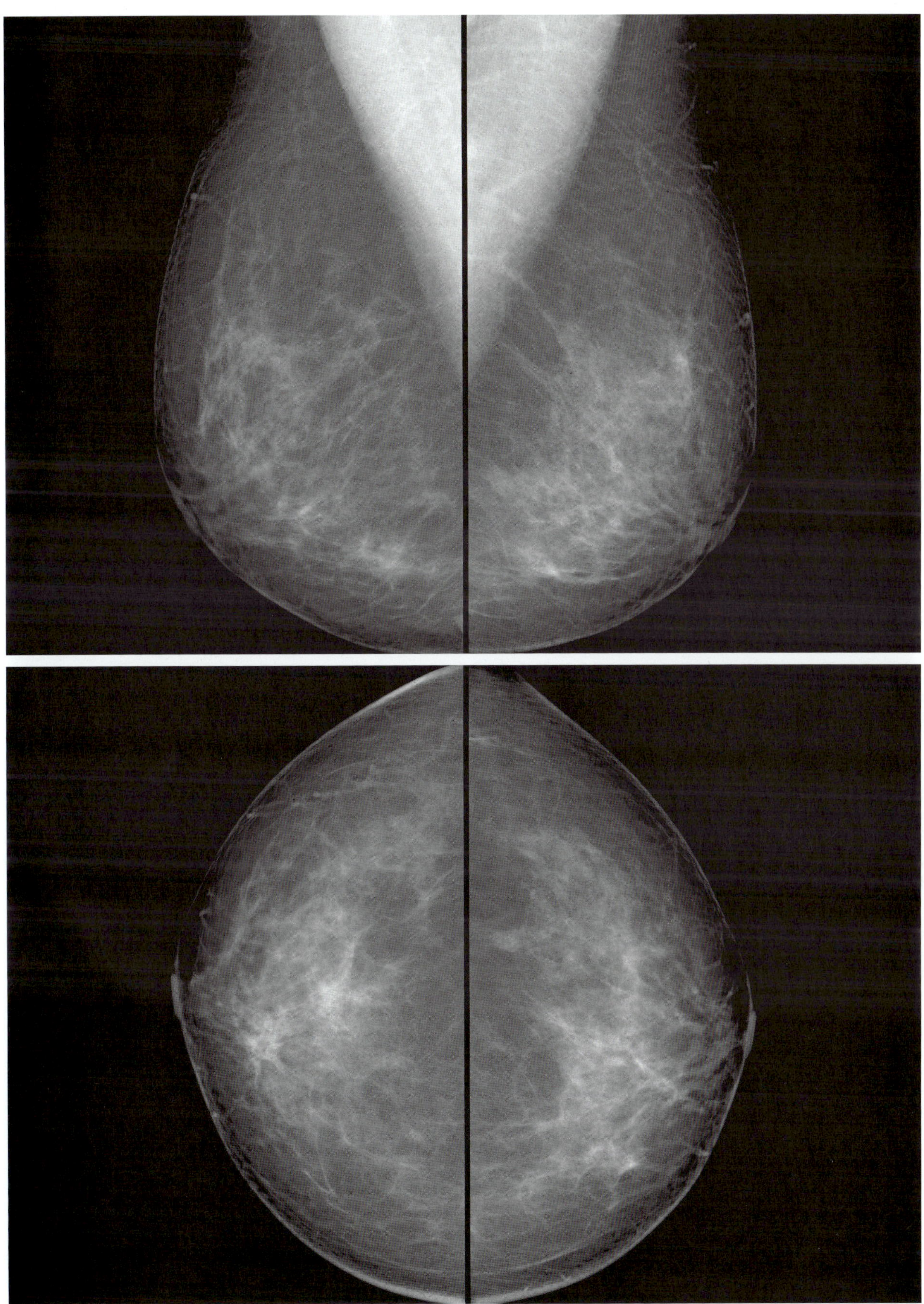

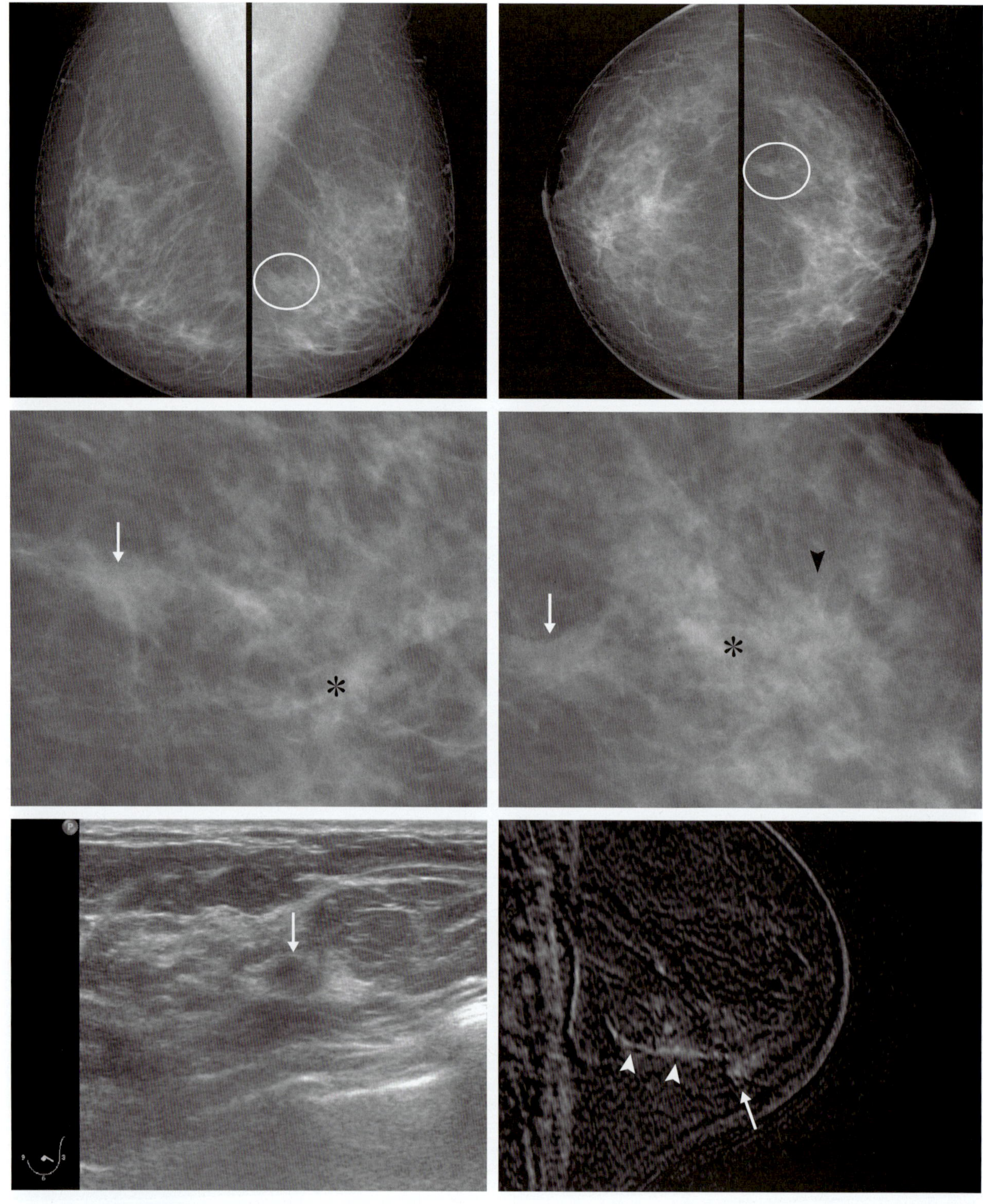

1-52 증례 해설

- 유방촬영술 소견 왼쪽 유방 하외측 후지방층에 국소 비대칭이 있다. 확대촬영에서 불규칙형 모양의 종괴(화살표)와 석회화(화살촉) 사이에 불분명한 경계의 음영(꽃표)이 보인다.
- 초음파 소견 3시 30분 방향, 유두에서 4cm 떨어진 위치에 0.5cm 저에코 종괴(화살표)가 보인다.
- MRI 소견 종괴(화살표)뿐 아니라 종괴 후방으로도 유관을 따른 선모양(화살촉)의 조영증강이 보인다.
- 수술명과 진단 유방보존술, 4cm 관상피내암에서 생긴 다발성 0.5cm 중등급 침윤성암(T1aN0, 병기1).
- 포인트 후지방층에 생긴 유방암으로 병변의 발견과 범위파악이 모두 어려운 증례이다. 비대칭으로 보이는 관상피내암 또는 대부분이 관상피내암인 유방암의 유방촬영술 소견에 익숙해져야 한다.

1. 종괴—(3) 유두하

유두와 유두 아래에 이상 소견이 있는지 관찰한다.

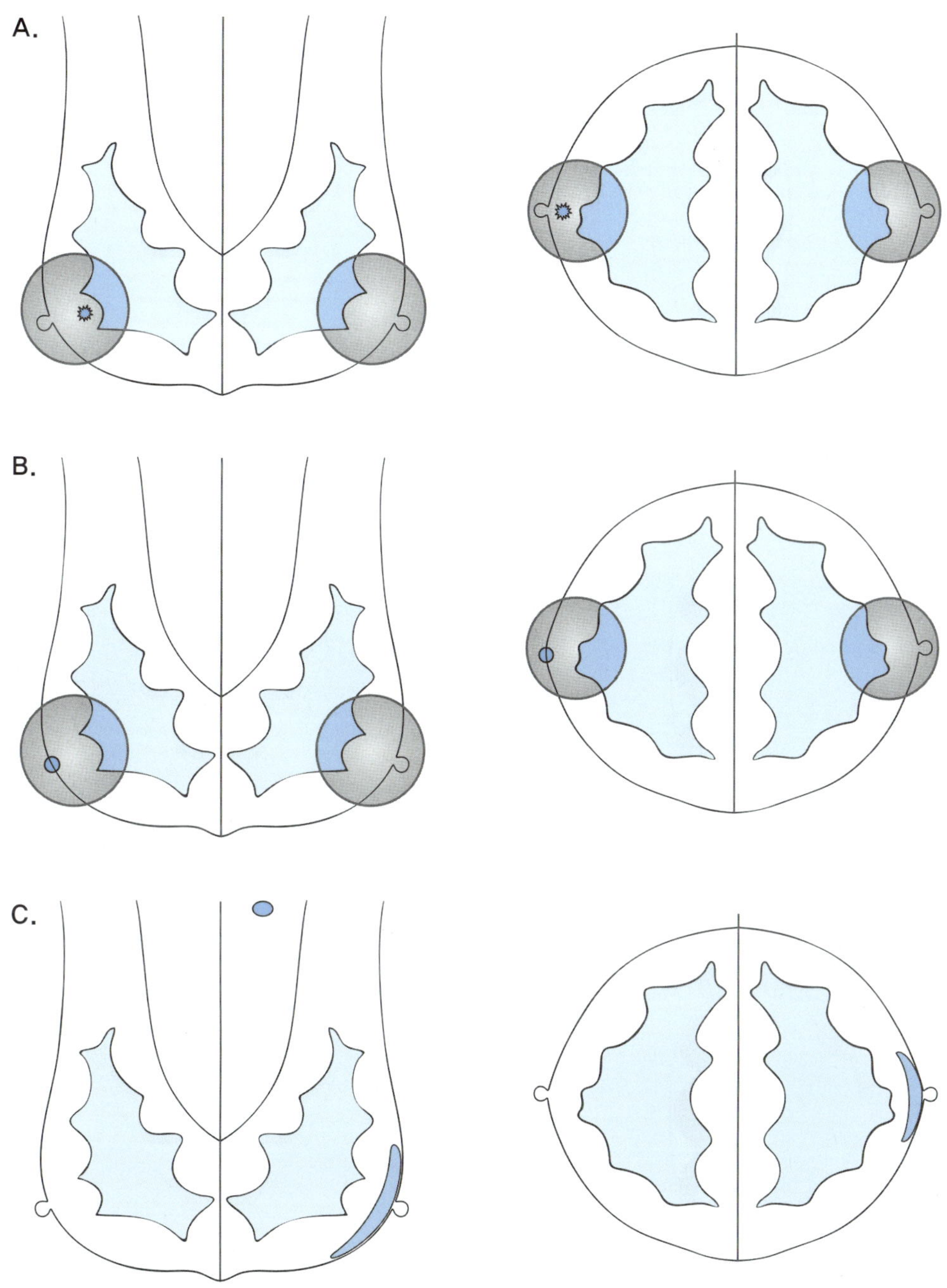

증례관찰 시 주의사항

- 유두 바로 뒤 또는 유방 중앙부에 종괴와 비대칭 등 이상 소견이 있는지 살핀다. 유두하는 유관 등의 구조물이 밀집되어 있어 이상 소견을 발견하기 어렵다. 유두가 중앙에 놓이도록 촬영해야 하며 판독할 때는 양측 유방의 대칭성을 비교하는 것이 중요하다.
- 유두-유륜 조직의 변화 또는 피부에 비후나 함몰 등의 소견이 있는지 살핀다(A, B).
- 액와부 림프절 종대 소견이 동반되어 있는지 살핀다(C).
- 유두 주위에 생기는 유방암은 전체 유방암의 1～2% 정도지만 초기에 발견하기 어렵고 유두 뒤는 림프관이 발달되어 있어 림프절전이가 빠르다.

1-53 무증상 55세 여성

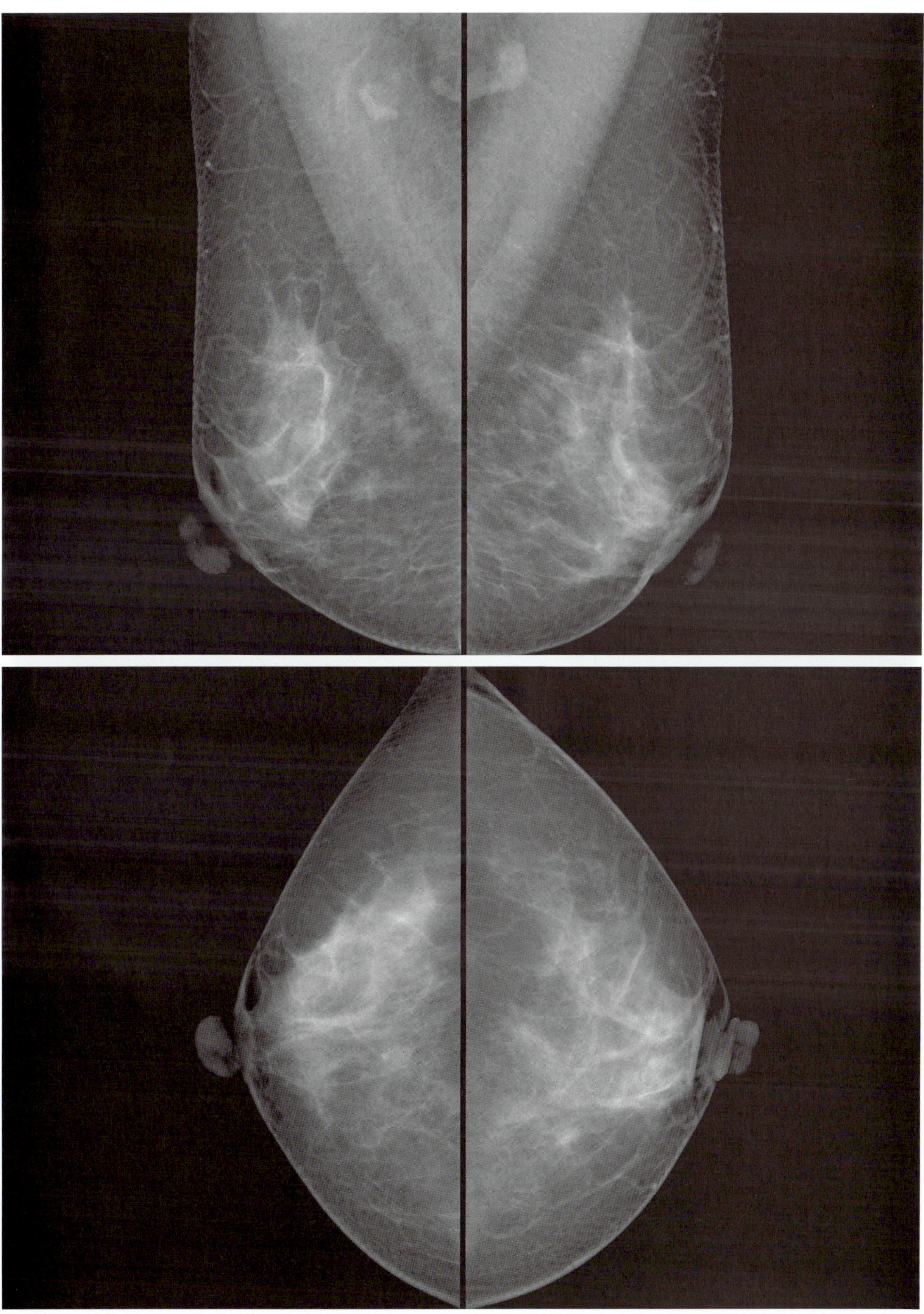

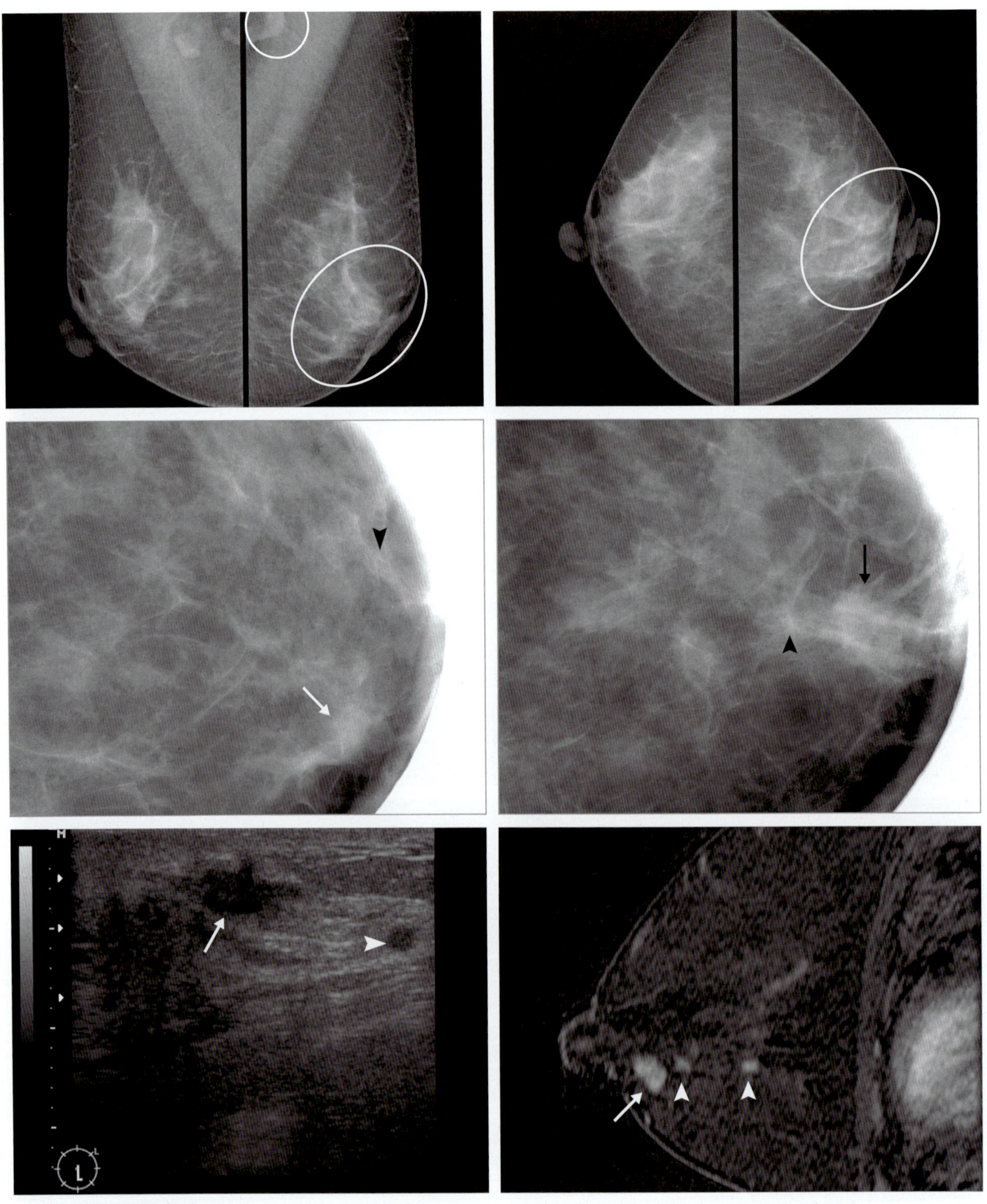

1-53 증례 해설

- 유방촬영술 소견 왼쪽 유방 유두하에 비대칭, 피부함몰과 액와부에 림프절 비후가 있다. 확대촬영에서 유두하에 종괴(화살표)와 석회화(화살촉)가 보인다.
- 초음파 소견 10시 방향, 유두 바로 아래에 불규칙형 모양의 1cm 저에코 종괴(화살표)와 0.4cm 크기의 결절(화살촉)이 보인다.
- MRI 소견 조영증강되는 유두하 종괴(화살표)와 종괴 후방의 2개 결절(화살촉)이 보인다.
- 수술명과 진단 유방전절제술, 2.4cm 관상피내암과 1.3cm 고등급 침윤성암과 2개 림프절전이(T1CN1, 병기2A).
- 포인트 유두하에 위치한 유방암으로, 발견하기 어려운 증례이다. 반대쪽과 비교하는 것이 중요하며 액와림프절 비후와 상하촬영에서 피부함몰 소견에도 주의해야 한다.

1-54 무증상 62세 여성

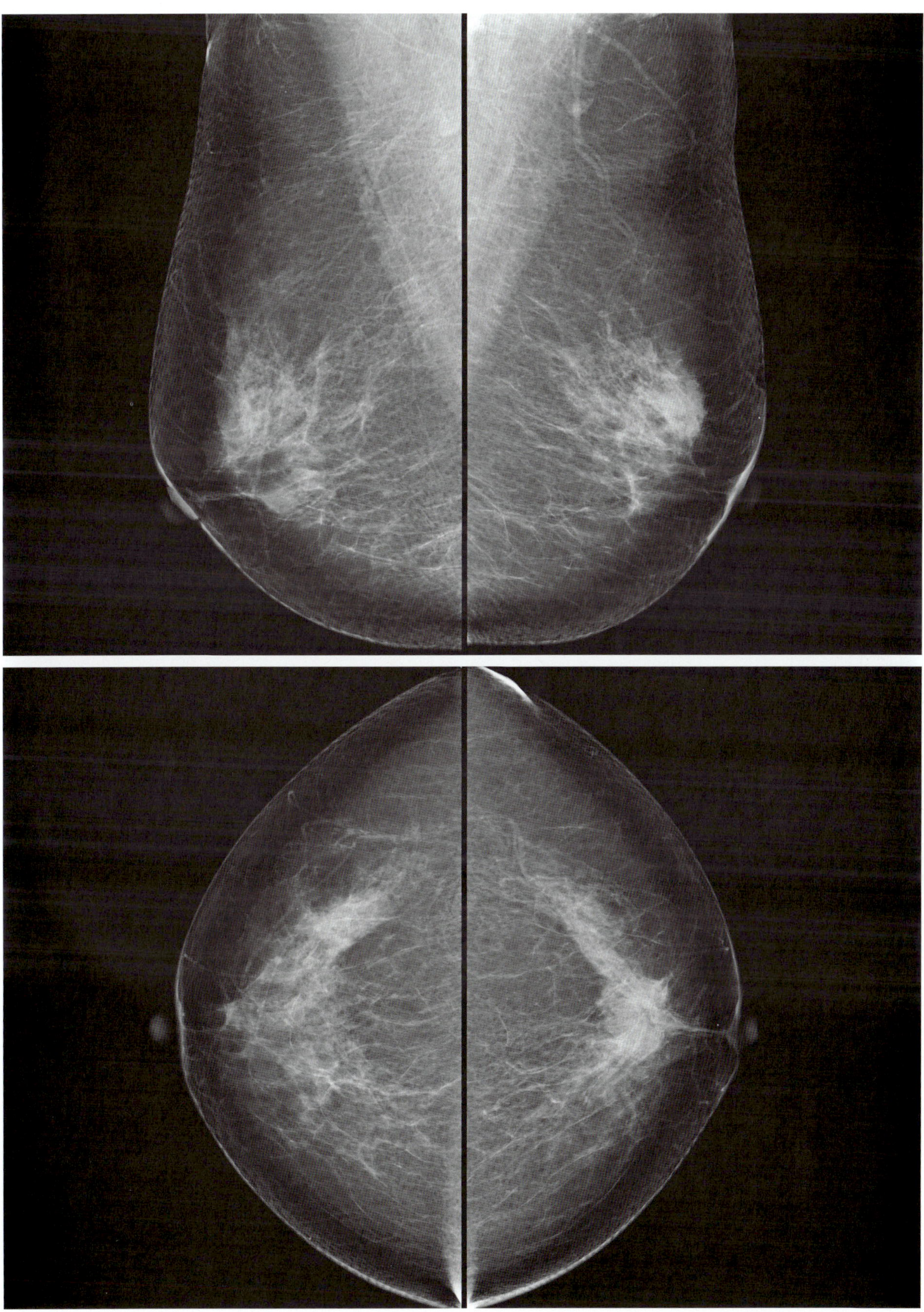

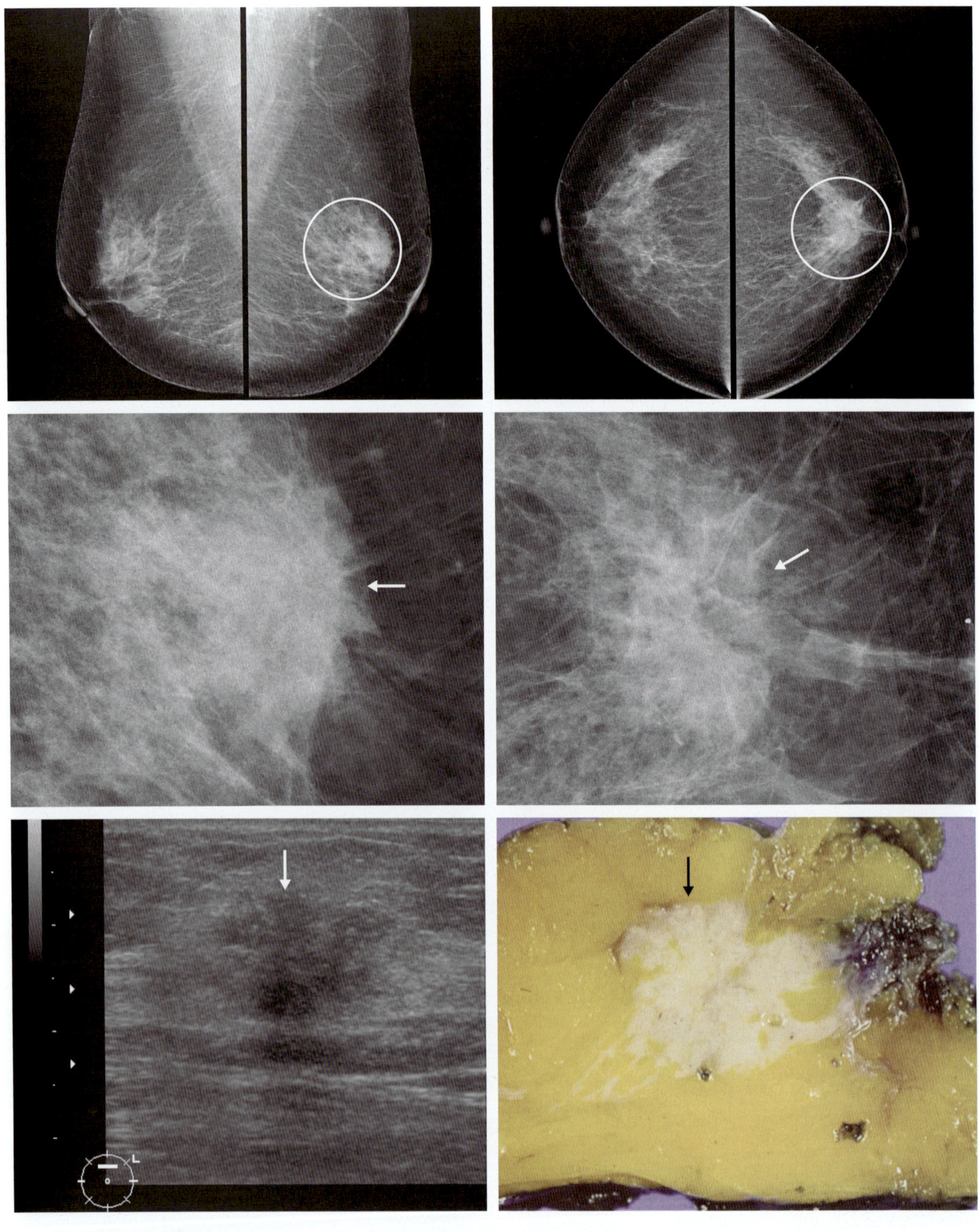

1-54 증례 해설

- **유방촬영술 소견** 왼쪽 유방 유두하에 비대칭이 있다. 확대촬영에서 불분명한 경계의 종괴(화살표)이다.
- **초음파 소견** 12시 방향, 유두에서 2cm 떨어진 위치에 불규칙형 모양, 불분명한 경계의 2cm 저에코 종괴(화살표)이다.
- **수술명과 진단** 유방전절제술, 2.5cm 관상피내암을 동반한 0.5cm 중등급 침윤성암(T1aN0, 병기1).
- **포인트** 침윤성암과 관상피내암이 동반된 증례지만 영상검사와 병리 소견의 대부분은 관상피내암에 의한 것이다. 오른쪽 유방과 비교하여 왼쪽 유방 유두 뒤의 비대칭 소견을 발견할 수 있어야 한다.

❶-55 무증상 59세 여성

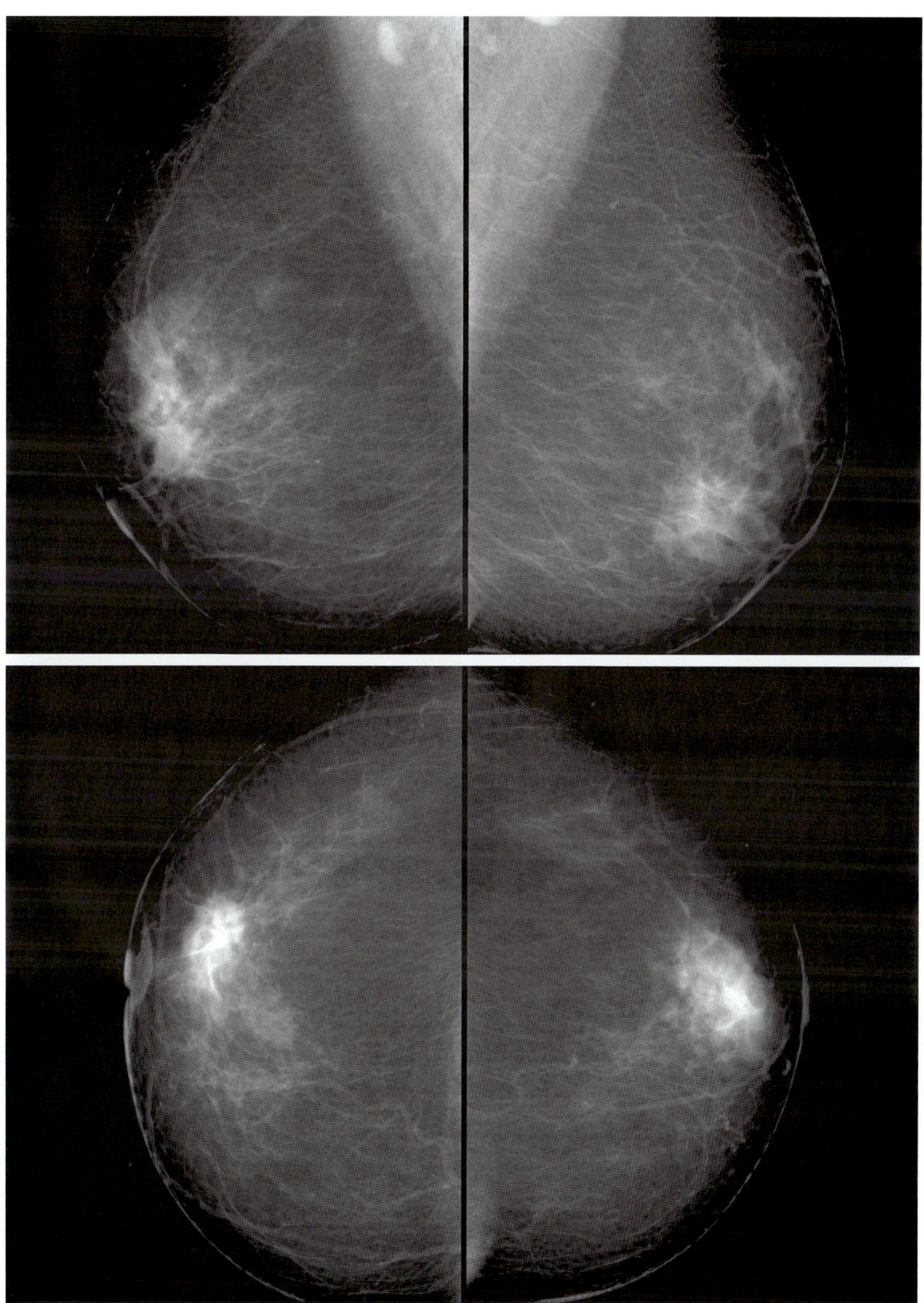

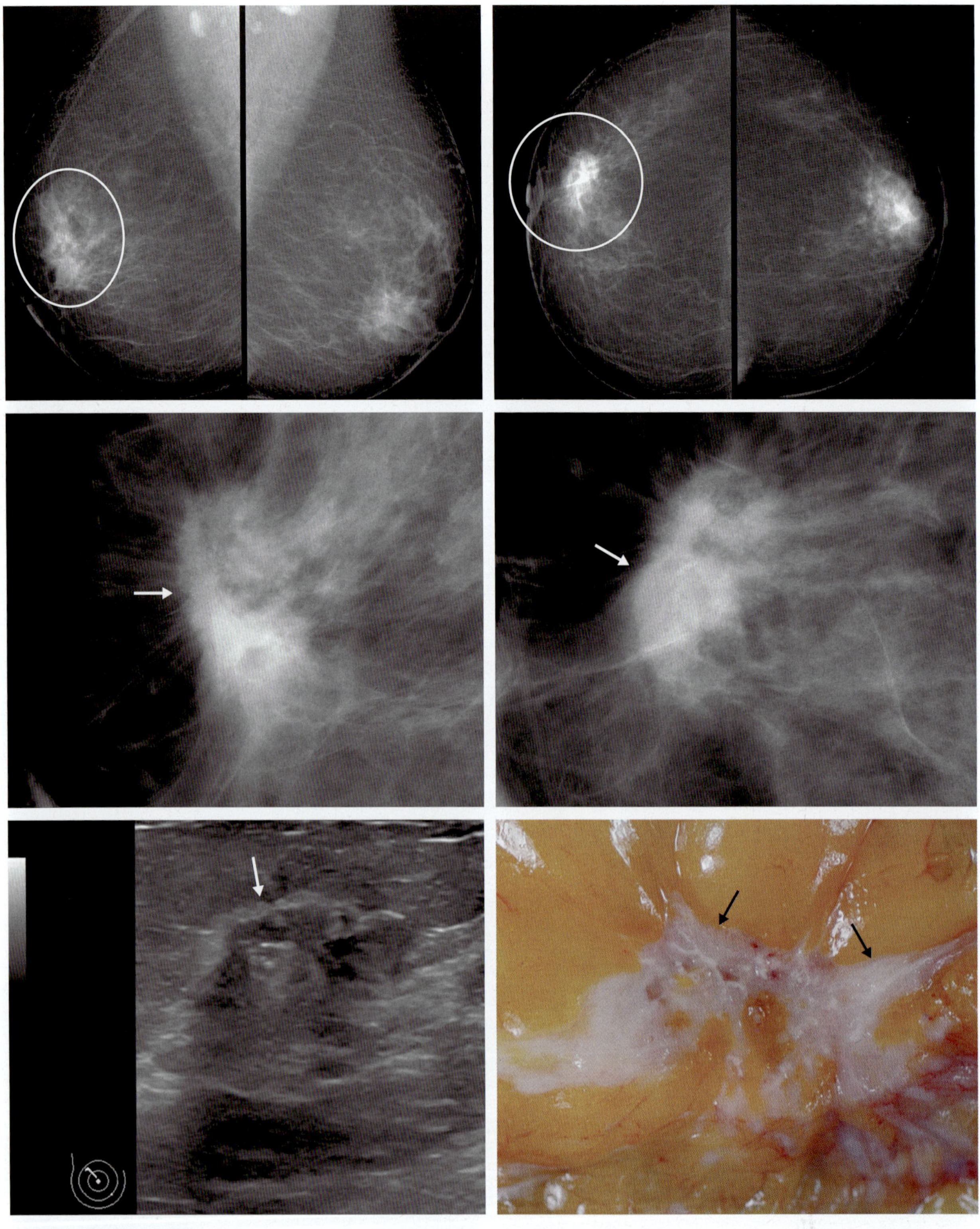

1-55 증례 해설

- **유방촬영술 소견** 오른쪽 유방 유두하에 비대칭과 유두함몰이 있다. 확대촬영에서 침상형 경계의 종괴(화살표)가 잘 보인다.
- **초음파 소견** 10시 방향, 유두에서 1cm 떨어진 위치에 불규칙형 모양, 불분명한 경계와 고에코 테두리를 갖는 3cm 저에코 종괴(화살표)이다.
- **수술명과 진단** 유방전절제술, 2.9cm 중등급 침윤성암과 3개 림프절전이(T2N1, 병기2B).
- **포인트** 3개 림프절전이가 있었던 2.9cm 침윤성암으로 유두하에서 생기는 유방암은 초기에 발견하기 어렵고 림프절전이가 빠르다. 유두하 비대칭과 지방층으로 암이 침윤해 생기는 침상형 경계 소견을 발견할 수 있어야 한다.

1-56 무증상 60세 여성

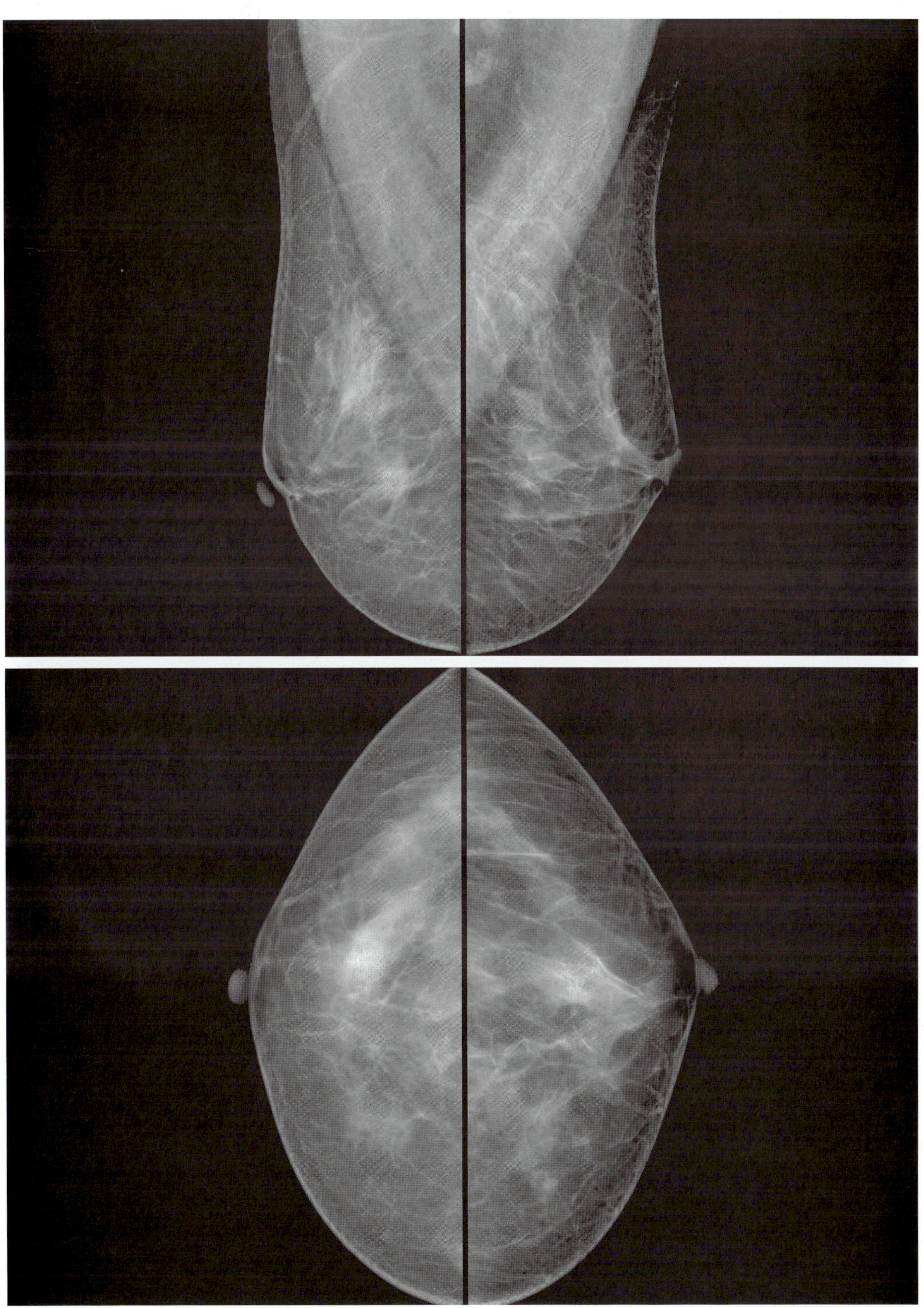

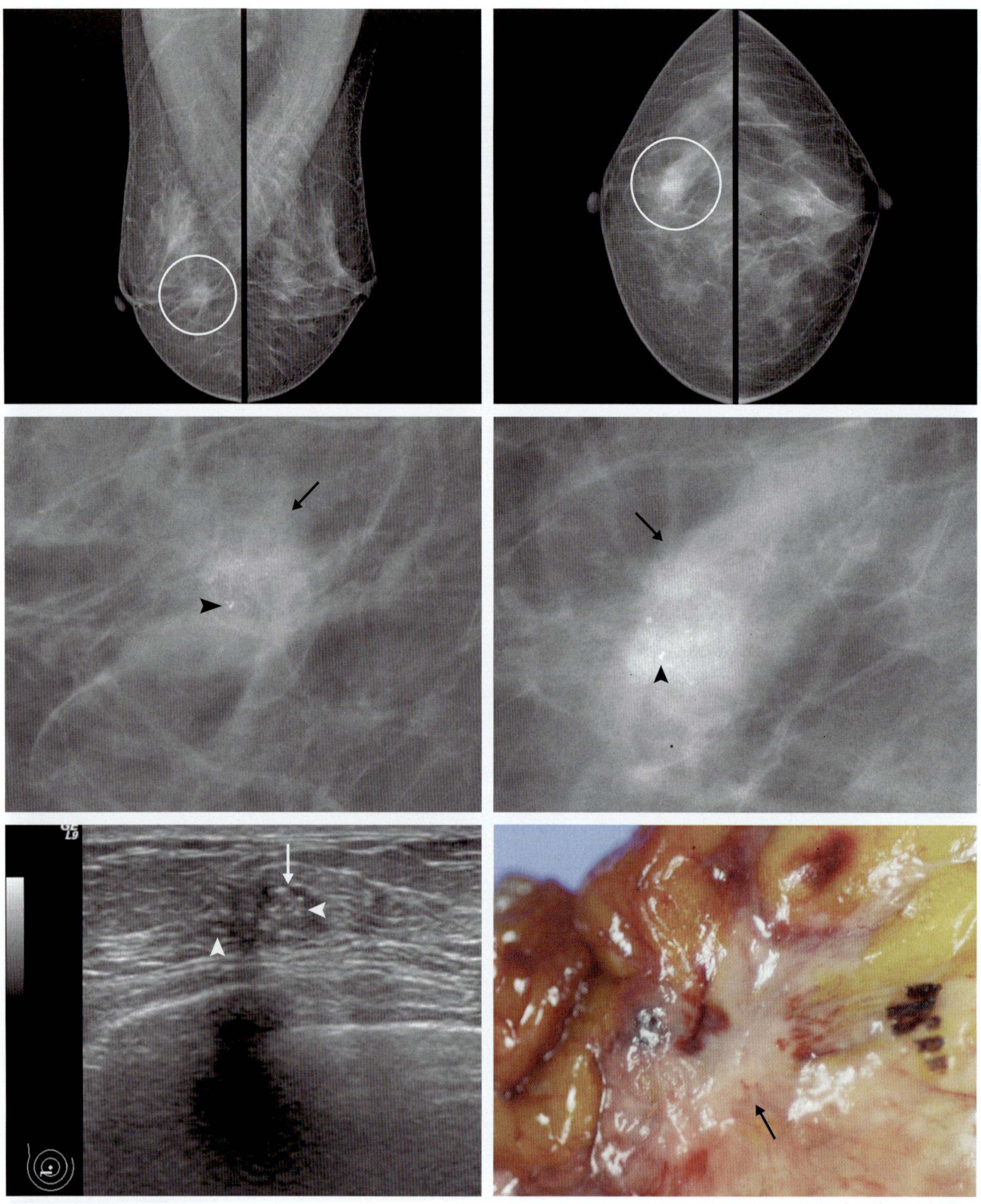

❶-56 증례 해설

- 유방촬영술 소견 오른쪽 유방 중앙에 종괴가 있다. 확대촬영에서 불분명한 경계의 종괴(화살표)이며 내부에 미세석회화(화살촉)를 동반한다.
- 초음파 소견 8시 방향, 유두하에 불규칙형 모양, 불분명한 경계의 1.3cm 저에코 종괴(화살표)이며 내부에 미세석회화(화살촉)를 동반한다.
- 수술명과 진단 유방전절제술, 관상피내암을 동반한 1.3cm 중등급 침윤성암(T1cN0, 병기1).
- 포인트 주위에 미세석회화를 동반한 불분명한 경계의 종괴로 보인 중등급 침윤성암과 관상피내암의 증례이다. 좌우 유방의 대칭성을 비교하여 오른쪽 유방 중앙에 있는 종괴를 발견할 수 있어야 한다.

❶-57 무증상 48세 여성

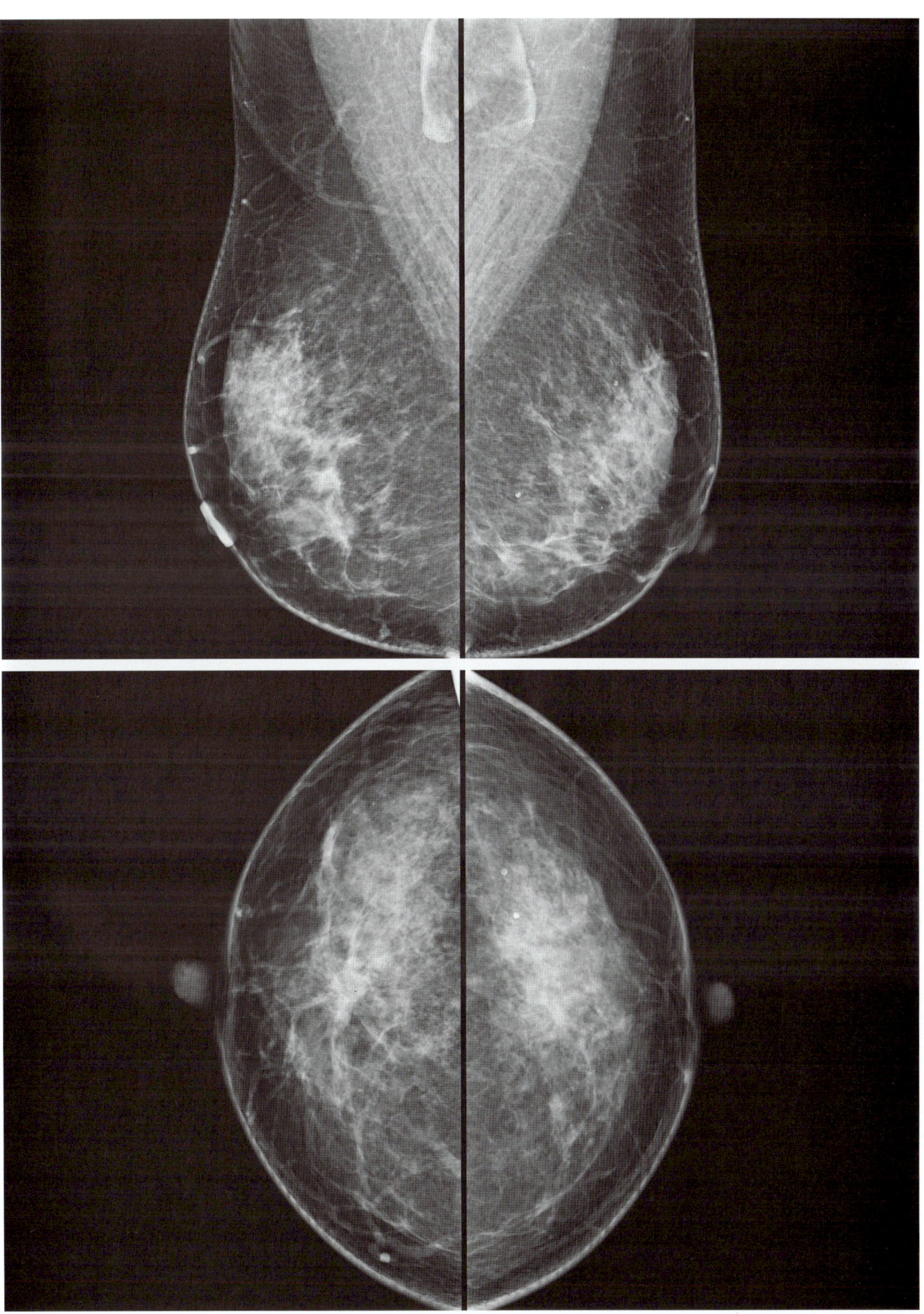

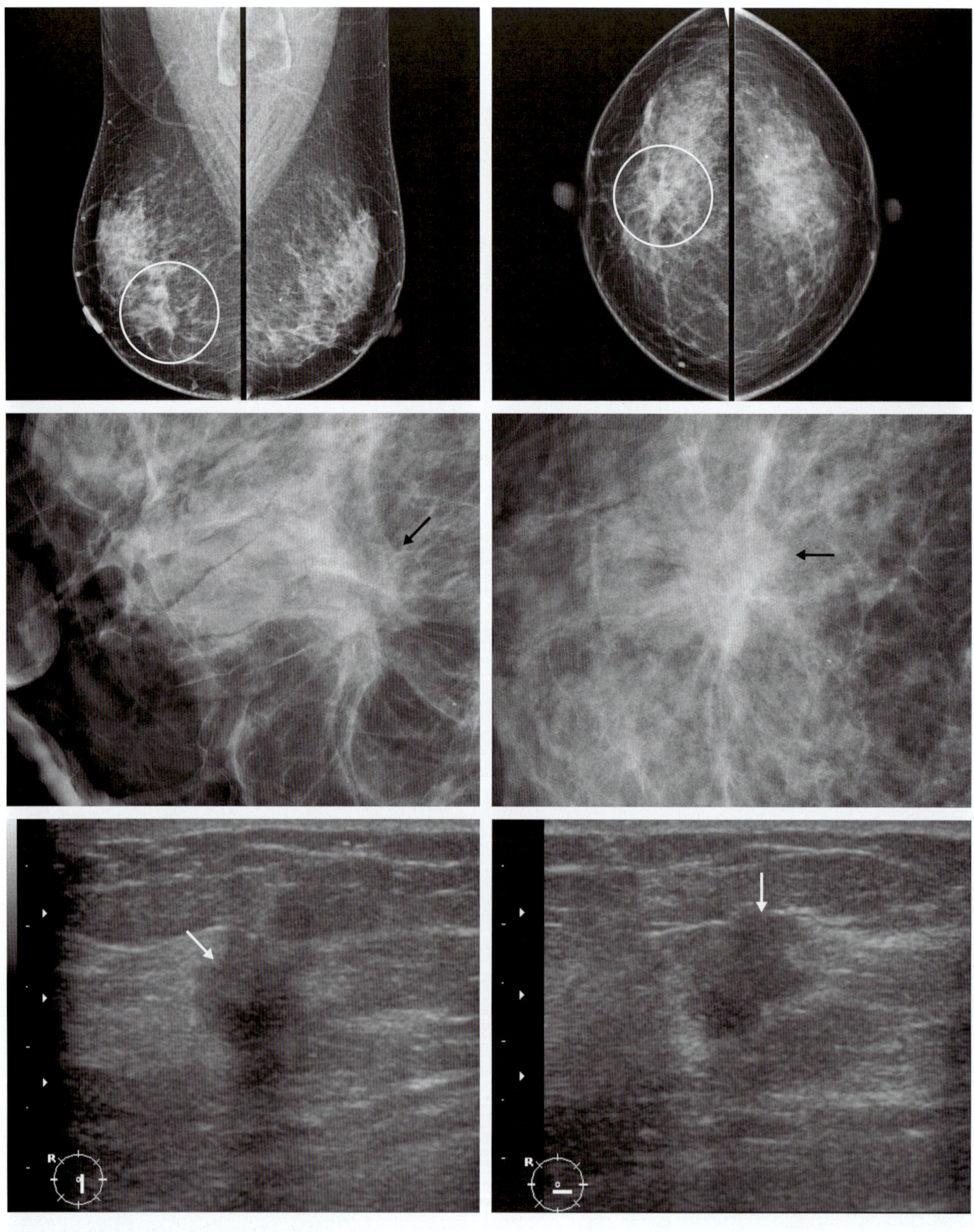

❶-57 증례 해설

- 유방촬영술 소견 오른쪽 유방 중앙에 비대칭과 구조왜곡이 있다. 확대촬영에서 침상형 경계의 종괴(화살표)이다.
- 초음파 소견 6시 방향, 유두하에 불규칙형 모양, 각진형 경계의 1cm 저에코 종괴(화살표)이다.
- 수술명과 진단 유방보존술, 광범위한 섬유낭성 변화를 동반한 1.5cm 중등급 침윤성암과 4개 림프절전이(T1cN2, 병기3A).
- 포인트 침상형 경계의 유두하 유방암으로 4개의 림프절전이가 있었던 증례이다. 좌우를 비교하여 유두하 비대칭과 구조왜곡을 발견할 수 있어야 한다.

1-58 무증상 47세 여성

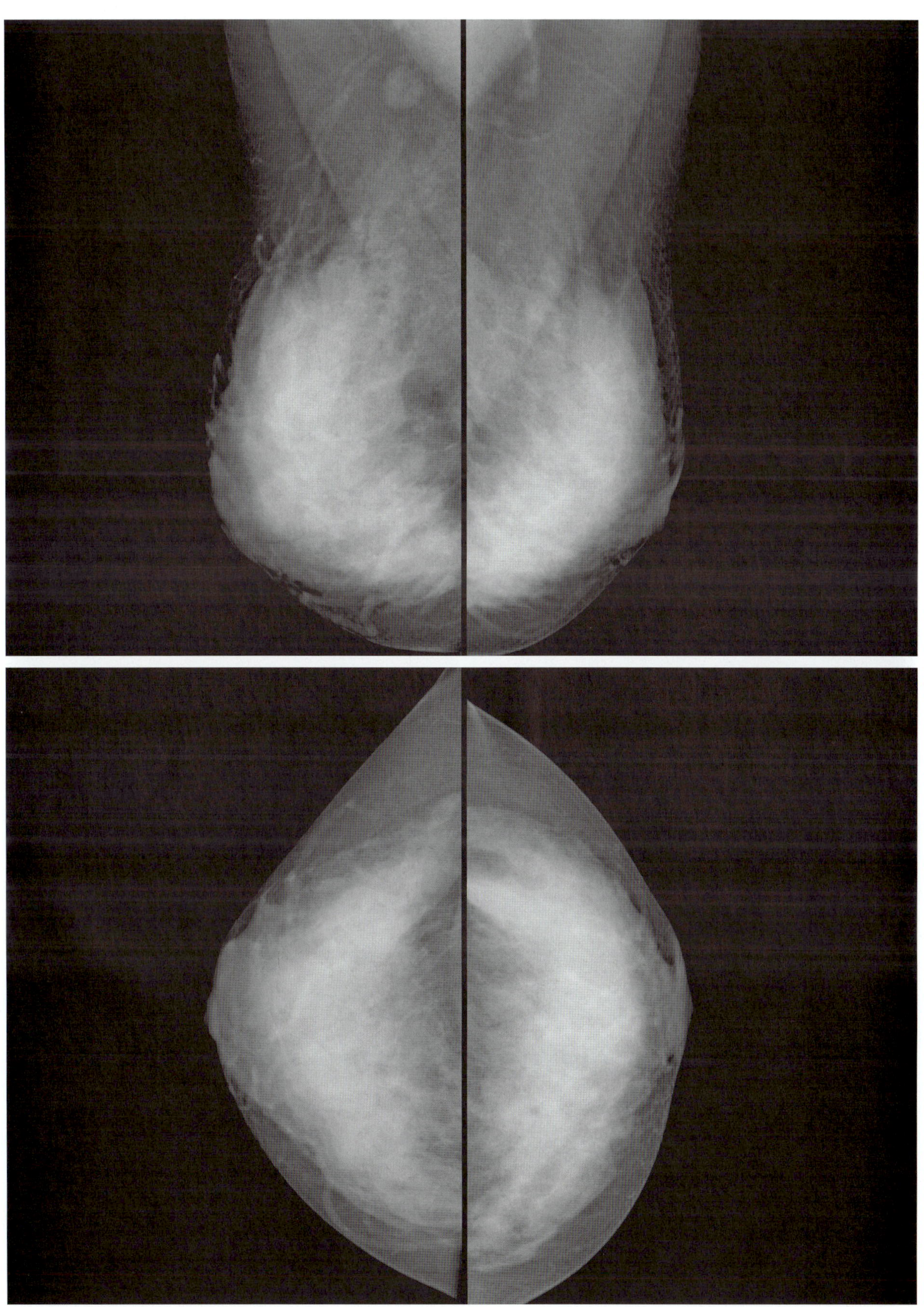

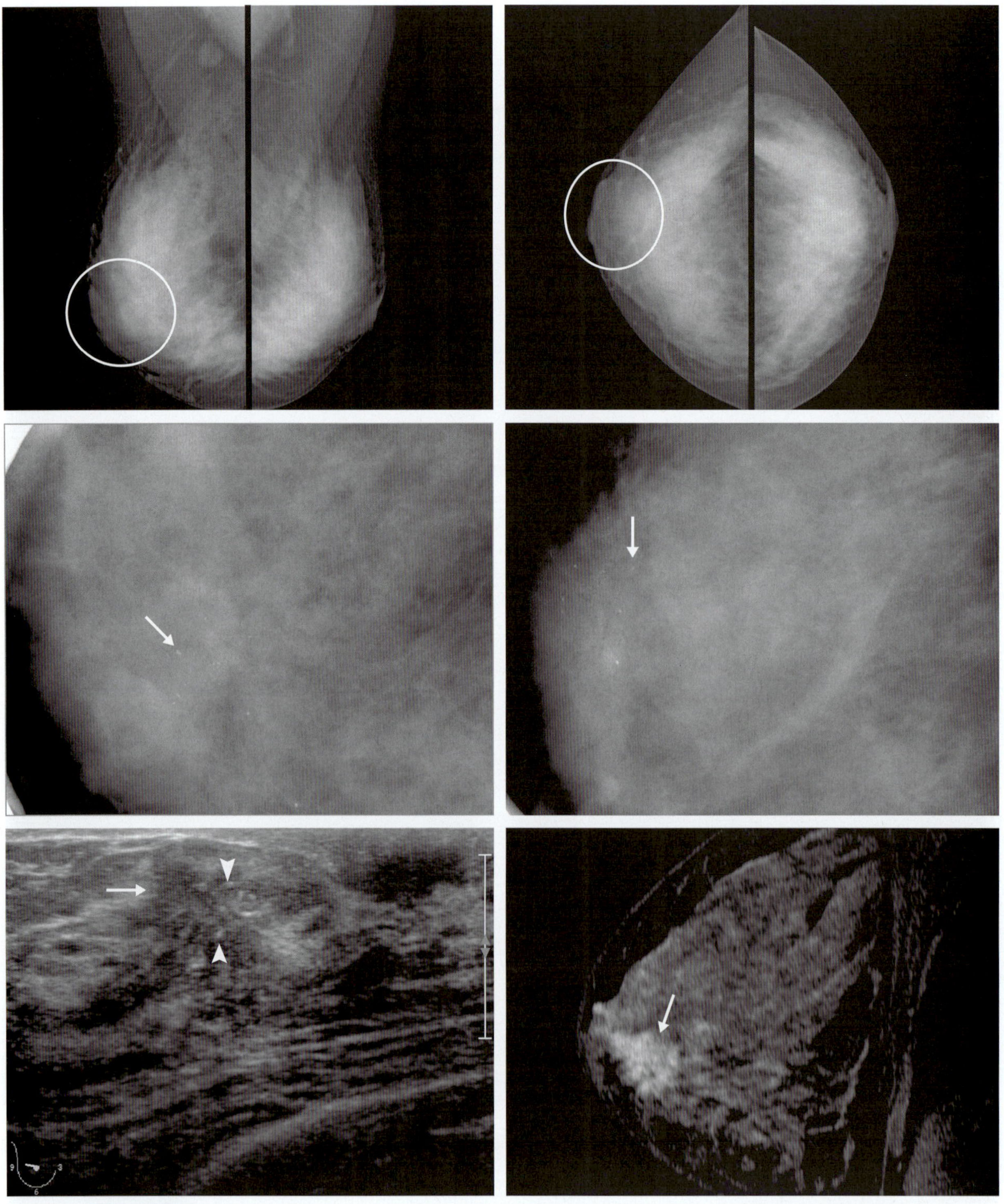

1-58 증례 해설

- 유방촬영술 소견 오른쪽 유방 특히 중앙부분이 왼쪽에 비해 전반적으로 커져 있으며 유두 외측에 외곽선이 돌출되어 있다. 확대촬영에서 다형태성 미세석회화(화살표)가 보인다.
- 초음파 소견 10시 방향, 유두에서 1cm 떨어진 위치에 있는 불분명한 경계의 1.5cm 저에코 종괴(화살표)이며 내부에 미세석회화(화살촉)가 있다.
- MRI 소견 유두하에 2.1cm 크기의 조영증강되는 종괴(화살표)가 보인다.
- 수술명과 진단 유방전절제술, 2.1cm 관상피내암과 경화성선증을 동반한 0.2cm 고등급 침윤성암(T1aN0, 병기1).
- 포인트 유두하에 위치한 관상피내암과 침윤성암의 증례로 치밀유방에서는 종괴 자체를 찾기 어려우므로 미세석회화나 비대칭 등 동반된 2차 소견에 주의를 기울여야 한다. 내외사촬영 사진과 MRI에서 병변의 범위를 비교해보자.

①-59 무증상 51세 여성

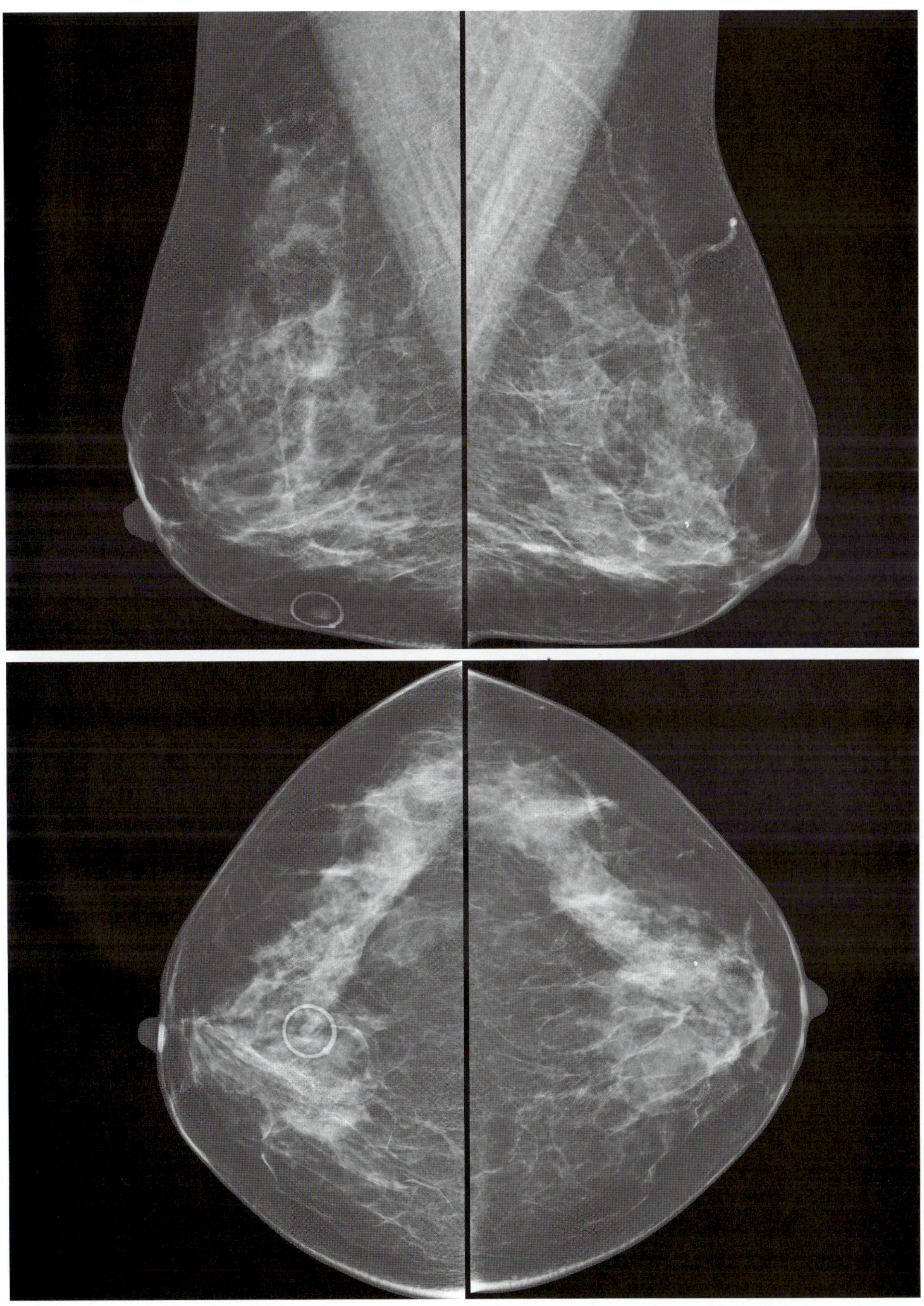

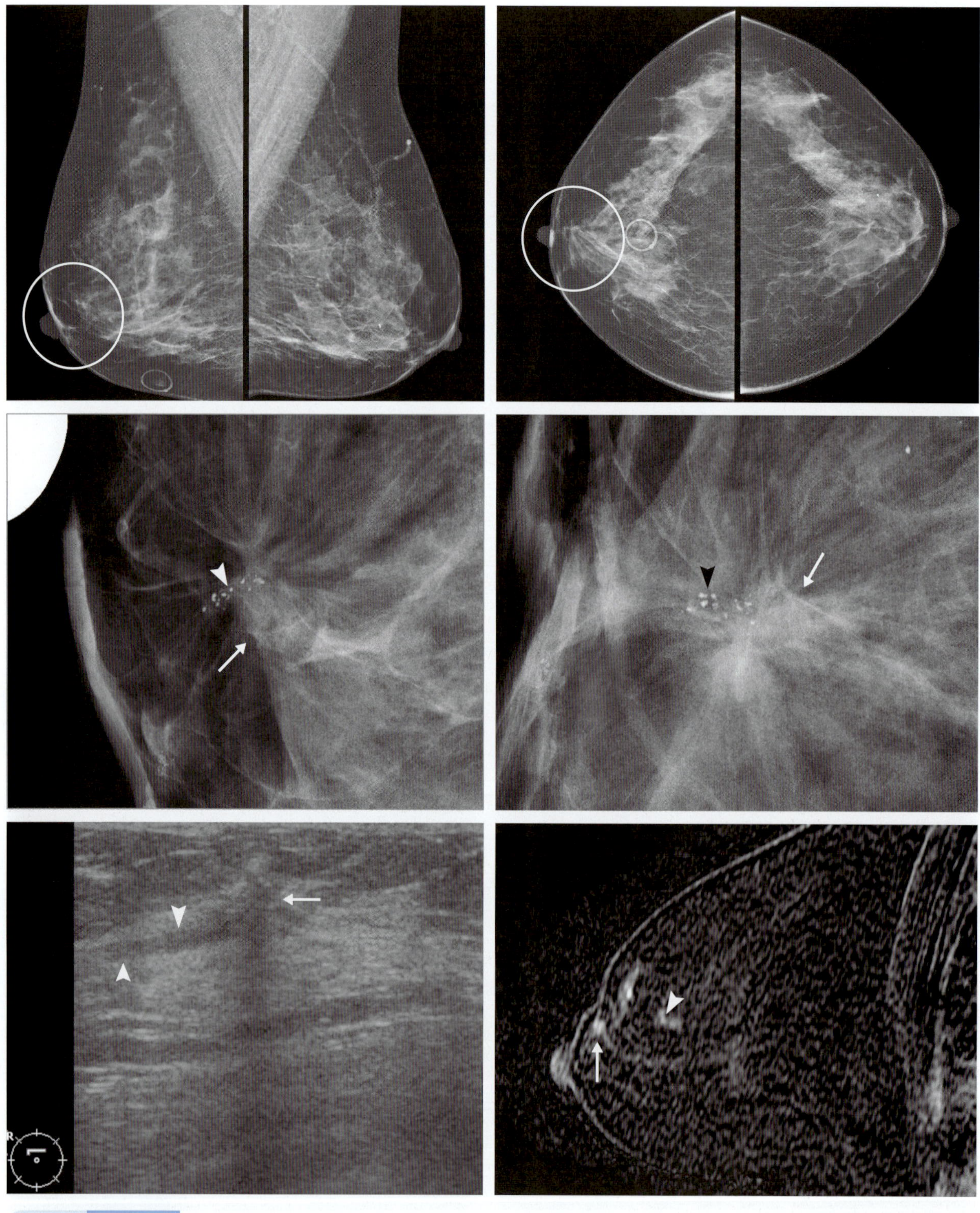

1-59 증례 해설

- 유방촬영술 소견 오른쪽 유방 유두하에 비대칭이 의심된다. 확대촬영에서 유두하에 침상형 경계의 종괴(화살표)와 석회화(화살촉)가 보인다.
- 초음파 소견 12시 방향, 유두 바로 위에 불규칙형 모양, 침상형 경계의 1cm 저에코 종괴(화살표)와 늘어난 유관(화살촉)이 보인다.
- MRI 소견 유두 바로 위에 종괴(화살표)와 선상 유관(화살촉)의 조영증강이 보이며 피부함몰이 동반되어 있다.
- 수술명과 진단 유방보존술, 관상피내암을 동반한 0.6cm 저등급 침윤성암(T1bN0, 병기1).
- 포인트 미세석회화를 동반한 침상형 종괴로 전형적인 유방암의 소견을 보이지만 유두하에 위치하여 발견하기 어려운 증례이다. 상하촬영에서 왼쪽 유두하와 비교하여 오른쪽 유두하의 이상을 발견할 수 있어야 한다.

1-60 무증상 51세 여성

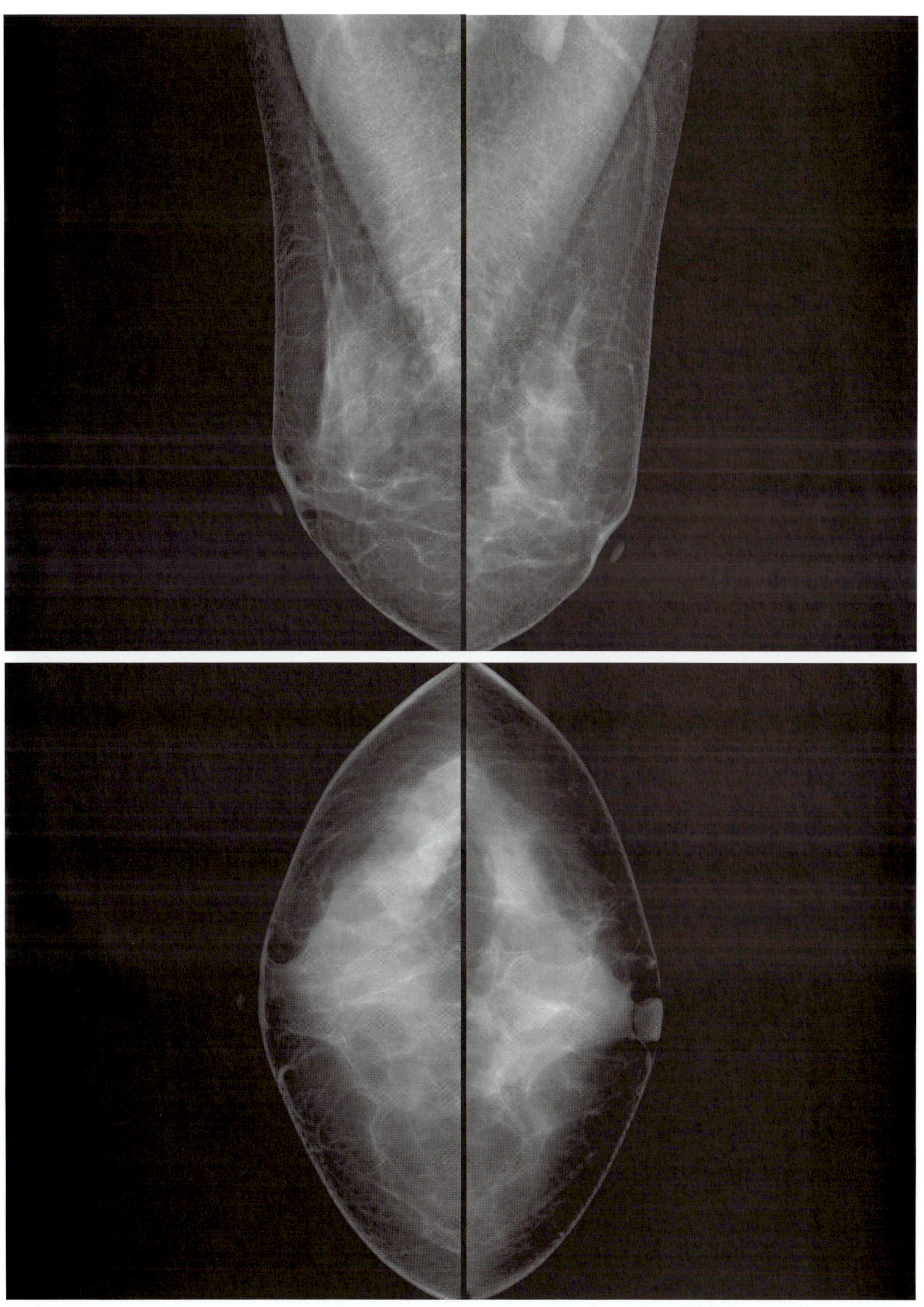

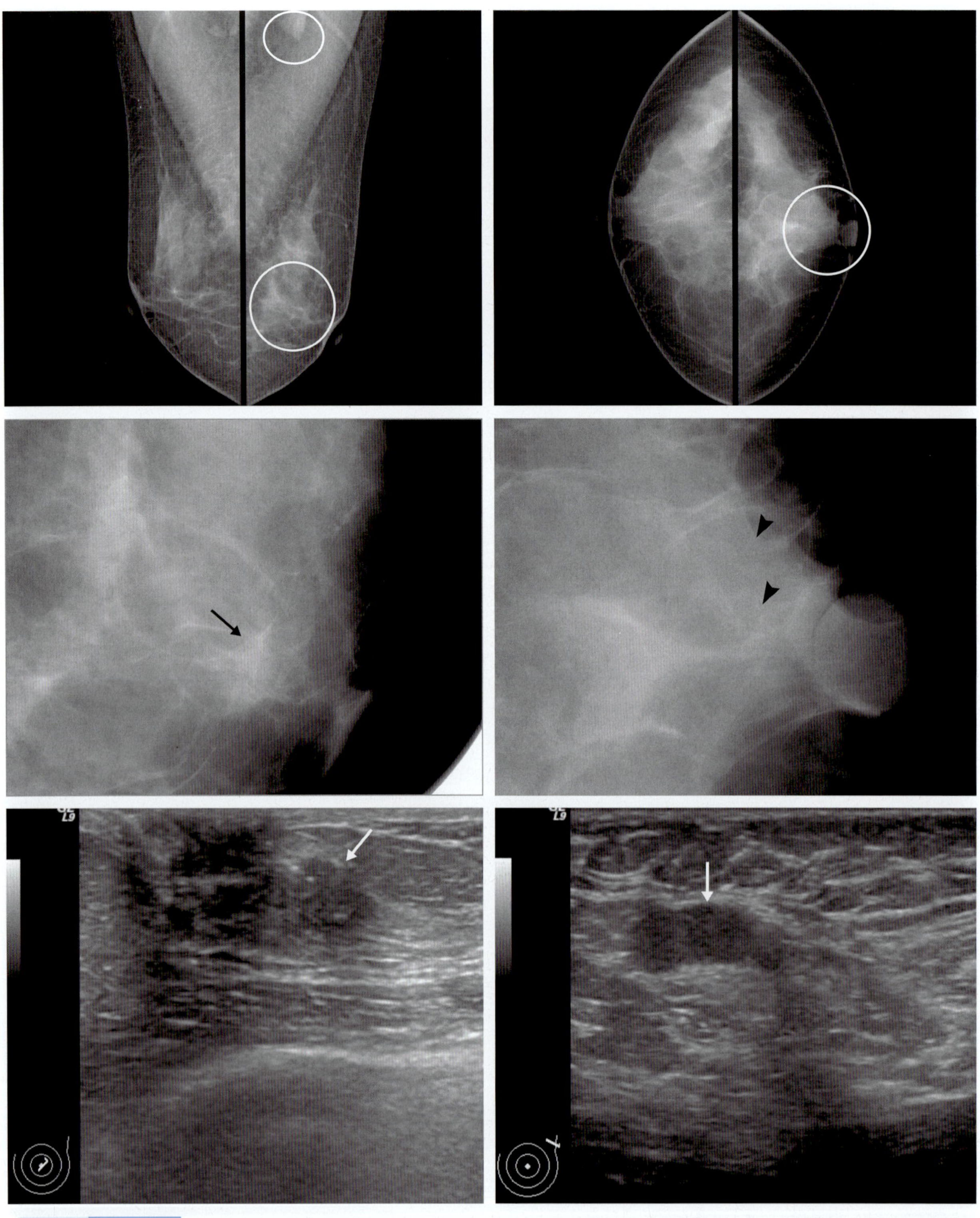

1-60 증례 해설

- 유방촬영술 소견 왼쪽 유방 유두하에 비대칭이 보이고 액와에 림프절이 커져 있다. 확대촬영에서 왼쪽 유두하에 국소 비대칭(화살표)과 미세석회화(화살촉)가 있다.
- 초음파 소견 3시 방향, 유두하에 불분명한 경계의 1.3cm 저에코 종괴(화살표)가 있다. 액와에 피질이 두꺼워진 림프절(화살표)이 있다.
- 수술명과 진단 유방전절제술, 1.5cm 중등급 침윤성암과 3개 림프절전이(T1cN1, 병기2B).
- 포인트 3개 림프절전이가 있었던 유두하 유방암으로 유두 뒤는 림프관이 발달되어 림프절전이가 흔하다. 내외사촬영에서 유두하 비대칭과 액와림프절 종대를 발견할 수 있어야 한다.

1-61 무증상 47세 여성

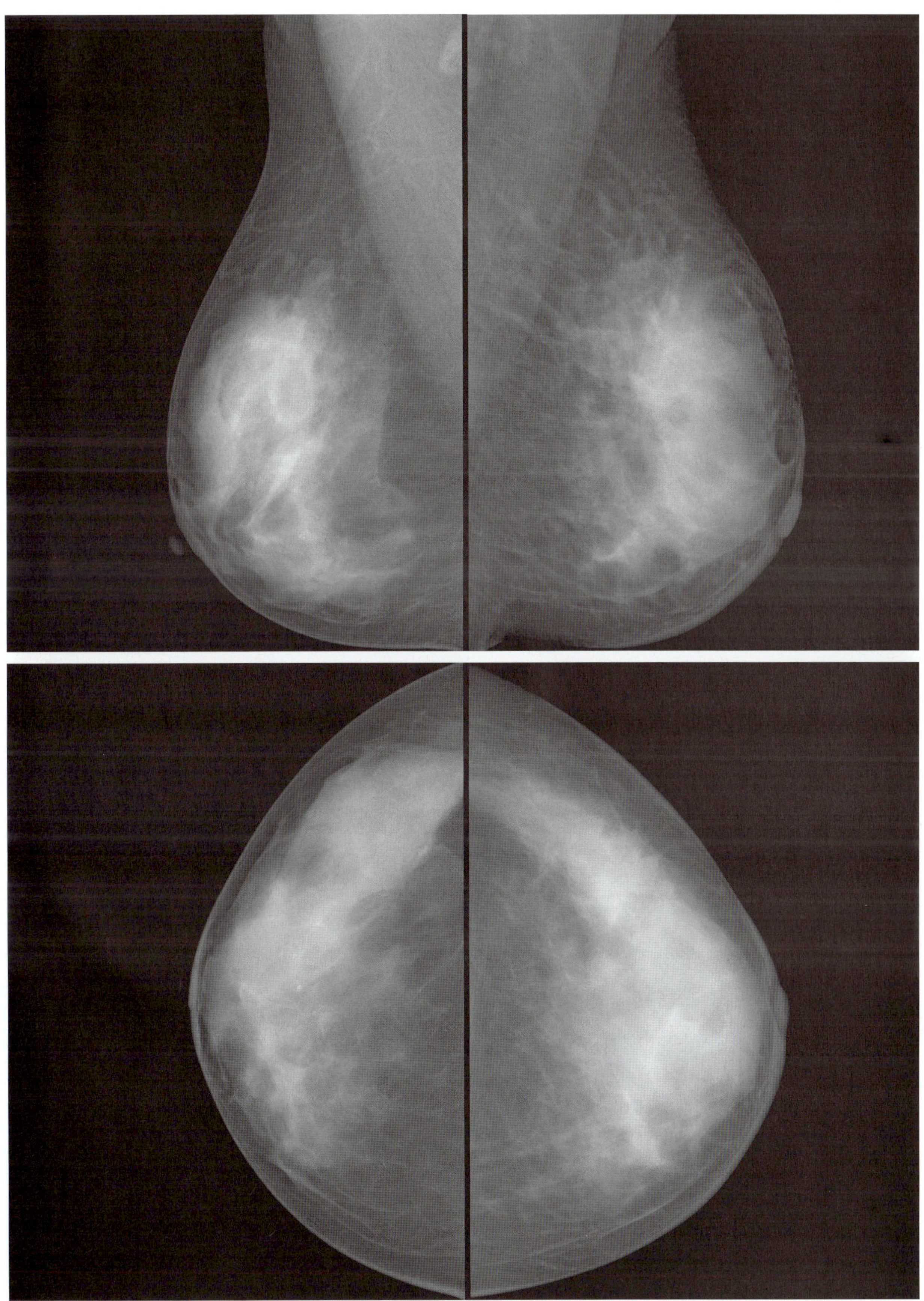

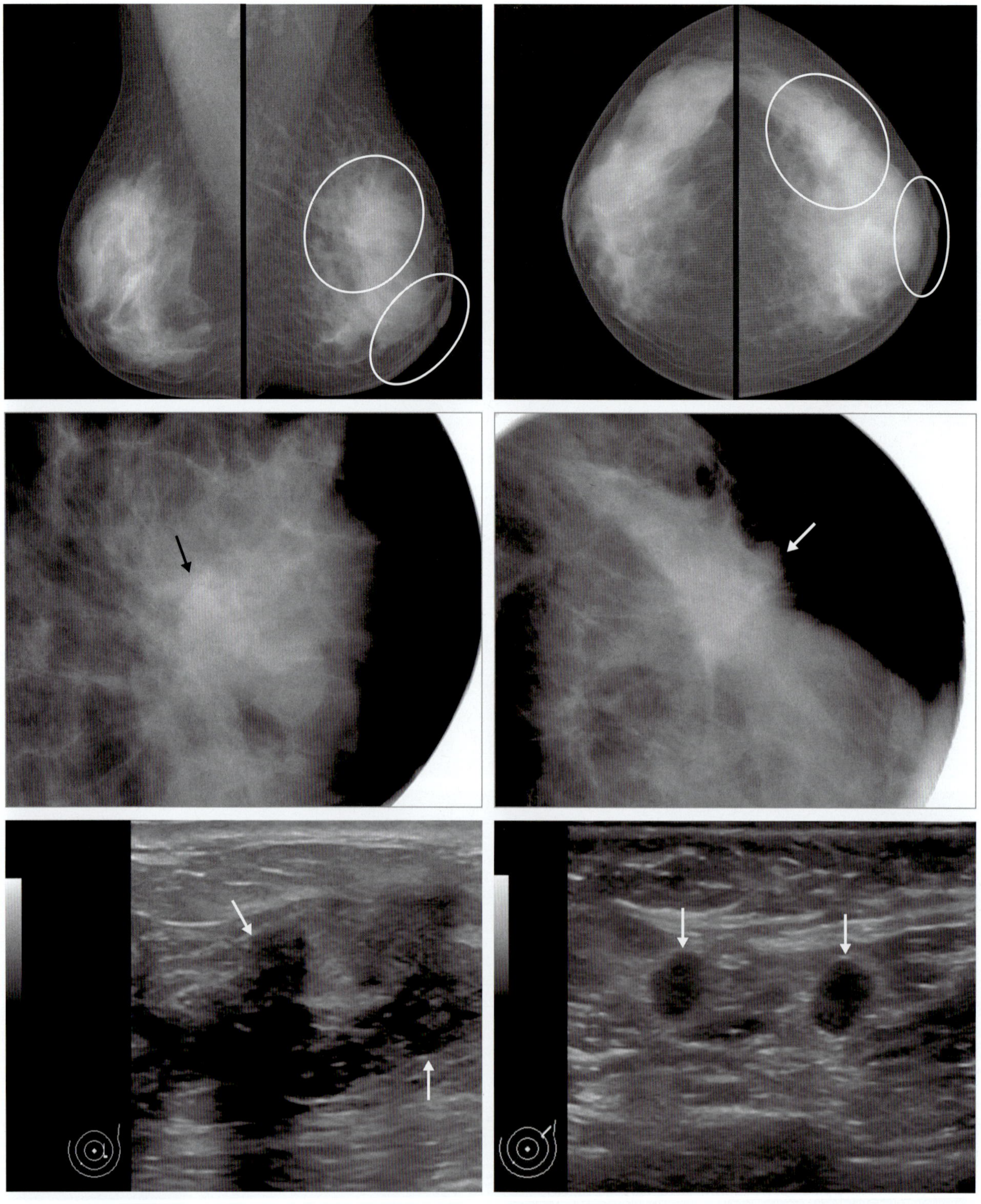

❶-61 증례 해설

- **유방촬영술 소견** 왼쪽 유방 유두 주위 피부비후와 상외측 유방에 비대칭이 보인다. 확대촬영에서 불규칙형 모양과 침상형 경계의 종괴(화살표)이다.
- **초음파 소견** 3시 방향, 유두에서 2cm 떨어진 위치에 불규칙형 모양, 불분명한 경계의 4cm 저에코 종괴(화살표)가 있다. 액와에는 지방문이 소실된 둥근 모양의 림프절(화살표)이 2개 있다.
- **수술명과 진단** 유방전절제술, 3.2cm 고등급 침윤성암과 2개 림프절전이(T2N3, 병기 3C).
- **포인트** 무증상 여성의 검진 유방촬영술에서 발견되었지만 레벨 3(쇄골하) 림프절까지 전이한 진행성 유방암의 증례이다. 피부비후는 유두 근처에서 잘 보이며 이 증례처럼 진행성 유방암의 소견일 수 있으므로 주의해야 한다.

2. 미세석회화

미세석회화가 있는지 관찰한다.

A.

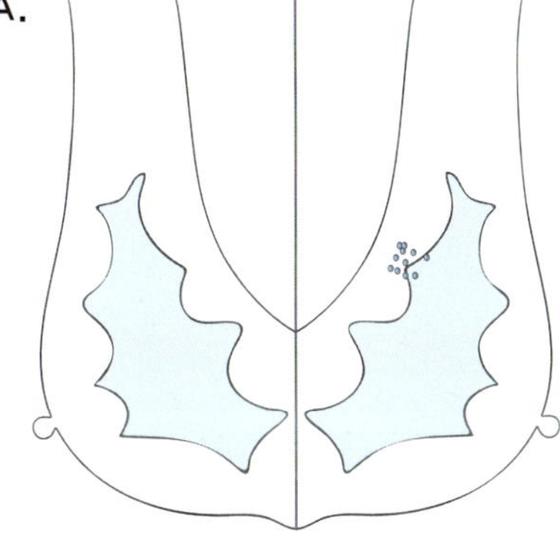

B.

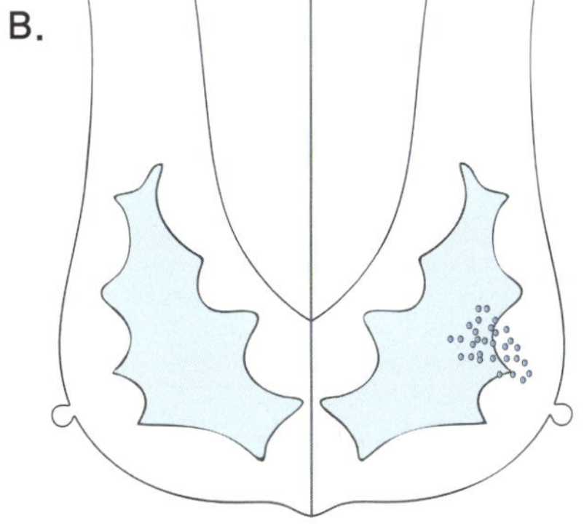

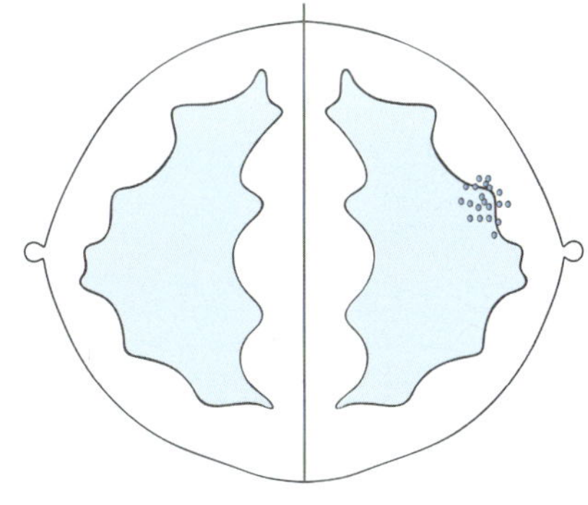

C.

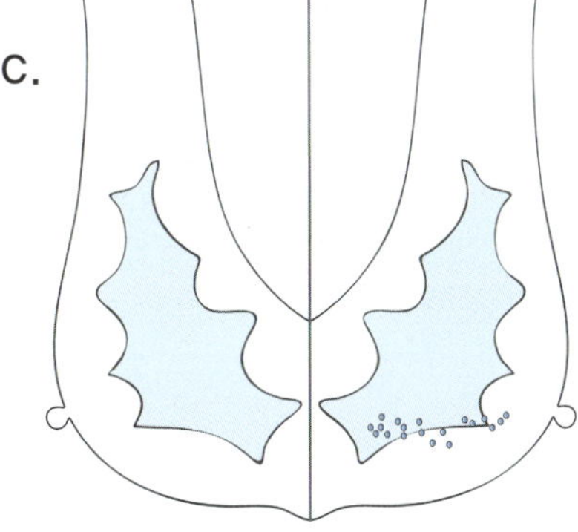

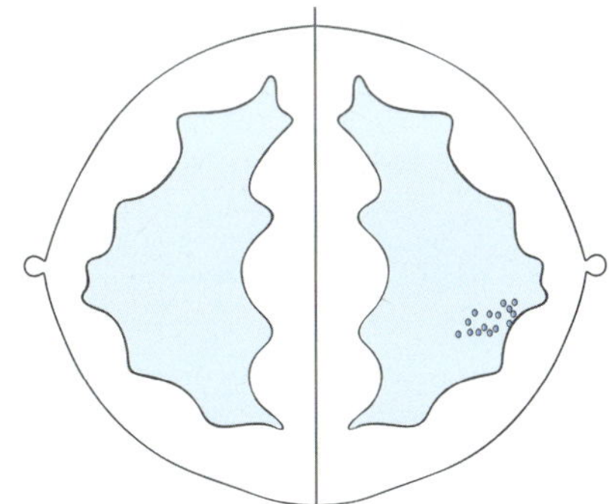

증례관찰 시 주의사항

- 미세석회화가 있는지 유방 전체를 세밀히 살핀다. 미세석회화는 유방실질 또는 지방과는 농도 차이가 현저하여 주의만 기울인다면 유방실질 유형이나 위치와 상관없이 발견할 수 있다.
- 석회화가 보이면 확대촬영에서 모양, 분포와 범위를 함께 분석해야 한다. 전형적인 양성 석회화와 암일 가능성이 있어 조직검사가 필요한 석회화를 구분할 수 있어야 한다.
- 군집성 석회화(A)의 경우 30% 정도만 암으로 판정되지만 다형태성 또는 분지하는 모양과 구역성(B)과 선상(C) 분포를 갖는 미세석회화는 유방암일 확률이 높다.
- 치밀유방에서는 4~5개의 미세석회화도 침윤성암의 소견일 수 있으므로 놓치지 않도록 특히 주의해야 한다.

1-62 무증상 52세 여성

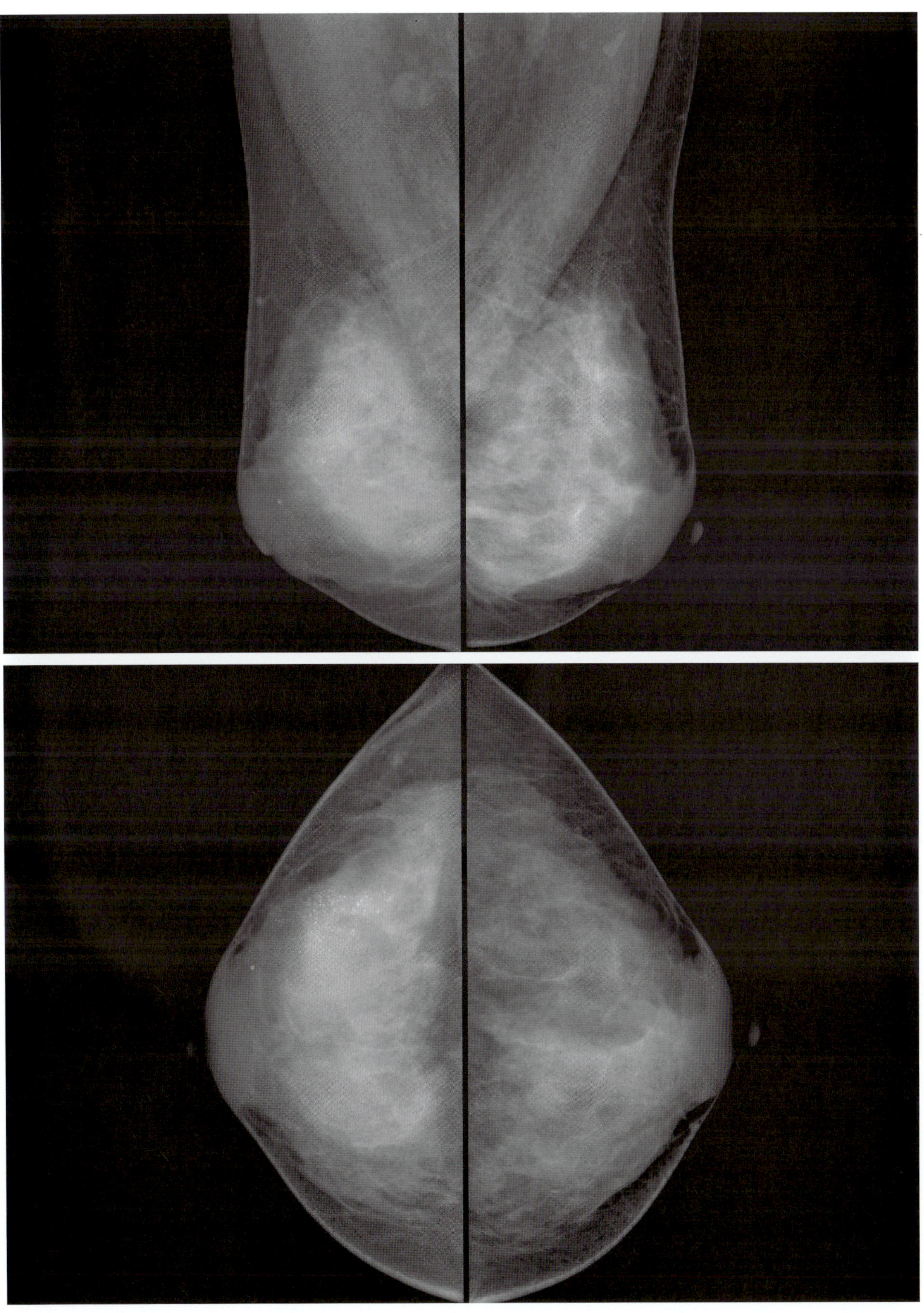

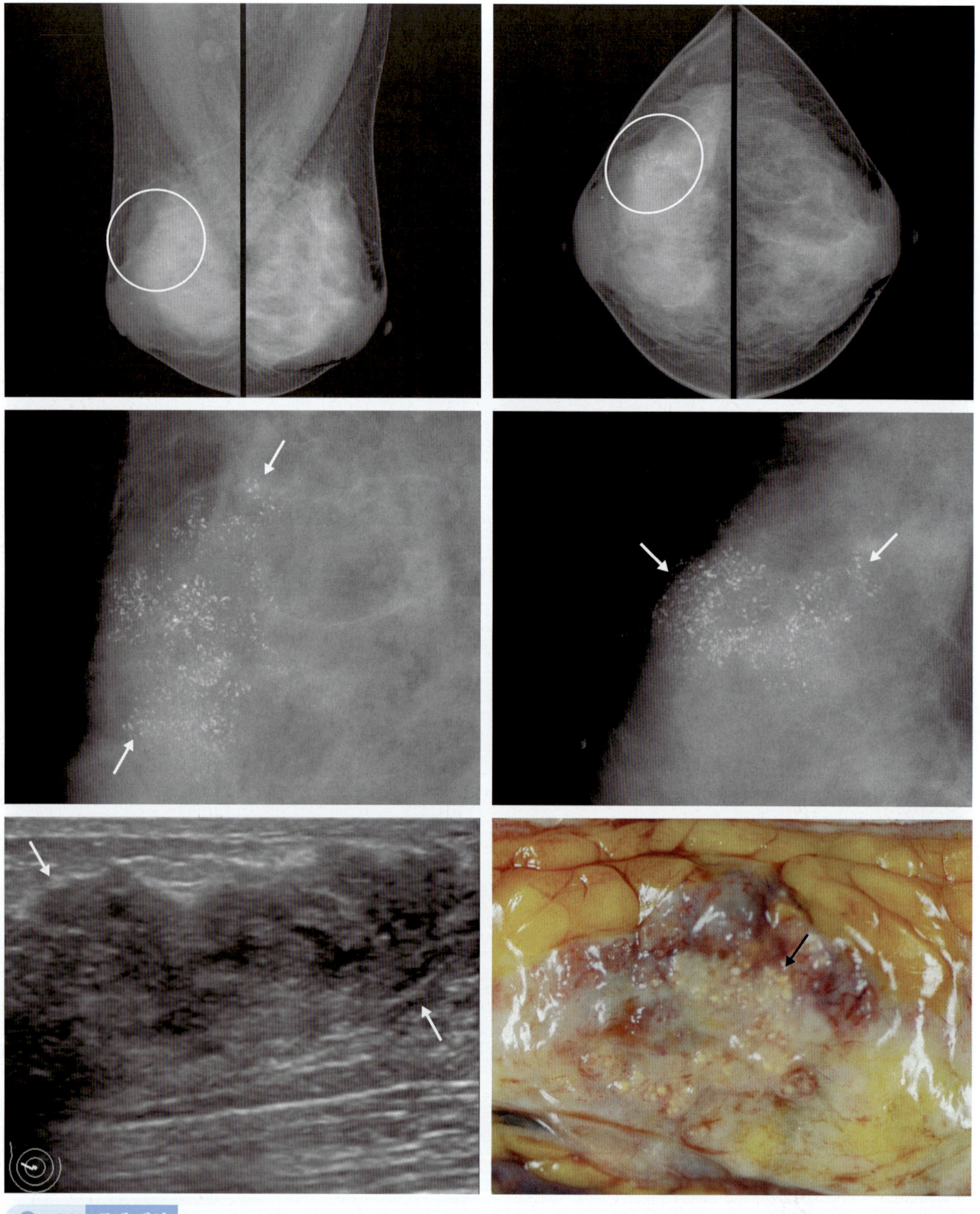

1-62 증례 해설

- **유방촬영술 소견** 오른쪽 유방 상외측에 4cm 범위의 미세석회화가 있다. 확대촬영에서 구역성 분포를 갖는 미세 다형태성 석회화(화살표)가 있다.
- **초음파 소견** 10시 방향, 유두에서 2cm 떨어진 위치에 불규칙형 모양과 불분명한 경계의 4cm 저에코 종괴(화살표)이며 내부에 미세석회화가 있다.
- **수술명과 진단** 유방전절제술, 4cm 고등급 관상피내암과 미세침윤암(T1micN0, 병기1).
- **포인트** 구역성 분포와 미세 다형태성 모양을 보인 전형적인 악성 석회화 증례이다. 미세침윤암은 대부분이 관상피내암 성분이며 침윤 성분의 최대직경이 0.1cm 이하인 암으로 정의한다.

❶-63 무증상 51세 여성

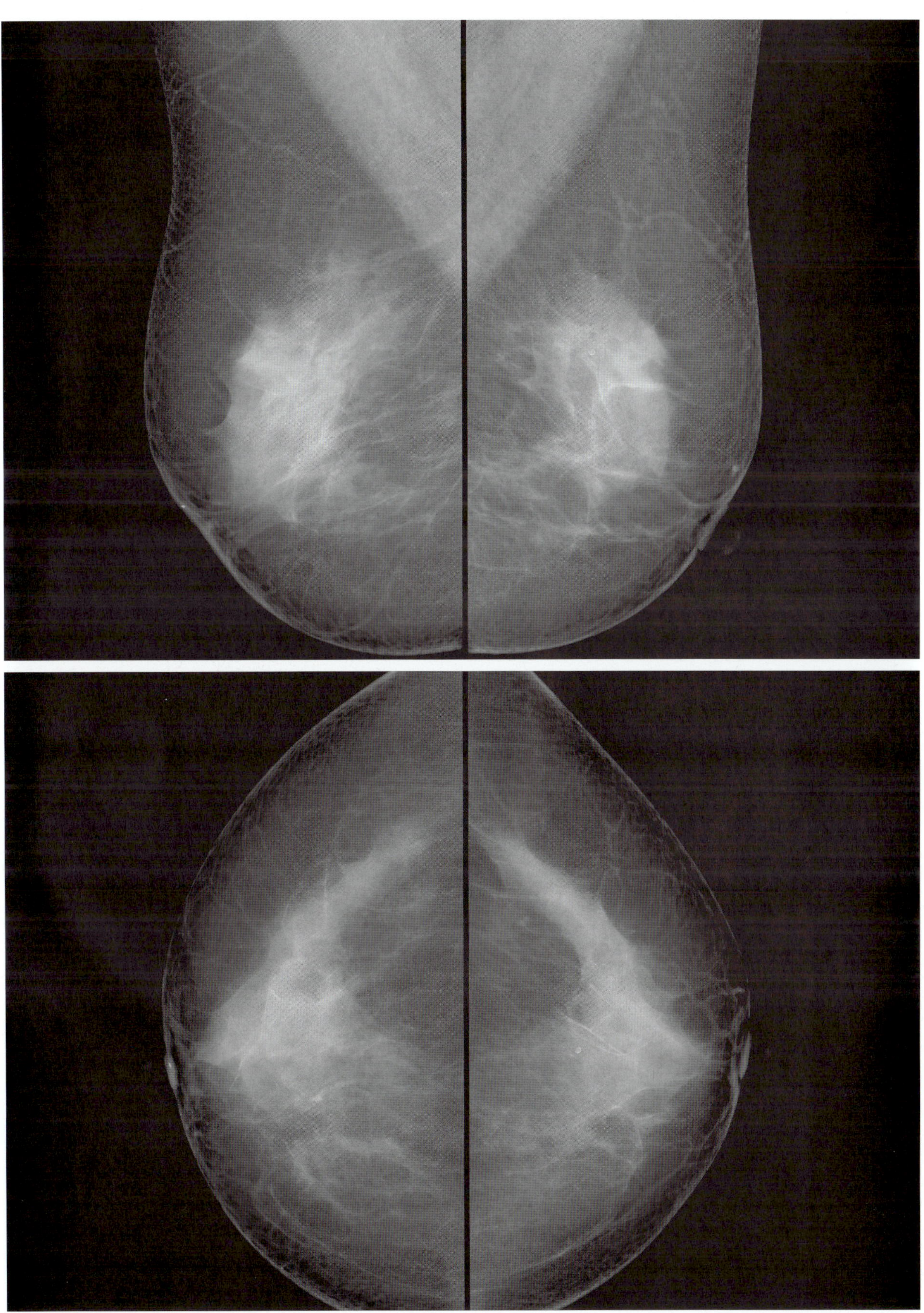

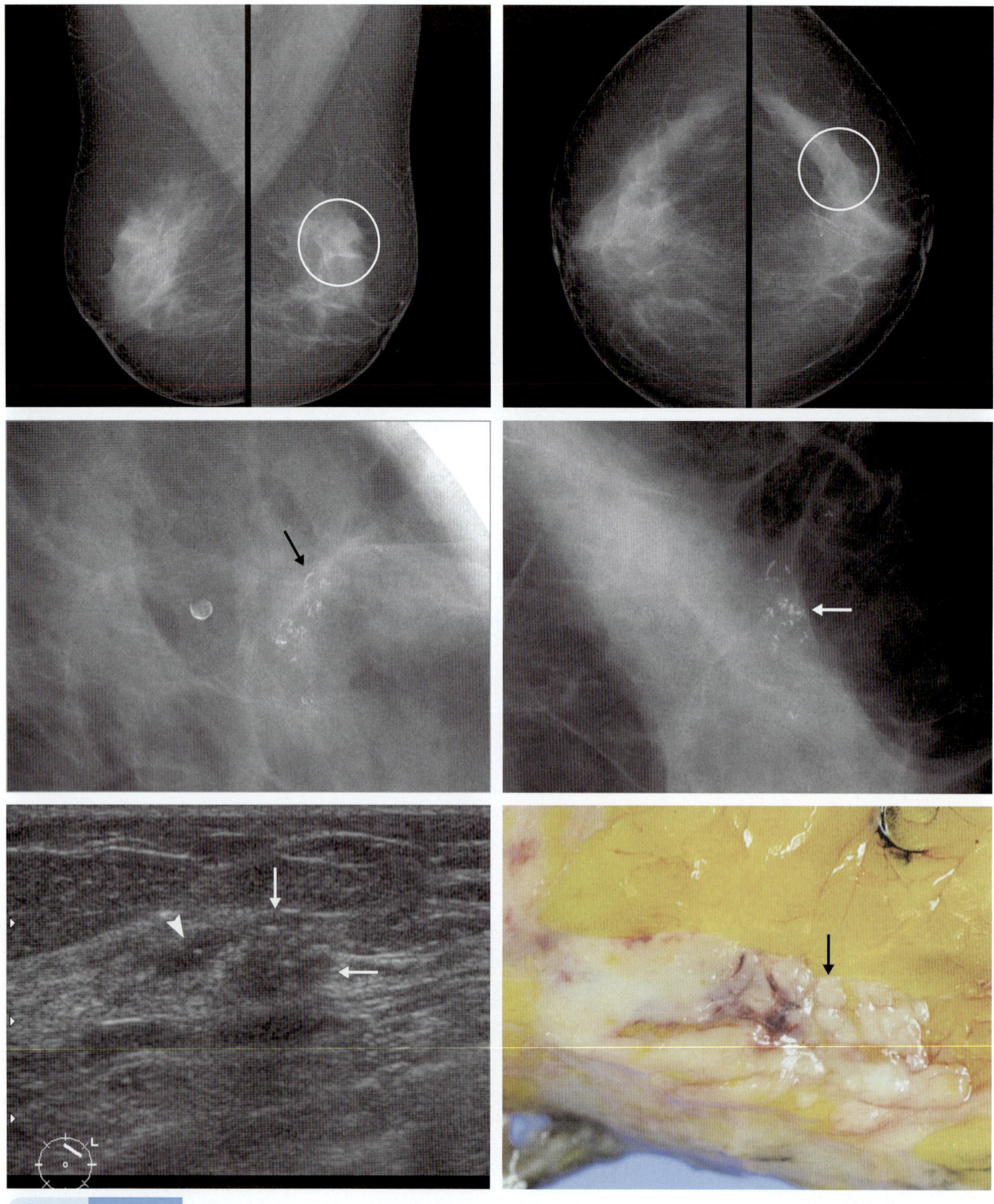

1-63 증례 해설

- **유방촬영술 소견** 왼쪽 유방 상외측에 미세석회화가 있다. 확대촬영에서 0.5cm 범위의 군집성, 미세 다형태성 석회화(화살표)가 보인다.
- **초음파 소견** 1시 방향, 유두에서 3cm 떨어진 위치에 불규칙형 모양과 불분명한 경계의 0.5cm 저에코 병변(화살표)으로 내부에 미세석회화와 주위에 늘어난 유관(화살촉)을 동반한다.
- **수술명과 진단** 유방보존술, 0.5cm 비면포성 저등급 관상피내암(병기0).
- **포인트** 작은 범위의 군집성 미세석회화로, 발견이 쉽지 않은 저등급 관상피내암 증례이다. 군집성 미세석회화의 30% 정도만 암으로 판정되지만 이 증례는 석회 입자 각각의 모양과 크기가 매우 다양하고 초음파에서 석회화와 연관된 종괴가 보이므로 악성일 가능성이 높다.

❶-64 무증상 66세 여성

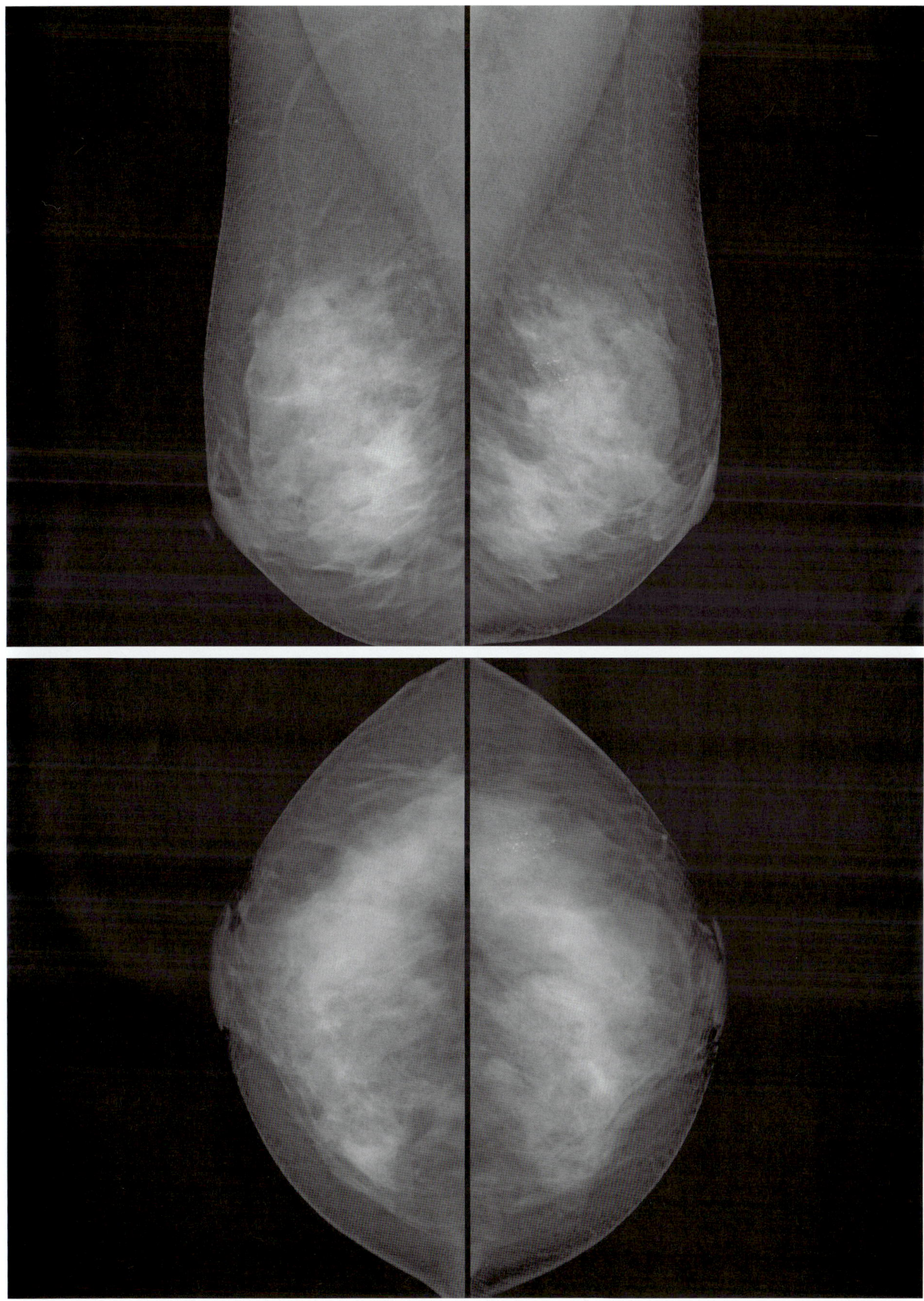

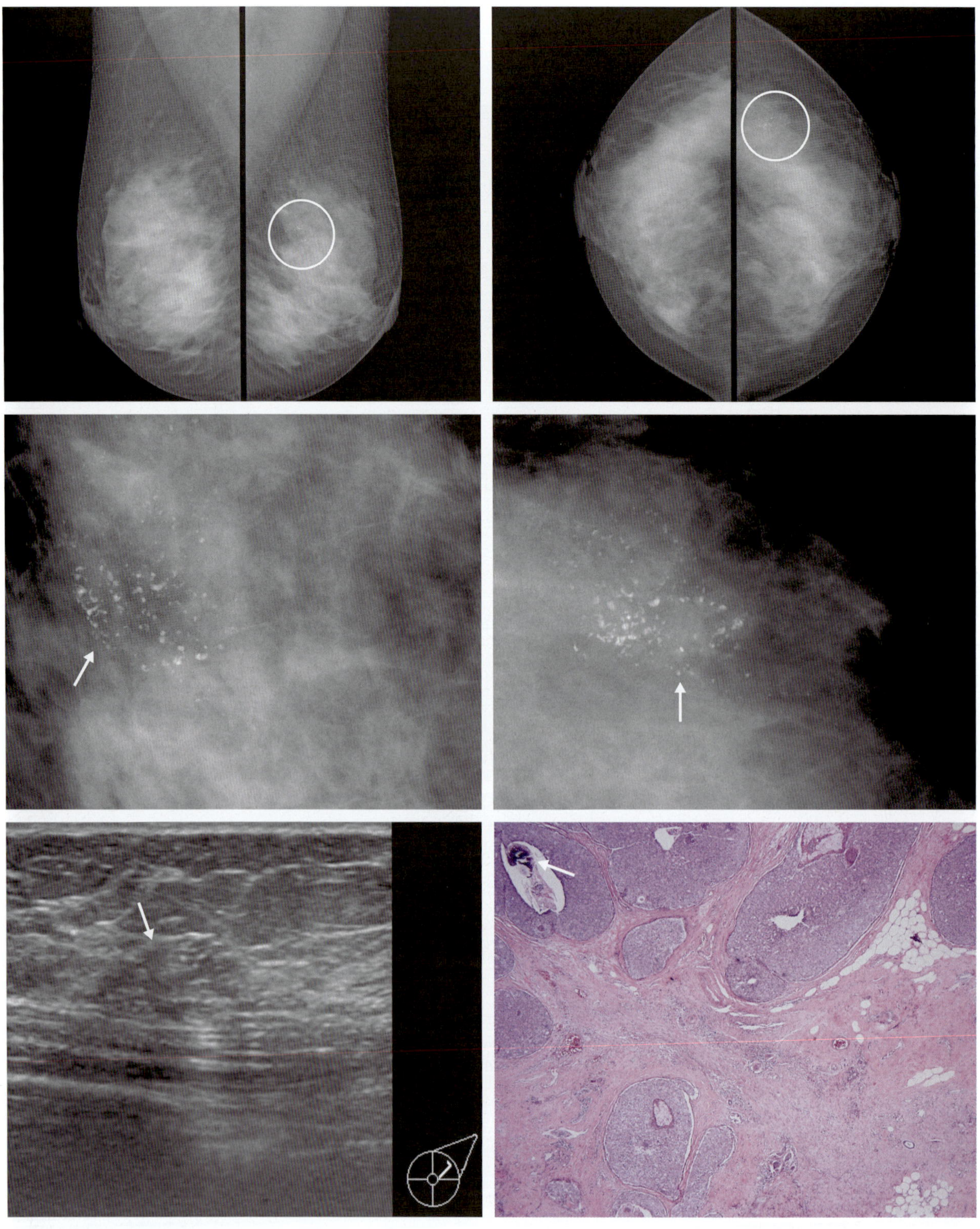

1-64 증례 해설

- 유방촬영술 소견 왼쪽 유방 상외측에 미세석회화가 있다. 확대촬영에서 3.2cm 범위의 미세 다형태성 석회화(화살표)가 보인다.
- 초음파 소견 2시 방향, 유두에서 4cm 떨어진 위치에 불분명한 경계의 저에코 병변(화살표)이며 내부에 미세석회화가 있다.
- 수술명과 진단 유방보존술, 3.5cm 고등급 관상피내암을 동반한 미세침윤암(T1micN0, 병기1).
- 포인트 석회화 하나하나의 크기, 모양, 밀도가 다양한 전형적인 악성 석회화로 보인 미세침윤암의 증례이다. 치밀유방 상외측에 위치한 석회화를 발견할 수 있어야 한다.

1-65 무증상 41세 여성

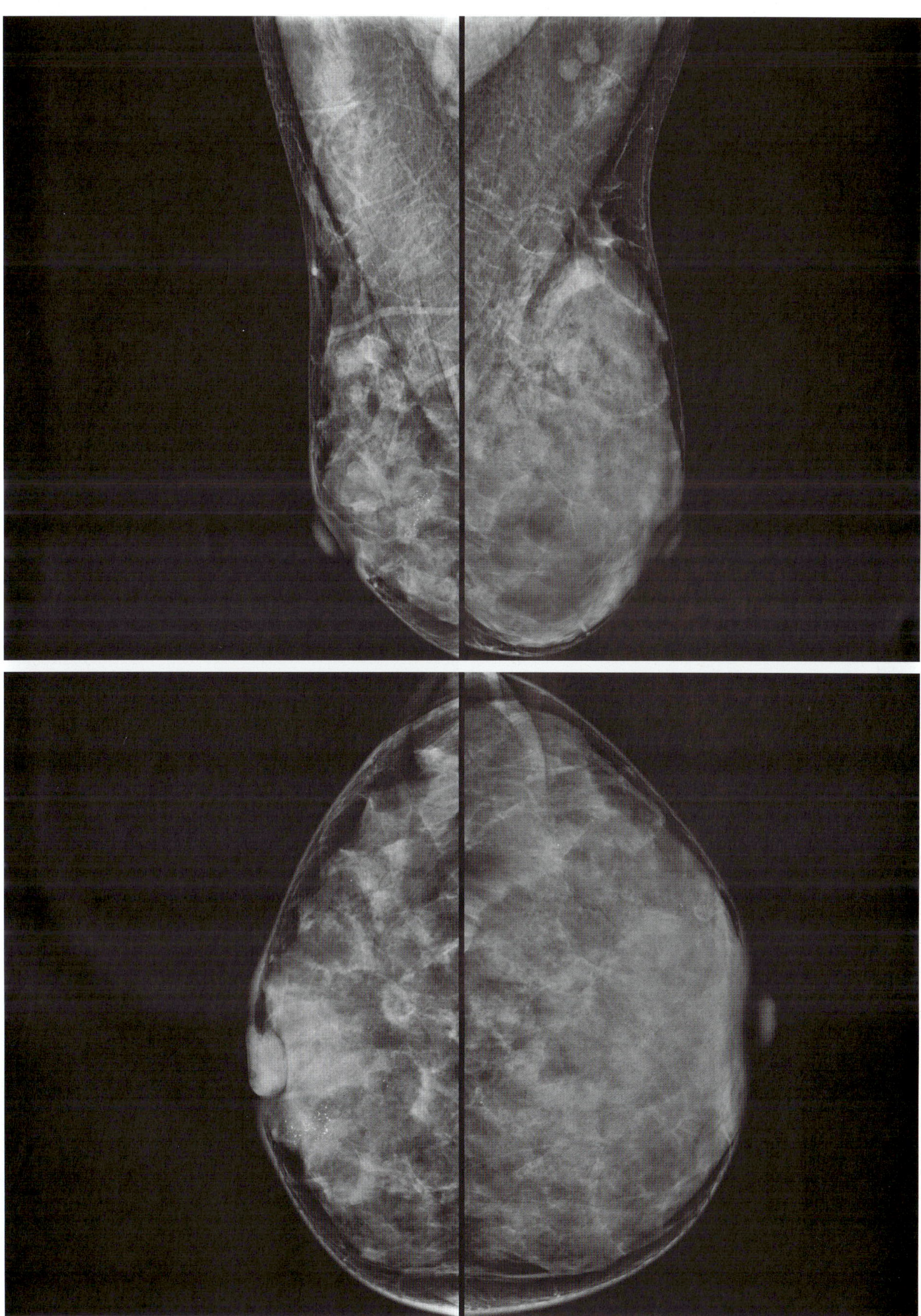

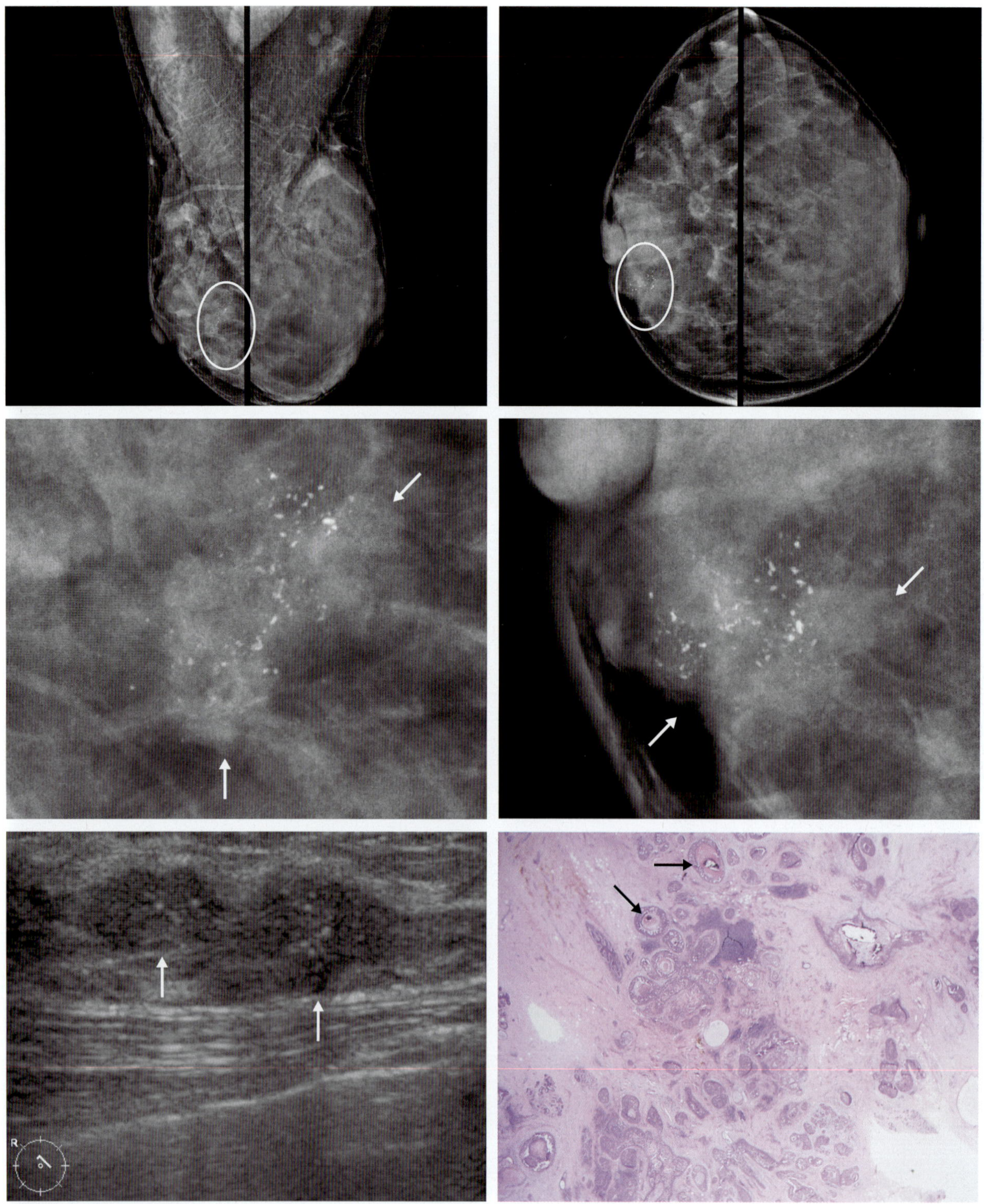

1-65 증례 해설

- **유방촬영술 소견** 오른쪽 유방 내측 유두하에 미세석회화가 있다. 왼쪽과 비교하여 오른쪽 유방의 크기가 작고 위축되어 있다. 확대촬영에서 3cm 범위의 미세 다형태성 석회화로 주위에 비대칭음영 증가(화살표)가 동반되어 있다.
- **초음파 소견** 2시 방향, 유두에서 1cm 떨어진 위치에 불규칙형 모양과 불분명한 경계의 2.5cm 저에코 종괴(화살표)이며 종괴 내 미세석회화가 있다.
- **수술명과 진단** 유방전절제술, 경화성선증과 4.5cm 관상피내암을 동반한 1.2cm 중등급 침윤성암(T1cN0, 병기1).
- **포인트** 경화성선증, 관상피내암을 동반한 침윤성암의 증례로 유방위축 소견과 유두 근처의 악성 미세석회화를 발견할 수 있어야 한다. 치밀유방에서 석회화는 이 증례처럼 관상피내암과 동반된 침윤성 병변의 일부분일 경우가 많다.

1-66 무증상 32세 여성

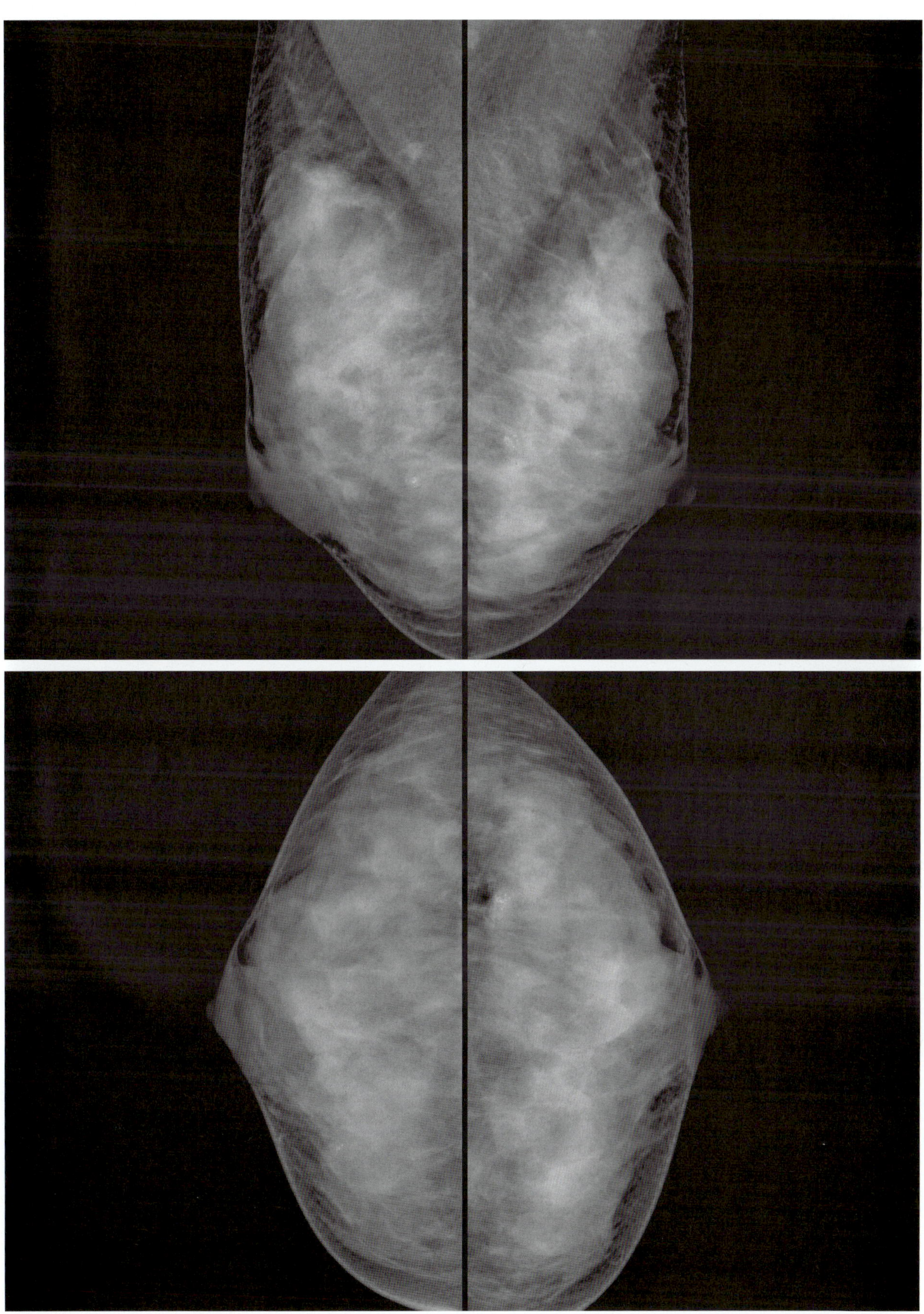

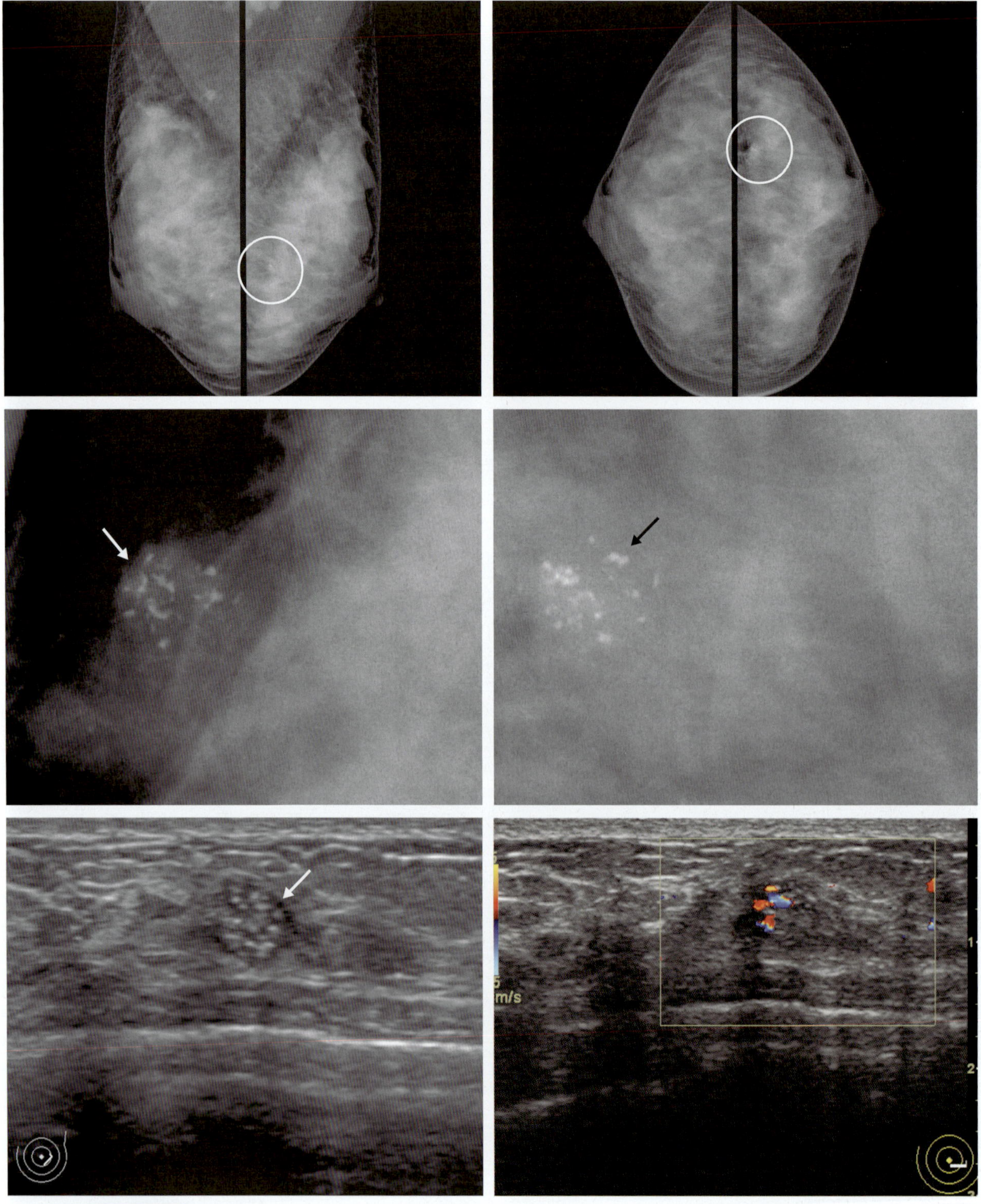

1-66 증례 해설

- **유방촬영술 소견** 왼쪽 유방 하외측 후방에 미세석회화가 있다. 확대촬영에서 0.4cm 범위의 군집성, 미세 다형태성 석회화(화살표)로 보인다.
- **초음파 소견** 4시 방향, 유두에서 4cm 떨어진 위치에 미세석회화를 포함하는 미세소엽형 경계의 종괴(화살표)이다. 도플러검사에서 종괴 내부에 혈류가 보인다.
- **수술명과 진단** 유방보존술, 0.3cm 저등급 관상피내암(병기0).
- **포인트** 석회화 하나하나의 크기, 모양, 밀도가 다양한 군집성 석회화로 보인 저등급 관상피내암의 증례이다. 치밀유방 깊은 곳 또는 사진 가장자리에 위치한 군집성 미세석회화를 발견할 수 있어야 한다.

①-67 무증상 40세 여성

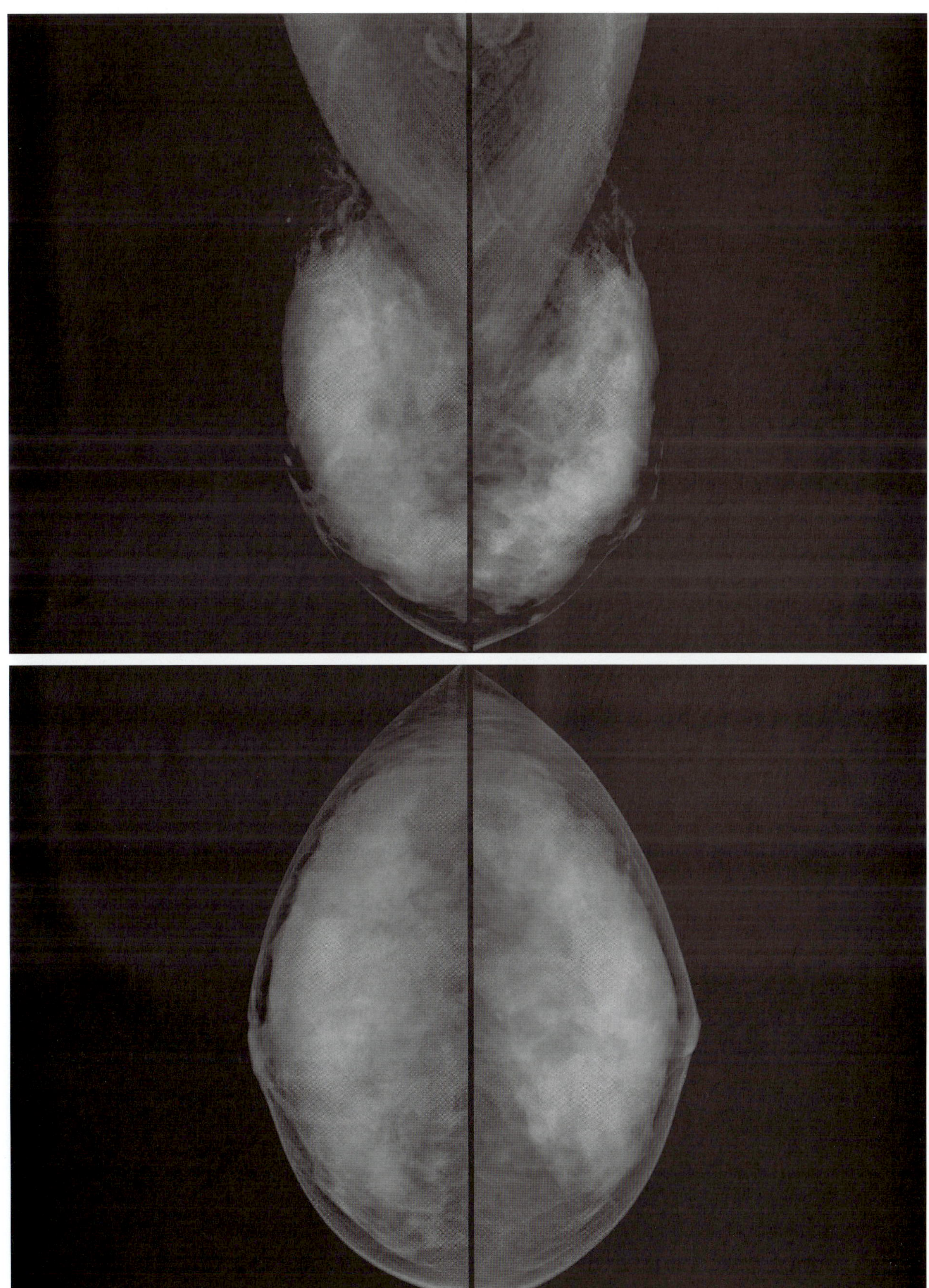

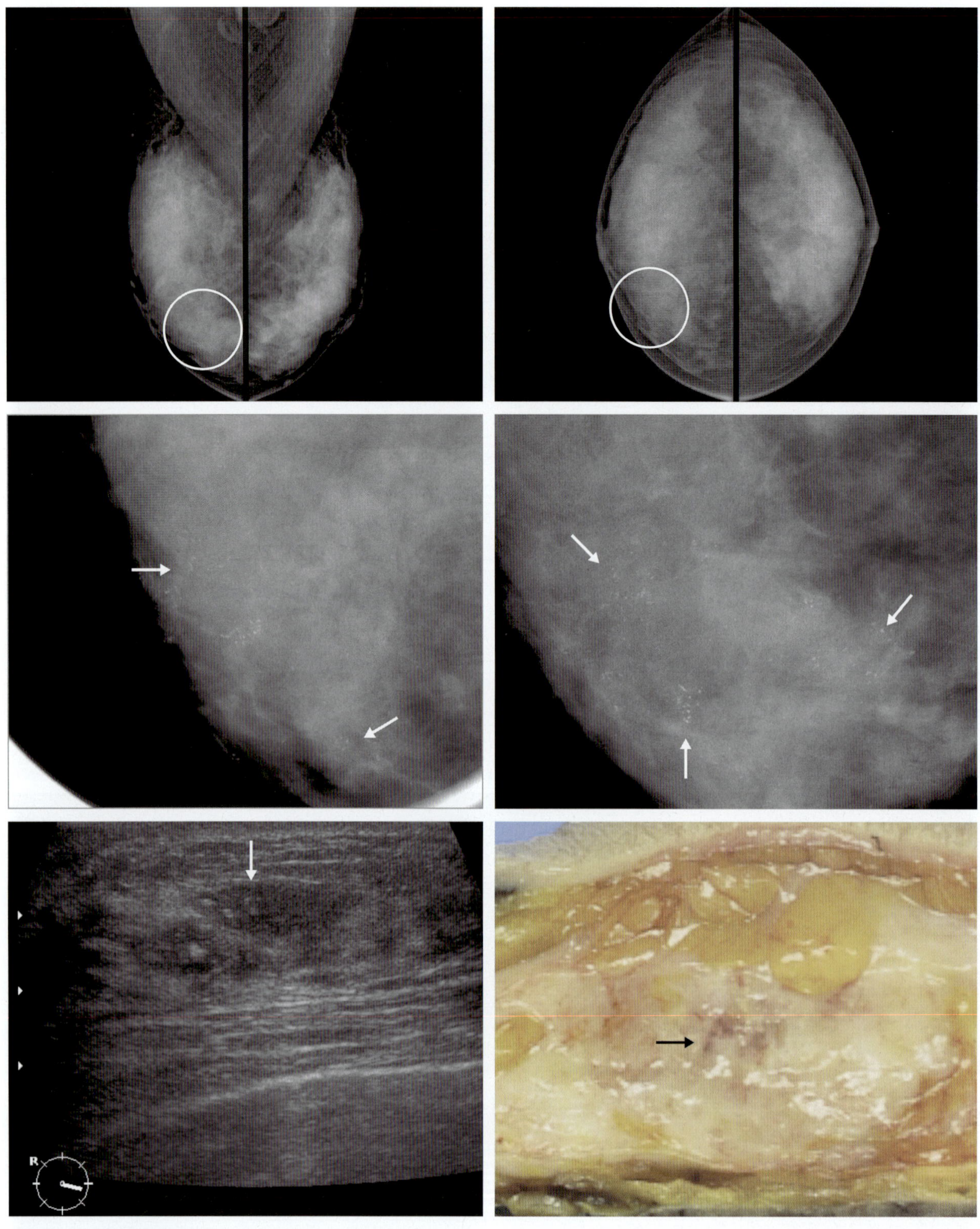

1-67 증례 해설

- **유방촬영술 소견** 오른쪽 유방 하내측에 미세석회화가 있다. 확대촬영에서 3cm 범위에 미세 다형태성 석회화(화살표)가 여러 군데 보인다.
- **초음파 소견** 4시 방향, 유두하에 불규칙형 모양과 미세소엽형 경계의 저에코 종괴(화살표)가 있으며 종괴 내 미세석회화가 있다.
- **수술명과 진단** 유방전절제술, 관상피내암을 동반한 2.3cm 고등급 침윤성암(T2N0, 병기2A).
- **포인트** 치밀유방의 하내측에 위치한 미세석회화로 세밀히 관찰하지 않으면 발견이 어려운 침윤성암의 증례이다. 초음파에서 석회화와 동반된 종괴가 보이면 침윤성암일 가능성이 높다.

1-68 무증상 40세 여성

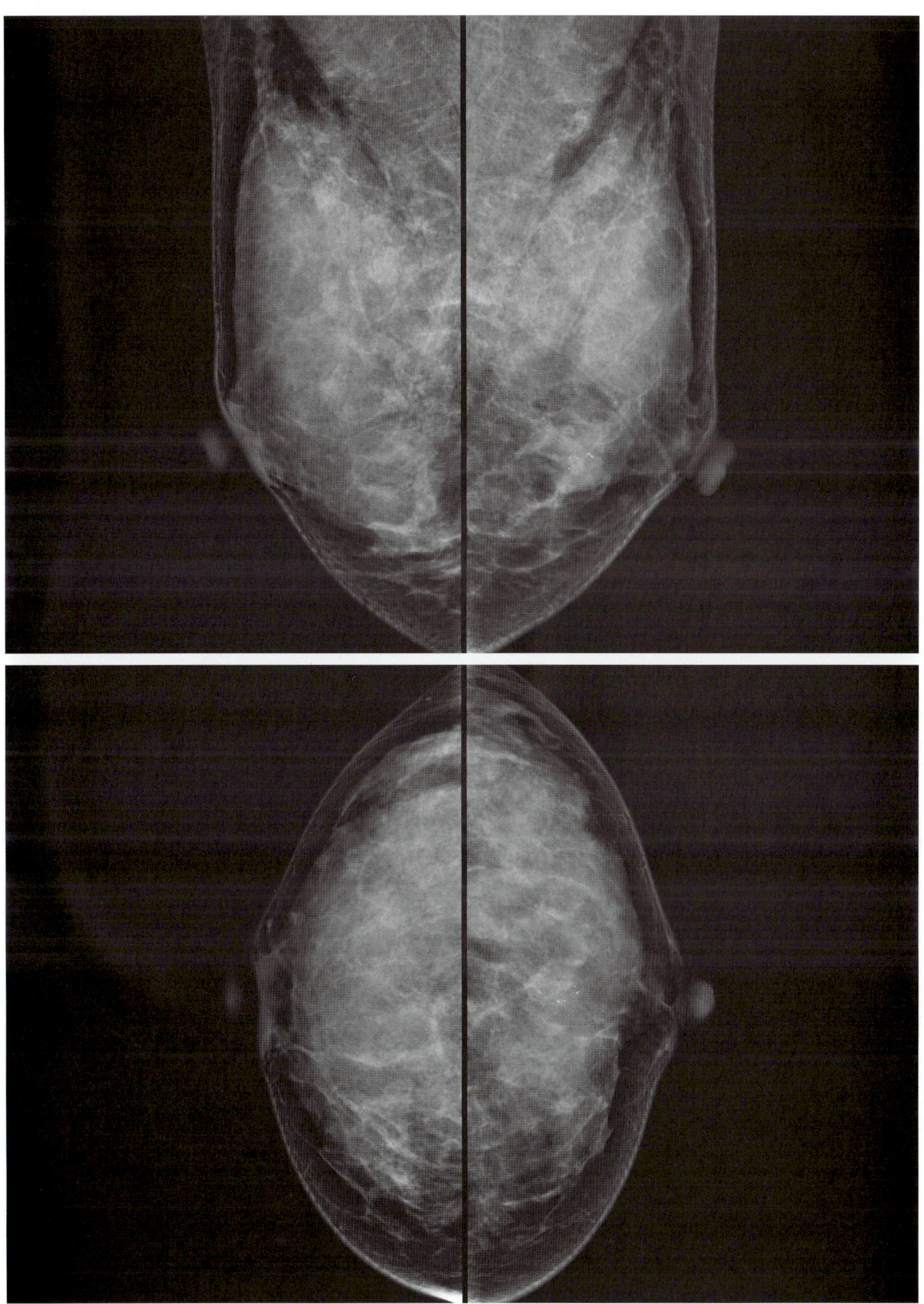

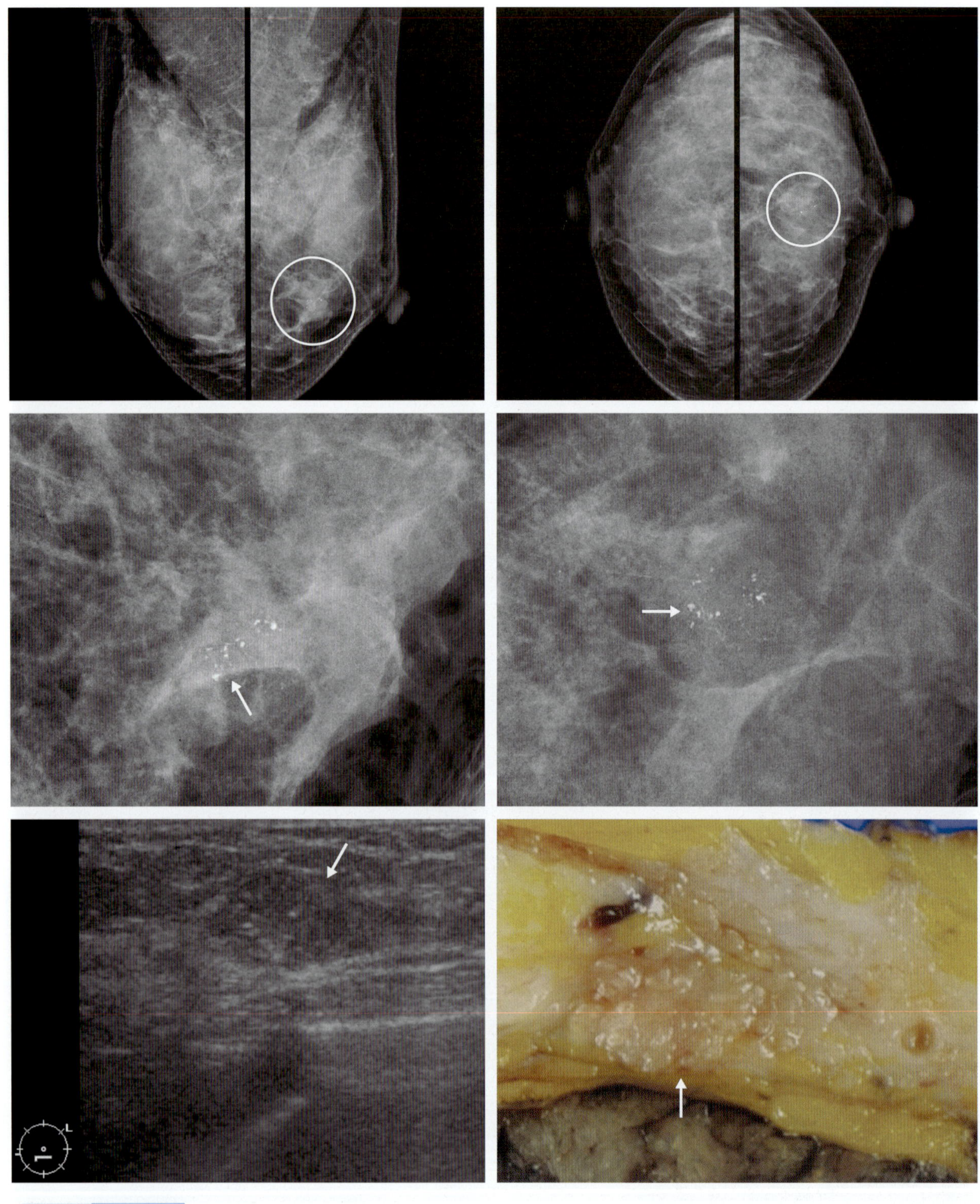

1-68 증례 해설

- **유방촬영술 소견** 왼쪽 유방 6시 방향 석회화와 동반된 국소 비대칭이 있다. 확대촬영에서 1.5cm 범위의 군집성, 미세 다형태성 석회화(화살표)이다.
- **초음파 소견** 6시 방향, 유두에서 2cm 떨어진 위치에 미세소엽형 경계의 1.3cm 동일에코 종괴(화살표)이며 종괴 내 미세석회화가 있다.
- **수술명과 진단** 유방보존술, 선증과 4cm 관상피내암을 동반한 저등급 미세침윤암(T1micN0, 병기1).
- **포인트** 미세침윤암의 증례로 내외사 촬영에서 국소 비대칭과 군집성 석회화를 발견할 수 있어야 한다. 초음파에서 석회화와 동반된 종괴는 동일에코로 보이기 때문에 주위 지방과 구별하기 어려울 수 있다.

1-69 무증상 58세 여성

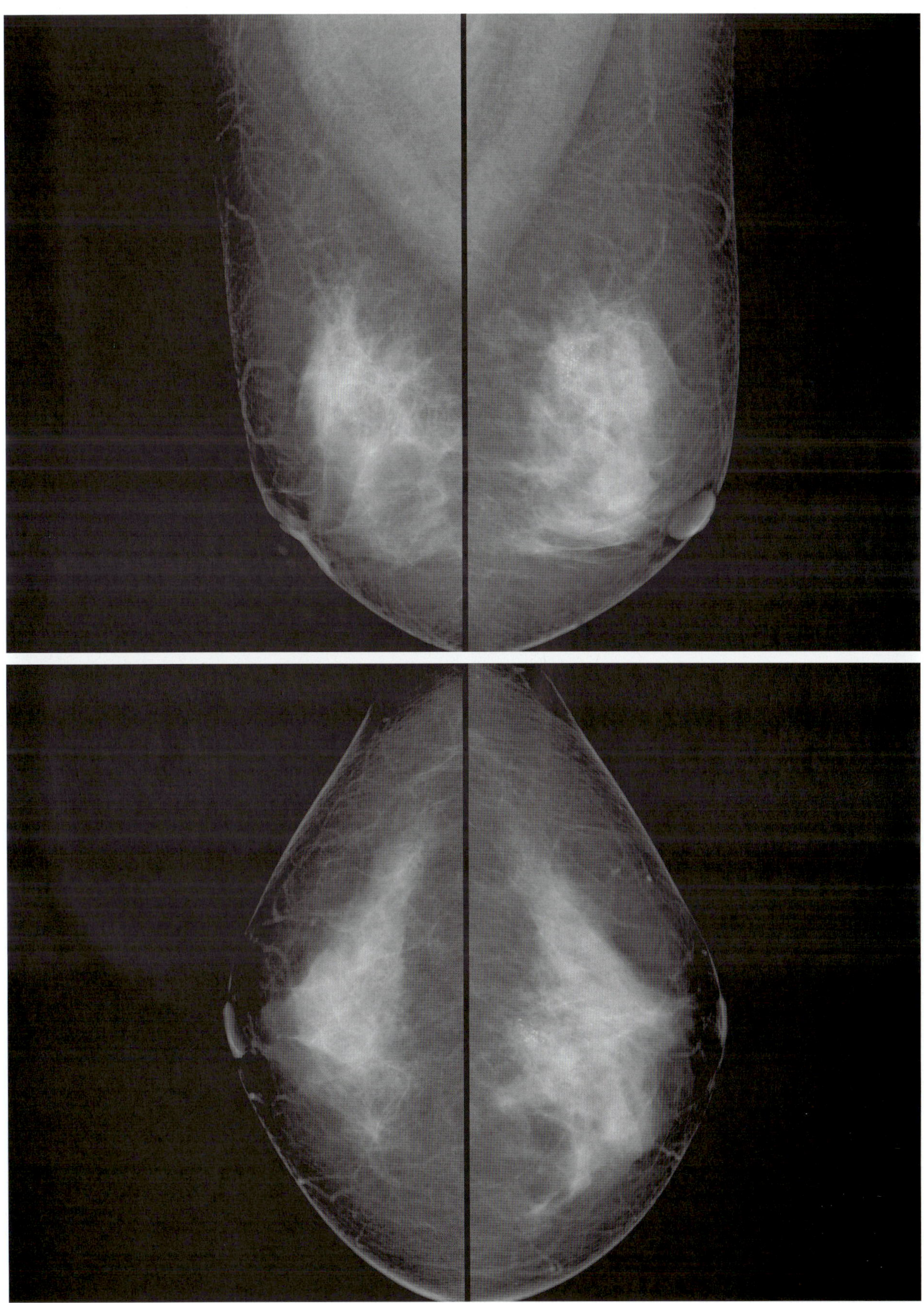

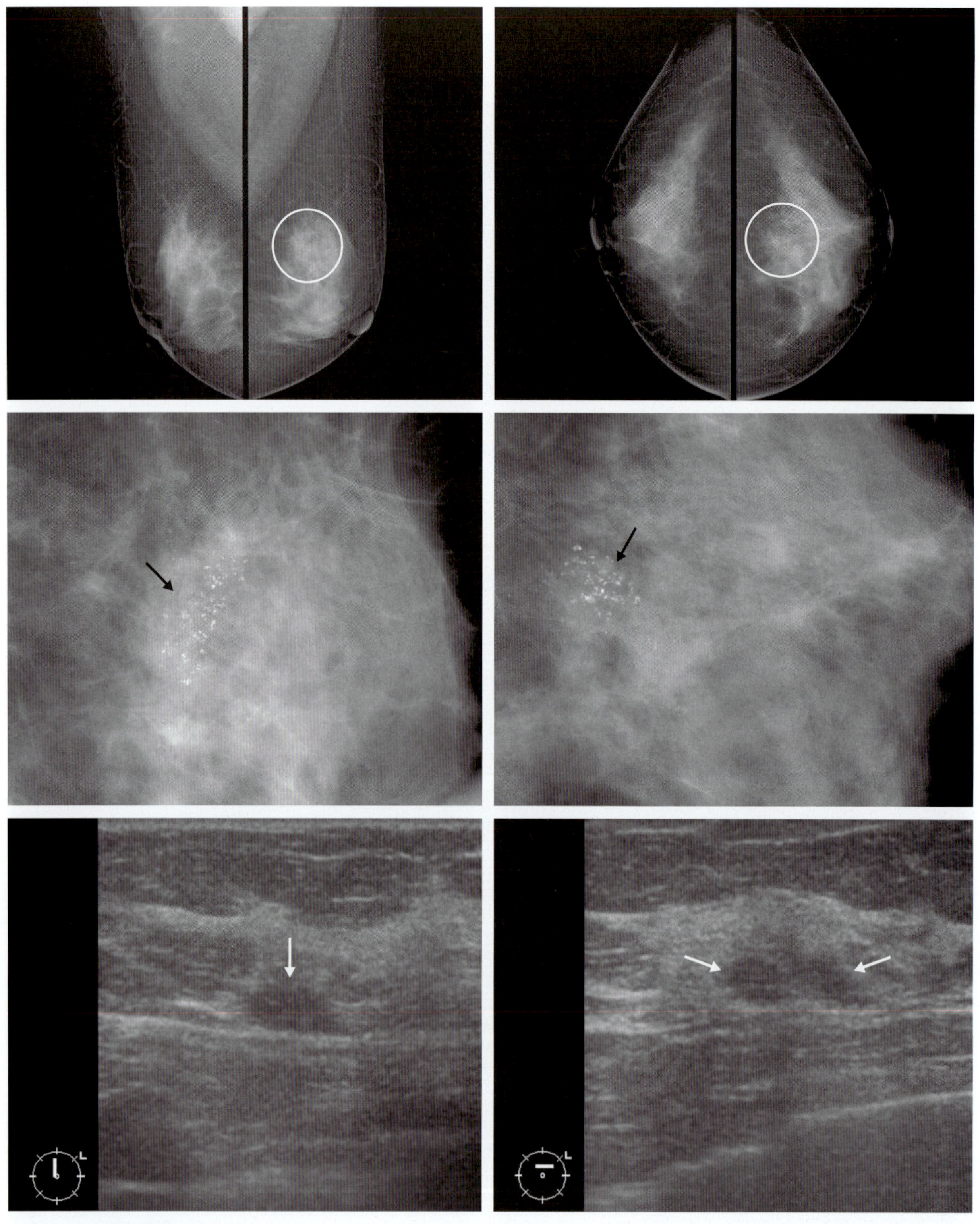

1-69 증례 해설

- **유방촬영술 소견** 왼쪽 유방 12시 방향에 미세석회화가 있다. 확대촬영에서 2cm 범위의 군집성, 미세 다형태성 석회화(화살표)이다.
- **초음파 소견** 12시 방향, 유두에서 3cm 떨어진 위치에 불규칙형 모양과 불분명한 경계의 저에코 종괴(화살표)이다.
- **수술명과 진단** 유방보존술, 2cm 고등급 혼합형 관상피내암(병기0).
- **포인트** 고등급 관상피내암의 증례로 유선조직 내에 위치한 군집성 미세석회화를 발견할 수 있어야 한다. 초음파에서 석회화 병변이 보이면 악성일 가능성이 높고 초음파 유도하 맘모톰생검으로 확진이 가능하다.

①-70 무증상 59세 여성

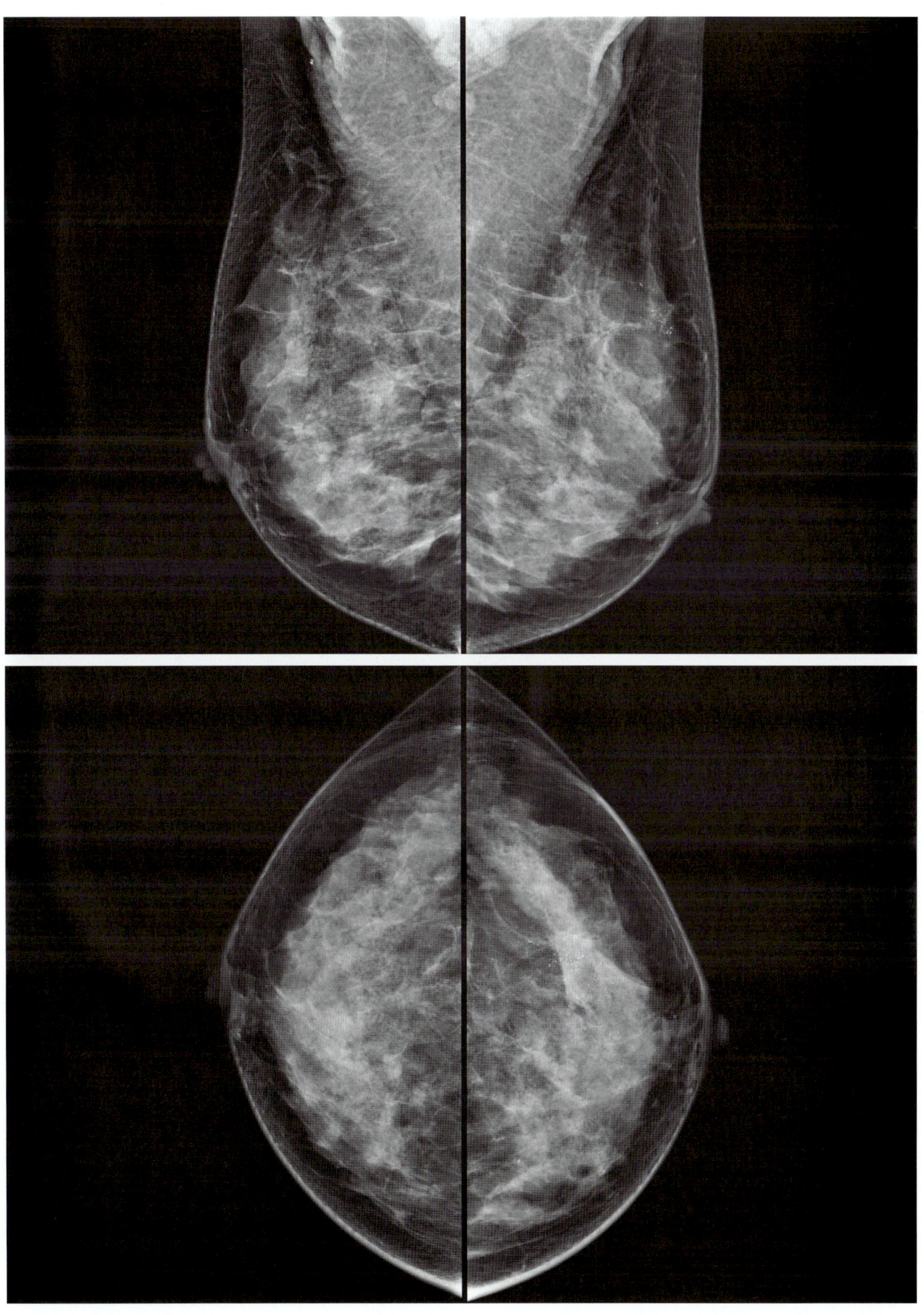

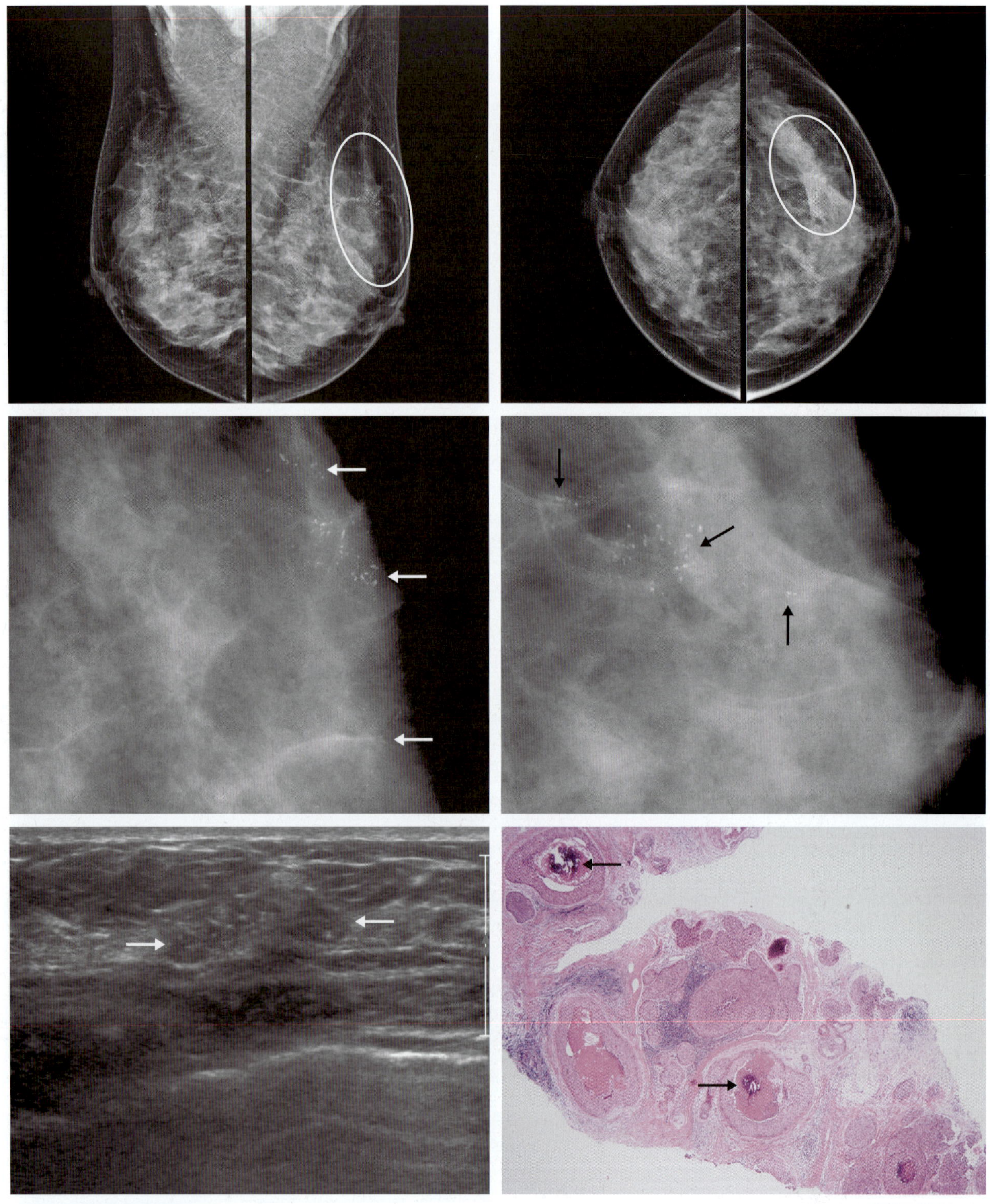

❶-70 증례 해설

- 유방촬영술 소견 왼쪽 유방 상외측에 비대칭과 석회화가 있다. 확대촬영에서 4.1cm 범위의 구역성, 미세 다형태성 석회화(화살표)이며 유두 근처까지 석회화가 보인다.
- 초음파 소견 1시 방향, 유두에서 4cm 떨어진 위치에 불규칙형 모양과 불분명한 경계의 2cm 저에코 종괴(화살표)이며 종괴 내 미세석회화가 있다. 맘모톰생검을 시행했고 병리표본에 석회화(화살표)가 포함되었다.
- 수술명과 진단 유방보존술, 6.5cm 고등급 관상피내암을 동반한 미세침윤암(T1micN0, 병기1).
- 포인트 미세침윤암의 증례로 상하촬영에서 비대칭과 동반된 미세석회화를 발견할 수 있어야 한다. 악성 석회화가 발견되면 유두 근처를 확대촬영해서 병변의 범위를 파악하는 것이 유방보존술의 가능성을 평가하는 데 중요하다.

1-71 무증상 47세 여성

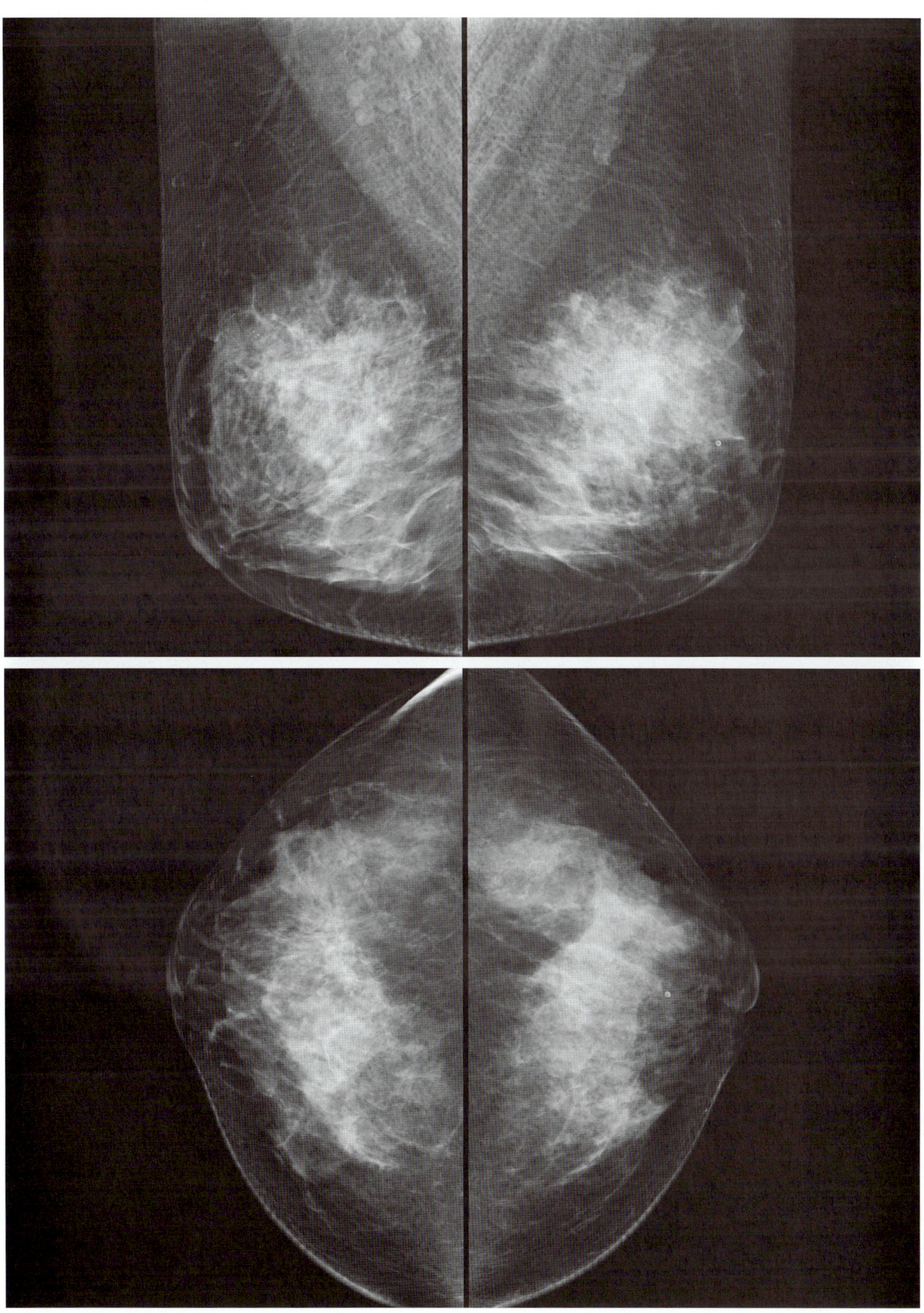

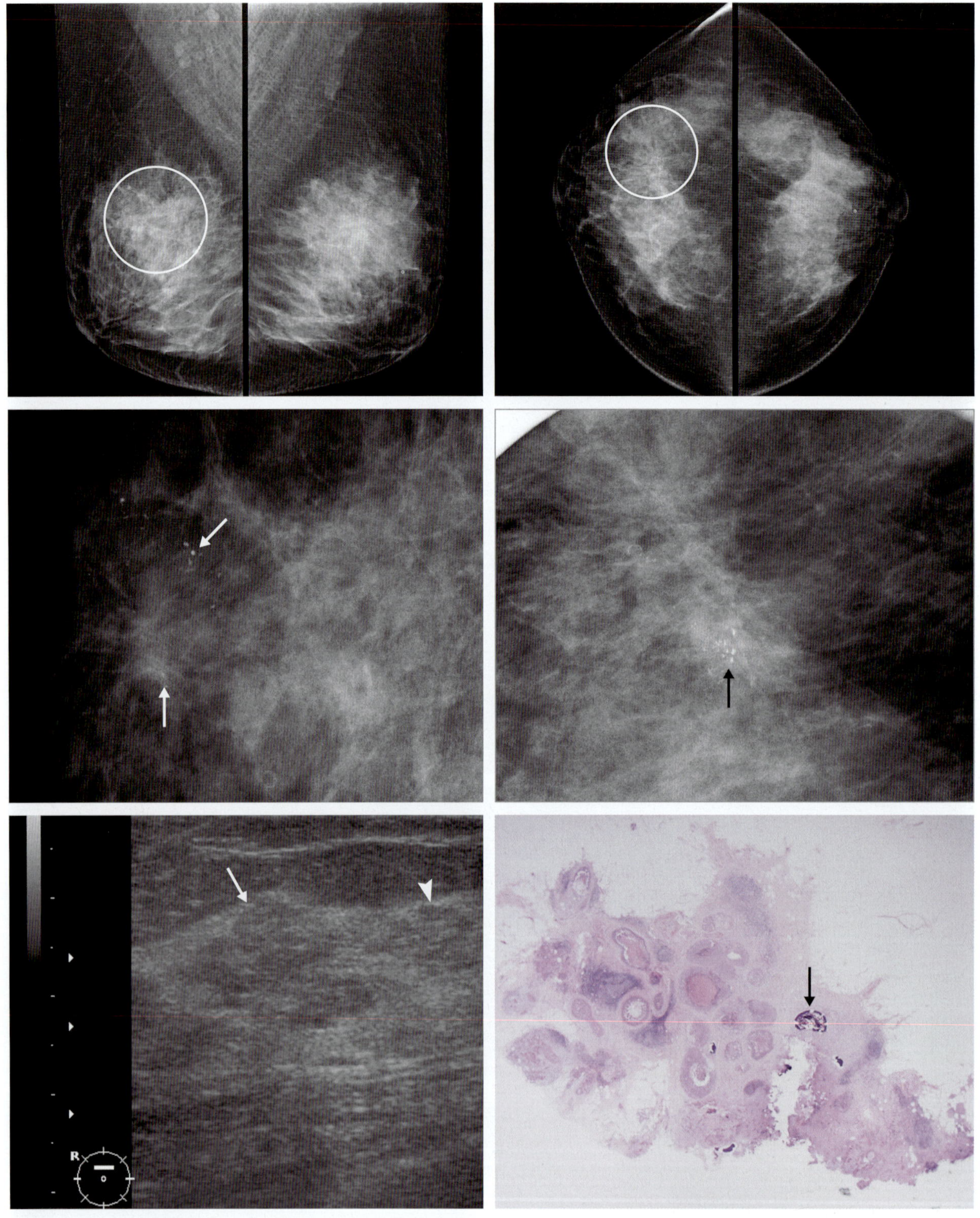

1-71 증례 해설

- **유방촬영술 소견** 오른쪽 유방 상외측에 비대칭, 구조왜곡과 동반된 미세 다형태성 석회화(화살표)가 있다.
- **초음파 소견** 11시 방향, 유두에서 4cm 떨어진 위치에 불규칙형 모양과 불분명한 경계의 2.5cm 동일에코 종괴(화살표)이다. 주위에도 동일에코(화살촉) 병변이 보인다.
- **수술명과 진단** 유방보존술, 경화성선증, 방사상반흔 및 3.5cm 관상피내암을 동반한 2cm 고등급 침윤성암(T1cN0, 병기1).
- **포인트** 치밀유방에서 발견된 유방암 증례로 내외사 촬영에서 석회화를, 상하촬영에서는 비대칭과 구조왜곡의 소견을 발견할 수 있어야 한다. 관상피내암 성분은 초음파에서 흔히 동일에코 종괴로 보여 발견이 어려울 수 있다.

1-72 무증상 60세 여성

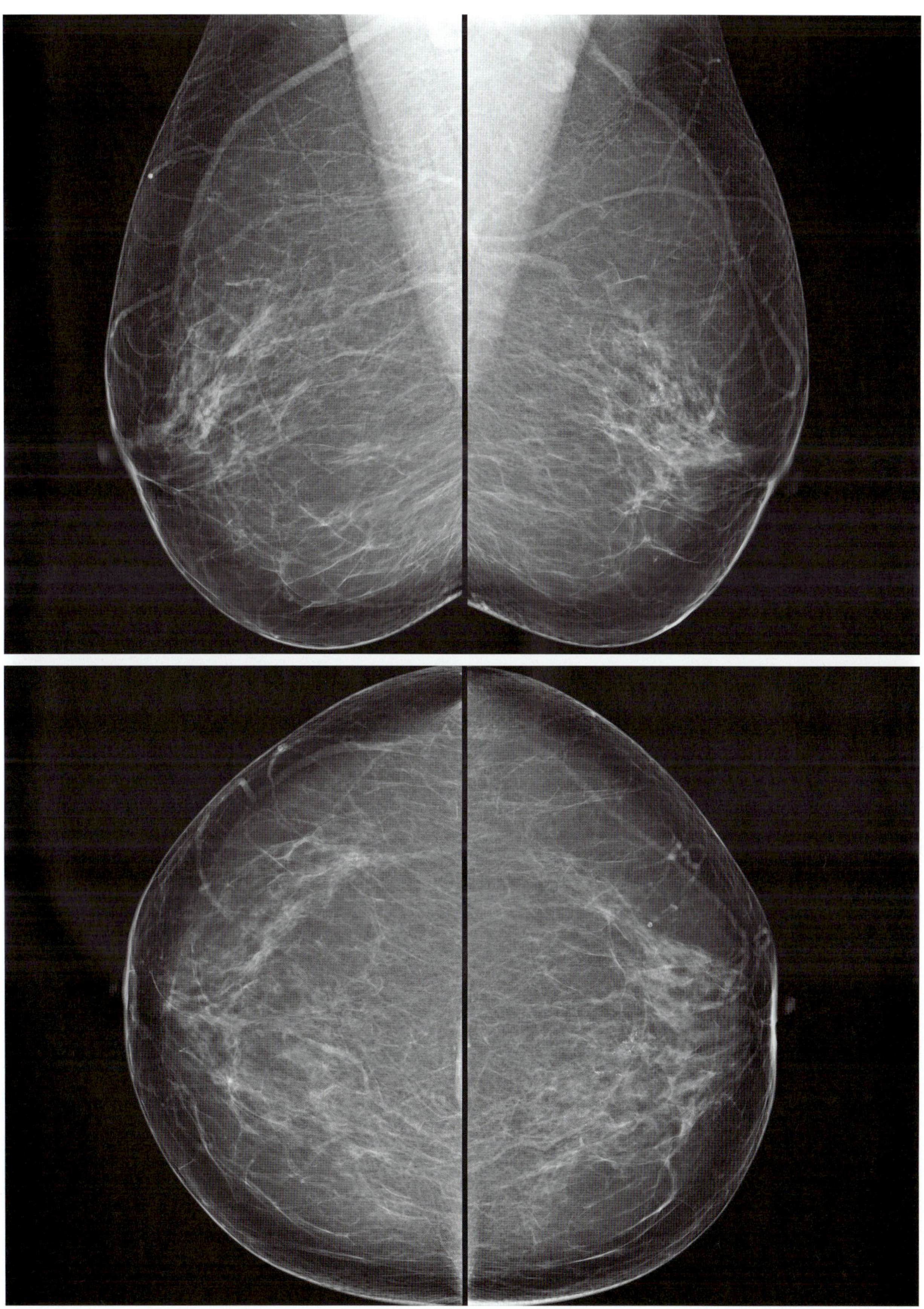

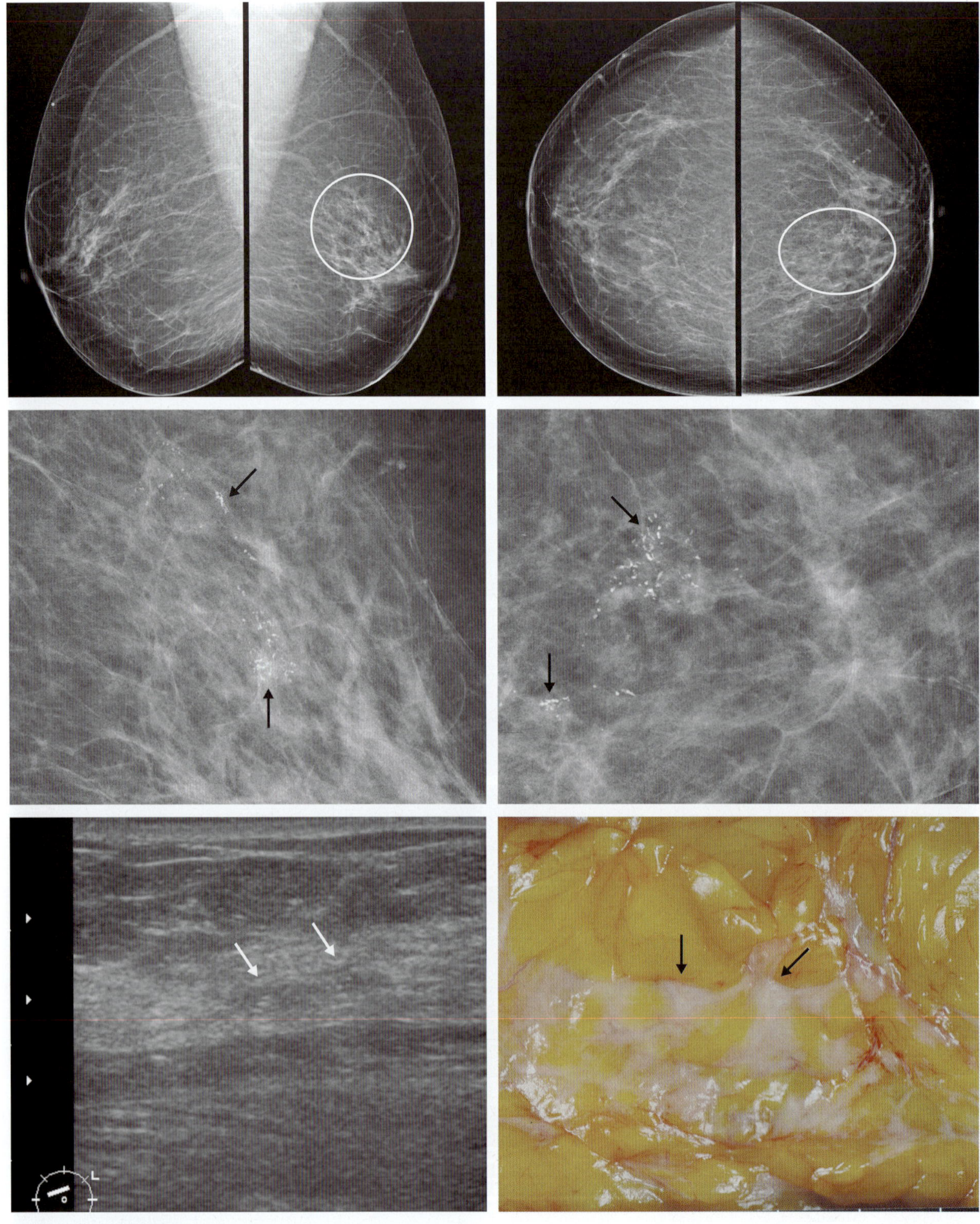

1-72 증례 해설

- 유방촬영술 소견 왼쪽 유방 상내측에 3cm 범위의 구역성 분포를 갖는 미세 다형태성 석회화(화살표)가 있다.
- 초음파 소견 11시 30분 방향, 유두에서 2cm 떨어진 위치에 석회화를 포함한 늘어난 유관(화살표)이 보인다. 초음파 유도하 맘모톰생검으로 이 부위에서 악성 석회화를 확인했다.
- 수술명과 진단 유방전절제술, 2.6cm 고등급 혼합형 관상피내암(병기0).
- 포인트 구역성 분포와 다양한 모양의 석회화를 보이는 고등급 관상피내암의 증례이다. 지방형 유방이지만 주의하지 않으면 유관을 따라 분포하는 석회화를 놓칠 수 있다.

❶-73 무증상 60세 여성

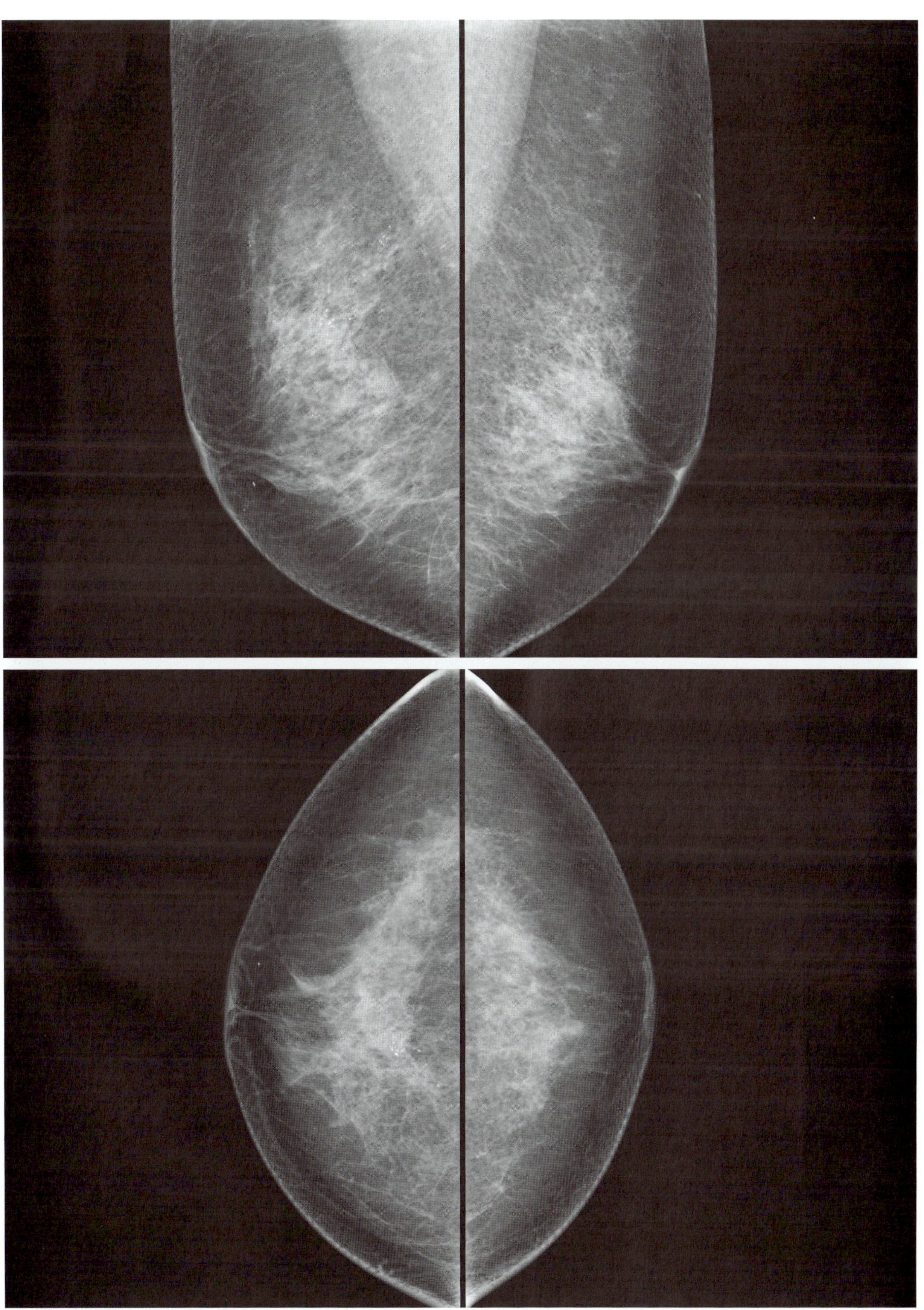

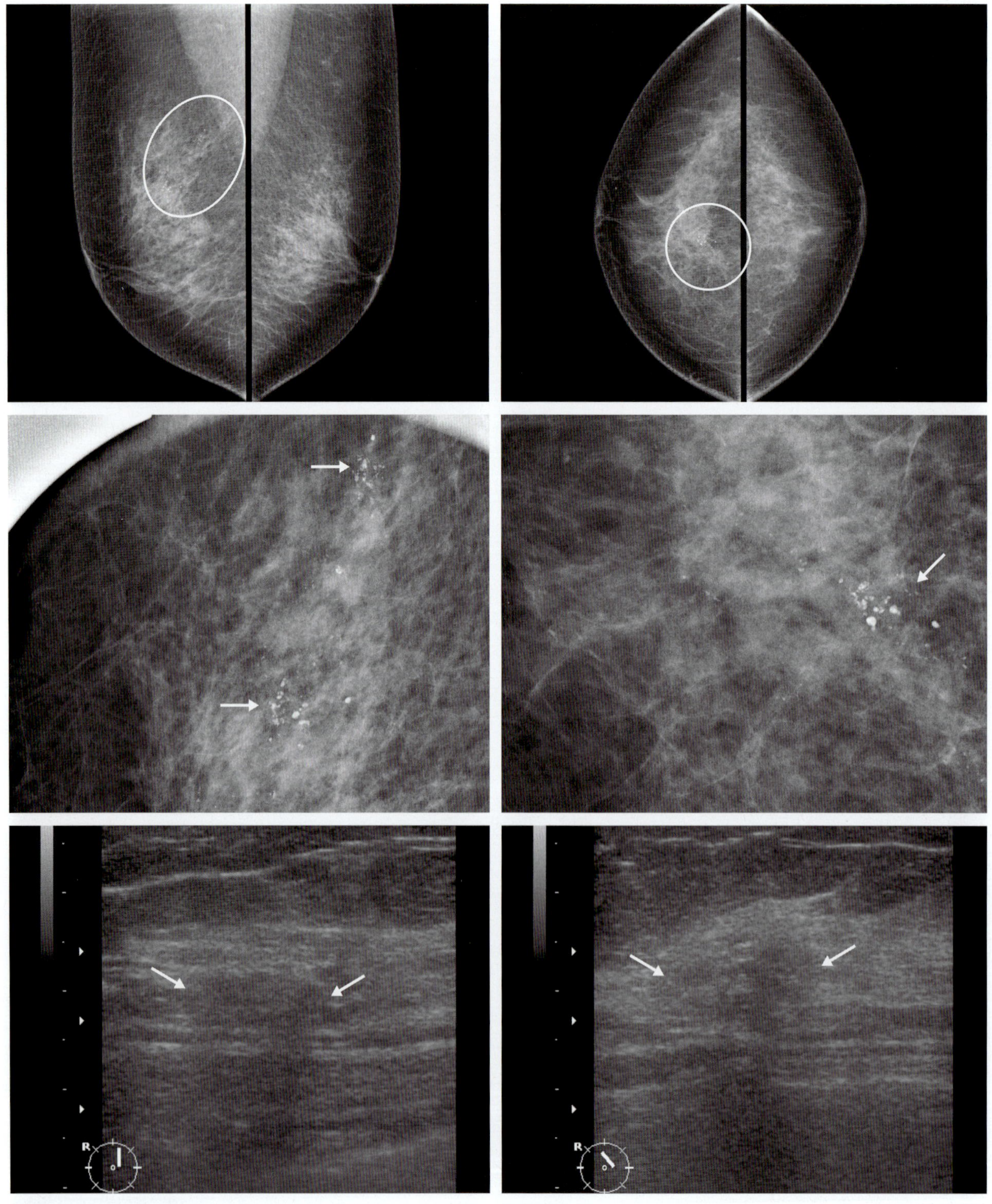

1-73 증례 해설

- **유방촬영술 소견** 오른쪽 유방 상내측에 5cm 범위의 구역성, 미세 다형태성 석회화가 있다. 내외사확대촬영에서 병변의 구역성 분포(화살표)가 잘 보인다.
- **초음파 소견** 12시 30분 방향, 유두에서 4cm 떨어진 위치에 불규칙형 모양과 불분명한 경계의 3cm 동일에코 병변(화살표)이 보인다. 초음파 유도하 맘모톰생검으로 이 부위에서 악성 석회화를 확인했다.
- **수술명과 진단** 유방전절제술, 관상선증*tubular adenosis*에서 생긴 6cm 고등급 혼합형 관상피내암(병기0).
- **포인트** 고등급 관상피내암의 증례로 내외사촬영에서 대흉근 직하방, 상하촬영에서 실질과 후지방층 경계에 있는 미세석회화를 발견할 수 있어야 한다. 유관 분포를 따른 구역성 석회화는 유방암일 가능성이 높다.

1-74 무증상 55세 여성

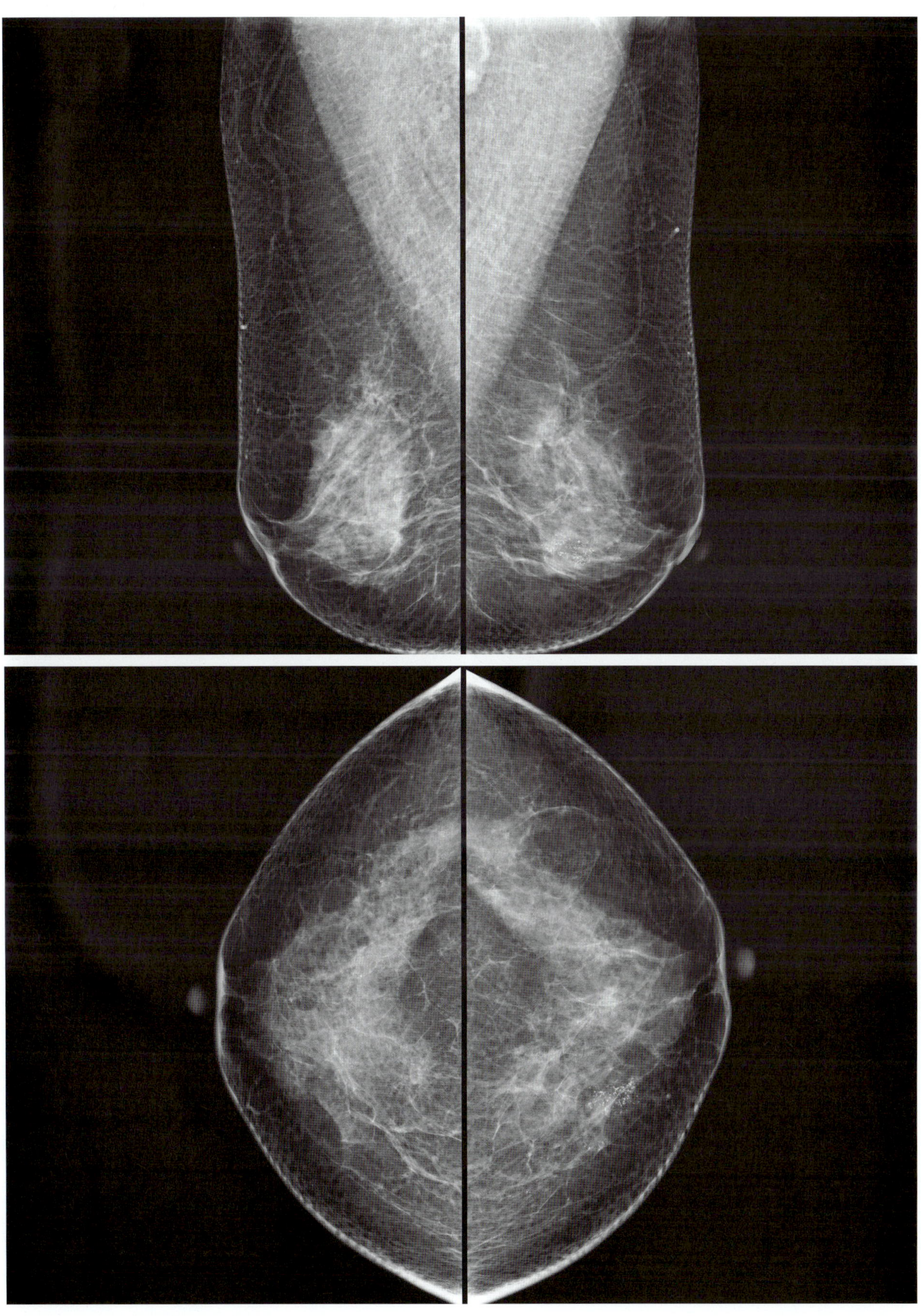

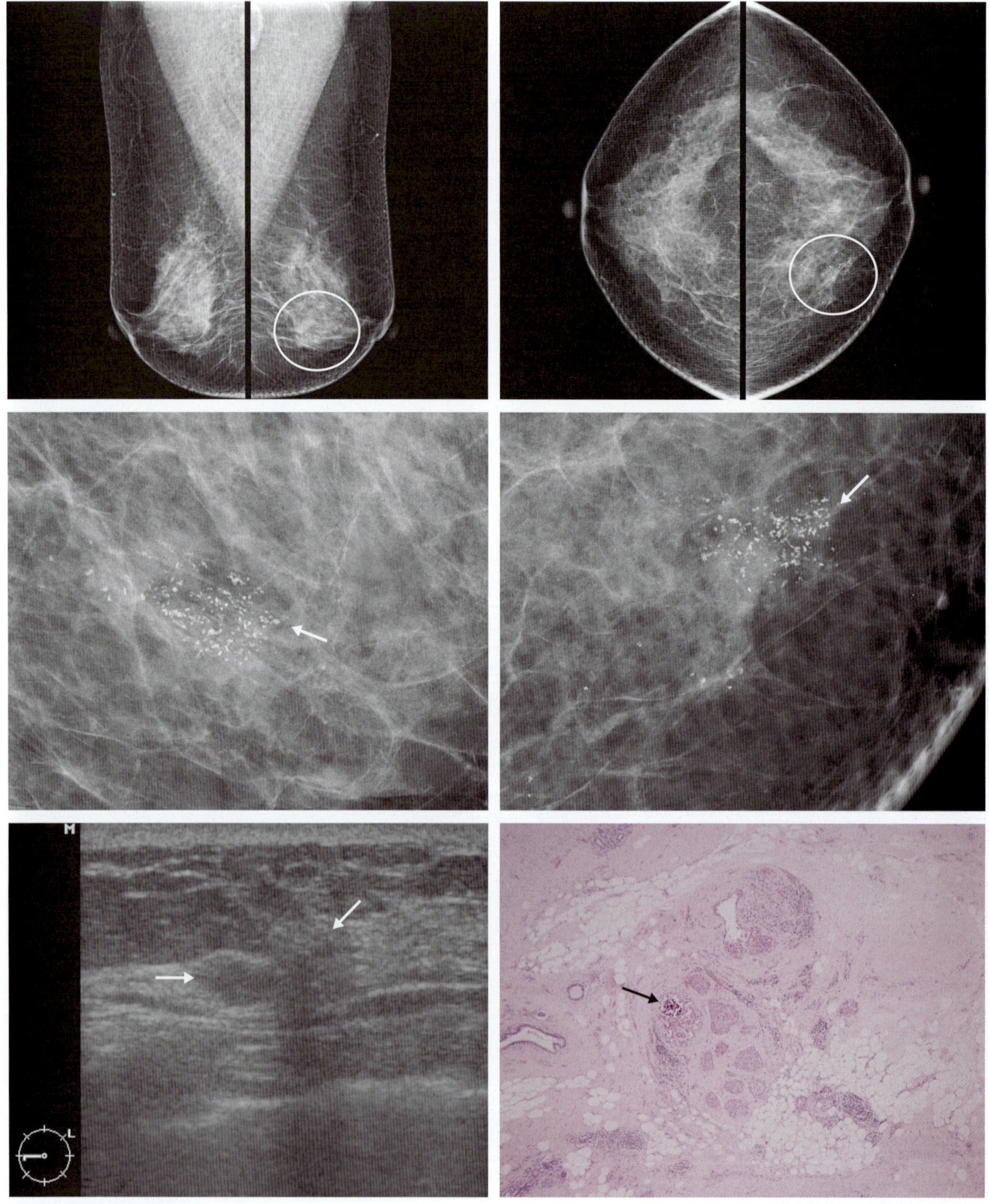

❶-74 증례 해설

- **유방촬영술 소견** 왼쪽 유방 하내측에 2.1cm 범위의 미세석회화가 있다. 확대촬영에서 구역성 분포를 갖는 미세 다형태성 석회화(화살표)이다.
- **초음파 소견** 9시 방향, 유두에서 2cm 떨어진 위치에 불규칙형 모양과 불분명한 경계의 1.1cm 저에코 종괴(화살표)로, 후방그림자가 보인다.
- **수술명과 진단** 유방보존술, 2cm 고등급 관상피내암을 동반한 0.6cm 중등급 침윤성암(T1bN0, 병기1).
- **포인트** 전형적인 다형태성 모양과 구역성 분포의 미세석회화로 보인 고등급 관상피내암과 침윤성암의 증례이다. 유방암을 조기에 진단하려면 유방 전체를 세밀히 관찰해서 미세석회화를 놓치지 말아야 한다.

❶-75 무증상 66세 여성

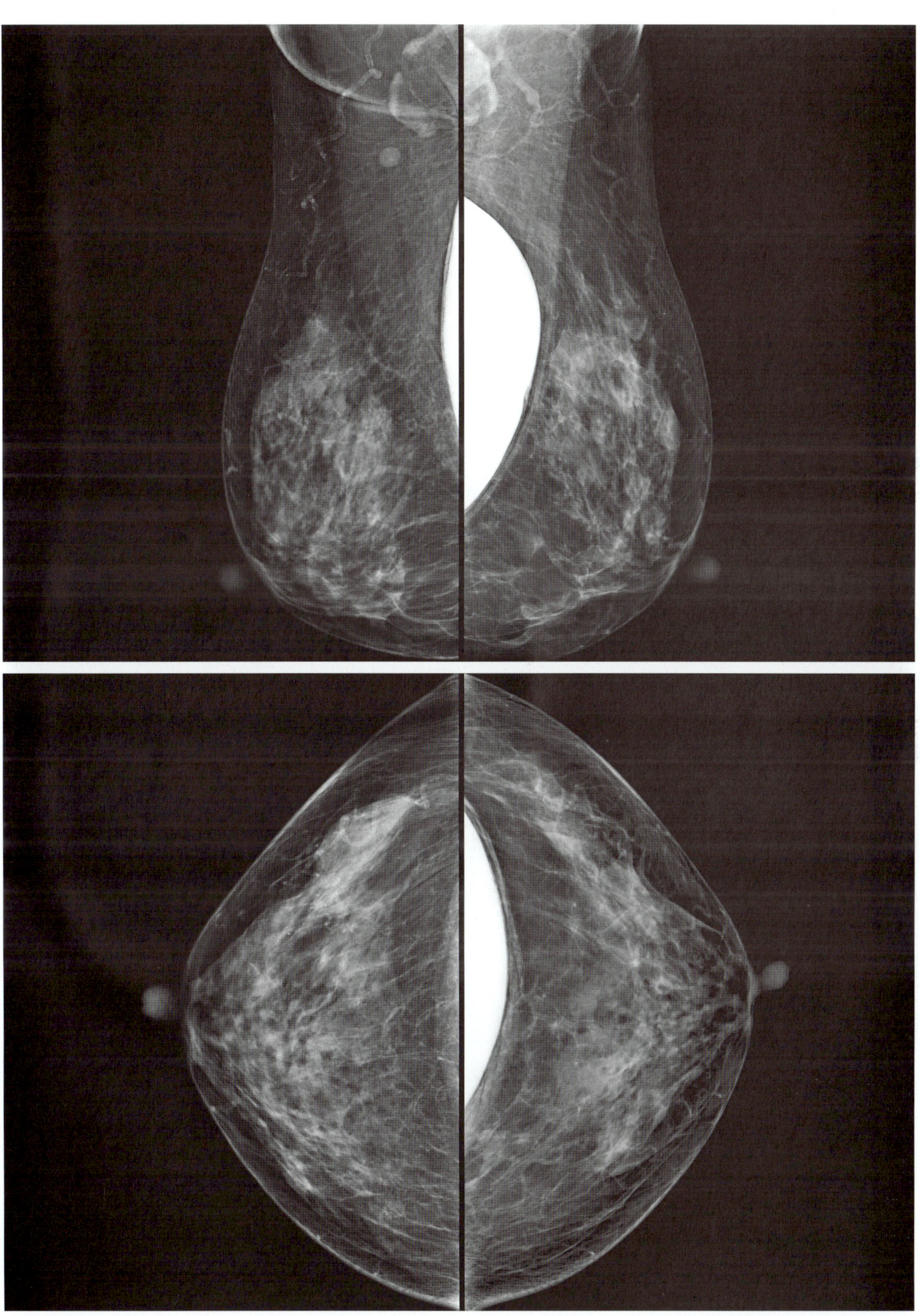

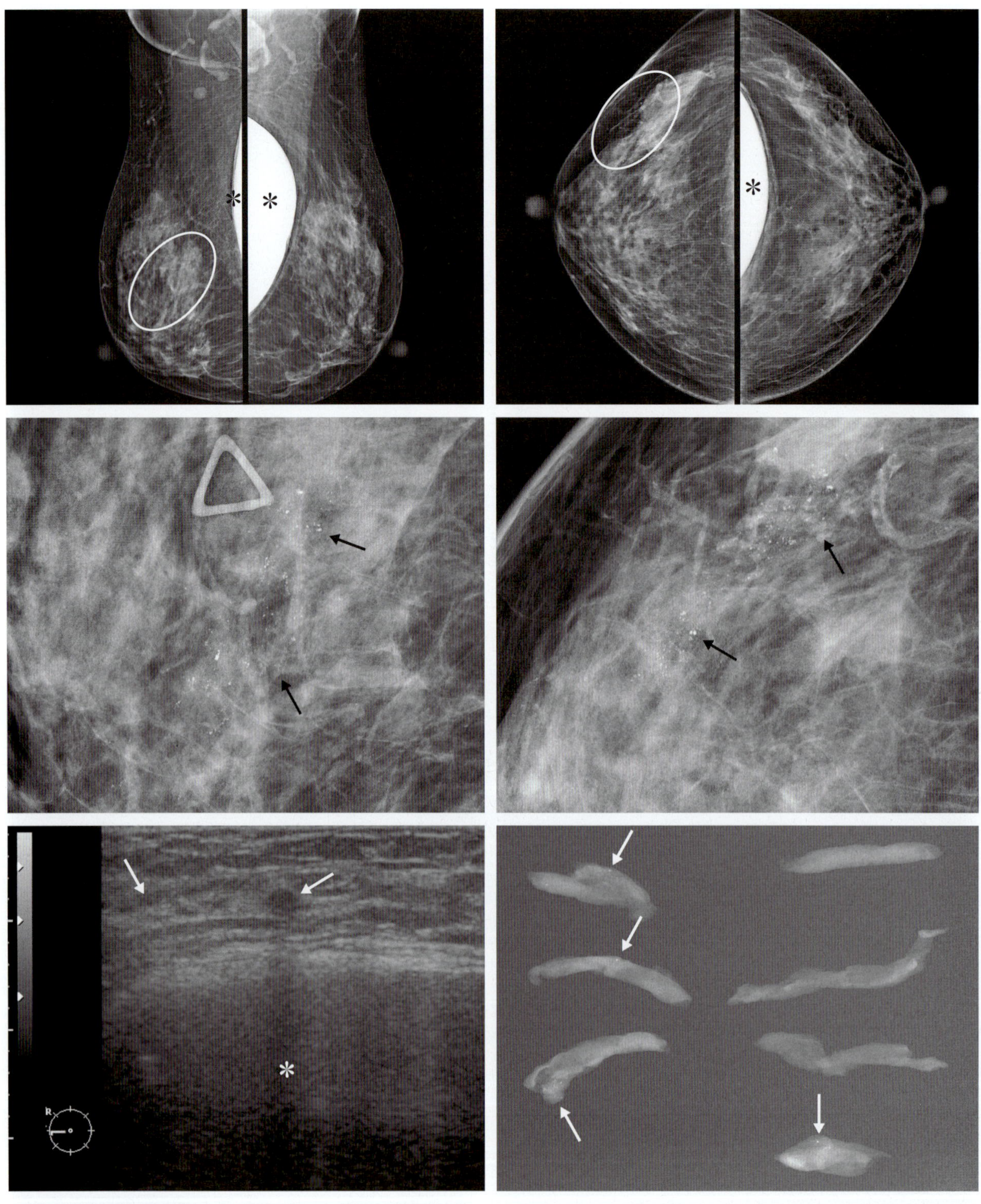

❶-75 증례 해설

- **유방촬영술 소견** 오른쪽 유방 상외측에 4.2cm 범위의 구역성 분포을 갖는 점상 또는 미세 다형태성 석회화 병변(화살표)이 있다. 양측 대흉근 내부에 성형삽입물(꽃표)이 보인다.
- **초음파 소견** 9시 방향, 유두에서 4cm 떨어진 위치에 석회화와 연관된 유관 확장(화살표)이 있다. 성형삽입물(꽃표)이 보인다.
- **표본촬영 소견** 초음파 유도하 맘모톰생검에서 얻은 조직표본 안에 다수의 석회화(화살표)가 보인다.
- **수술명과 진단** 유방전절제술, 소엽상피암과 4.5cm 비면포성 저등급 관상피내암(병기0).
- **포인트** 비면포성 저등급 관상피내암의 증례로 점상*punctate* 석회화는 보통 양성 질환에서 보이지만 이 증례에서처럼 구역성 분포를 보이면 암일 가능성이 높아진다. 성형유방에서 유방촬영술의 유방암 발견 민감도가 떨어질 수 있으므로 주의해야 한다.

❶-76 무증상 52세 여성

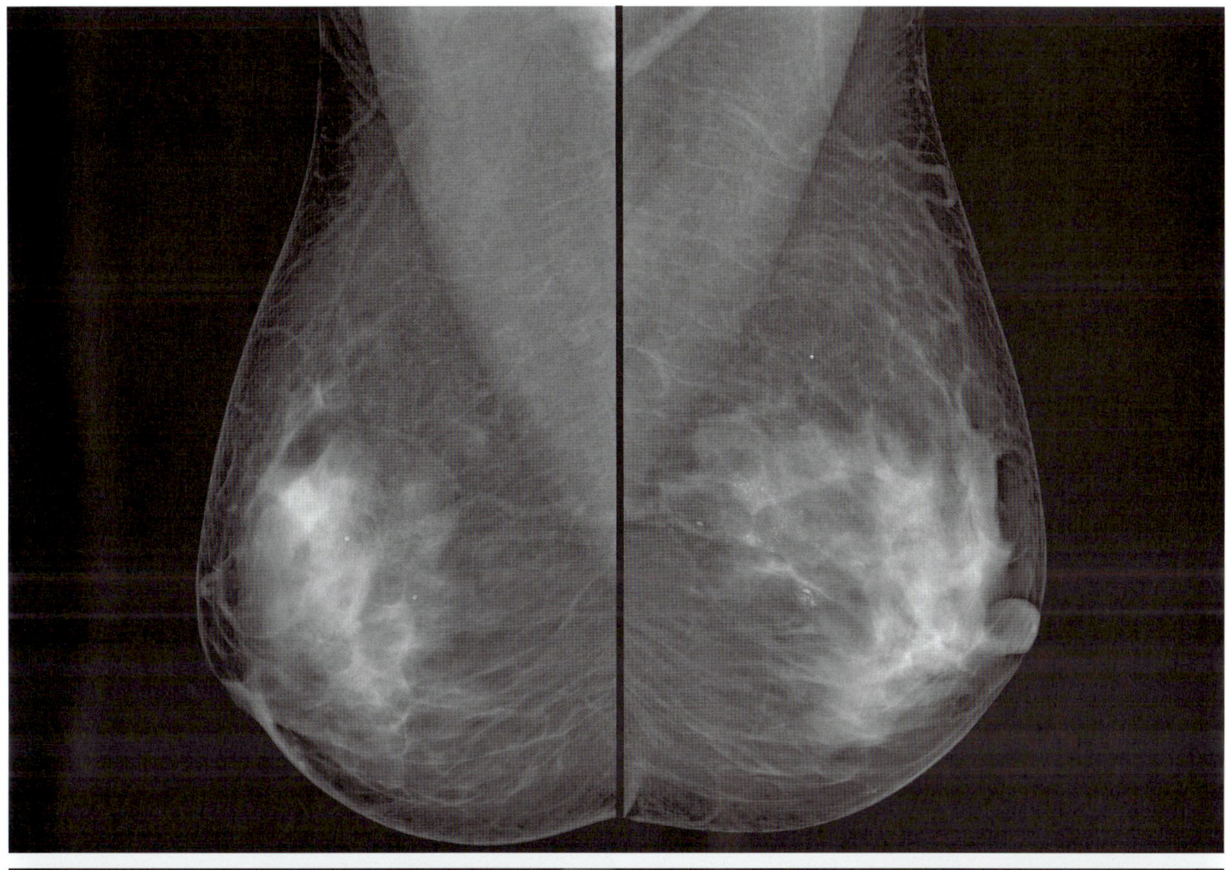

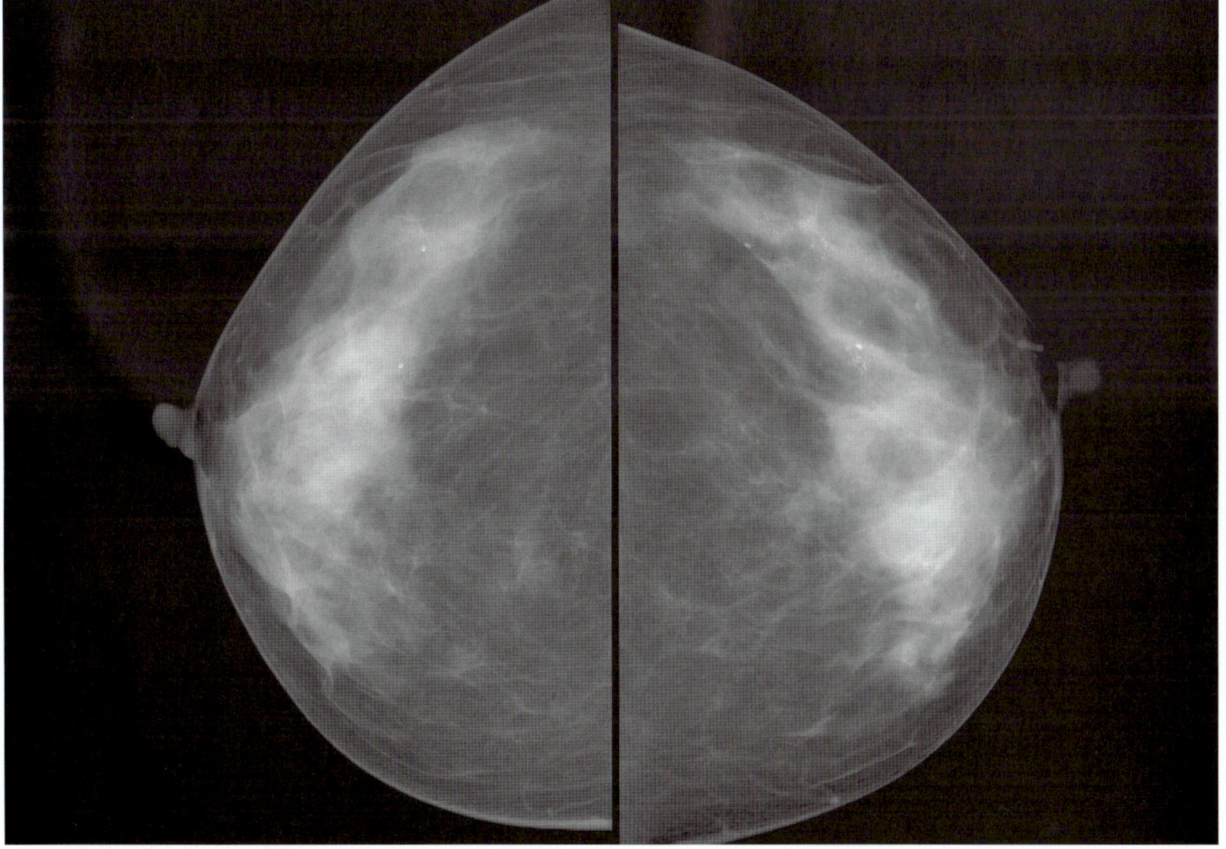

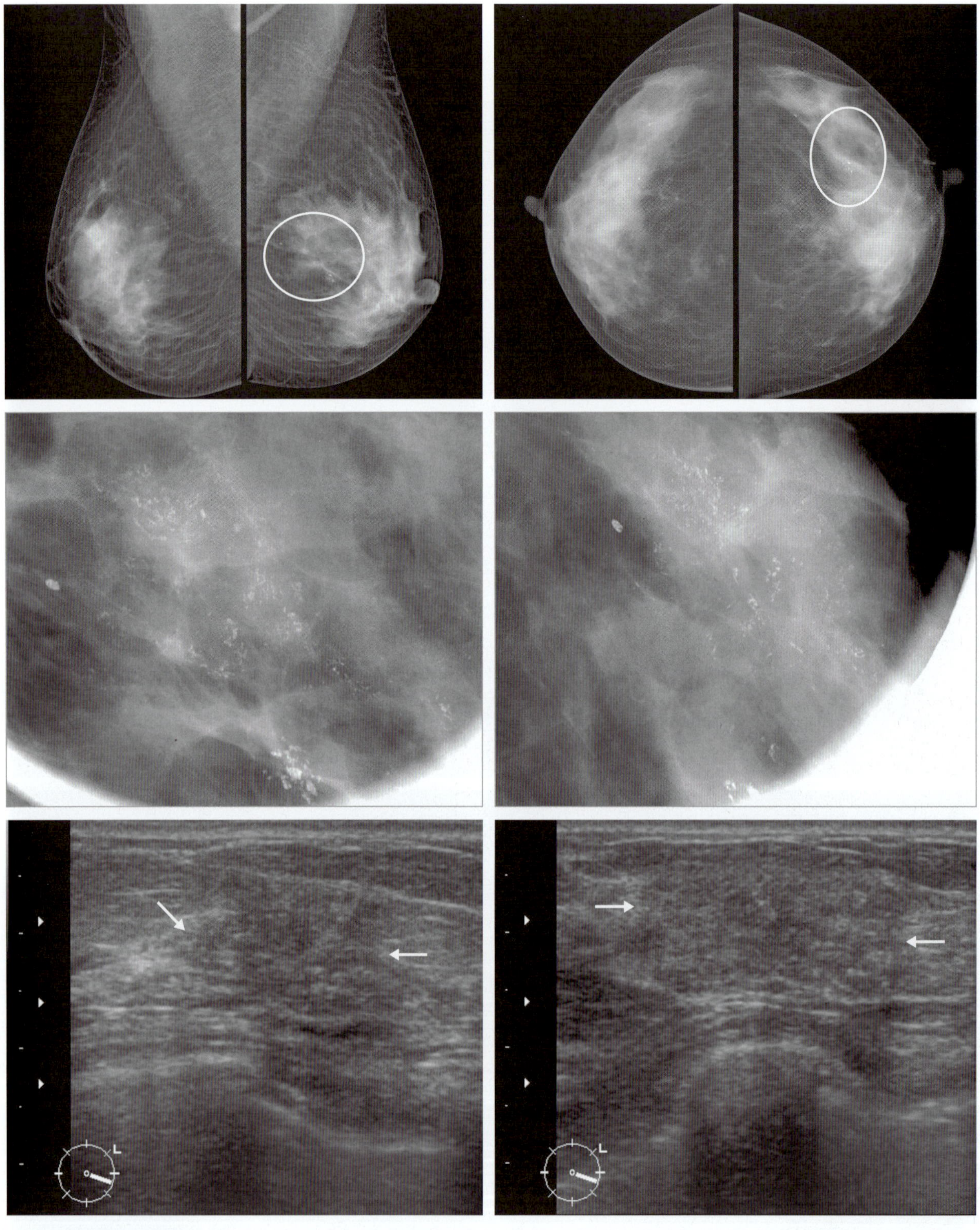

❶-76 증례 해설

- **유방촬영술 소견** 왼쪽 유방 하외측에 4cm 범위의 미세석회화가 있다. 확대촬영에서 구역성 분포와 다양한 형태의 석회화가 보인다.
- **초음파 소견** 4시 방향, 유두에서 2cm 떨어진 위치에 불분명한 경계의 3cm 저에코 병변(화살표)이 보인다.
- **수술명과 진단** 유방전절제술, 3.4cm 고등급 혼합형 관상피내암(병기0).
- **포인트** 다양한 석회화 모양과 구역성 분포를 보인 혼합형 관상피내암의 증례로 유두 근처까지 석회화 병변이 있어 유방전절제술을 시행했다. 석회화가 발견되면 확대촬영으로 모양뿐 아니라 분포와 범위를 파악해야 한다.

1-77 무증상 44세 여성

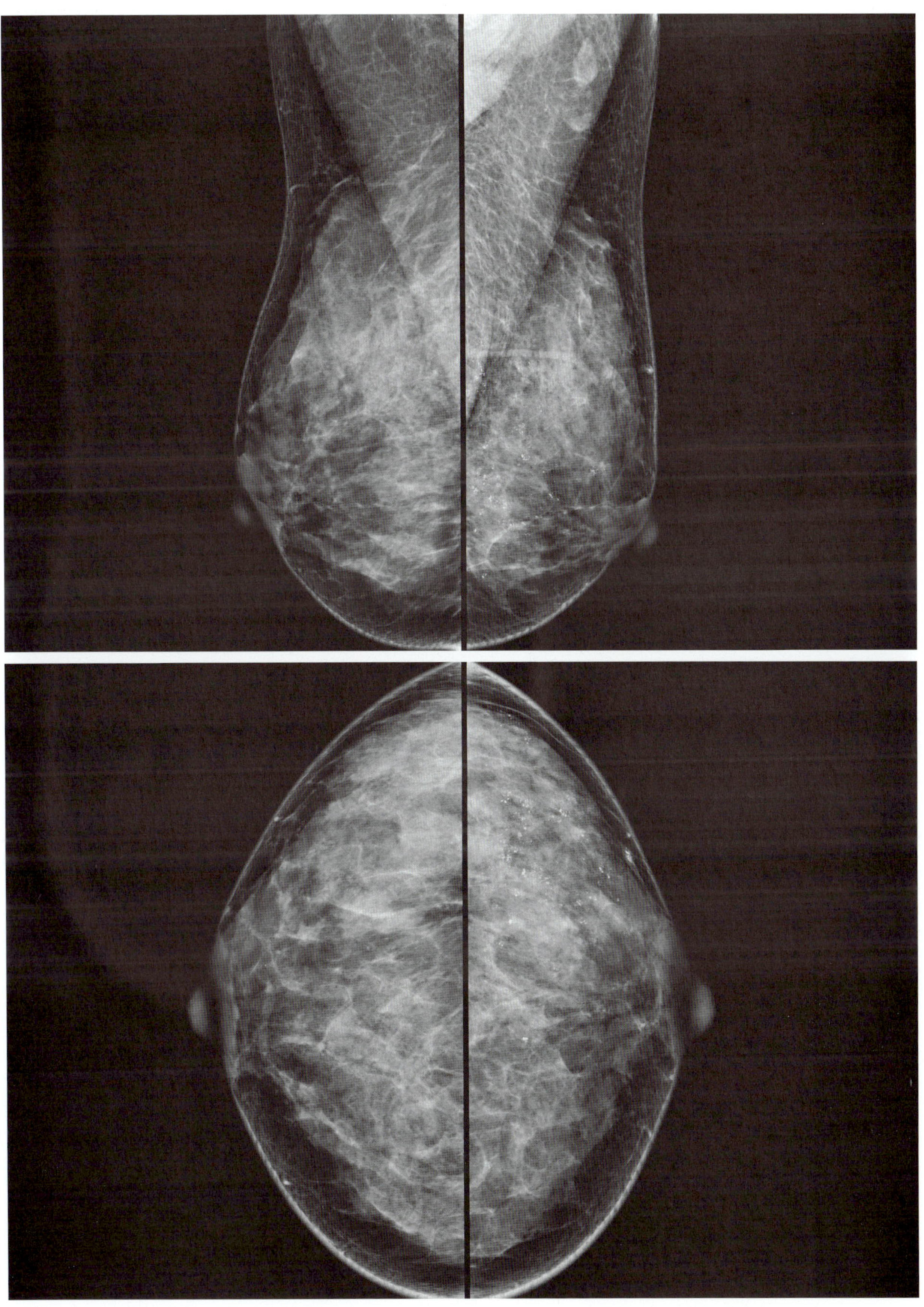

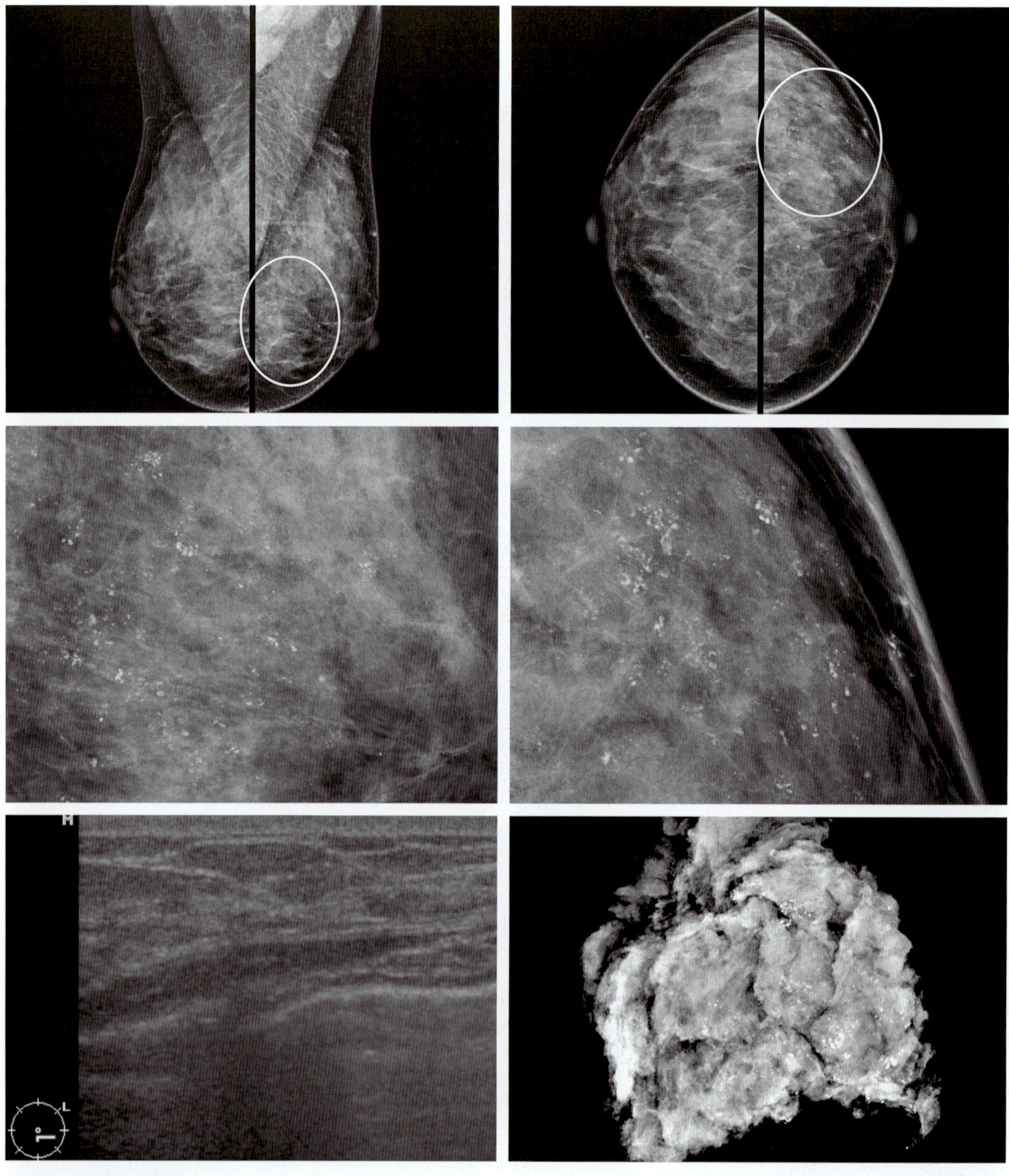

1-77 증례 해설

- **유방촬영술 소견** 왼쪽 유방 하외측에 5cm 범위의 석회화가 있다. 확대촬영에서 구역성 분포의 무정형 또는 미세 다형태성 석회화이다.
- **초음파 소견** 왼쪽 유방 하외측에 뚜렷한 소견이 없다(석회화 병변 발견실패).
- **표본촬영 소견** 유방촬영술 유도하 침위치결정술*needle localization* 후 석회화 병변의 외과적 절제술을 시행했다. 병리표본에 수많은 석회화가 보인다.
- **수술명과 진단** 유방전절제술, 4.5cm 비면포성 저등급 관상피내암(병기0).
- **포인트** 비면포성 저등급 관상피내암의 증례로 내외사와 상하 촬영에서 하내측 깊은 곳에 있는 구역성 분포의 미세석회화를 발견할 수 있어야 한다. 저등급 관상피내암의 석회화는 양성 석회화와 구별하기 어렵고 초음파에서 종괴를 발견하기 어려울 수 있으므로 초음파에서 뚜렷한 종괴를 동반하지 않는 경우 유방촬영술 유도하 절제술이나 입체정위조직검사를 시행해야 한다.

1-78 무증상 64세 여성

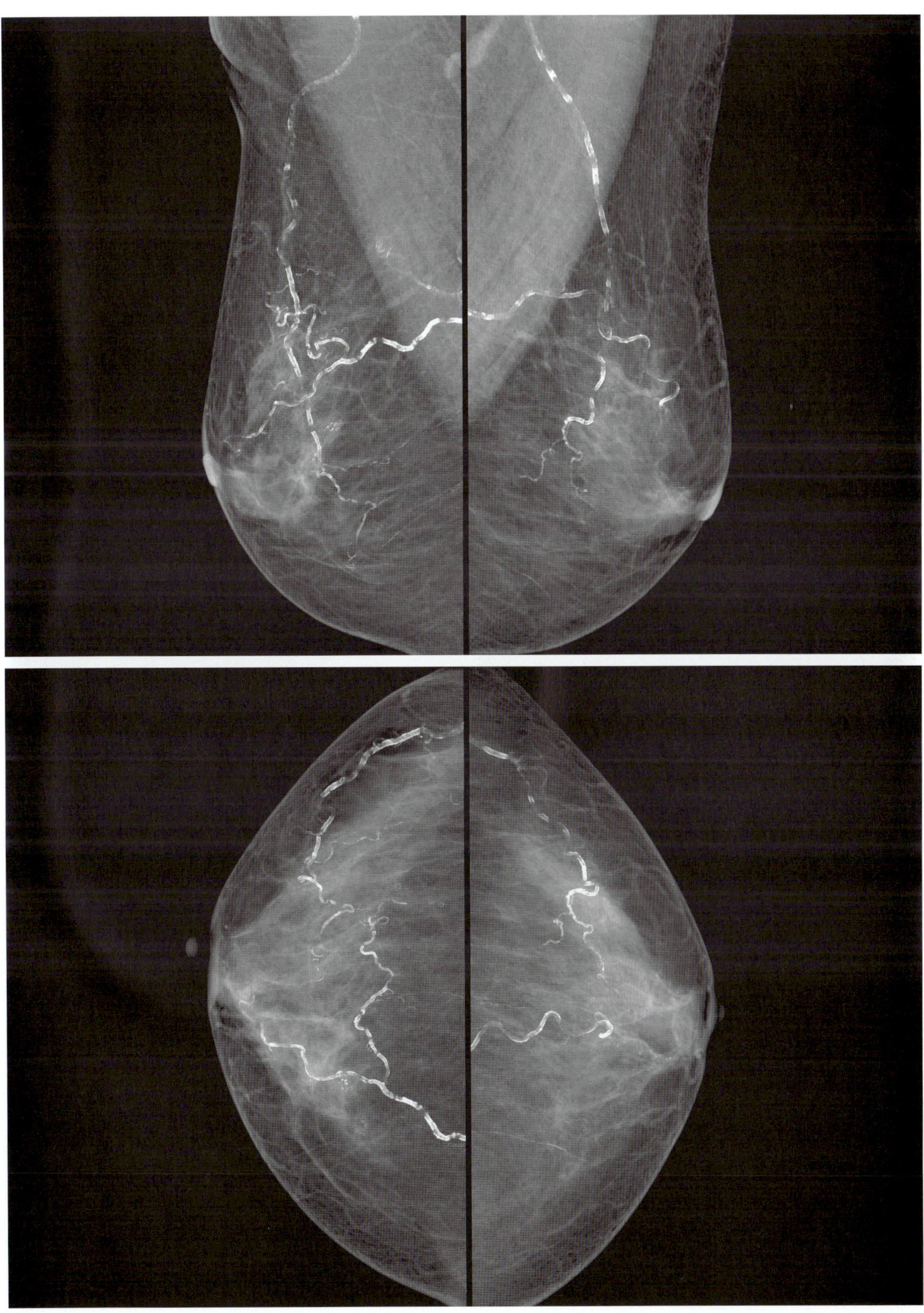

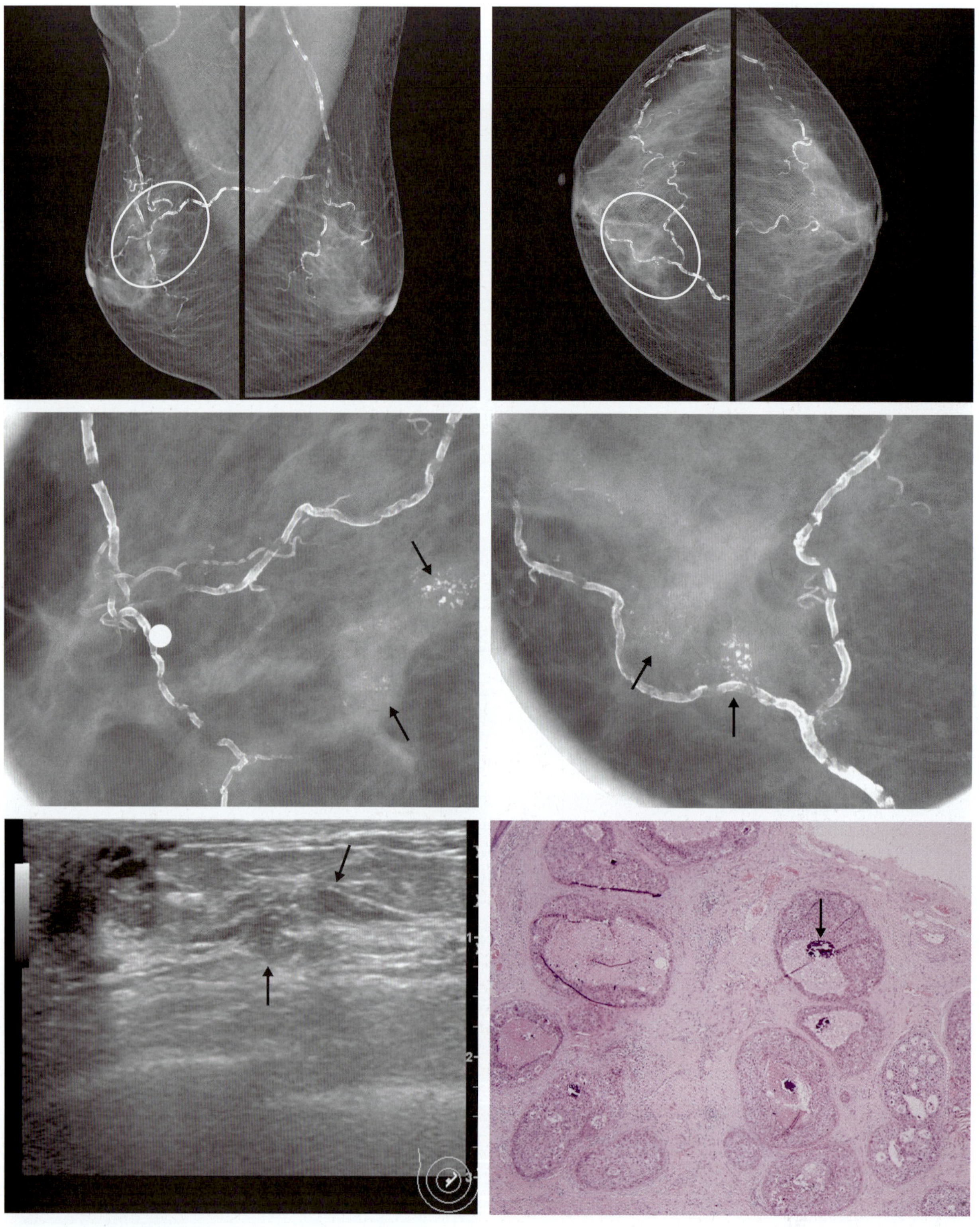

❶-78 증례 해설

- **유방촬영술 소견** 오른쪽 유방 상내측에 비대칭을 동반한 4.5cm 범위의 미세 다형태성 석회화(화살표)가 있다. 양측 유방에 전형적인 양성 혈관 석회화가 기찻길 모양으로 보인다.
- **초음파 소견** 3시 방향, 유두에서 2cm 떨어진 위치에 불분명한 경계의 1cm 저에코 병변(화살표)이며 내부에 미세석회화가 있다.
- **수술명과 진단** 유방전절제술, 5cm 고등급 혼합형 관상피내암(병기0).
- **포인트** 뚜렷한 양성 석회화 사이에 있어 간과하기 쉬운 악성 미세석회화 증례이다. 병리사진에 면포성과 비면포성 관상피내암이 섞여 있고 면포성 병변 내부에 세포괴사에 의한 석회화(화살표)가 보인다.

1-79 무증상 54세 여성

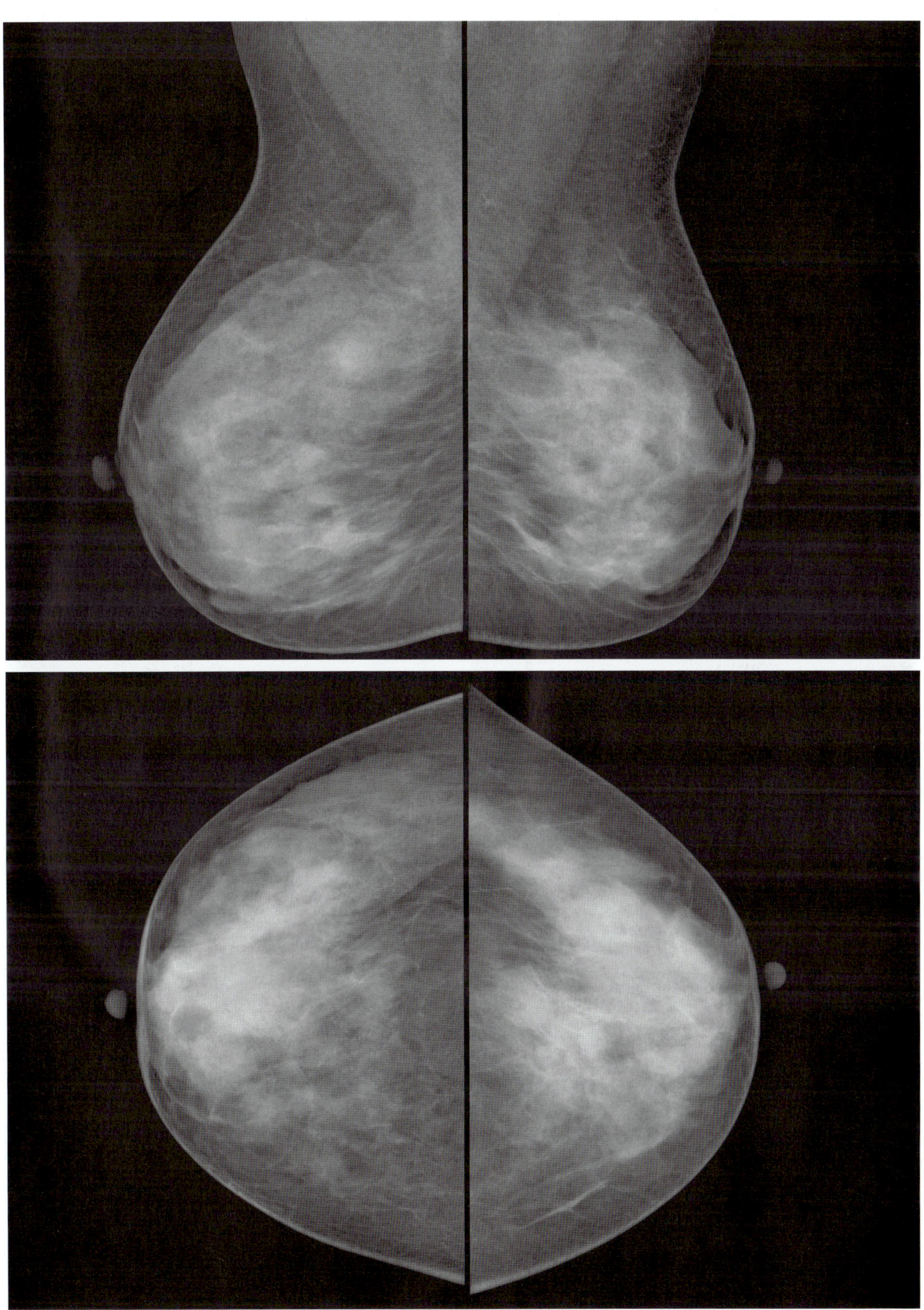

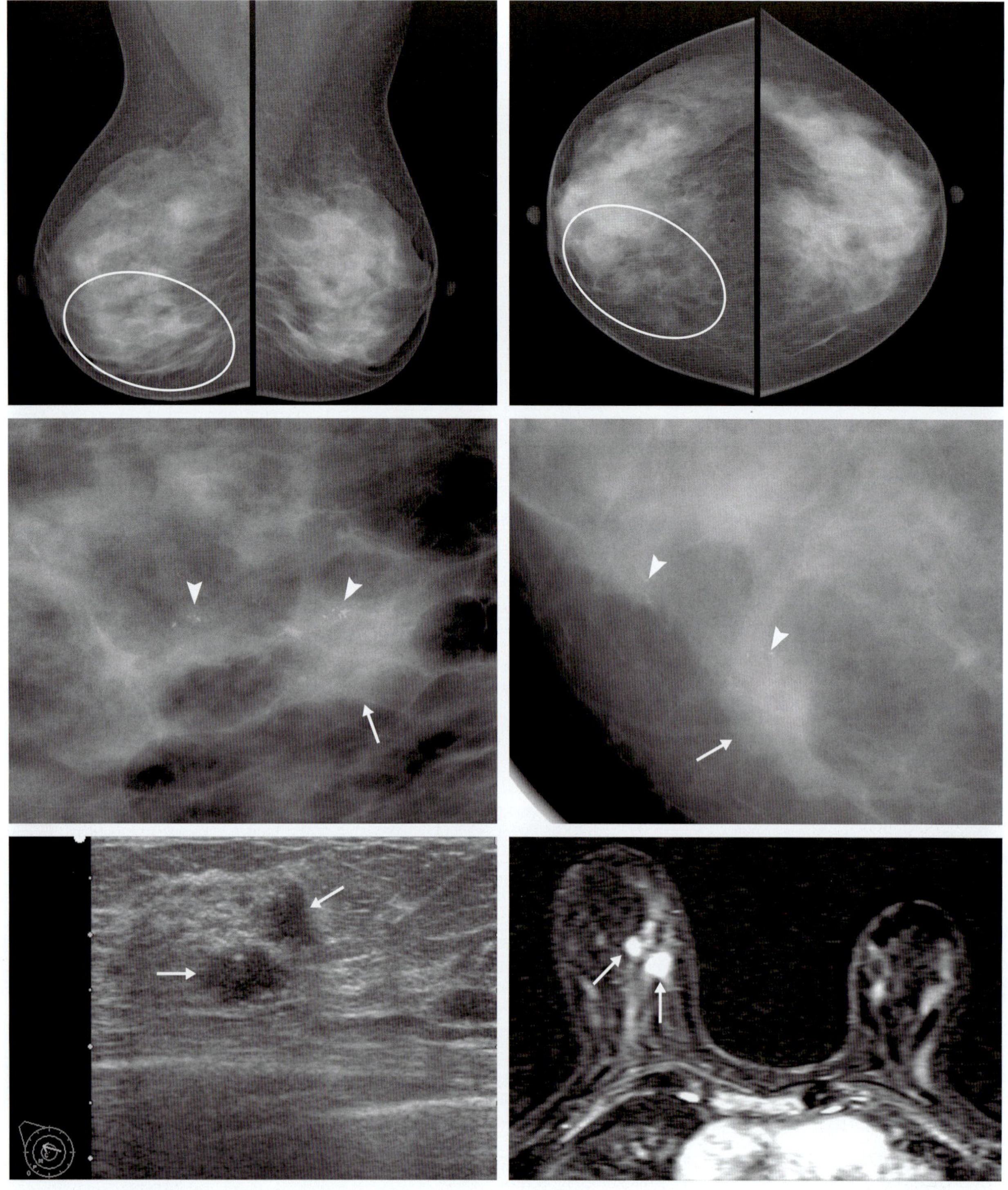

❶-79 증례 해설

- 유방촬영술 소견 오른쪽 유방 하내측에 2.5cm 범위의 미세석회화가 있다. 확대촬영에서 석회화(화살촉)는 점상과 다형태성 모양, 구역성 분포를 보이며 비대칭음영(화살표)이 동반되어 있다.
- 초음파 소견 4시 방향, 유두에서 2cm 떨어진 위치에 불규칙형 모양과 불분명한 경계의 저에코 종괴(화살표)가 2개 있다.
- MRI 소견 내측 유방에 2개의 조영증강되는 종괴(화살표)와 불규칙하게 늘어난 유관이 보인다.
- 수술명과 진단 유방보존술, 관상피내암을 동반한 3.5cm 중등급 침윤성암(T2N0, 병기2A).
- 포인트 치밀유방 하내측의 유방암으로 주의하지 않으면 미세석회화를 놓칠 수도 있는 증례이다. 석회화 분석은 모양뿐 아니라 분포가 중요하므로 구역성 분포 석회화를 점상 모양에 근거하여 양성추정 병변으로 잘못 판정하면 안 된다.

❶-80 무증상 65세 여성

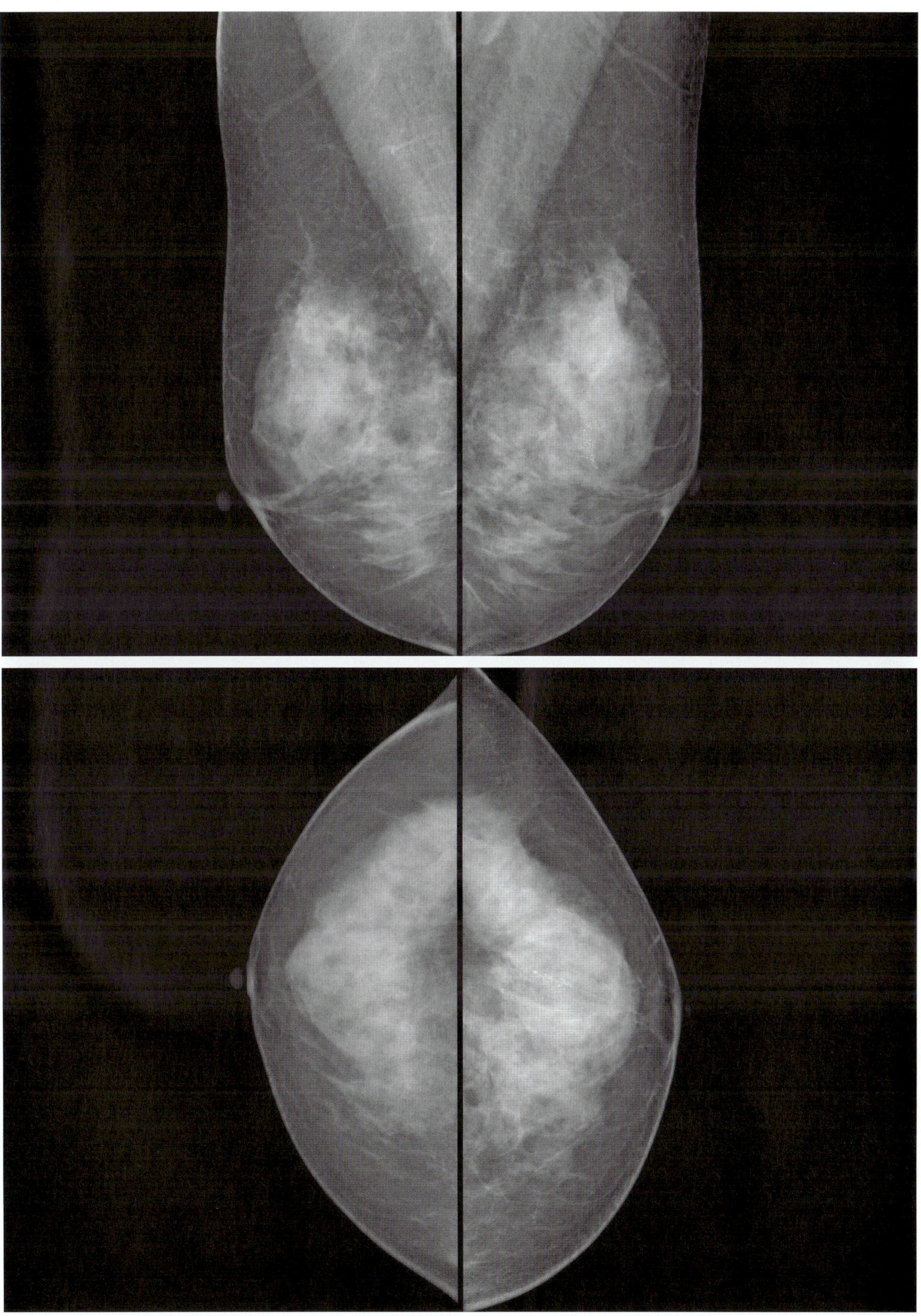

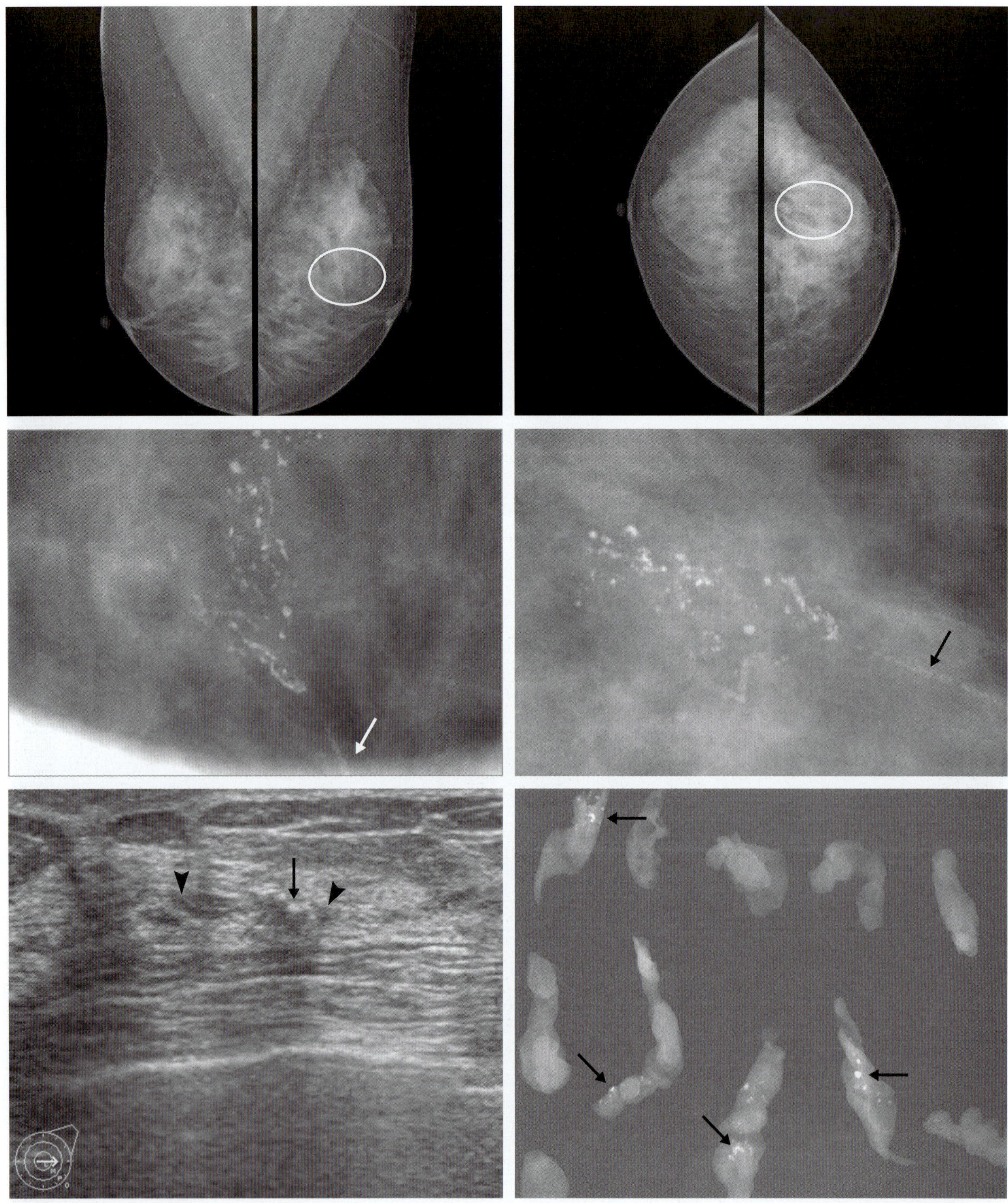

❶-80 증례 해설

- **유방촬영술 소견** 왼쪽 유방 상외측에 2cm 범위의 미세석회화가 있다. 확대촬영에서 구역성 분포를 보이는 미세 다형태성과 미세 선상(화살표)의 석회화가 보인다.
- **초음파 소견** 3시 방향, 유두에서 2cm 떨어진 위치에 불분명한 경계의 1.3cm 저에코 병변(화살촉)은 늘어난 유관이다. 내부에 미세석회화에 의한 고에코 점들(화살표)이 보인다.
- **표본촬영 소견** 초음파 유도하 맘모톰생검에서 얻은 조직표본 내에 다수의 석회화(화살표)가 보인다.
- **수술명과 진단** 유방전절제술, 1.5cm 고등급 관상피내암(병기0).
- **포인트** 전형적인 모양과 분포의 석회화로 보인 고등급 관상피내암의 증례이다. 상외측 유방의 구역성 석회화와 유두 뒤에 있는 미세 선상 석회화를 발견할 수 있어야 한다.

1-81 무증상 53세 여성

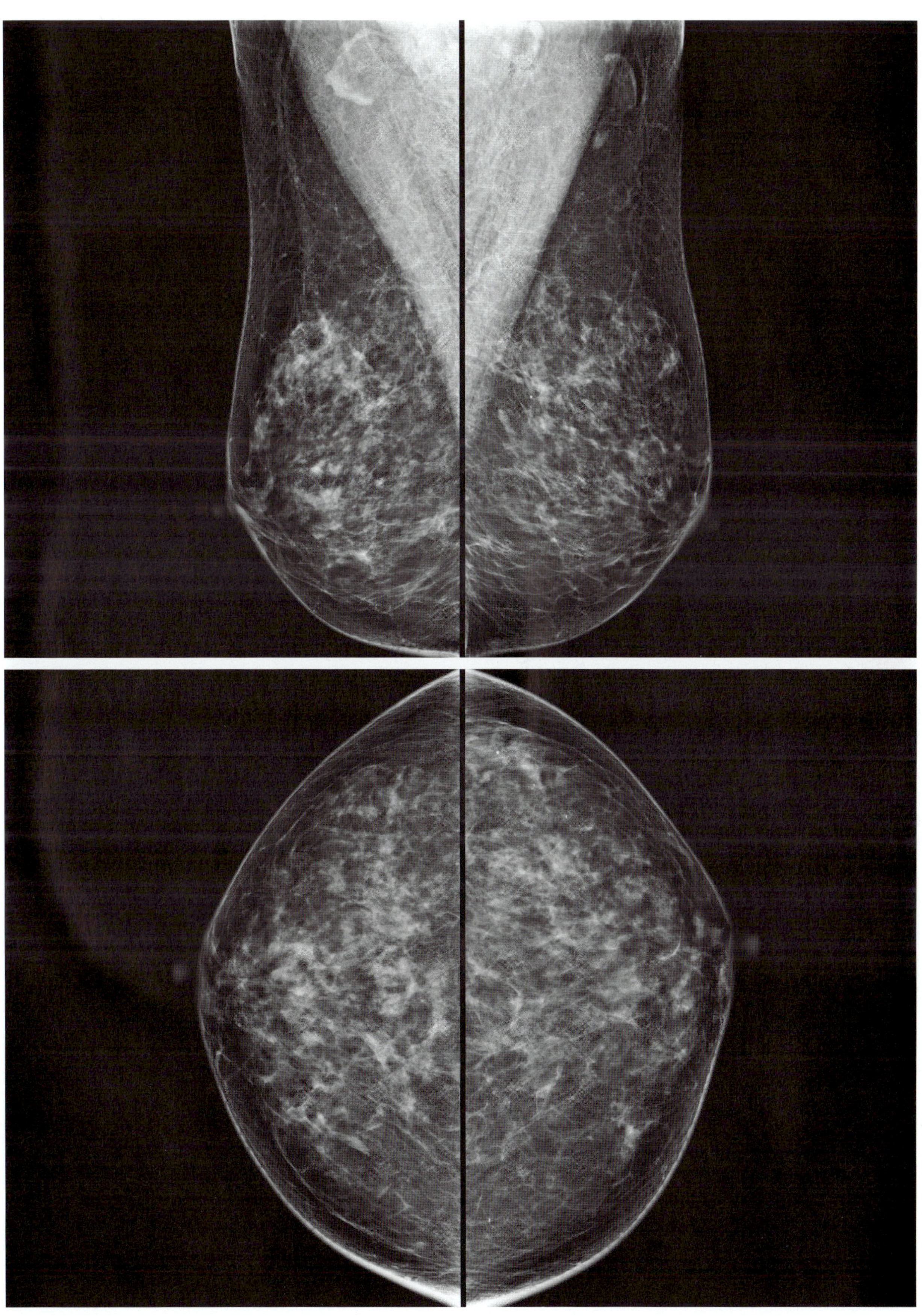

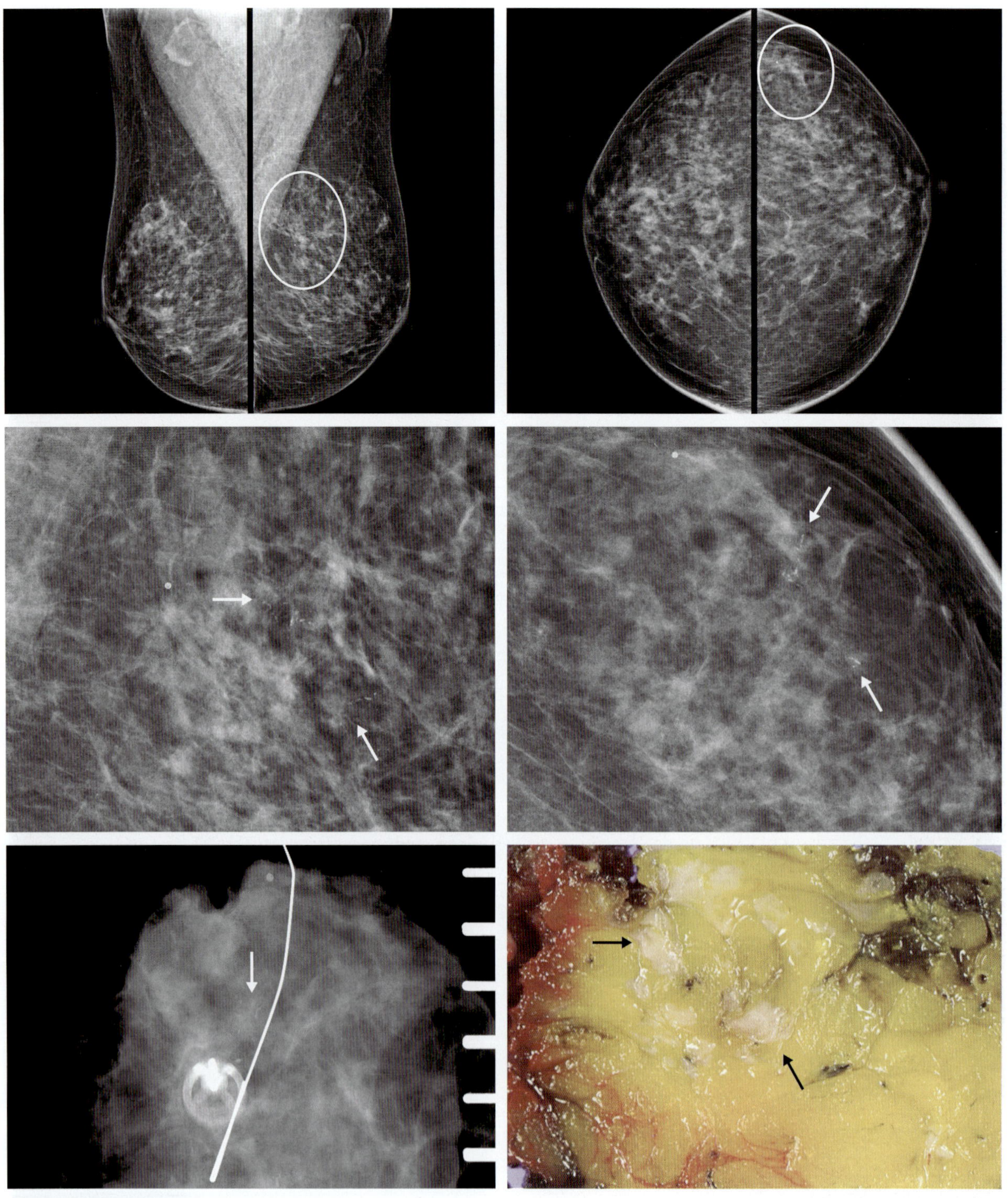

1-81 증례 해설

- **유방촬영술 소견** 왼쪽 유방 상외측에 3cm 범위의 미세석회화가 있다. 확대촬영에서 미세 다형태성 또는 선상 석회화(화살표)로 보인다. 초음파검사에서 병변을 발견하지 못했다.
- **표본촬영 소견** 유방촬영술 유도하의 침위치결정술 후에 외과적 절제술을 시행했다. 병리표본 내에 선상 석회화(화살표)가 보인다(석회화 중심에 주사기 바늘이 꽂혀 있다).
- **수술명과 진단** 유방보존술, 3.4cm 고등급 혼합형 관상피내암(병기0).
- **포인트** 내외사촬영에서 대흉근 하방, 상하촬영에서 외측 유방 변연부에 위치한 미세석회화로 발견된 혼합형 관상피내암의 증례이다. 유방촬영술로 발견된 암 의심 미세석회화가 초음파검사에서 보이지 않는다고 양성 병변으로 잘못 판정하면 안 된다(증례 1-77과 비교해보자).

①-82 무증상 59세 여성

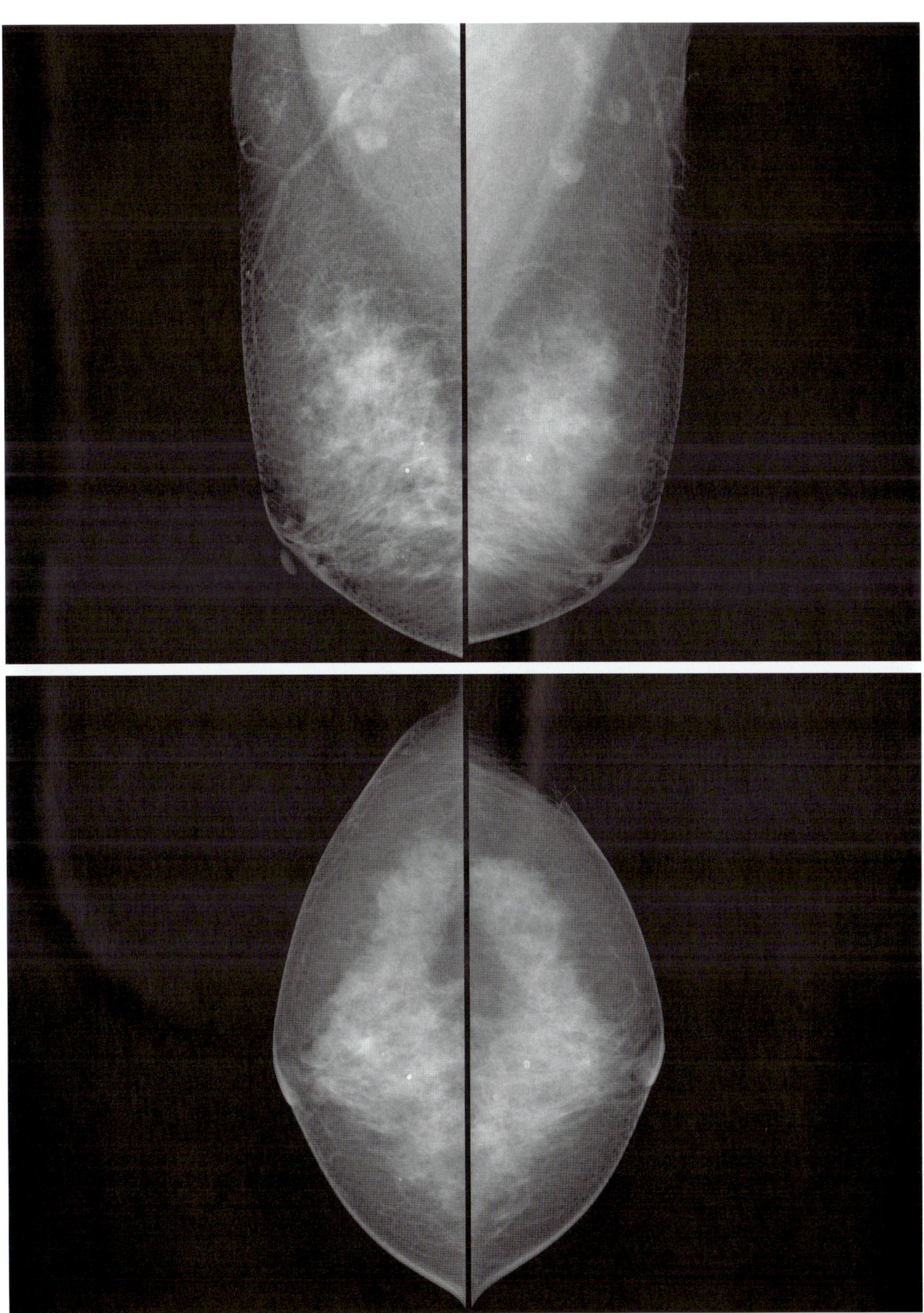

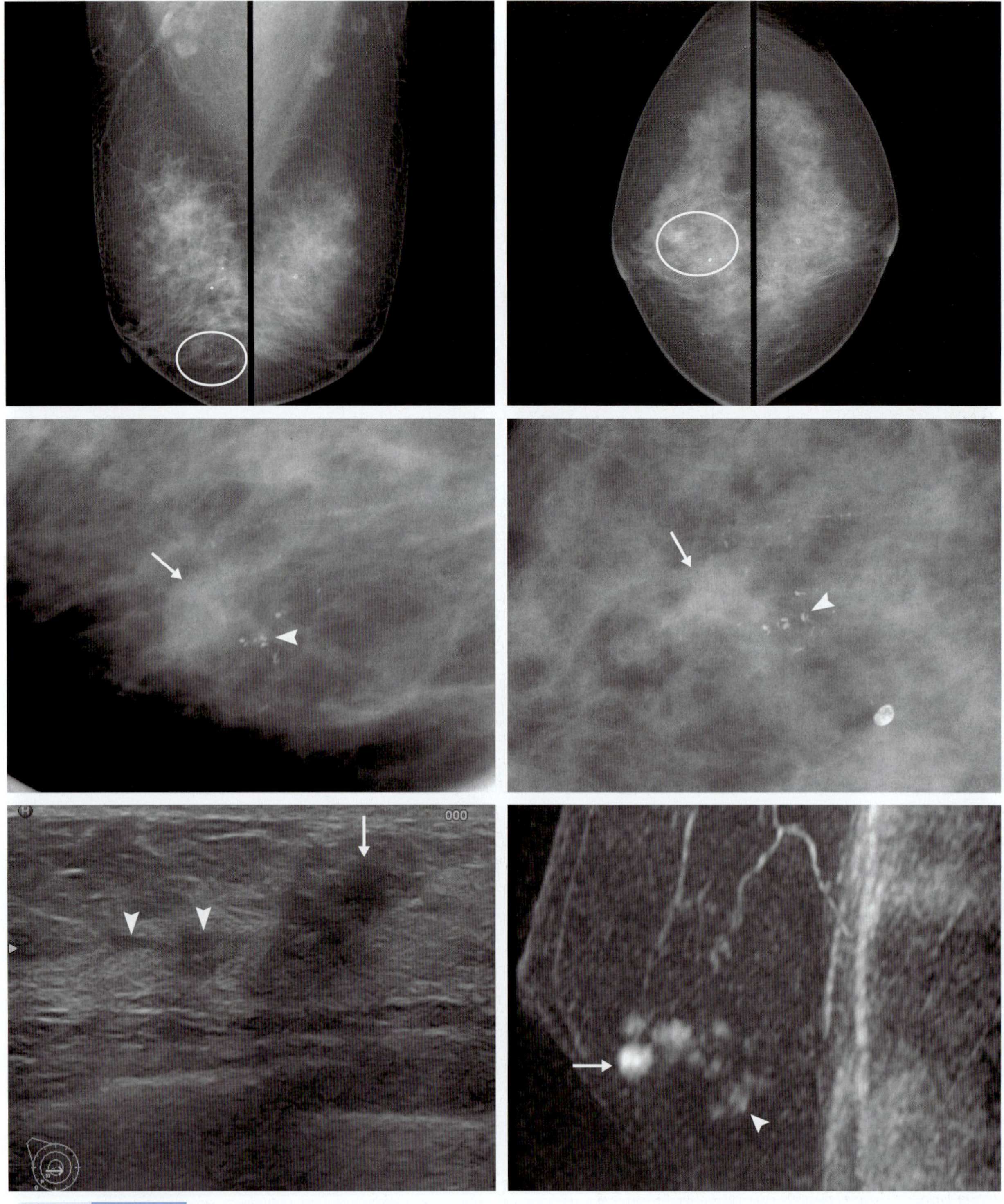

1-82 증례 해설

- **유방촬영술 소견** 오른쪽 유방 6시 방향에 1cm 범위의 미세석회화가 있다. 확대촬영에서 군집성 미세 다형태성 석회화(화살촉)와 국소 비대칭(화살표)이 보인다.
- **초음파 소견** 6시 방향, 유두에서 1cm 떨어진 위치에 늘어난 유관(화살촉)과 불분명한 경계의 1.3cm 저에코 종괴(화살표)가 보인다.
- **MRI 소견** 종괴(화살표)와 종괴 후방으로 구역성(화살촉) 조영증강이 보인다.
- **수술명과 진단** 유방전절제술, 관상피내암을 동반한 2cm 고등급 침윤성암과 1개 림프절전이(T1cN1, 병기2A).
- **포인트** 관상피내암과 침윤성암의 증례로 치밀유방에서는 흔히 종괴는 분명치 않고 미세석회화만 보인다. 유두 아래에 위치한 미세석회화와 비대칭을 발견할 수 있어야 한다.

1-83 무증상 54세 여성

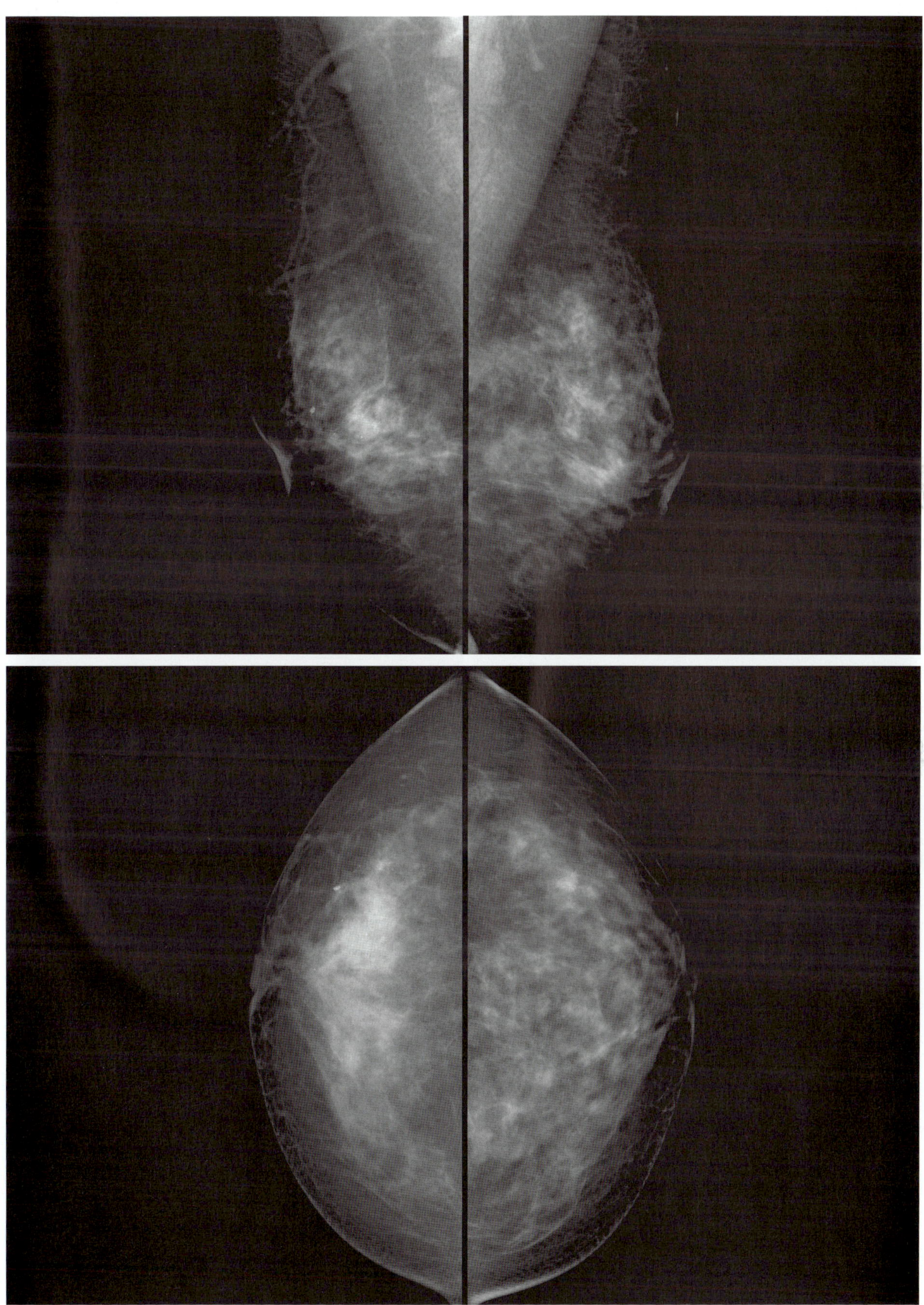

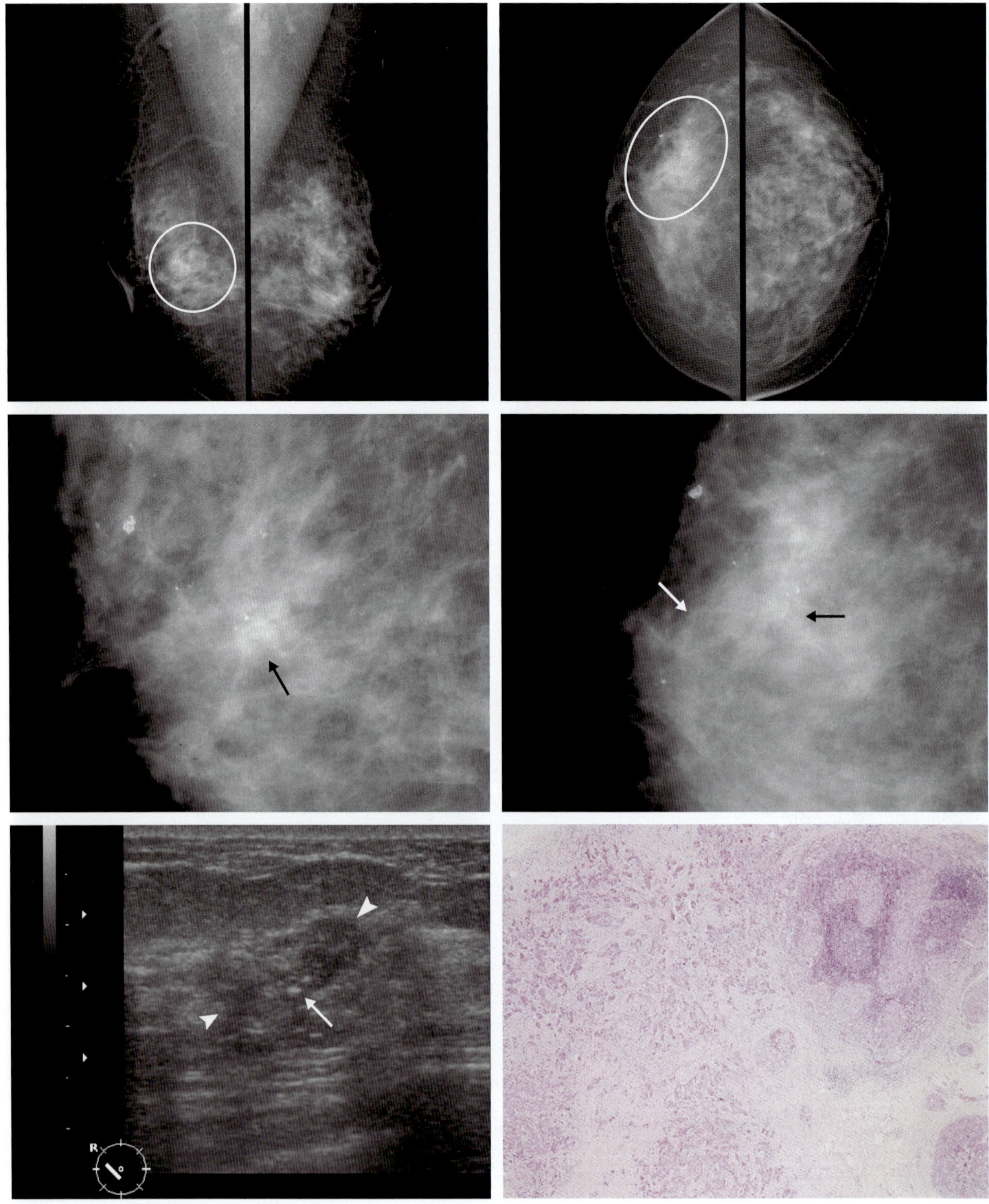

❶-83 증례 해설

- 유방촬영술 소견 오른쪽 유방 9시 방향 비대칭과 2.5cm 범위의 석회화가 있다. 확대촬영에서 비대칭 내부에 군집성, 미세 다형태성 석회화(화살표)가 있다.
- 초음파 소견 9시 방향, 유두에서 1cm 떨어진 부위에 불규칙형 모양, 불분명한 경계의 2cm 저에코 종괴(화살촉)이며 내부에 석회화(화살표)가 있다.
- 수술명과 진단 유방전절제술, 관상피내암을 동반한 2.5cm 고등급 침윤성암(T2N0, 병기2A).
- 포인트 비대칭과 석회화 소견을 함께 갖는 관상피내암과 고등급 침윤성암의 증례이다. 미세석회화 주변에 비대칭 또는 종괴가 동반되면 비촉지성 병변이라도 침윤성암일 가능성이 높다.

1-84 무증상 37세 여성

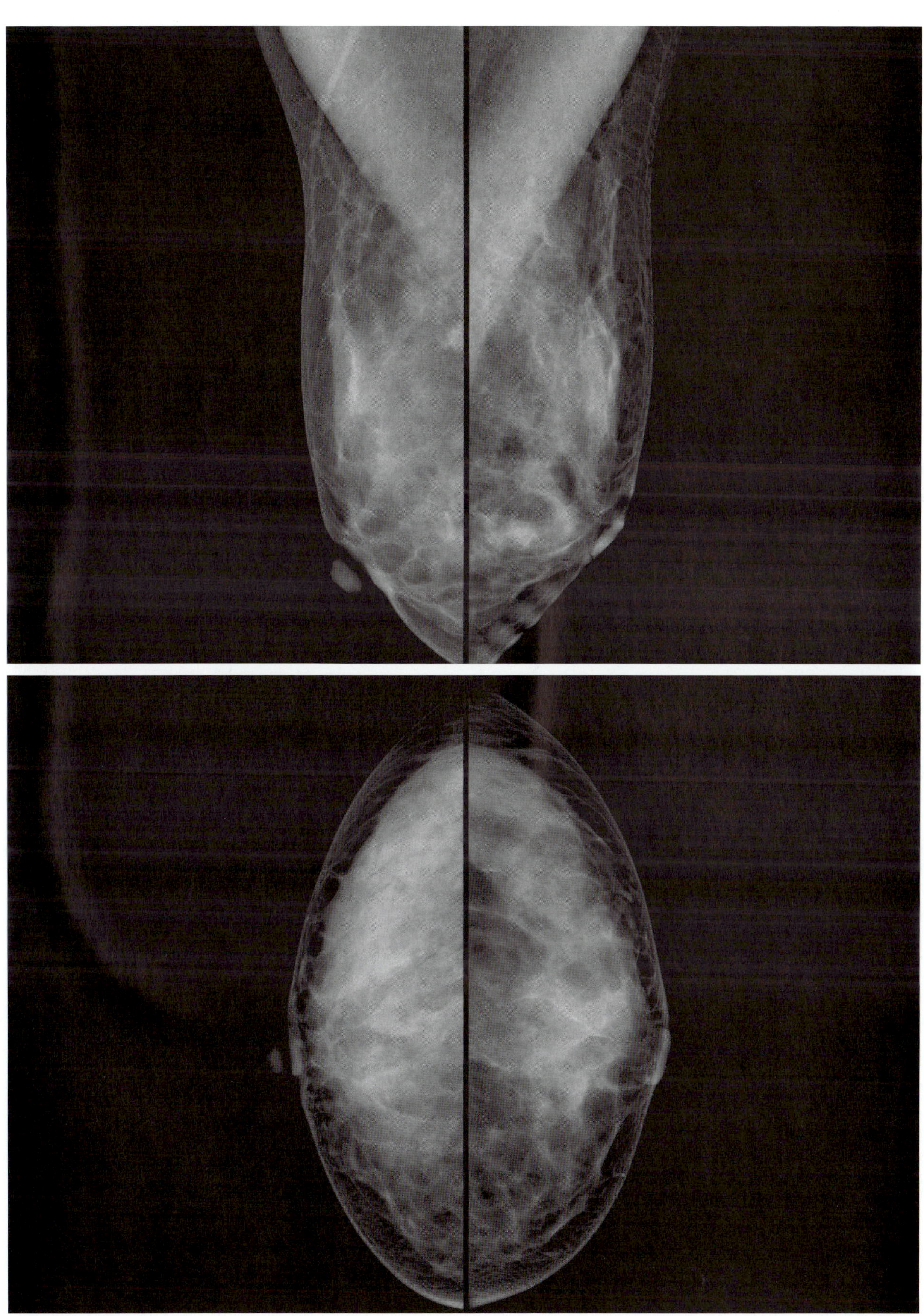

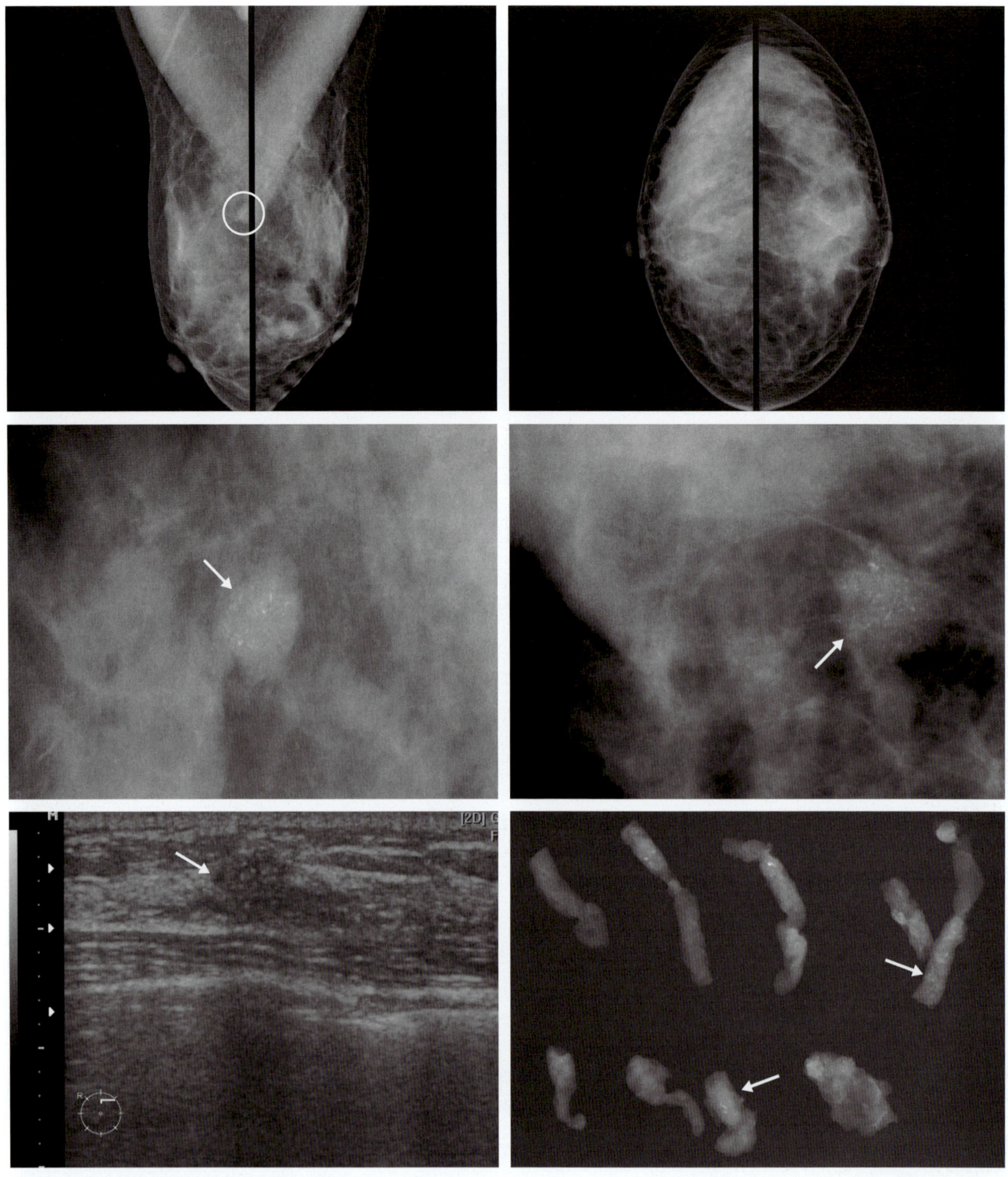

❶-84 증례 해설

- **유방촬영술 소견** 오른쪽 유방 흉근과 연하여 석회화를 동반한 종괴가 있다(표준촬영에서는 내외사 사진에서만 병변이 보인다). 확대촬영에서 상내측에 위치한 불분명한 경계의 종괴 내부에 미세 다형태성 석회화(화살표)가 보인다.
- **초음파 소견** 12시 30분 방향, 유두에서 6cm 떨어진 위치에 불규칙형 모양과 불분명한 경계의 0.8cm 저에코 병변(화살표)이며 내부에 석회화가 있다.
- **표본촬영 소견** 초음파 유도하 맘모톰생검에서 얻은 조직표본 내에 다수의 석회화(화살표)가 보인다.
- **수술명과 진단** 유방보존술, 0.7cm 고등급 혼합형 관상피내암(병기0).
- **포인트** 치밀유방의 변연부 상내측에 위치한 관상피내암 증례로 내외사촬영에서 대흉근 직하방에 있는 미세석회화를 발견할 수 있어야 한다. 상내측 병변은 내외사촬영에서 대흉근 하단에 위치하며 이 증례처럼 상하촬영에서는 포함되지 않을 수도 있다.

1-85 무증상 53세 여성

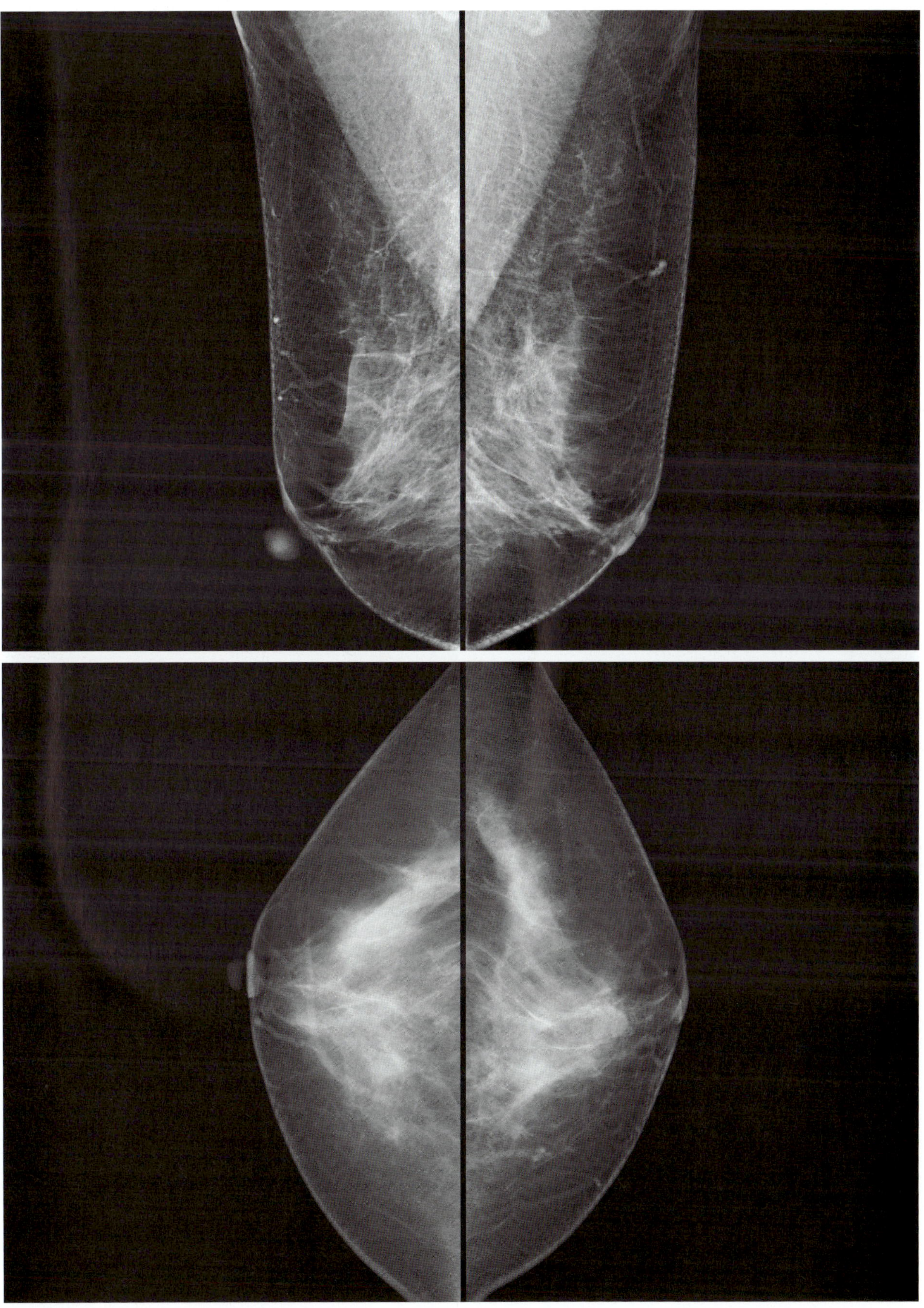

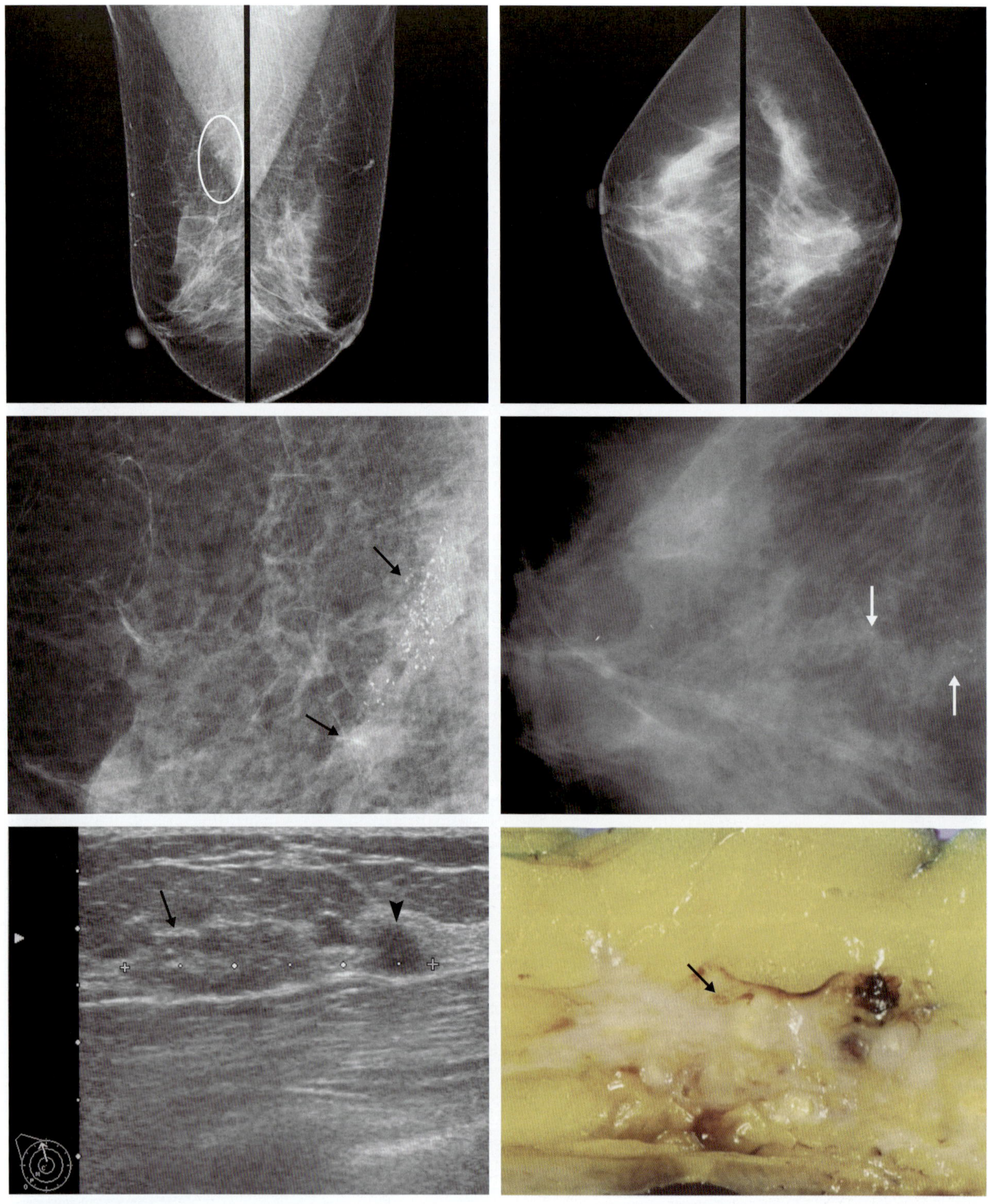

1-85 증례 해설

- 유방촬영술 소견 오른쪽 유방 흉근과 연하여 2.1cm 범위의 석회화가 있다(표준촬영에서는 내외사 사진에서만 병변이 보인다). 확대촬영에서 12시 방향에 위치한 미세 다형태성 모양, 구역성 분포의 석회화이며 비대칭음영(화살표)이 동반되어 있다.
- 초음파 소견 12시 방향, 유두에서 6cm 떨어진 위치에 불분명한 경계의 0.8cm 저에코 종괴(화살촉)와 주위에 2cm 동일에코 병변(화살표)이 동반되어 있다.
- 수술명과 진단 유방보존술, 1.8cm 관상피내암을 동반한 0.8cm 고등급 침윤성암(T1bN0, 병기1).
- 포인트 12시 방향 변연부 유방에 위치하여 표준촬영에서는 내외사위에서만 석회화가 보인 침윤성암의 증례이다. 내외사촬영에서 대흉근 가장자리에 있는 미세석회화를 발견할 수 있어야 한다.

1-86 무증상 54세 여성

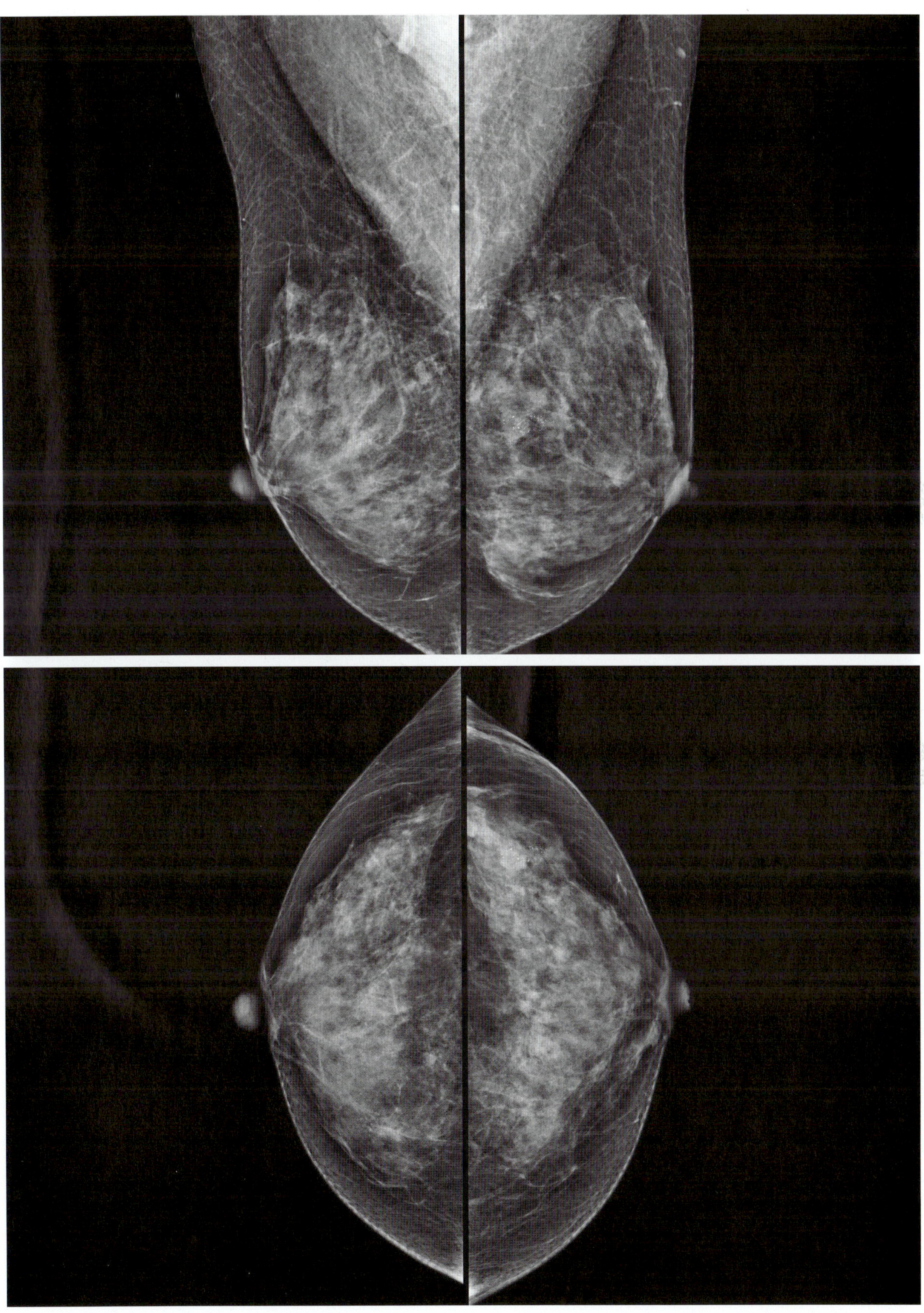

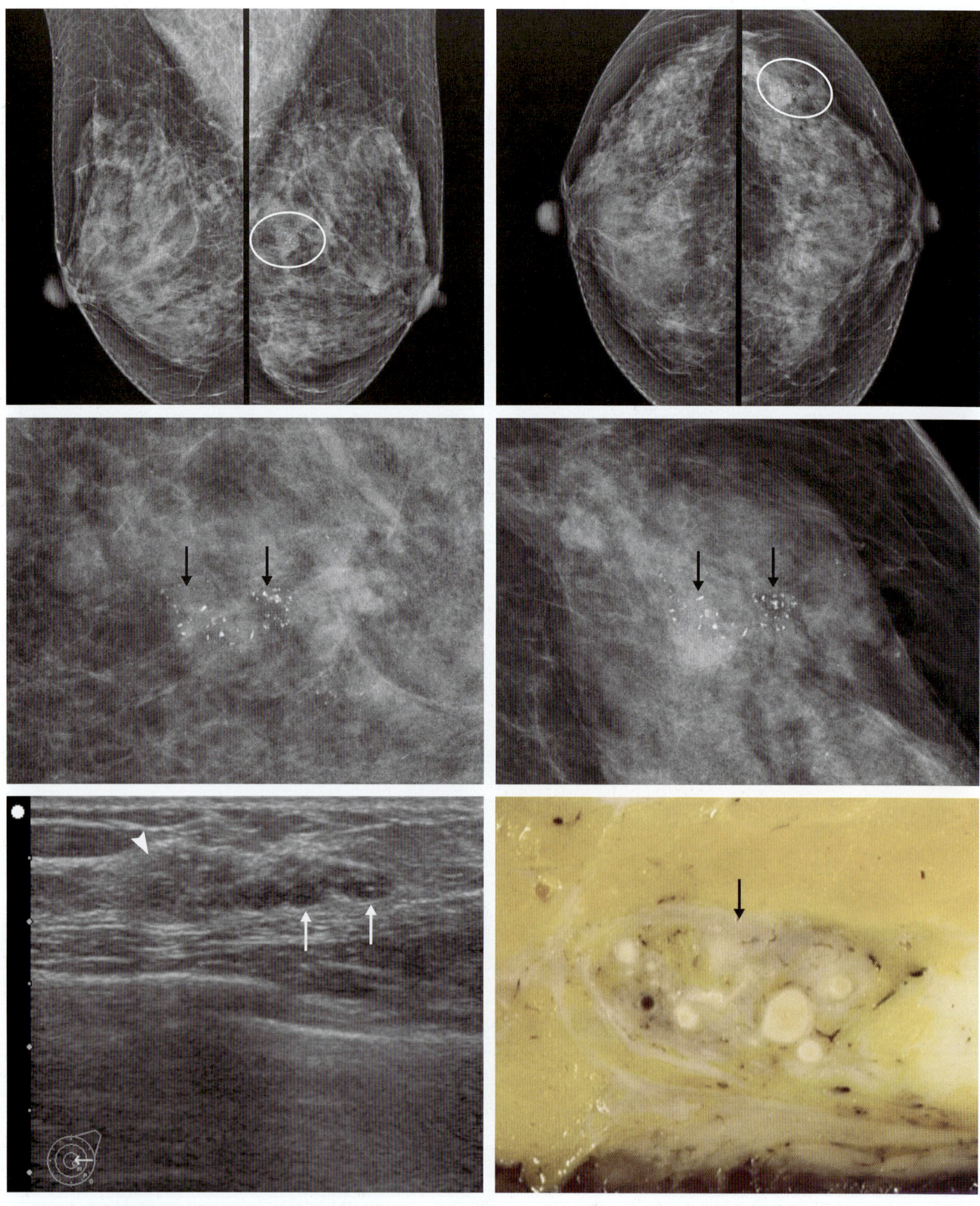

❶-86 증례 해설

- 유방촬영술 소견 왼쪽 유방 3시 방향에 2.5cm 범위의 미세석회화가 있다. 확대촬영에서 군집성, 미세 다형태성 석회화(화살표)이다.
- 초음파 소견 3시 방향, 유두에서 4cm 떨어진 위치에 늘어난 유관(화살표)과 불분명한 경계의 0.7cm 동일에코 종괴(화살촉)가 보인다.
- 수술명과 진단 유방보존술, 5cm 고등급 관상피내암을 동반한 0.8cm 점액암(T1bN0, 병기1).
- 포인트 고등급 관상피내암과 점액암의 증례로 치밀유방에서는 흔히 종괴는 분명치 않고 미세석회화만 보일 수 있다. 유방 깊은 곳에 위치한 군집성 미세석회화를 발견할 수 있어야 한다.

3. 구조왜곡

구조왜곡이 있는지 관찰한다.

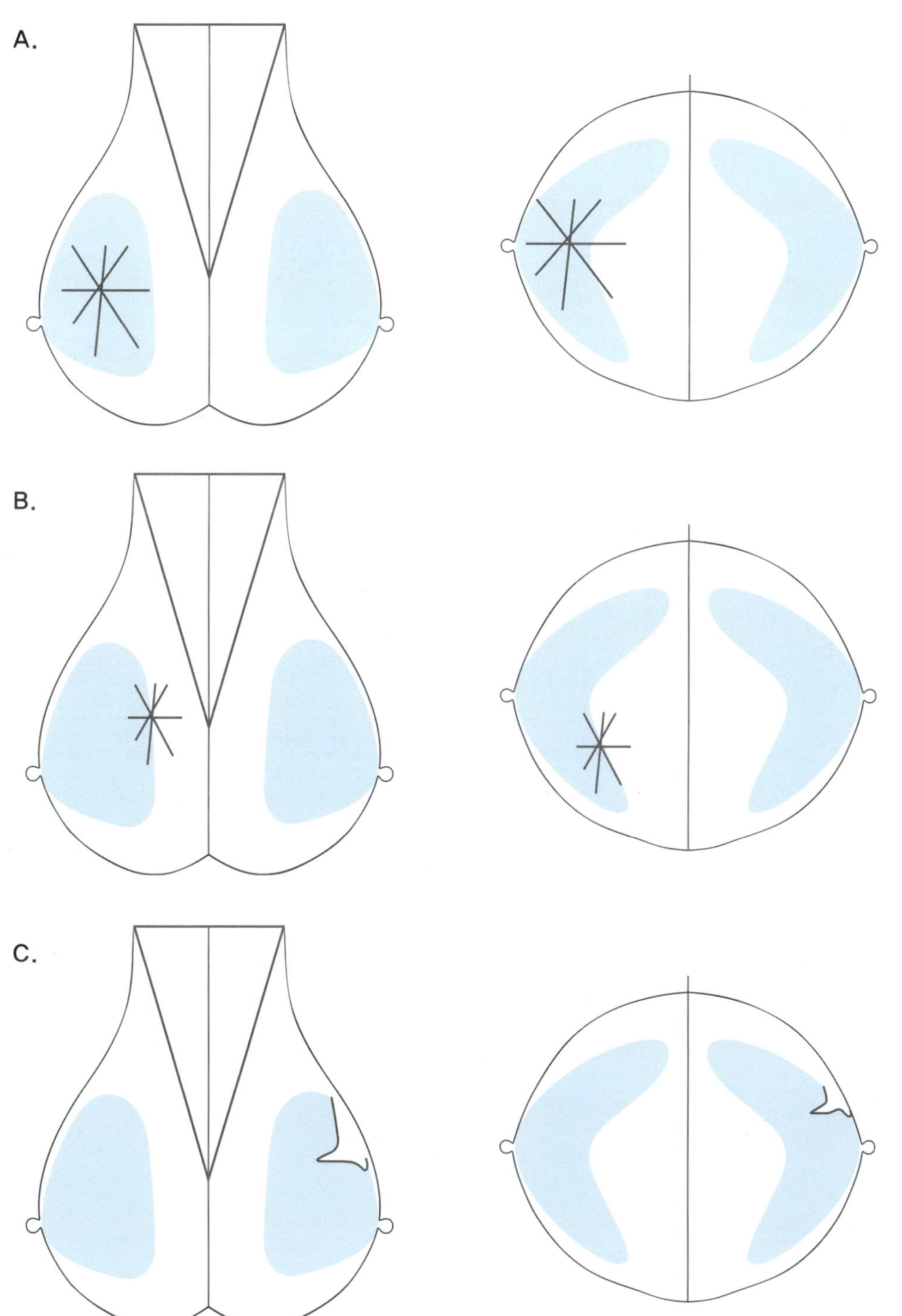

증례관찰 시 주의사항

- 구조왜곡은 뚜렷한 종괴 없이 정상 유선구조가 비틀어진 것으로 유방실질 내부(A)나 경계(B)의 한 점에서 방사상으로 선이나 침모양으로 뻗어나가거나 유방실질의 가장자리가 당겨지는(C) 경우이다.
- 원인은 수술에 따른 변화, 방사상반흔, 경화성선증, 지방괴사 등 양성 병변에 의한 것과 관상피내암, 침윤성 소엽암, 일반형 관암 등 악성 병변에 의한 것으로 분류한다. 뚜렷한 외상이나 수술의 과거력이 없으면 악성 병변을 의심해야 한다.
- 구조왜곡이 의심되면 확대촬영과 초음파를 시행하여 동반 종괴나 석회화가 있는지 분석해야 한다.
- 수년 동안 구조왜곡의 소견이 서서히 진행되거나 변화가 없는 경우가 많으므로 이전 사진과 비교하여 변화가 없다고 양성으로 판정하지 않도록 주의해야 한다(이 책 제3장 「경과관찰 유방암」 참고).

1-87 무증상 35세 여성

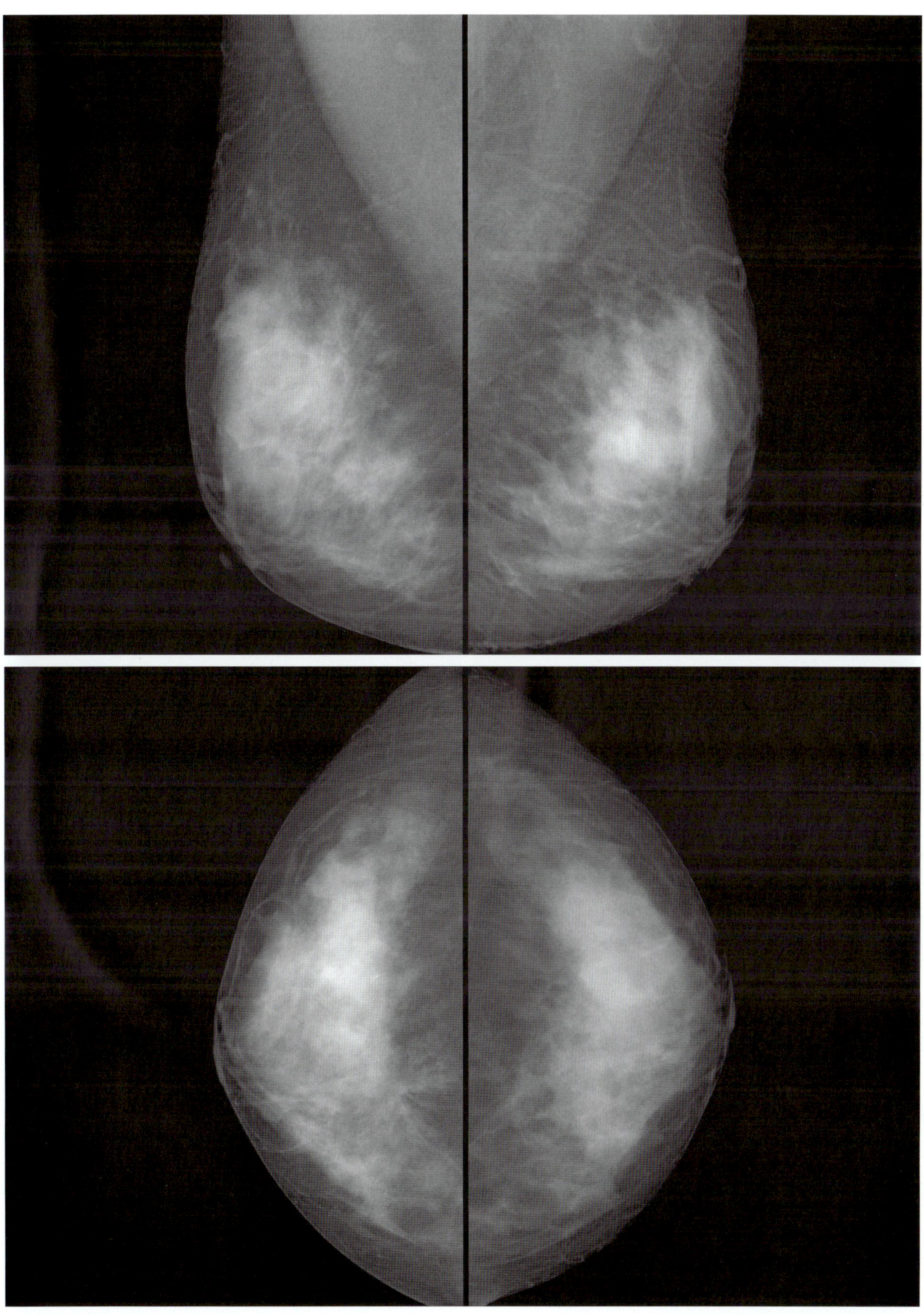

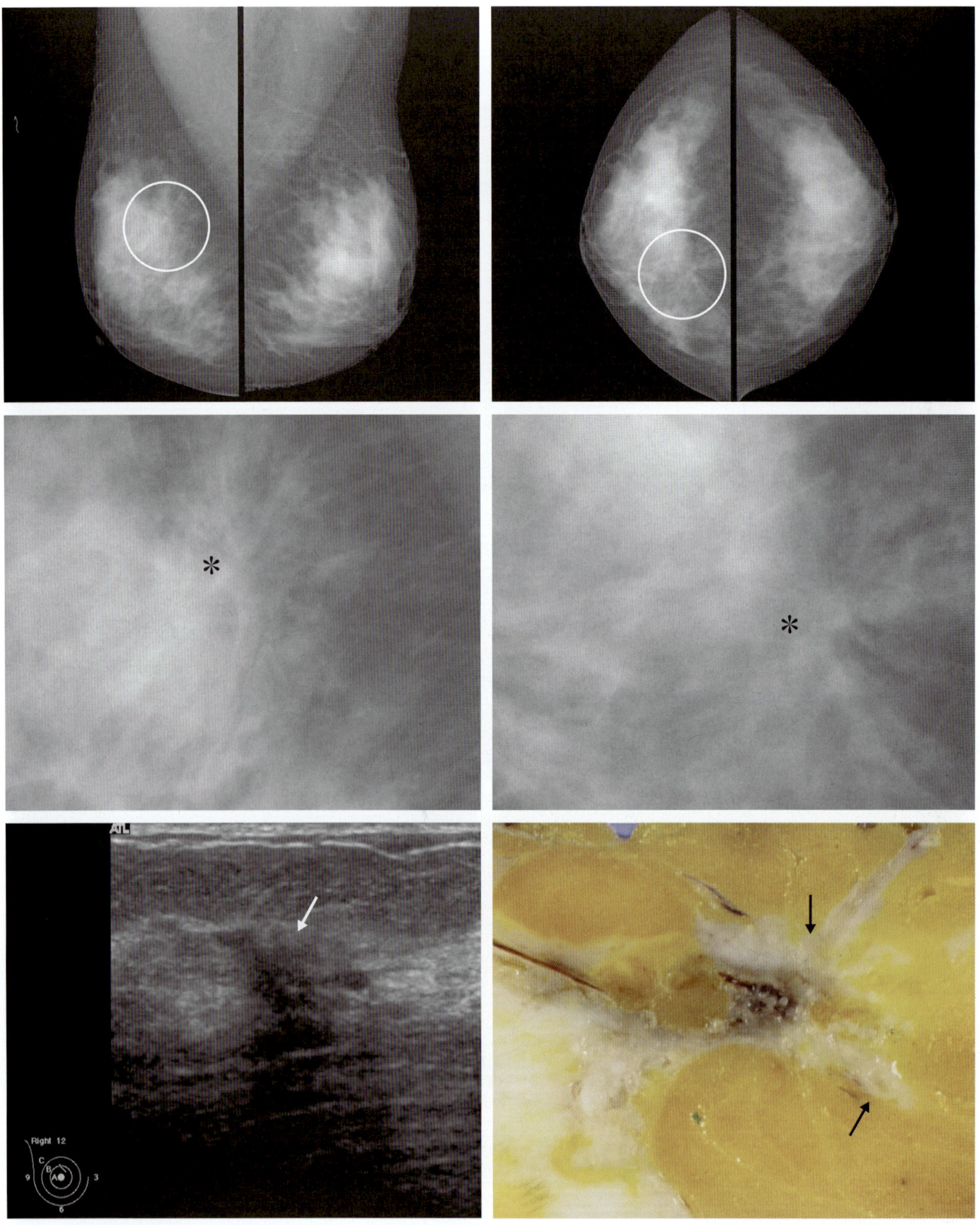

1-87 증례 해설

- **유방촬영술 소견** 오른쪽 유방 상내측 실질-지방 경계부에 구조왜곡이 있다. 확대촬영에서 중심부(꽃표)에 뚜렷한 종괴 없이 주변으로 침모양의 선이 뻗어나가는 것이 보인다.
- **초음파 소견** 1시 방향, 유두에서 4cm 떨어진 위치에 불규칙형 모양, 불분명한 경계의 1.5cm 저에코 병변(화살표)이다.
- **수술명과 진단** 유방보존술, 경화성선증과 동반된 1cm 저등급 관상피내암(병기0).
- **포인트** 경화성선증과 동반된 관상피내암의 증례로 유방촬영술에서 좌우 유방의 대칭성을 비교하여 상내측 유방의 구조왜곡을 찾을 수 있어야 한다.

1-88 무증상 48세 여성

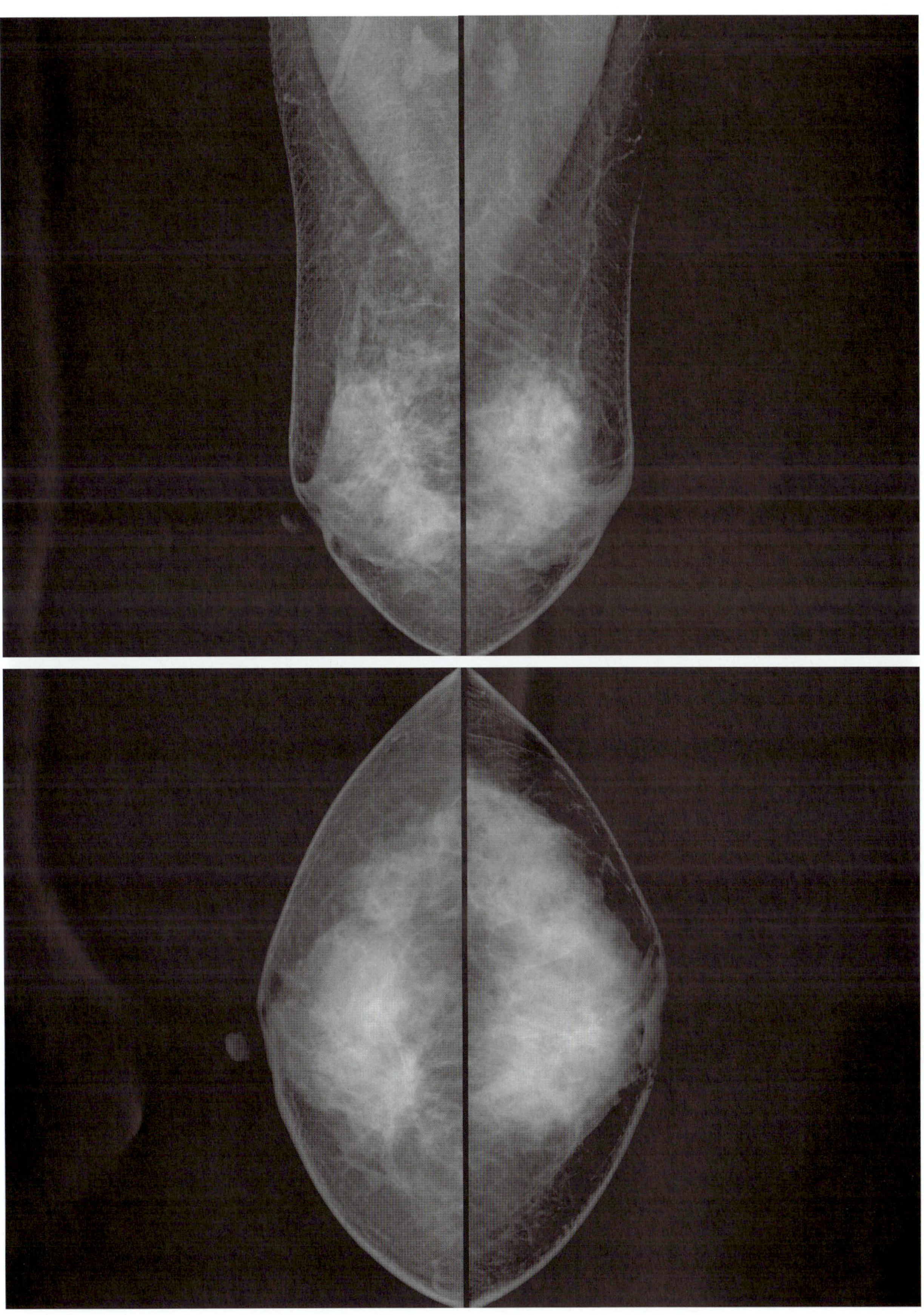

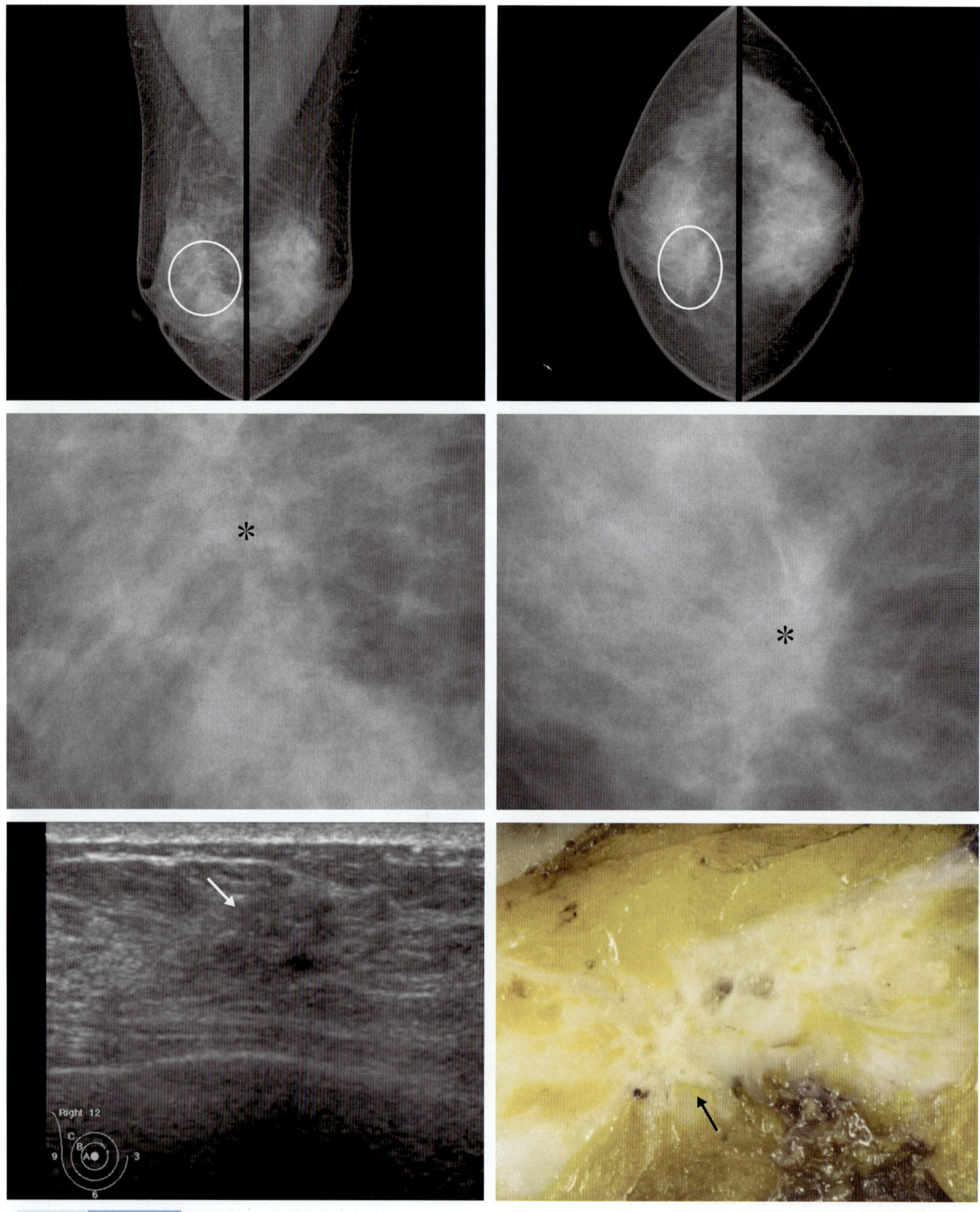

1-88 증례 해설

- **유방촬영술 소견** 오른쪽 유방 상내측에 구조왜곡이 있다. 확대 사진에서 중심부(꽃표)에 뚜렷한 종괴 없이 유선구조가 비틀어져 있고 방사상으로 뻗어나가는 선들이 보인다.
- **초음파 소견** 1시 방향, 유두에서 2cm 떨어진 위치에 불규칙형 모양, 불분명한 경계의 2cm 동일에코 병변(화살표)이다.
- **수술명과 진단** 유방보존술, 방사상반흔과 선증에서 생긴 3cm 저등급 관상피내암(병기0).
- **포인트** 방사상반흔, 선증과 동반된 관상피내암의 증례로 이전 증례(1-87)와 비슷한 위치에 비슷한 구조왜곡 소견이 보인다. 초음파에서 주위 지방과 에코가 동일하여 발견하기 어려울 수도 있지만 정확한 위치 파악 후에 세밀하게 검사하여 구조왜곡과 연관된 병변을 찾아야 한다.

1-89 무증상 55세 여성

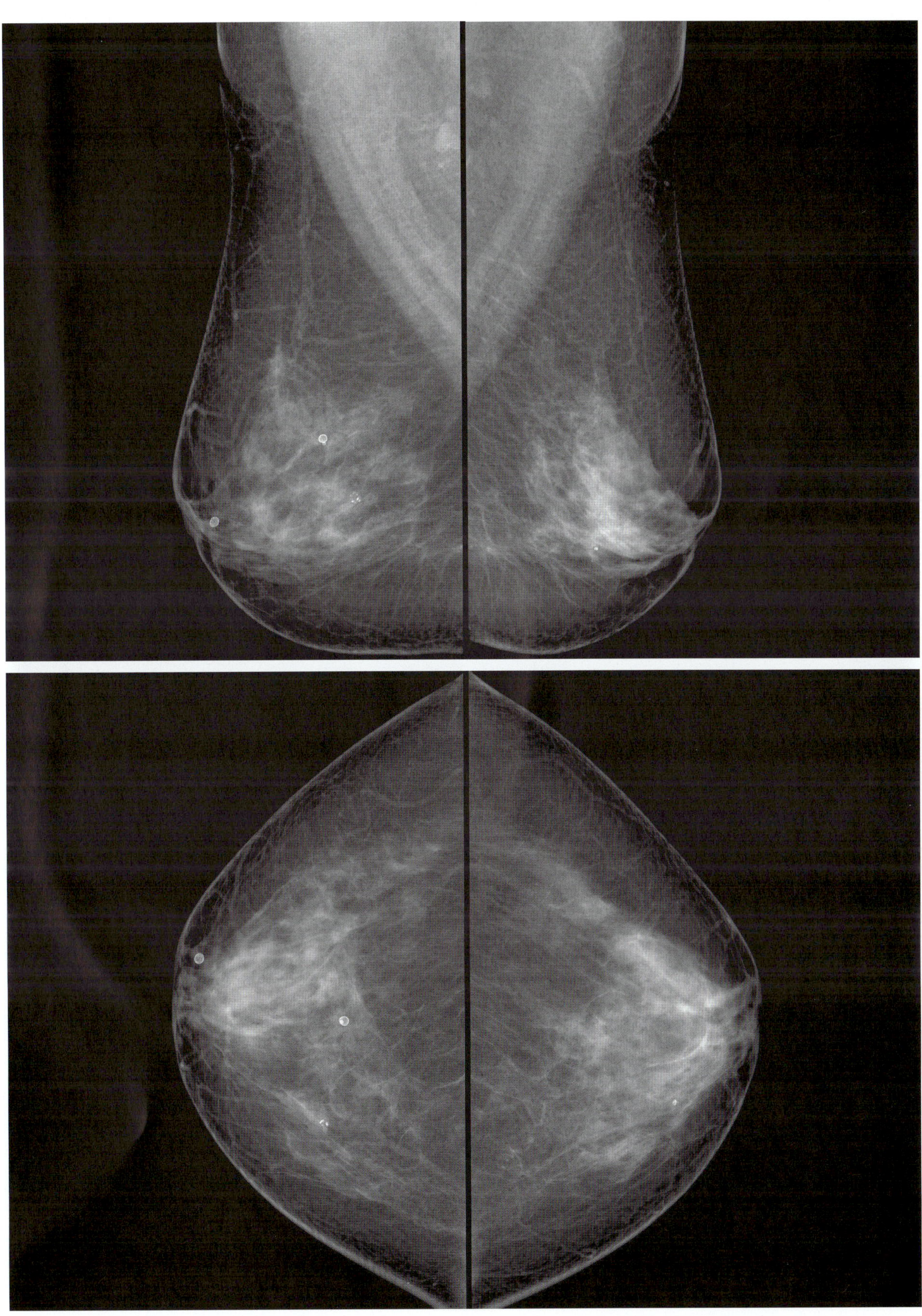

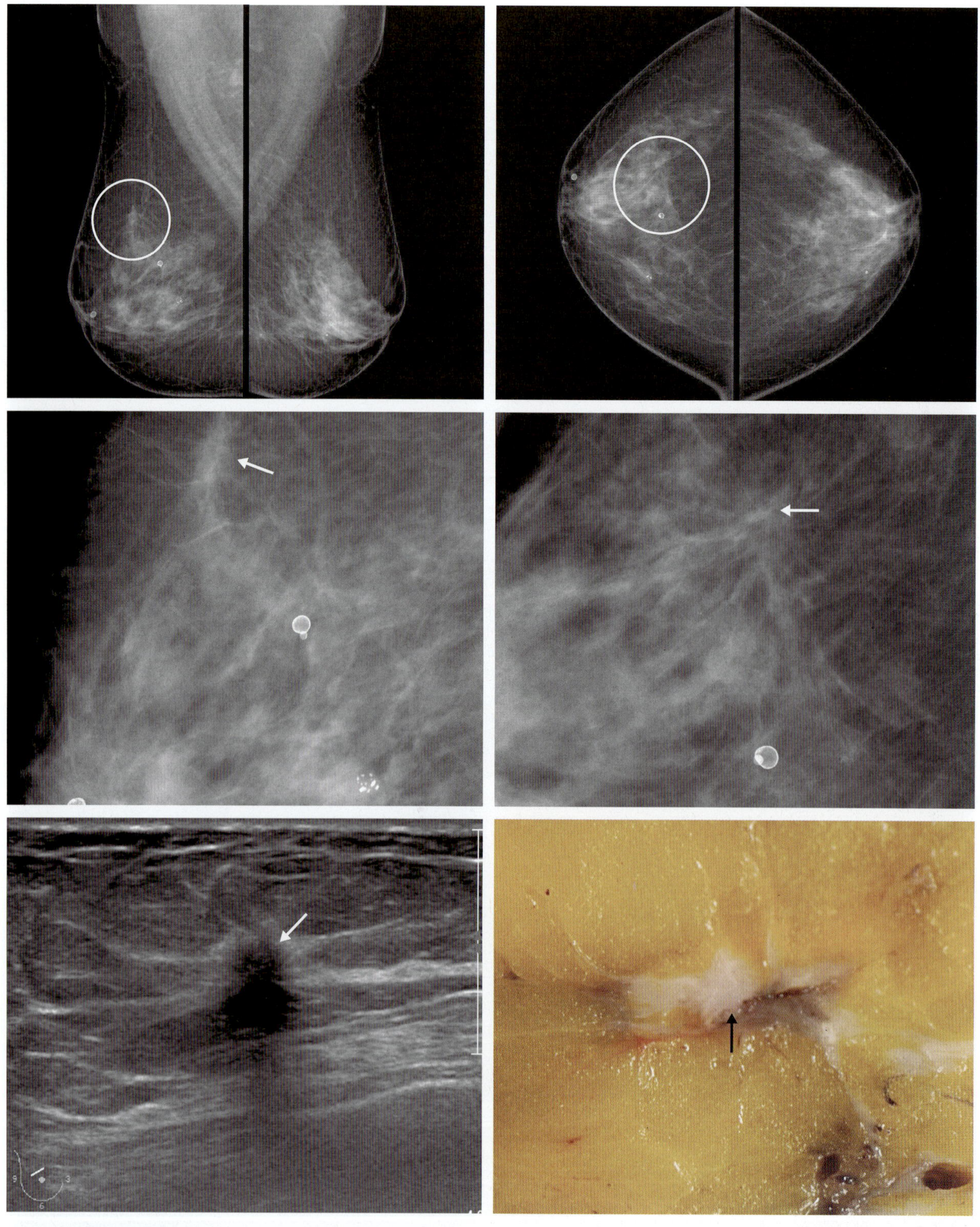

1-89 증례 해설

- **유방촬영술 소견** 오른쪽 유방 상외측에 구조왜곡이 있다. 확대촬영에서 구조왜곡 중심에 종괴(화살표)가 의심된다. 주변 유선조직 내에 우연히 양성 석회화가 보인다.
- **초음파 소견** 12시 방향, 유두에서 3cm 떨어진 위치에 불규칙형 모양과 침상형 경계의 1cm 저에코 병변(화살표)이다.
- **수술명과 진단** 유방보존술, 1.5cm 중등급 침윤성암(T1cN0, 병기1).
- **포인트** 뚜렷한 종괴 없이 구조왜곡으로 보이는 침윤성암으로 유방촬영술에서 발견하기 어려운 증례이다. 유방암 조기 발견을 위해서는 구조왜곡 소견에 익숙해져야 한다.

1-90 무증상 49세 여성

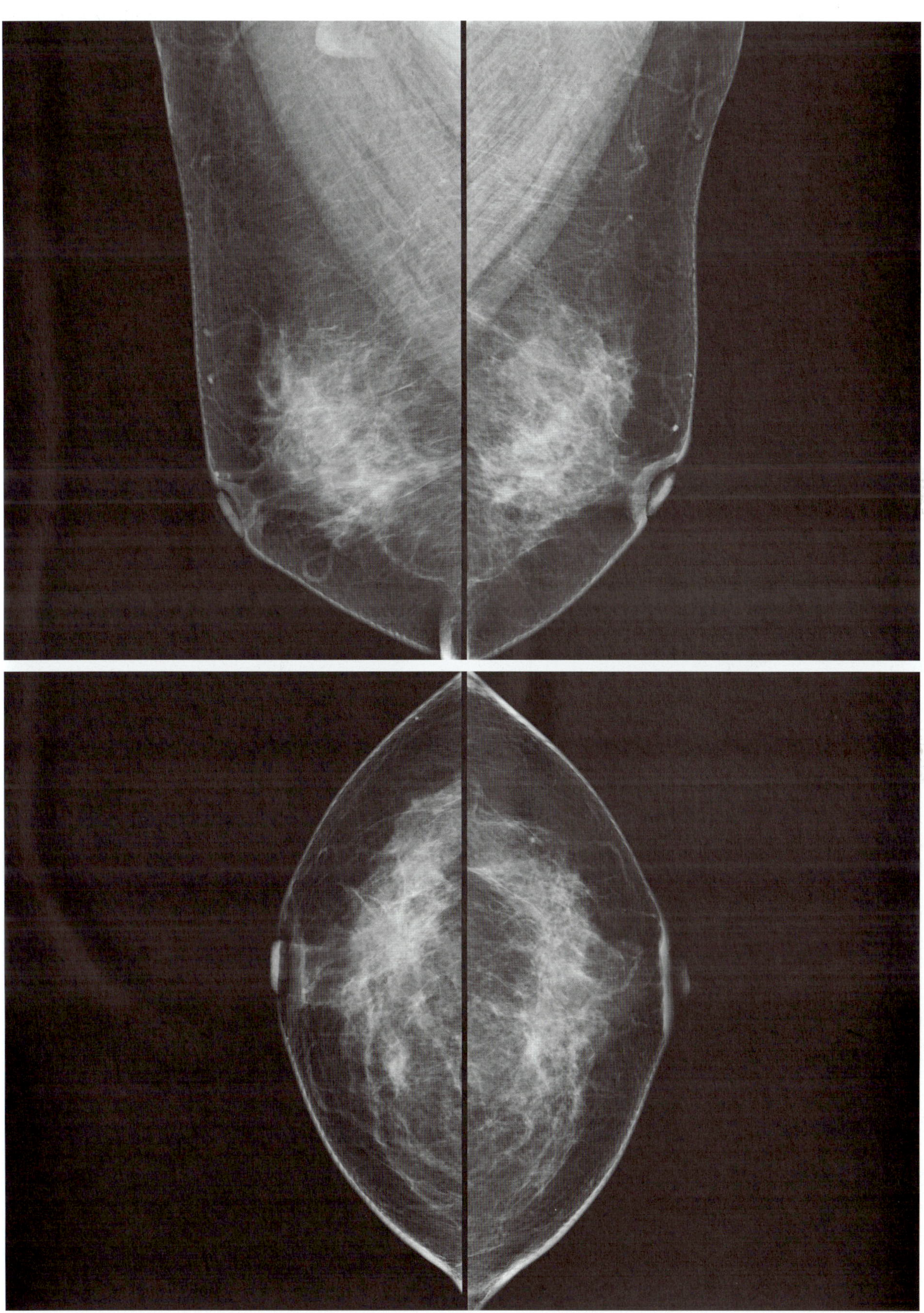

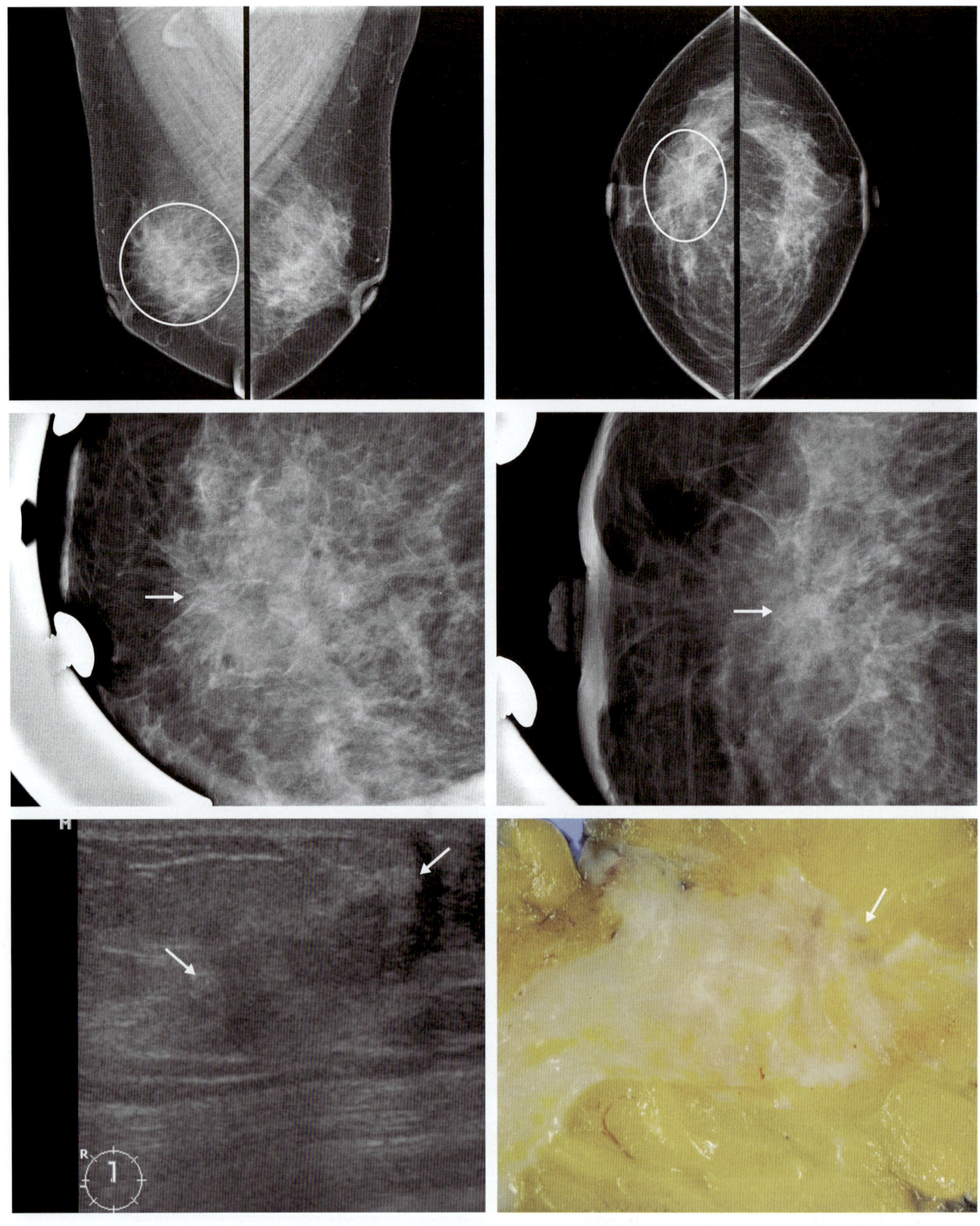

1-90 증례 해설

- 유방촬영술 소견 오른쪽 유방 중앙에 구조왜곡이 있다. 확대촬영에서 불분명한 경계의 종괴(화살표)가 보인다.
- 초음파 소견 12시 방향, 유두에서 1cm 떨어진 위치에 불규칙형 모양, 불분명한 경계의 3cm 저에코 병변(화살표)이다.
- 수술명과 진단 유방보존술, 선증과 5cm 저등급 관상피내암을 배경으로 생긴 0.5cm 침윤성암(T1aN0, 병기1).
- 포인트 저등급 관상피내암과 선증에 동반된 침윤성암의 증례로 유방촬영술에서 좌우 유방을 비교하여 구조왜곡을 발견하는 것이 중요하다. 구조왜곡은 선증, 방사상반흔 등 양성 병변이 흔한 원인이지만 유방암과 동반될 수 있으므로 주의해야 한다.

1-91 무증상 42세 여성

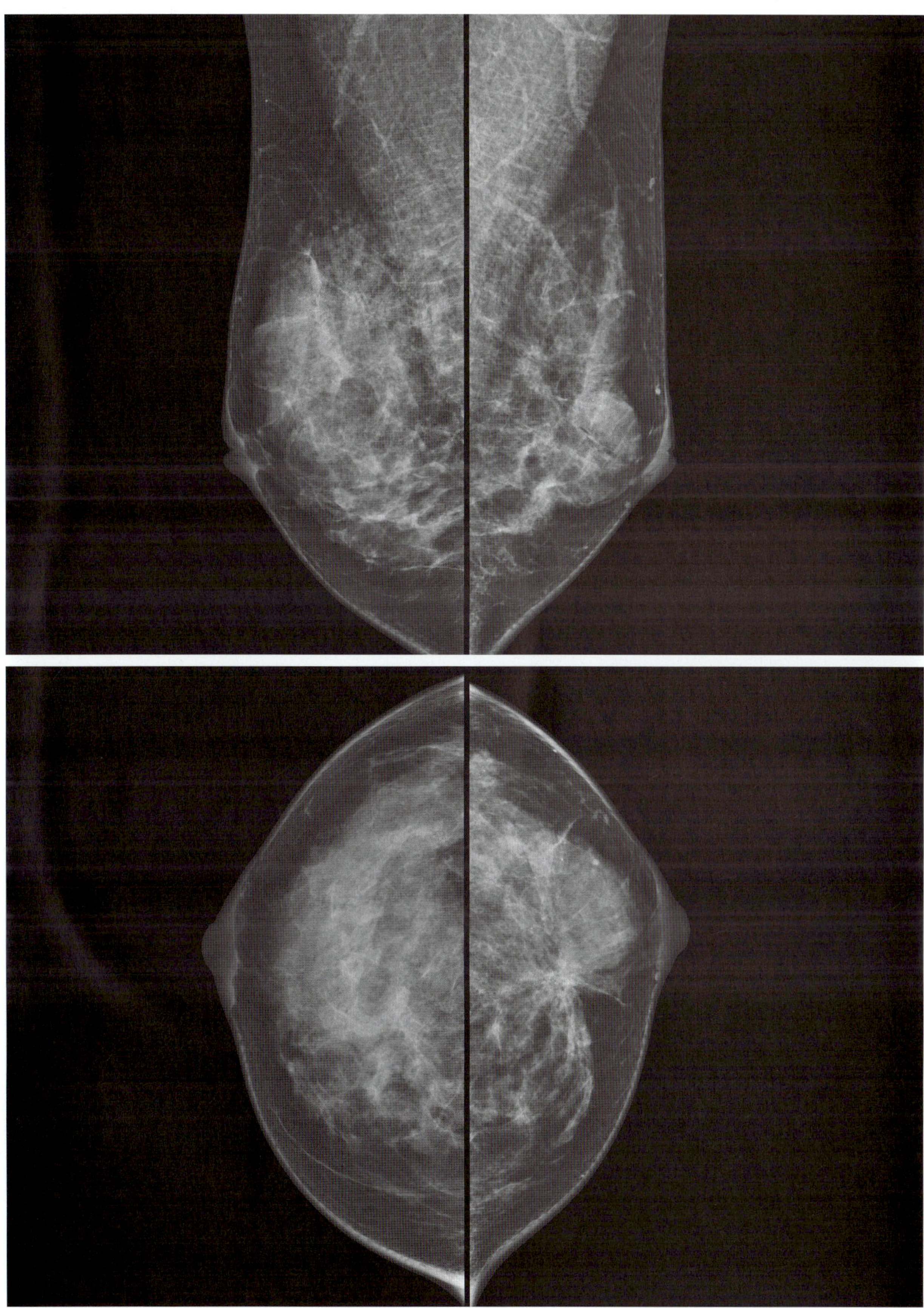

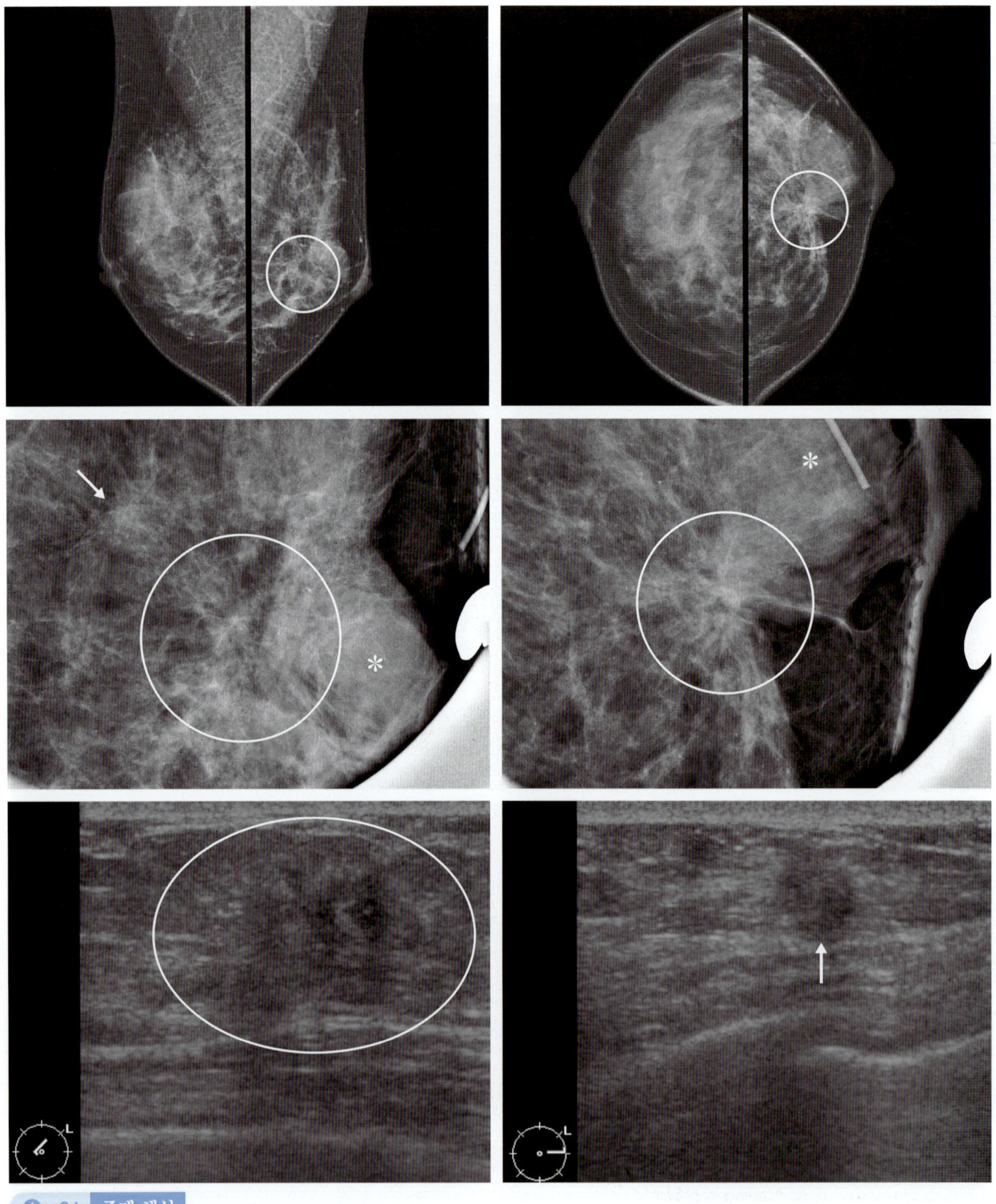

1-91 증례 해설

- 유방촬영술 소견 왼쪽 유방 중앙에 구조왜곡이 있다. 확대촬영에서 구조왜곡(원형), 종괴(화살표)와 미세석회화가 보인다. 유두 하부 비대칭(꽃표)은 정상 유선조직 때문에 발생한 것이다.
- 초음파 소견 11시 방향, 유두에서 2cm 떨어진 위치에 경계가 불분명한 3.2cm 저에코 병변(원형)과 3시 방향 유두에서 5cm 떨어진 위치에 평행하지 않은 0.8cm 저에코 종괴(화살표)가 보인다. 구조왜곡과 연관된 11시 병변 주위에는 쿠퍼인대의 끊김과 유선조직의 뒤틀림 소견이 있다.
- 수술명과 진단 유방전절제술, 4.3cm 관상피내암과 1cm 저등급 관상암(T1bN0, 병기1).
- 포인트 저등급 관상피내암에 침윤성 관상암이 동반된 증례이다. 치밀유방에서 구조왜곡 소견이 발견되면 확대촬영과 초음파검사를 동시에 시행하여 동반된 종괴나 석회화 유무를 확인해야 한다.

1-92 무증상 65세 여성

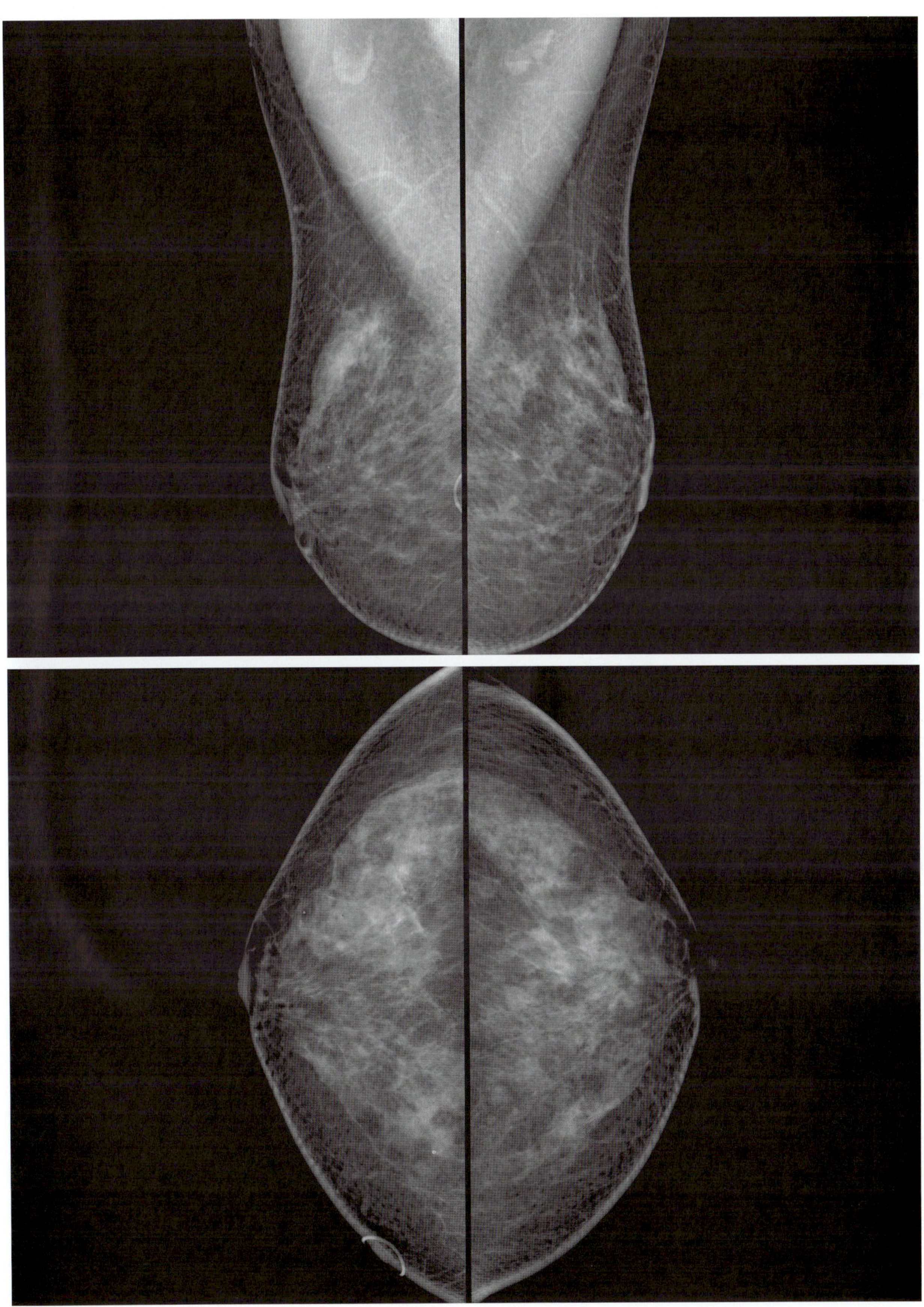

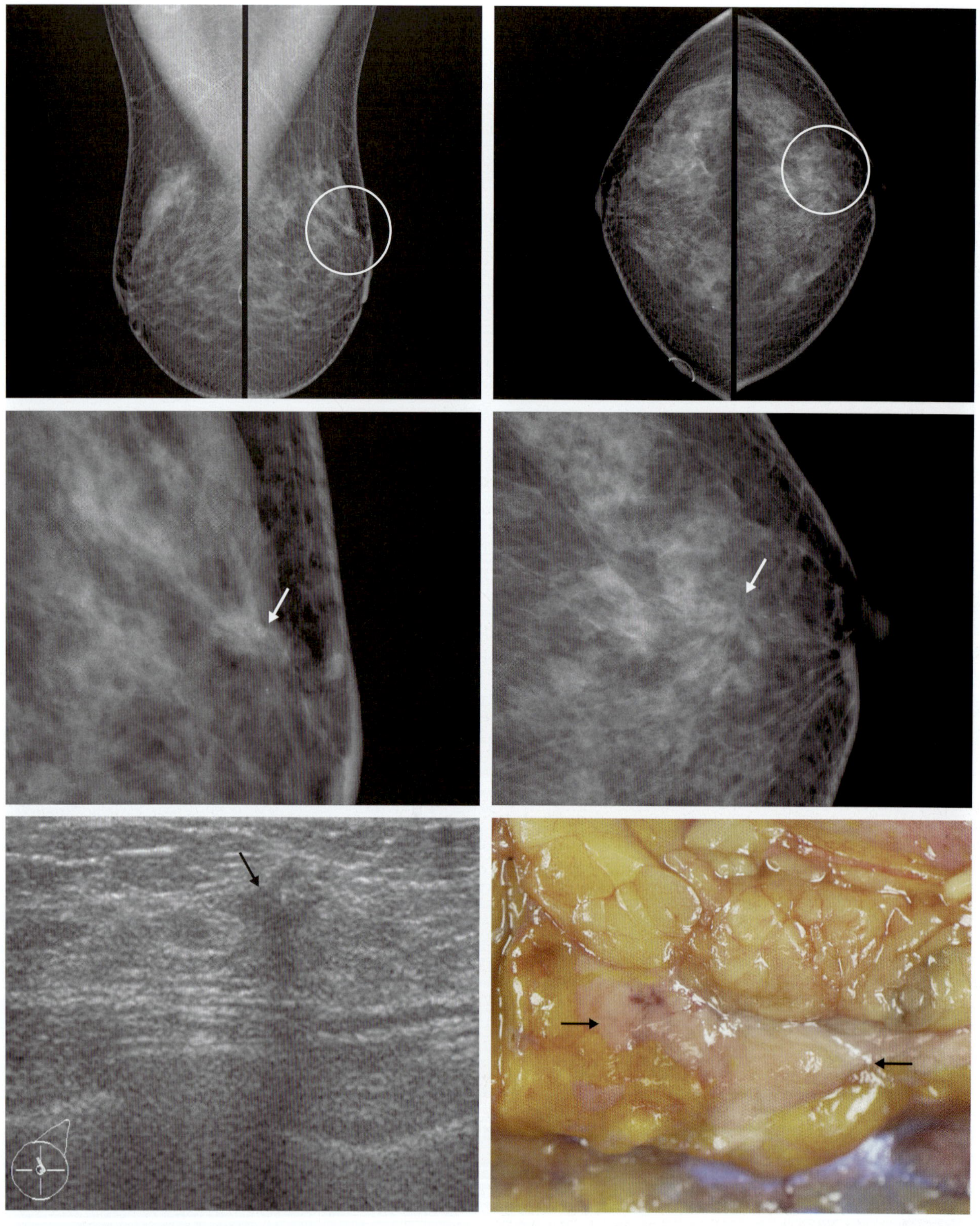

1-92 증례 해설

- **유방촬영술 소견** 왼쪽 유방 유두하에 구조왜곡이 있다. 확대 사진에서 구조왜곡 중심부에 미세석회화(화살표)가 있다.
- **초음파 소견** 12시 방향, 유두에서 1cm 떨어진 위치에 불규칙형 모양과 불분명한 경계의 0.8cm 저에코 종괴(화살표)이다.
- **수술명과 진단** 유방전절제술, 관상피내암을 동반한 1.2cm 저등급 침윤성암(T1cN0, 병기1).
- **포인트** 치밀유방에서 놓치기 쉬운 구조왜곡과 미세석회화로 보인 저등급 침윤성암 증례이다. 구조왜곡 소견에 석회화가 동반되면 양성 병변보다 유방암의 가능성을 먼저 고려해야 하며 적극적인 조직검사가 필요하다.

1-93 무증상 40세 여성

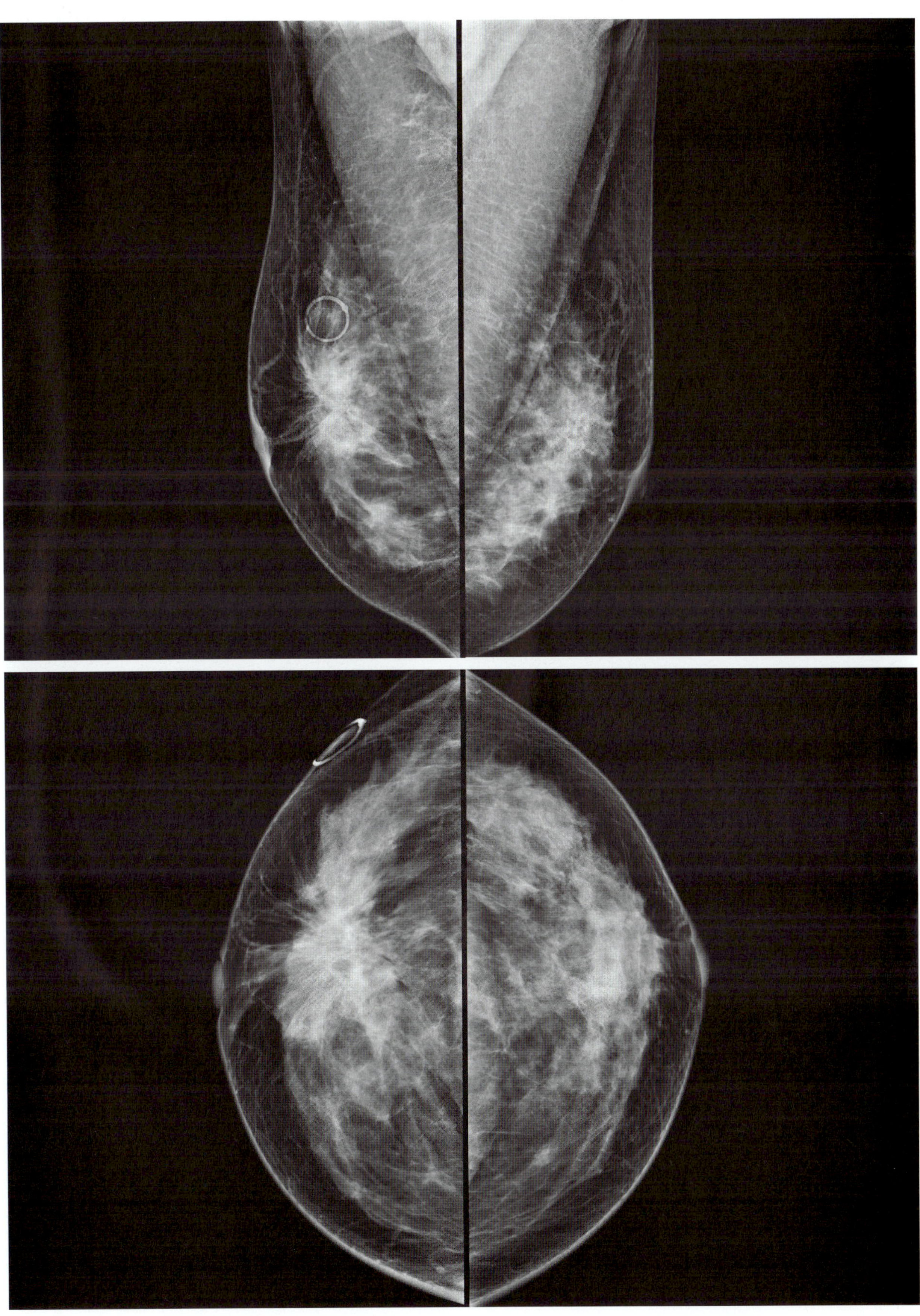

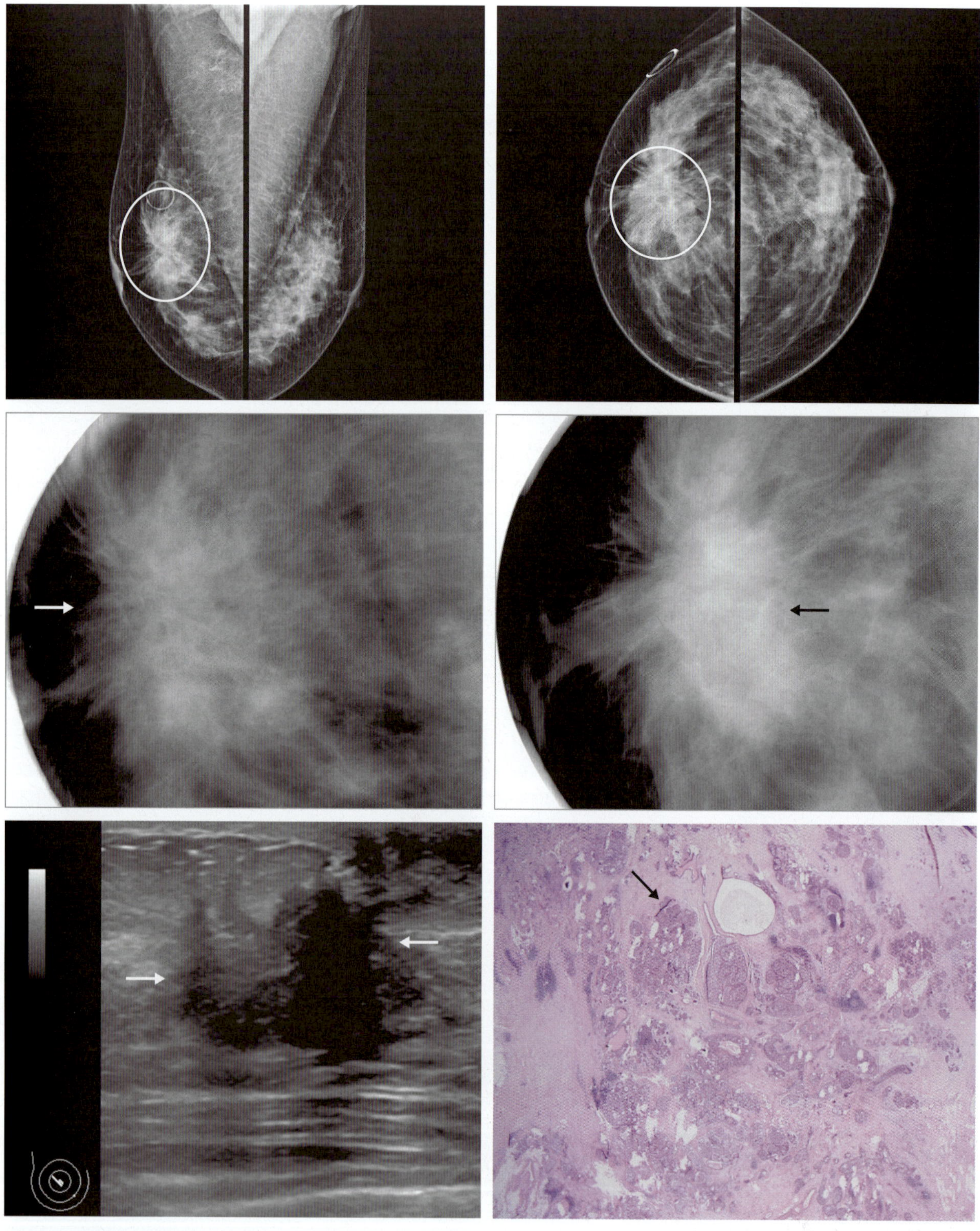

1-93 증례 해설

- **유방촬영술 소견** 오른쪽 유방 중앙에 심한 구조왜곡이 있다. 확대촬영에서 침상형 경계의 종괴(화살표)가 보인다. 원형 피부 표지자는 피부사마귀에 표시를 한 것이다.
- **초음파 소견** 9시 방향, 유두하에 불규칙형 모양, 불분명한 경계의 3cm 저에코 종괴(화살표)이다.
- **수술명과 진단** 유방전절제술, 경화성선증을 동반한 5.5cm 소엽상피내암과 고등급 관상피내암(병기0).
- **포인트** 반대쪽 유방과 비교하면 구조왜곡의 발견이 어렵지 않은 소엽상피내암과 관상피내암의 증례이다. 광범위한 경화성선증은 구조왜곡 소견을 만들며 관상피내암 등 악성 병변과 동반될 수 있다.

①-94 무증상 41세 여성

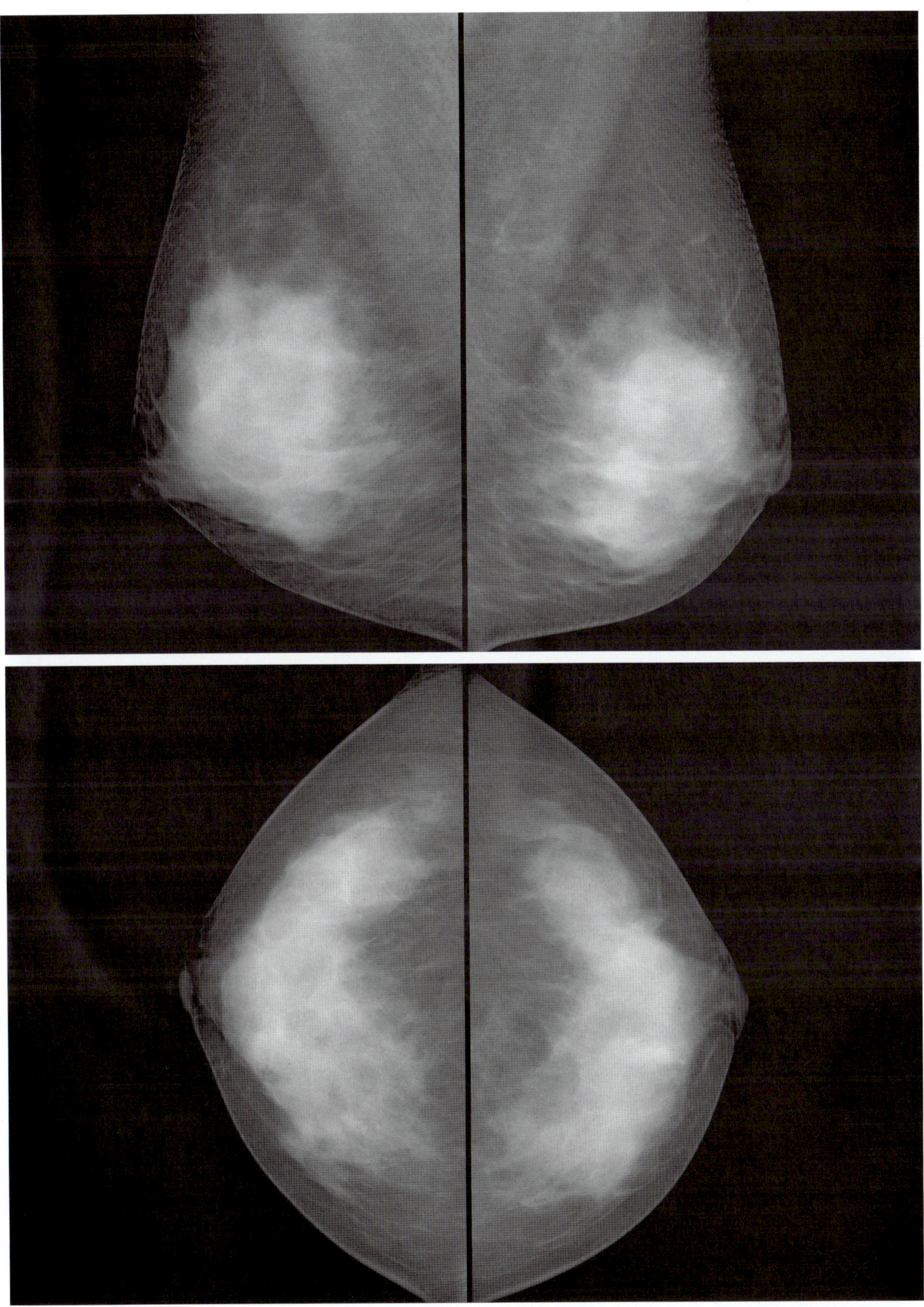

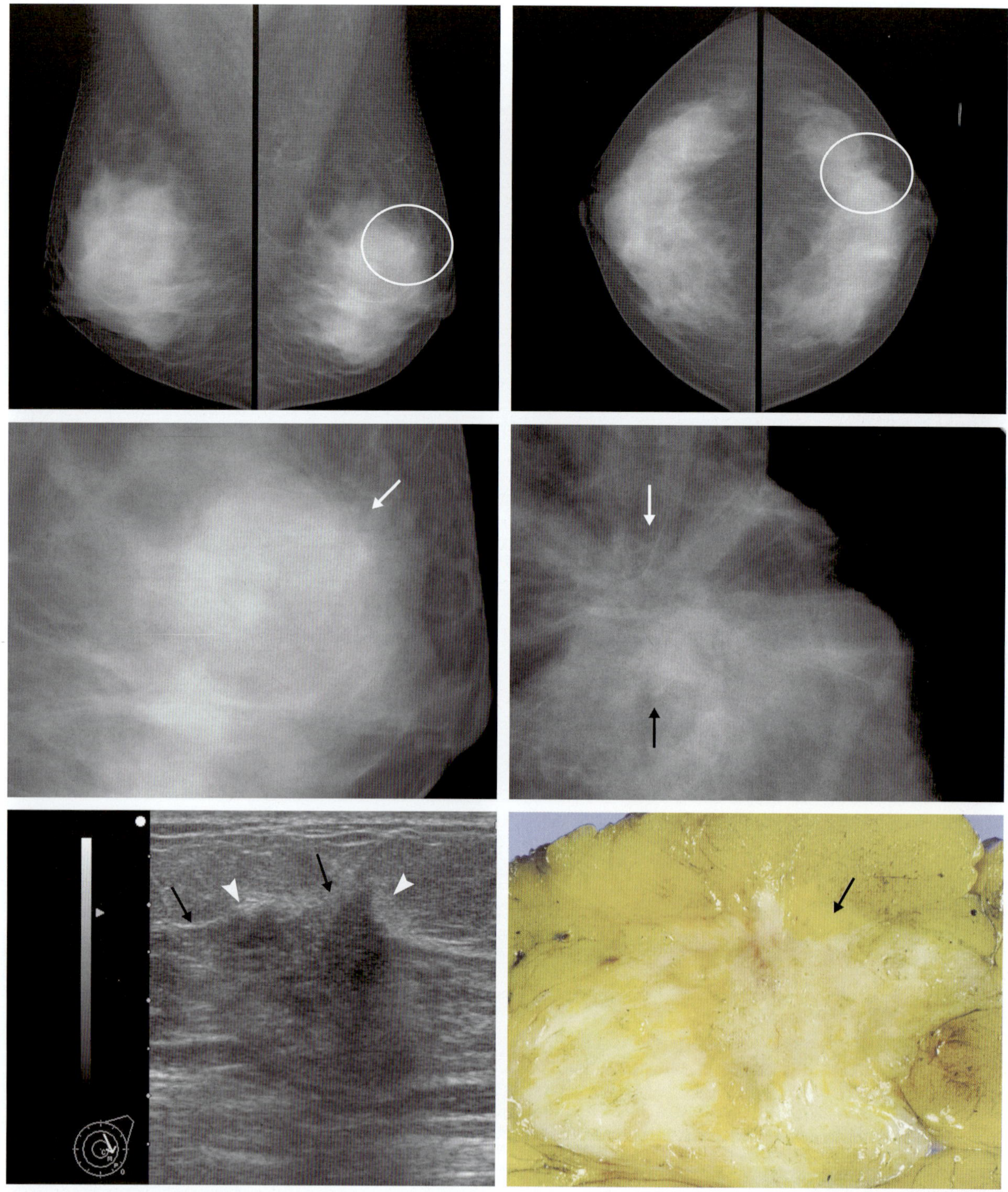

1-94 증례 해설

- **유방촬영술 소견** 왼쪽 유방 상외측에 실질 윤곽선이 안으로 함몰된 구조왜곡이 있다. 확대촬영에서 침상형 종괴(화살표)가 보인다.
- **초음파 소견** 1시 방향, 유두에서 2cm 떨어진 위치에 불규칙형 모양과 불분명한 경계의 2.5cm 저에코 종괴(화살표)이다. 전방지방층 침윤에 따른 고에코층(화살촉)이 보인다.
- **수술명과 진단** 유방보존술, 2.2cm 고등급 침윤성암(T2N0, 병기2A).
- **포인트** 놓치기 쉬운 침윤성암의 증례로, 상하촬영에서 실질 윤곽선의 함몰에 주의하면 발견이 가능하다. 치밀유방에서 실질 윤곽선의 함몰이나 돌출 소견이 유방암 발견에 도움이 될 수 있다.

1-95 무증상 39세 여성

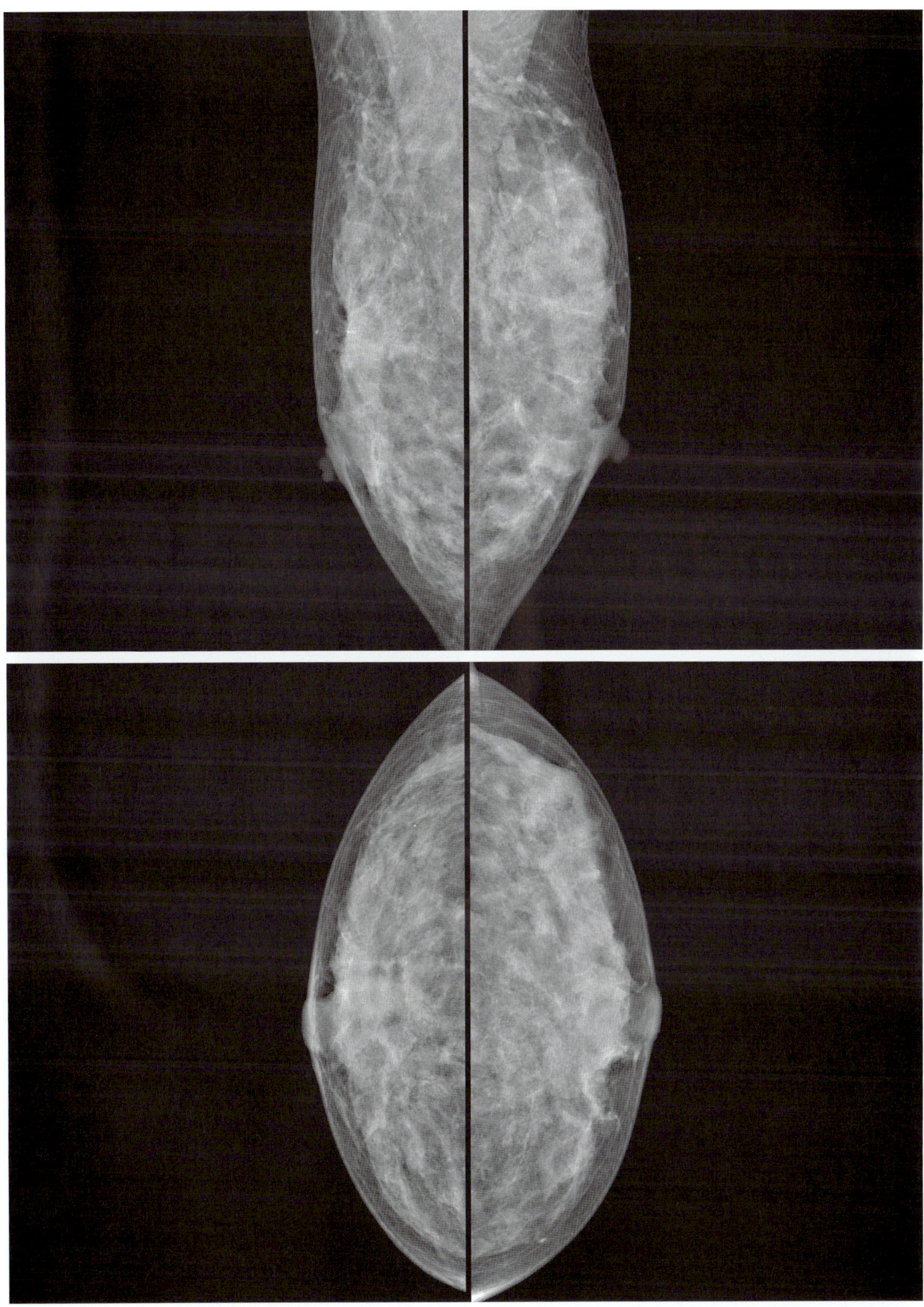

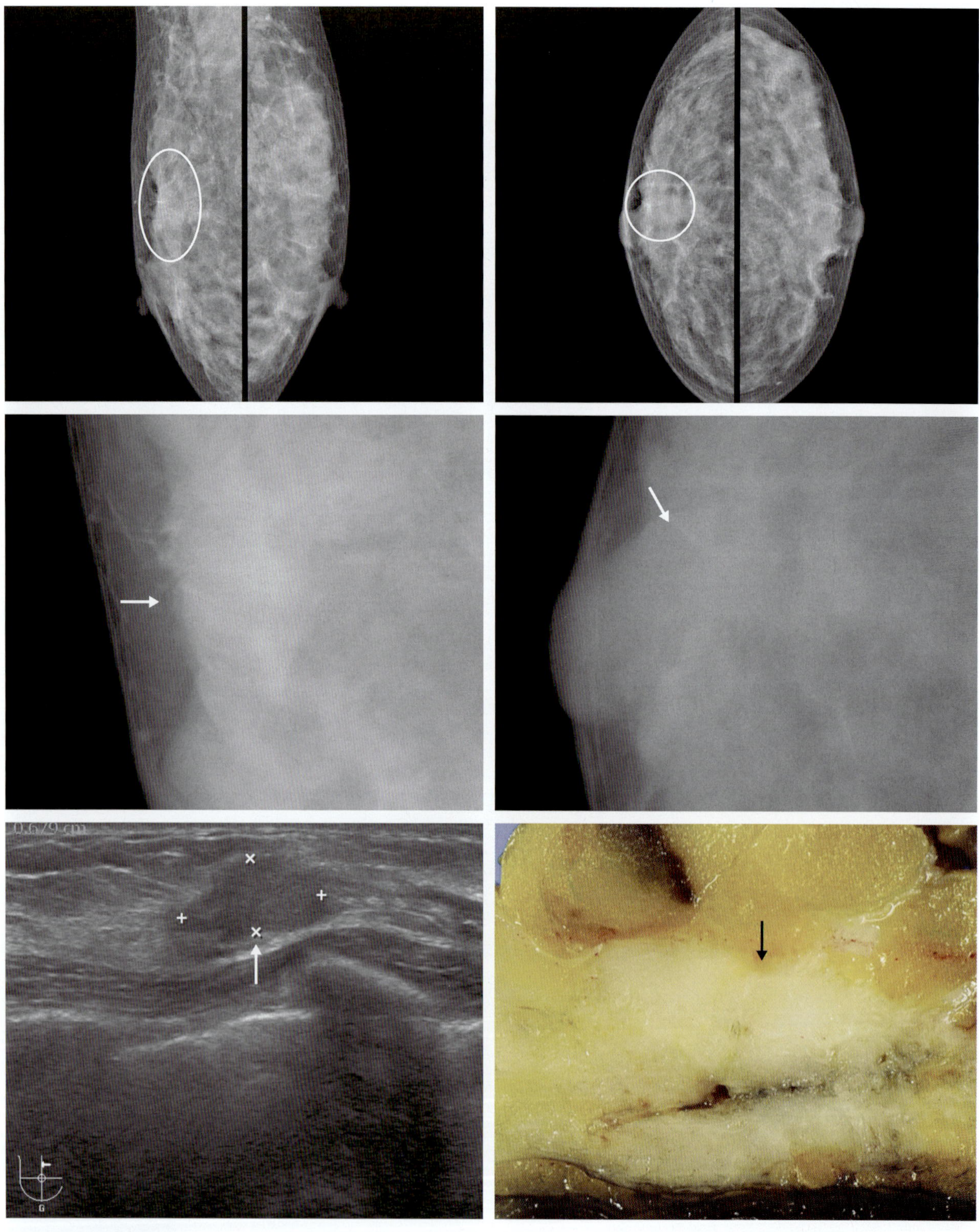

①-95 증례 해설

- **유방촬영술 소견** 오른쪽 유방 상외측에 윤곽선이 안으로 함몰된 구조왜곡이 있다. 확대촬영에서 실질 윤곽선이 안으로 함몰되어 있고 내부에 종괴(화살표)가 의심된다.
- **초음파 소견** 12시 방향, 유두에서 2cm 떨어진 위치에 난원형 모양과 불분명한 경계의 동일에코 종괴(화살표)가 있다.
- **수술명과 진단** 유방보존술, 경화성선증을 배경으로 생긴 2.5cm 저등급 관상피내암(병기0).
- **포인트** 치밀유방에서 윤곽선의 함몰 소견에 주의해야 발견이 가능한 관상피내암 증례이다. 윤곽선 함몰 소견을 보이는 증례 1-94와 비교해보자.

4. 다발성 병변

다발성 병변이 있는지 관찰한다.

A.

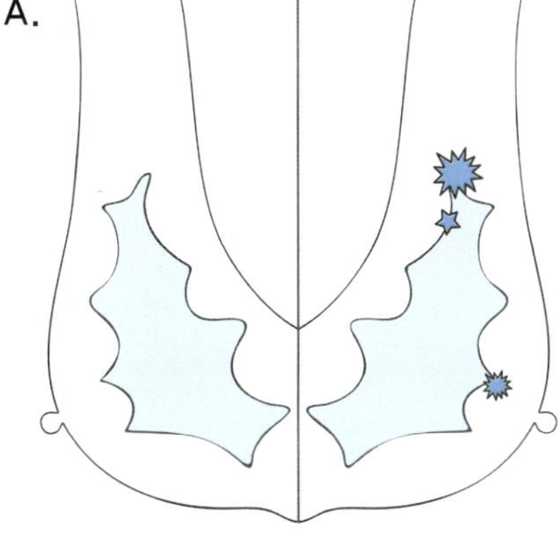

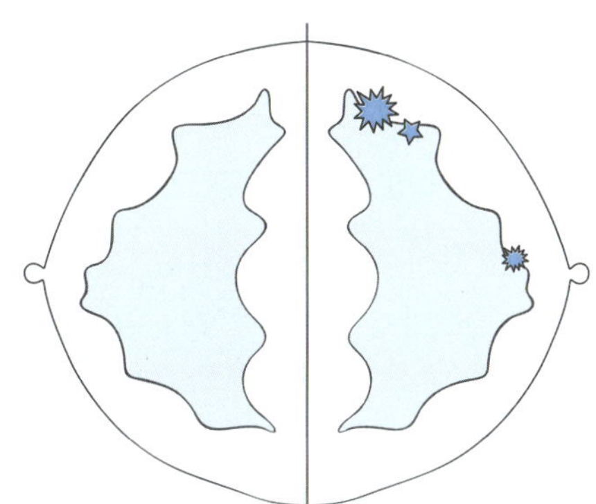

B.

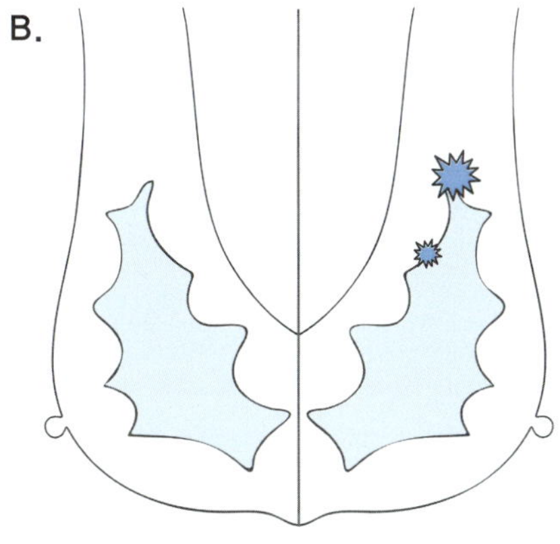

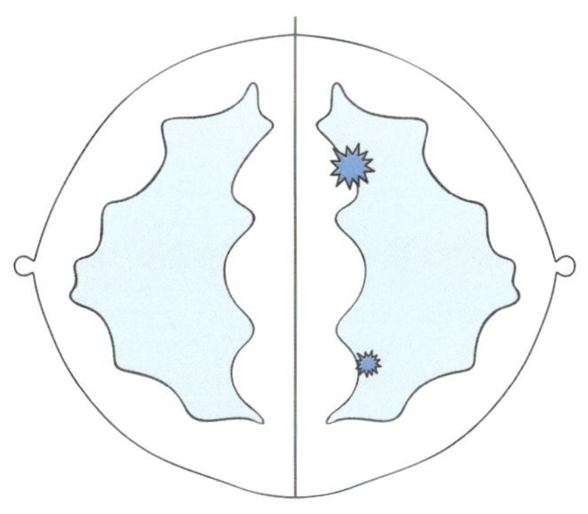

C.

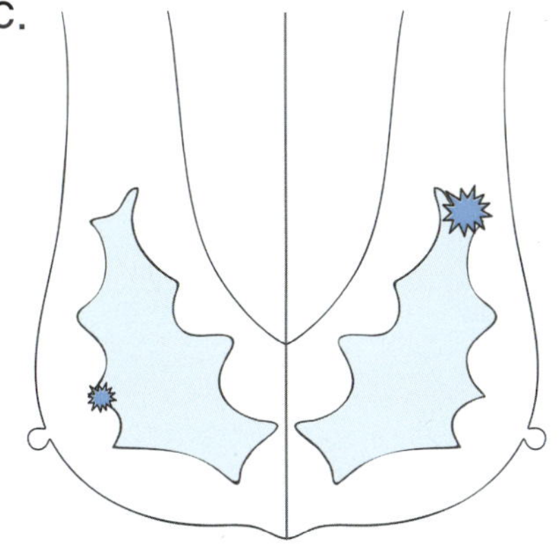

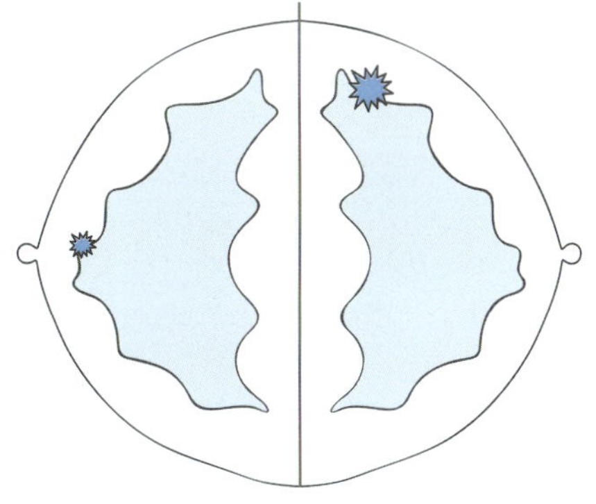

증례관찰 시 주의사항

- 유방암 의심 병변이 발견되면 다발성 병변이 있는지 다른 부위도 세밀히 관찰해야 한다. 대부분은 일차 종양의 2cm 이내에서 발견되지만 일부에서는 4cm 이상 떨어진 곳에서 추가 병변이 발견될 수도 있다. 특히 일차 종양이 흉근 직하방 등 유방 변연부에 위치한다면 유두하(A)에 추가 병변이 있을 수 있으므로 주의한다.
- 확대촬영과 초음파검사로 일차 종양 이외에 석회화, 종괴, 비대칭 등의 소견이 있는지 세밀히 살펴야 한다.
- 유방암은 20~40%에서 동측 다초점성*multifocal* 또는 다중심성*multicentric* 병변(B)이 존재할 수 있다. 다발성이 같은 사분역 내에서 관찰되면 다초점성으로, 다른 사분역에서 관찰되면 다중심성으로 분류한다.
- 반대측 유방에서 우연히 발견되는 병변 대부분은 양성 질환이지만 유방암 환자의 5~10%에서 반대측 유방암(C)이 동시에 존재할 수 있다.
- 다발성 병변의 발견은 수술 및 치료방침에 변화를 줄 수 있으므로 중요하다.

❶-96 무증상 31세 여성

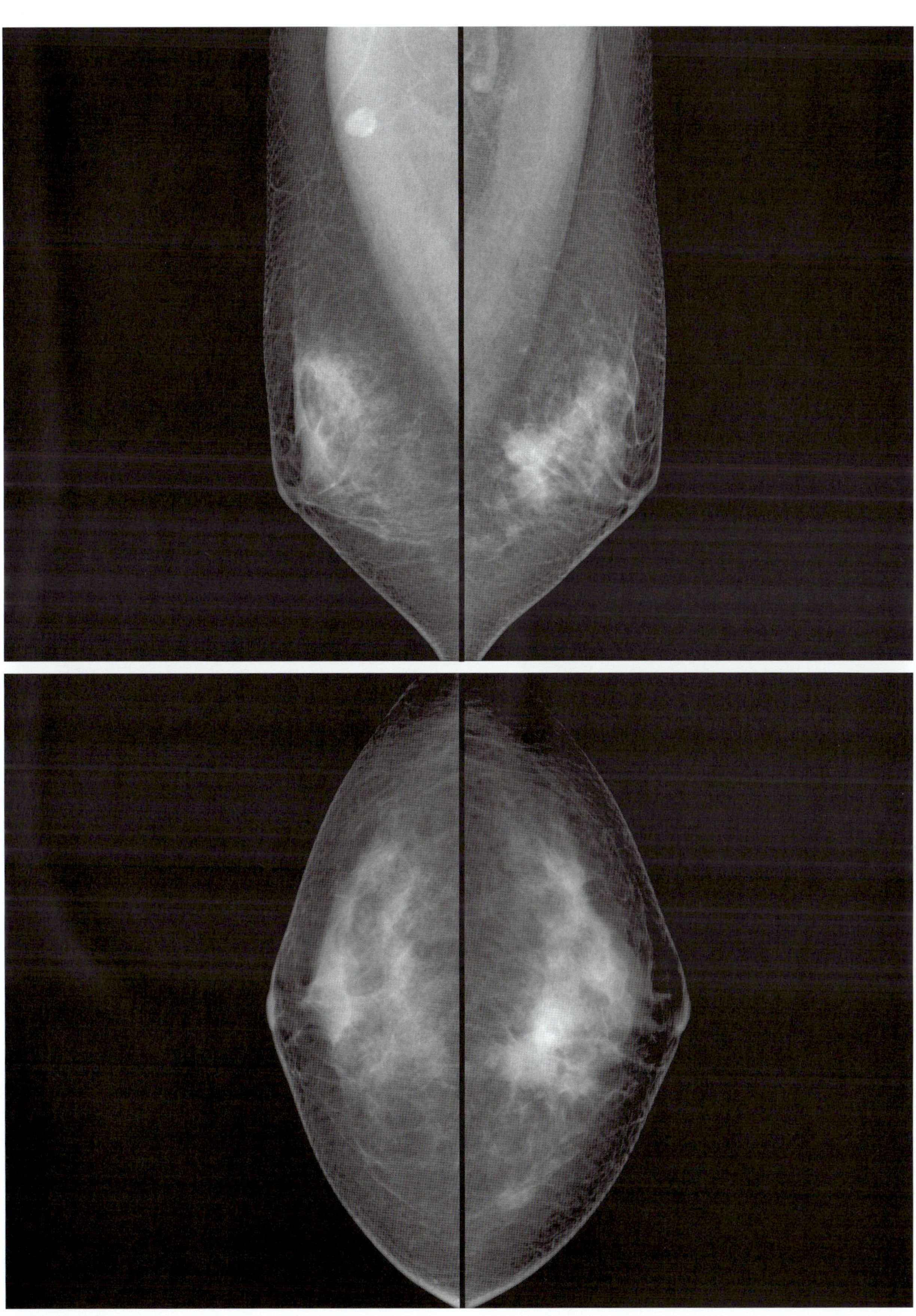

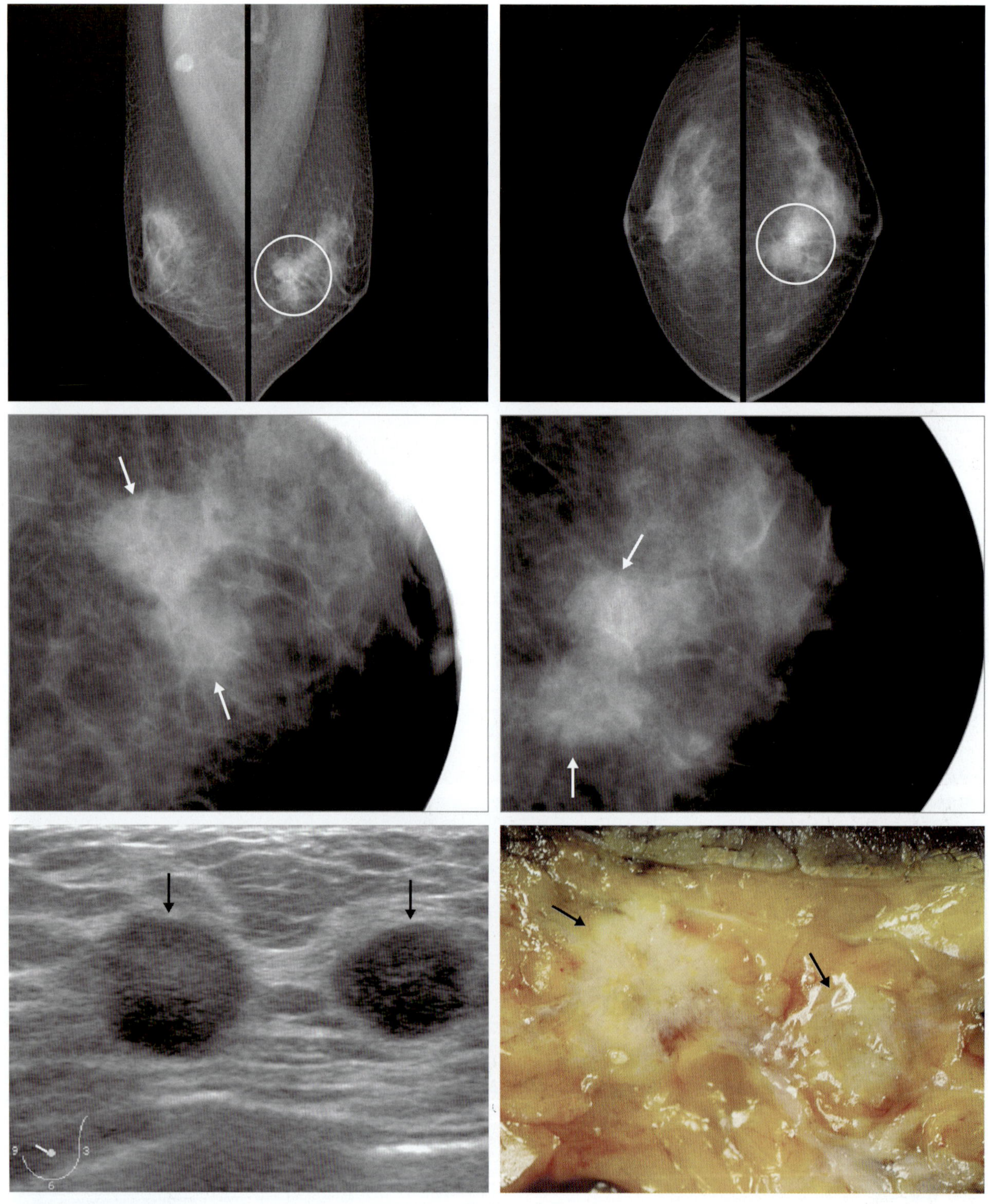

❶-96 증례 해설

- 유방촬영술 소견 왼쪽 유방 하내측에 종괴가 보인다. 확대촬영에서 불분명한 경계의 고밀도 종괴 2개(화살표)가 인접해 있다.
- 초음파 소견 8시 30분 방향, 유두에서 4cm 떨어진 위치에 인접한 두 종괴는 모두 원형 모양, 불분명한 경계의 1.5cm, 1cm 크기의 저에코 종괴(화살표)이다.
- 수술명과 진단 유방전절제술, 1.4cm와 1.0cm 고등급 침윤성암(T1cN0, 병기1).
- 포인트 유방실질과 지방 경계에 위치한 다발성 유방으로 좌우대칭을 비교하면 어렵지 않게 발견이 가능하지만 비교적 경계가 좋아 양성 종괴와 감별에 주의가 필요한 고등급 유방암이다. 다초점성 암일 경우 여러 개 중 가장 큰 침윤성암의 크기를 병기 결정의 기준으로 한다.

1-97 무증상 48세 여성

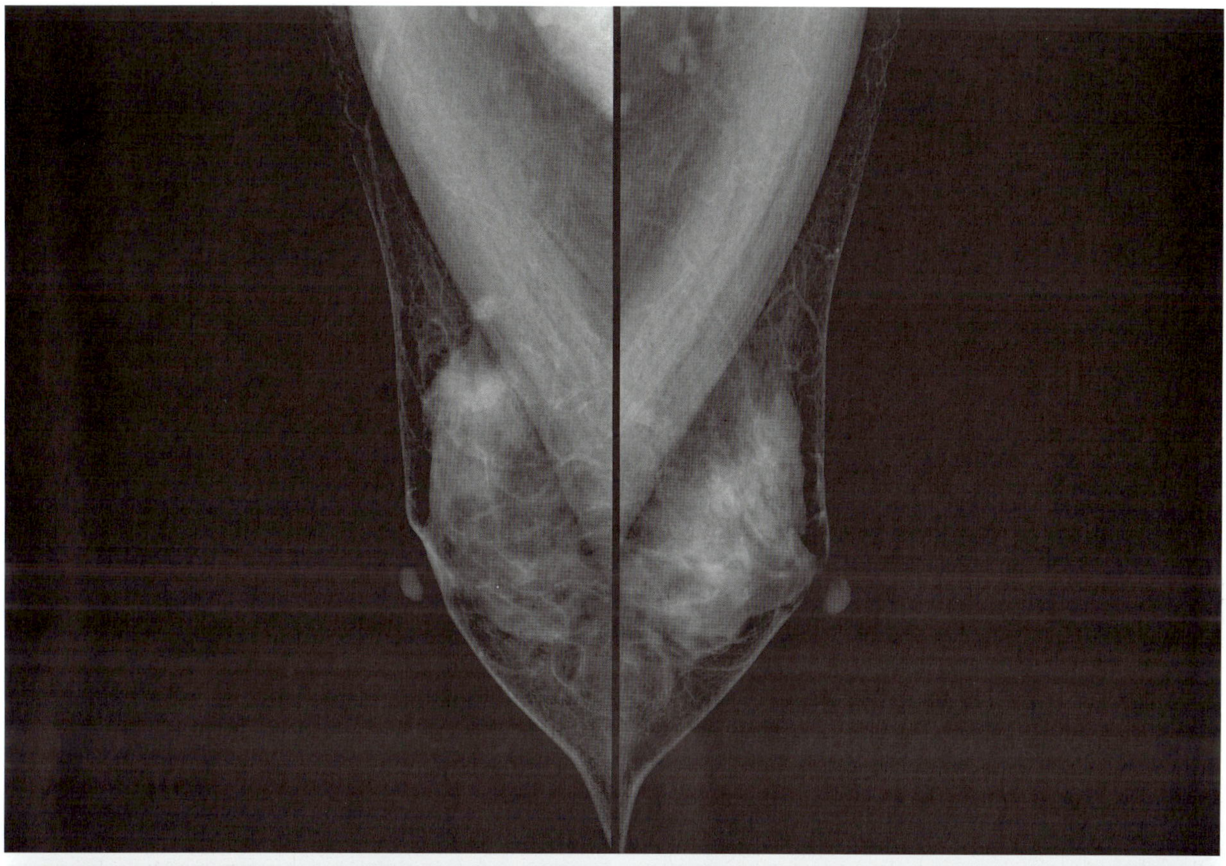

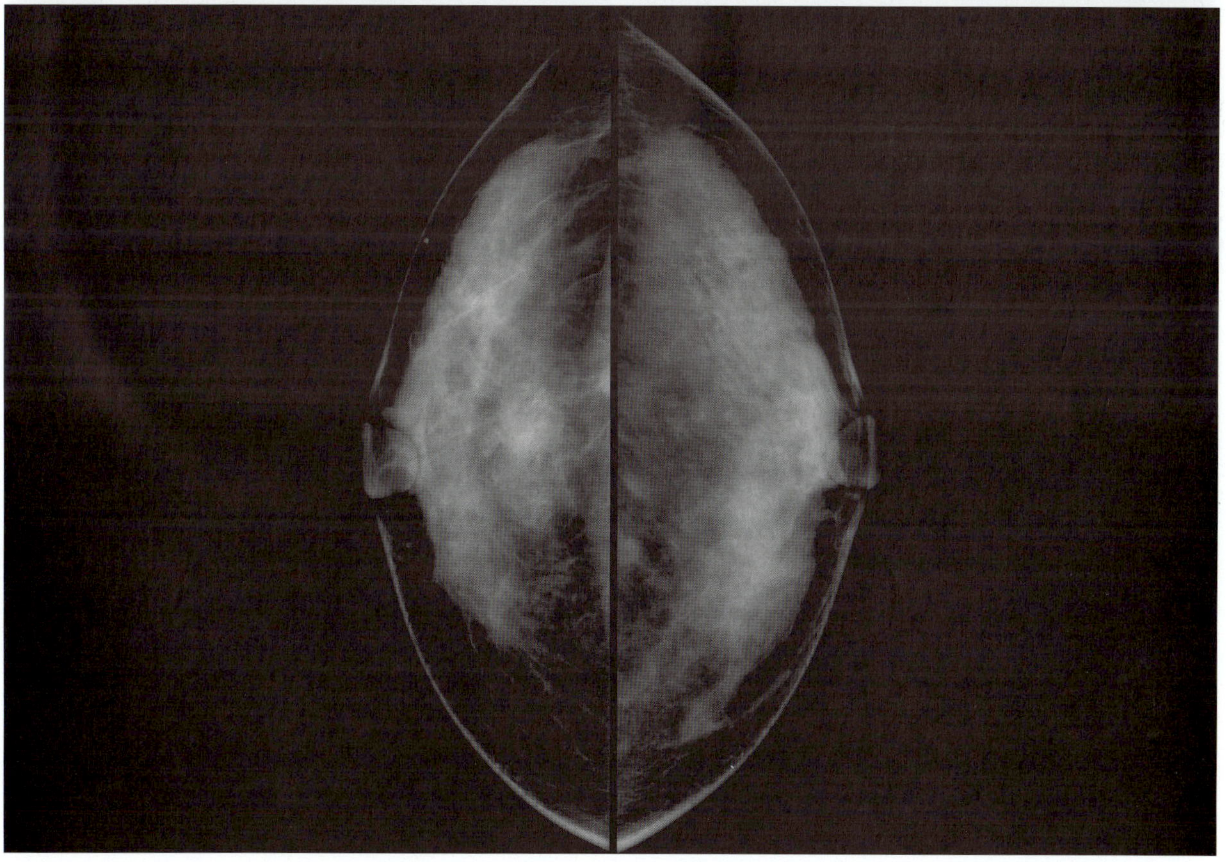

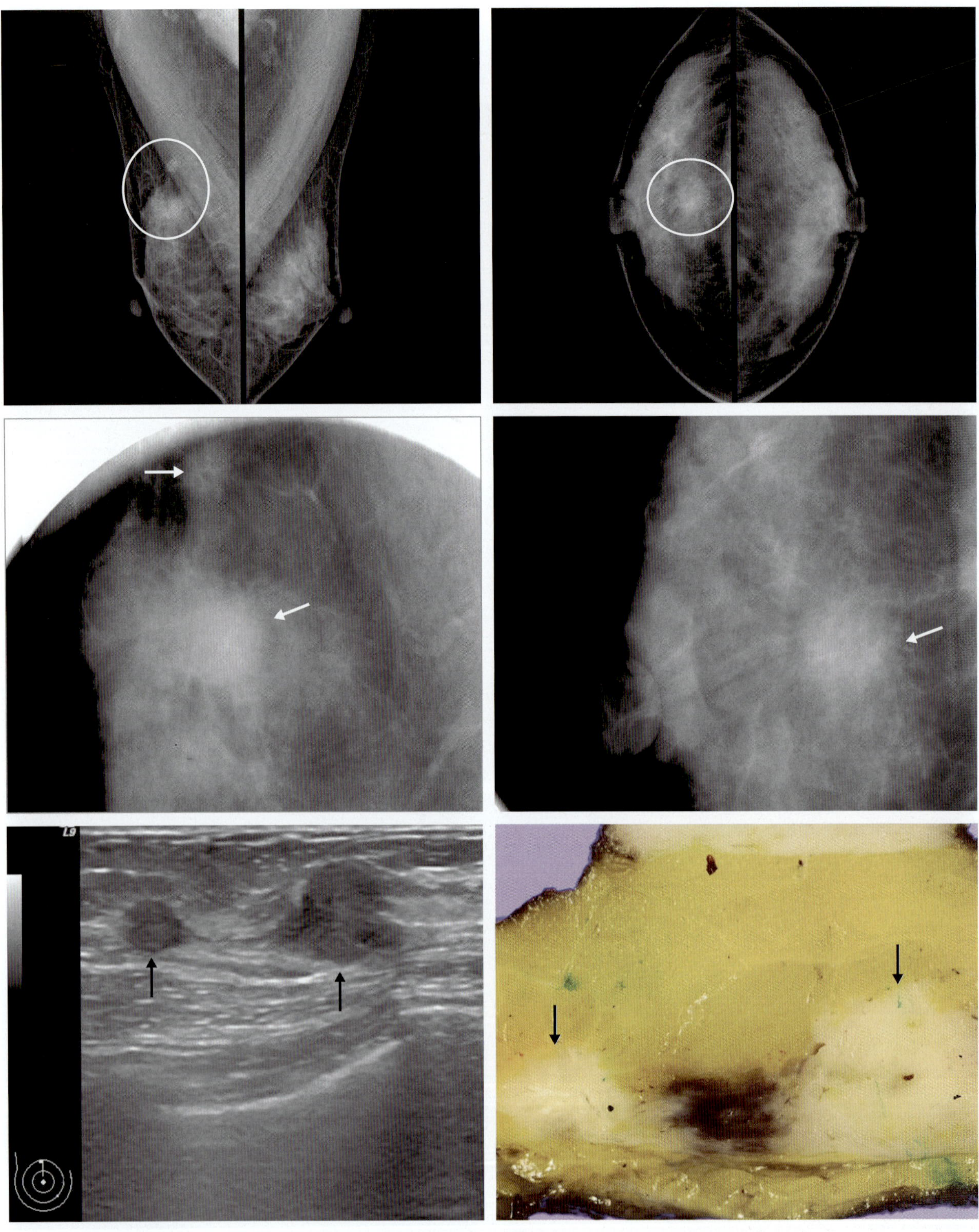

1-97 증례 해설

- **유방촬영술 소견** 오른쪽 유방 12시 방향에 종괴 2개가 인접해 있다. 확대촬영에서 불분명한 경계의 고밀도 종괴이다(화살표).
- **초음파 소견** 12시 방향, 유두에서 6cm 떨어진 위치에 불분명한 경계의 평행하지 않은 1.5cm, 0.5cm 크기의 저에코 종괴(화살표)이다.
- **수술명과 진단** 유방보존술, 1.3cm와 0.8cm 고등급 침윤성암(T1cN0, 병기1).
- **포인트** 유방 상외측에 2개의 고등급 침윤성암이 0.5cm 떨어져서 발견된 다초점성 유방암의 증례이다. 대흉근 근처에 위치한 유방암은 추가 종괴나 석회화가 있는지를 유두 근처까지 세밀히 찾아봐야 한다.

1-98 무증상 53세 여성

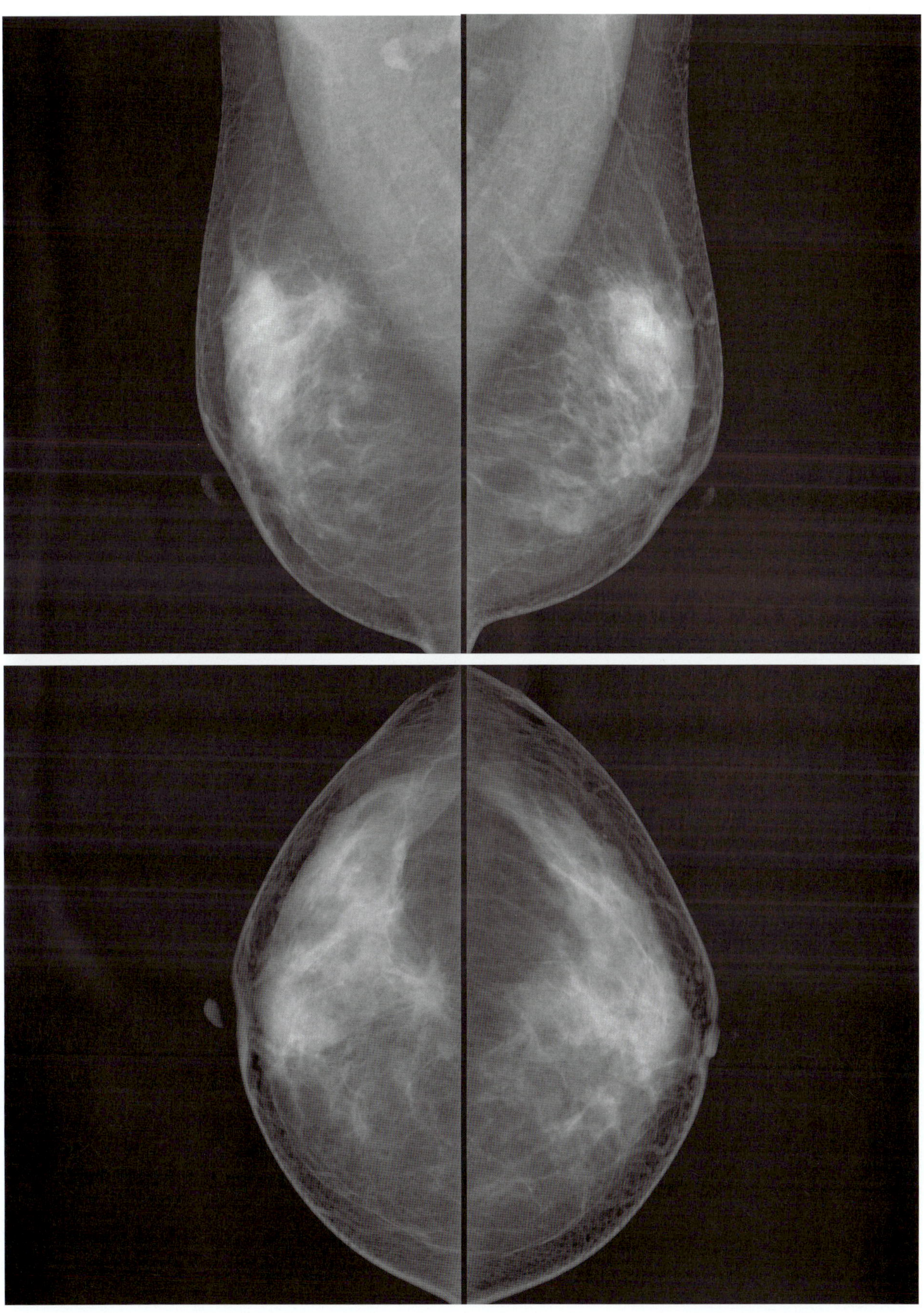

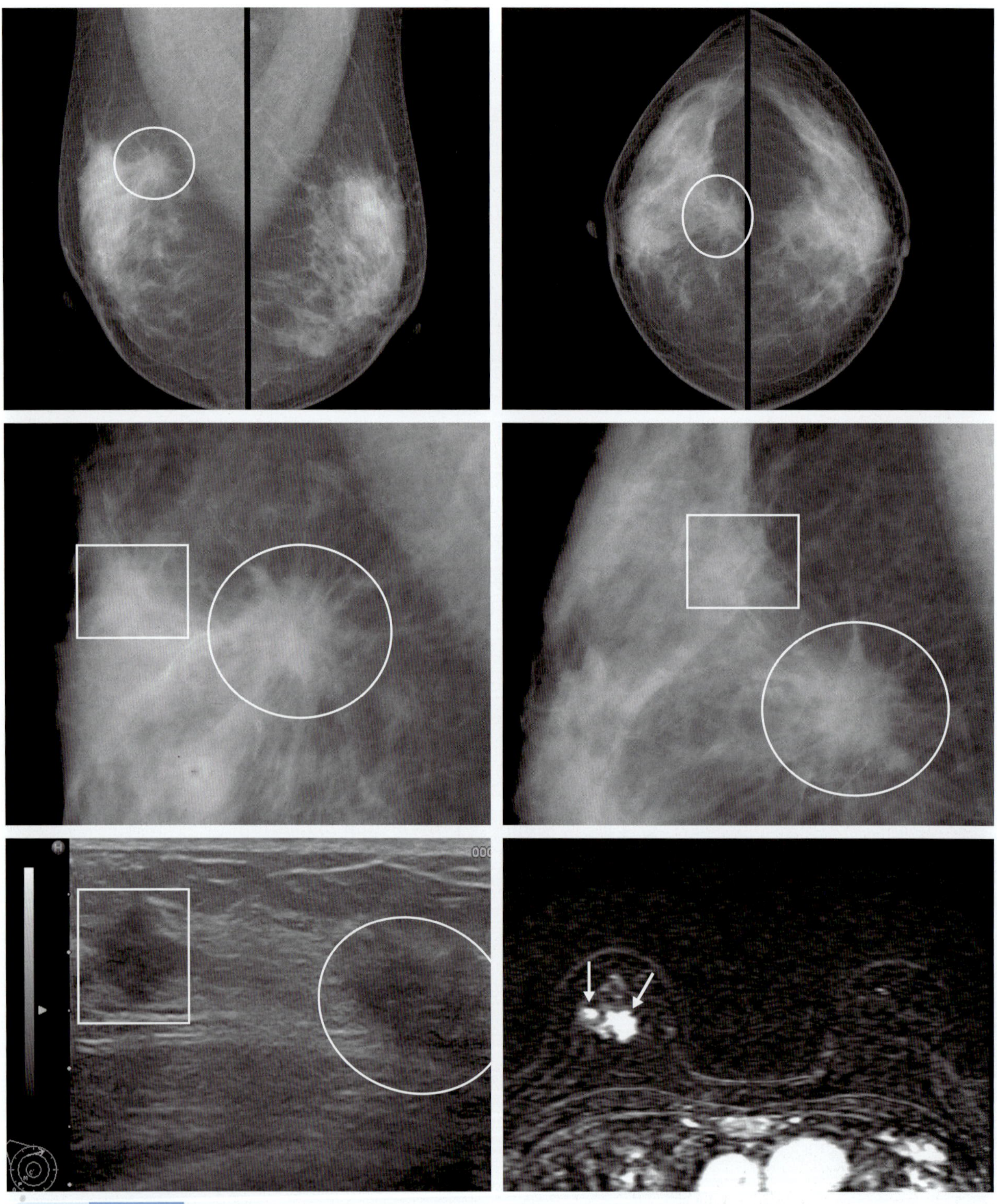

❶-98 증례 해설

- **유방촬영술 소견** 오른쪽 유방 12시 방향에 종괴가 있다. 확대촬영에서 침상형(원형)과 불분명한(사각형) 경계의 종괴 2개가 보인다.
- **초음파 소견** 12시 방향, 유두에서 5cm 떨어진 위치에 침상형 경계의 2cm 저에코 종괴(원형)와 11시 방향, 유두에서 4cm 떨어진 위치에 불분명한 경계의 1cm 저에코 종괴(사각형)가 보인다.
- **MRI 소견** 오른쪽 유방에 조영증강되는 2개의 종괴(화살표)가 보인다.
- **수술명과 진단** 유방보존술, 2.5cm와 1.2cm 침윤성 소엽암(T2N0, 병기2A).
- **포인트** 다초점성 소엽암의 증례로 일차 종양은 어렵지 않게 발견 가능한 침상형 경계의 종괴이지만, 두 번째 병변은 유방촬영술에서 발견이 어렵다. 소엽암은 일반암에 비해 다발성암이 흔하다.

1-99 무증상 34세 여성

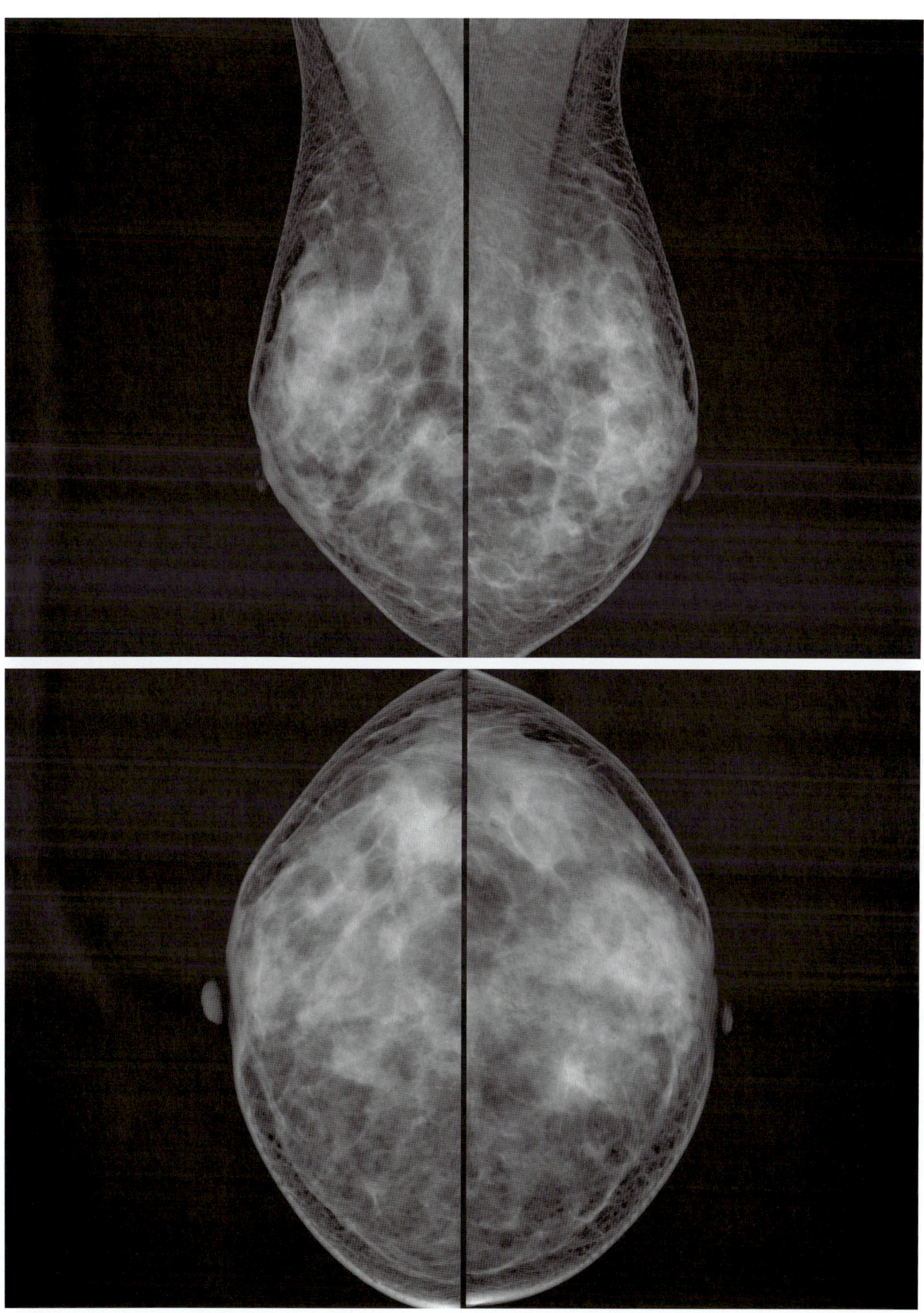

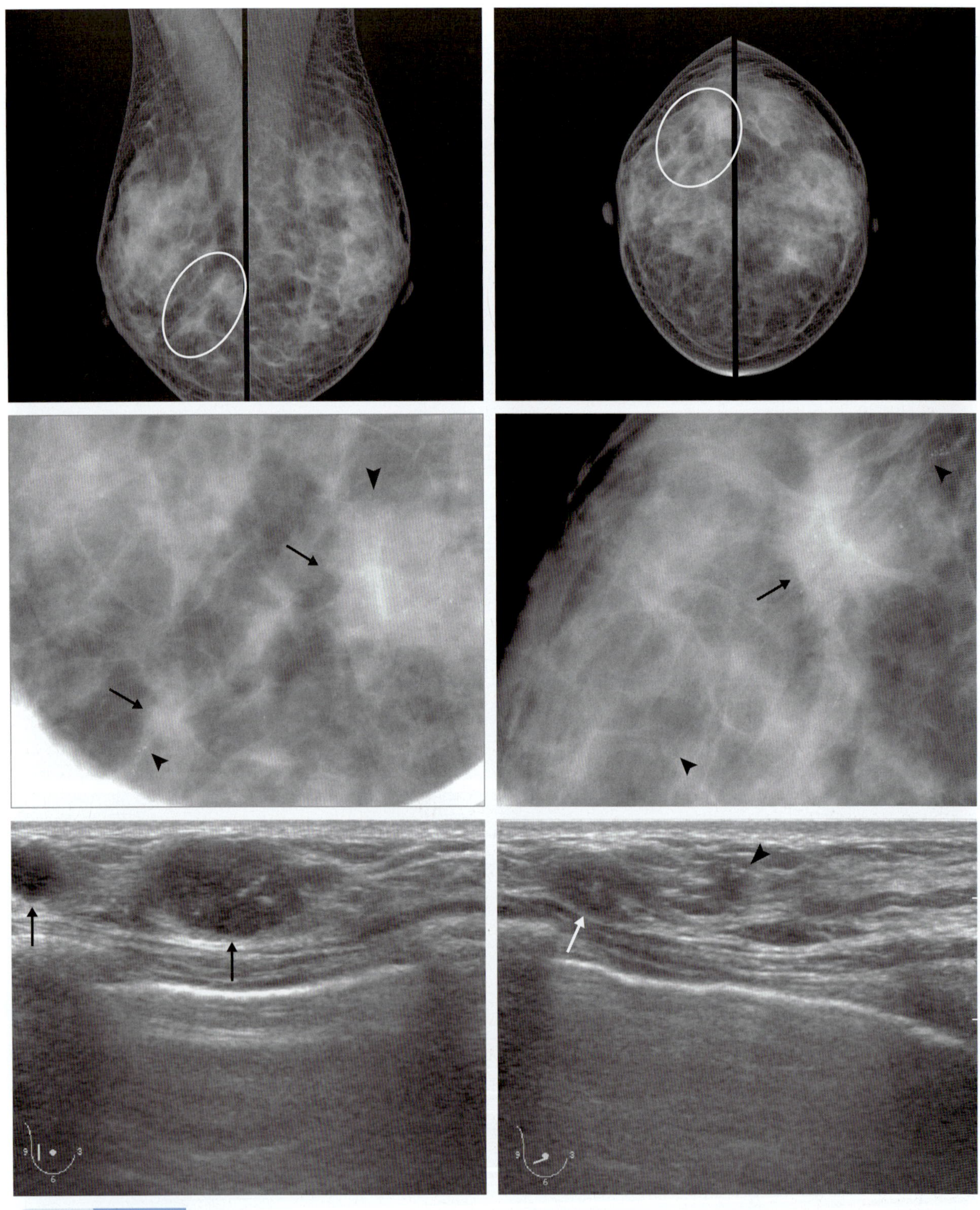

1-99 증례 해설

- **유방촬영술 소견** 오른쪽 유방 하외측에 비대칭이 있다. 확대촬영에서 석회화(화살촉)를 동반한 불분명한 경계의 종괴(화살표)가 있다.
- **초음파 소견** 8시 30분 방향, 유두에서 6cm 떨어진 위치에 불분명한 경계의 1cm와 2cm 저에코 종괴가 2개(화살표) 있다. 유두 근처에도 0.8cm 종괴(화살표)와 석회화를 동반한 작은 병변(화살촉)이 보인다.
- **수술명과 진단** 유방전절제술, 관상피내암과 2.5cm, 1.1cm와 0.9cm 고등급 침윤성암, 2개 림프절전이(T2N1, 병기2B).
- **포인트** 무증상 젊은 여성의 다발성암으로 외측 유방 변연부에 큰 종괴가 있고 다발성 병변이 유두하까지 있는 증례이다. 치밀유방에서 석회화 병변은 확대촬영에서, 종괴는 초음파에서 병변의 정확한 범위파악이 가능하다.

1-100 무증상 56세 여성

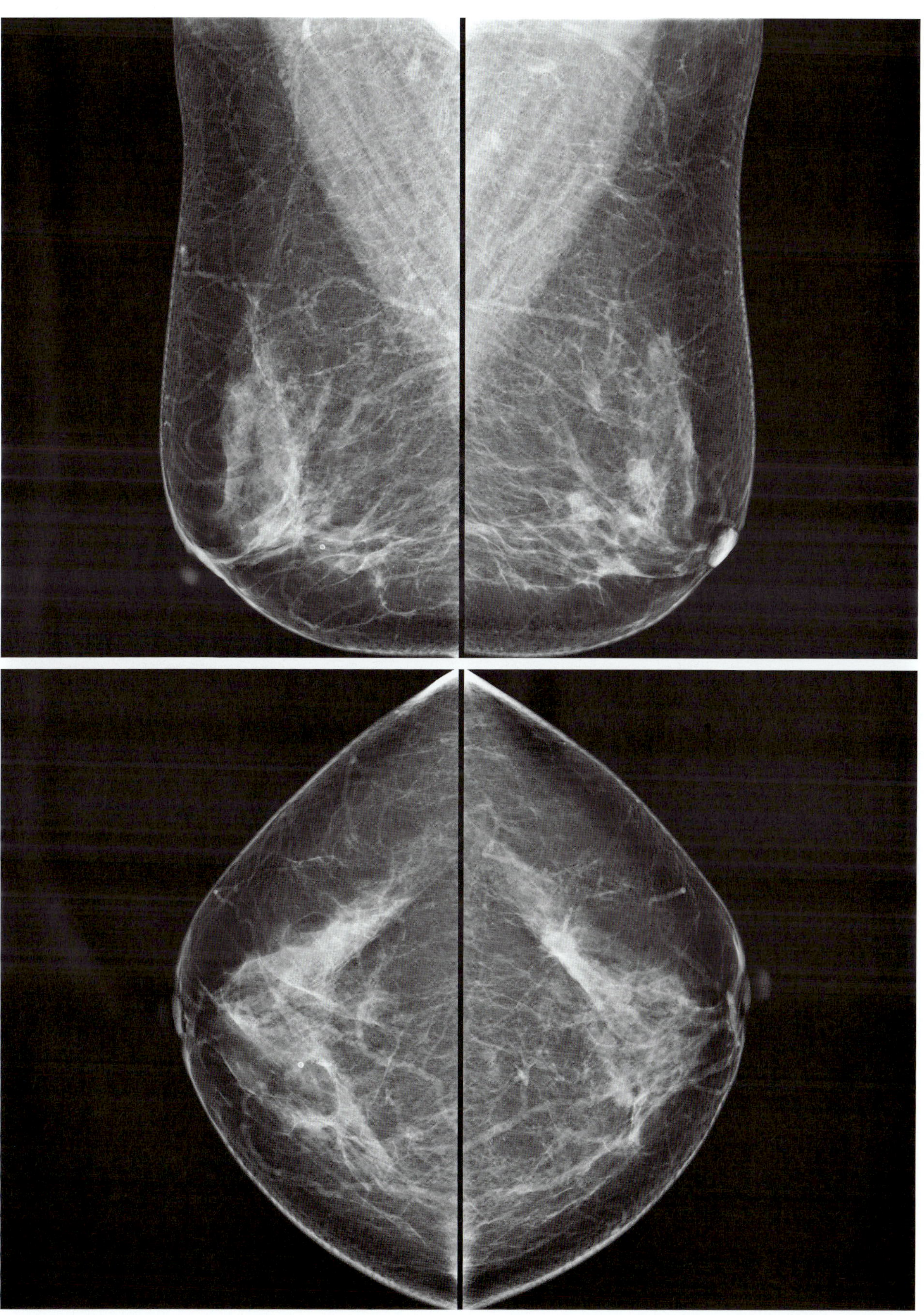

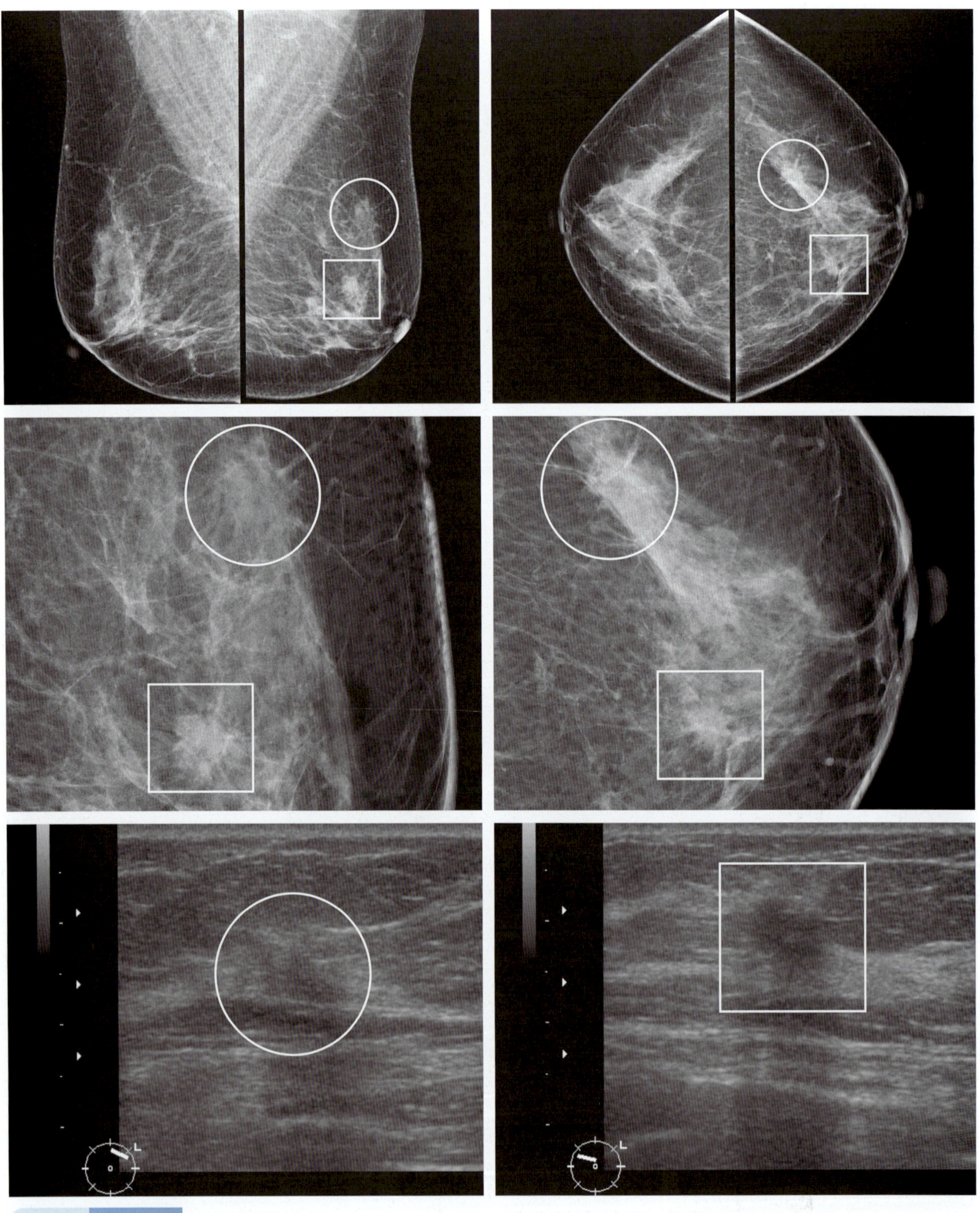

1-100 증례 해설

- **유방촬영술 소견** 왼쪽 유방 상외측에 종괴가 있다. 확대촬영에서 상외측(원형)뿐 아니라 내측(사각형)에도 침상형 경계의 종괴가 보인다.
- **초음파 소견** 2시 방향, 유두에서 4.5cm 떨어진 위치(원형)와 10시 방향, 유두 3cm 떨어진 위치(사각형)에 불규칙형 모양, 침상형 경계의 각각 1cm, 0.7cm 크기의 저에코 종괴가 보인다.
- **수술명과 진단** 유방전절제술, 2시 방향 저등급 관상피내암, 10시 방향 1cm 중등급 침윤성암(T1bN0, 병기1).
- **포인트** 관상피내암과 침윤성암이 다른 사분구획에서 생긴 다중심성 유방암 증례이다. 유방암은 다초점이나 다중심성 병변이 흔하므로 수술의 성공과 재발 방지를 위해 수술 전에 철저히 검사를 해야 한다.

1-101 무증상 55세 여성

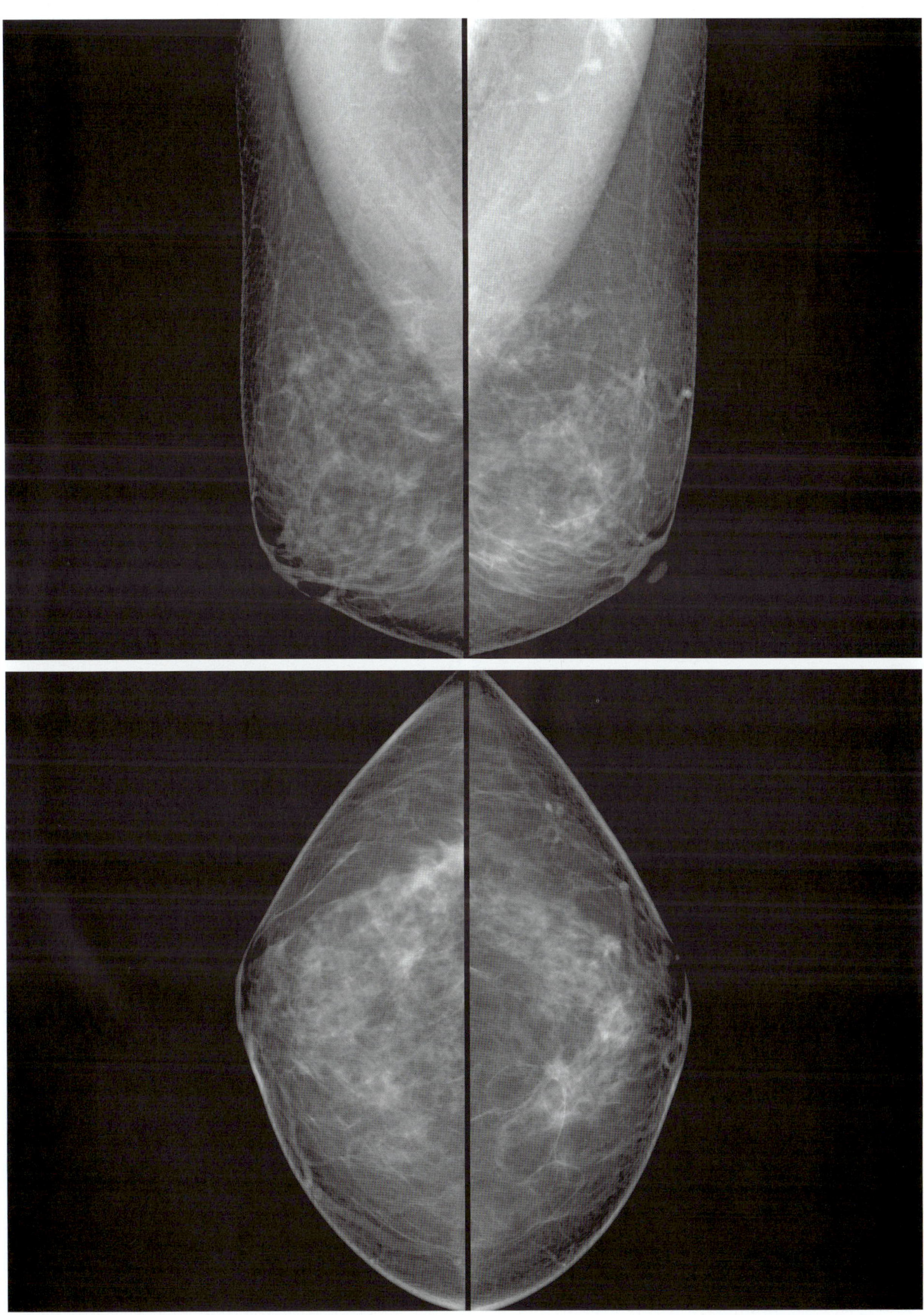

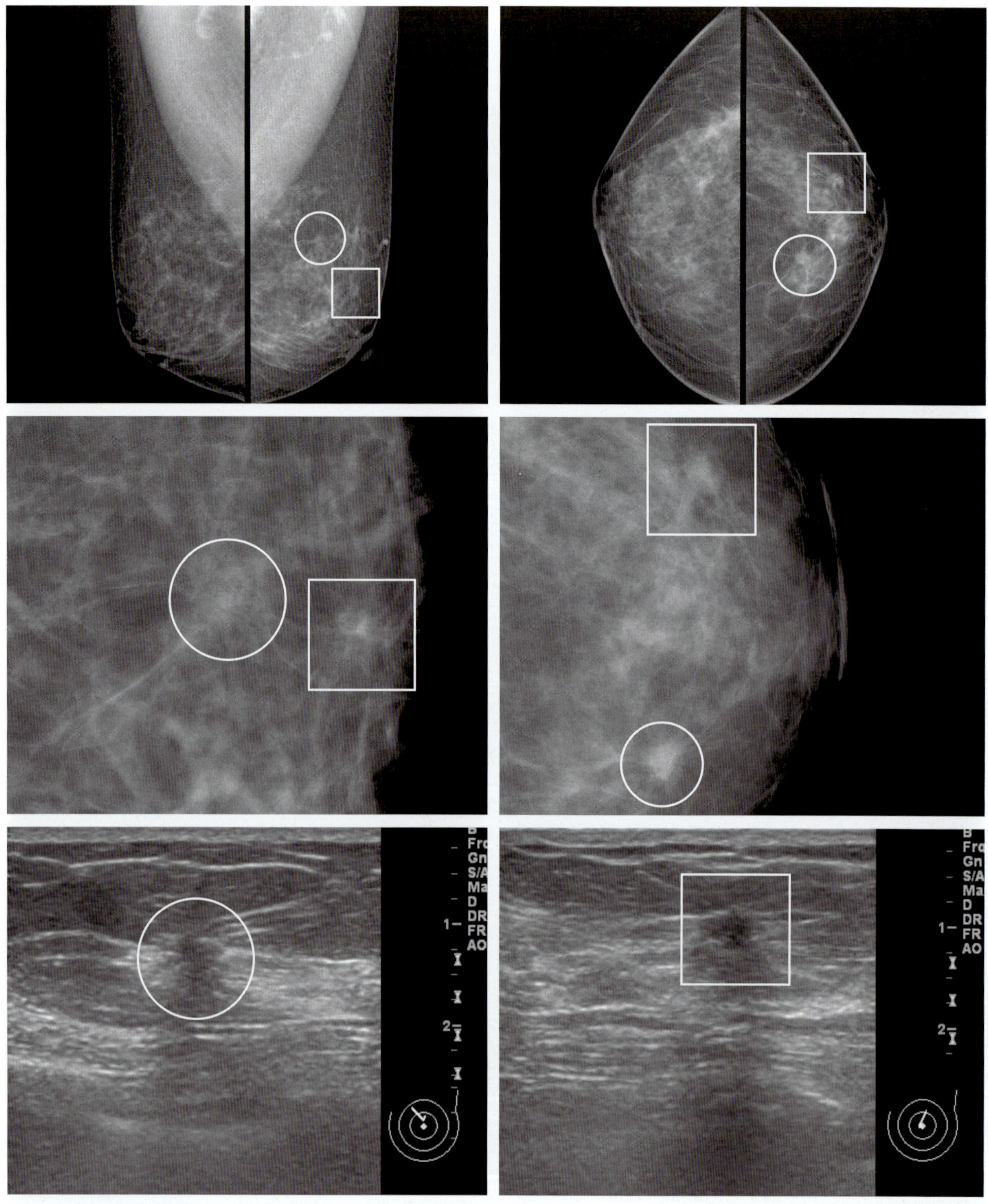

1-101 증례 해설

- 유방촬영술 소견 왼쪽 유방 상내측에 종괴가 있다. 확대촬영에서 상내측(원형)뿐 아니라 상외측(사각형)에도 침상형 경계의 종괴가 보인다.
- 초음파 소견 11시 방향, 유두에서 5cm 떨어진 위치(원형)와 1시 방향, 유두에서 3.5cm 떨어진 위치(사각형)에 불규칙형 모양, 각진형 경계의 평행하지 않은 1cm와 0.6cm의 저에코 종괴이다.
- 수술명과 진단 유방전절제술, 1.3cm와 0.7cm 중등급 침윤성암(T1cN0, 병기1).
- 포인트 유방의 다른 사분절에 2개의 침윤성암이 있는 증례로, 상외측에 위치한 두 번째 종괴를 발견하기 쉽지 않다. 다중심성 유방암 환자는 유방보존술이 어렵기 때문에 이를 수술 전에 파악하는 것이 중요하다.

1-102 무증상 58세 여성

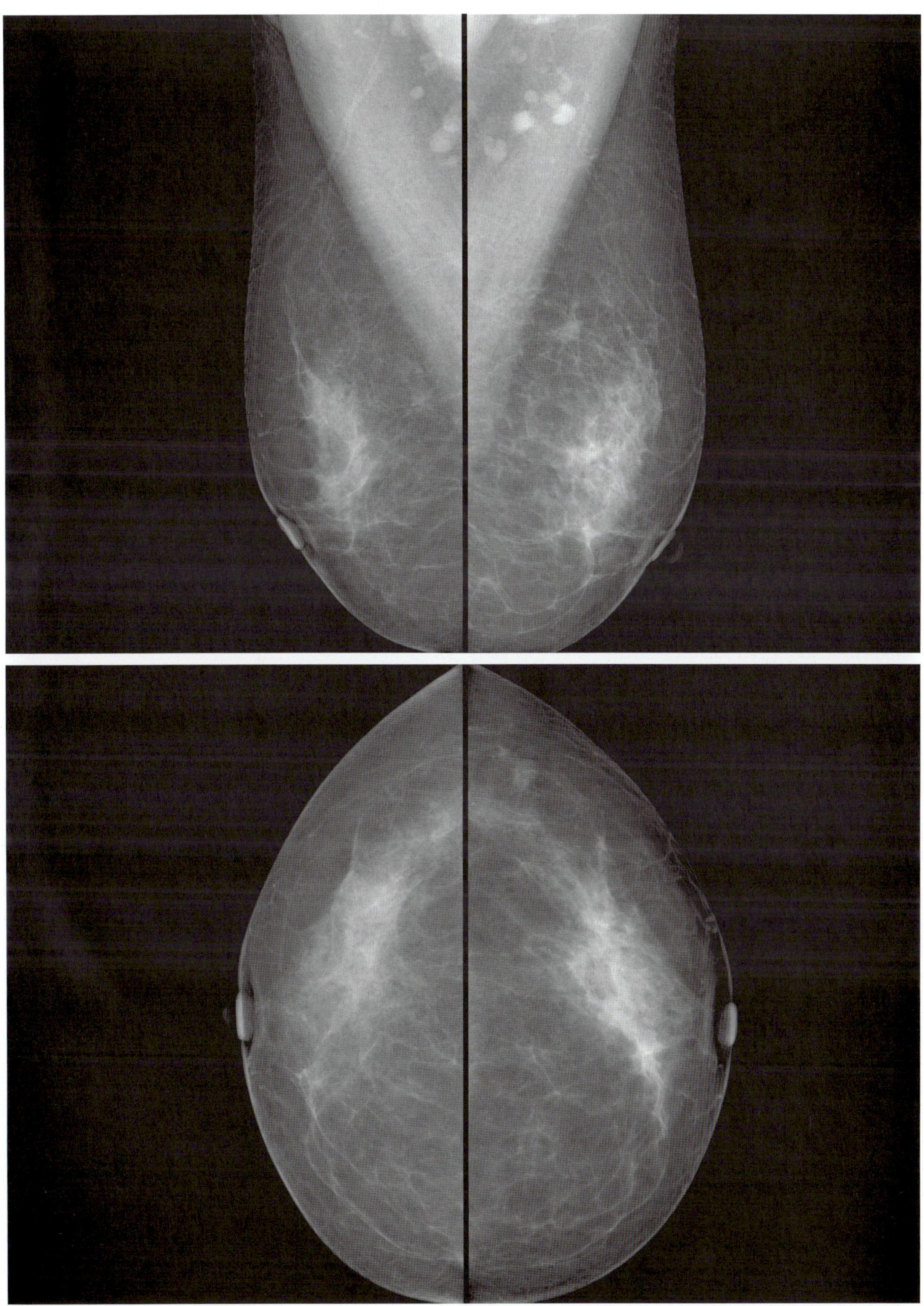

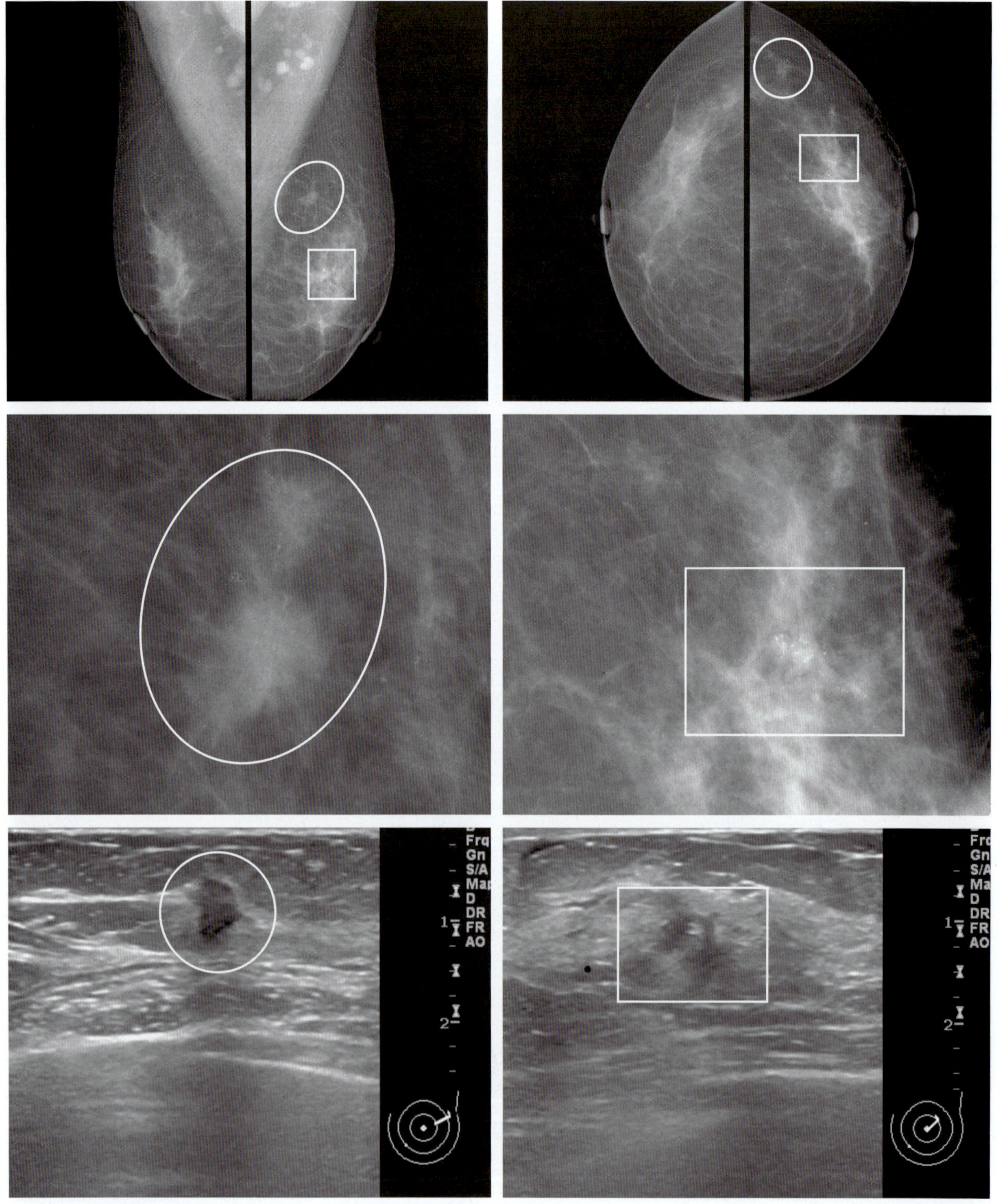

1-102 증례 해설

- **유방촬영술 소견** 왼쪽 유방 상외측에 종괴가 있다. 확대촬영에서 석회화를 동반한 불분명한 경계의 종괴(원형)이며 유두 근처까지 석회화(사각형)를 동반한 비대칭이 있다.
- **초음파 소견** 2시 방향, 유두에서 6cm 떨어진 위치에 불규칙형 모양, 각진 경계의 평행하지 않은 1cm 저에코 종괴(원형)가 있다. 2시 방향, 유두에서 3cm 떨어진 위치에 석회화를 동반한 불규칙형 모양, 불분명한 경계의 3cm 저에코 병변(사각형)이 있다.
- **수술명과 진단** 유방전절제술, 5cm 관상피내암을 동반한 0.9cm 고등급 침윤성암, 1개 림프절전이(T1bN1, 병기2A).
- **포인트** 광범위한 관상피내암을 동반한 침윤성암의 증례이다. 유방 변연부에서 유방암이 발견된 경우 유두 근처에 석회화가 있는지를 확대촬영으로 세밀히 평가해야 한다.

1-103 무증상 61세 여성

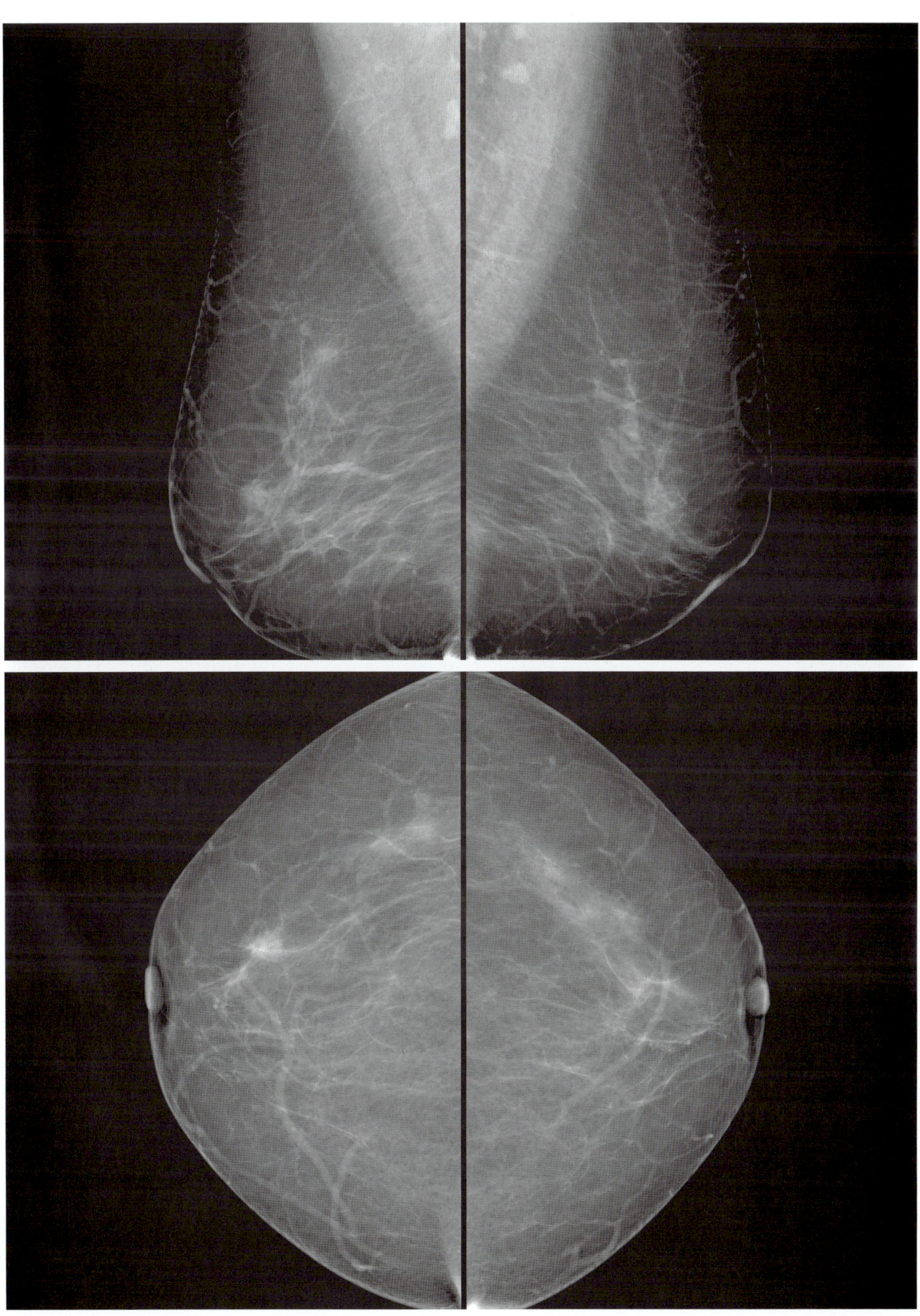

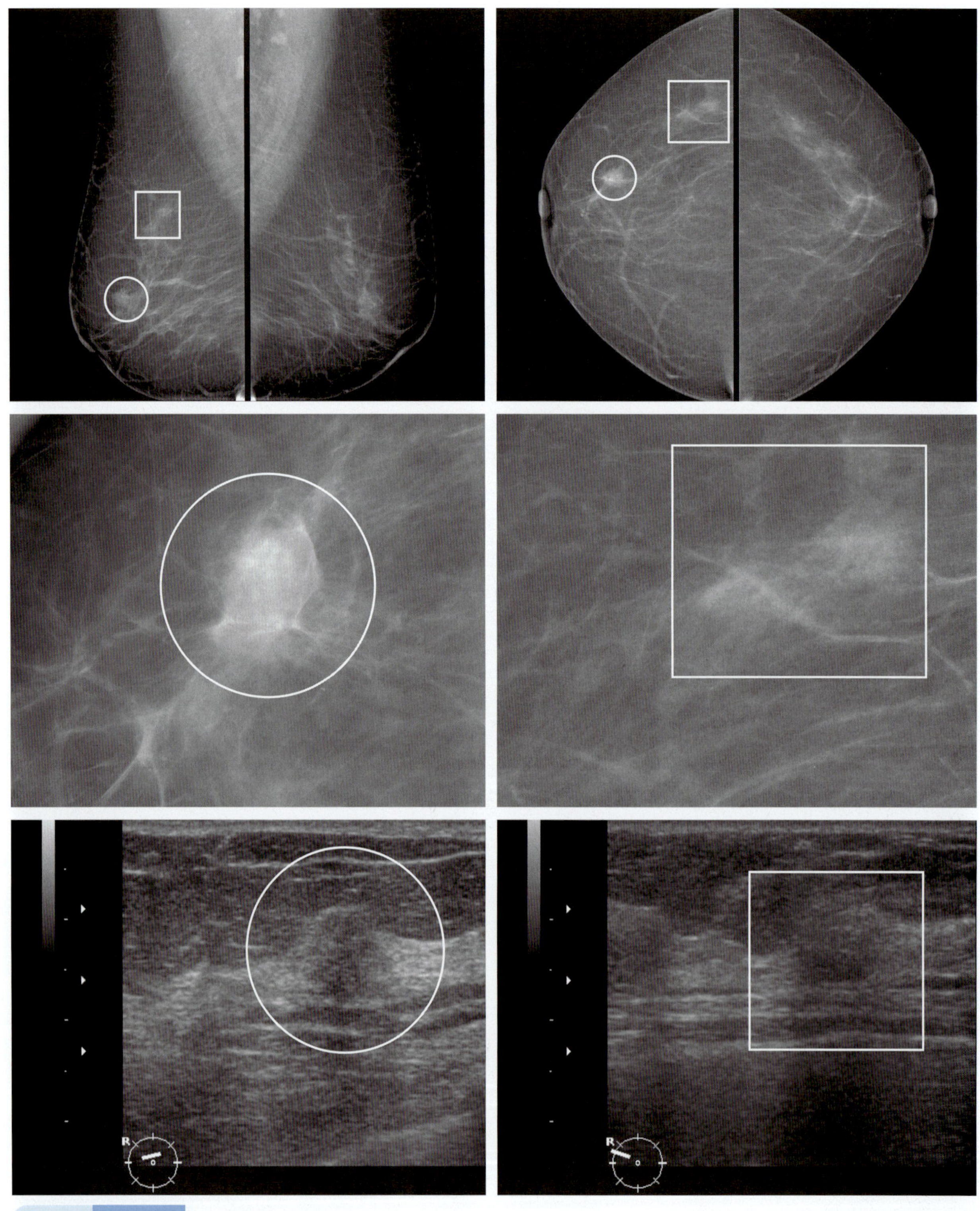

❶-103 증례 해설

- 유방촬영술 소견 오른쪽 유방 상외측에 종괴 2개가 있다. 확대촬영에서 유두 주위(원형)와 변연부(사각형) 병변 모두 불규칙형 모양과 불분명한 경계의 종괴이다.
- 초음파 소견 11시 방향, 유두에서 2cm 떨어진 위치(원형)와 10시 방향, 유두에서 5cm 떨어진 위치(사각형)에 불규칙형 모양, 불분명한 경계의 평행하지 않은 0.9cm와 0.8cm의 동일에코 종괴가 보인다.
- 수술명과 진단 유방전절제술, 관상피내암을 동반한 0.9cm와 0.8cm 저등급 침윤성암(T1bN0, 병기1).
- 포인트 다초점성 침윤성암의 증례로 유방 상외측 유두에서 먼 곳에 있는 두 번째 병변을 발견하기 어렵다. 유방암의 20~40%는 다초점성이므로 수술 전에 영상검사로 이를 발견하고 조직검사로 진단하는 것이 중요하다.

1-104 무증상 55세 여성

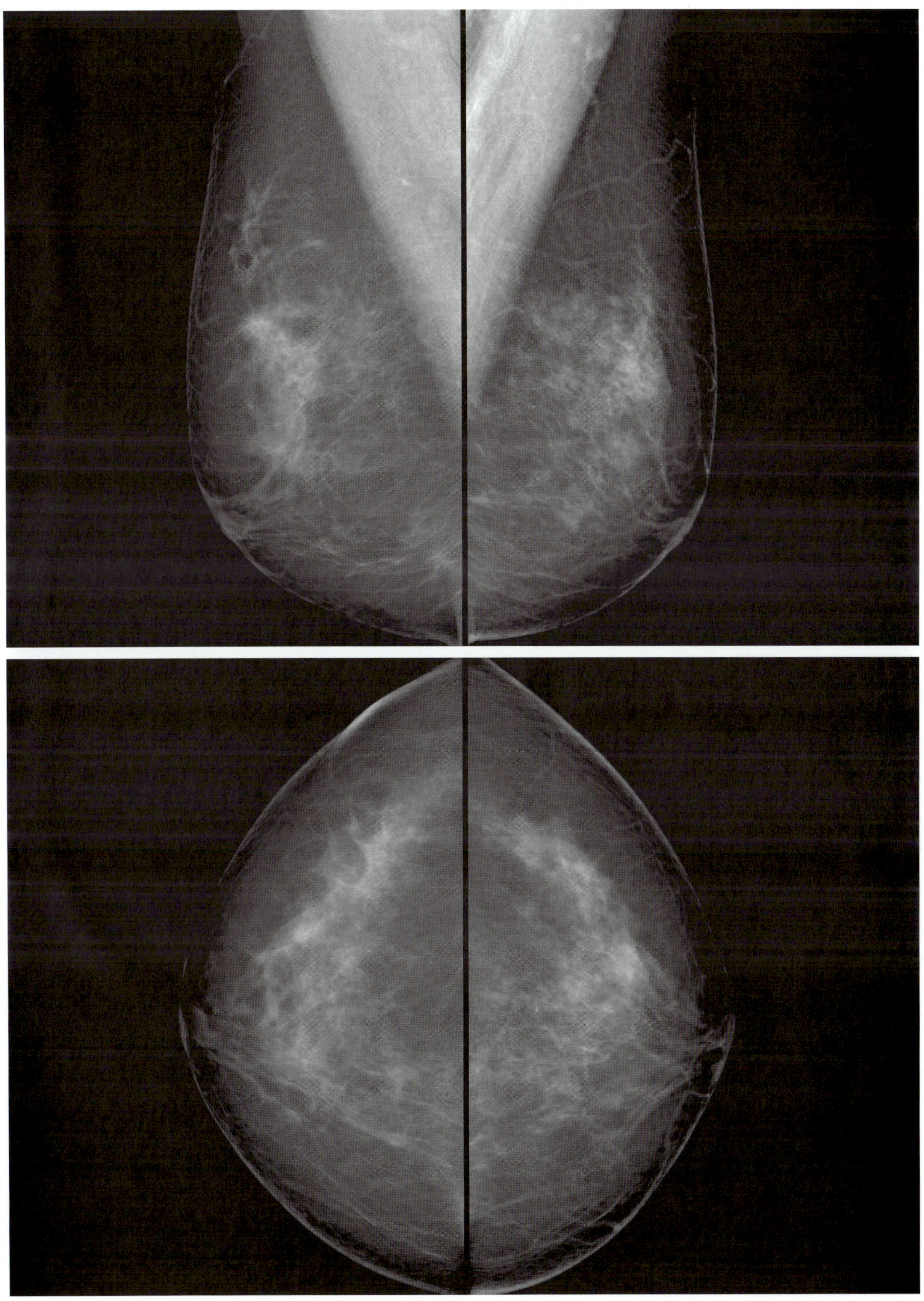

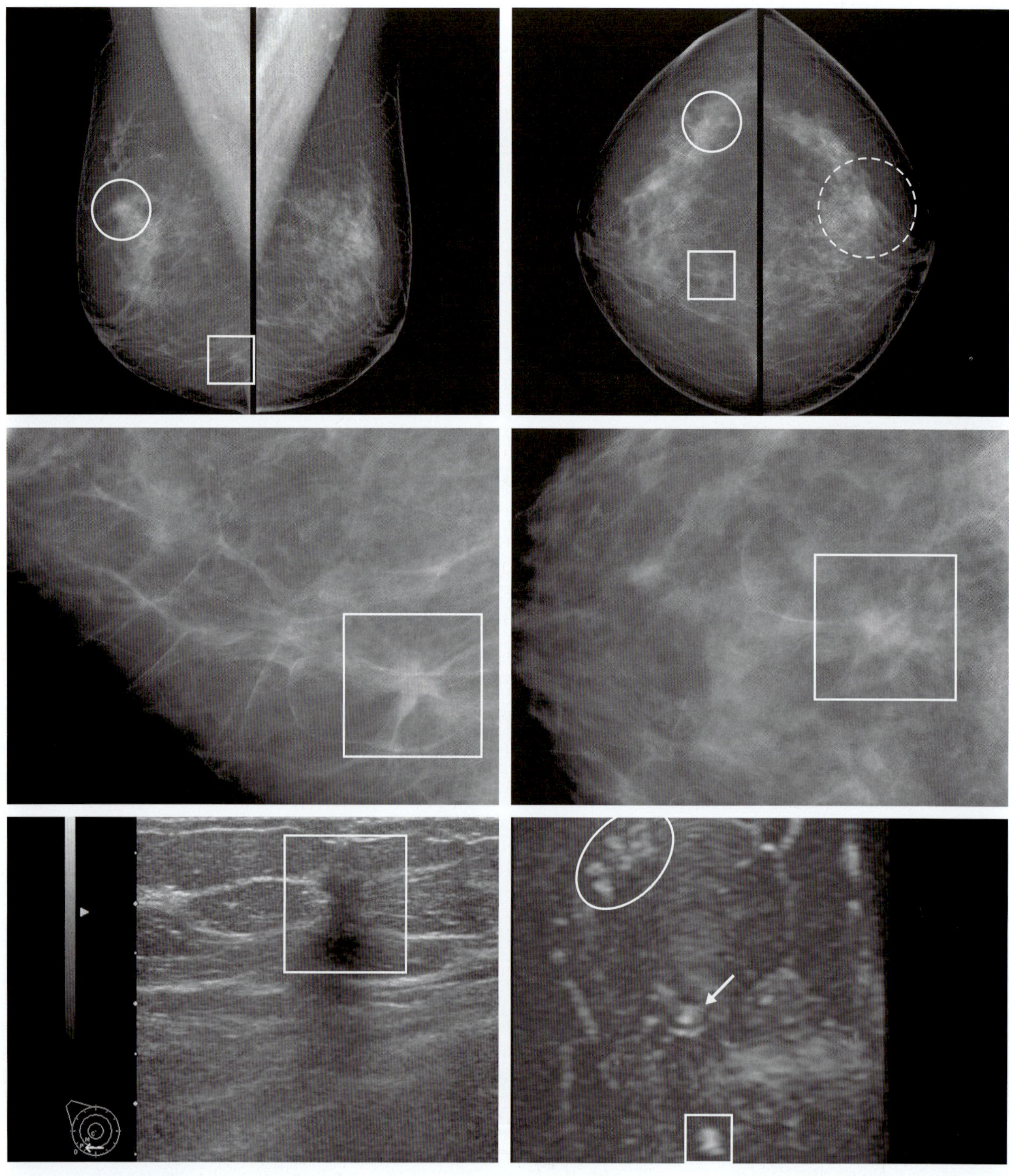

❶-104 증례 해설

- 유방촬영술 소견 오른쪽 유방 상외측에 비대칭(원형)이 있다. 확대촬영에서 상외측뿐 아니라 하내측에도 불규칙형 모양과 침상형 경계의 종괴(사각형)가 보인다. 왼쪽 유방 상외측(점선원형)의 국소 비대칭은 양성 결절에 의한 것이다.
- 초음파 소견 6시 방향, 유두에서 6cm 떨어진 위치에 후방그림자를 동반한 0.6cm 저에코 종괴(사각형)가 보인다. 11시 방향, 유두에서 6cm 떨어진 위치에는 맘모톰생검 후 흔적만 보였다.
- MRI 소견 11시 방향에는 작은 결절이 덩어리진 모양(원형)으로, 6시 방향에는 별모양(사각형)으로 조영증강되는 두 병변이 보인다. 정면 3차원 영상으로 가운데 흰 구조물(화살표)이 유두이다.
- 수술명과 진단 유방전절제술, 11시 방향 관상피내암과 6시 방향 0.6cm 저등급 침윤성암(T1bN0, 병기1).
- 포인트 유방 변연부 6시 위치에 간과하기 쉬운 두 번째 종괴가 있었던 다중심성 유방암의 증례이다. 초음파검사에서 유방촬영술에는 포함시키기 어려운 유방의 가장자리를 세밀히 살펴보는 것이 중요하다.

1-105 무증상 69세 여성

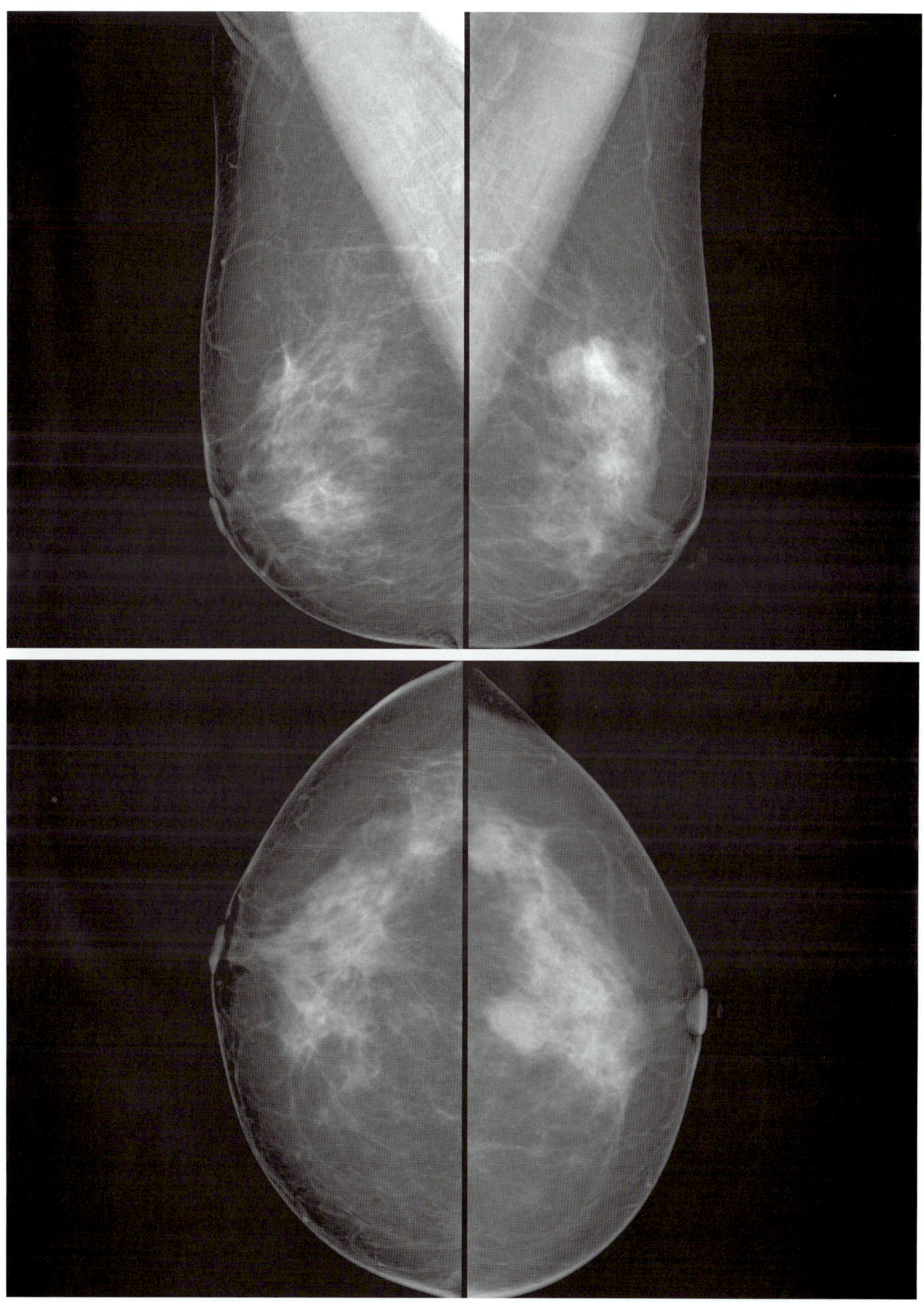

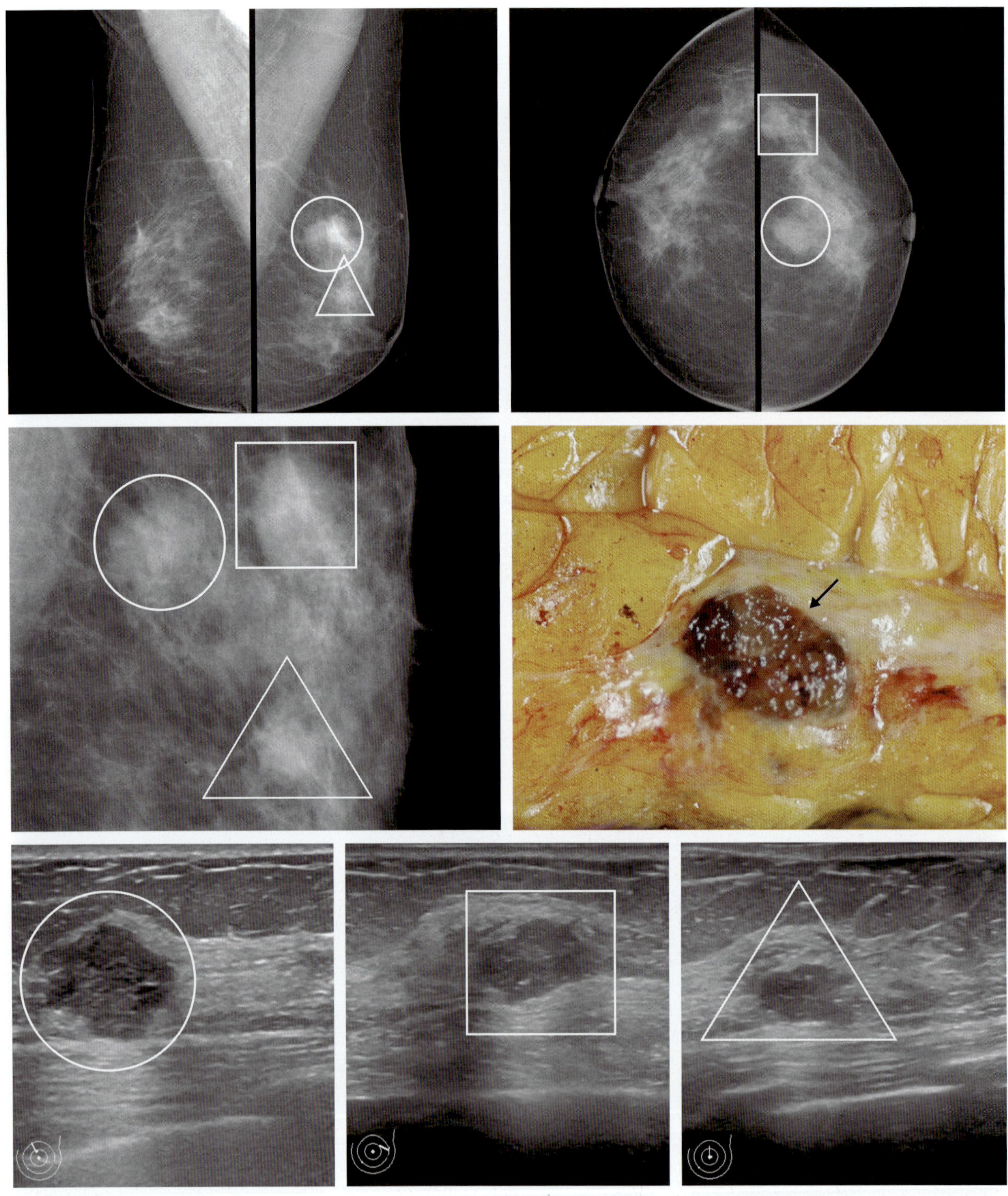

1-105 증례 해설

- **유방촬영술 소견** 왼쪽 유방 상외측과 상내측에 불분명한 경계의 석회화를 동반하지 않은 종괴 3개가 있다.
- **초음파 소견** 12시 방향, 유두에서 5cm 떨어진 위치(원형)와 3시 방향, 유두에서 4cm 떨어진 위치(사각형) 그리고 유두하(삼각형)에 각각 1.8cm, 1.4cm, 1.0cm의 미세소엽형 경계의 동일에코 종괴가 보인다.
- **수술명과 진단** 유방전절제술, 1.8cm, 1.4cm, 1.2cm 점액암(T1cN0, 병기1).
- **포인트** 다발성 점액암 증례로 비교적 뚜렷이 보이는 12시와 3시 방향의 종괴뿐 아니라 유두하 종괴도 발견할 수 있어야 한다. 작은 크기의 점액암은 일반암보다 초음파에서 종괴 내부의 에코가 높아 동일에코 종괴로 보이므로 발견이 힘들 수 있다.

❶-106 무증상 77세 여성

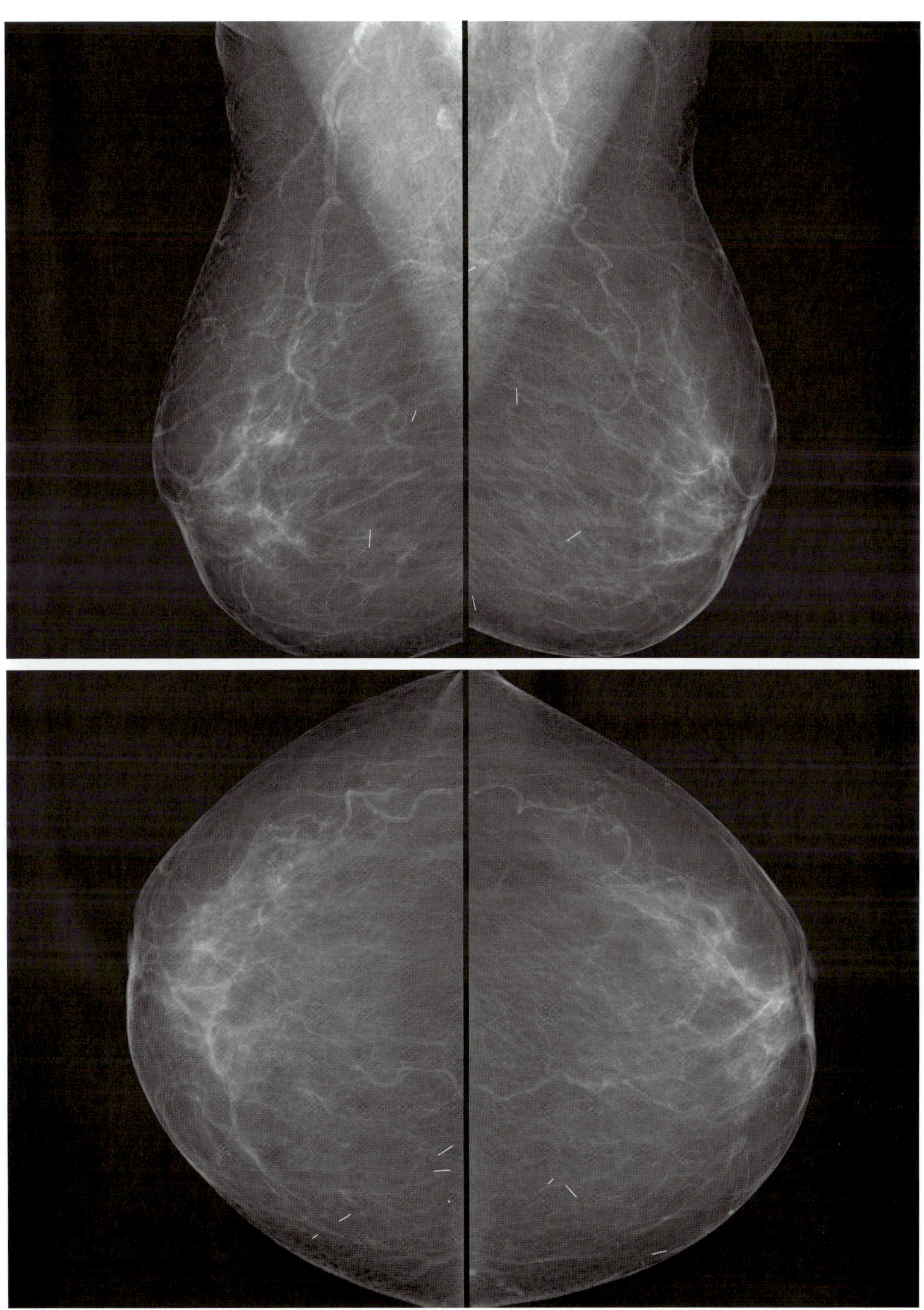

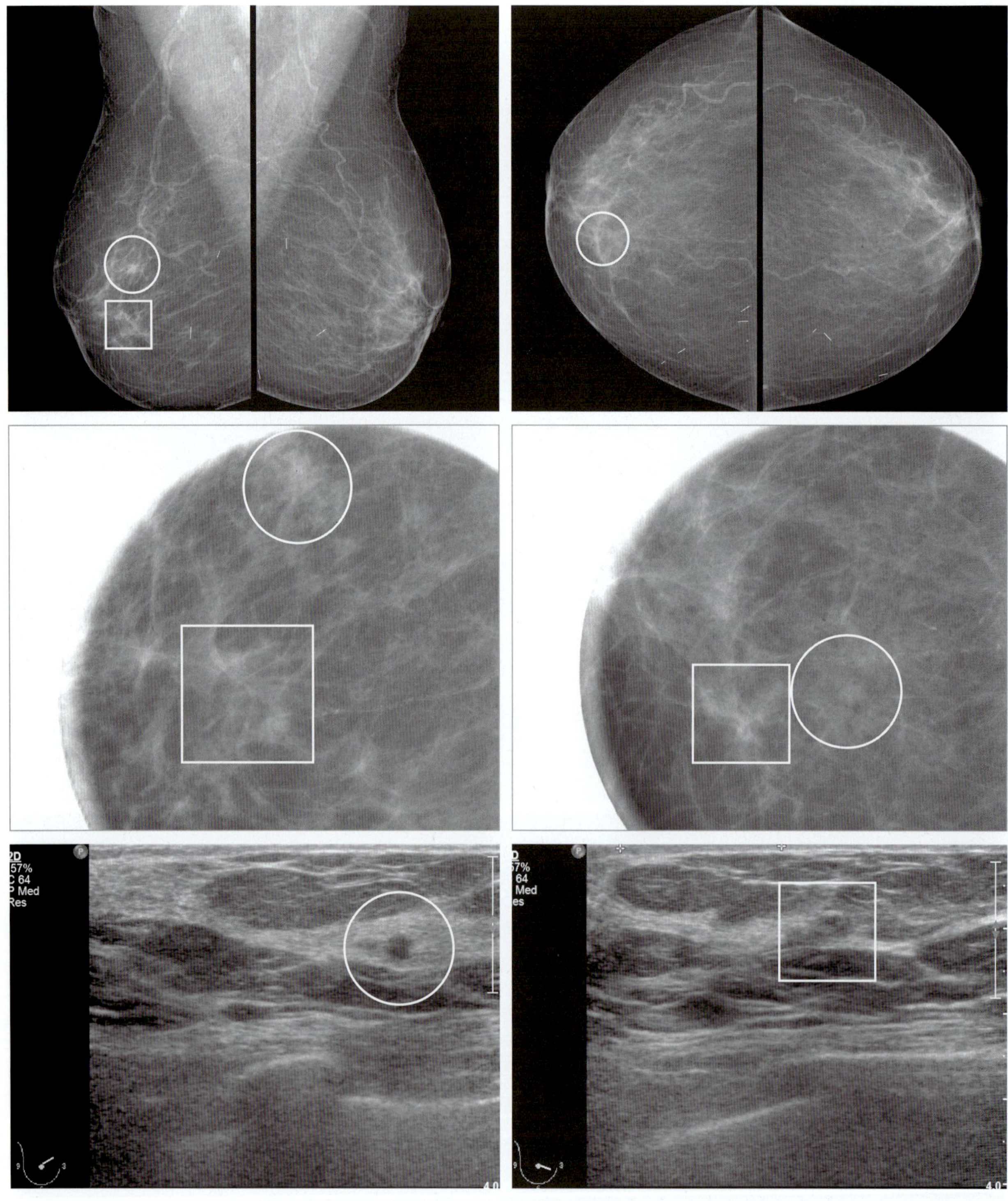

1-106 증례 해설

- **유방촬영술 소견** 오른쪽 유방 유두하에 비대칭이 의심된다. 확대촬영에서 2개의 국소 비대칭이 유두 위(원형)와 아래(사각형) 높이에서 보인다.
- **초음파 소견** 2시 방향(원형)과 4시(사각형) 방향, 유두에서 2cm 떨어진 위치에 약 0.7cm의 불분명한 경계의 종괴가 2개 보인다.
- **수술명과 진단** 유방전절제술, 다발성 유두상 관상피내암(병기0).
- **포인트** 지방형 유방이 아니면 발견하기 어려운 비면포성 저등급 관상피내암의 증례이다. 유두상 관상피내암은 유두분비물을 초래하기도 하며 병변의 범위가 과소평가되기 쉽다.

1-107 무증상 65세 여성

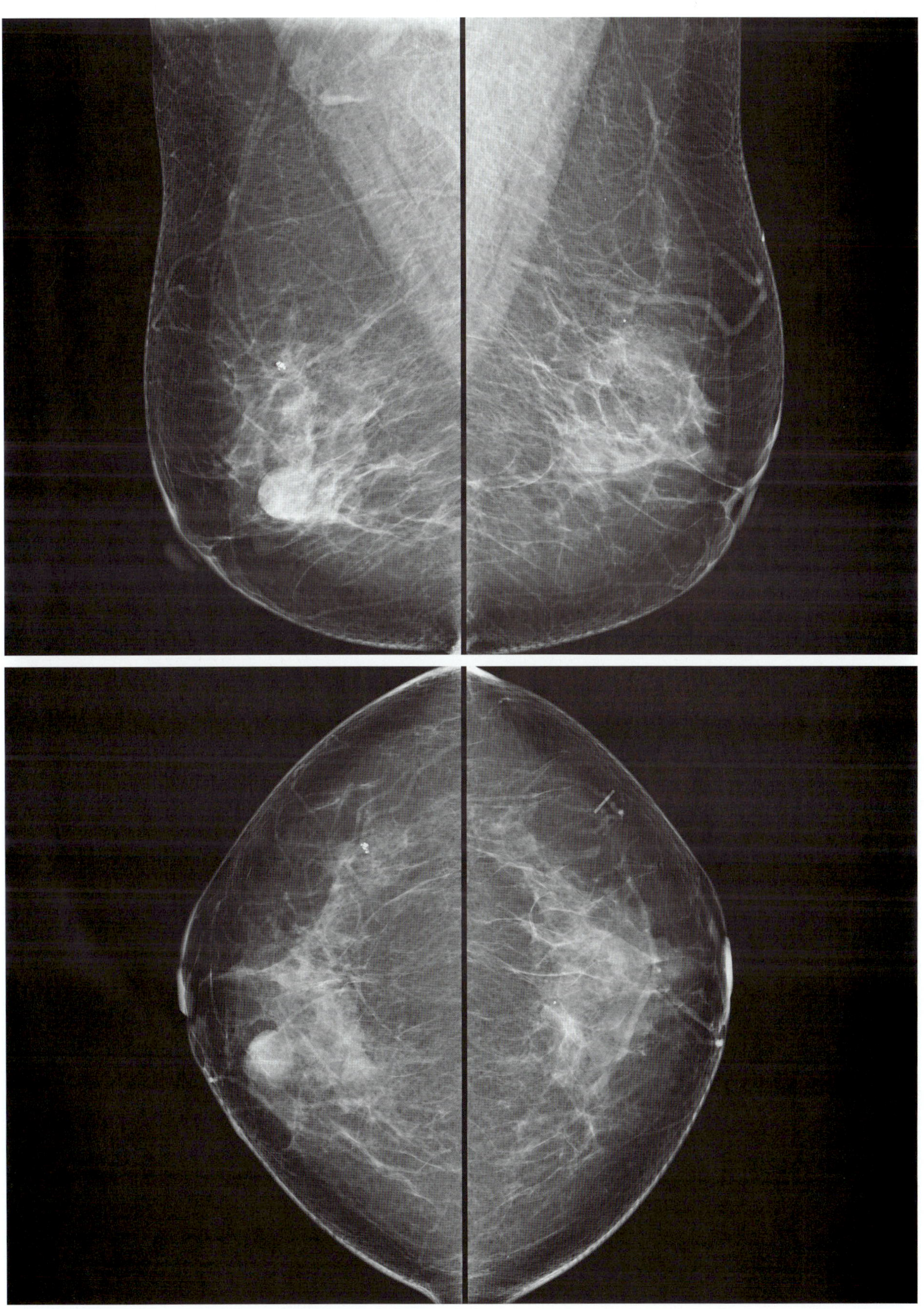

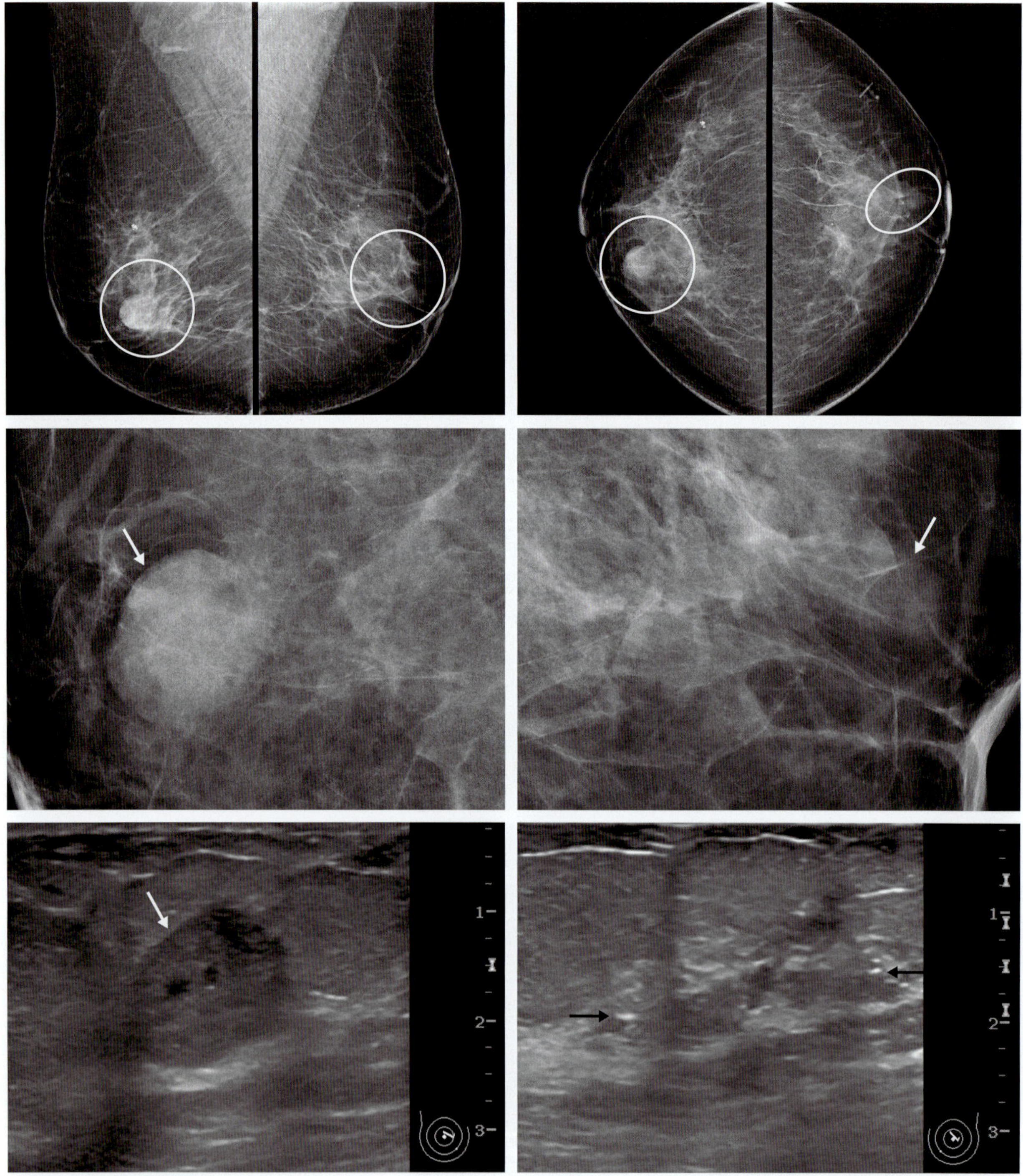

1-107 증례 해설

- **유방촬영술 소견** 오른쪽 유방 유두하에 종괴가 있다. 내외사확대촬영에서 원형 모양과 국한성 경계의 고밀도 종괴(화살표)이다. 왼쪽 유방 유두하에도 종괴(화살표)가 의심된다.
- **초음파 소견** 오른쪽 2시 방향, 유두에서 1cm 떨어진 위치에 국한성 경계의 1.5cm의 저에코 종괴(화살표)이다. 왼쪽 11시 30분 방향, 유두하에 불분명한 경계의 2.5cm 저에코 종괴(화살표)이다.
- **수술명과 진단** 오른쪽 : 유방전절제술, 관상피내암을 동반한 1.5cm 중등급 침윤성 유두상암(T1cN0, 병기1). 왼쪽 : 유방전절제술, 5cm 저등급 관상피내암(병기0).
- **포인트** 5~10%의 유방암은 이 증례처럼 양측성이므로 반대측 유방도 세밀히 관찰해야 한다. 유두상암은 흔히 국한성 경계를 보여 양성 종괴와 감별이 필요한데 모양이 타원형보다 원형에 가깝고 일부 경계는 불분명할 수 있으며 종괴의 주변이 중심보다 에코가 낮은 경향이 있다.

1-108 무증상 46세 여성

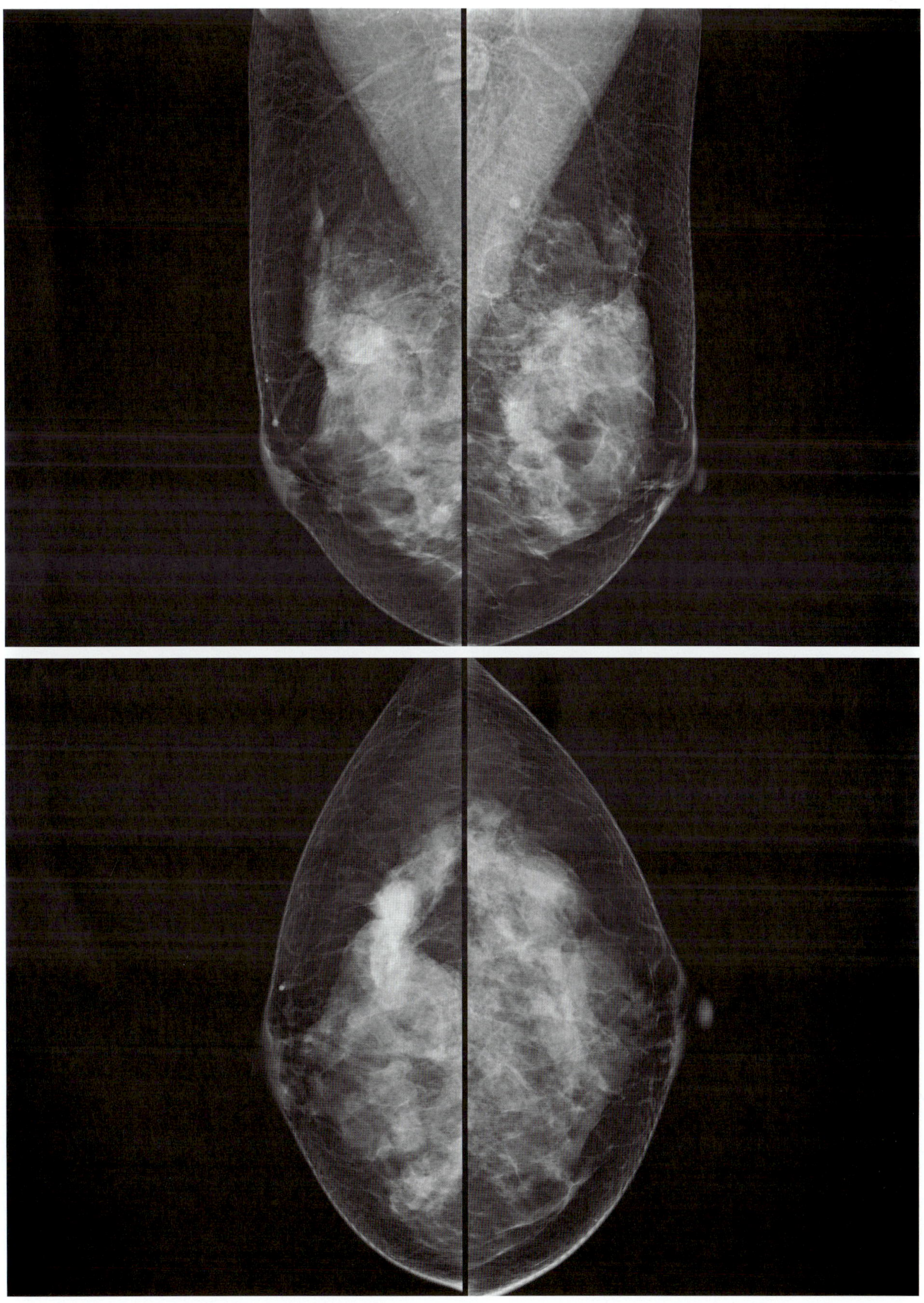

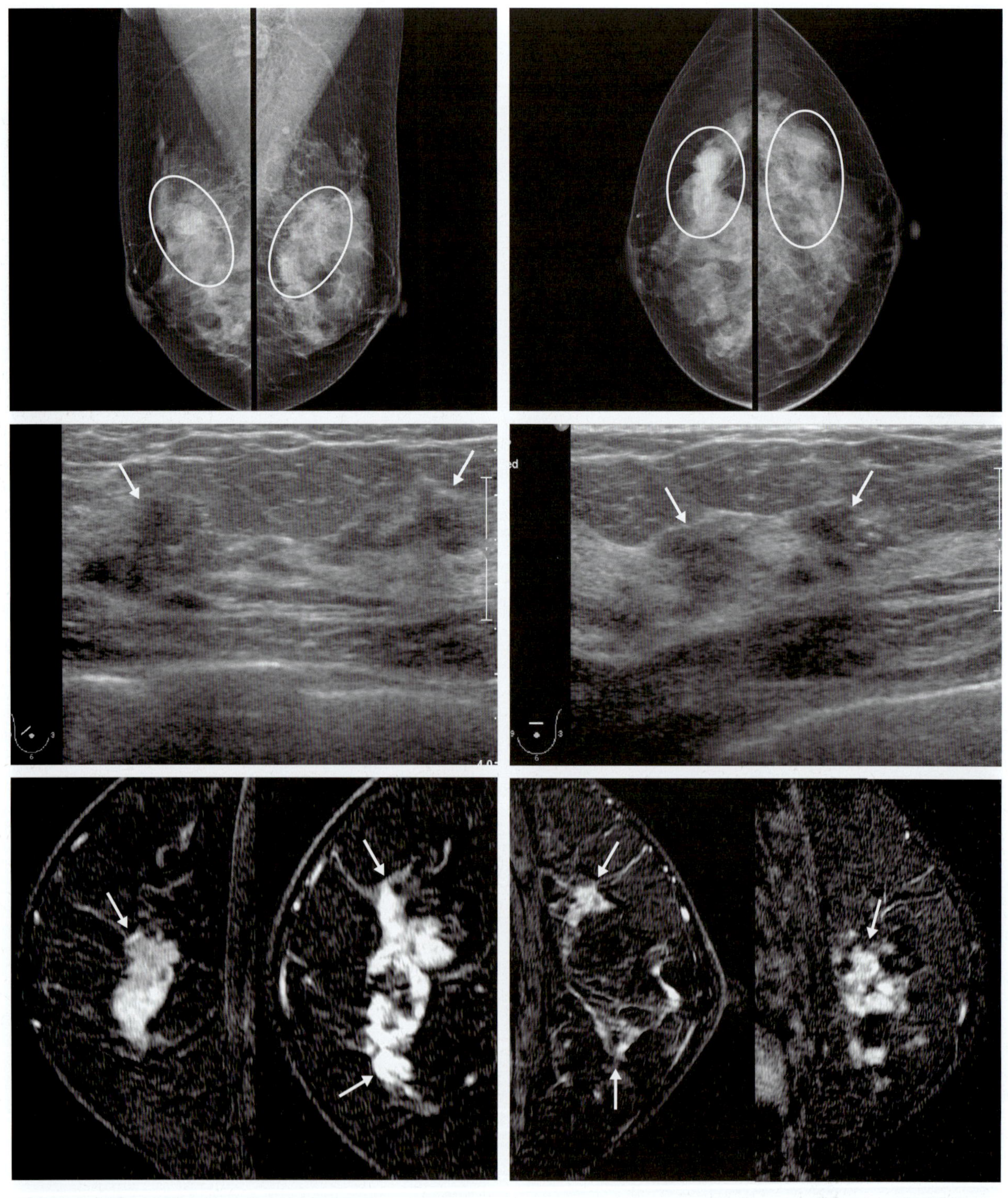

1-108 증례 해설

- 유방촬영술 소견 오른쪽 유방 상외측에 가려진 경계의 종괴가 있다. 왼쪽 유방 상외측에도 비대칭과 구조왜곡이 있다.
- 초음파 소견 오른쪽 유방 10시 방향과 왼쪽 유방 12시 방향에 불규칙형 모양, 불분명한 경계의 저에코 병변(화살표)이 보인다.
- MRI 소견 불규칙한 모양으로 조영증강되는 6cm 이상의 병변(화살표)이 양쪽 유방에 있다.
- 수술명과 진단 양측 유방보존술, 다발성 경화성선증과 저등급 비면포성 관상피내암(병기0), 양측.
- 포인트 광범위한 경화성선증과 동반된 양측성, 다발성 관상피내암의 증례로 MRI에서 병변의 범위가 잘 보인다. 왼쪽 유방의 이상 소견은 유방촬영술에서 인지하기 어렵다.

①-109 무증상 47세 여성

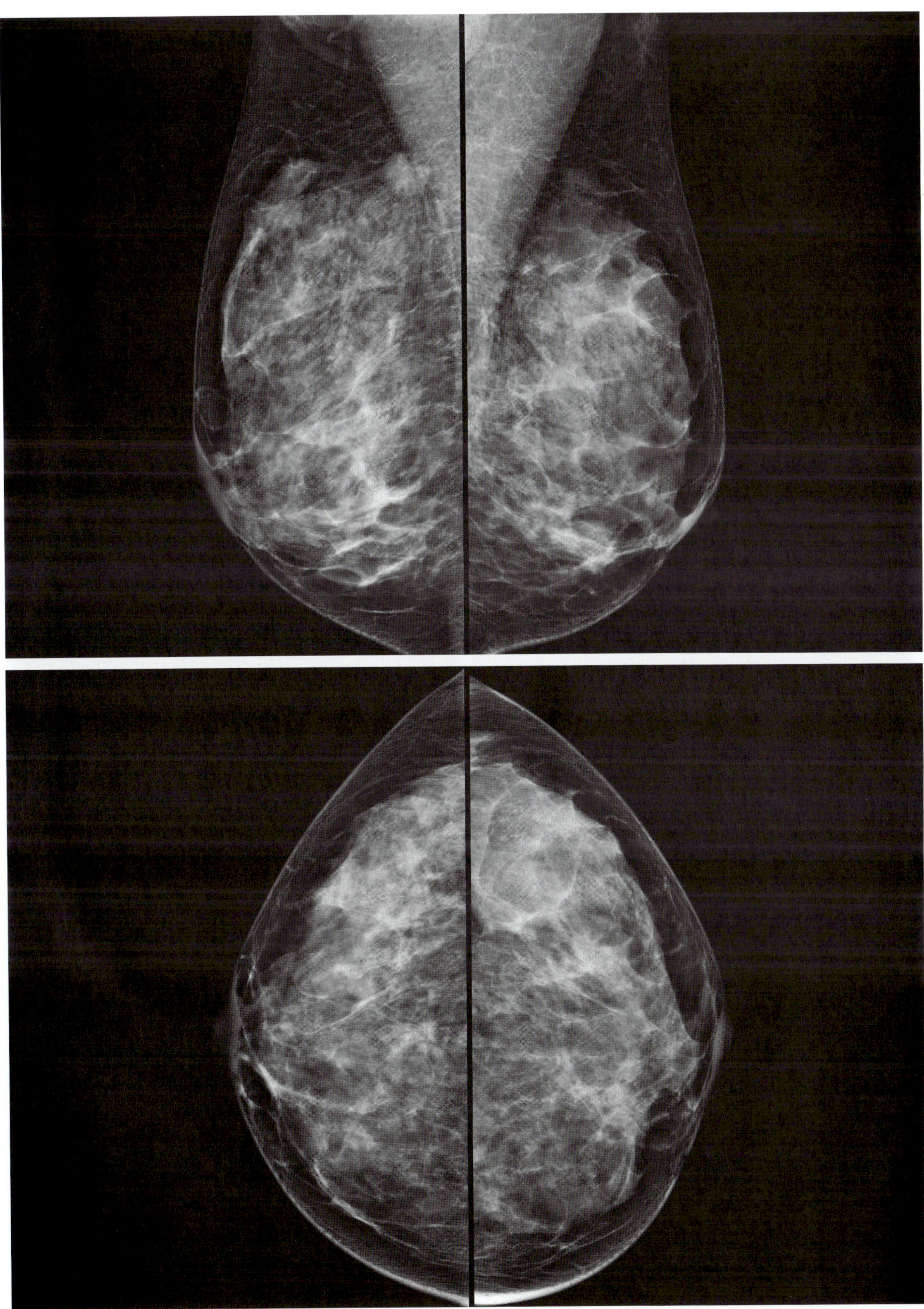

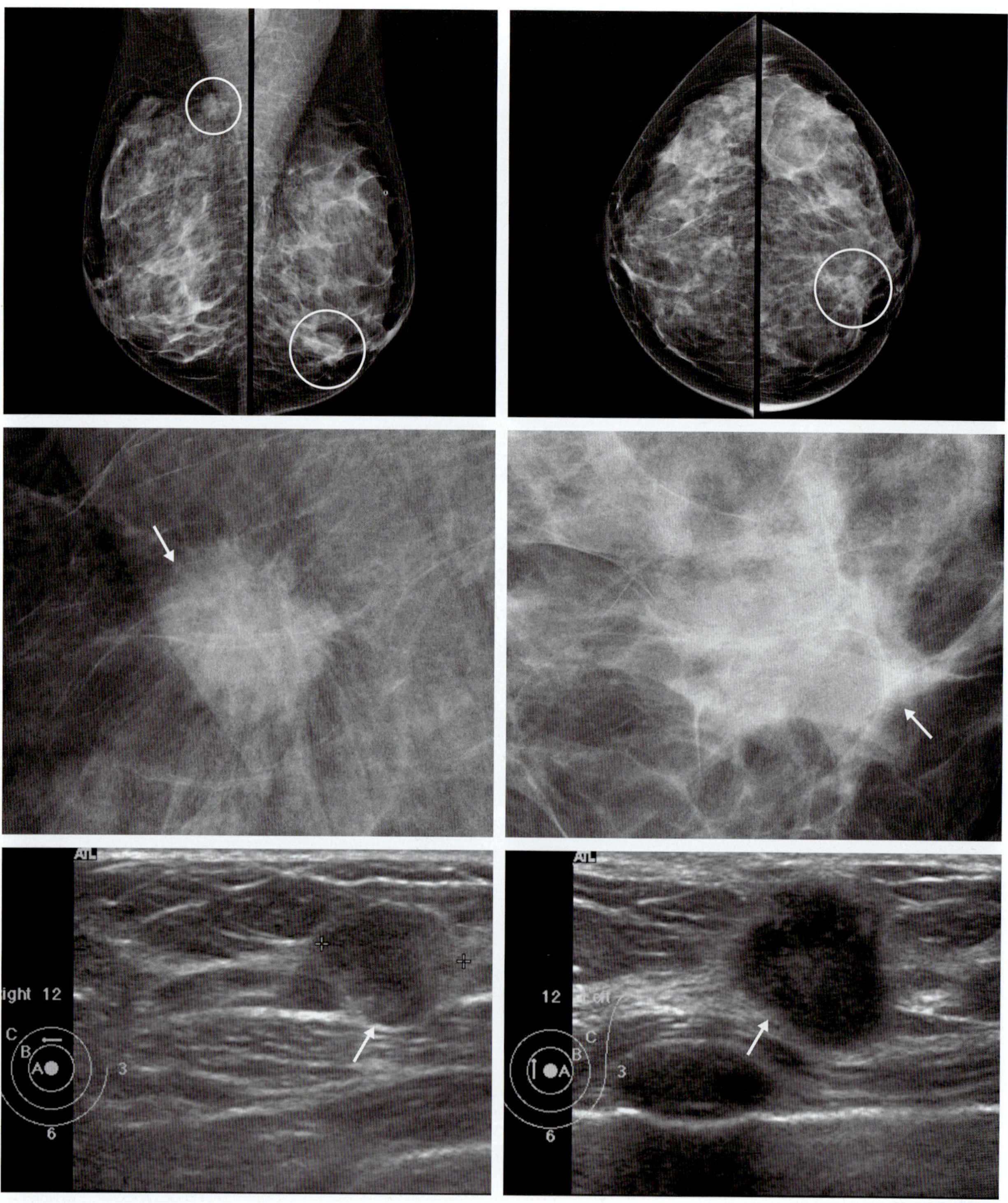

1-109 증례 해설

- 유방촬영술 소견 오른쪽 유방 대흉근 아래와 왼쪽 유방 하내측에 종괴가 있다. 오른쪽 유방 종괴는 변연부에 위치하여 상하촬영에 포함되지 않았다. 내외사확대촬영에서 양쪽 모두 침상형 경계의 종괴(화살표)이다.
- 초음파 소견 오른쪽 12시 방향, 유두에서 7cm 떨어진 위치에 불분명한 경계의 1cm 저에코 종괴(화살표)와 왼쪽 8시 30분 방향, 유두에서 1cm 떨어진 위치에 침상형 경계의 1.8cm 저에코 종괴(화살표)가 보인다. 오른쪽 12시 방향, 유두에서 각각 5cm와 4cm 떨어진 위치에도 0.9cm와 0.5cm 종괴가 있었고 초음파 유도하 총생검에서 침윤성암으로 진단되었다.
- 수술명과 진단 양측 유방보존술, 오른쪽 : 2.0cm, 1.5cm, 0.5cm 침윤성암(T1N0). 왼쪽 : 2.5cm 고등급 침윤성암(T2N0, 병기2A).
- 포인트 양측성 침윤성암(오른쪽은 다초점성암)의 증례로 침상형 또는 불분명한 종괴로 발견되었다. 유방보존술을 계획하는 유방암 환자에서는 1차 발견된 암과 유두 사이 또는 반대측 유방에 다발성 병변이 있는지 확대촬영과 초음파로 확인해야 한다.

1-110 무증상 40세 여성

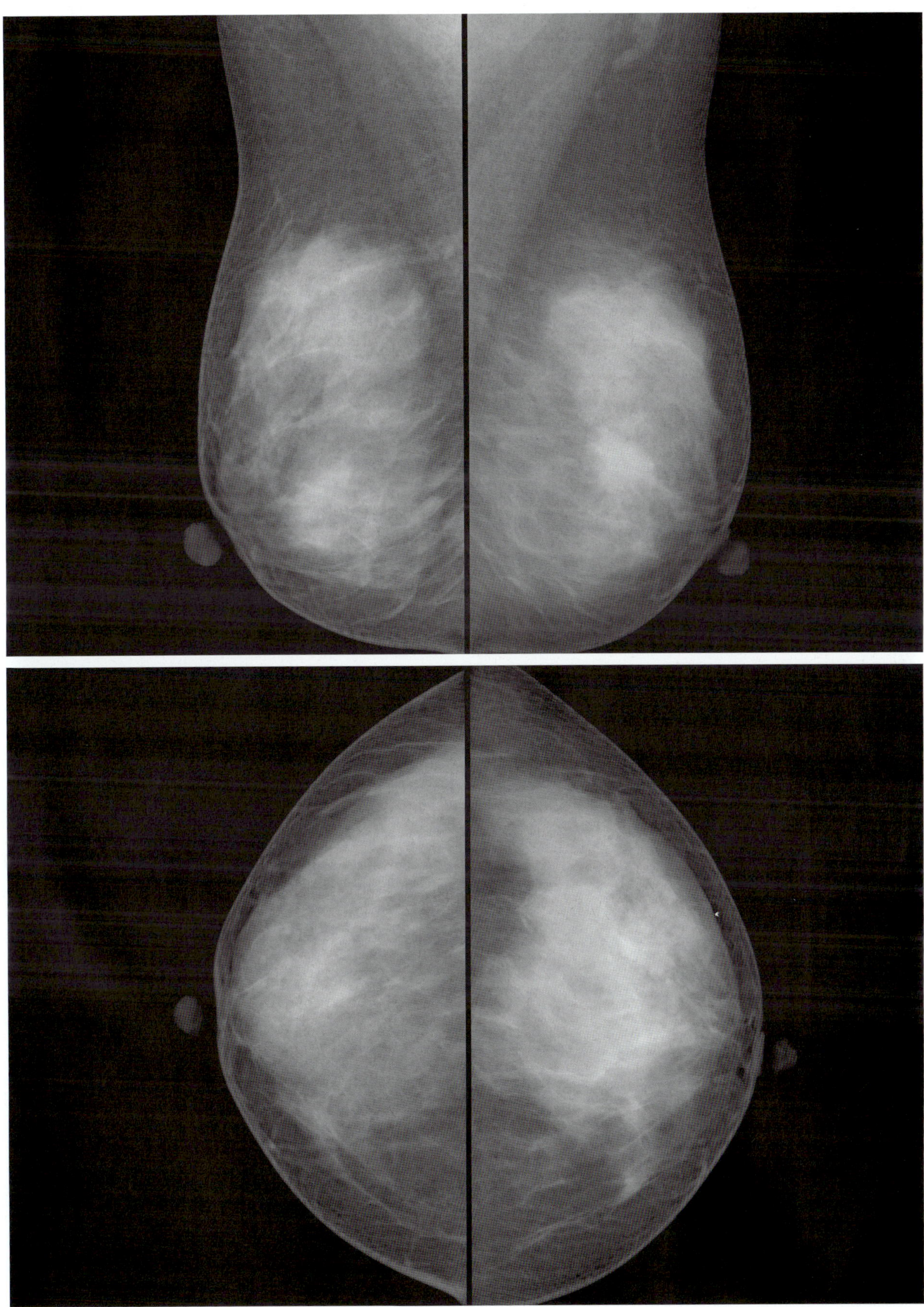

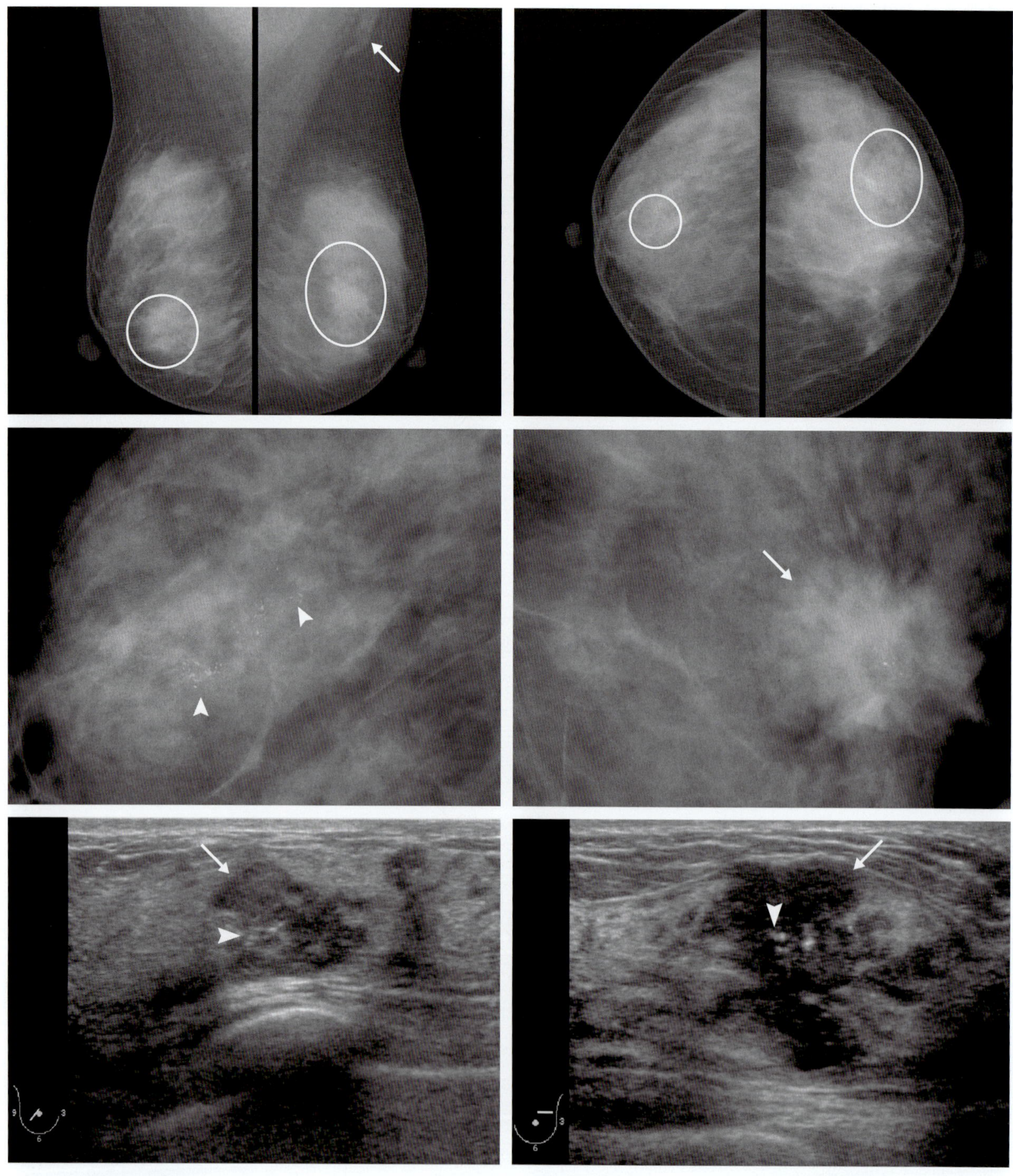

1-110 증례 해설

- **유방촬영술 소견** 왼쪽 유방 상외측에 종괴와 액와림프절 종대(화살표)가 있고 오른쪽 유방 유두하에 석회화가 있다. 내외사확대 촬영에서 왼쪽 유방 종괴(화살표)는 미세소엽형 경계이며 내부에 석회화가 있다. 오른쪽은 구역성 분포를 보이는 다형태성 석회화(화살촉)와 동반된 음영증가가 보인다.
- **초음파 소견** 오른쪽 9시 방향, 유두하에 불분명한 경계의 2cm 저에코 종괴(화살표)와 왼쪽 2시 방향, 유두에서 2cm 떨어진 위치에 불규칙형 모양의 3.1cm 저에코 종괴(화살표)가 보인다. 양쪽 모두 종괴 내부에 석회화에 의한 고에코점(화살촉)이 있다.
- **수술명과 진단** 양측 유방전절제술, 오른쪽 : 6cm 관상피내암과 0.8cm 중등급 침윤성암(T1N0). 왼쪽 : 3.5cm 고등급 침윤성암, 18개 림프절전이와 피막외 침범(T2N3, 병기3C).
- **포인트** 양측성 유방암의 증례로 내외사촬영에서 왼쪽 유방의 종괴와 오른쪽 유두하의 석회화를 발견할 수 있어야 한다. 검진에서 발견되었지만 왼쪽은 진행된 유방암으로 3.5cm 크기의 종양과 18개의 림프절에 암전이가 있었다.

제2장

증례분석과 카테고리 판정

1. 종괴
   (1) 국한성, (2) 비국한성, (3) 석회화 동반, (4) 다발성
2. 석회화
3. 구조왜곡
4. 비대칭
5. 유두와 피부의 변화
6. 액와부
7. 성형 유방
8. 남성 유방

- 이 장은 『유방촬영술과 유방암의 발견』 1권 4장에 서술한 이상 소견의 분석과 판정 기준에 따라 증례분석을 연습할 수 있도록 구성했다. 무증상 여성이나 종괴, 통증, 유두분비물 등의 임상증상을 호소하는 100명 여성의 유방촬영술 증례가 8개의 항목(종괴, 석회화, 구조왜곡, 비대칭, 유두와 피부의 변화, 액와부, 성형 유방, 남성 유방)으로 분류되어 있다. 종괴는 국한성 종괴, 비국한성 종괴, 석회화 동반 종괴, 다발성 종괴로 세분했다.

- 각 증례는 앞뒷면 한 장으로 구성했다. 앞면에는 환자의 나이, 증상 유무와 함께 양측 내외사, 상하 유방촬영 영상을 배치했다. 뒷면에는 이상 소견의 위치를 표시한 사진과 병변의 확대촬영, 초음파, 병리 사진 등을 실었다. 표준유방촬영에서 병변이 잘 확인되지 않는 일부 석회화 증례는 앞면에 확대촬영 영상을 배치했다.

- 각 증례 앞면의 영상만 보고 이상 소견을 찾은 후 병변을 분석하고 추가검사 또는 조직검사가 필요한지 판정해보자. 이후 뒷면의 확대촬영과 초음파까지 종합하여 최종 판정(카테고리 2~5)을 내려보자. 카테고리 4는 악성 가능성에 따라 4a(낮은 가능성), 4b(중간 가능성), 4c(높은 가능성)로 나누어 판정한다. 마지막으로 증례 해설에서 소견 기술과 5명의 유방영상 전문의가 내린 카테고리 판정과 비교해보고 진단과 포인트를 읽어보자. 최종 진단은 악성 증례의 경우 수술에 의해서, 양성 증례는 생검 또는 영상 소견과 추적검사에 의해 이루어졌다.

- 각 질환의 영상 소견에 대해서는 1권의 《표 2-3》(48쪽), 유방암의 병기는 《표 3-3》(91쪽), 종괴분석 알고리듬은 〈그림 4-41〉(204쪽), 석회화분석 알고리듬은 〈그림 4-42〉(205쪽), 최종판정은 《표 4-8》(163쪽)에 자세한 내용과 요약이 나와 있다.

❷-1 무증상 41세 여성

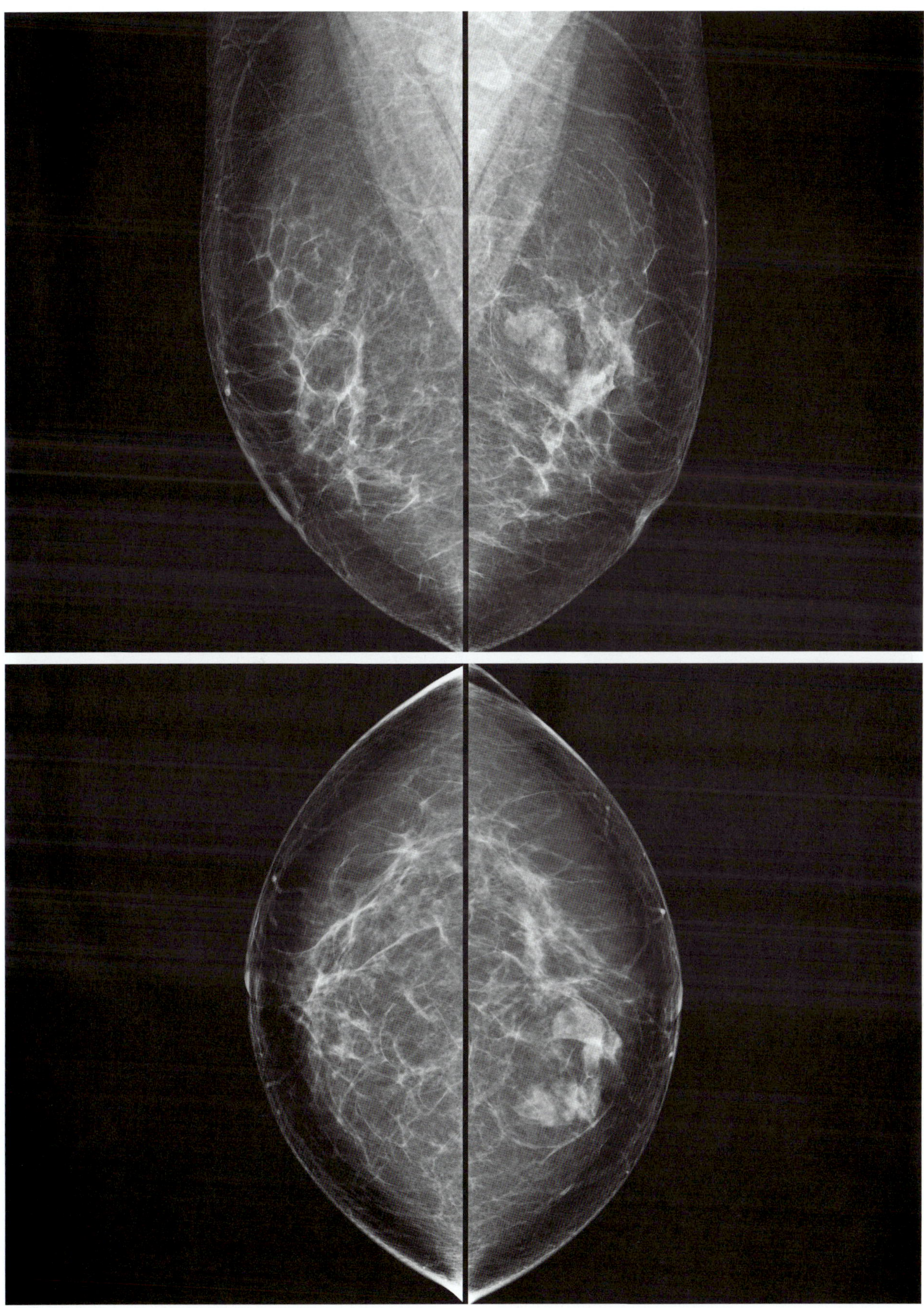

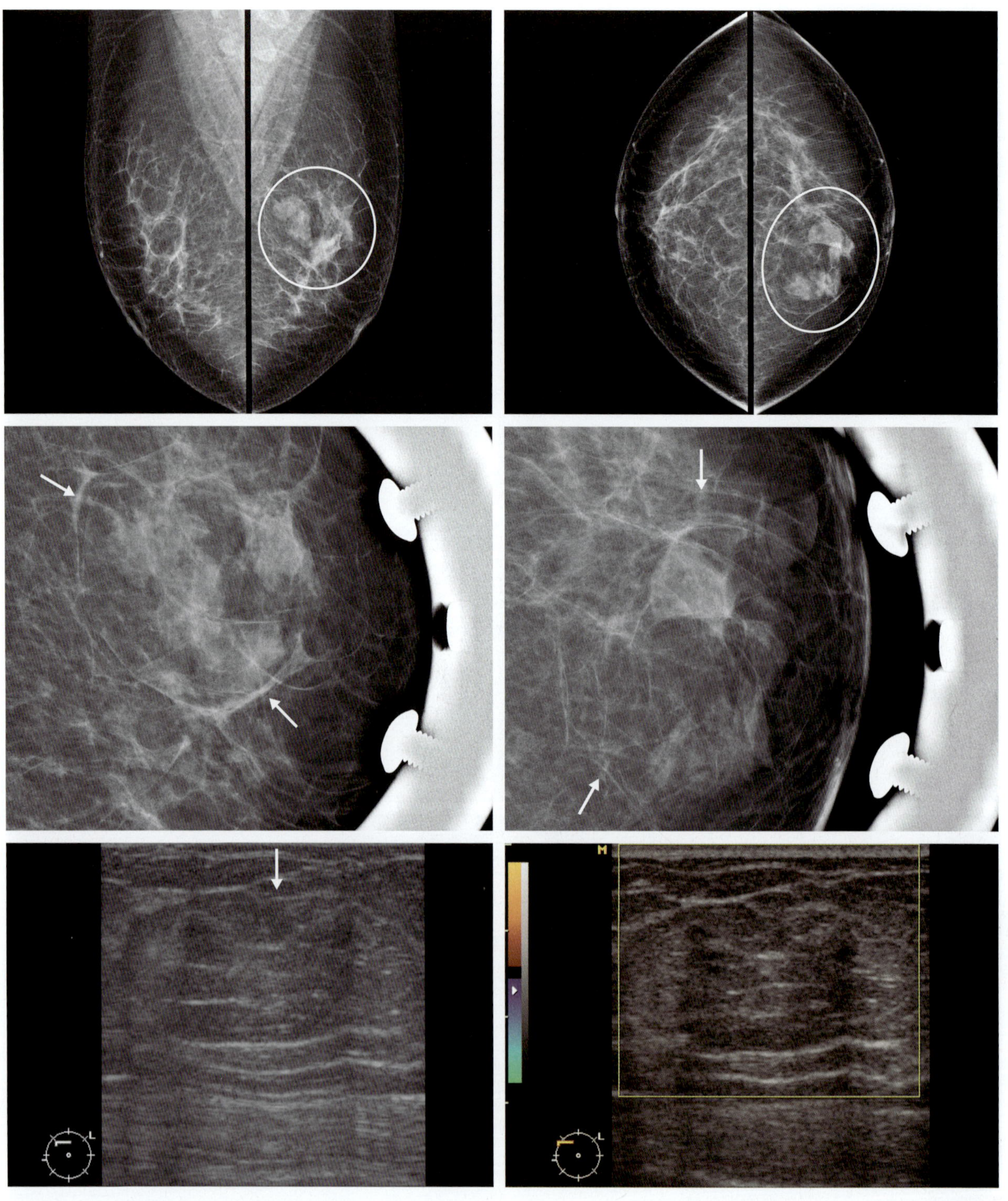

❷-1 증례 해설

- 유방촬영술 소견 왼쪽 유방 상내측에 국한성 경계의 지방포함밀도의 종괴이다. 확대촬영에서 얇은 피막(화살표)이 보인다.
- 초음파 소견 왼쪽 유방 11시 방향, 유두에서 4cm 떨어진 위치에 3.7cm 크기, 고에코 피막으로 둘러싸인 지방과 동일한 에코의 종괴(화살표)이다. 도플러검사에서 종괴 내부에 혈류는 없다.
- 최종판정 카테고리 2 : 양성(1년 후 추적검사 요망). 판독의 5명 중 4명은 카테고리 2, 1명은 카테고리 4a로 판정했다.
- 진단 과오종.
- 포인트 지방을 포함하는 국한성 경계의 종괴로 카테고리 2로 판정했다. 지방함유 종괴는 지방종, 과오종, 유낭종, 지방낭종 등이며 전형적인 양성 소견으로 조직검사가 필요 없다.

②-2 무증상 58세 여성

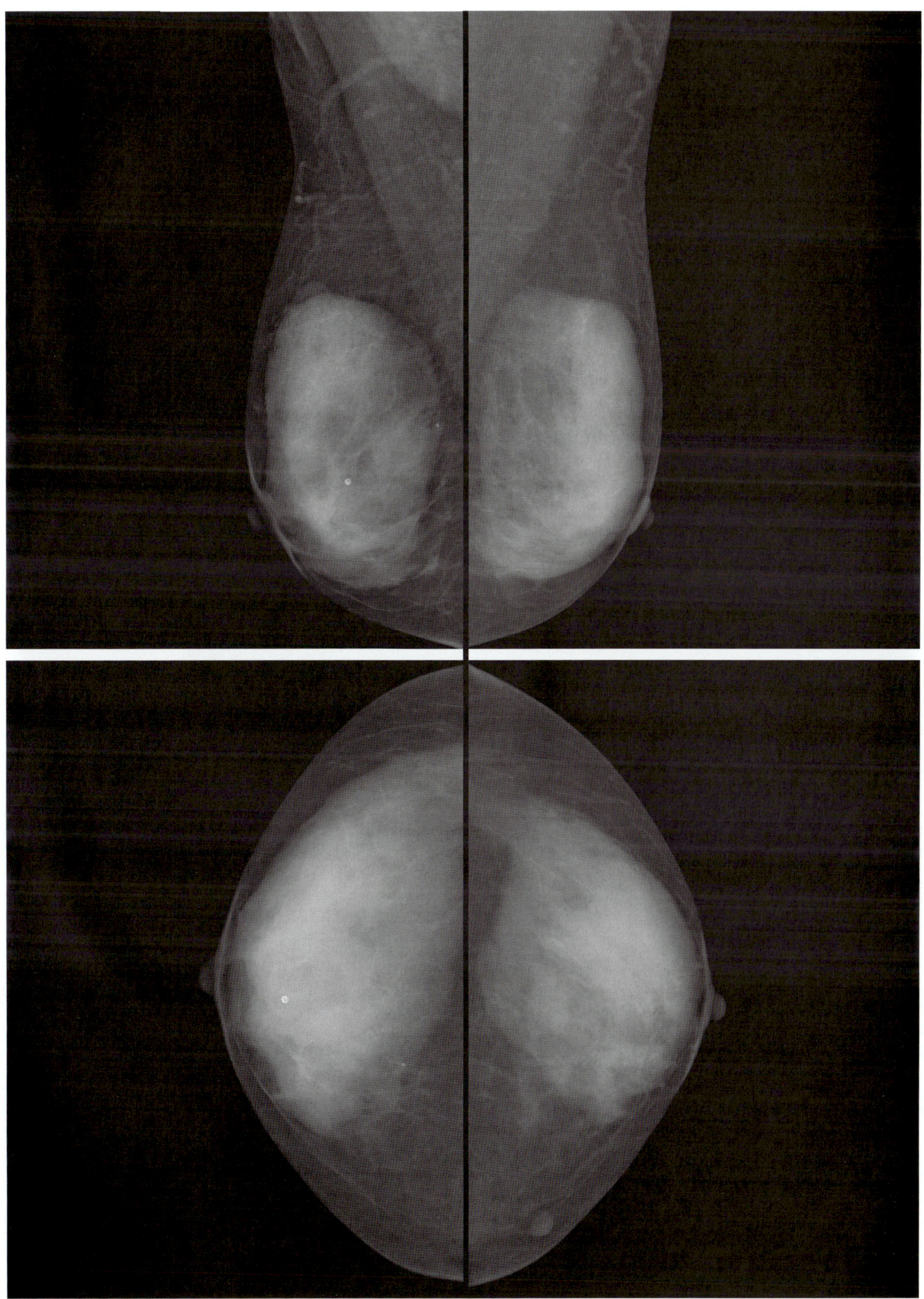

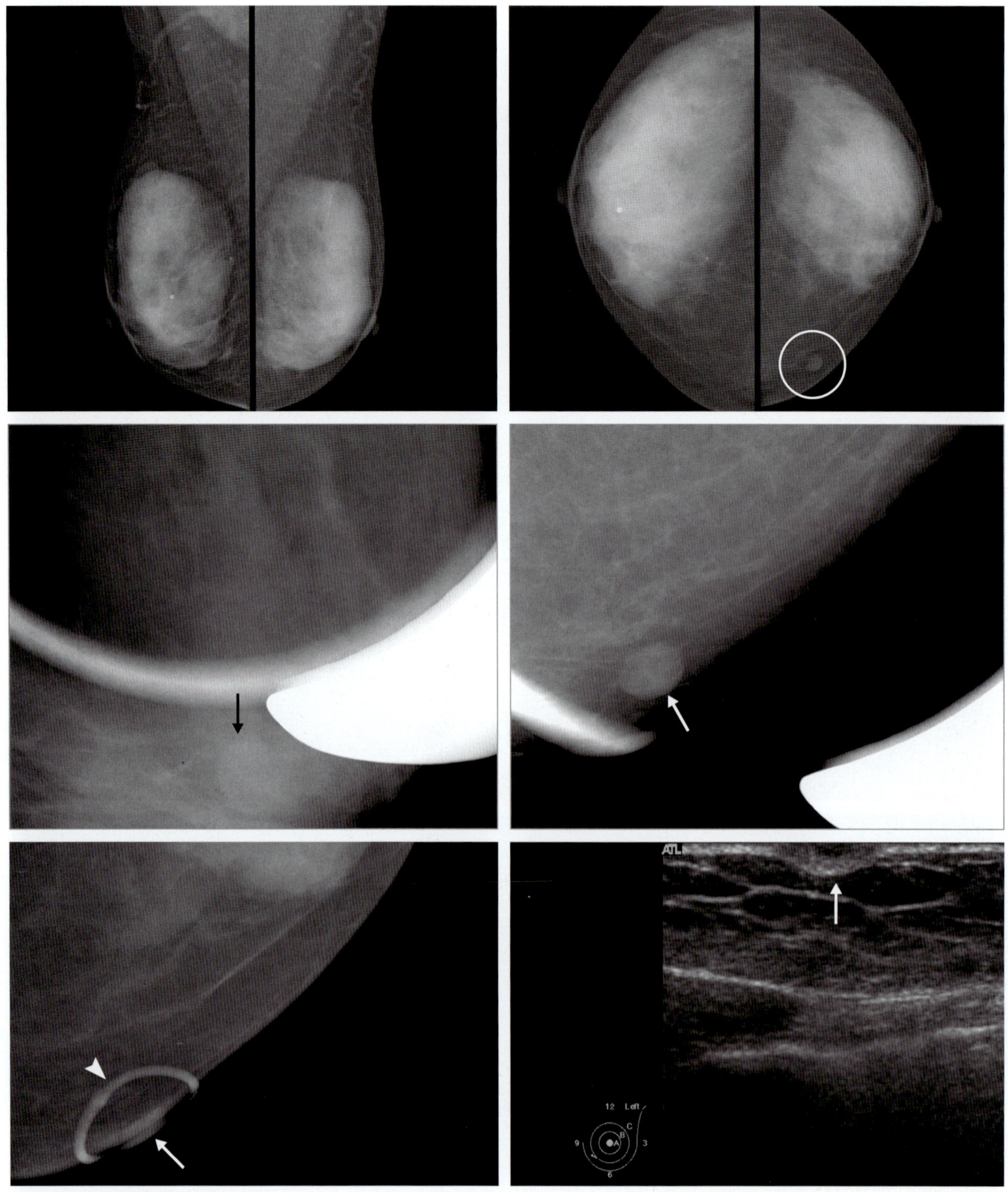

❷-2 증례 해설

- **유방촬영술 소견** 상하촬영에서 왼쪽 유방 내측에 국한성 경계의 종괴가 보인다. 확대촬영에서 유방 표면에 위치하고 바깥쪽이 공기층과 뚜렷한 경계를 보이고 있어 피부 병변(화살표)임을 알 수 있다. 내측 유방의 점에 피부 표지자(화살촉)를 붙이고 접선 *tangential* 촬영을 시행하여 종괴음영(화살표)과 일치함을 확인하였다.
- **초음파 소견** 왼쪽 유방 8시 방향, 유두에서 6cm 떨어진 위치에 0.8cm 크기의 피부 병변(화살표)이 보인다.
- **최종판정** 카테고리 2 : 양성(1년 후 추적검사 요망). 판독의 5명 중 3명은 카테고리 2, 2명은 카테고리 3로 판정했다.
- **진단** 피부 병변(점).
- **포인트** 한쪽 촬영에서 유방 표면에 위치하고 공기층과 뚜렷한 경계를 보인 피부 병변으로 카테고리 2로 판정했다. 유방 병변으로 오인하기 쉬운 피부 병변은 피부 표지자를 붙임으로써 불필요한 추가검사를 막을 수 있다.

②-3 무증상 57세 여성

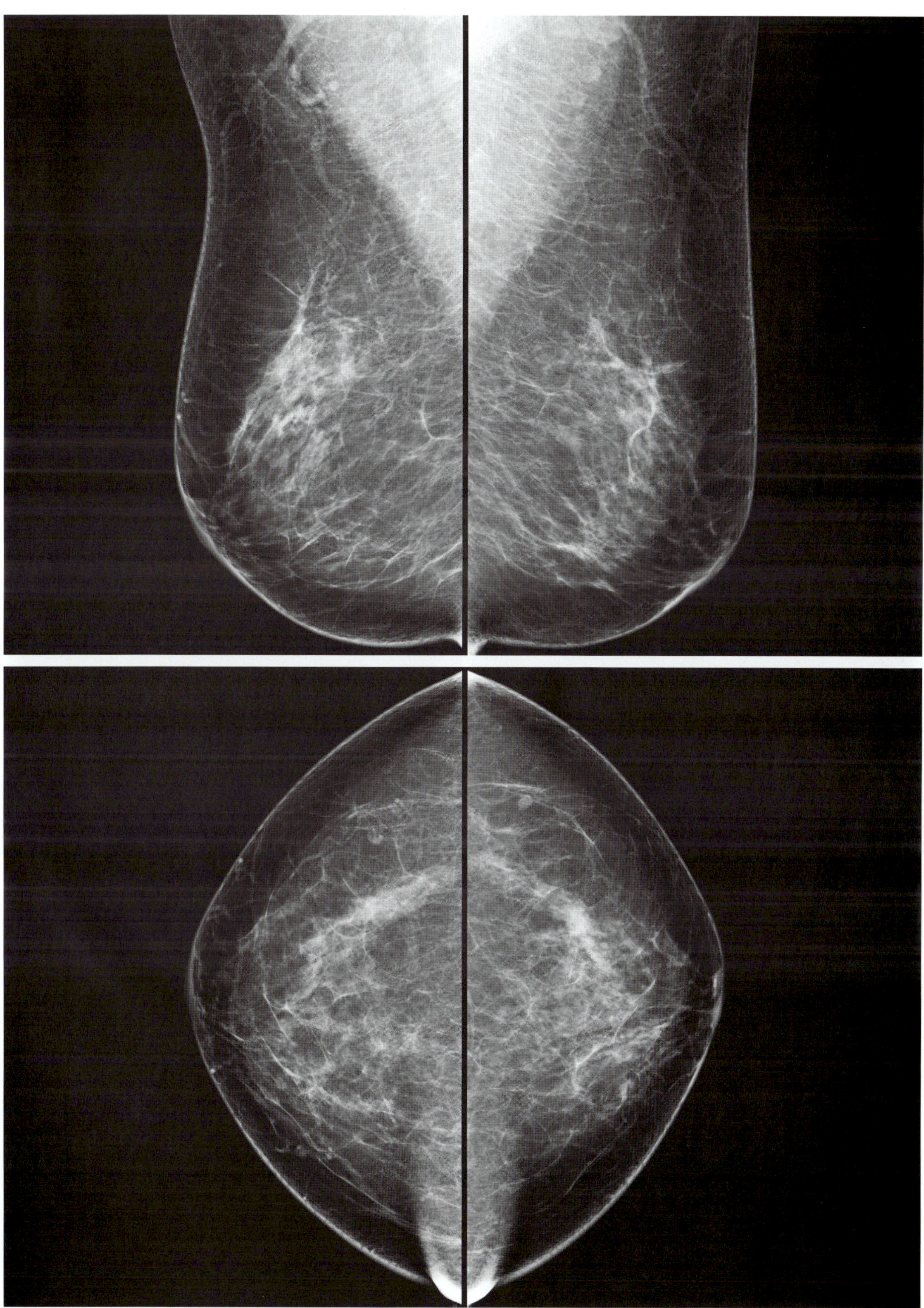

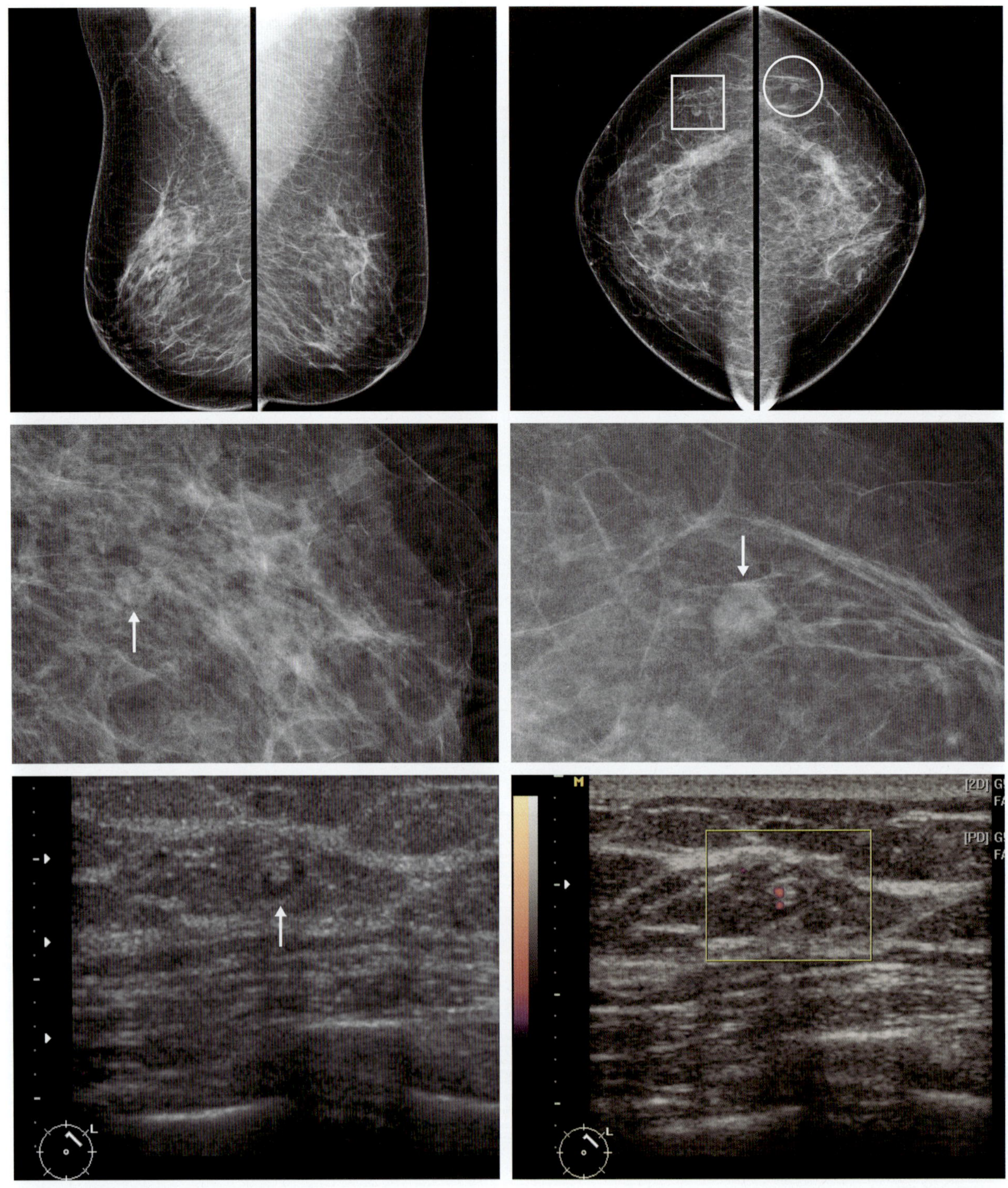

❷-3 증례 해설

- **유방촬영술 소견** 상하촬영에서 왼쪽 유방 외측에 작은 종괴(원형)가 보인다. 내외사와 상하확대촬영에서 국한성 경계의 종괴(화살표)를 보이며, 중심에 지방포함밀도를 동반한다. 오른쪽 외측에도 비슷한 결절(사각형)이 보인다.
- **초음파 소견** 왼쪽 유방 2시 방향, 유두에서 6cm 떨어진 위치에 0.4cm 크기, 국한성 경계의 저에코 종괴(화살표)이다. 중심에 고에코 림프절문이 있고 도플러검사에서 혈류가 보인다.
- **최종판정** 카테고리 2 : 양성(1년 후 추적검사 요망). 판독의 5명 모두 카테고리 2로 판정했다.
- **진단** 유방내 림프절.
- **포인트** 유방 상외측의 지방포함 결절로 카테고리 2로 판정했다. 유방내 림프절은 상외측에 가장 흔하며, 지방포함밀도를 보이는 특징적인 림프절문을 확인하면 양성으로 진단할 수 있다. 2-20의 유방암 증례와 비교해보자.

②-4 무증상 66세 여성

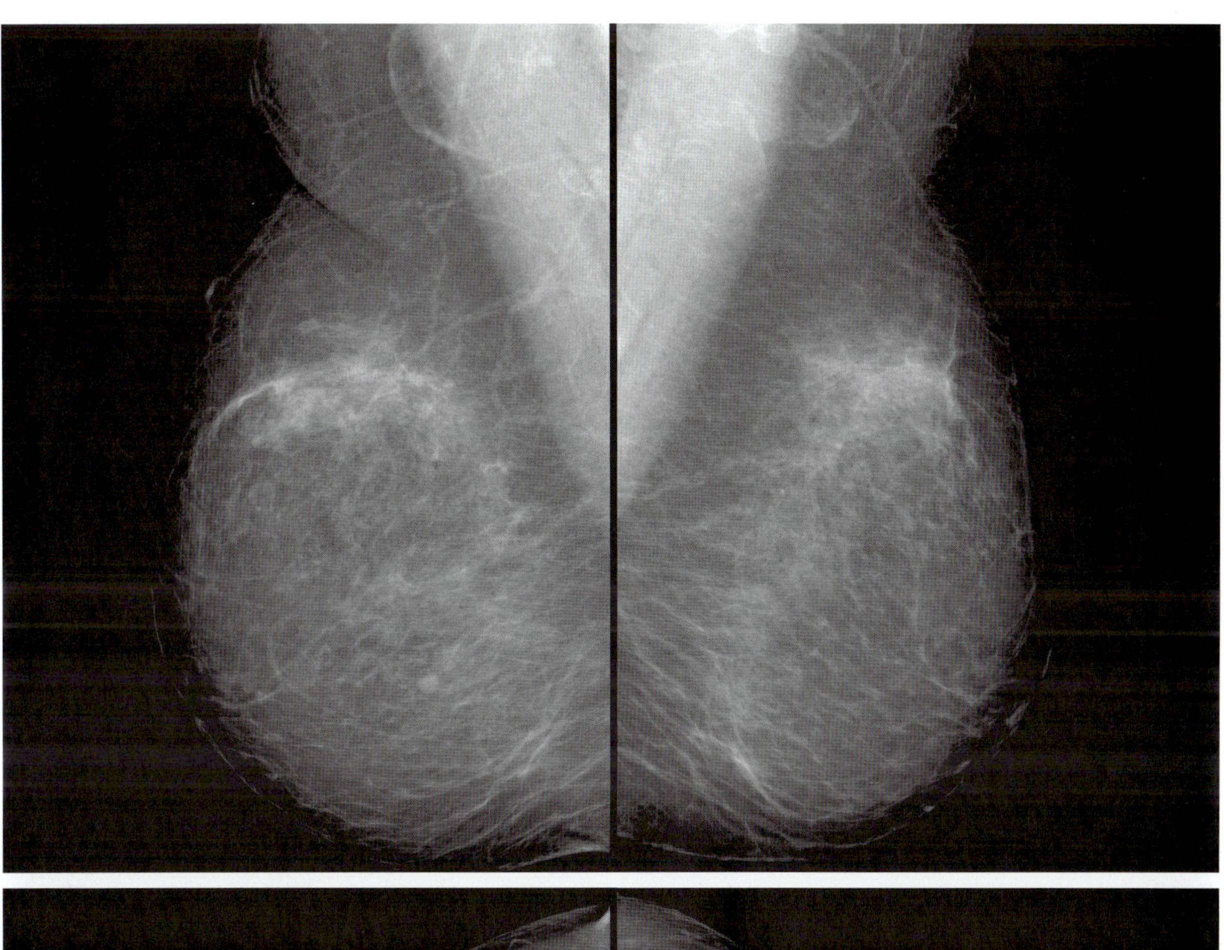

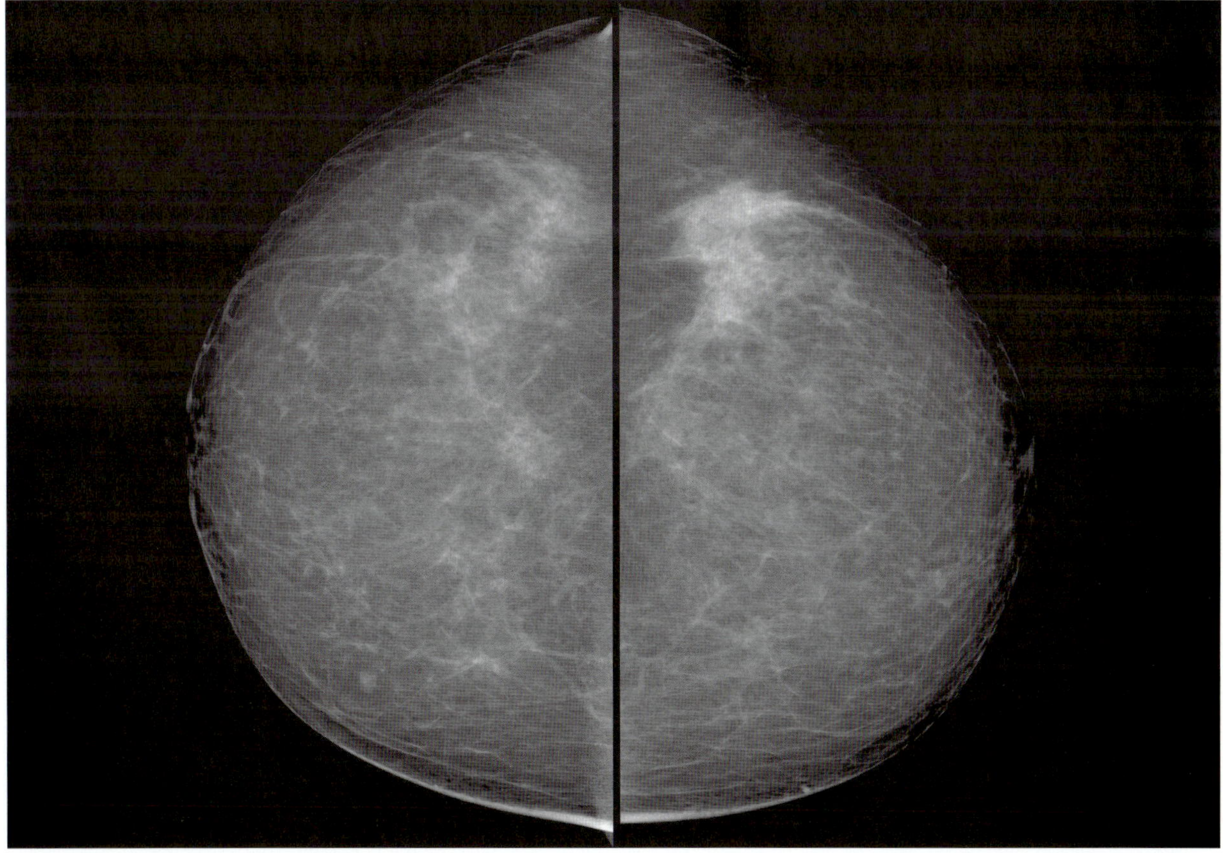

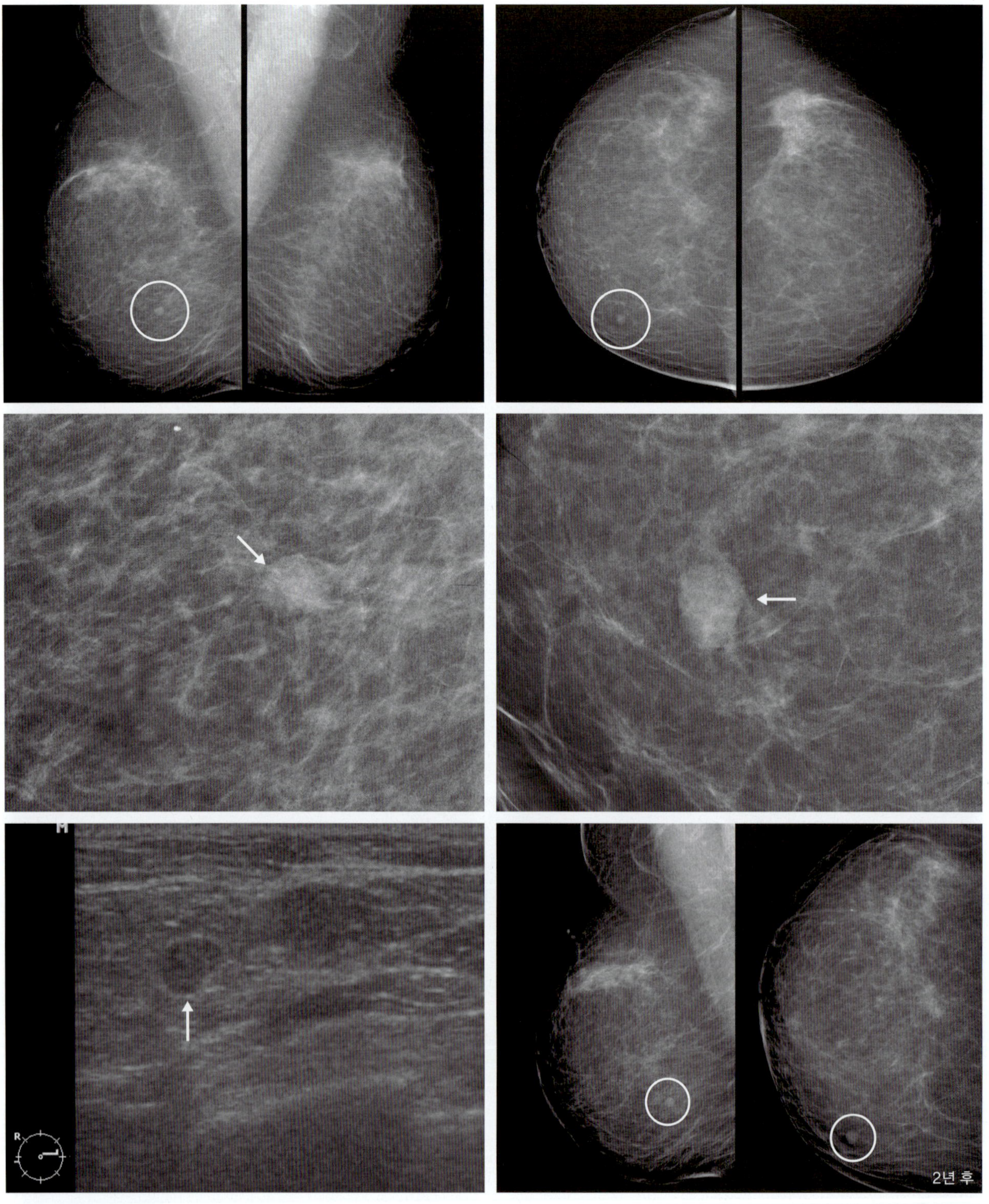

❷-4 증례 해설

- 유방촬영술 소견 오른쪽 유방 내측에 작은 종괴가 있다. 확대촬영 특히 상하사진에서 국한성 경계의 종괴(화살표)로 보인다. 왼쪽 상외측의 비대칭음영은 정상유방조직에 의한 것이다. 2년 후 추적 유방촬영에서 결절은 변화 없다.
- 초음파 소견 오른쪽 유방 2시 30분 방향, 유두에서 5cm 떨어진 위치에 0.5cm 크기, 국한성 경계의 저에코 종괴(화살표)이다.
- 최종판정 카테고리 3 : 양성 추정(6개월 후 추적검사 필요). 판독의 5명 중 3명은 카테고리 3, 2명은 카테고리 4a로 판정했다.
- 진단 양성 결절.
- 포인트 무증상 국한성 경계의 종괴로 카테고리 3로 판정했다. 유방 전문의 5명의 판정결과에서 알 수 있듯이 초음파에서 평행하지 않은 방향의 종괴로 판단하여 추적검사 대신 조직검사를 택할 수도 있는 병변이다.

❷-5 유방종괴가 주소인 41세 여성

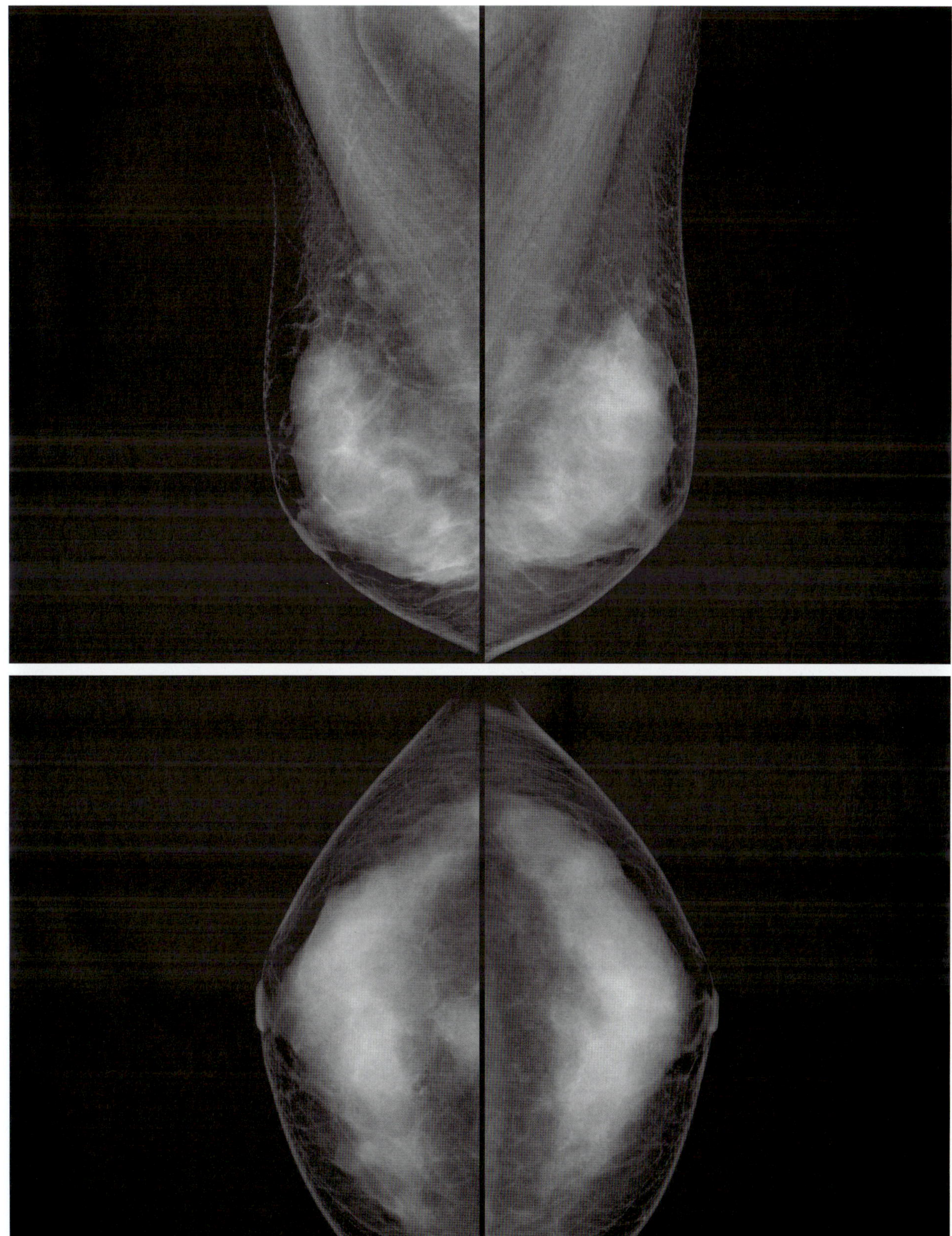

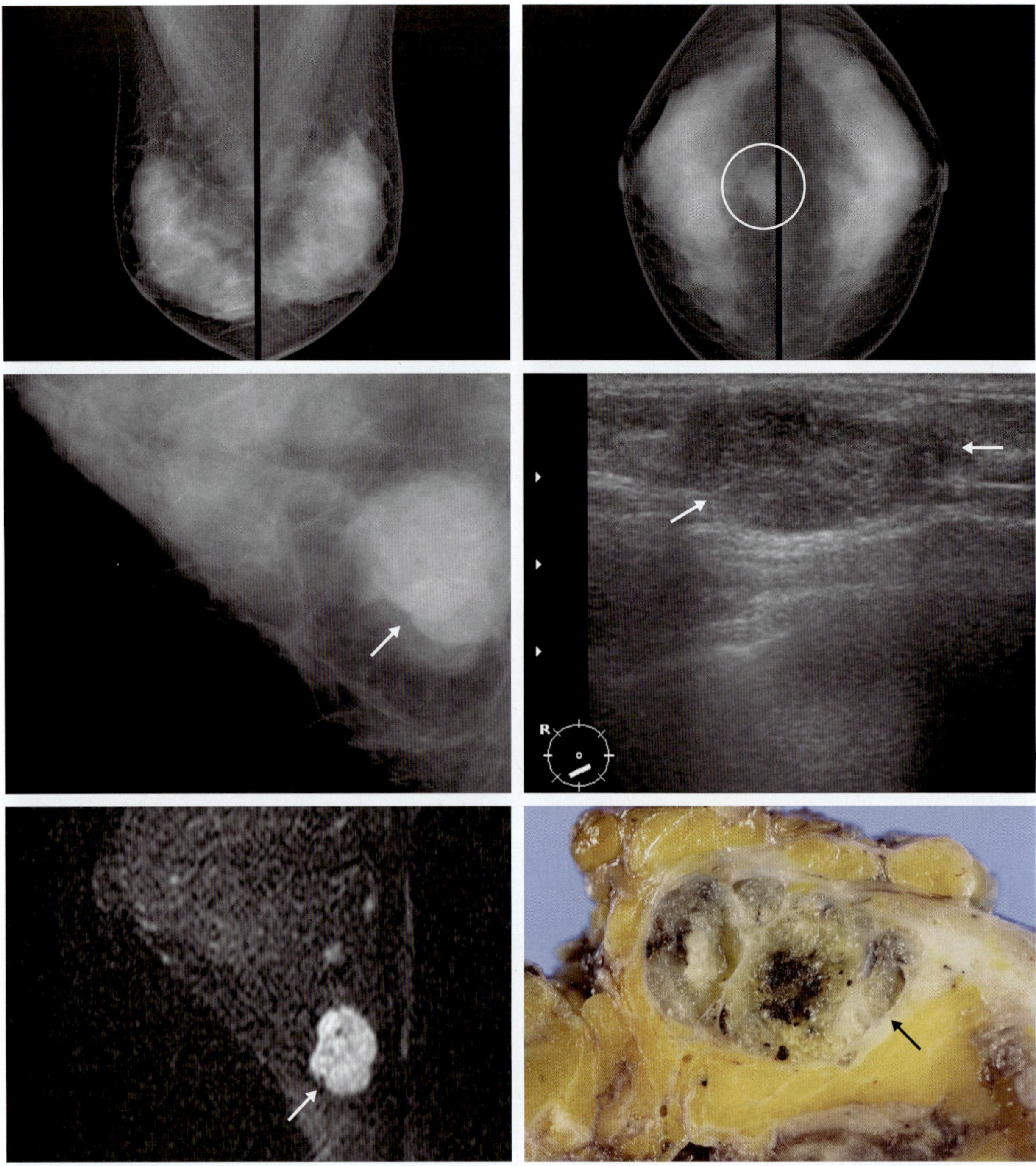

❷-5 증례 해설

- **유방촬영술 소견** 오른쪽 유방 후지방층에 상하촬영에서만 보이는 종괴가 있다. 내외사확대촬영에서 후지방층에 위치한 국한성 경계의 종괴(화살표)이다.
- **초음파 소견** 우측 유방 6시 방향, 유두에서 3cm 떨어진 위치에 2cm 크기 미세분엽형 경계의 고형 종괴(화살표)로 후방음향 증강을 동반한다. 종괴의 내부에코는 비균질하여 중심부가 변연부에 비해 고에코를 보인다.
- **MRI 소견** T2 강조영상에서 엽상형 모양의 고신호강도 종괴(화살표)가 보인다.
- **최종판정** 카테고리 4b : 중간 악성 가능성(조직검사 필요). 판독의 5명 중 3명은 카테고리 4b, 2명은 4c로 판정했다.
- **수술명과 진단** 유방보존술, 2.3cm 점액암(T2N0, 병기2A).
- **포인트** 유방촬영에서는 국한성 종괴이나 초음파에서 미세분엽형 경계와 비균질한 내부에코를 보여 카테고리 4b로 판정했다. 점액암은 국한성 경계의 종괴로 흔히 보여, 영상검사에서 양성으로 잘못 판정할 수 있으며 내부의 점액풀*mucin pool*이 초음파에서 고에코를, T_2 강조 MRI에서 고신호강도를 보이는 것이 특징이다.

②-6 유방종괴가 주소인 34세 여성

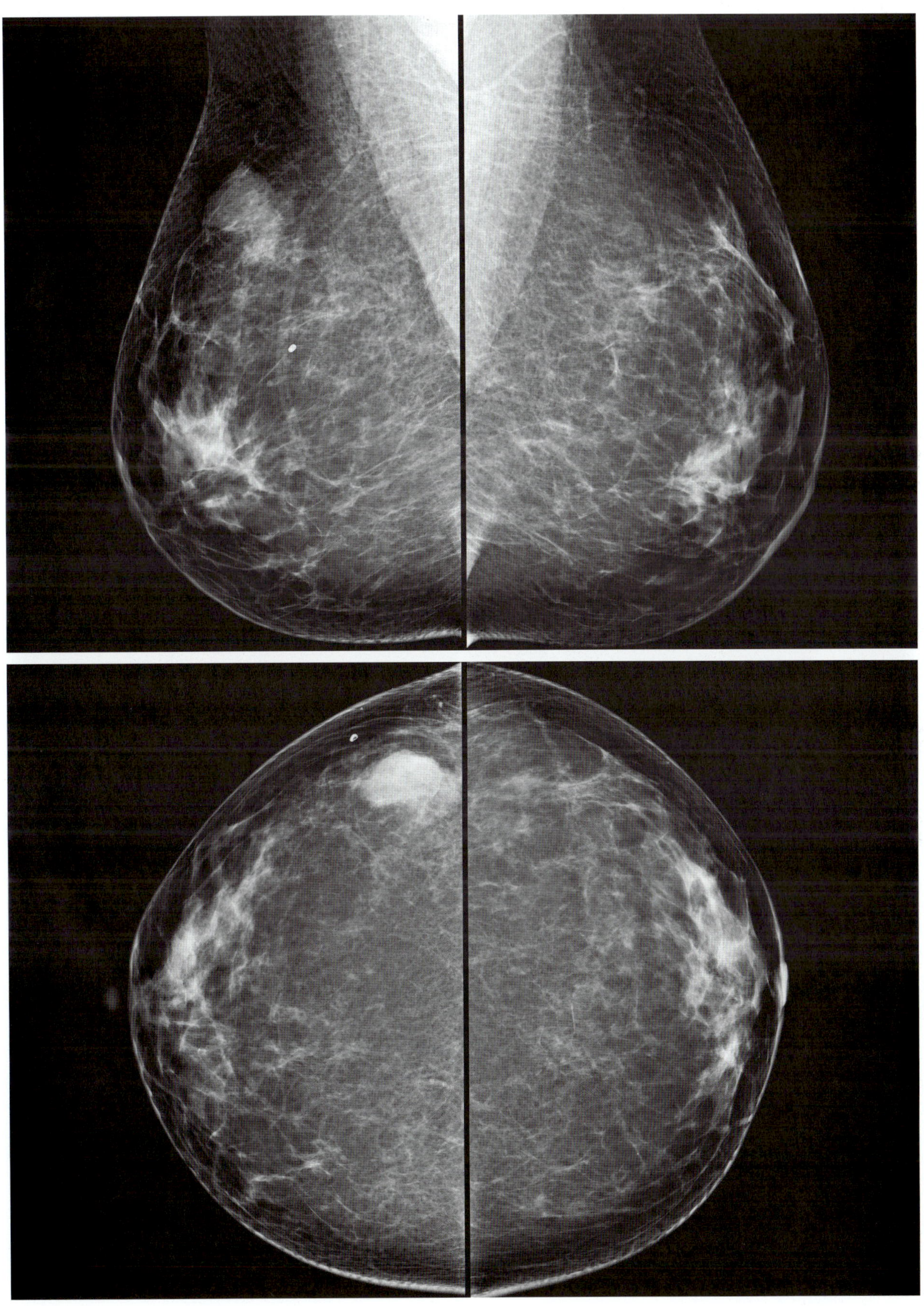

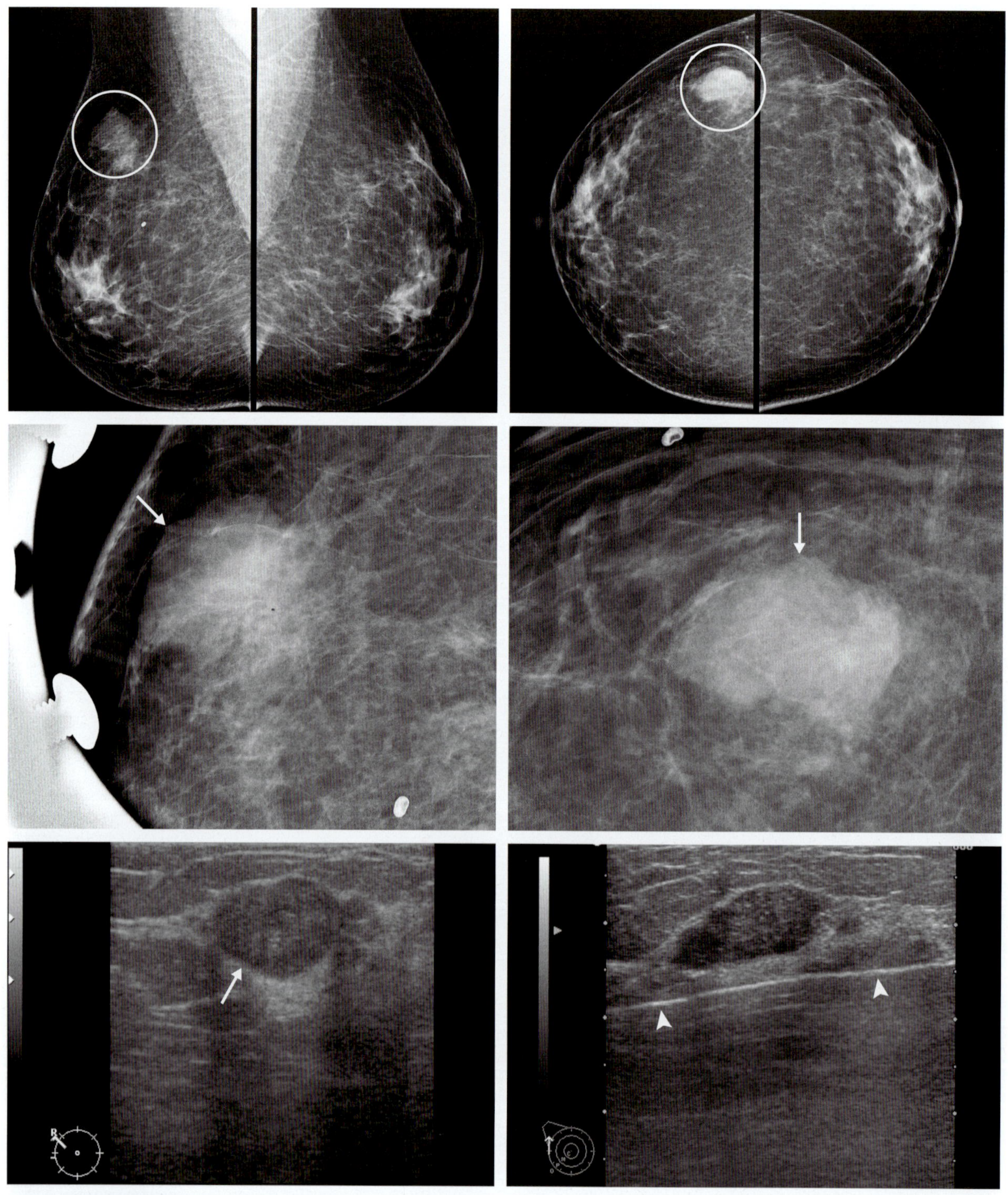

❷-6 증례 해설

- 유방촬영술 소견 오른쪽 유방 상외측에 고밀도 종괴가 보인다. 확대촬영에서 종괴(화살표)는 대부분 국한성 경계이나 일부는 가려진 경계이다.
- 초음파 소견 오른쪽 유방 10시 방향, 유두에서 6cm 떨어진 위치에 2.2cm 크기, 국한성 경계의 저에코 종괴(화살표)로 후방음향 증강을 동반한다. 8게이지 진공흡인장비(맘모톰, 화살촉)를 이용해 종괴절제술을 시행했다.
- 최종판정 카테고리 4a : 낮은 악성 가능성(조직검사 필요). 판독의 5명 모두 카테고리 4a로 판정했다.
- 코어생검 진단 섬유선종.
- 포인트 유방촬영술에서 일부의 경계는 가려진 종괴이고 초음파에서는 종괴의 키가 큰 편으로 카테고리 4a로 판정했다. 국한성 경계를 보이는 고형종괴 중에 가장 흔한 것이 섬유선종이다.

②-7 갑자기 커진 유방종괴가 주소인 46세 여성

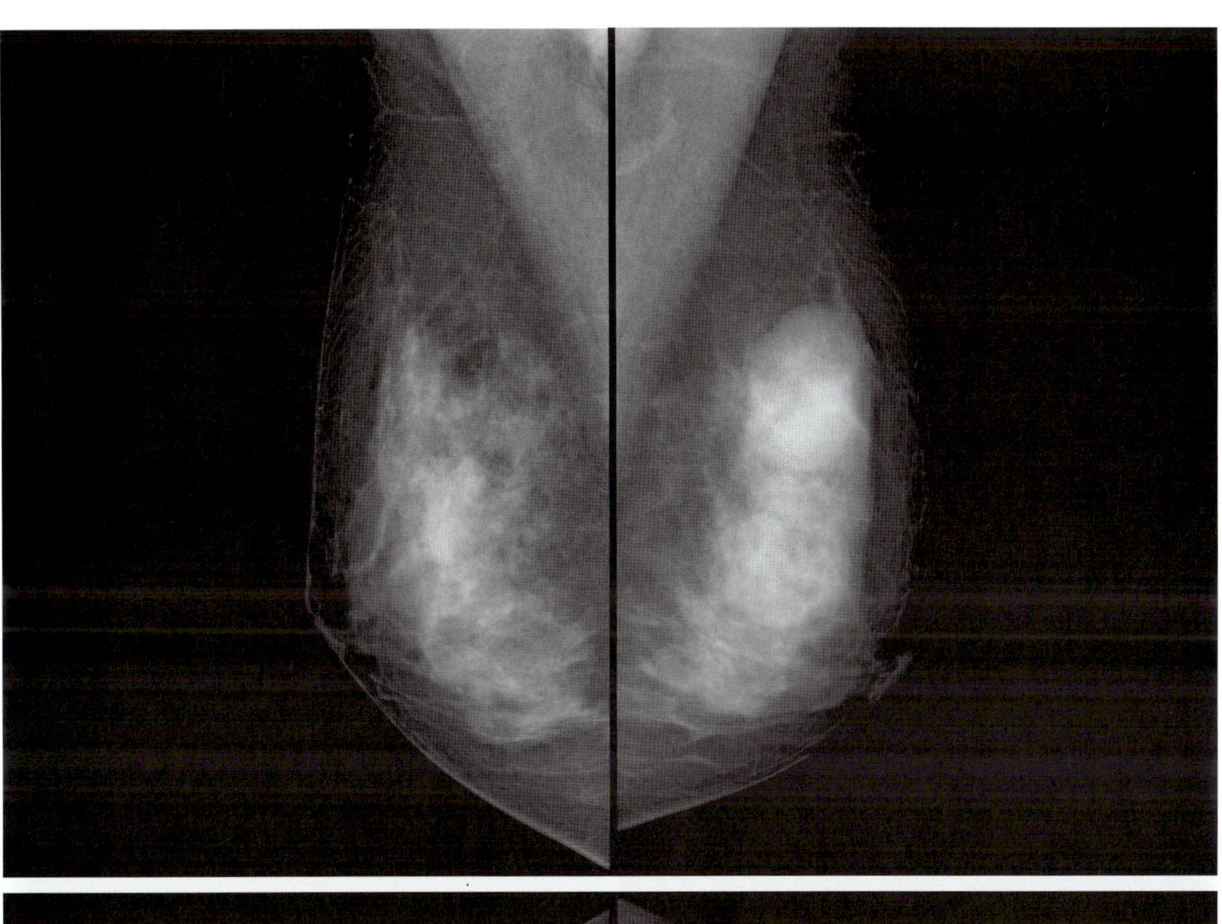

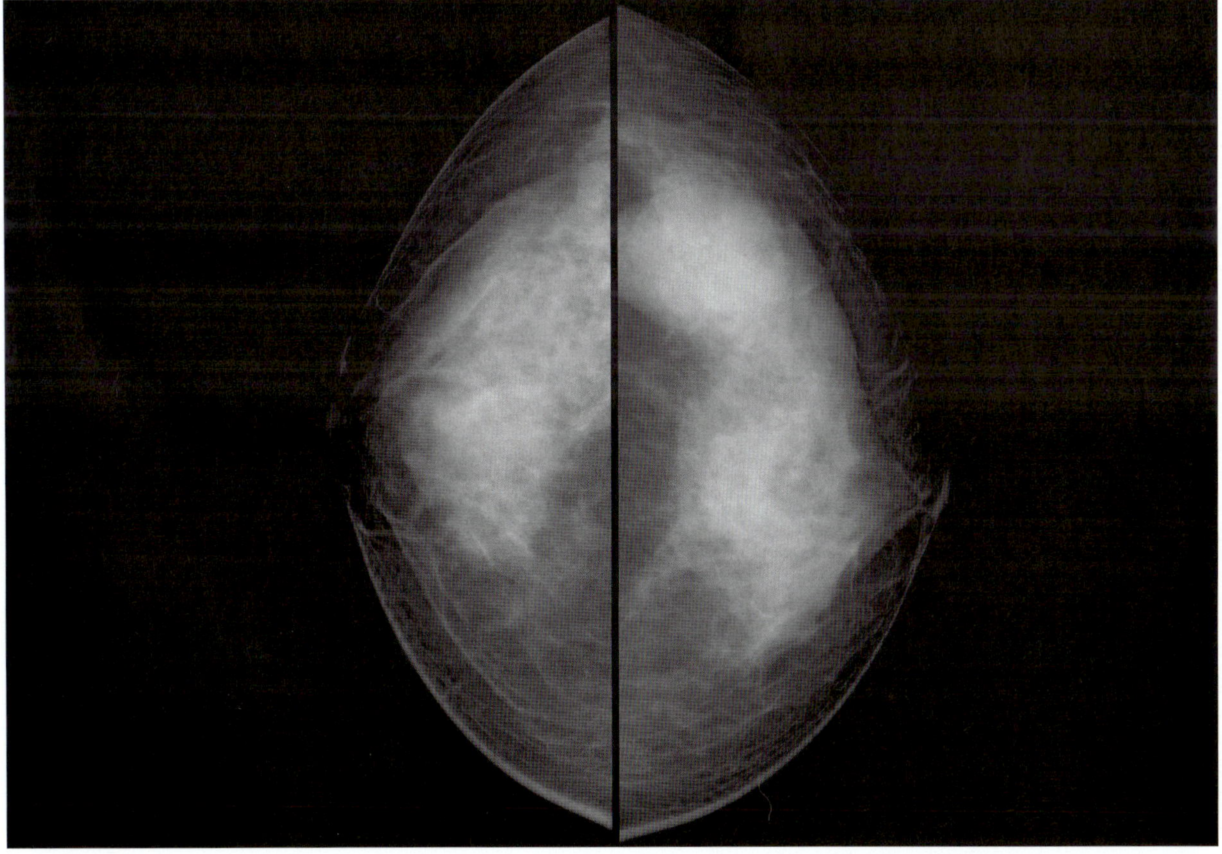

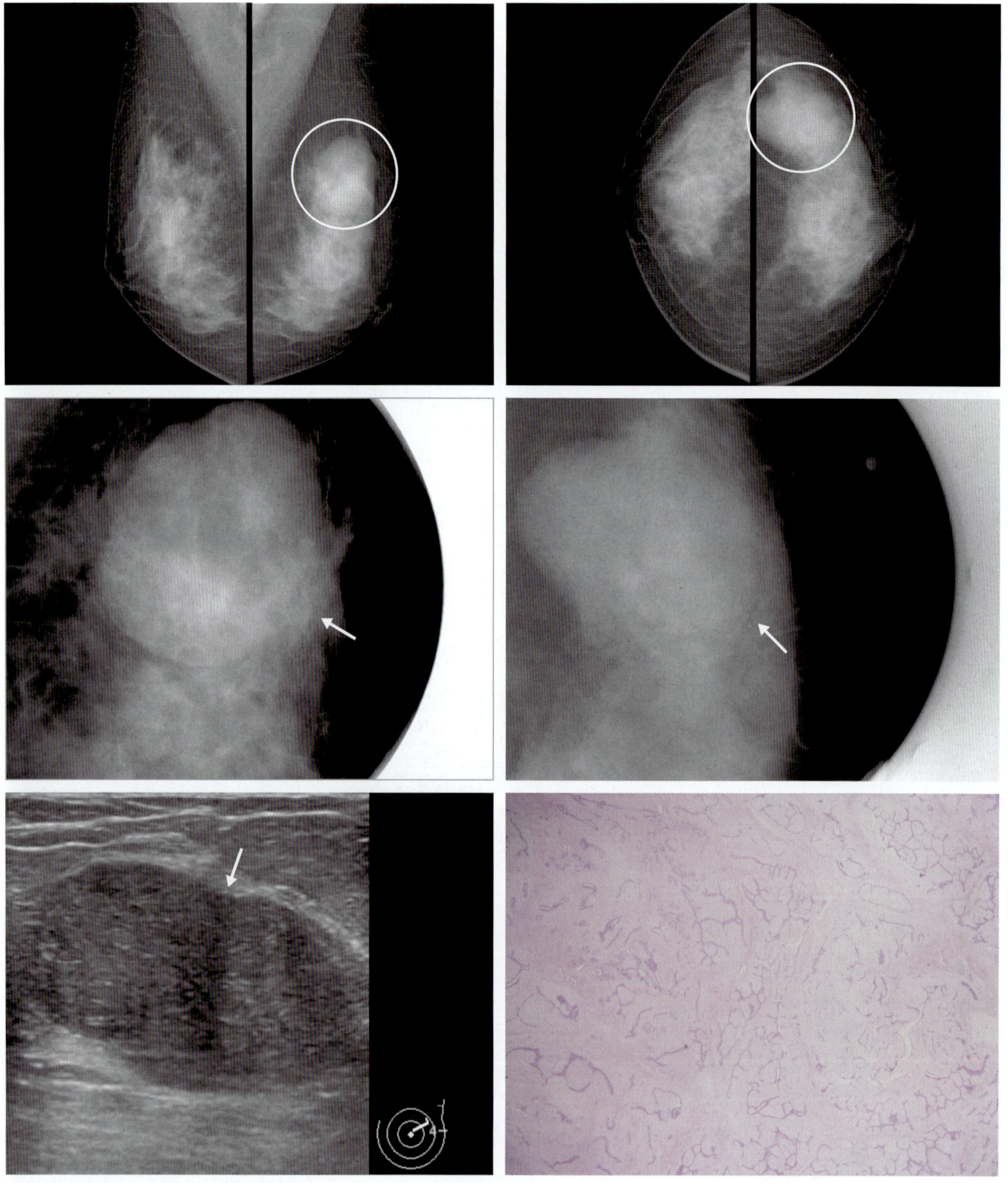

❷-7 증례 해설

- 유방촬영술 소견 왼쪽 유방 상외측에 종괴가 보인다. 확대촬영에서 석회화를 동반하지 않은 엽상형 모양, 국한성 경계의 종괴(화살표)이다.
- 초음파 소견 왼쪽 유방 2시 방향, 유두에서 5cm 떨어진 위치에 3cm 크기, 국한성 경계의 저에코 종괴(화살표)이다.
- 최종판정 카테고리 4a : 낮은 악성 가능성(조직검사 필요). 판독의 5명 중 4명은 카테고리 4a, 1명은 4b로 판정했다.
- 수술명과 진단 종괴절제술, 양성 엽상종.
- 포인트 갑자기 커진 종괴 병력과 엽상형 모양 국한성 경계의 종괴로 카테고리 4a로 판정했다. 양성 엽상종은 섬유선종보다 빨리 자라고 수술 후 재발이 흔하나 영상 소견이나 코어생검으로는 감별이 어렵다.

❷-8 유방종괴가 주소인 40세 여성

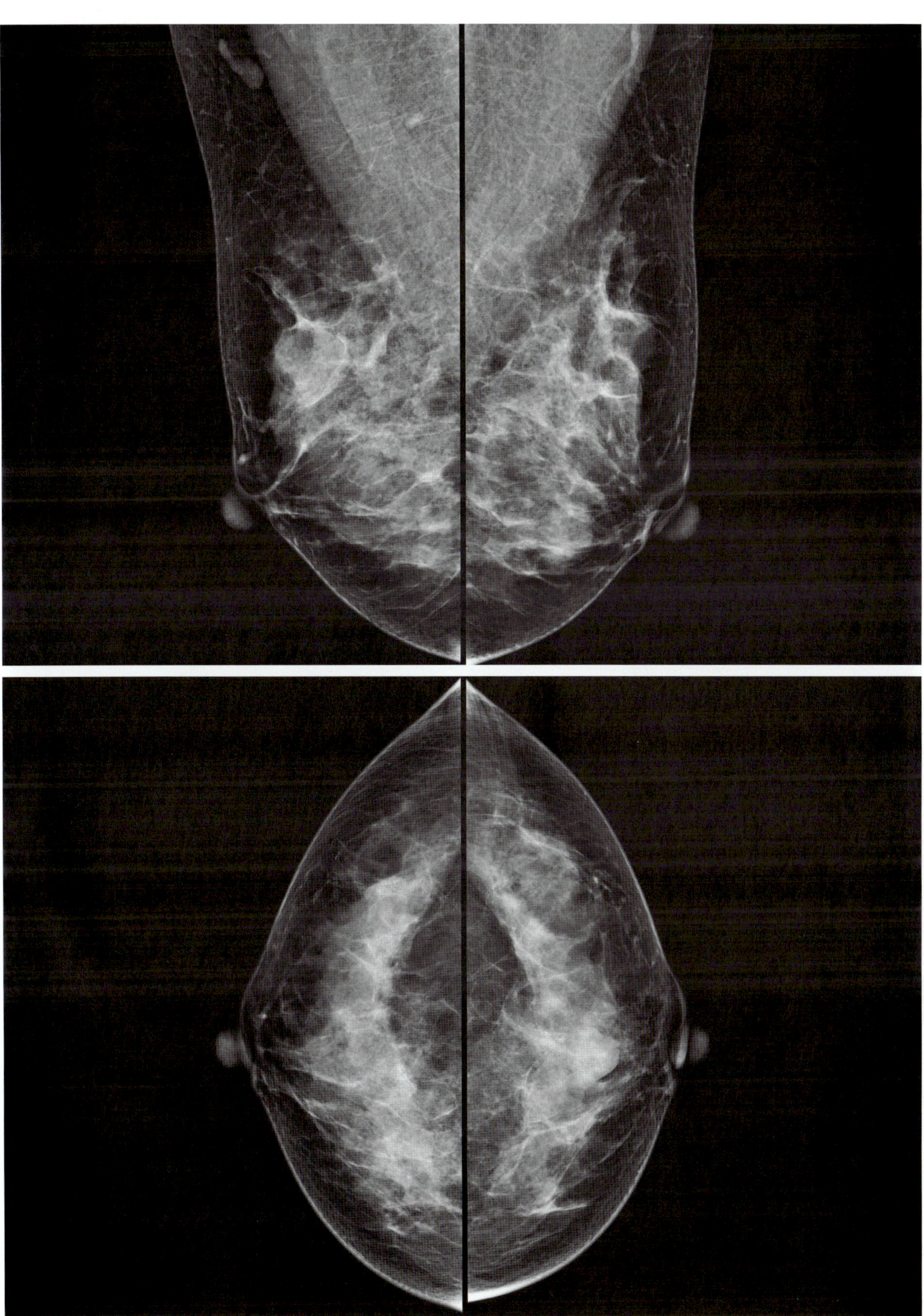

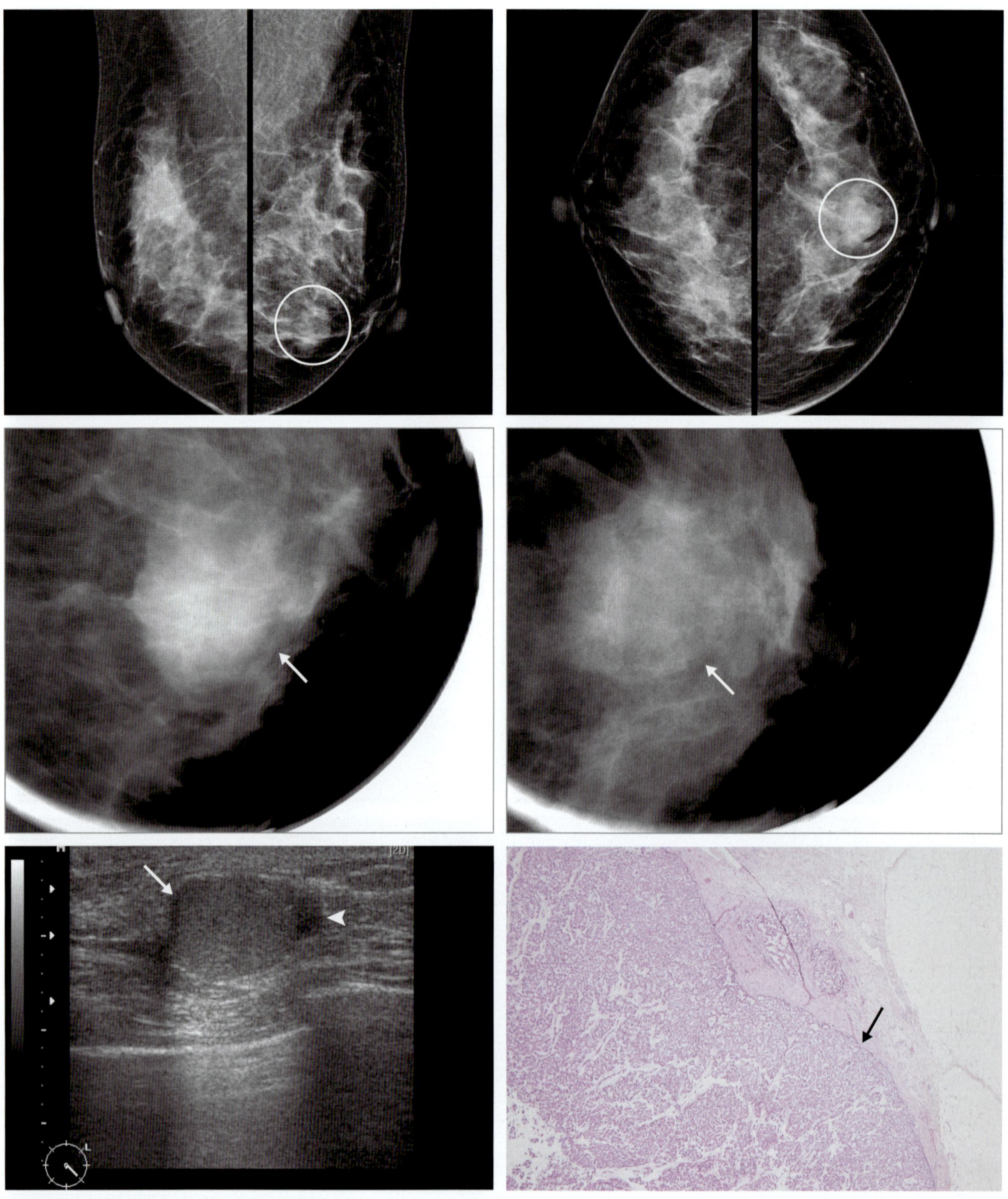

❷-8 증례 해설

- **유방촬영술 소견** 왼쪽 유두하에 비대칭음영이 있다. 확대촬영에서 엽상형 모양, 가려진 경계의 종괴(화살표)이다.
- **초음파 소견** 왼쪽 유방 5시 방향, 유두에서 1cm 떨어진 위치에 2cm 크기, 국한성 경계 복합에코의 종괴(화살표)이다. 종괴 주변부의 저에코(화살촉)는 유관내 종괴를 시사한다.
- **최종판정** 카테고리 4a : 낮은 악성 가능성(조직검사 필요). 판독의 5명 중 4명은 카테고리 4a, 1명은 4b로 판정했다.
- **수술명과 진단** 유방보존술, 2.1cm 중등급 침윤성 유두상암(T2N0, 병기2A).
- **포인트** 유방촬영술에서는 가려진 경계이고 초음파에서는 국한성 경계의 복합에코 종괴로 카테고리 4a로 판정했다. 유두하 국한성 종괴로 보인 침윤성 유두상암의 증례로 카테고리 3로 잘못 판단하지 않도록 주의해야 한다.

❷-9 유방종괴가 주소인 31세 여성

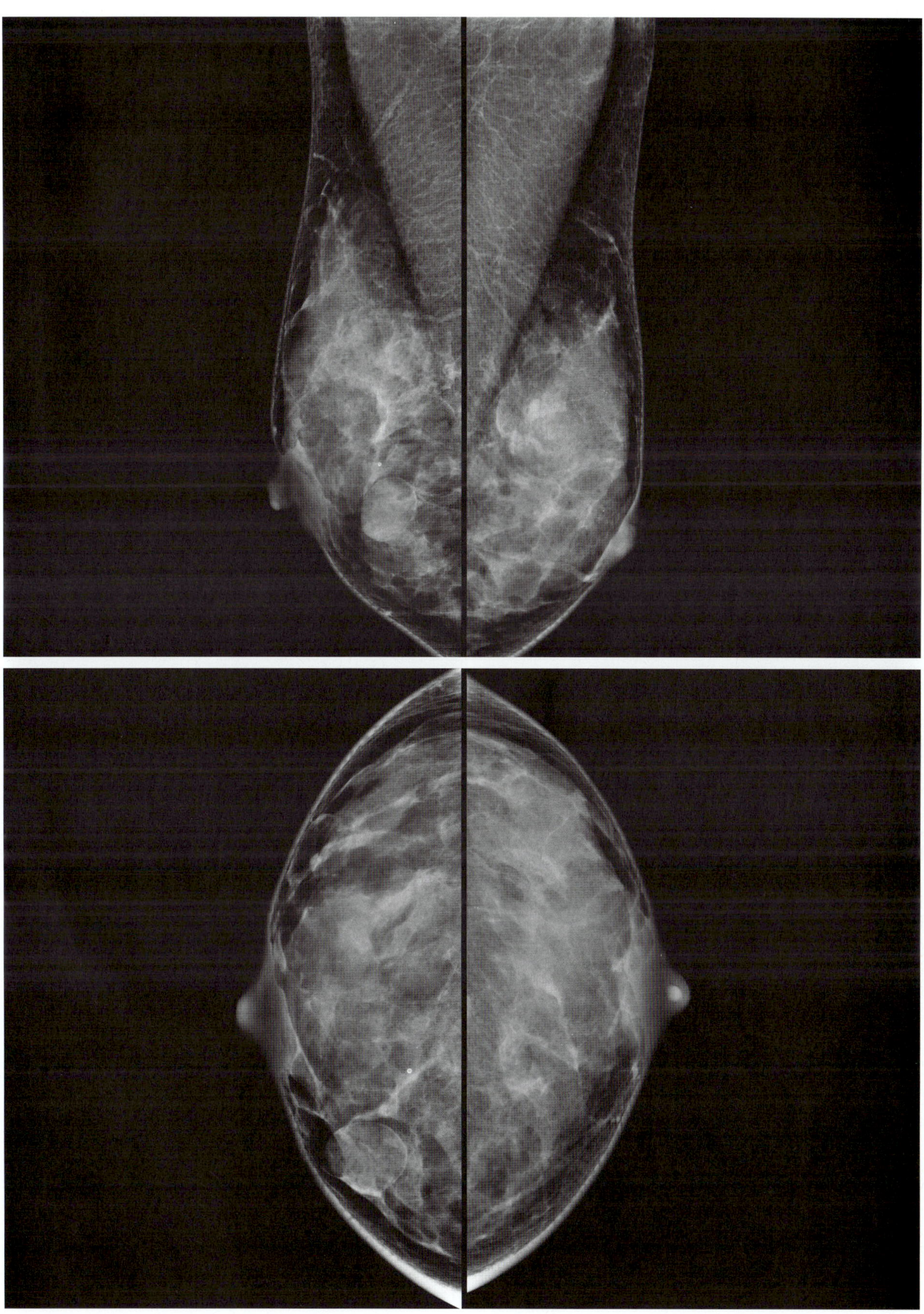

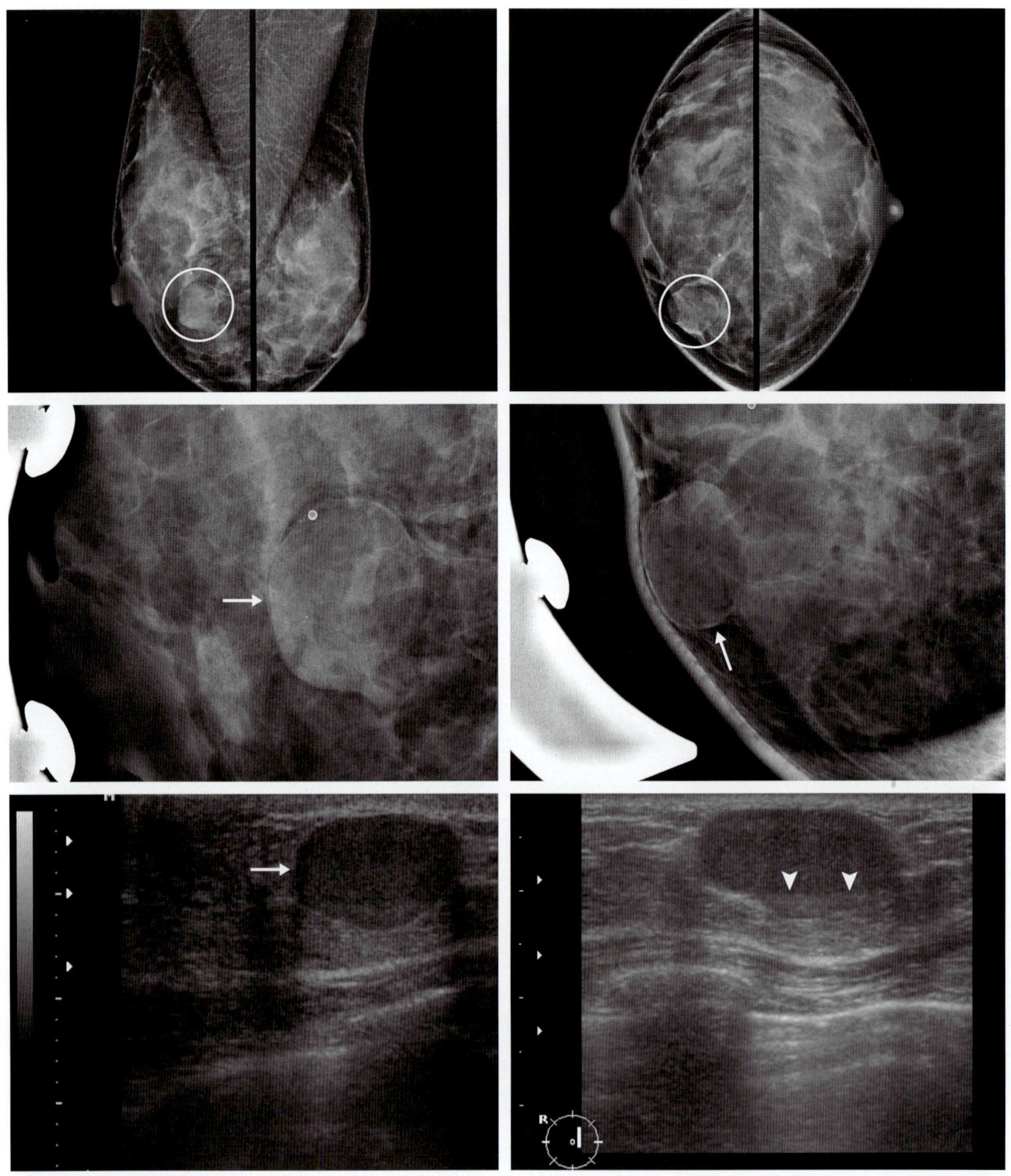

❷-9 증례 해설

- 유방촬영술 소견 오른쪽 유방 하내측에 종괴가 보인다. 확대촬영에서 타원형 모양, 국한성 경계의 저밀도 종괴(화살표)로 피부 아래에 위치한다.
- 초음파 소견 오른쪽 유방 3시 방향, 유두에서 2cm 떨어진 위치에 1.5cm 크기, 국한성 경계의 종괴(화살표)이다. 후방음향 증강 소견이 동반되어 있으며, 자세 이동시 액체 부스러기층(화살촉)이 보인다. 바늘흡인에서 3cc가량의 노란 액체가 나왔다.
- 최종판정 카테고리 3 : 양성추정(6개월 후 추적검사 필요). 판독의 5명 중 3명은 카테고리 3, 2명은 카테고리 2로 판정했다.
- 진단 유낭종*galactocele*.
- 포인트 환자의 과거력 정보 없이 판독한 3명의 전문의는 초음파상 복합에코 종괴 소견에 비중을 두어 카테고리 3 병변으로 판정했다. 국한성 경계의 저밀도 종괴로서, 출산력과 실시간 초음파 소견을 종합하면 카테고리 2, 유낭종 진단이 가능하다.

②-10 유방종괴가 주소인 48세 여성

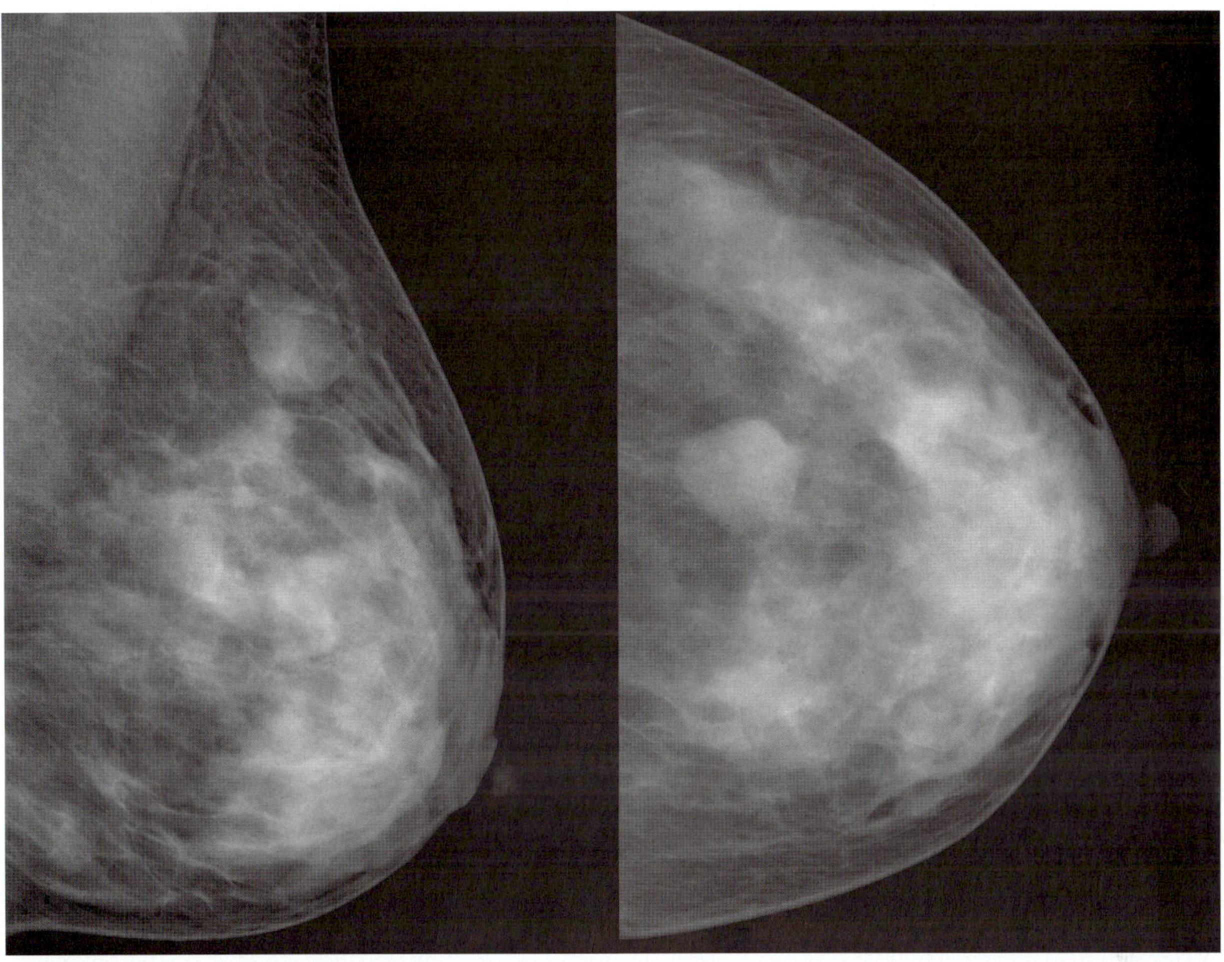

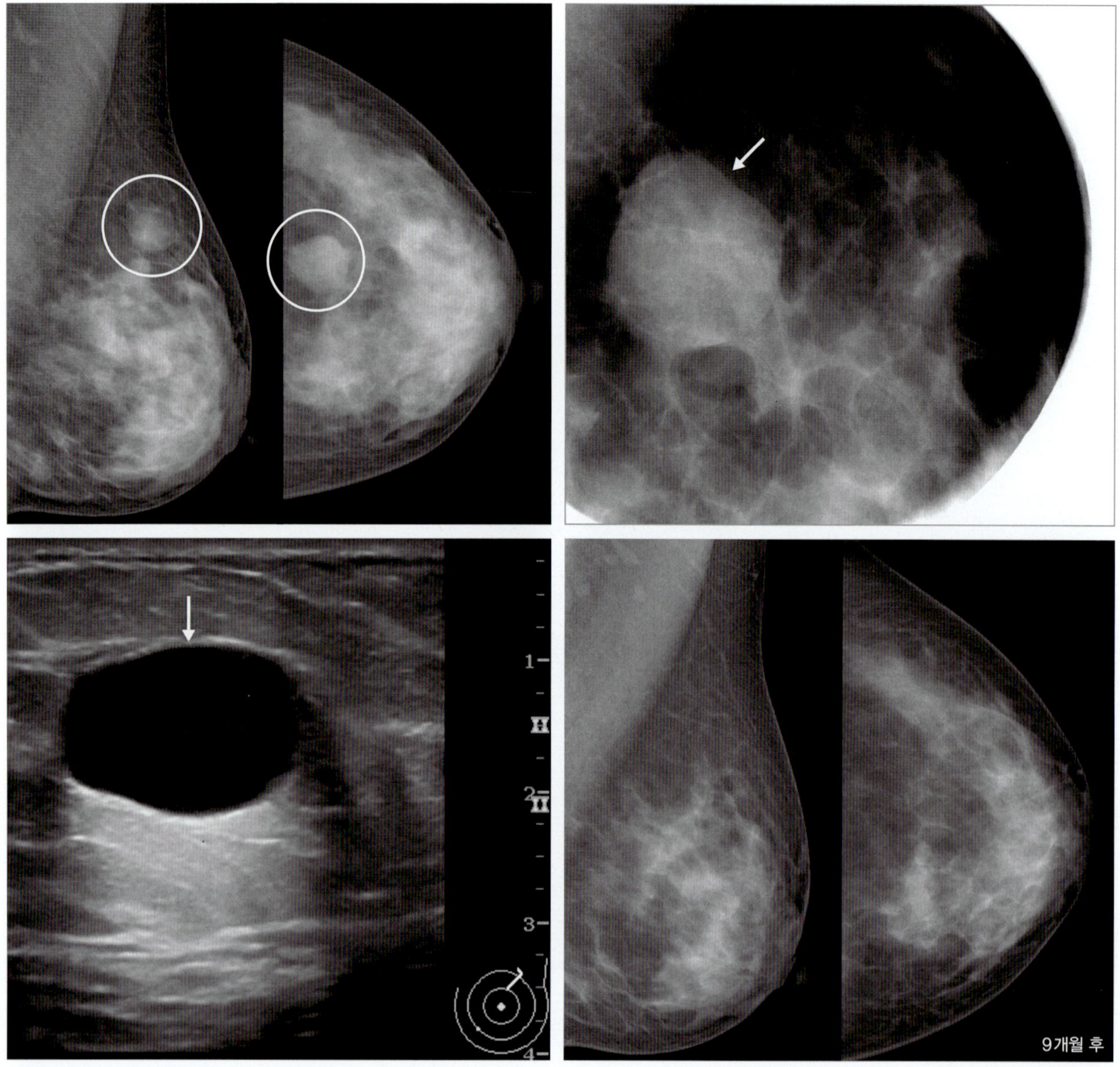

❷-10 증례 해설

- **유방촬영술 소견** 왼쪽 유방 상외측에 종괴가 있다. 내외사확대촬영에서 국한성 경계의 종괴(화살표)이다. 9개월 후 추적검사 시 종괴가 소실되었다.
- **초음파 소견** 왼쪽 유방 1시 방향, 유두에서 5cm 떨어진 위치에 2cm 크기, 국한성 경계의 무에코 종괴(화살표)이다. 종괴는 강한 후방음향 증강을 동반한다.
- **최종판정** 카테고리 2 : 양성(1년 후 추적검사 요망). 판독의 5명 모두 카테고리 2 병변으로 판정했다.
- **진단** 낭종.
- **포인트** 국한성 경계 종괴로 초음파에서 무에코로 보여 카테고리 2로 판정했다. 낭종은 유방촬영에서는 고형 종괴와 감별할 수 없지만 초음파에서 전형적인 소견을 보이면 진단이 가능하다. 낭종은 추적검사 시 없어지거나 크기 변화를 보일 수 있다.

②-11 유방종괴가 주소인 44세 여성

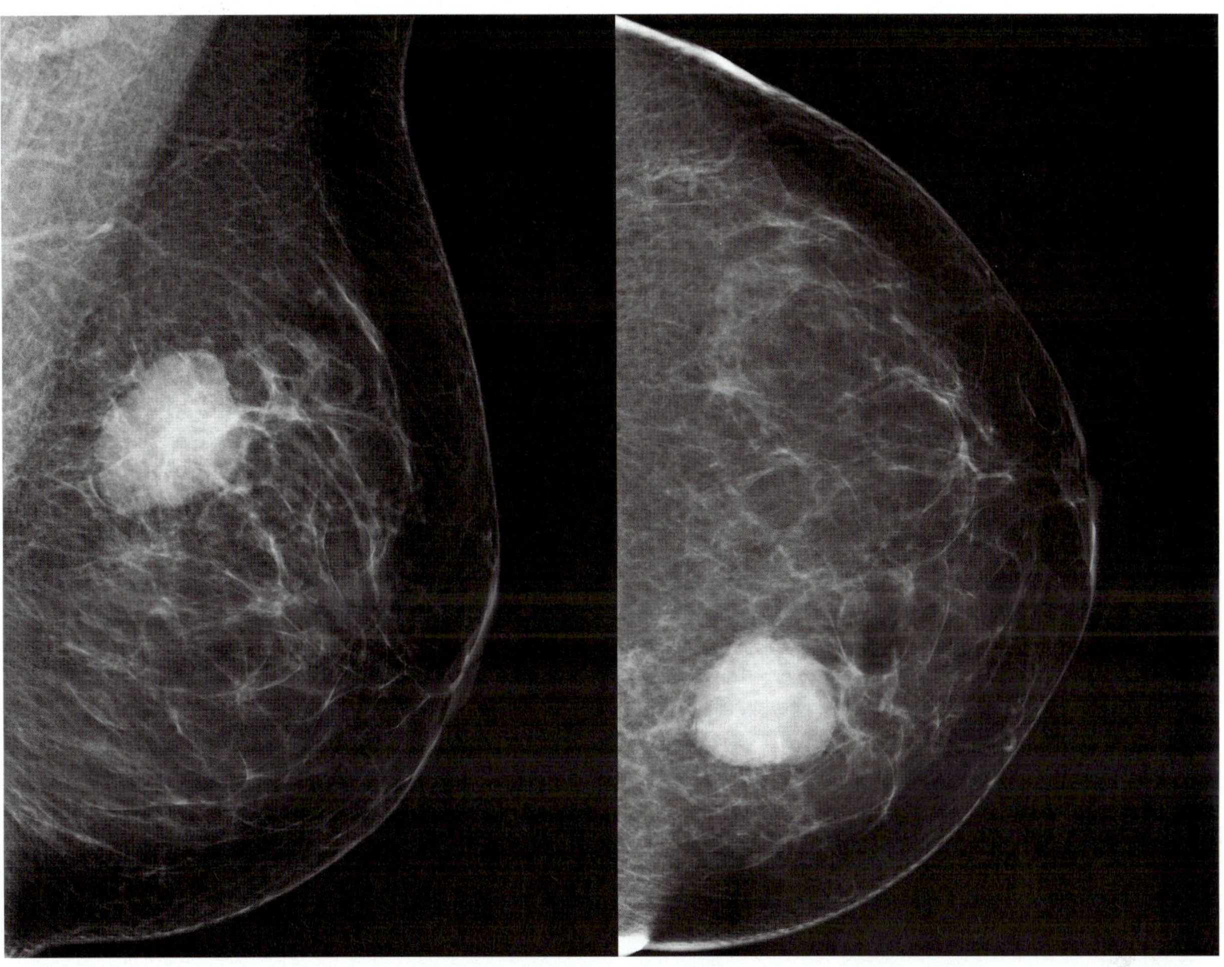

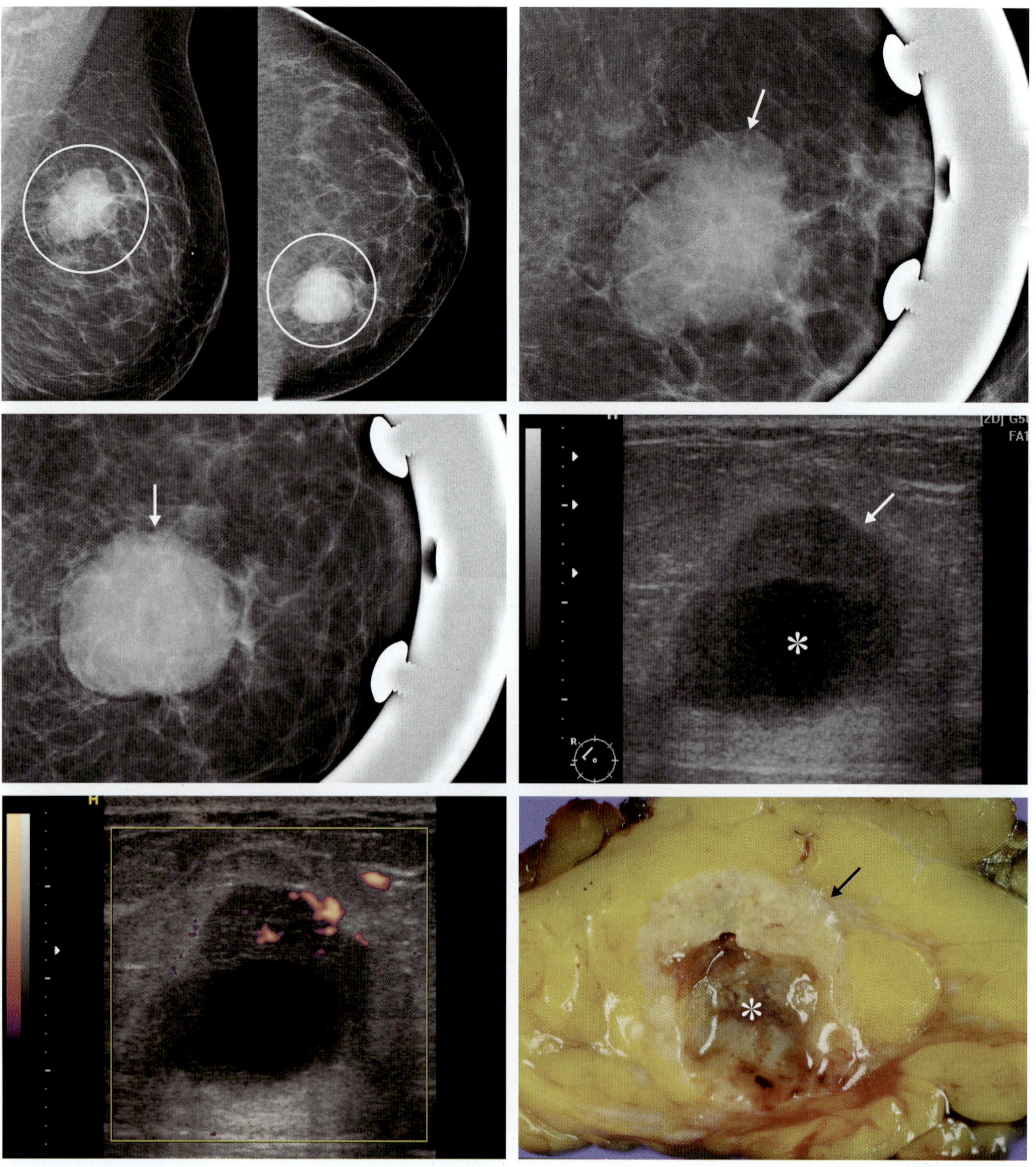

②-11 증례 해설

- 유방촬영술 소견 왼쪽 유방 상내측에 종괴가 있다. 확대촬영에서 석회화를 동반하지 않은 엽상형 모양, 국한성 경계의 종괴(화살표)이다.
- 초음파 소견 왼쪽 유방 10시 방향, 유두에서 3cm 떨어진 위치에 2.5cm 크기, 국한성 경계의 복합에코 종괴(화살표)이다. 종괴 중심부(꽃표)는 낭성변화에 의해 저에코를, 가장자리 특히 윗부분은 고형성분에 의한 고에코를 보인다. 도플러검사에서 종괴의 고형성분에 과혈관성이 있다.
- 최종판정 카테고리 4b : 중간 악성 가능성(조직검사 필요). 판독의 5명 중 3명은 카테고리 4b, 2명은 4a로 판정했다.
- 수술명과 진단 유방보존술, 2.7cm 고등급 화생암*metaplastic carcinoma*(T2N0).
- 포인트 국한성 종괴라도 초음파상 고형 성분과 낭종 성분이 혼재하는 복합에코 종괴는 카테고리 4 이상의 병변이다. 특히 고형 성분의 벽이 두껍거나 불규칙하면 악성일 가능성이 높다. 화생암은 국한성 종괴로 보이고 내부에 종종 낭성 괴사나 석회화, 골화를 동반한다.

②-12 유방종괴가 주소인 59세 여성

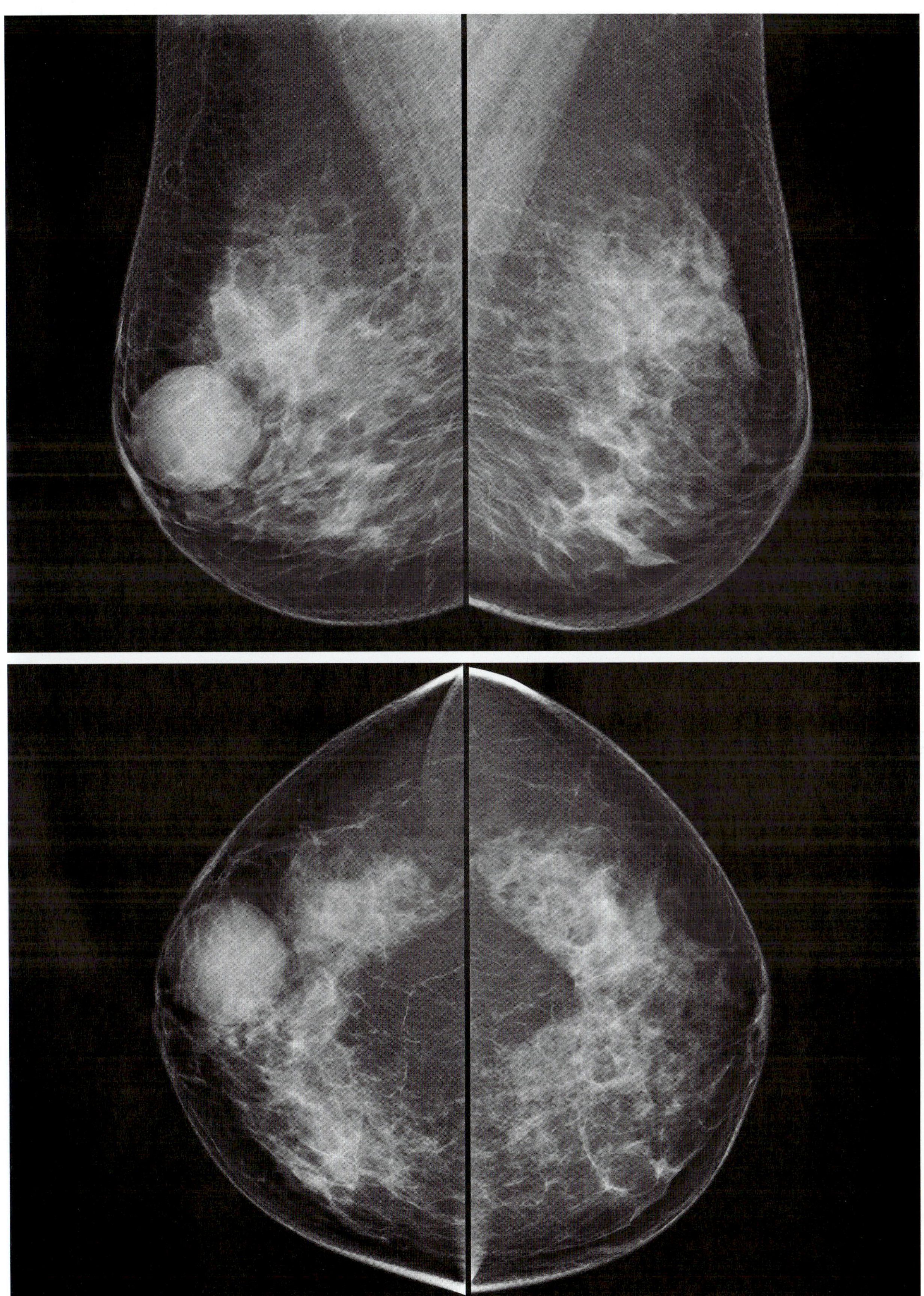

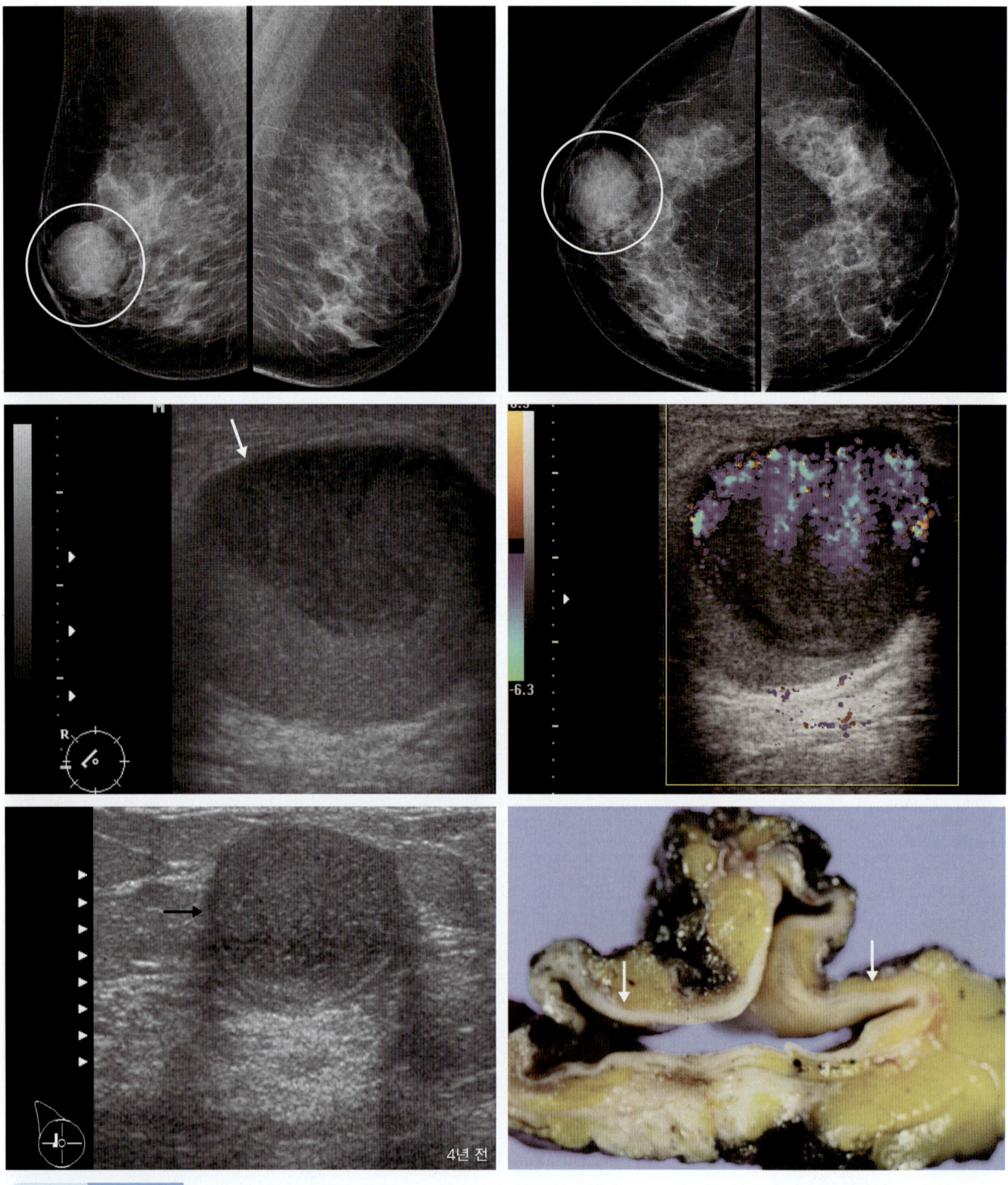

❷-12 증례 해설

- 유방촬영술 소견 오른쪽 유두하에 국한성 경계의 종괴가 보인다.
- 초음파 소견 오른쪽 유방 10시 방향, 유두에서 1cm 떨어진 위치에 3.5cm 크기, 국한성 경계의 종괴(화살표)이다. 내부에 부스러기에 의한 고에코 입자가 자세 변화에 따라 움직이며 컬러도플러에서 움직이는 입자에 따른 인공물이 보인다. 종괴(화살표)는 4년 전 2cm에서 3.5cm로 크기가 증가했다.
- 최종판정 카테고리 4a : 낮은 악성 가능성(조직검사 필요). 판독의 5명 중 3명은 카테고리 4a, 2명은 카테고리 3로 판정했다.
- 수술명과 진단 절제생검, 3.7cm 유관확장증.
- 포인트 국한성 종괴의 증례로 크기 변화가 있어 카테고리 4a로 판정했다. 유두하 낭성 병변은 합병낭종*complicated cyst*, 농양, 유관확장증과 유방암일 가능성을 고려할 수 있으며 실시간 초음파에서 움직이는 고에코 입자는 합병낭종 등 양성 병변의 특징적 소견이다.

②-13 1년 전 유방보존술 받은 과거력과 유방종괴가 주소인 53세 여성

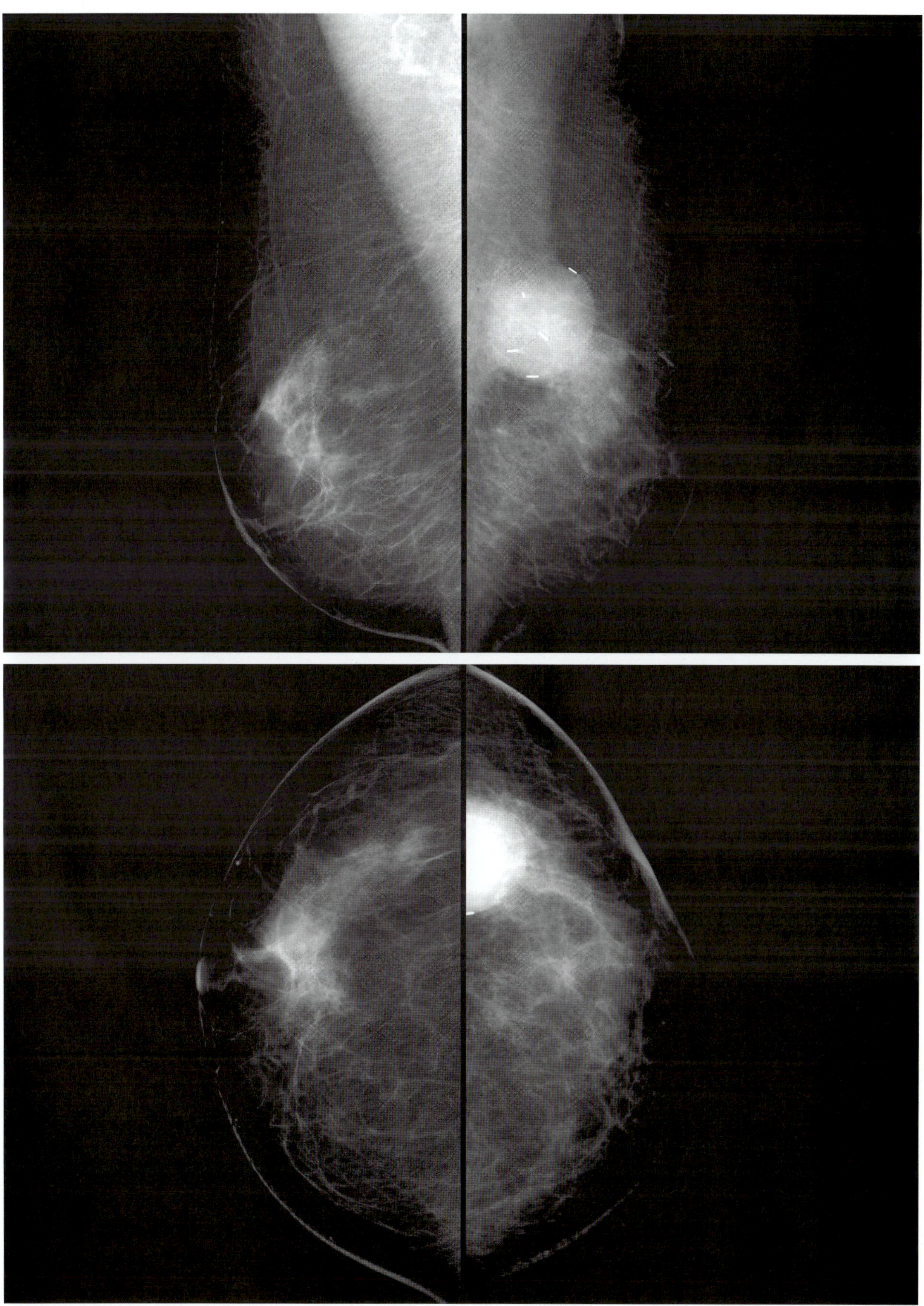

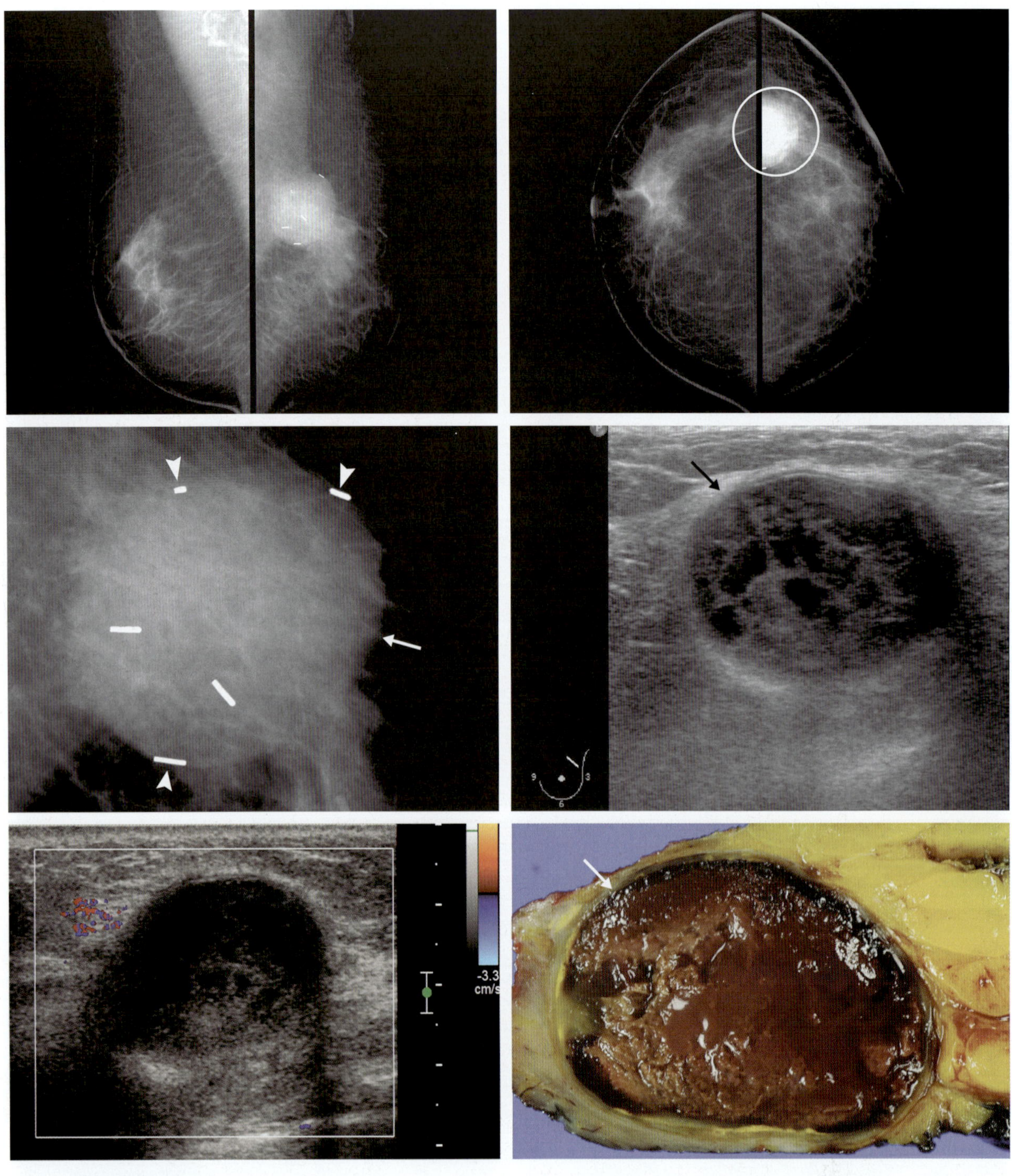

②-13 증례 해설

- **유방촬영술 소견** 왼쪽 유방 상외측에 고밀도 종괴가 있다. 내외사확대촬영에서 국한성 경계의 종괴(화살표)이며 주변에 수술 클립들(화살촉)이 보인다.
- **초음파 소견** 왼쪽 유방 2시 방향, 유두에서 4cm 떨어진 위치에 3cm 크기, 국한성 경계의 복합에코 종괴(화살표)로 내부에 고에코의 격막이 보인다. 도플러검사에서 종괴 내부에 혈류는 보이지 않는다.
- **최종판정** 카테고리 3 : 양성 추정(6개월 후 추적검사 필요). 판독자 5명 중 3명은 카테고리 3, 1명은 4a, 1명은 4b로 판정했다.
- **수술명과 진단** 절제생검, 혈종*hematoma*.
- **포인트** 유방보존술 1년 후 검사에서 수술 부위에 국한성 복합에코 종괴가 보여 카테고리 3로 판정했다. 유방보존술 후 2년 이내에 암이 재발하는 경우는 드물다. 특히 3cm의 크기와 초음파 소견을 종합하면 장액종 또는 혈종의 진단이 가능하다. 2명의 판독자처럼 복합성 에코를 보이는 유방종괴이므로 조직검사가 필요한 카테고리 4로 판정할 수도 있다.

❷-14 유방종괴가 주소인 32세 여성

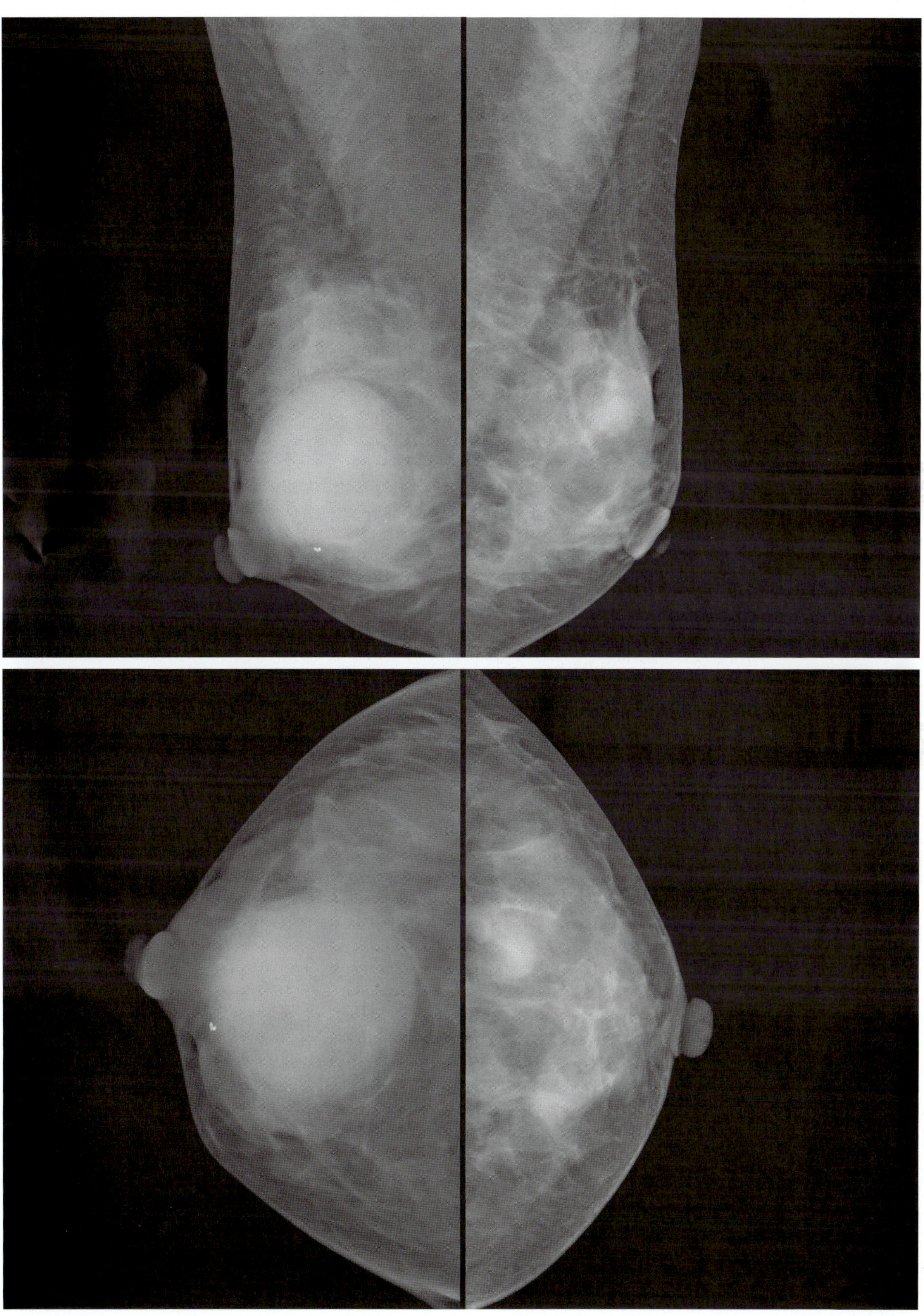

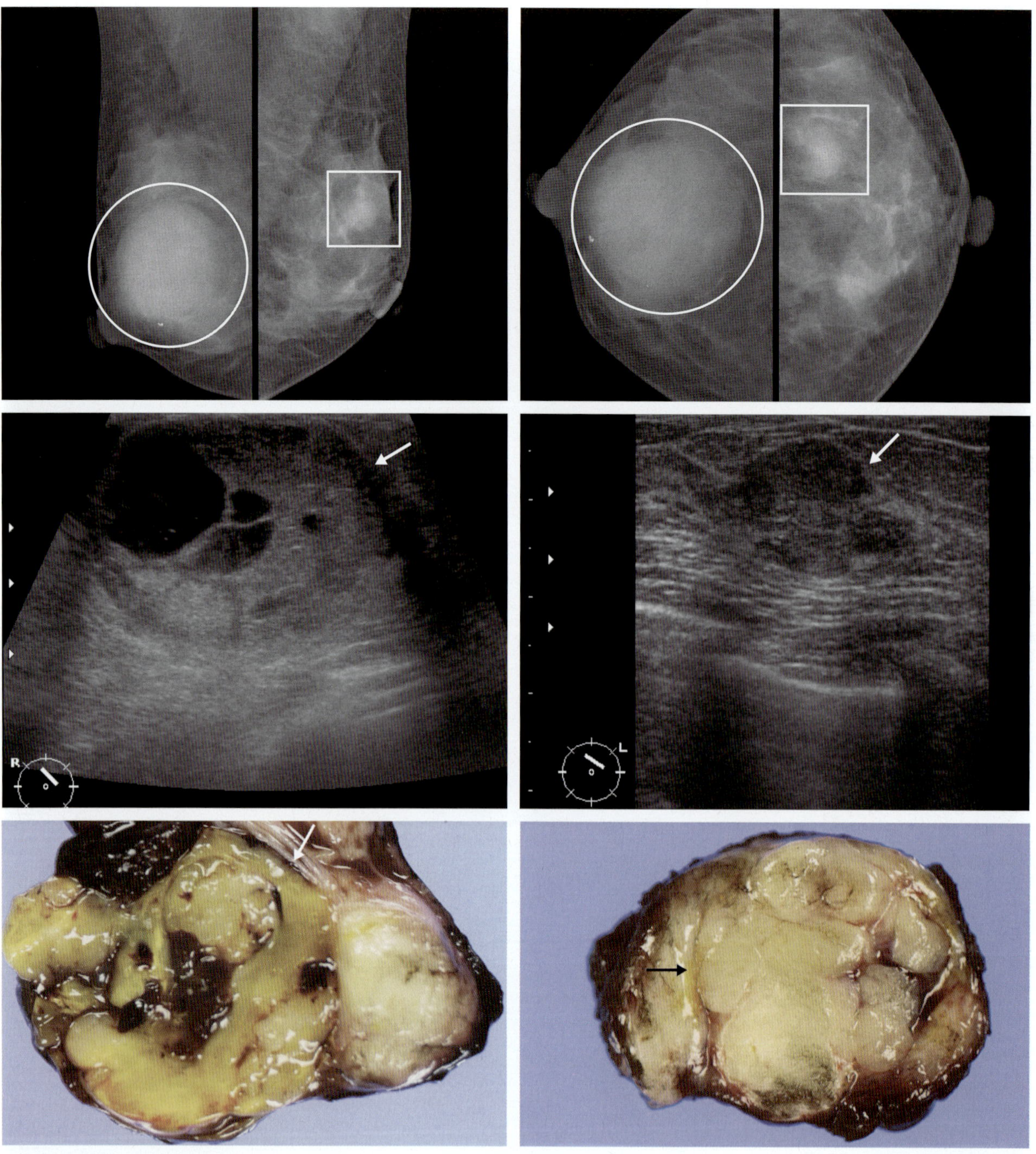

❷-14 증례 해설

- **유방촬영술 소견** 오른쪽 유두하에 국한성 경계의 종괴(원형)가 보인다. 종괴 주위에 거친 석회화가 있다. 왼쪽 유방 상외측에도 종괴(사각형)가 의심된다.
- **초음파 소견** 오른쪽 유방 12시 방향, 유두에서 2cm 떨어진 위치에 5cm 크기, 국한성 경계의 복합에코 종괴(화살표)가 보인다. 왼쪽 유방 1시 방향, 유두 4cm 위치에 2.0cm 크기, 불분명한 경계의 저에코 종괴(화살표)가 있다.
- **최종판정** 오른쪽-카테고리 4b : 중간 악성 가능성(조직검사 필요), 판독의 5명 중 2명은 카테고리 4b, 2명은 4a, 1명은 4c로 판정했다. 왼쪽-카테고리 4a : 낮은 악성 가능성(조직검사 필요), 판독의 5명 중 4명은 4a로, 1명은 4b로 판정했다.
- **수술명과 진단** 오른쪽 : 광범위절제술*wide excision*, 악성 엽상종. 왼쪽 : 종괴절제술, 섬유선종.
- **포인트** 오른쪽 종괴는 크기가 크고 국한성 경계의 종괴가 낭성 변화를 동반하여 카테고리 4b로, 왼쪽 종괴는 불분명한 경계의 종괴로 4a로 판정했다. 영상 소견이나 코어생검으로는 악성과 양성 엽상종을 감별하기 어렵다. 이 증례처럼 한 환자에서 섬유선종과 엽상종이 함께 있는 경우도 흔하다.

②-15 유방보존술을 받은 과거력과 유방종괴가 주소인 60세 여성

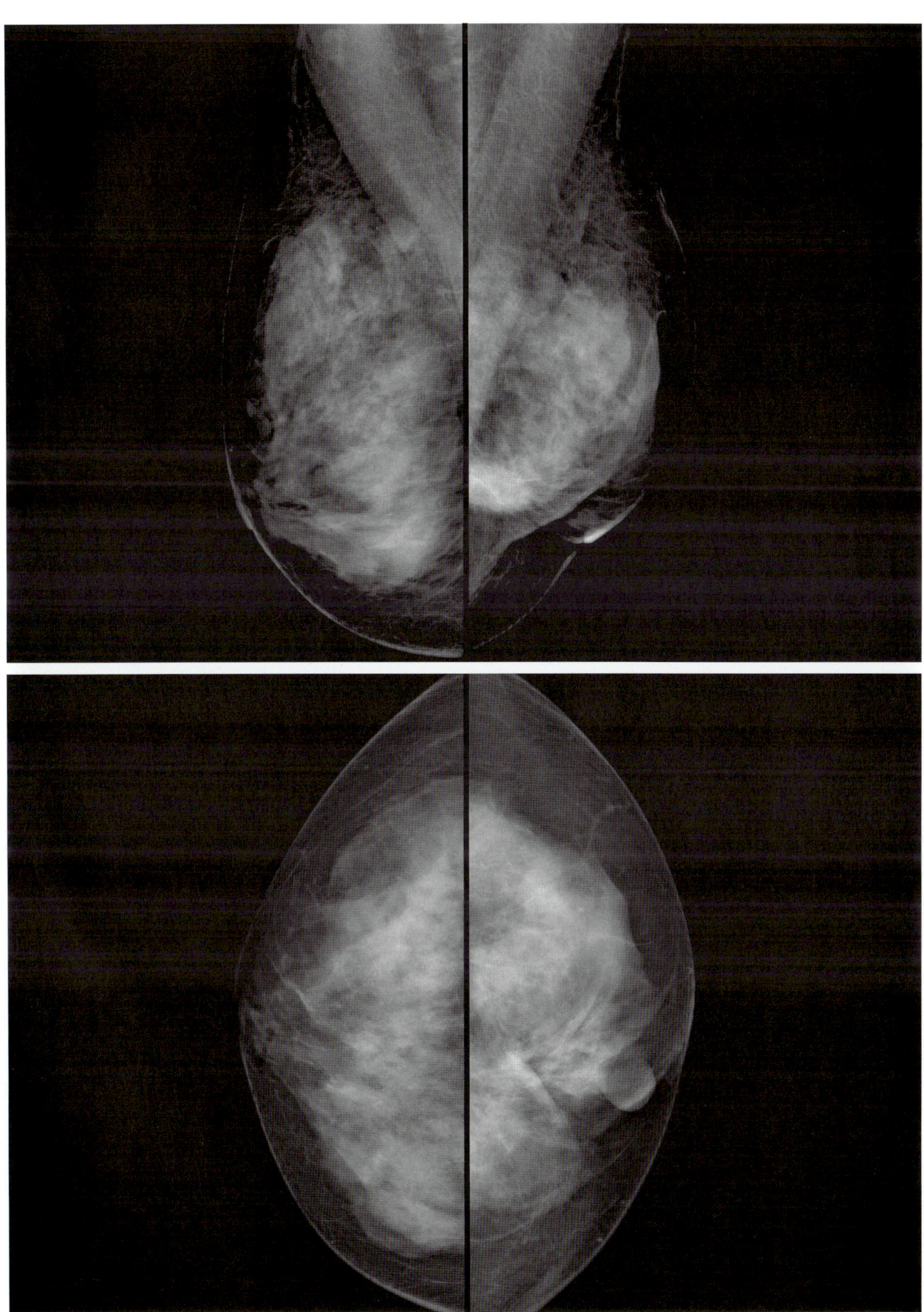

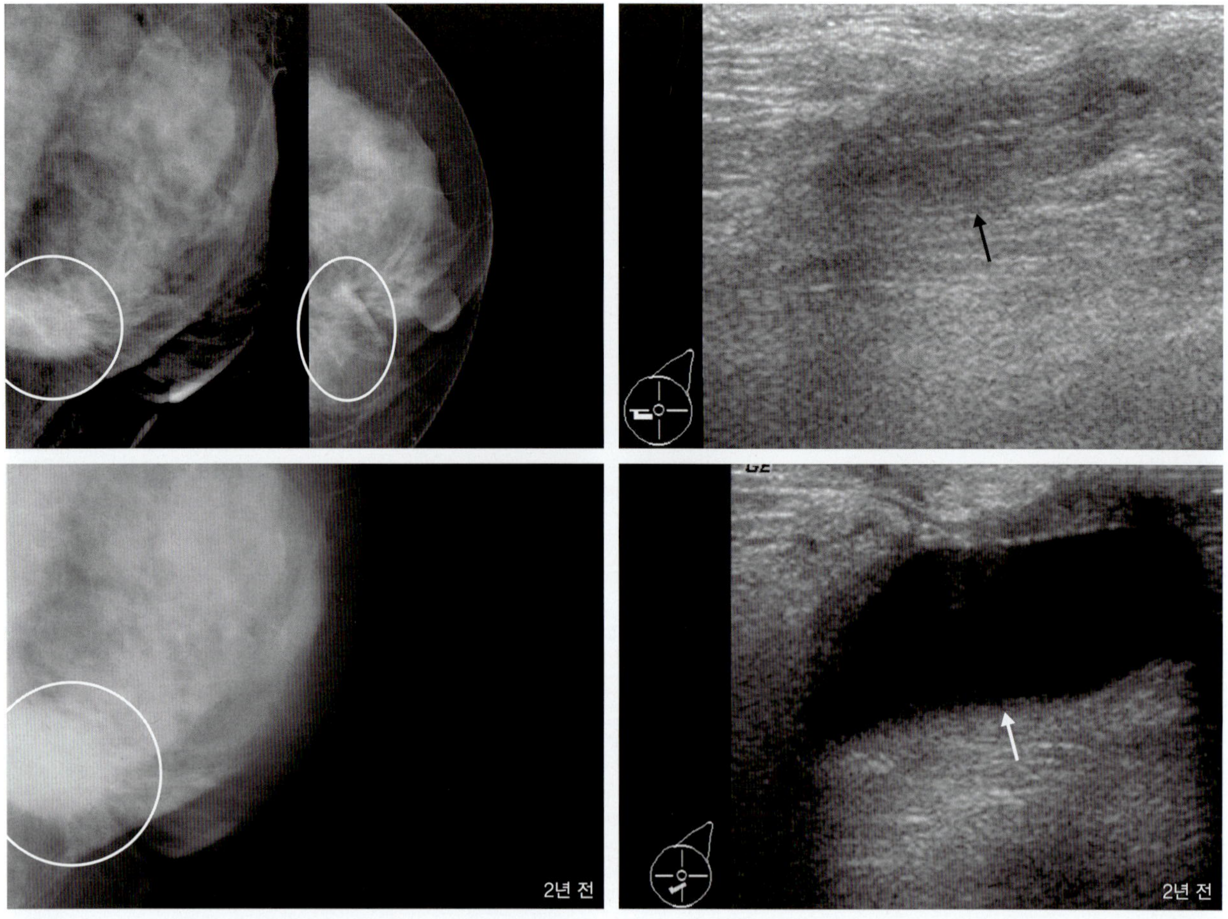

❷-15 증례 해설

- **유방촬영술 소견** 왼쪽 유방 하내측 수술 부위에 불분명한 경계의 고밀도 종괴가 보인다. 수술 후 첫 번째 시행한 2년 전 검사와 비교하면 크기는 감소했으나 병변의 경계는 처음보다 불분명해졌다.
- **초음파 소견** 왼쪽 유방 8시 방향, 유두에서 2cm 떨어진 위치, 수술 부위에 3cm 크기, 불분명한 경계의 저에코 병변(화살표)이 보인다. 수술 후 첫 번째 시행한 검사와 비교하면 2년 사이에 병변(화살표) 내부는 무에코에서 저에코로 변했으며 크기는 감소했다.
- **최종판정** 카테고리 2 : 양성(1년 후 추적검사 요망). 판독의 5명 중 2명은 카테고리 2, 2명은 카테고리 3, 1명은 카테고리 4a로 판정했다.
- **진단** 장액종*seroma*.
- **포인트** 수술 부위에 있는 종괴로 특징적인 위치와 초음파 소견 그리고 과거사진을 참고하여 카테고리 2로 판정했다. 대부분의 장액종은 2년 이내에 소실되지만 이 증례처럼 수년간 지속될 수도 있다.

❷-16 유방종괴가 주소인 50세 여성

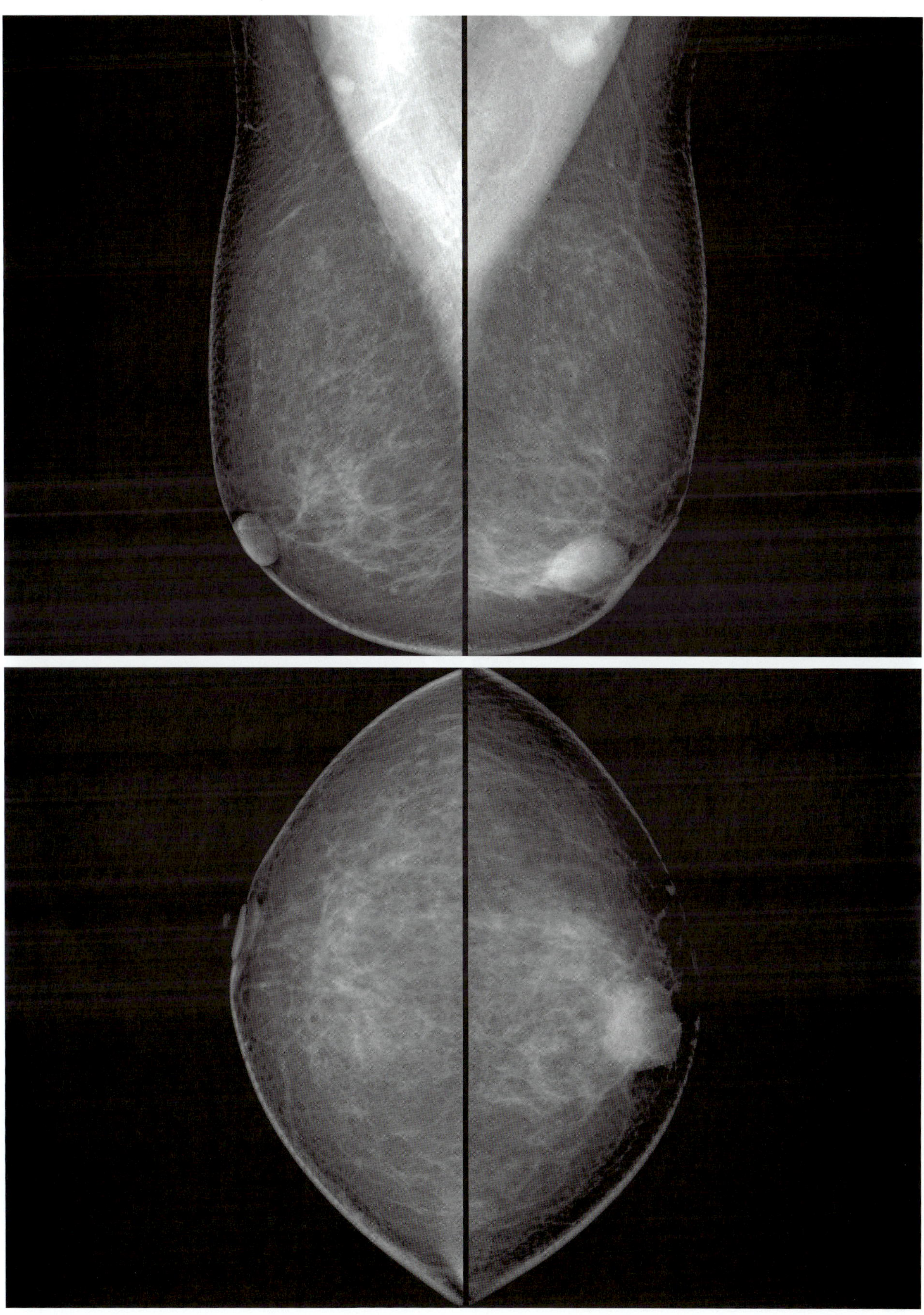

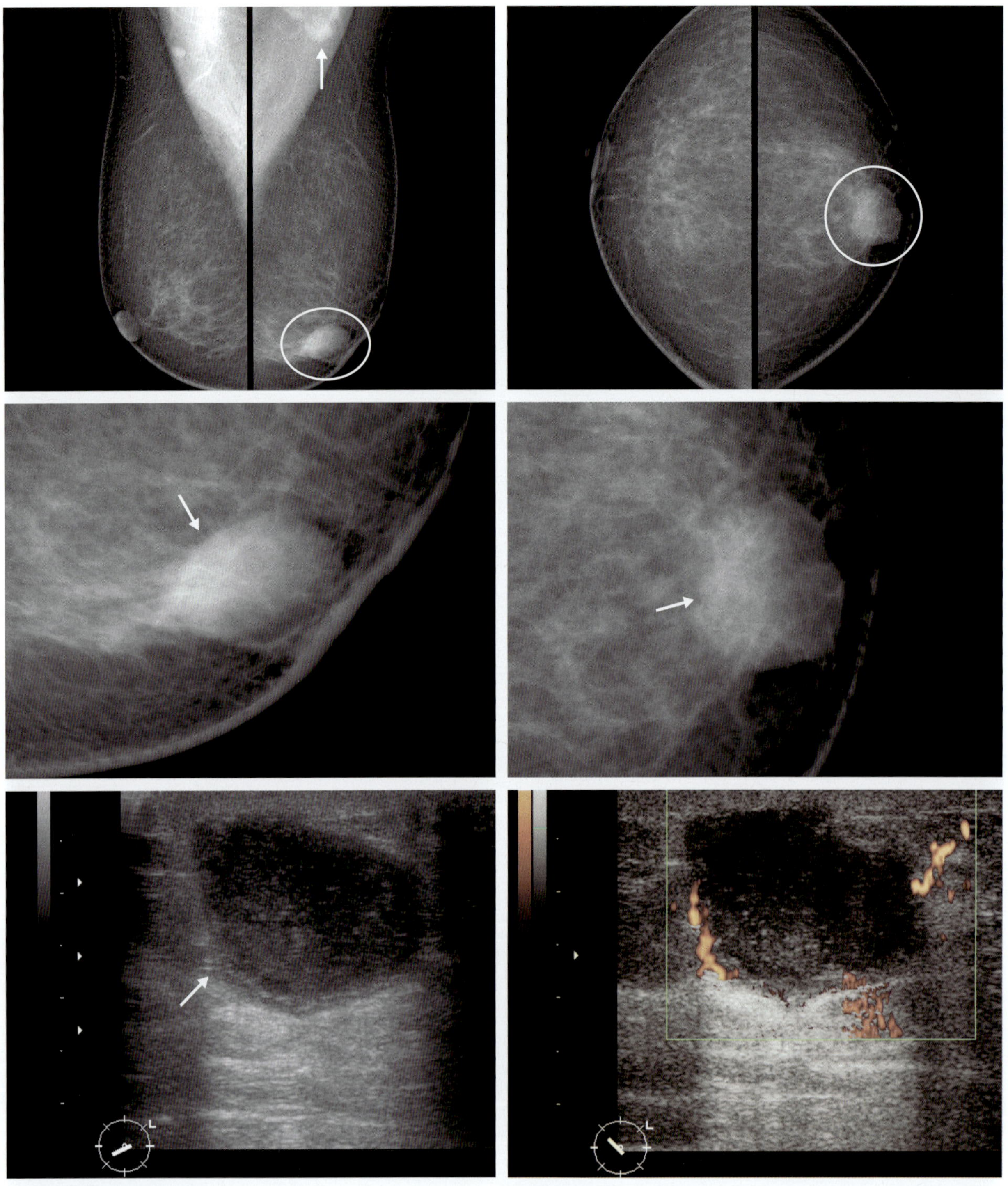

❷-16 증례 해설

- 유방촬영술 소견 왼쪽 유두하에 고밀도 종괴가 있고 왼쪽 액와에 림프절 종대(화살표)가 동반되어 있다. 확대촬영에서 엽상형 모양, 불분명한 경계의 비석회화 종괴(화살표)로 보인다.
- 초음파 소견 왼쪽 유두하에 2cm 크기, 불분명한 경계의 복합에코 종괴(화살표)이다. 종괴의 내벽이 두껍고 불규칙하며 주변 조직의 에코는 증가되어 있으며 도플러검사 시 혈류가 증가되어 있다.
- 최종판정 카테고리 4b : 중간 악성 가능성(조직검사 필요). 판독의 5명 중 3명은 카테고리 4b, 2명은 4a로 판정했다.
- 수술명과 진단 절개배농술, 농양.
- 포인트 불분명한 경계, 복합에코의 유두하 종괴로 카테고리 4b로 판정했다. 실시간 초음파검사 시 유두하 낭성 병변 내부에 고에코성 부유물이 보이면 암보다는 농양일 가능성이 높다.

②-17 유방종괴가 주소인 26세 여성

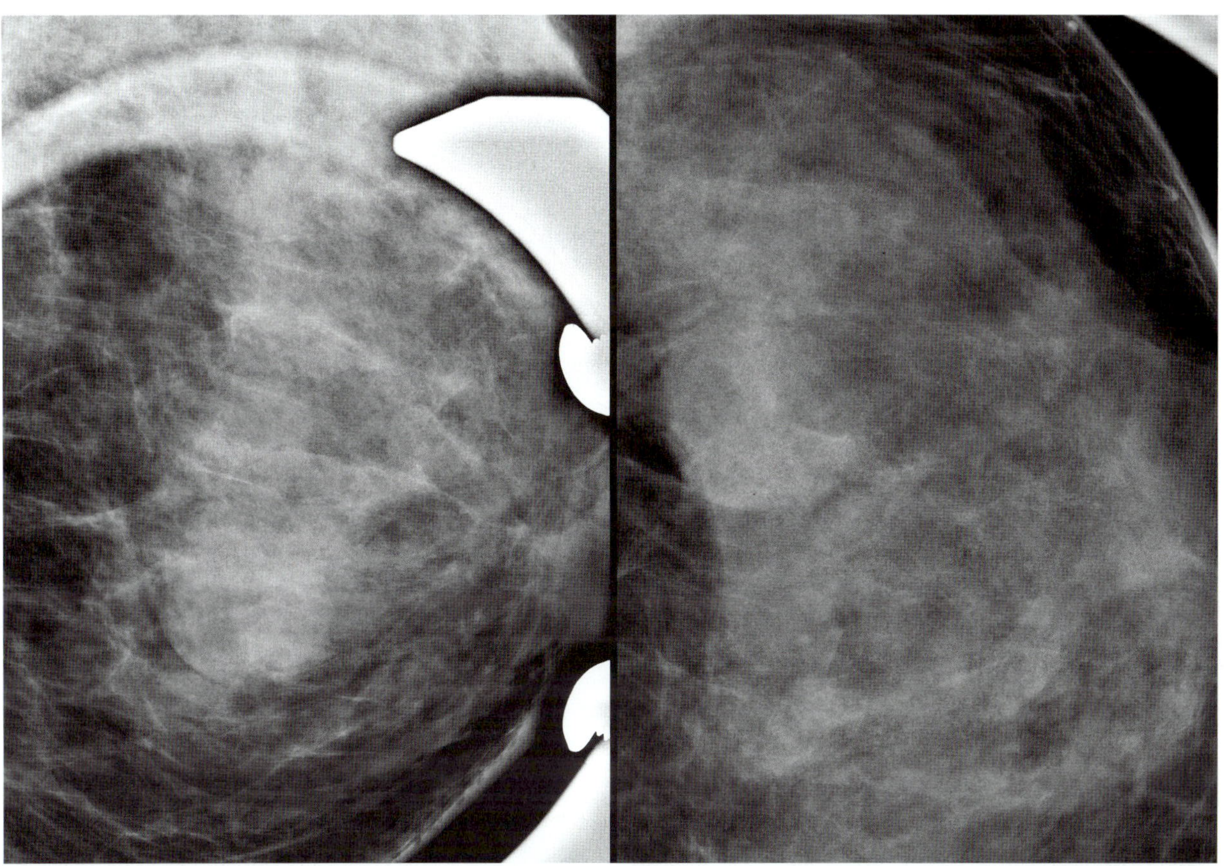

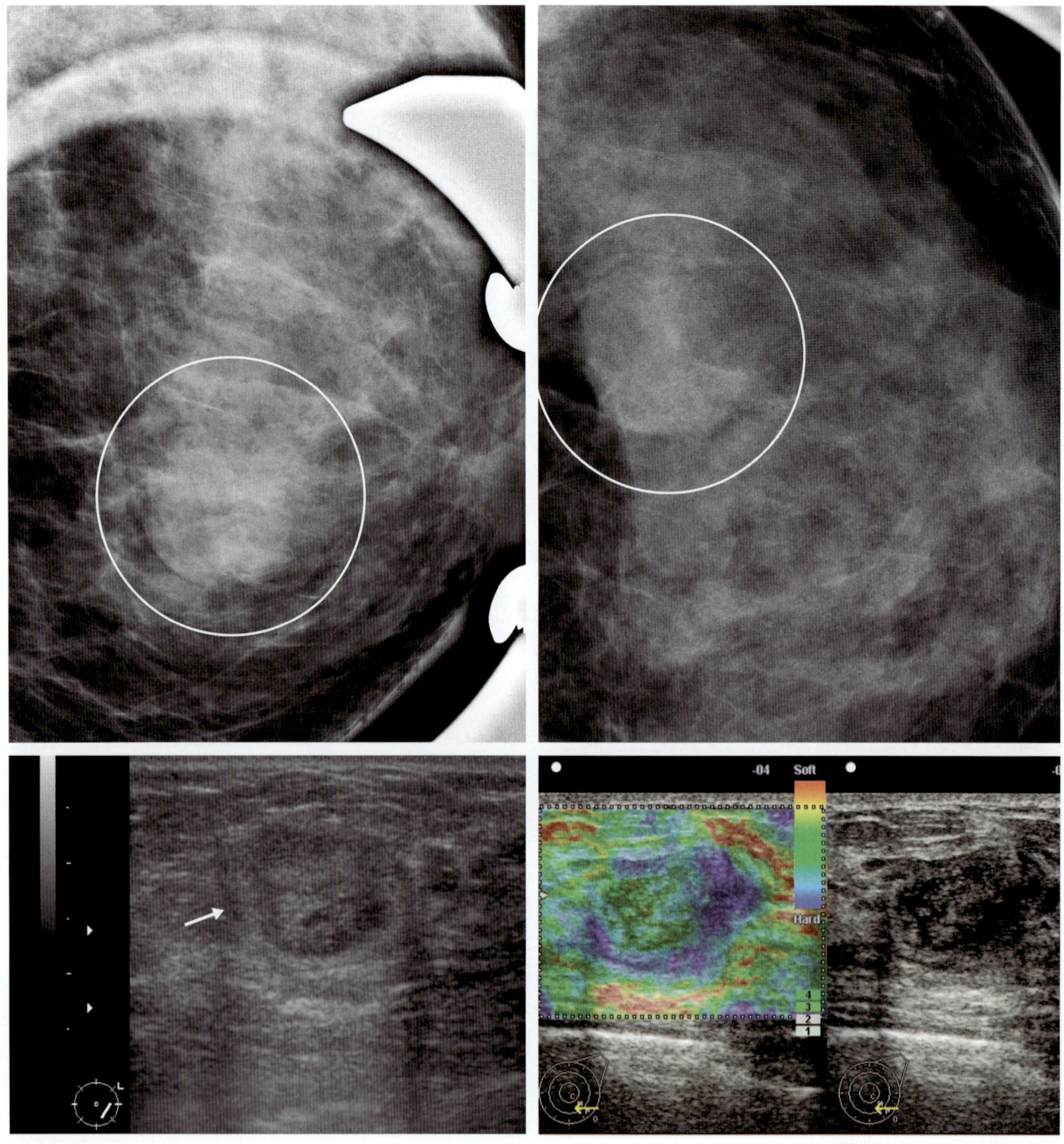

❷-17 증례 해설

- 확대유방촬영술 소견 왼쪽 유방 하외측 유두하에 있는 가려진 경계의 종괴로 석회화는 동반되지 않았다.
- 초음파 소견 왼쪽 유방 4시 방향, 유두에서 2cm 떨어진 위치에 1.5cm 크기의 두꺼운 고에코 벽을 가진 복합에코 종괴(화살표)가 있다. 종괴는 후방음향 증강을 보이며 탄성영상에서 종괴의 바깥쪽(청색)은 단단하고 내부(연두색)는 부드러운 성분으로 구성된 것을 알 수 있다.
- 최종판정 카테고리 4a : 낮은 악성 가능성(조직검사 필요). 판독의 5명 중 3명은 카테고리 4a, 2명은 4b로 판정했다.
- 코어생검 진단 농양. 생검에서 농*pus*이 나오고 크기가 감소했다.
- 포인트 20대 여성의 유두하에 위치한 복합에코 종괴로 카테고리 4a로 판정했다. 유방암과 감별진단이 필요한 유두하 복합에코 종괴로 초음파검사 후 석회화 동반여부 확인을 위해 확대촬영술을 병변이 있는 쪽만 시행했다.

②-18 무증상 47세 여성

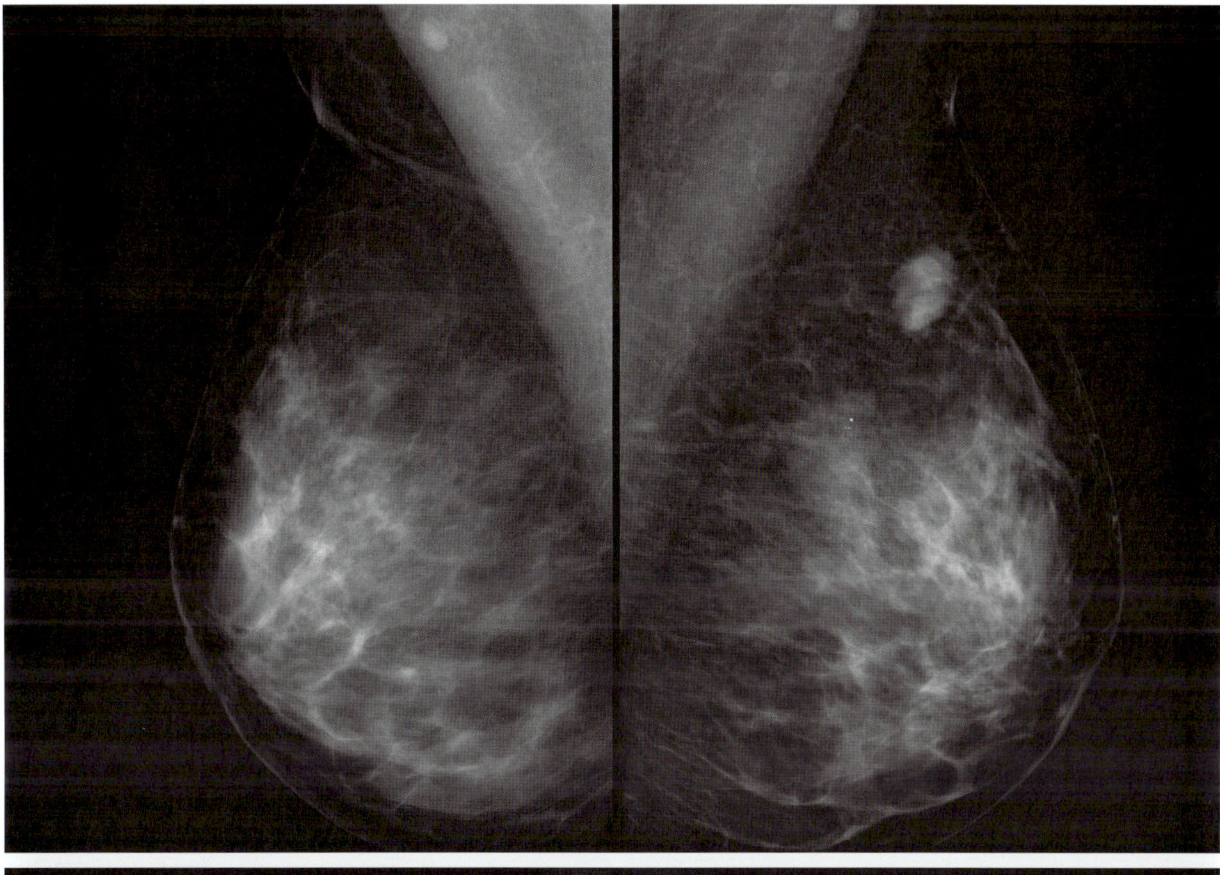

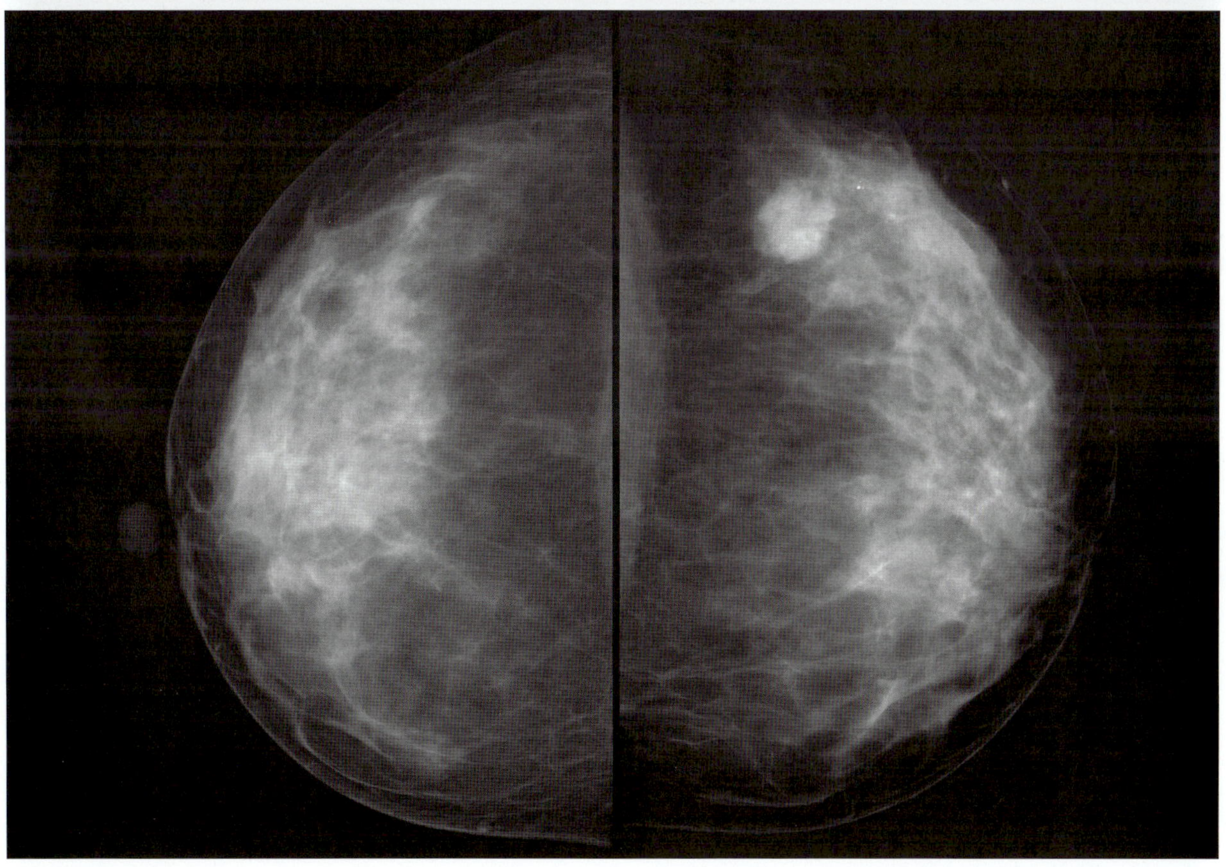

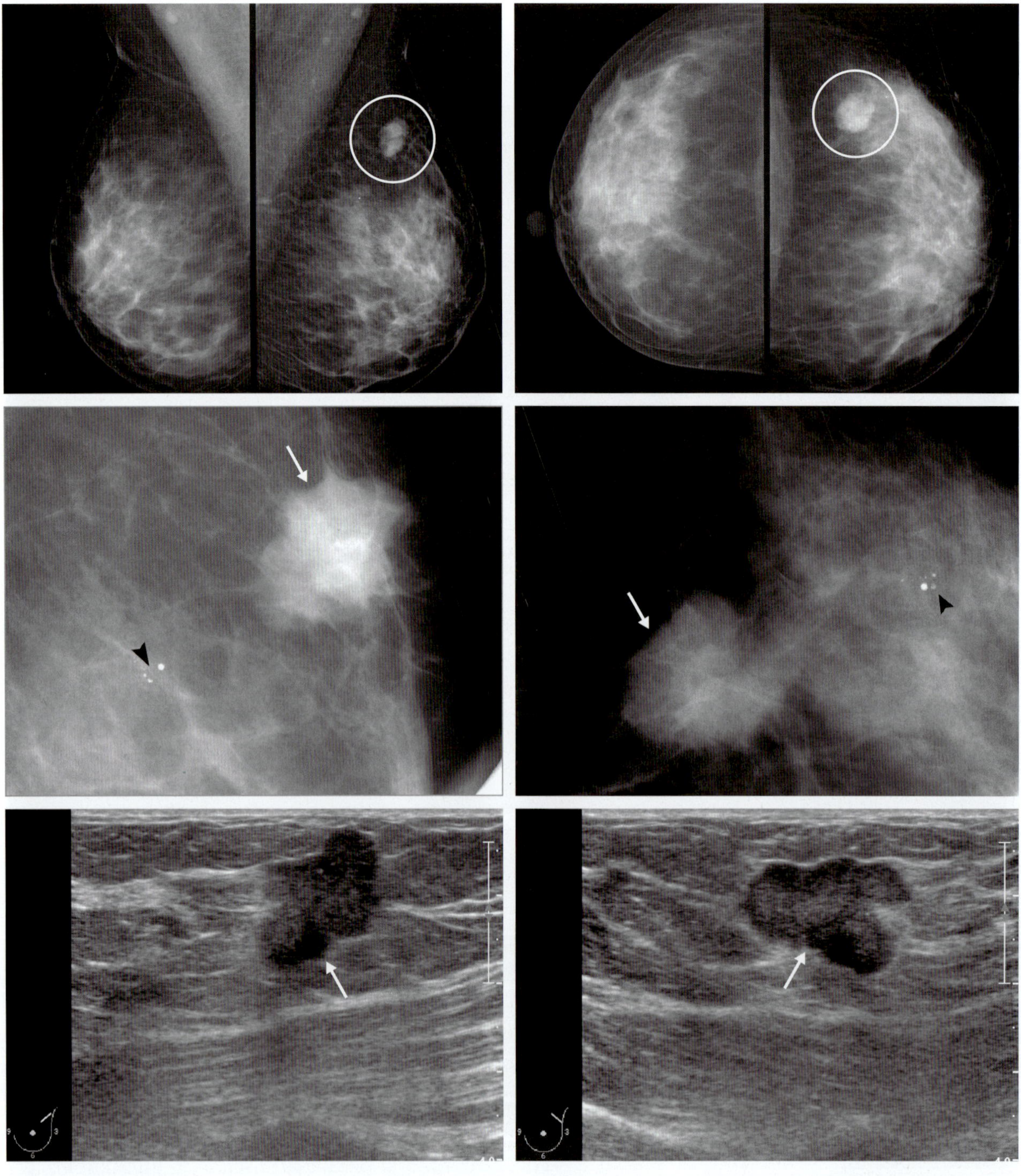

②-18 증례 해설

- **유방촬영술 소견** 왼쪽 유방 상외측에 고밀도 종괴가 보인다. 확대촬영에서 불분명한 경계의 종괴(화살표)이다. 종괴 하외측에 있는 난원형 석회화(화살촉)는 양성 소견이다.
- **초음파 소견** 왼쪽 유방 1시 30분 방향, 유두에서 7cm 떨어진 위치에 1.9cm 크기, 불분명한 경계의 저에코 종괴(화살표)가 있다. 석회화 병변은 초음파로 찾을 수 없었다.
- **최종판정** 카테고리 4b : 중간 악성 가능성(조직검사 필요). 판독의 5명 중 3명은 카테고리 4b, 1명은 4a, 1명은 4c로 판정했다.
- **수술명과 진단** 유방보존술, 2cm 중등급 침윤성암(T1cN0, 병기1), 0.9cm 섬유선종.
- **포인트** 검진에서 발견된 불분명한 경계의 종괴로 카테고리 4b로 판정했다. 침윤성암과 섬유선종이 같이 있었던 증례이며 확대촬영에서 유방암의 불분명한 경계와 둥근 모양의 양성 석회화가 잘 보인다.

②-19 무증상 57세 여성

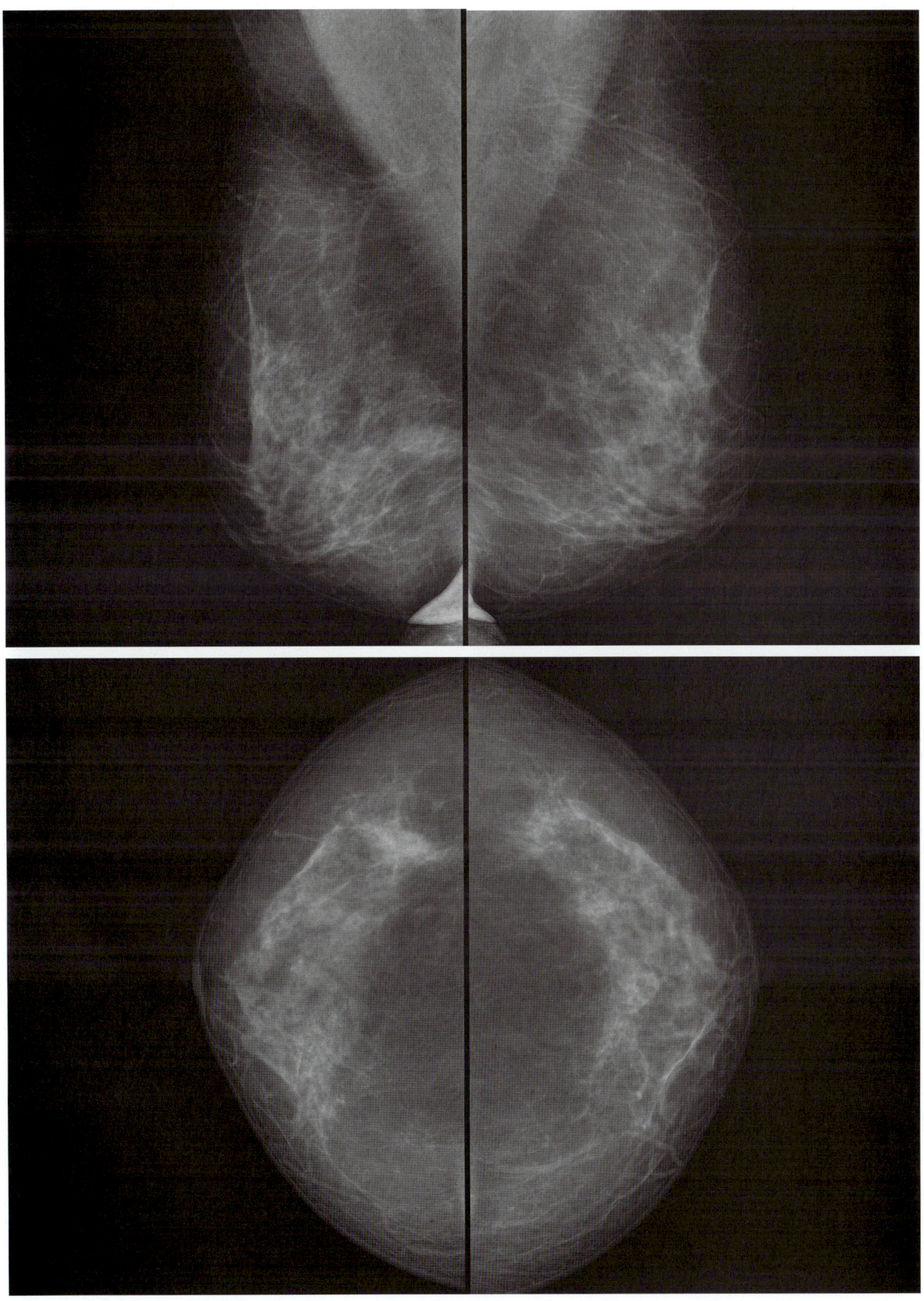

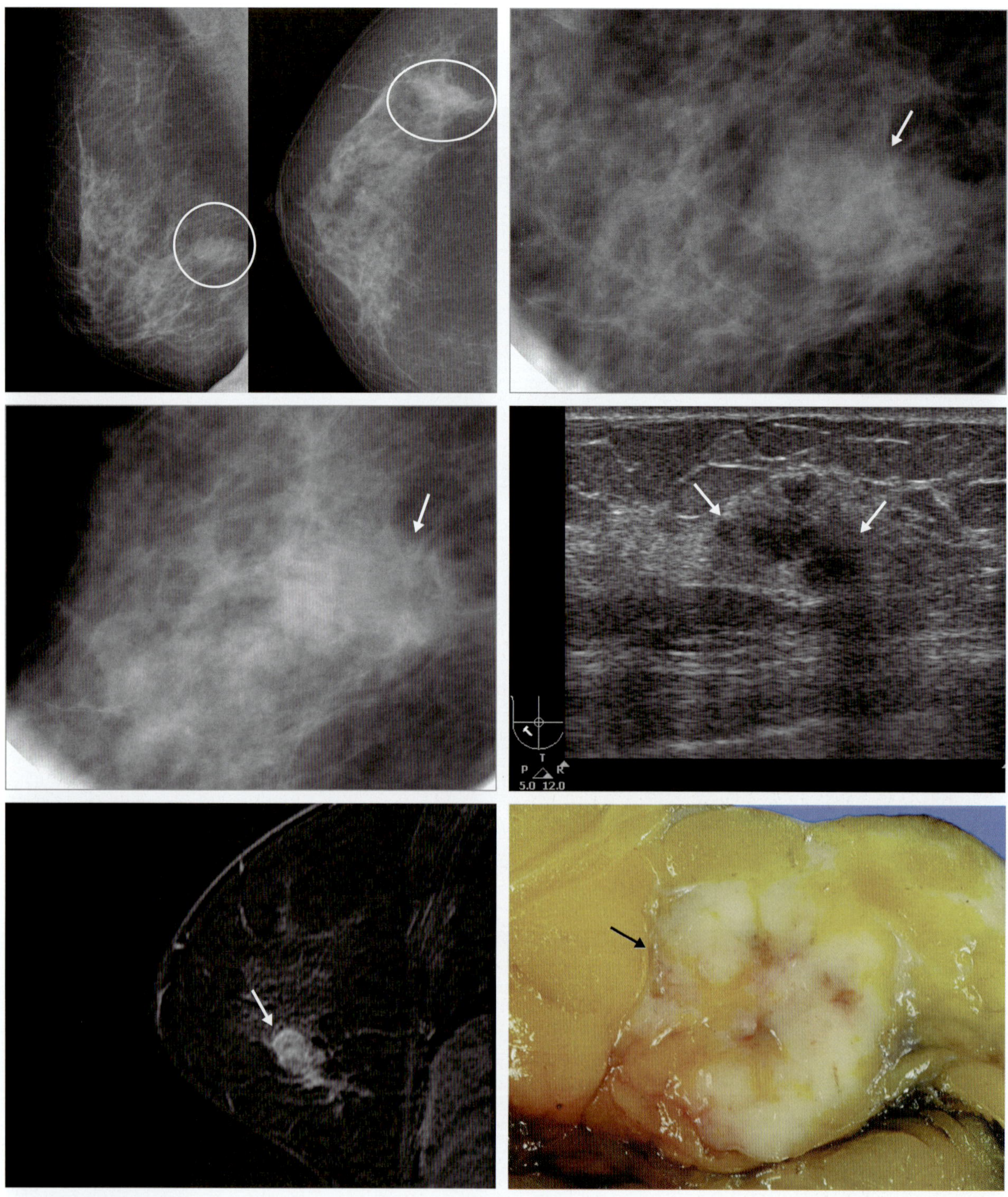

❷-19 증례 해설

- **유방촬영술 소견** 오른쪽 유방 하외측에 종괴가 있다. 확대촬영에서 불분명한 또는 가려진 경계의 종괴(화살표)이다.
- **초음파 소견** 오른쪽 유방 8시 방향, 유두에서 4cm 떨어진 위치에 2.2cm 크기, 미세분엽형 경계의 저에코 종괴(화살표)가 있다. 여러 개의 저에코 병변이 모여 있는 양상이다.
- **MRI 소견** 조영증강을 보이는 3.5cm 크기의 종괴(화살표)로 전방 경계는 비교적 분명하나 후방 경계는 불분명하다.
- **최종판정** 카테고리 4b : 중간 악성 가능성(조직검사 필요). 판독의 5명 중 3명은 카테고리 4b, 2명은 4a로 판정했다.
- **수술명과 진단** 유방보존술, 3.5cm 침윤성 소엽암(T2N0, 병기2A).
- **포인트** 불분명한 경계, 비석회 종괴로 카테고리 4b로 판정한 증례이다. 침윤성 소엽암은 이 증례에서처럼 종괴의 크기가 유방촬영과 초음파검사에서 저평가되기 쉬우며 MRI가 병변의 크기와 범위를 평가하는 데 유용하다.

②-20 무증상 59세 여성

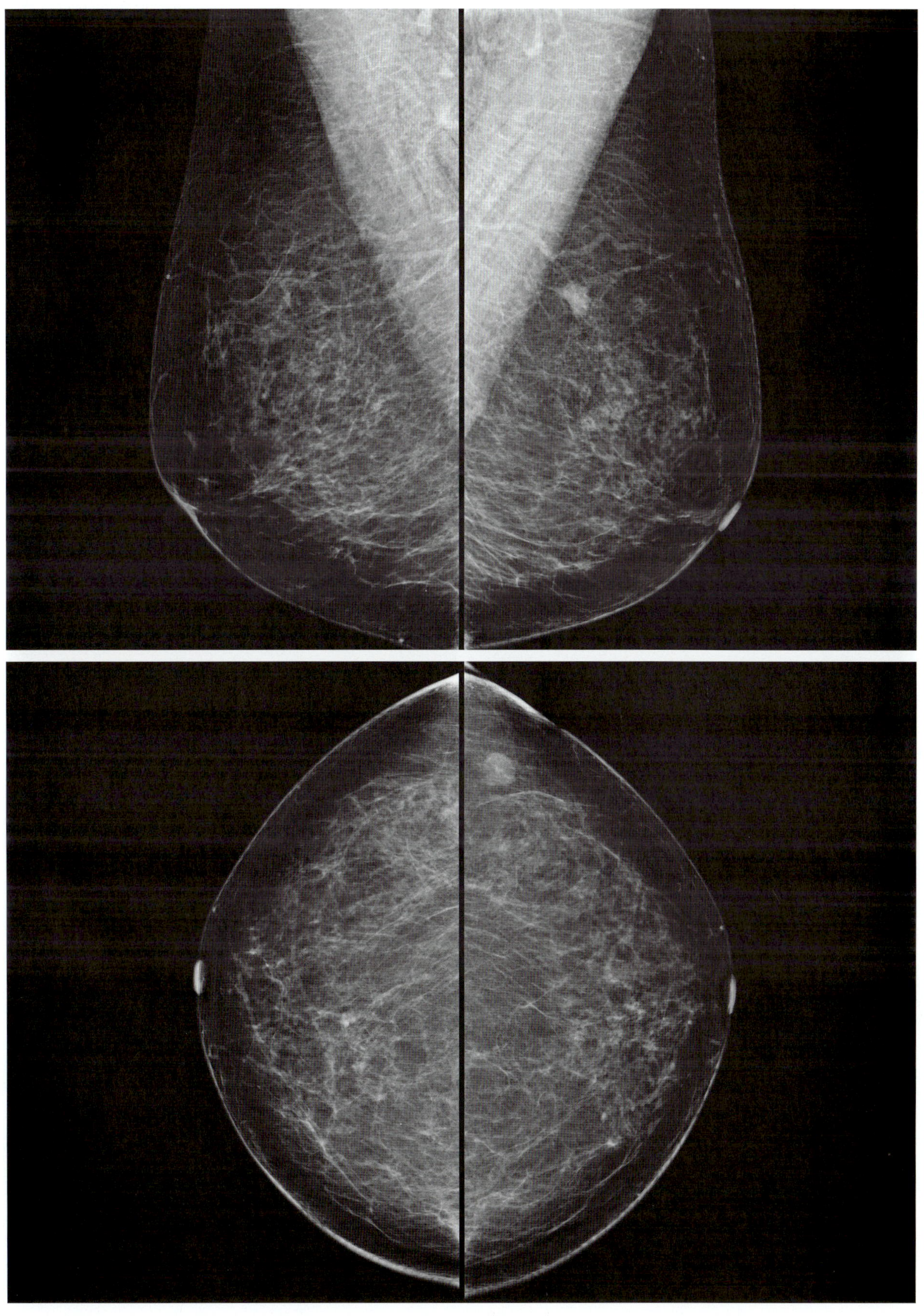

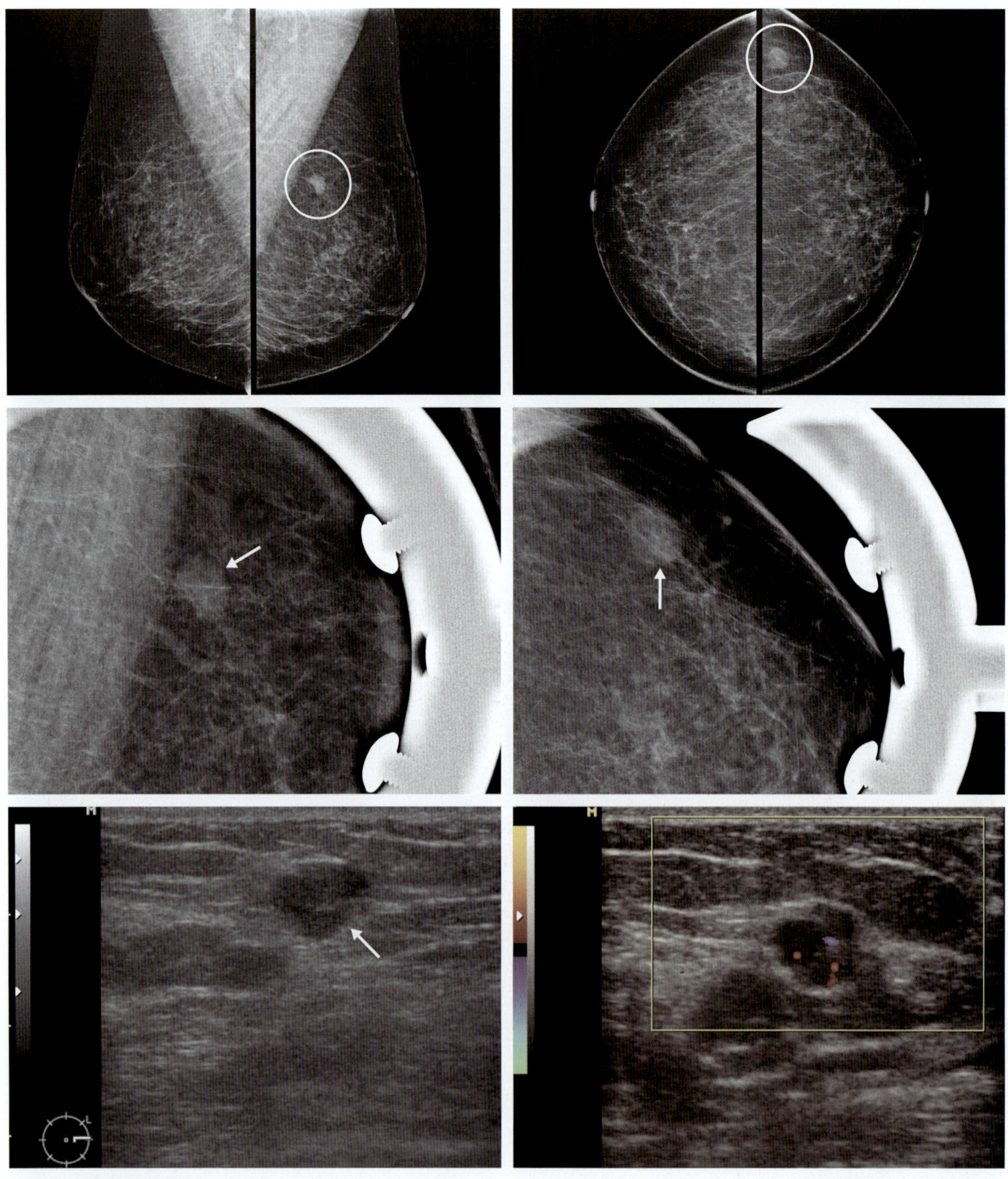

2-20 증례 해설

- **유방촬영술 소견** 왼쪽 유방 상외측에 고밀도 종괴가 보인다. 상하확대촬영에서는 국한성 경계로 잘못 판정할 수 있지만 내외사 확대촬영에서는 불분명한 또는 미세소엽형 경계의 종괴(화살표)로 보인다.
- **초음파 소견** 왼쪽 유방 2시 30분 방향, 유두에서 6cm 떨어진 위치에 0.7cm 크기, 미세소엽형 경계의 저에코 종괴(화살표)가 있다. 도플러검사에서 종괴 내부에 혈류가 있다.
- **최종판정** 카테고리 4b : 중간 악성 가능성(조직검사 필요). 판독의 5명 중 3명은 카테고리 4b, 2명은 4a로 판정했다.
- **수술명과 진단** 유방보존술, 0.5cm 중등급 침윤성암(T1aN0, 병기1).
- **포인트** 검진에서 발견된 불분명한 또는 미세소엽형 경계의 종괴로 카테고리 4b로 판정했다. 상외측에 위치하는 작은 종괴 형태의 유방암 증례로 양성 종양이나 유방내 림프절과 혼동해서는 안 된다. 유방촬영술의 양 방향 사진에서 가장 의심스러운 소견을 근거로 카테고리 판정을 해야 한다.

❷-21 유방종괴가 주소인 71세 여성

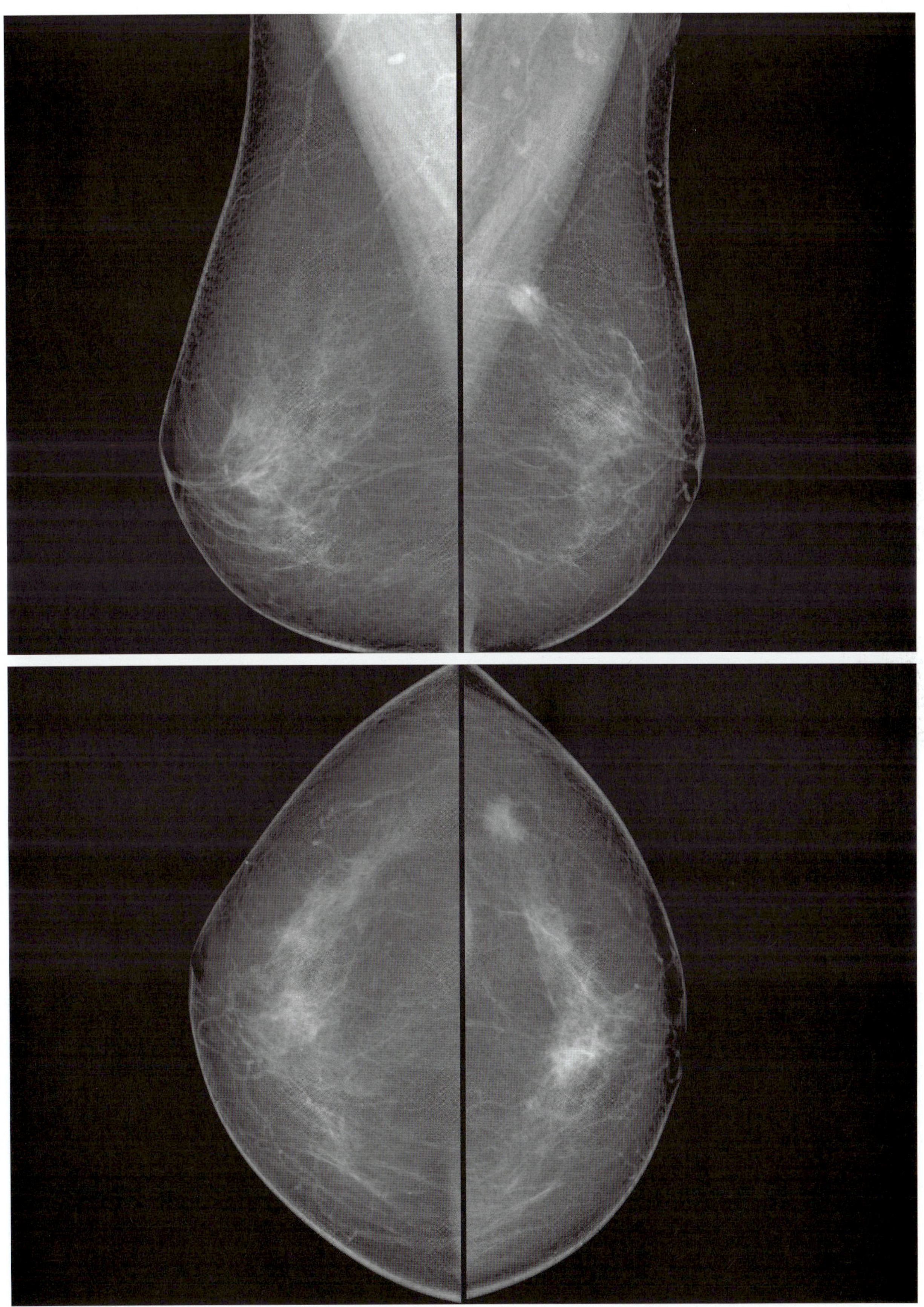

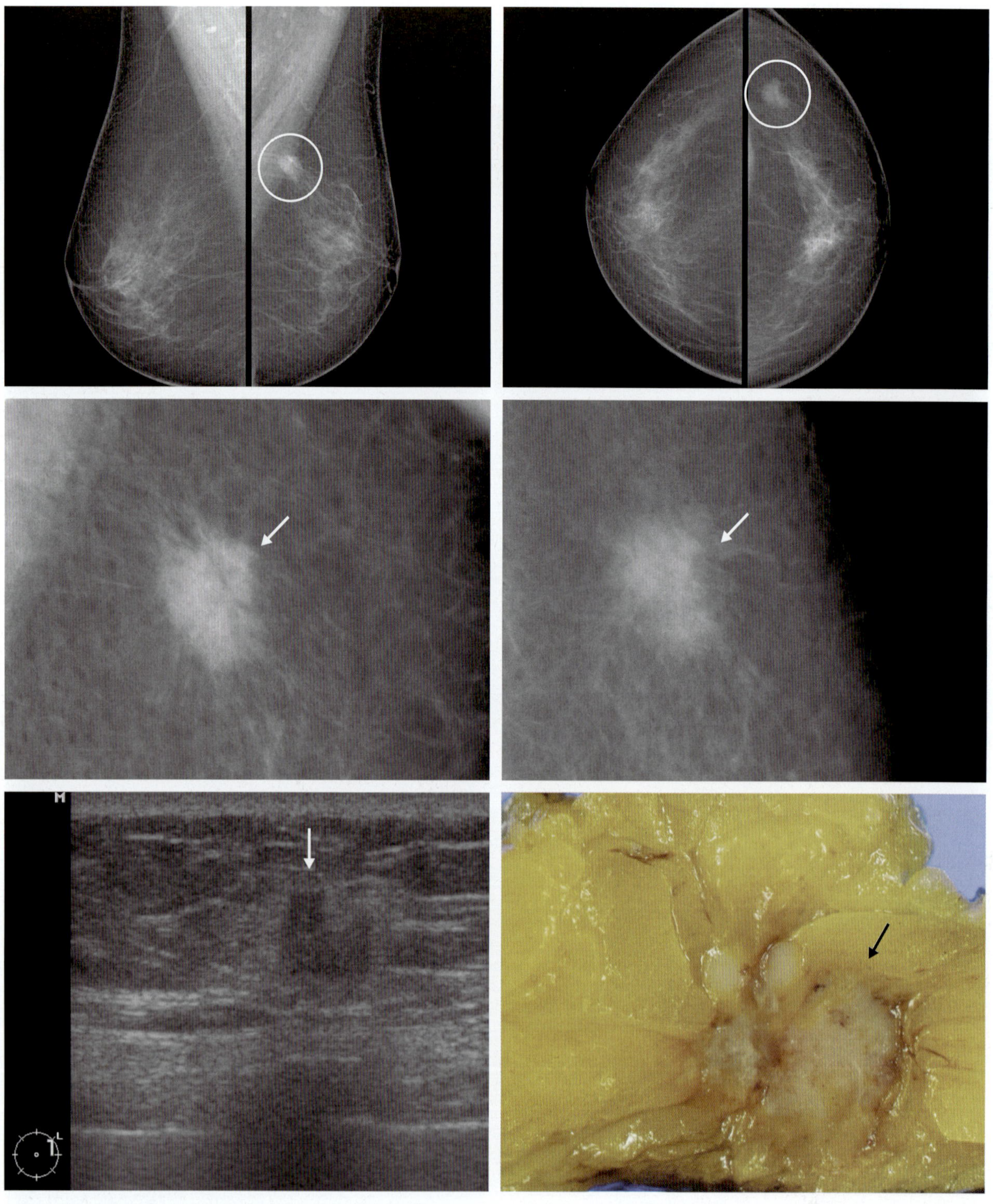

❷-21 증례 해설

- 유방촬영술 소견 왼쪽 유방 상외측에 고밀도 종괴가 있다. 확대촬영에서 불규칙형 모양, 침상형 경계의 종괴(화살표)로 보인다.
- 초음파 소견 왼쪽 유방 2시 30분 방향, 유두에서 8cm 떨어진 위치에 1.5cm 크기, 불규칙형 모양, 각진 경계의 저에코 종괴(화살표)이다. 고에코 달무리를 동반한 평행하지 않은 방향의 종괴이다.
- 최종판정 카테고리 5 : 악성(즉각적 조직검사 필요). 판독의 5명 중 4명은 카테고리 5, 1명은 카테고리 4c로 판정했다.
- 수술명과 진단 유방보존술, 1.5cm 중등급 침윤성암(T1cN0, 병기1).
- 포인트 침상형 경계의 유방종괴로 카테고리 5로 판정했다. 침상형 경계의 종괴는 석회화가 동반되지 않아도 악성을 강력히 시사하는 소견이다. 증례 2-20과 비교해보자.

❷-22 유방종괴가 주소인 56세 여성

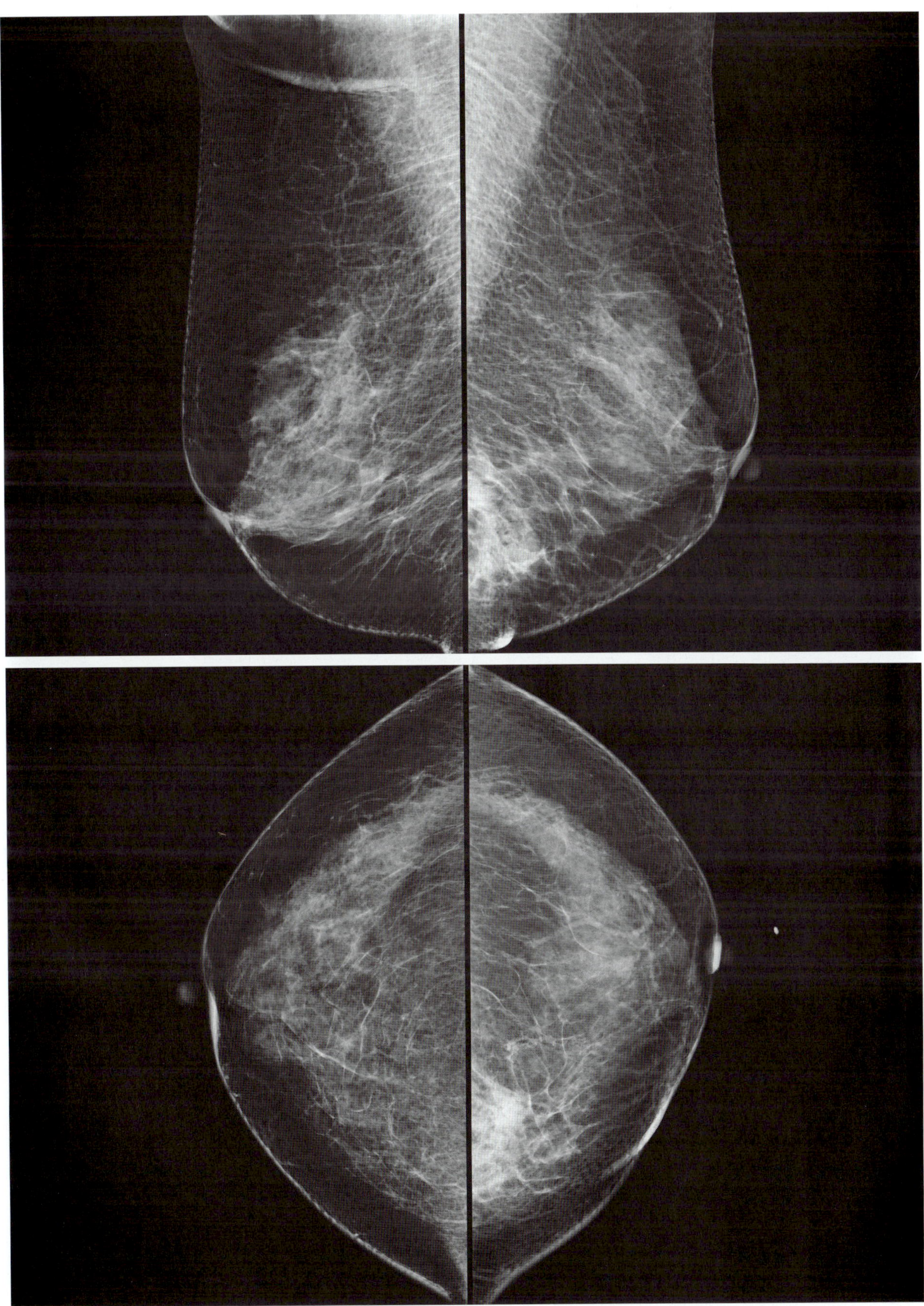

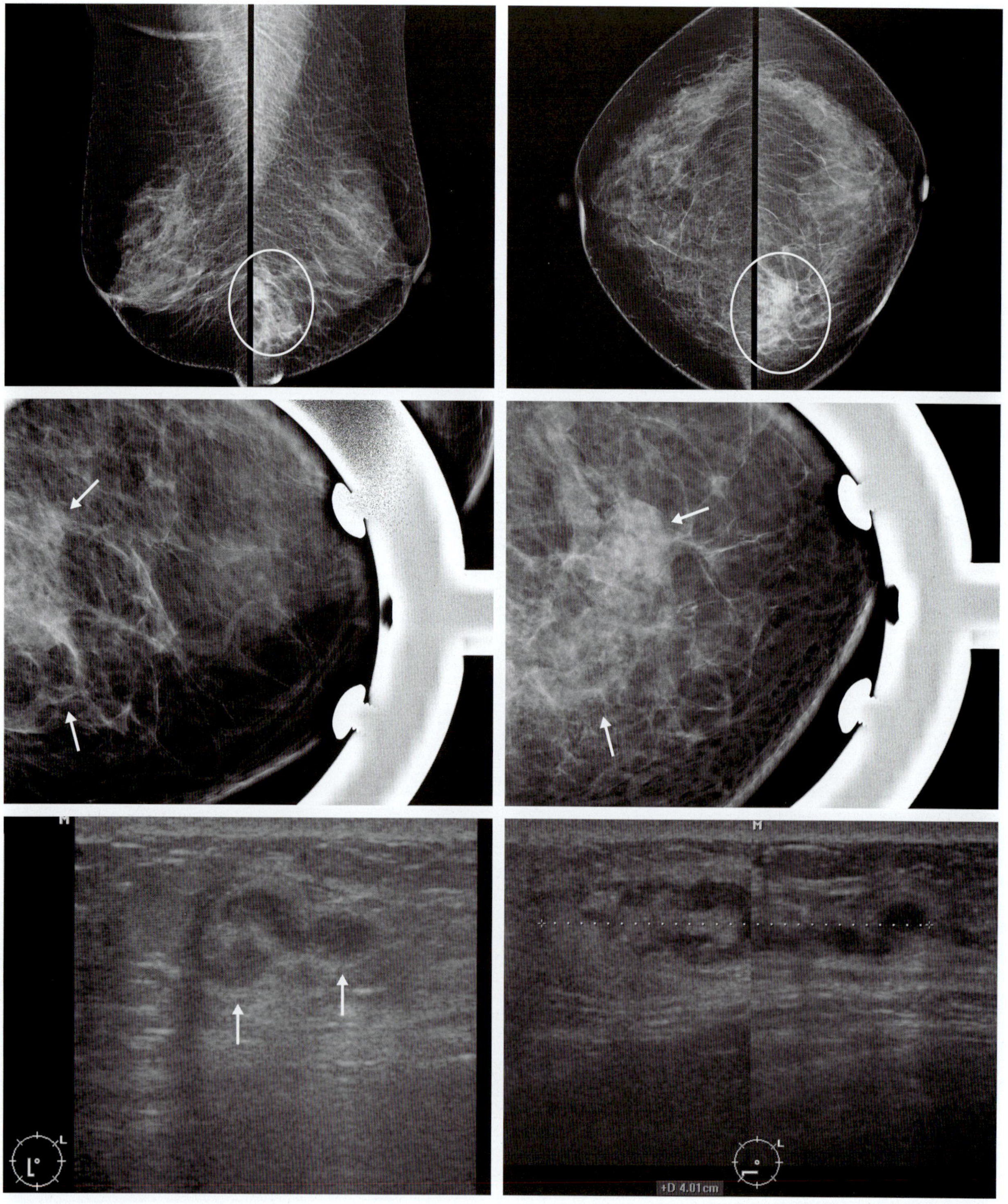

❷-22 증례 해설

- **유방촬영술 소견** 왼쪽 유방 하내측에 종괴가 있다. 확대촬영에서 불분명한 경계, 불균질한 밀도의 종괴(화살표)가 보인다.
- **초음파 소견** 왼쪽 유방 7시 방향, 유두에서 5cm 떨어진 위치에 4cm 크기의 저에코 병변(화살표)이 있다. 병변은 관상형이며 주위 조직의 에코가 증가되어 있다.
- **최종판정** 카테고리 4a : 낮은 악성 가능성(조직검사 필요). 판독의 5명 중 3명은 카테고리 4a, 2명은 4b로 판정했다.
- **수술명과 진단** 절제생검, 스파르가눔증.
- **포인트** 불분명한 경계의 종괴로 카테고리 4a로 판정했다. 움직이는 종괴가 주소인 환자의 초음파에서 지방층에 위치한 관상 구조물을 확인하면 스파르가눔증으로 진단하는 데 도움이 된다.

②-23 유두함몰이 주소인 49세 여성

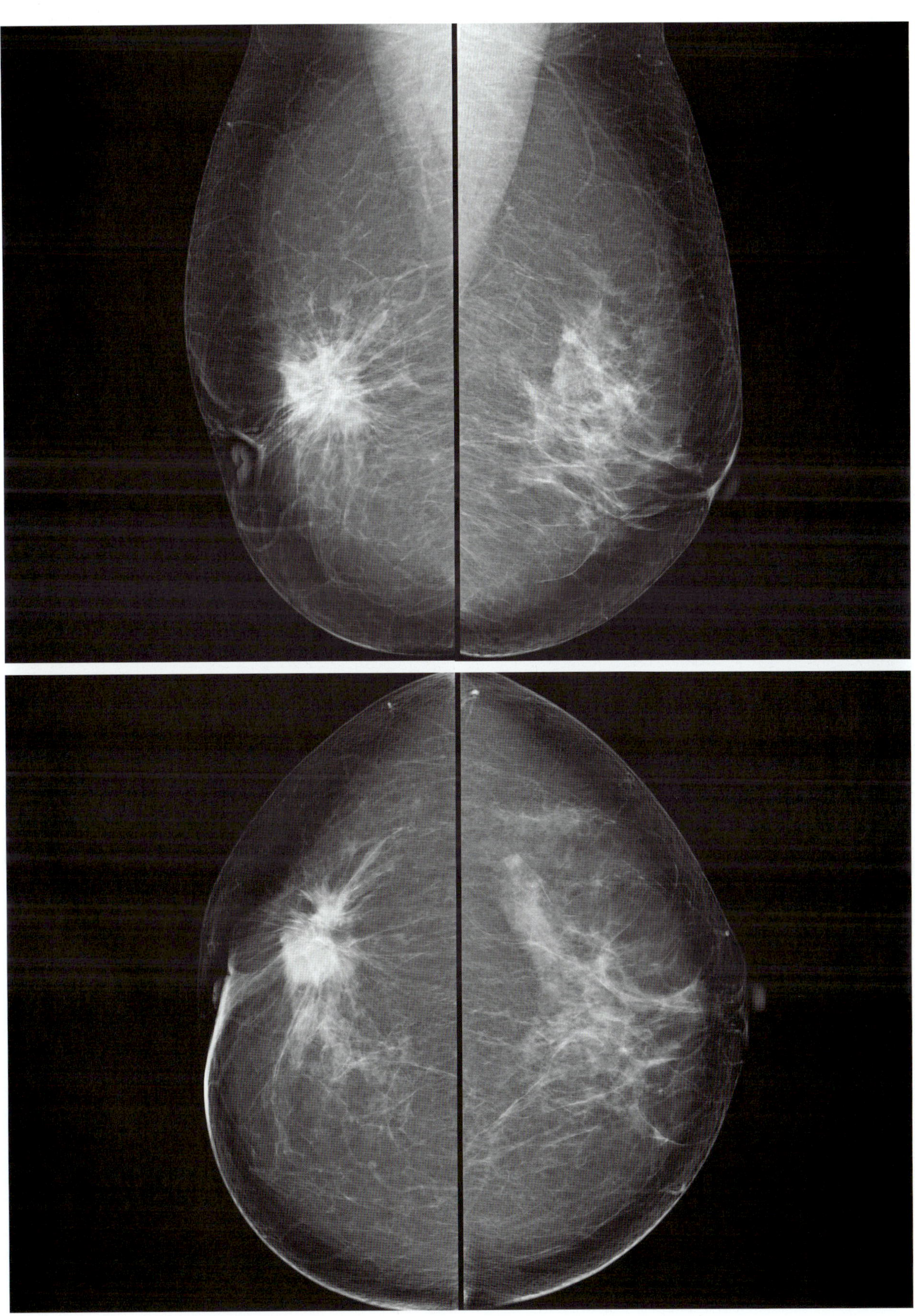

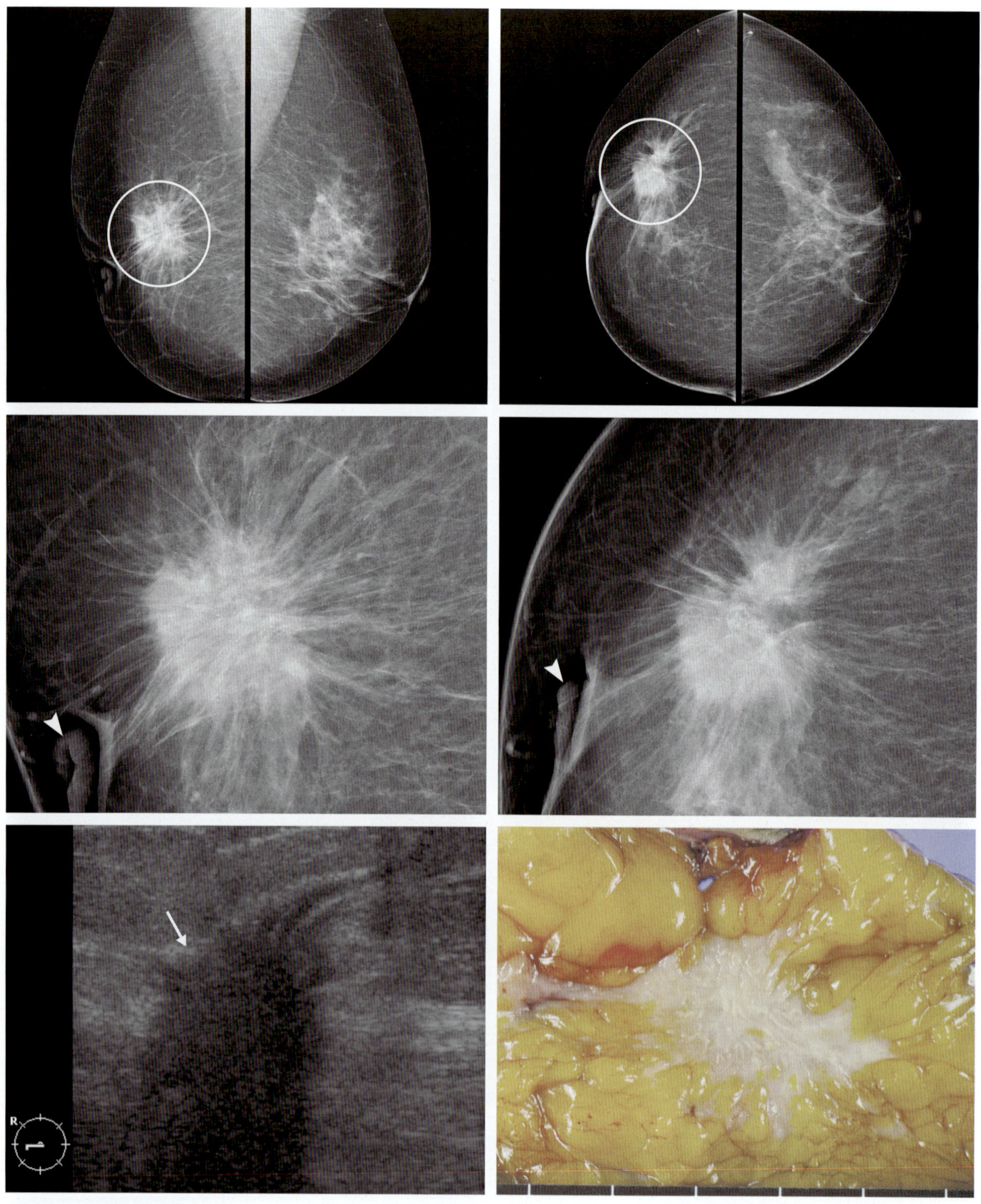

❷-23 증례 해설

- **유방촬영술 소견** 오른쪽 유두하에 종괴가 있다. 확대촬영에서 침상형 경계의 종괴로, 유두함몰(화살촉)을 동반한다.
- **초음파 소견** 오른쪽 유방 9시 방향, 유두에서 1cm 떨어진 위치에 3cm 크기, 침상형 경계의 저에코 종괴(화살표)이다. 종괴는 고에코 달무리와 후방음향 감소를 동반한다.
- **최종판정** 카테고리 5 : 악성(즉각적 조직검사 필요). 판독의 5명 모두 카테고리 5로 판정했다.
- **수술명과 진단** 유방전절제술, 4cm 중등급 침윤성암과 9개 림프절전이(T2N2, 병기3A).
- **포인트** 유두하 침상형 종괴로 카테고리 5로 판정했다. 침상형 종괴의 원인은 일반형 유방암 외에도 침윤성 소엽암, 수술 후 반흔, 방사상반흔, 경화성선증, 지방괴사, 국소섬유화 등이 있다.

②-24 무증상 72세 여성

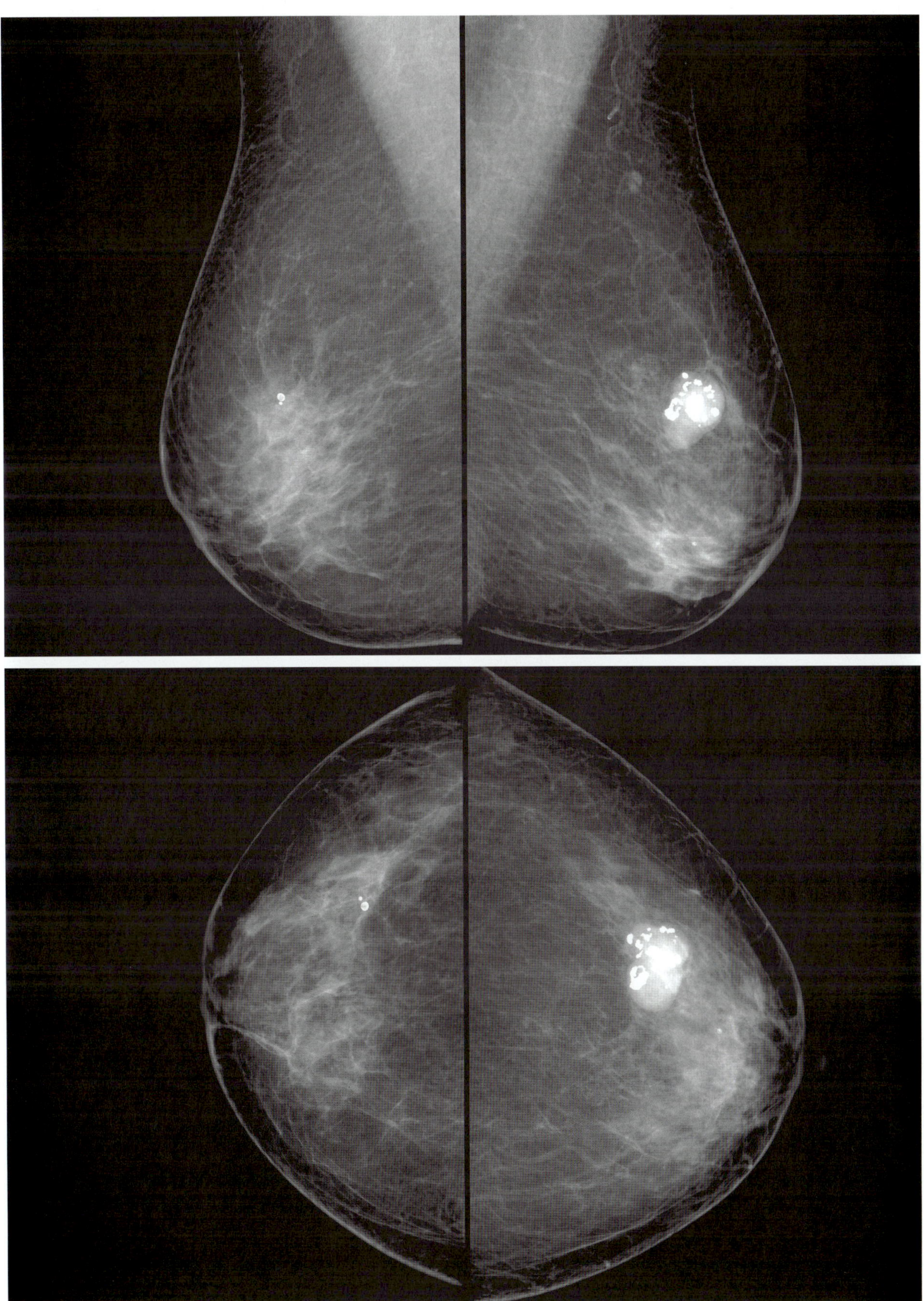

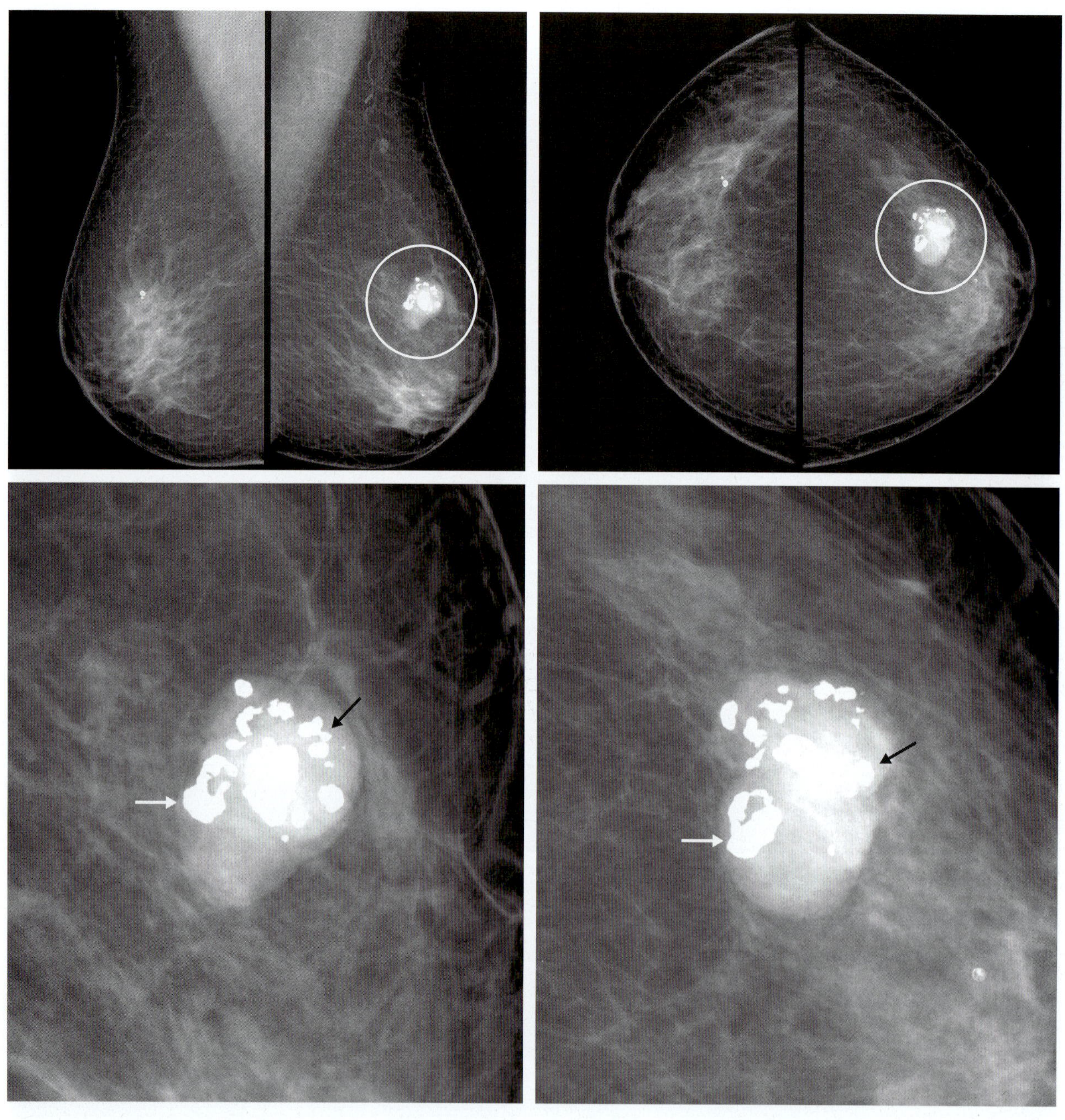

❷-24 증례 해설

- **유방촬영술 소견** 왼쪽 유방 상외측에 2.4cm 크기, 국한성 경계의 종괴가 있다. 확대 사진에서 종괴 내부에 팝콘모양의 거칠고 커다란 석회화(화살표)가 보인다.
- **최종판정** 카테고리 2 : 양성(1년 후 추적검사 요망). 판독의 5명 모두 카테고리 2로 판정했다.
- **진단** 퇴행성 섬유선종.
- **포인트** 검진유방촬영에서 국한성 경계의 종괴로 내부에 팝콘모양 석회화가 보여 카테고리 2로 판정했다. 전형적인 양성 병변으로 추가검사 없이도 퇴행성 섬유선종으로 진단이 가능하다.

❷-25 무증상 51세 여성

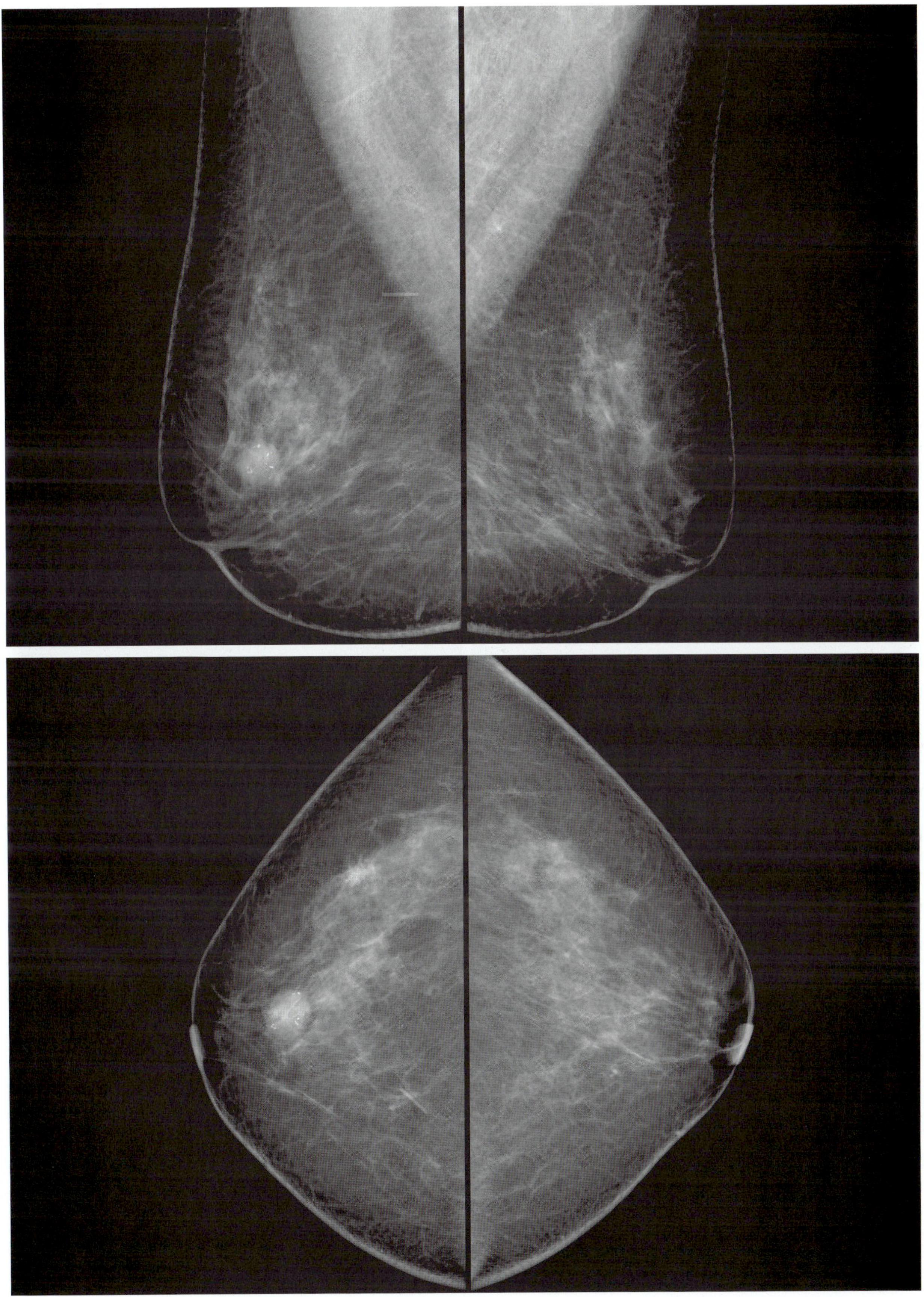

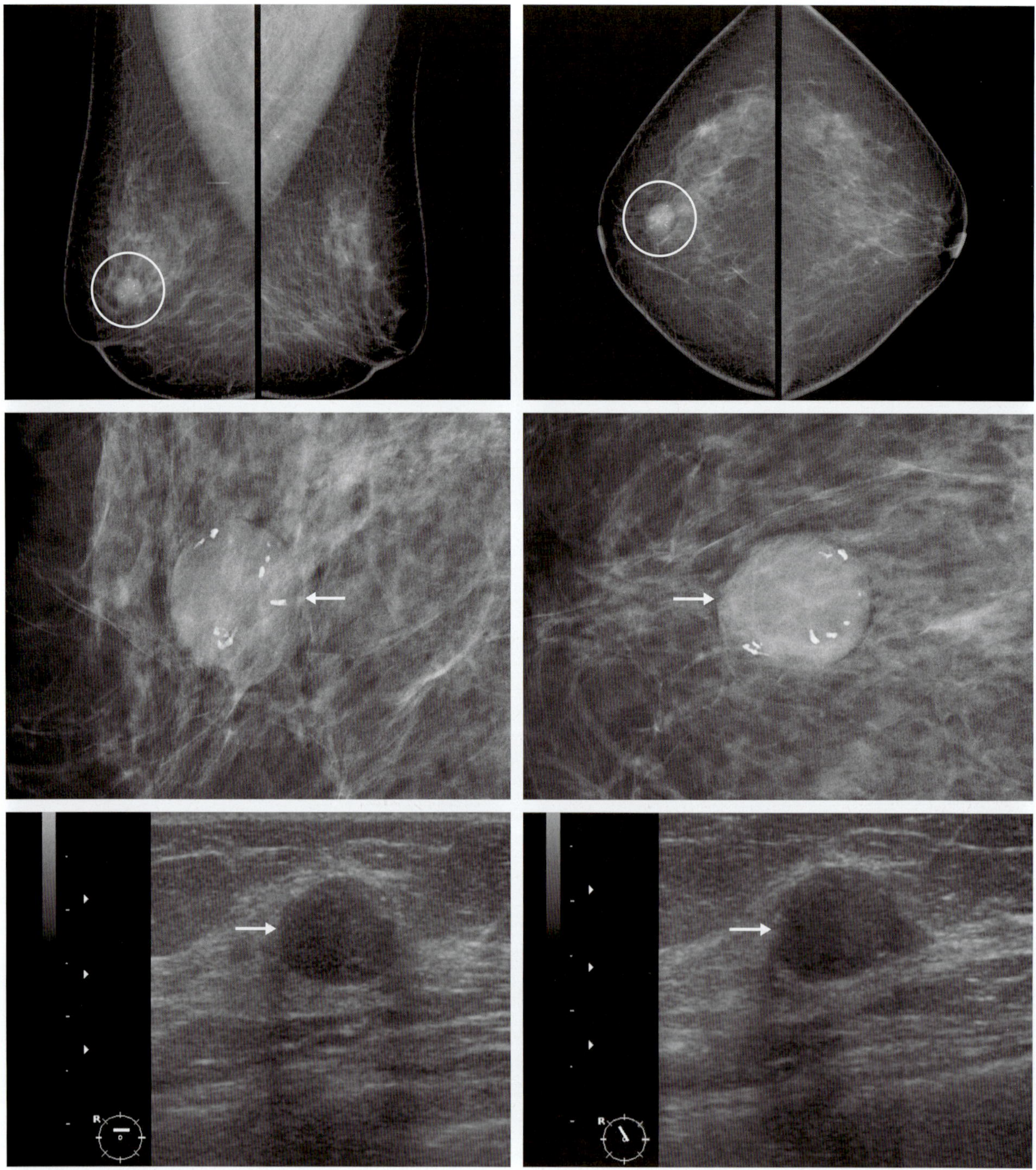

❷-25 증례 해설

- **유방촬영술 소견** 오른쪽 유두하에 종괴가 있다. 확대촬영에서 국한성 경계의 종괴(화살표)이며 내부에 거칠고 불균질한 석회화를 동반한다.
- **초음파 소견** 오른쪽 유방 12시 방향, 유두에서 1cm 떨어진 위치에 0.7cm 크기, 국한성 경계의 저에코 종괴(화살표)이다.
- **최종판정** 카테고리 4a : 낮은 악성 가능성(조직검사 필요). 판독의 5명 중 2명은 카테고리 4a, 2명은 카테고리 2, 1명은 카테고리 3로 판정했다.
- **코어생검 진단** 섬유선종.
- **포인트** 내부에 거칠지만 다형태성인 석회화를 동반한 국한성 종괴로 판독의 중 2명은 카테고리 4a로, 2명은 카테고리 2로 판정했다. 섬유선종의 퇴행 초기에 팝콘모양 석회화 형성 과정에는 전형적인 거칠고 크기가 큰 석회화가 뚜렷하지 않아 조직검사로 확인해야 하는 경우도 있다.

❷-26 유방종괴가 주소인 64세 여성

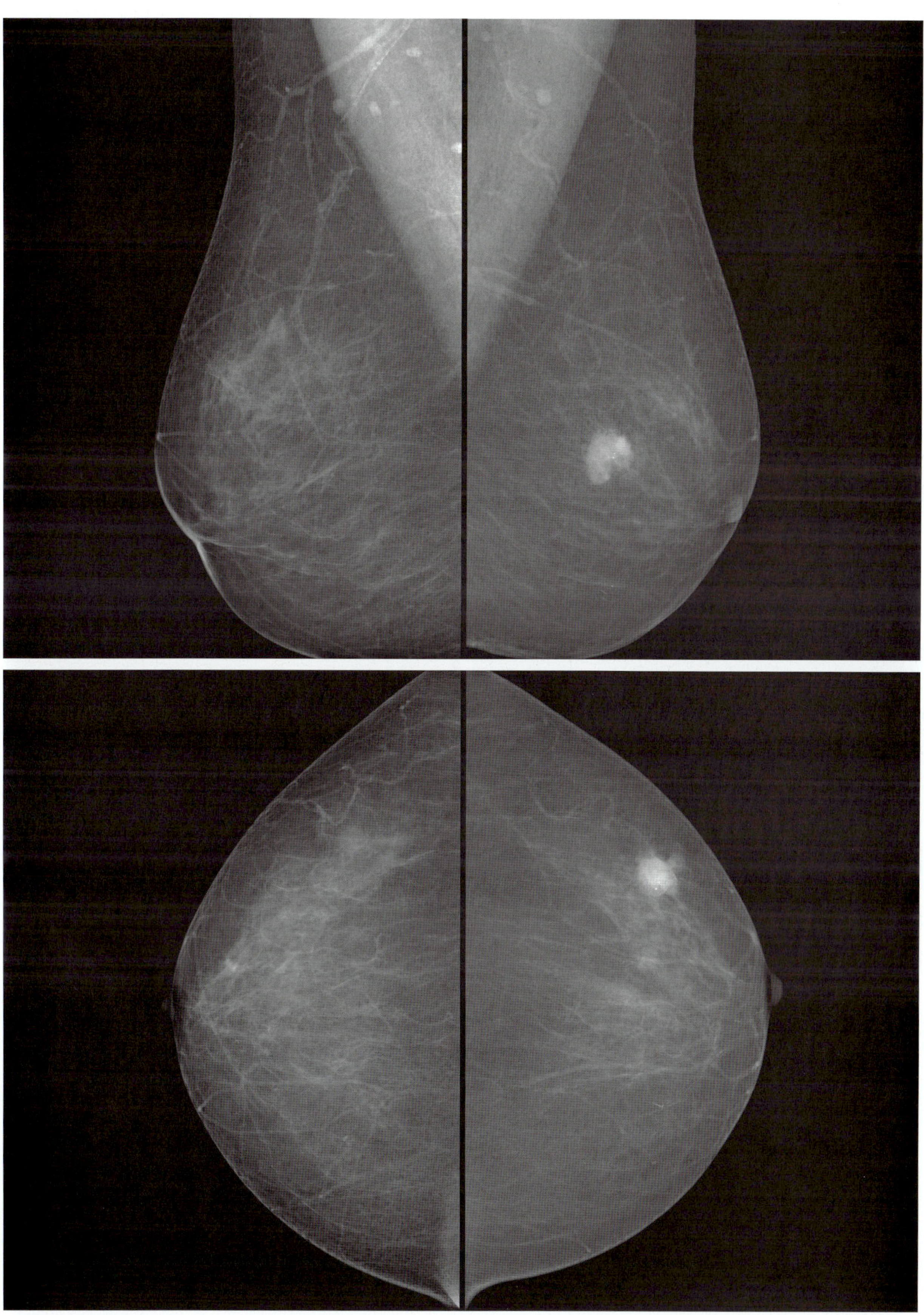

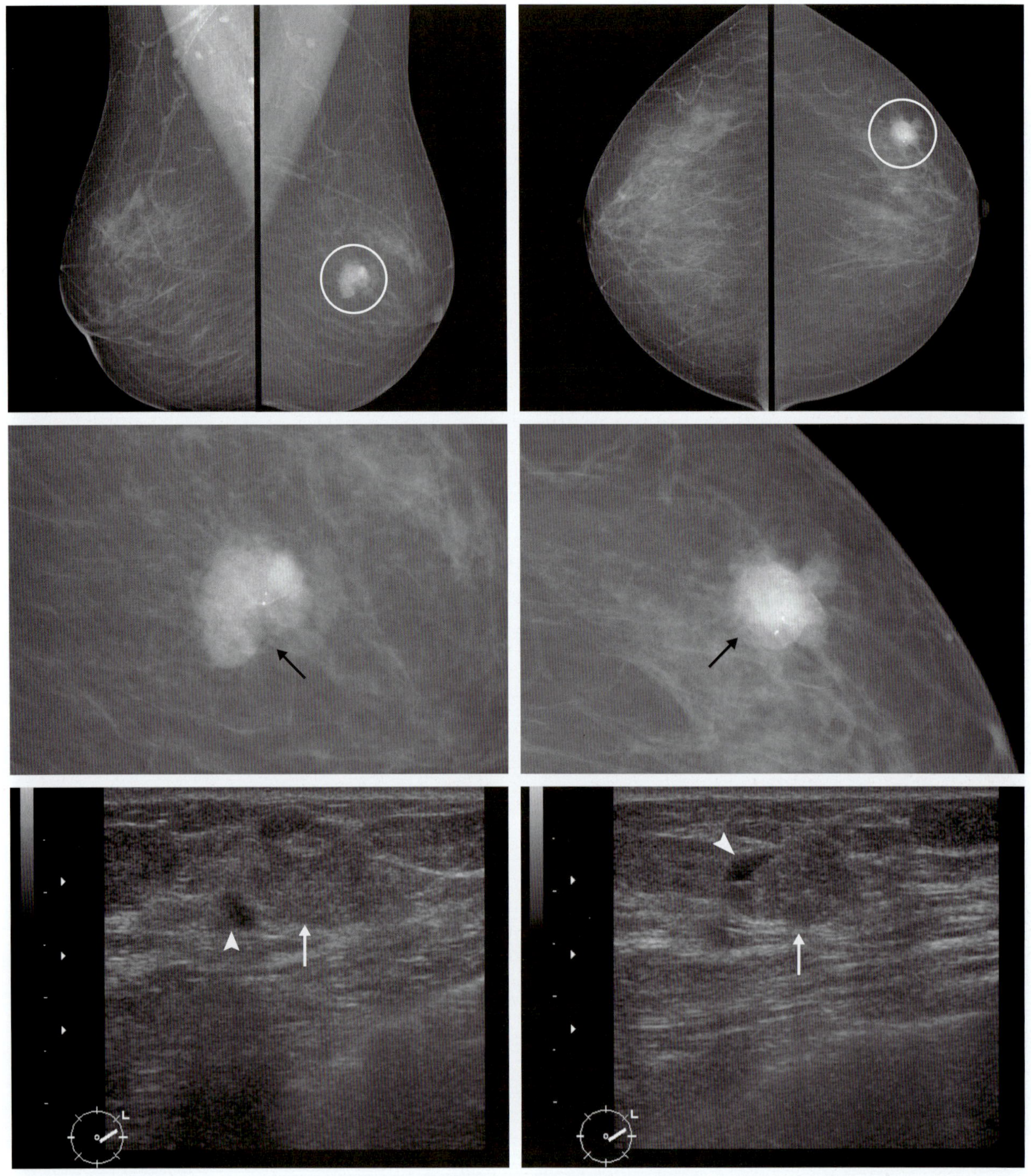

❷-26 증례 해설

- **유방촬영술 소견** 왼쪽 유방 3시 방향에 미세소엽형 경계의 종괴가 있다. 확대촬영에서 종괴(화살표) 내부에 동반된 무정형 미세석회화가 보인다.
- **초음파 소견** 왼쪽 유방 3시 방향, 유두에서 3cm 떨어진 위치에 1.5cm 크기, 미세소엽형 경계의 복합에코 종괴(화살표)가 있다. 종괴 가장자리의 저에코(화살촉)는 유관내 종괴임을 시사하는 소견이다.
- **최종판정** 카테고리 4b : 중간 악성 가능성(조직검사 필요). 판독의 5명 중 2명은 카테고리 4b, 2명은 4c, 1명은 카테고리 5로 판정했다.
- **수술명과 진단** 유방보존술, 1.5cm 유두상 관상피내암(병기0).
- **포인트** 미세소엽형 경계의 종괴 내부에 미세석회화가 동반되어 카테고리 4b 또는 4c로 판정했다. 60대 여성에서 발견된 비국한성 경계의 고밀도 종괴가 미세석회화를 동반한다면 중등도 이상의 악성 가능성을 시사한다.

❷-27 무증상 53세 여성

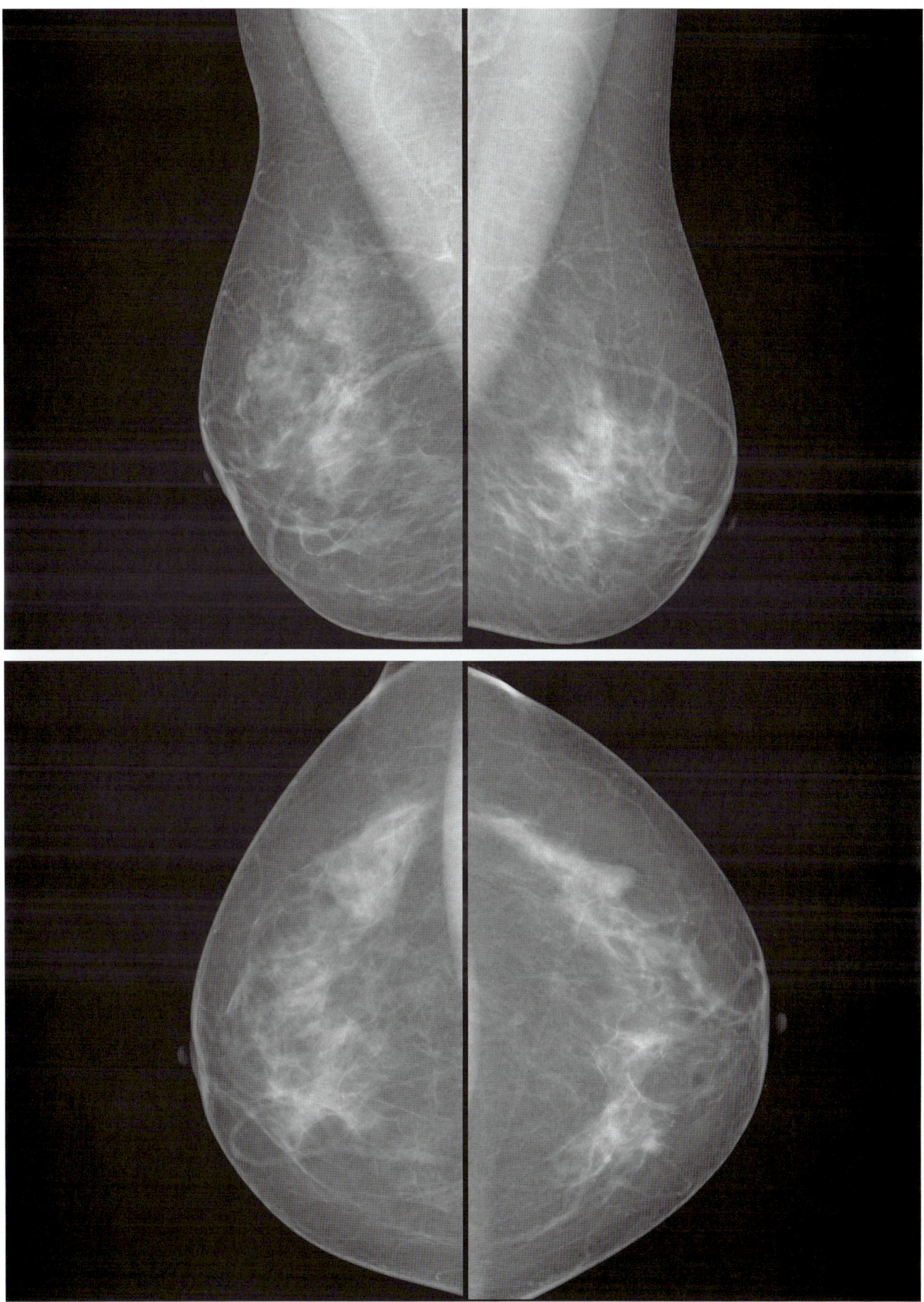

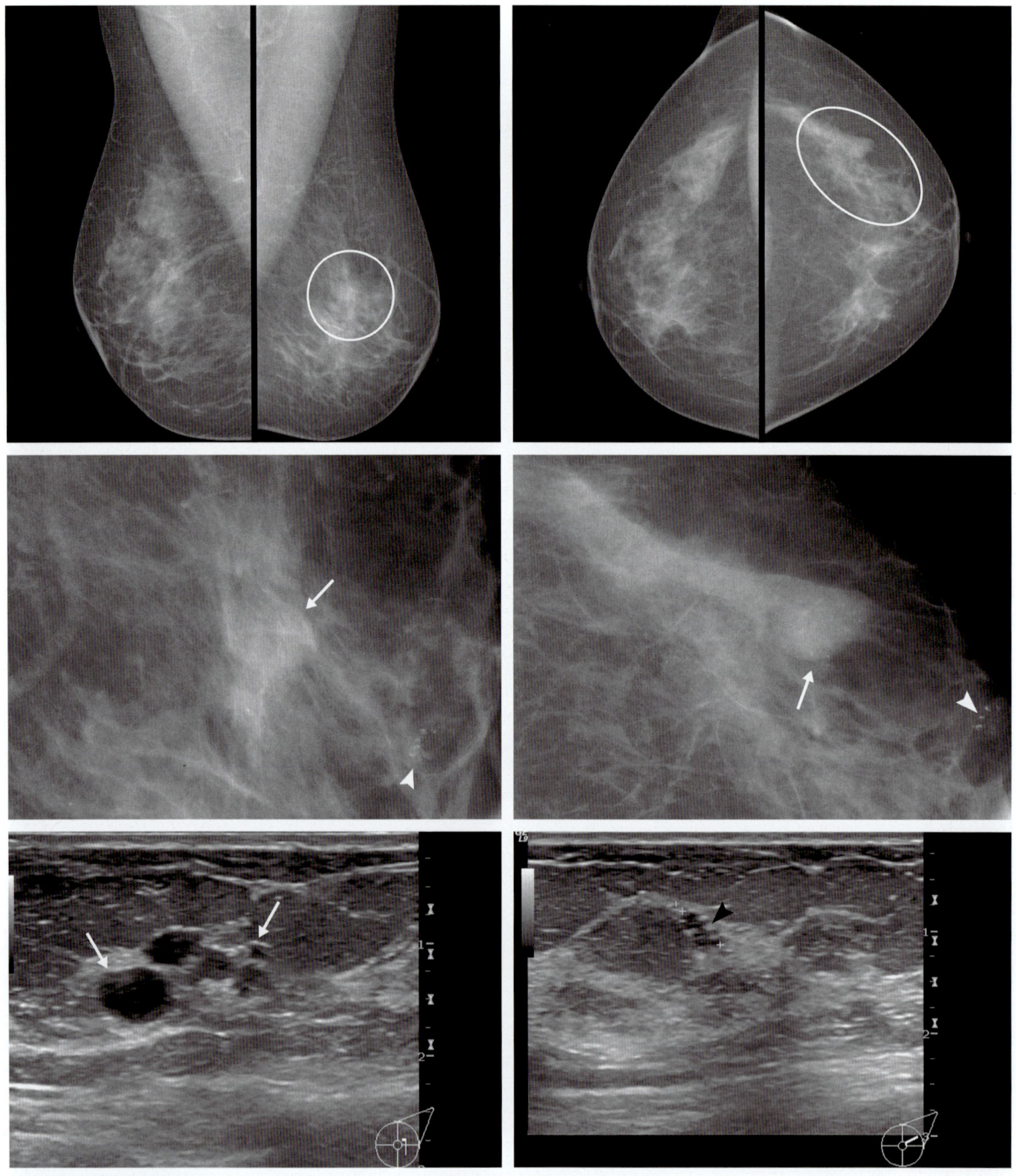

②-27 증례 해설

- 유방촬영술 소견 왼쪽 유방 상외측에 비대칭이 있다. 확대촬영에서 가려진 경계의 종괴(화살표)와 동반된 점상 석회화가 보인다. 종괴 1.5cm 내측에도 석회화 결절(화살촉)이 보인다.
- 초음파 소견 왼쪽 유방 2시 방향, 유두에서 4cm 떨어진 위치에 고에코 석회화와 동반된 군집성 낭종(화살표)이 보인다. 유두에서 2cm 떨어진 위치에도 0.5cm 낭종(화살촉)이 보인다.
- 최종판정 카테고리 3 : 양성 추정(6개월 후 추적검사 요망). 판독의 5명 중 4명은 카테고리 3, 1명은 카테고리 4a로 판정했다.
- 진단 군집성 미세낭종*clustered microcysts*.
- 포인트 석회 동반 종괴이지만, 초음파에서 군집성 낭종 내에 석회화가 확인되어 카테고리 4a 대신 카테고리 3로 판정했다. 병리학적으로는 아포크린화생*apocrine metaplasia*에 의한 것으로 초음파에서 다수의 무에코 낭종이 얇은 격막으로 나뉘어 있고 고형 성분이 병변 내부에 없으면 양성 병변으로 판정할 수 있다.

②-28 유방종괴가 주소인 57세 여성

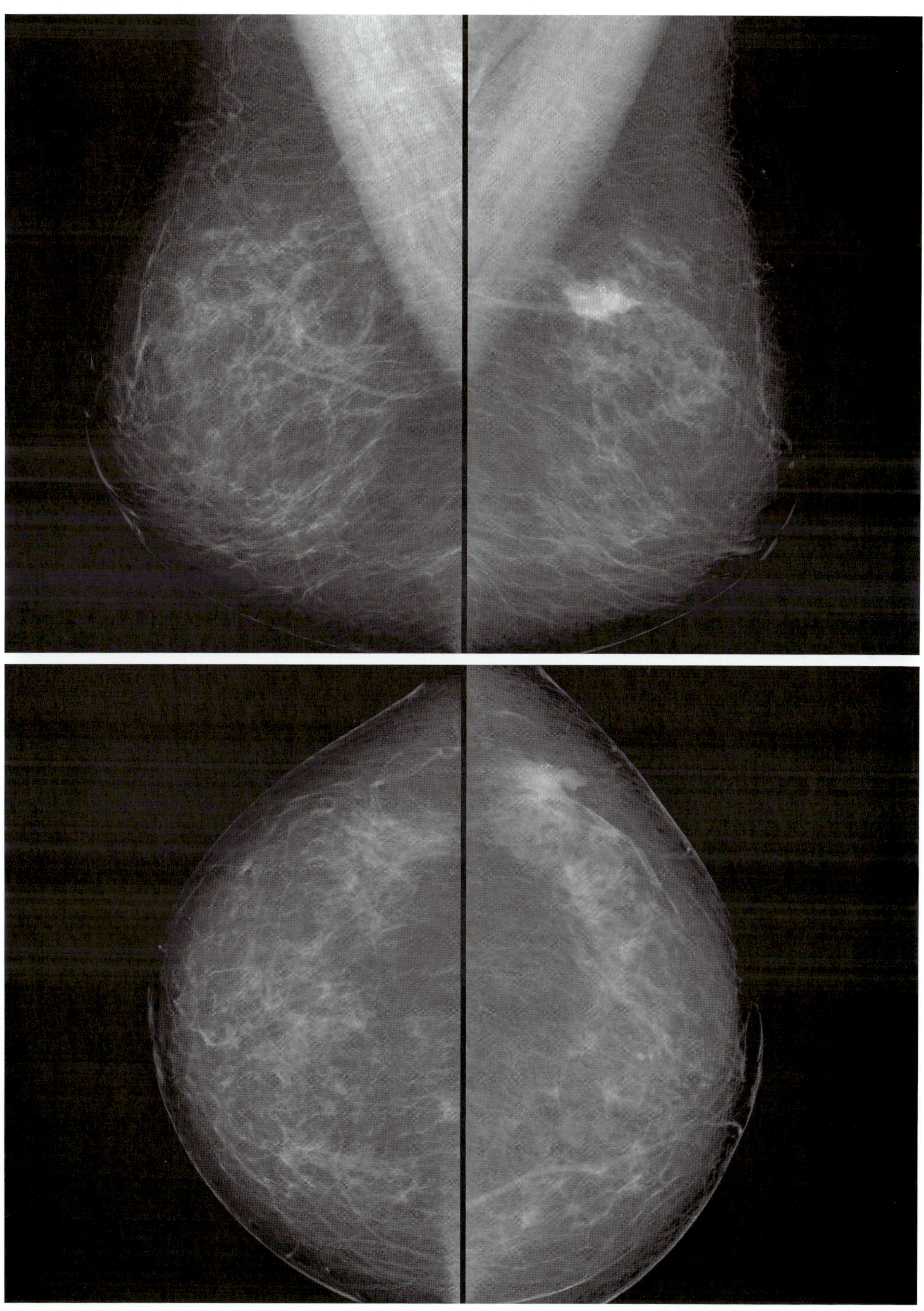

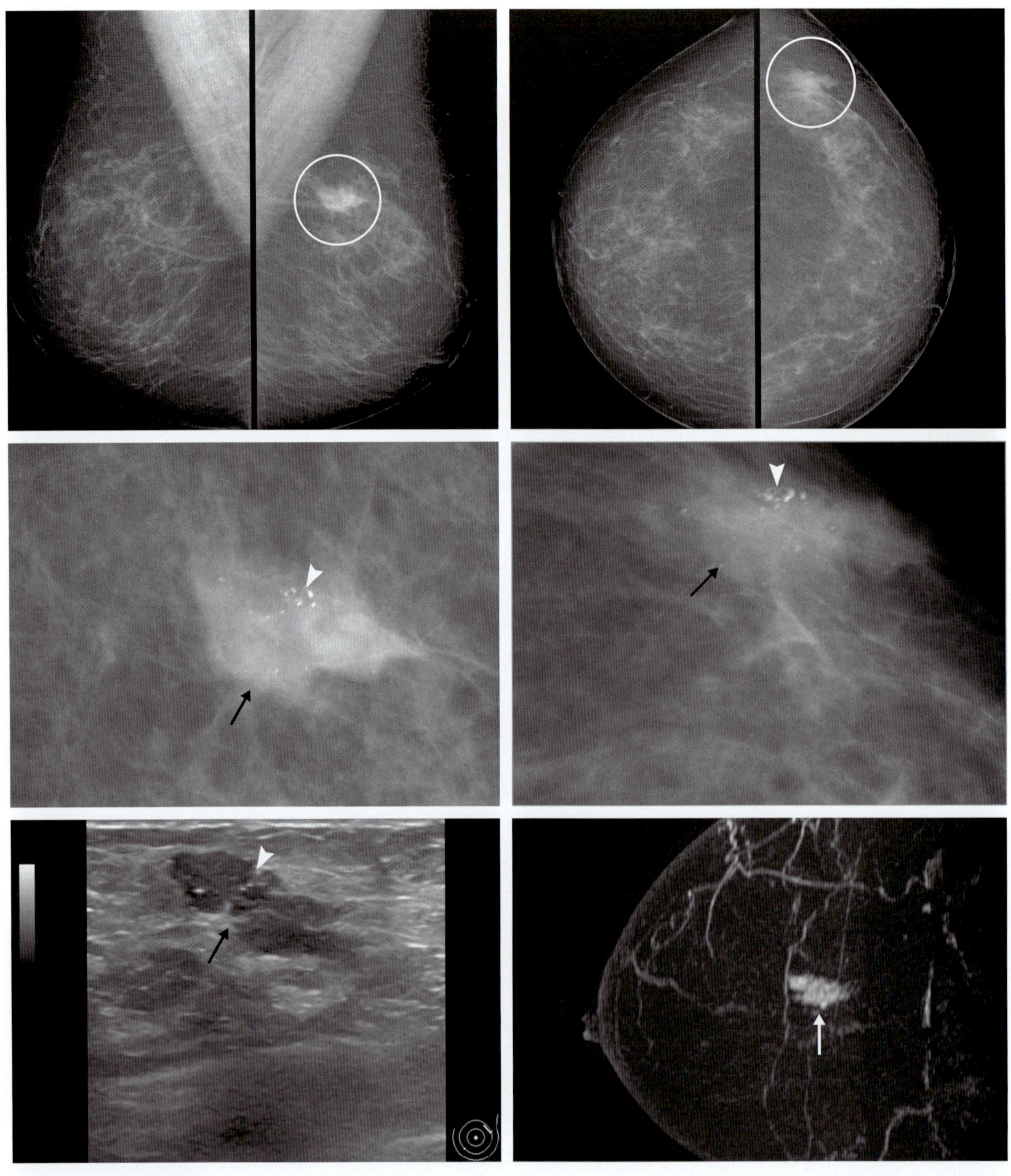

❷-28 증례 해설

- 유방촬영술 소견 왼쪽 유방 상외측에 종괴가 있다. 확대촬영에서 불분명한 경계의 종괴(화살표)이며 내부에 다형태성 미세석회화(화살촉)를 동반한다.
- 초음파 소견 왼쪽 유방 2시 30분 방향, 유두에서 7cm 떨어진 위치에 2.2cm 크기, 각진 경계의 저에코 종괴(화살표)이다. 종괴 내부에 석회화로 인한 고에코 점(화살촉)들이 보인다.
- MRI 소견 2.7cm 크기의 조영증강되는 종괴(화살표)이다.
- 최종판정 카테고리 5 : 악성(즉각적인 조직검사 필요). 판독의 5명 중 3명은 카테고리 5, 2명은 카테고리 4c로 판정했다.
- 수술명과 진단 유방보존술, 3cm 관상피내암을 동반한 1cm 고등급 침윤성암(T1bN0, 병기1).
- 포인트 불분명한 경계와 다형태성 미세석회화를 보이는 종괴로 카테고리 5 또는 4c 병변으로 판정했다. 관상피내암을 동반한 고등급 침윤성암의 증례로 종괴 주위의 다형태성 석회화가 관상피내암의 존재를 시사한다.

②-29 유방종괴와 혈성 유두분비물이 주소인 43세 여성

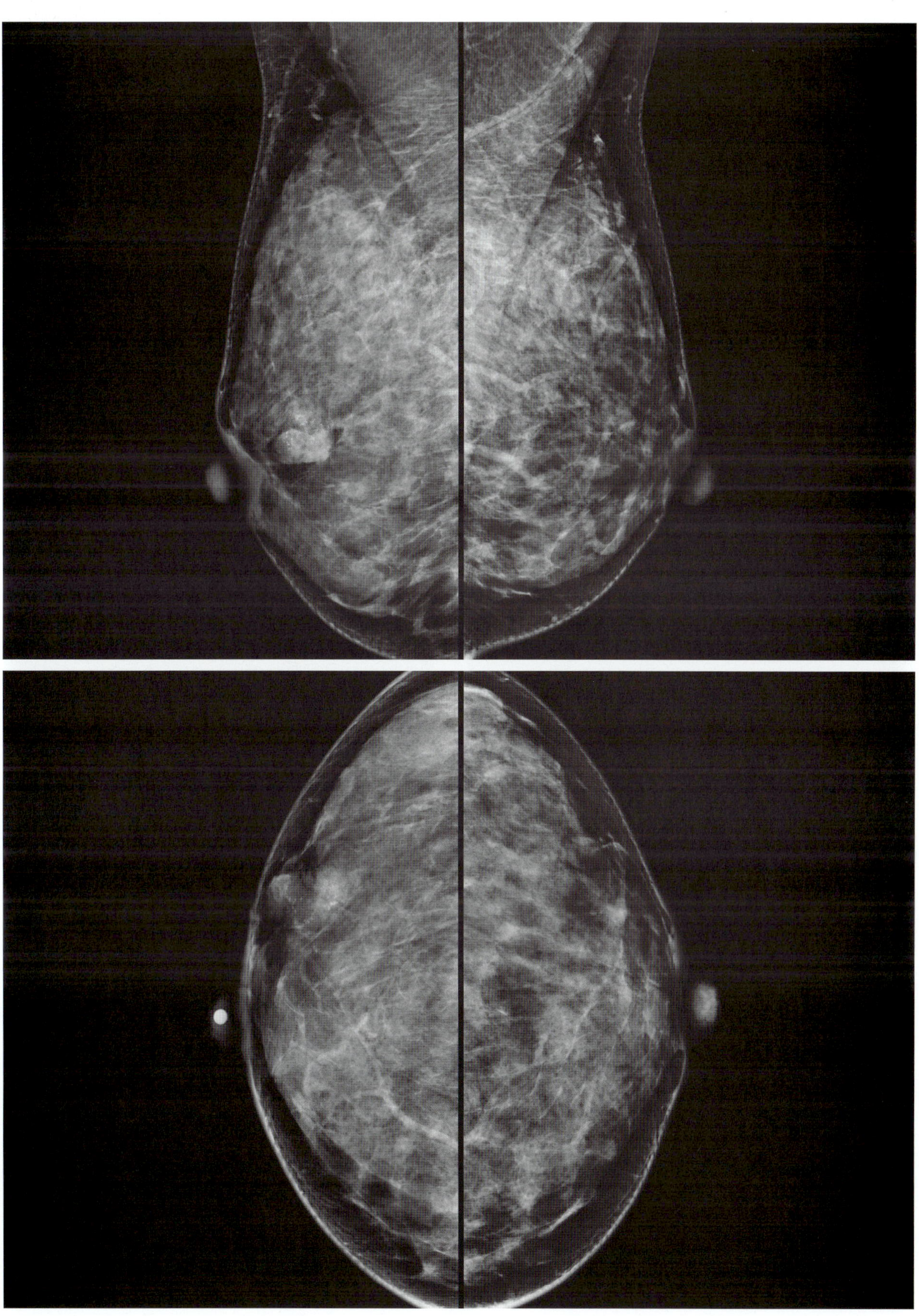

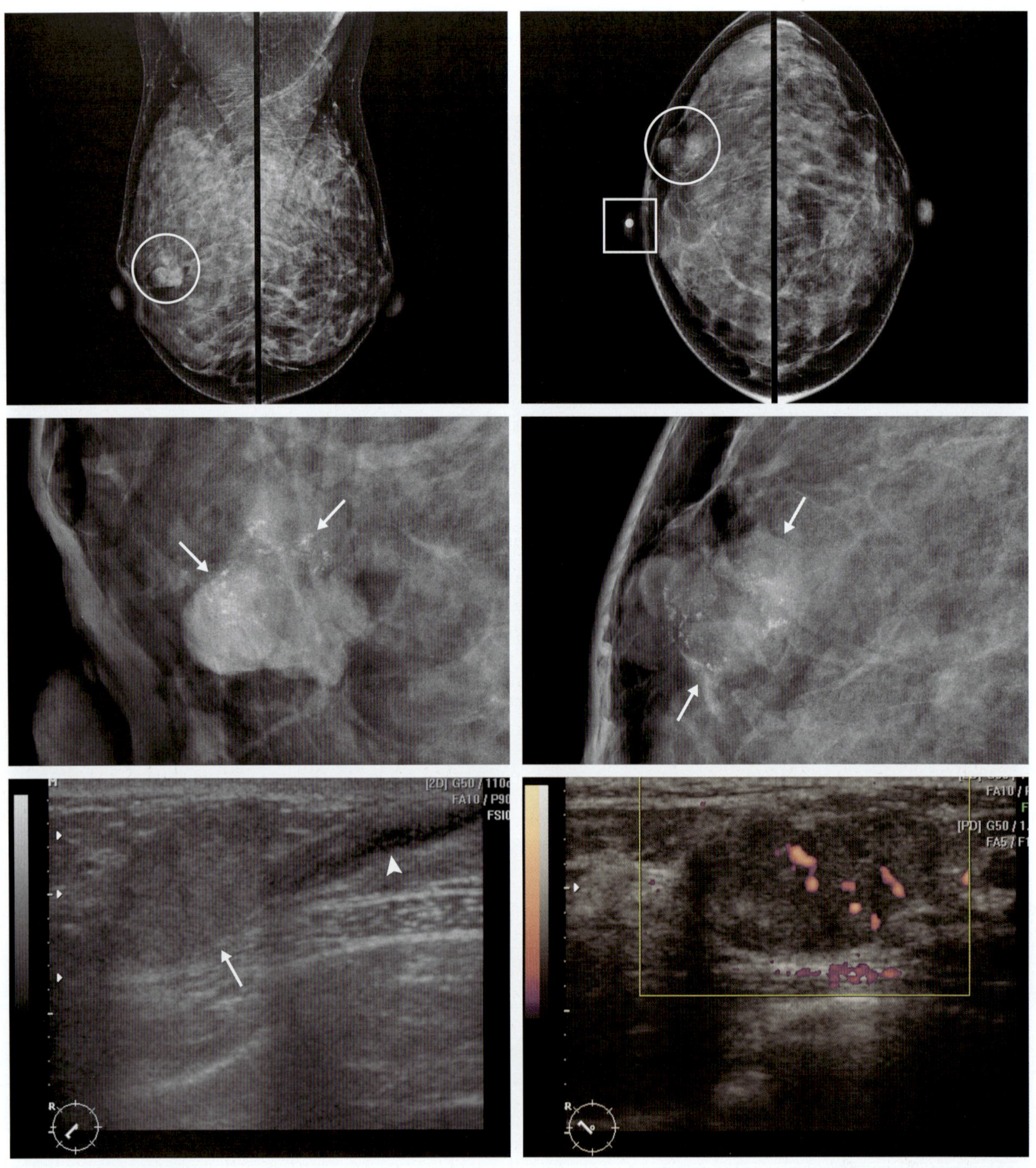

❷-29 증례 해설

- **유방촬영술 소견** 오른쪽 유두 외측에 종괴가 있다. 확대촬영에서 일부는 국한성이나 대부분은 불분명한 경계의 종괴이며 무정형 혹은 아치형의 거친 석회화(화살표)를 동반한다. 상하촬영에서 유두 안에 분비물(사각형)이 있다.
- **초음파 소견** 오른쪽 유방 9시 방향, 유두에서 1cm 떨어진 위치에 확장된 유관(화살촉)과 2.3cm 크기, 불분명한 경계의 동일에코 종괴(화살표)가 있다. 도플러검사에서 종괴 내부에 혈류가 증가되어 있다.
- **최종판정** 카테고리 4b : 중간 악성 가능성(조직검사 필요). 판독의 5명 중 2명은 카테고리 4b, 2명은 카테고리 4c, 1명은 카테고리 5로 판정했다.
- **수술명과 진단** 절제생검, 유두종.
- **포인트** 유방종괴와 혈성 유두분비물이 주소인 환자에서 미세석회화를 동반한 불분명한 경계의 종괴가 보여 카테고리 4b 또는 4c로 판정했다. 유두종에 동반된 석회화는 거칠며 종괴의 주변부를 따라 종종 아치형으로 보이기도 하지만 유두상암에서도 동일한 양상의 석회화가 동반될 수 있어 영상 소견으로는 양성과 악성을 감별하기 어렵다.

②-30 무증상 47세 여성

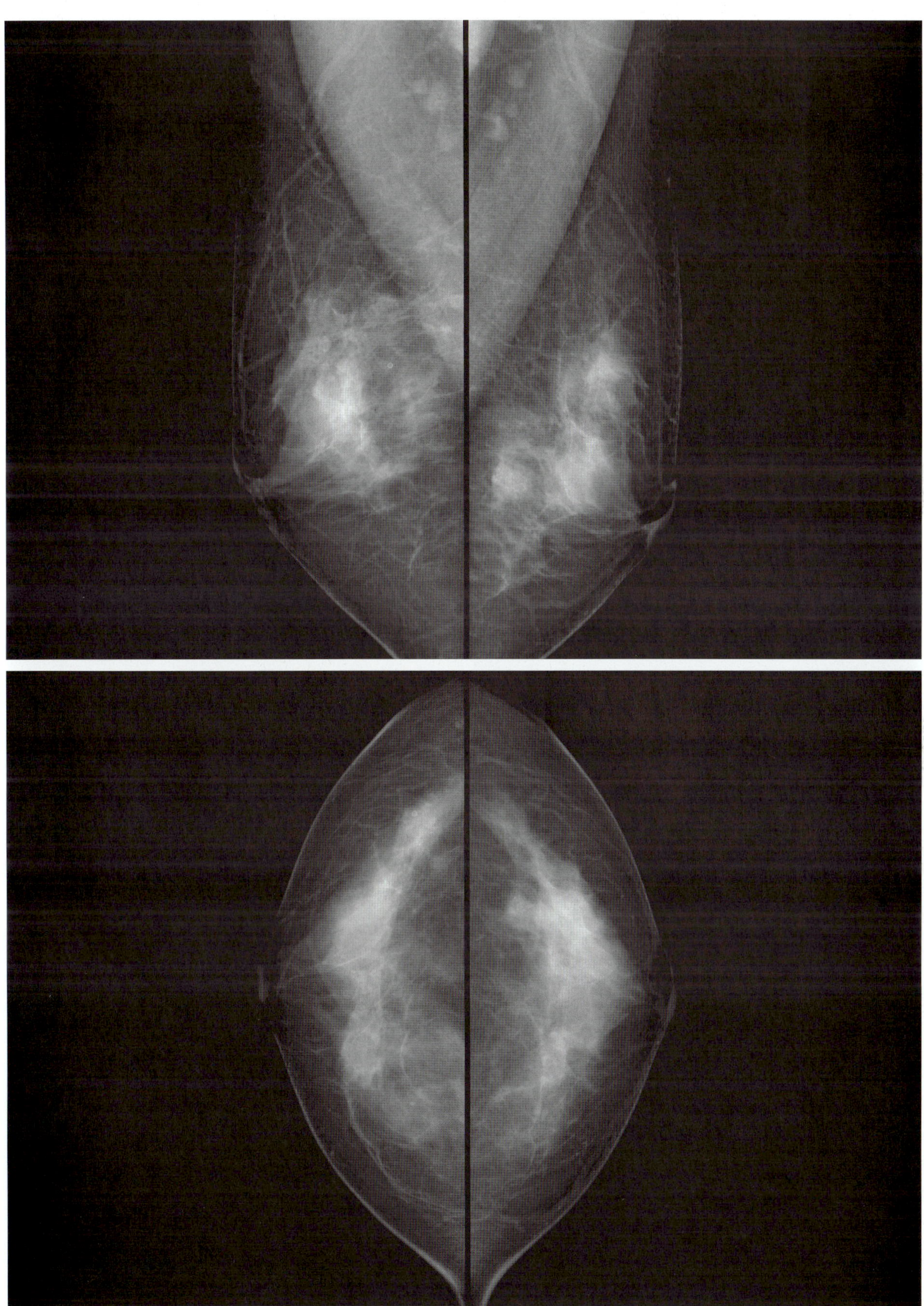

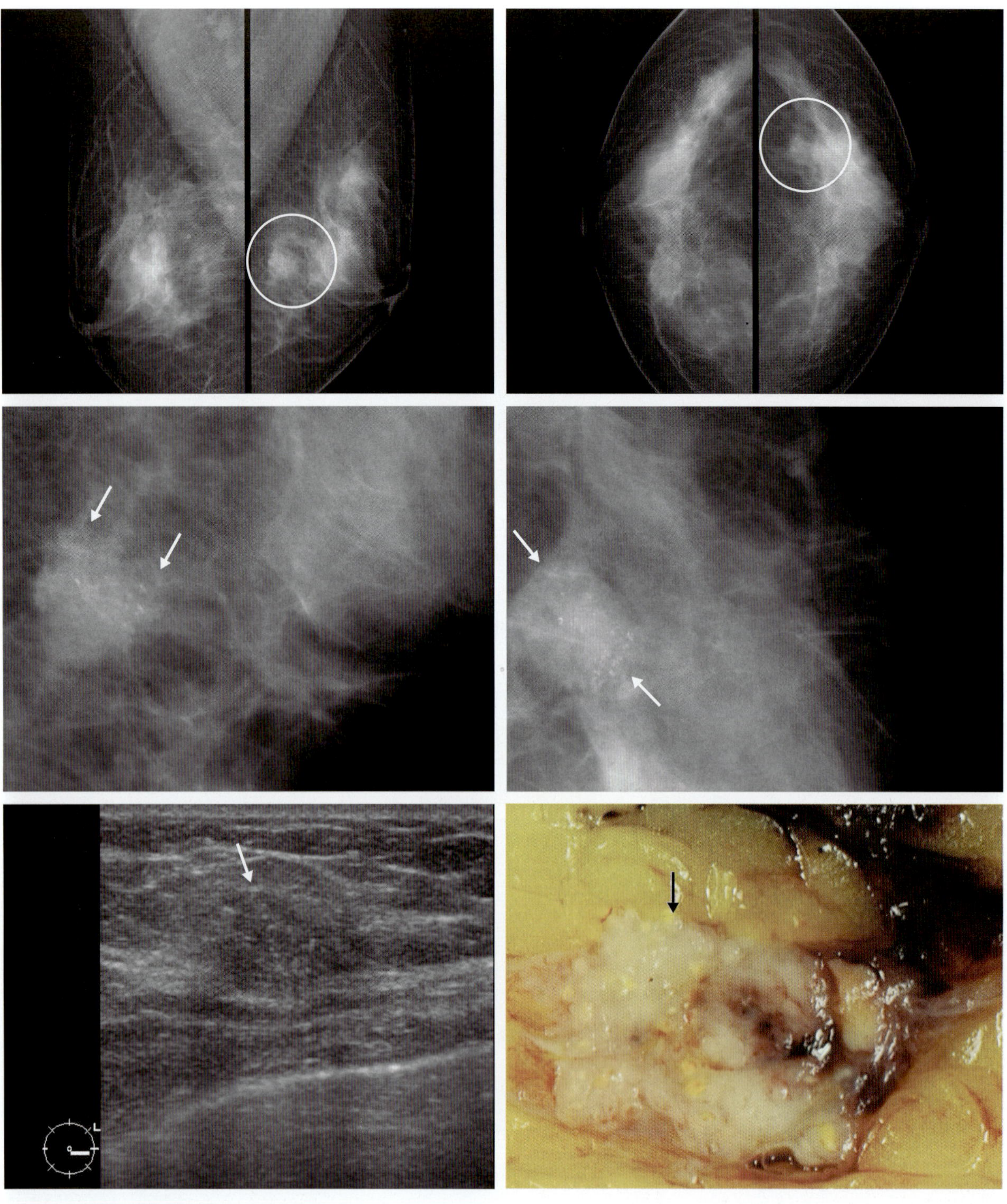

❷-30 증례 해설

- **유방촬영술 소견** 왼쪽 유방 하외측에 종괴가 보인다. 확대촬영에서 불분명한 경계의 종괴이며 내부에 다수의 다형태성 석회화(화살표)가 있다.
- **초음파 소견** 왼쪽 유방 3시 30분 방향, 유두에서 3cm 떨어진 위치에 1.4cm 크기, 불분명한 경계의 석회화 종괴(화살표)가 있다. 주변조직과 에코가 동일하여 발견하기 쉽지 않다.
- **최종판정** 카테고리 4c : 높은 악성 가능성(조직검사 필요). 판독의 5명 중 3명은 카테고리 4c, 2명은 4b로 판정했다.
- **수술명과 진단** 유방보존술, 관상피내암을 동반한 1.5cm 고등급 침윤성암(T1cN0, 병기1).
- **포인트** 미세석회화를 동반한 불분명한 경계의 종괴로 카테고리 4c로 판정했다. 검진에서 발견된 유방암 증례로 종괴 내부의 다형태성 미세석회화는 높은 악성 가능성을 시사한다.

②-31 유방종괴가 주소인 66세 여성

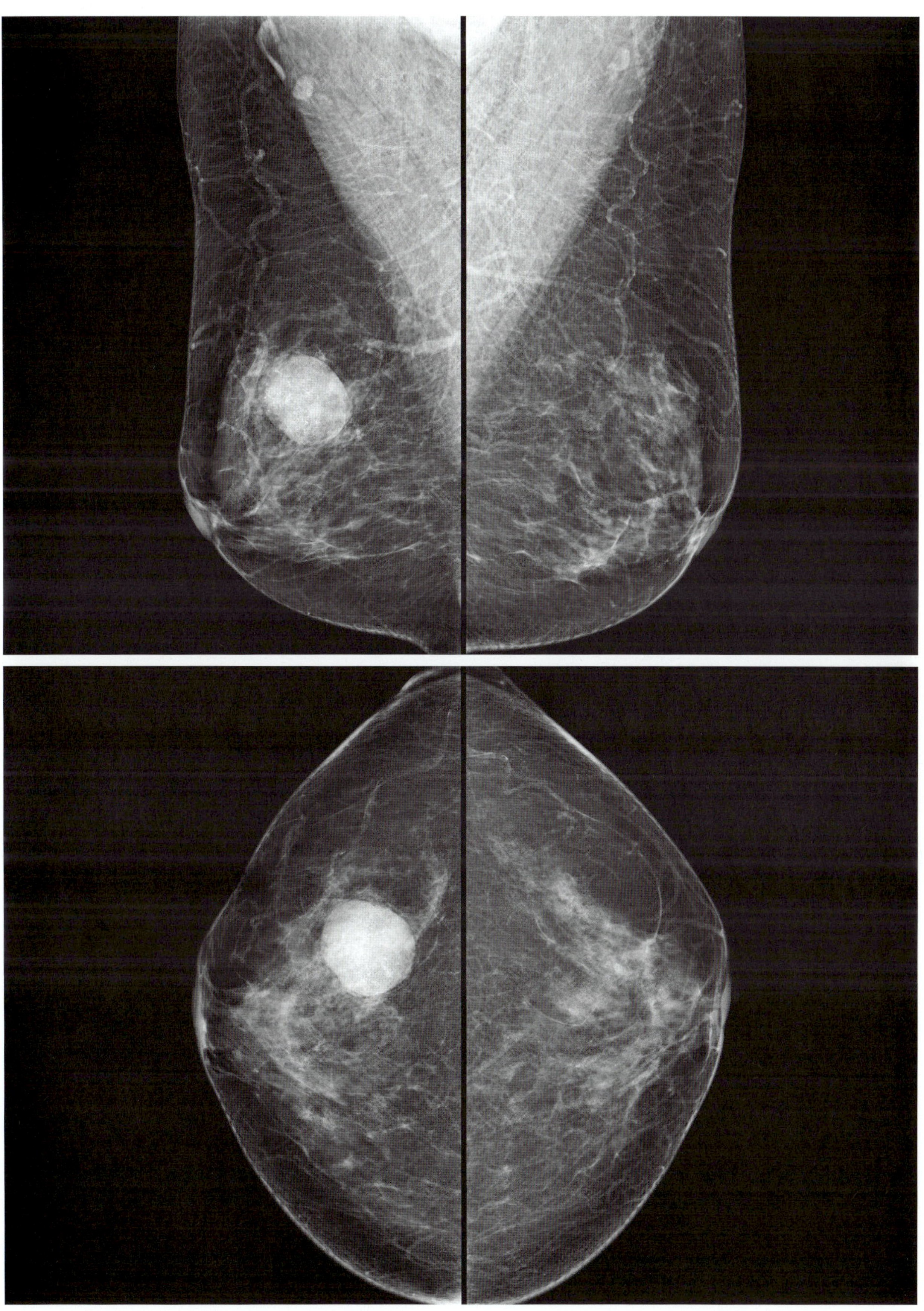

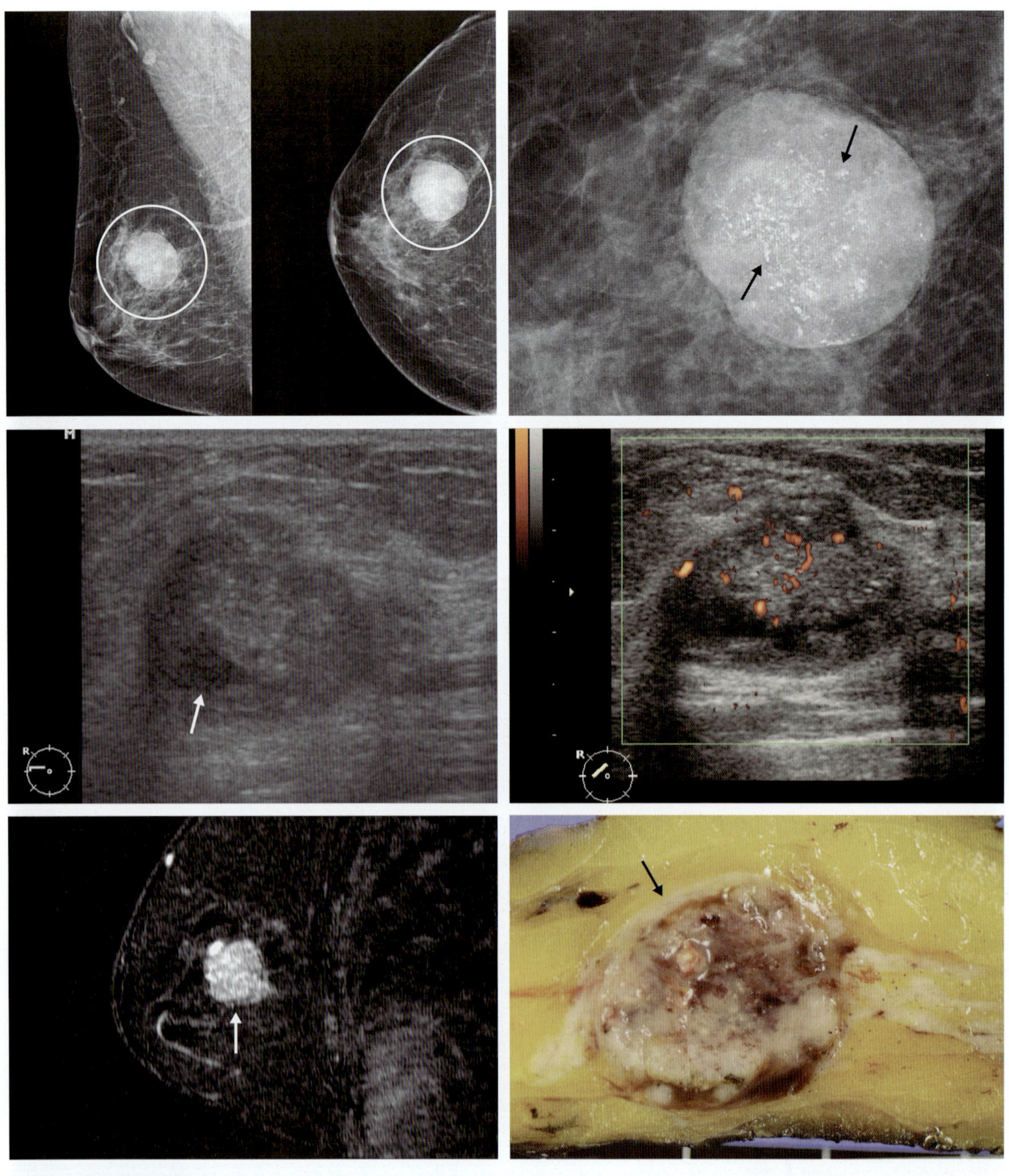

②-31 증례 해설

- **유방촬영술 소견** 오른쪽 유방 상외측에 국한성 경계의 종괴가 있다. 상하확대촬영에서 종괴 내부에 불균질한 미세석회화(화살표)가 보인다.
- **초음파 소견** 오른쪽 유방 10시 방향, 유두에서 2cm 떨어진 위치에 3cm 크기, 국한성 경계의 복합에코 종괴이다. 종괴 가장자리의 저에코(화살표)는 유관내 종양을 시사하는 소견이다. 도플러검사에서 종괴 내부에 혈류가 보인다.
- **MRI 소견** 조영증강이 잘 되는 2.1cm 크기의 종괴(화살표)이다.
- **최종판정** 카테고리 4b : 중간 악성 가능성(조직검사 필요). 판독의 5명 중 3명은 카테고리 4b, 2명은 카테고리 4c로 판정했다.
- **수술명과 진단** 유방보존술, 2.1cm 유두상 관상피내암과 미세침윤암(T1micN0, 병기1).
- **포인트** 국한성 경계 종괴이나 미세석회화를 동반했고, 초음파에서 복합에코를 보여 카테고리 4b 또는 4c로 판정했다. 유두상 관상피내암과 침윤성암은 영상검사로 감별하기 어렵다(증례 2-11, 2-26, 2-29와 비교해보자).

❷-32 유방종괴가 주소인 34세 여성

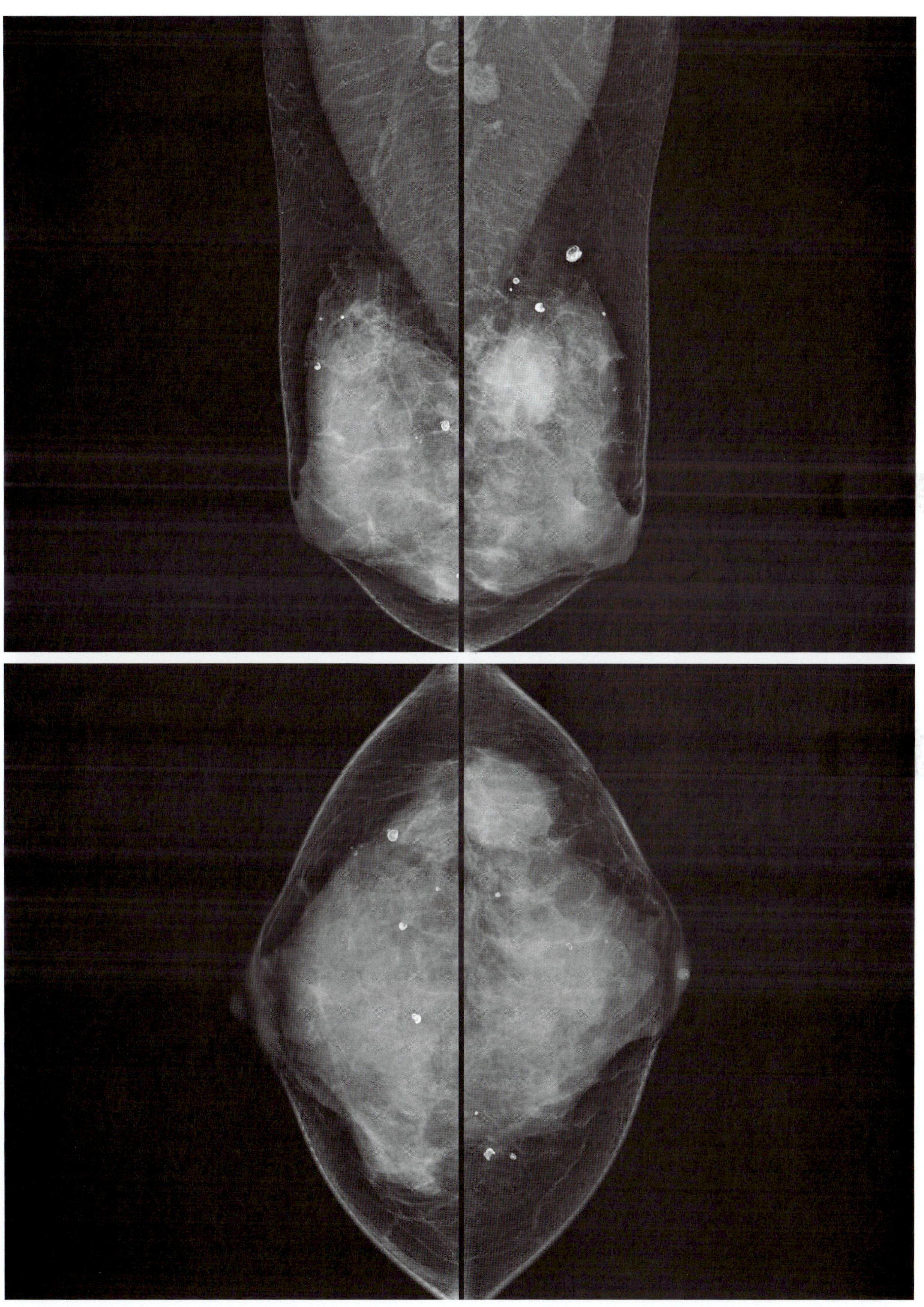

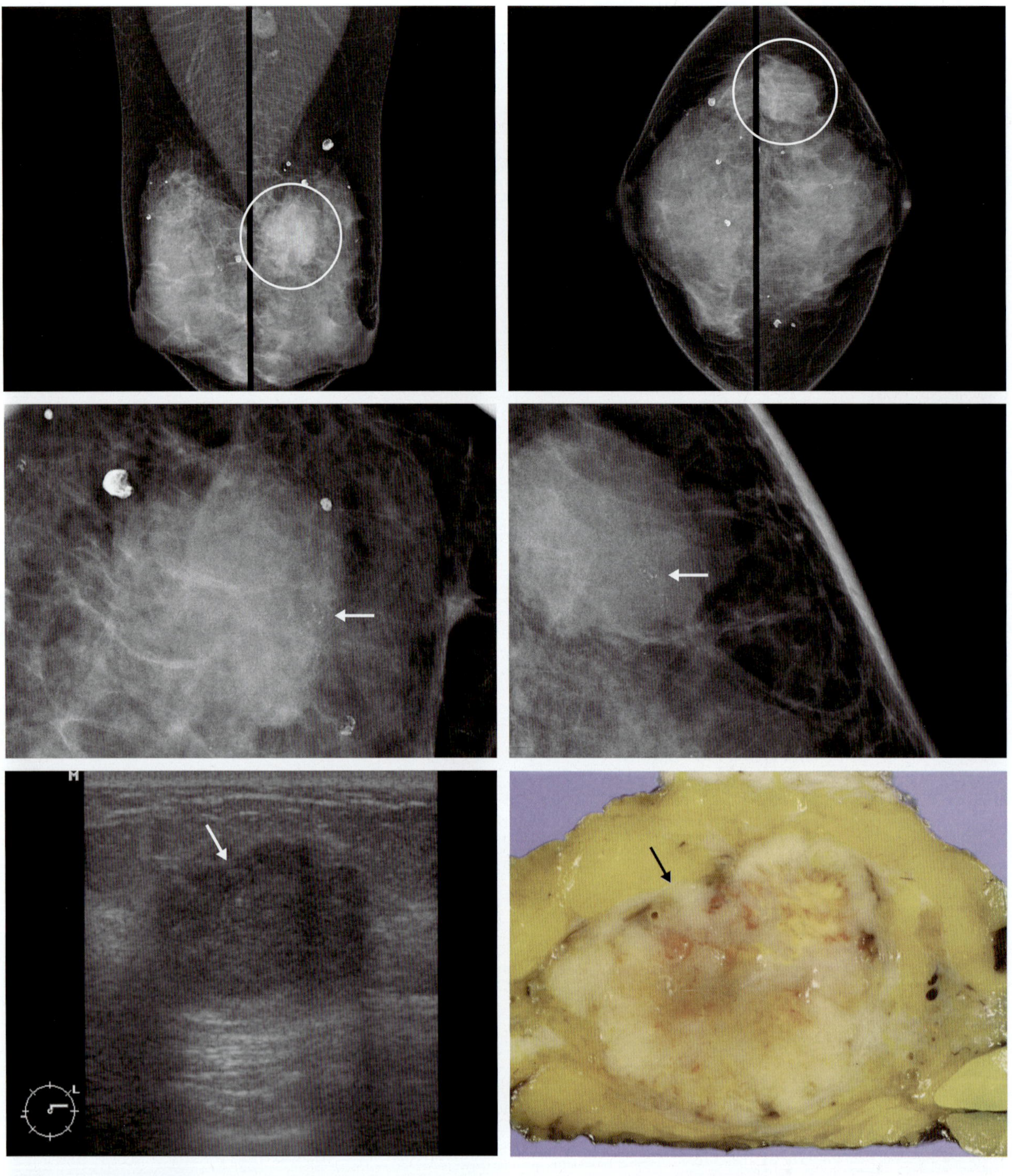

❷-32 증례 해설

- **유방촬영술 소견** 왼쪽 유방 상외측에 종괴가 있다. 확대촬영에서 미세소엽형 경계의 종괴이며, 무정형 미세석회화(화살표)가 동반된다. 양쪽 유방에 미만성의 계란껍질모양 양성 석회화가 있다.
- **초음파 소견** 왼쪽 유방 3시 방향, 유두에서 4cm 떨어진 위치에 2.6cm 크기, 미세소엽형 경계의 저에코 종괴(화살표)이며 후방 음향 증강 소견을 동반한다.
- **최종판정** 카테고리 4c : 높은 악성 가능성(조직검사 필요). 판독의 5명 중 3명은 카테고리 4c, 1명은 4b, 1명은 카테고리 5로 판정했다.
- **수술명과 진단** 유방보존술, 관상피내암을 동반한 3.5cm 고등급 침윤성암과 3개 림프절전이(T2N1, 병기2B).
- **포인트** 미세소엽형 경계의 종괴이며 내부에 미세석회화 소견을 보여 카테고리 4c로 판정했다. 젊은 여성의 유방종괴로 섬유선종(증례 2-6)과 감별할 수 있어야 한다.

②-33 유방종괴가 주소인 28세 여성

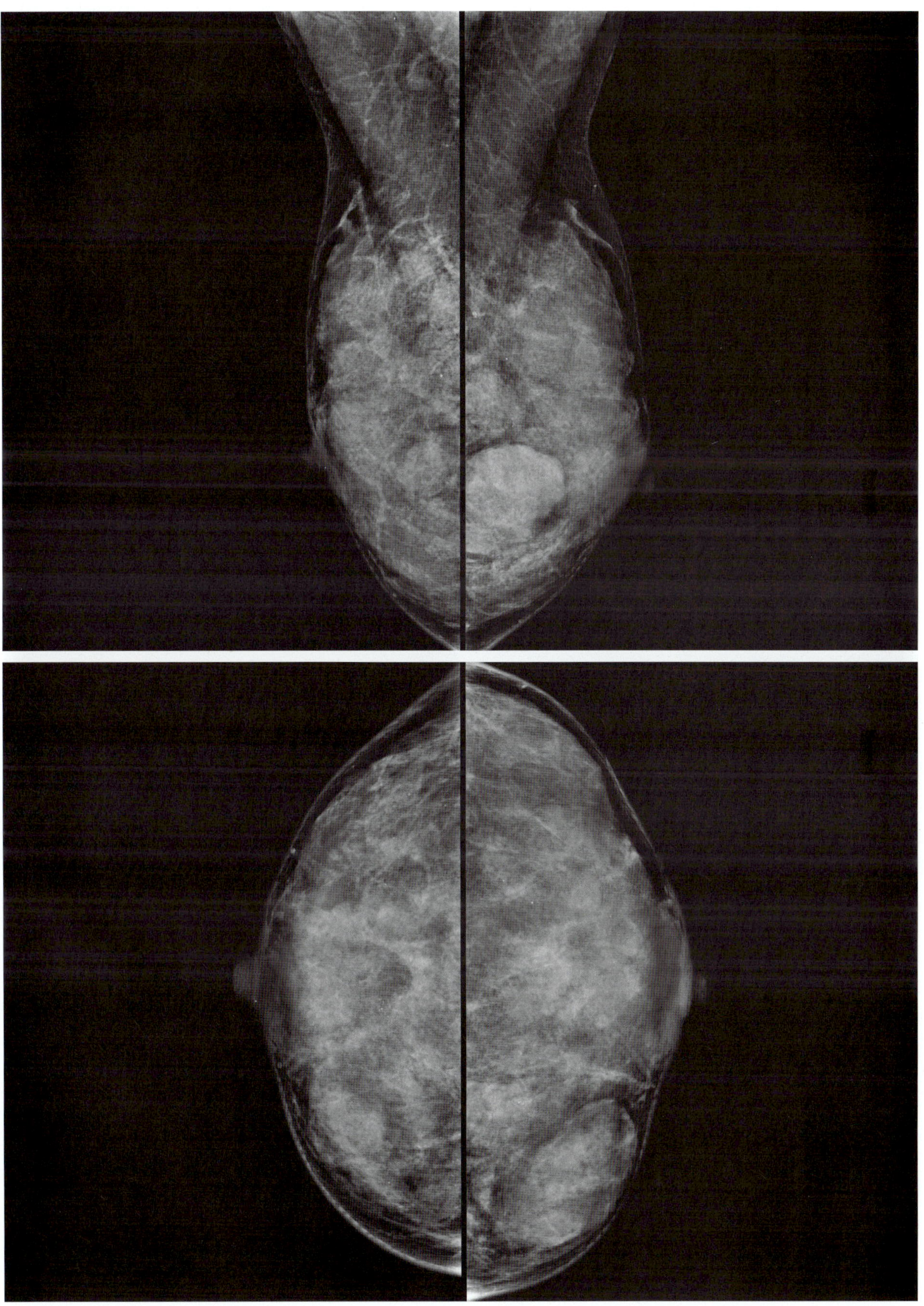

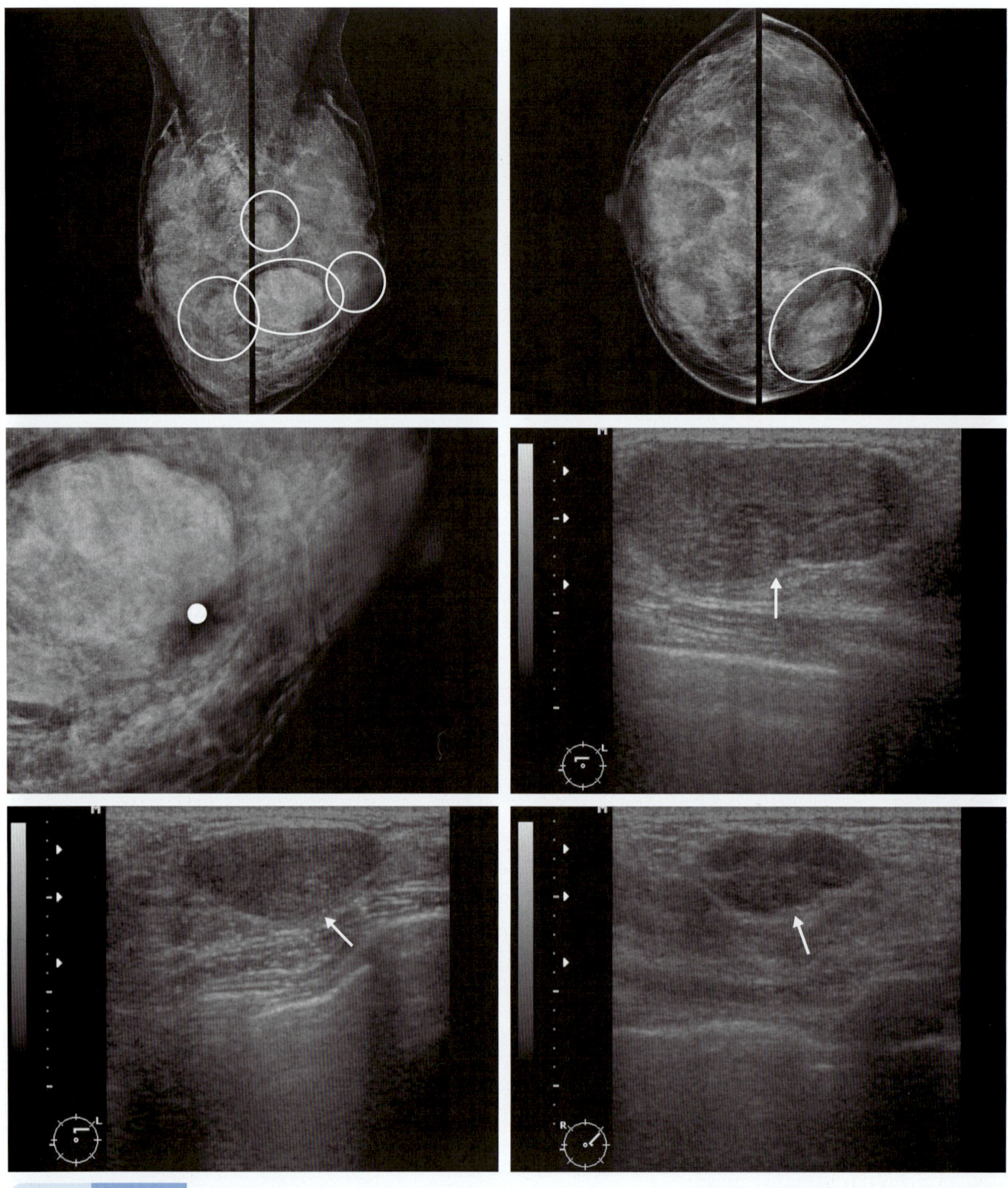

❷-33 증례 해설

- **유방촬영술 소견** 왼쪽 내측에 만져지는 종괴뿐 아니라 양쪽에 여러 개의 난원형 또는 엽상형 모양, 국한성 또는 가려진 경계의 종괴들이 보인다. 만져지는 종괴의 내외사확대 사진으로 국한성 경계의 종괴(피부표지자)이다.
- **초음파 소견** 왼쪽 유방 11시, 1시 방향과 오른쪽 유방 2시 방향에 국한성 경계의 동일에코 혹은 저에코 종괴들(화살표)이 보인다. 왼쪽 11시 방향의 종괴(화살표)가 2.7cm로 가장 크다.
- **최종판정** 카테고리 4a : 낮은 악성 가능성(조직검사 필요). 5명의 판독의 중 3명은 카테고리 4a, 2명은 카테고리 3로 판정했다.
- **수술명과 진단** 절제생검, 2.7cm 섬유선종(왼쪽 11시 방향 종괴).
- **포인트** 양측의 다발성 국한성 종괴이지만 3명의 판독의는 카테고리 3 대신 카테고리 4a로 판정했다. 그 이유는 왼쪽 유방의 만져지는 종괴의 크기가 다른 종괴보다 크며 가로지름에 비해 상대적으로 키가 큰 모양을 보이기 때문이다. 20~30대 여성에서 가장 흔한 다발성 양성 종괴인 섬유선종의 증례이다.

②-34 무증상 71세 여성

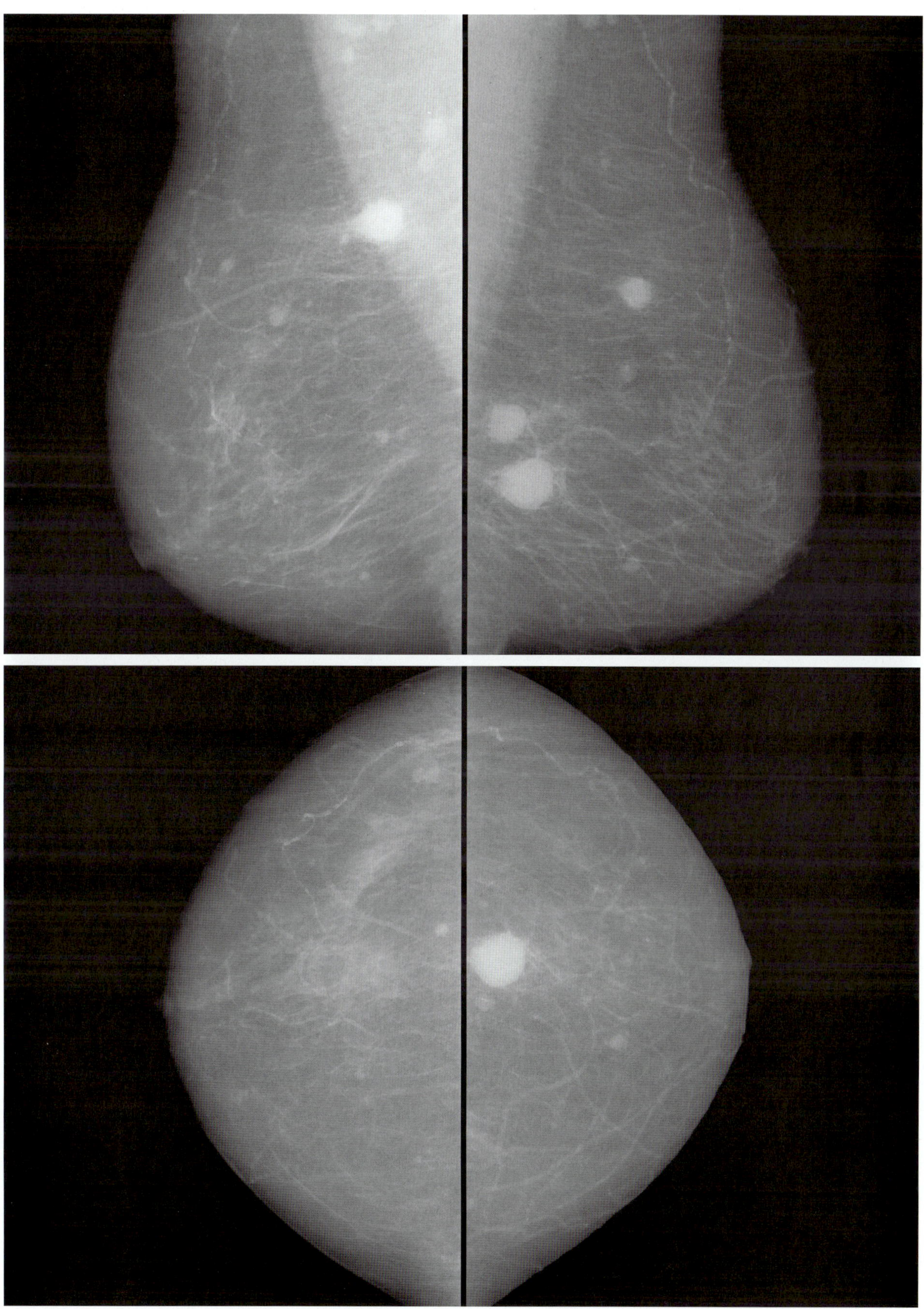

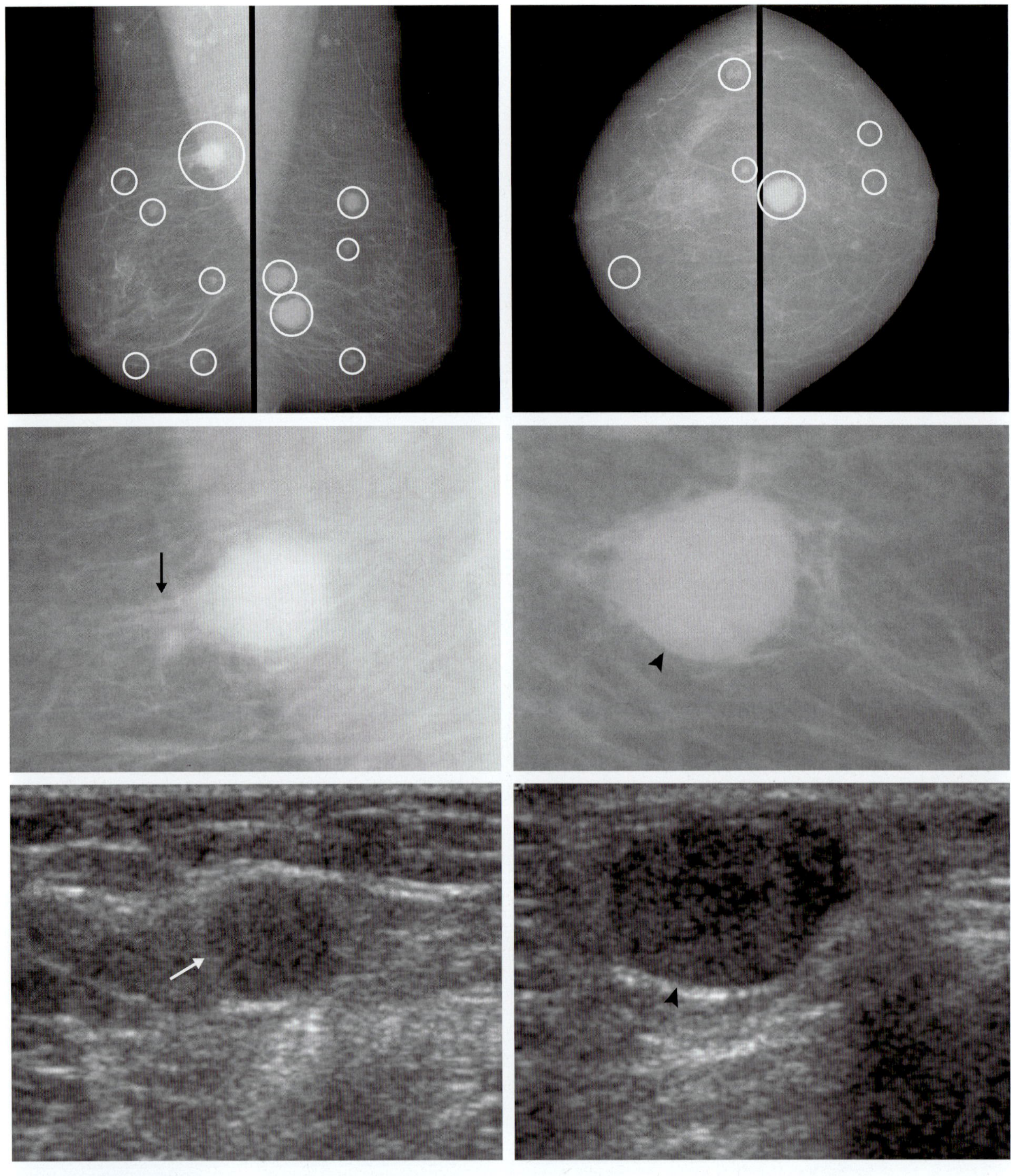

②-34 증례 해설

- **유방촬영술 소견** 양쪽 유방에 다양한 크기(0.1~1.0cm)의 종괴들이 흩어져 있다. 양쪽 유방에서 가장 큰 종괴의 내외사확대 사진으로 오른쪽 종괴는 불분명한 경계(화살표)를, 왼쪽 종괴는 국한성 경계(화살촉)를 보인다. 폐암 과거력이 있다.
- **초음파 소견** 오른쪽 유방의 병변은 0.6cm 크기, 불분명한 경계의 평행하지 않은 저에코 종괴(화살표)로, 왼쪽 유방의 병변은 1.0cm 크기, 국한성 경계의 저에코 종괴(화살촉)로 보인다.
- **최종판정** 카테고리 4a : 낮은 악성 가능성(조직검사 필요). 판독의 5명 중 3명은 카테고리 4a, 1명은 4b, 1명은 4c로 판정했다.
- **코어생검 진단** 전이성 폐암.
- **포인트** 무증상 여성에서 양측성, 다발성 종괴의 대부분은 양성 종양이지만 이 증례에서는 일부 종괴에서 불분명한 경계 등 악성을 의심할 수 있는 소견이 보여 카테고리 4a로 판정했다. 유방으로 전이되는 원발 장기는 우리나라 여성의 경우 위암, 폐암, 악성 림프종, 흑색종 등이 흔하다.

②-35 유방종괴가 주소인 31세 여성

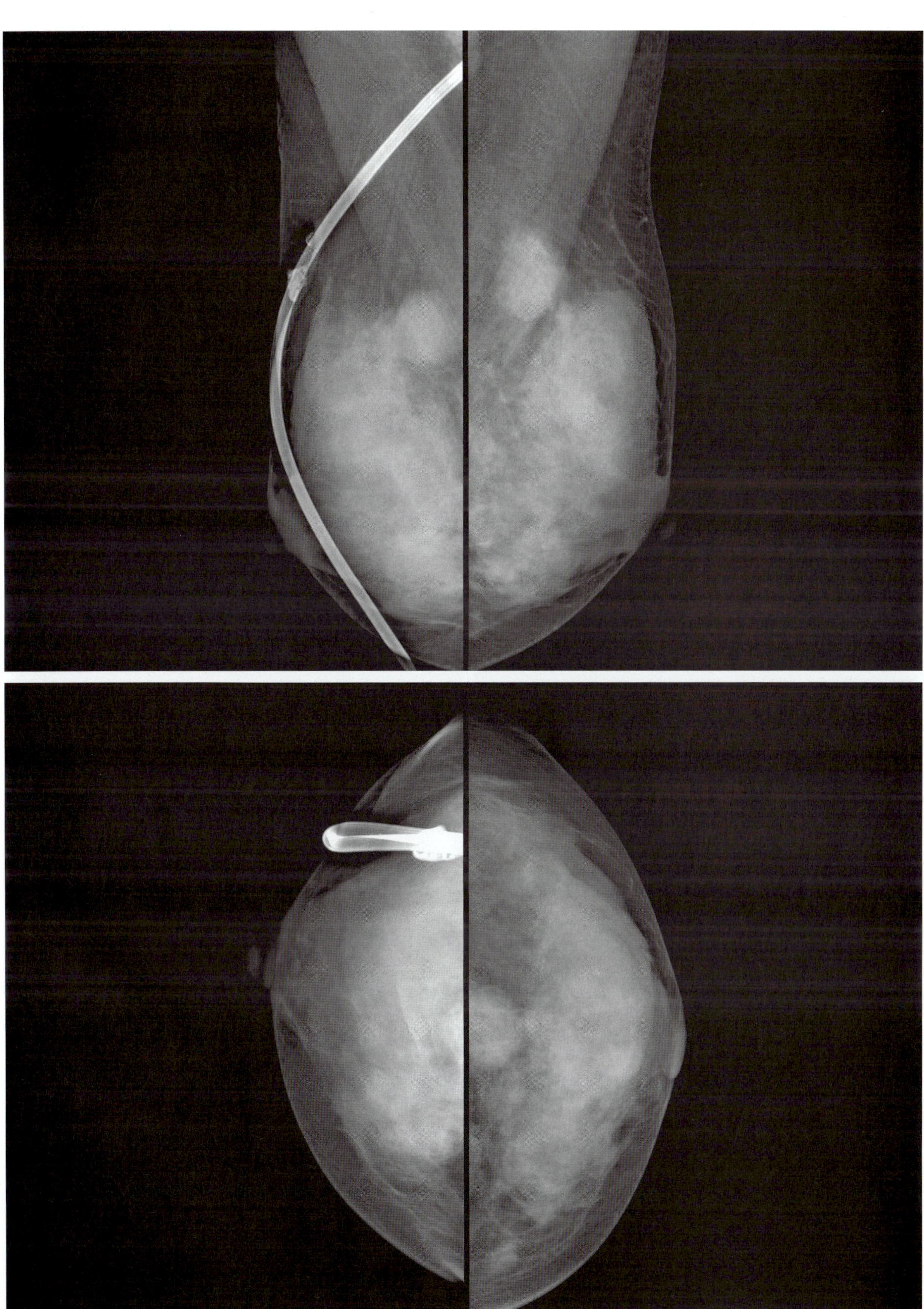

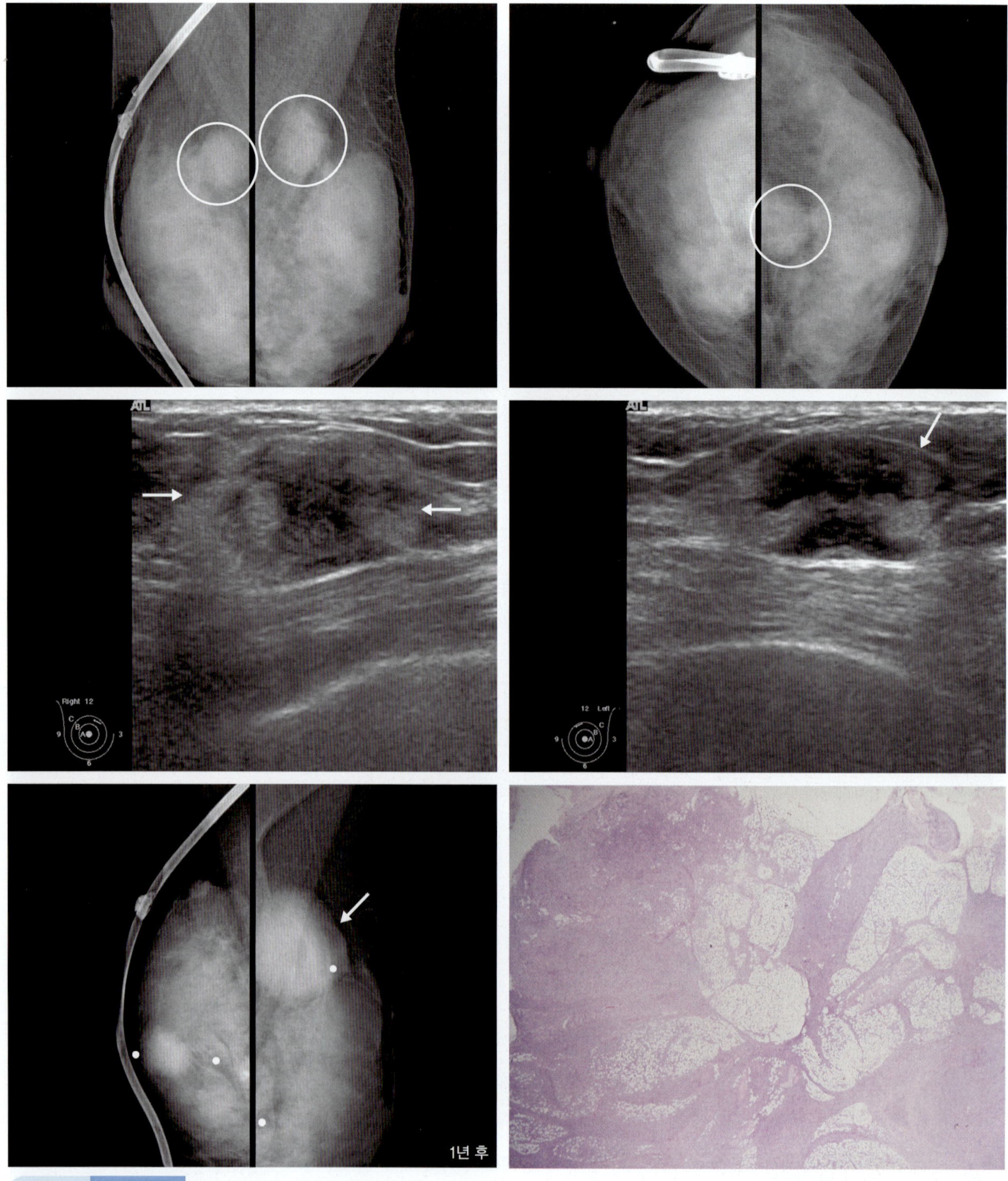

②-35 증례 해설

- **유방촬영술 소견** 양쪽 유방 12시 방향에 불분명한 경계의 종괴가 보인다. 환자는 백혈병 치료 중이며 오른쪽 유방에 카테터가 보인다.
- **초음파 소견** 오른쪽 유방 1시 방향, 유두에서 4cm 떨어진 위치와 왼쪽 유방 12시 방향, 유두에서 4cm 떨어진 위치에 각각 2.8cm와 1.5cm 크기, 불분명한 경계의 종괴(화살표)가 있다. 양쪽 종괴 모두 내부에 고에코 성분과 저에코 성분이 혼재되어 있다.
- **최종판정** 카테고리 4b : 중간 악성 가능성(조직검사 필요). 판독의 5명 중 2명은 카테고리 4b, 2명은 4c, 1명은 4a로 판정했다.
- **수술명과 진단** 양측 유방절제생검, 백혈병.
- **포인트** 양측 유방의 다발성 종괴지만 경계가 불분명하고 비균일한 에코를 보여 카테고리 4b로 판정했다. 전신 질환인 백혈병이 유방을 침범한 증례로 유방 종괴는 치료 후 반응 여부에 따라 빨리 커지거나 작아질 수 있다. 1년 후 유방촬영에서 왼쪽 종괴(화살표)의 크기가 커졌다.

②-36 유방종괴가 주소인 49세 여성

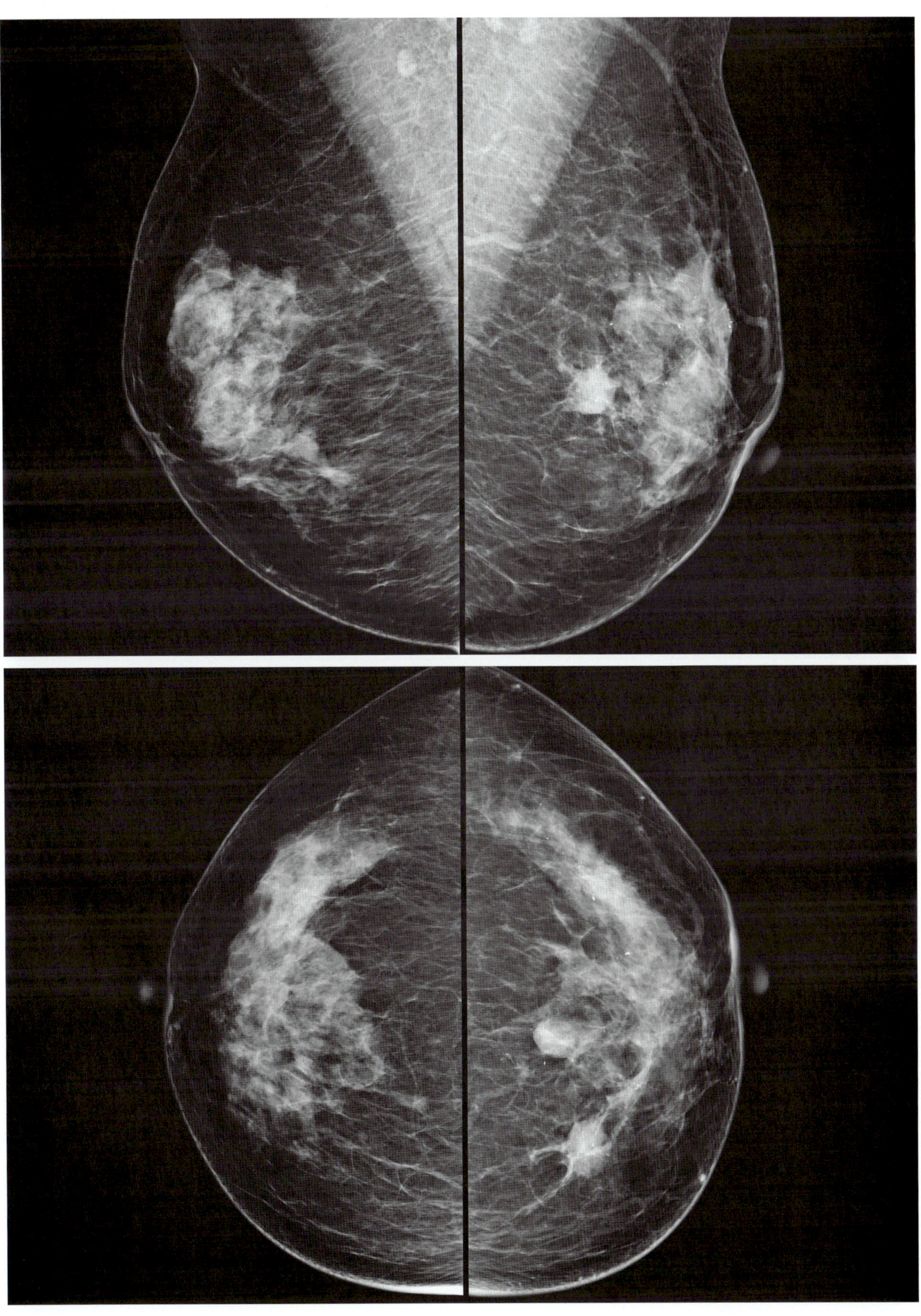

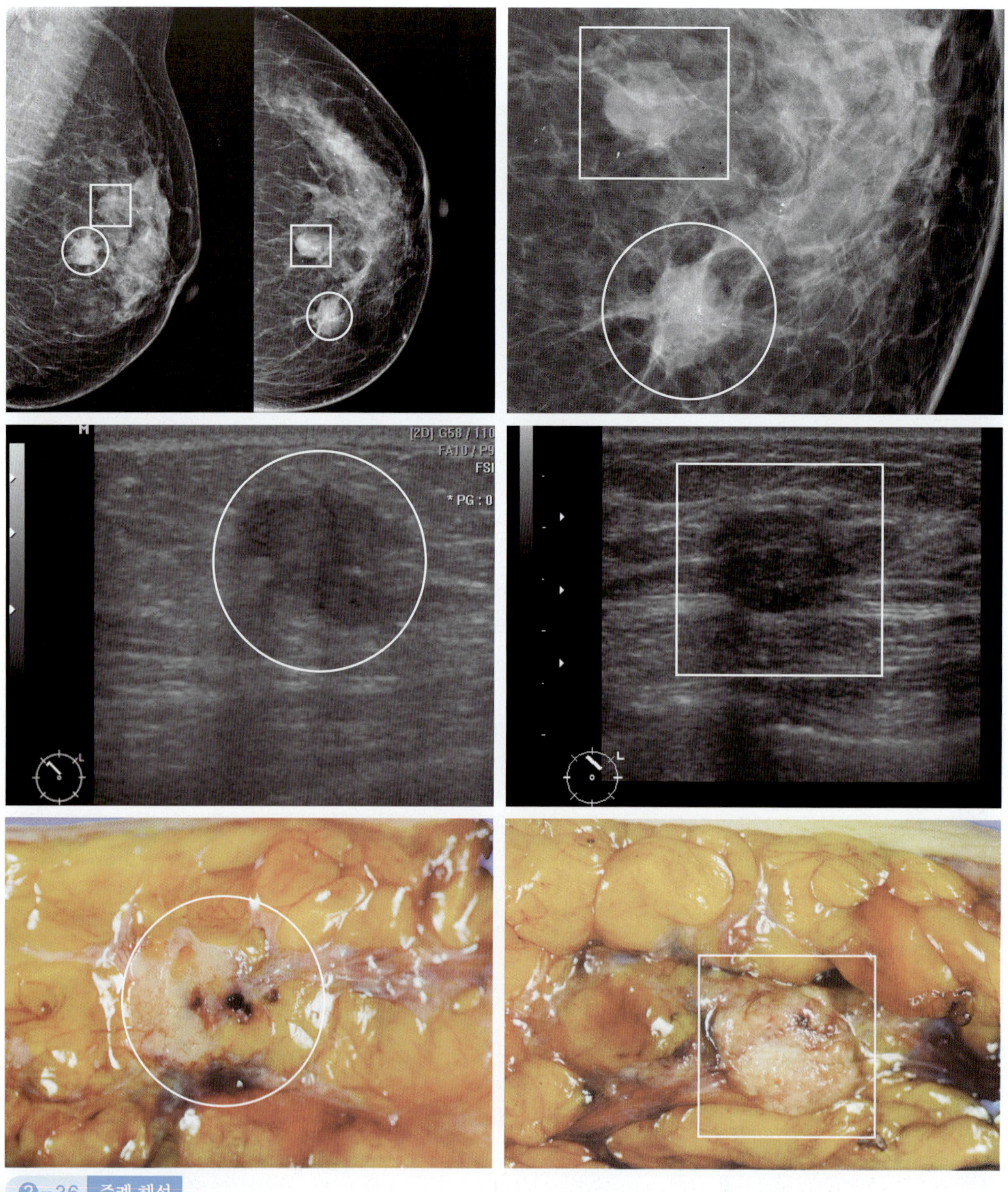

②-36 증례 해설

- **유방촬영술 소견** 왼쪽 유방 상내측에 2개의 종괴가 있다. 상하확대촬영에서 내측 병변은 침상형 경계(원형), 중앙 병변은 불분명한 경계의 종괴(사각형)이며 종괴 주위에 미세석회화가 흩어져 있다.
- **초음파 소견** 왼쪽 유방 10시 방향, 유두에서 4cm 떨어진 위치에 1.8cm 크기, 각진 경계의 저에코 종괴(원형)가 보이고, 12시 방향, 유두에서 4cm 떨어진 위치에 1.3cm 크기, 미세소엽형 경계의 저에코 종괴(사각형)가 보인다.
- **최종판정** 카테고리 5 : 악성(즉각적 조직검사 필요). 판독의 5명 중 3명은 카테고리 5로, 2명은 카테고리 4c로 판정했다.
- **수술명과 진단** 유방전절제술, 10시(원형) : 1.8cm 고등급 침윤암과 6cm 관상피내암, 12시(사각형) : 섬유선종 내부의 관상피내암(T1cN0, 병기1).
- **포인트** 침상형 종괴와 주위 미세석회화 소견을 보여 카테고리 5로 판정했다. 고등급 침윤암과 우연히 섬유선종 내부에서 생긴 관상피내암이 동반된 다초점성 유방암의 증례이다.

②-37 무증상 65세 여성

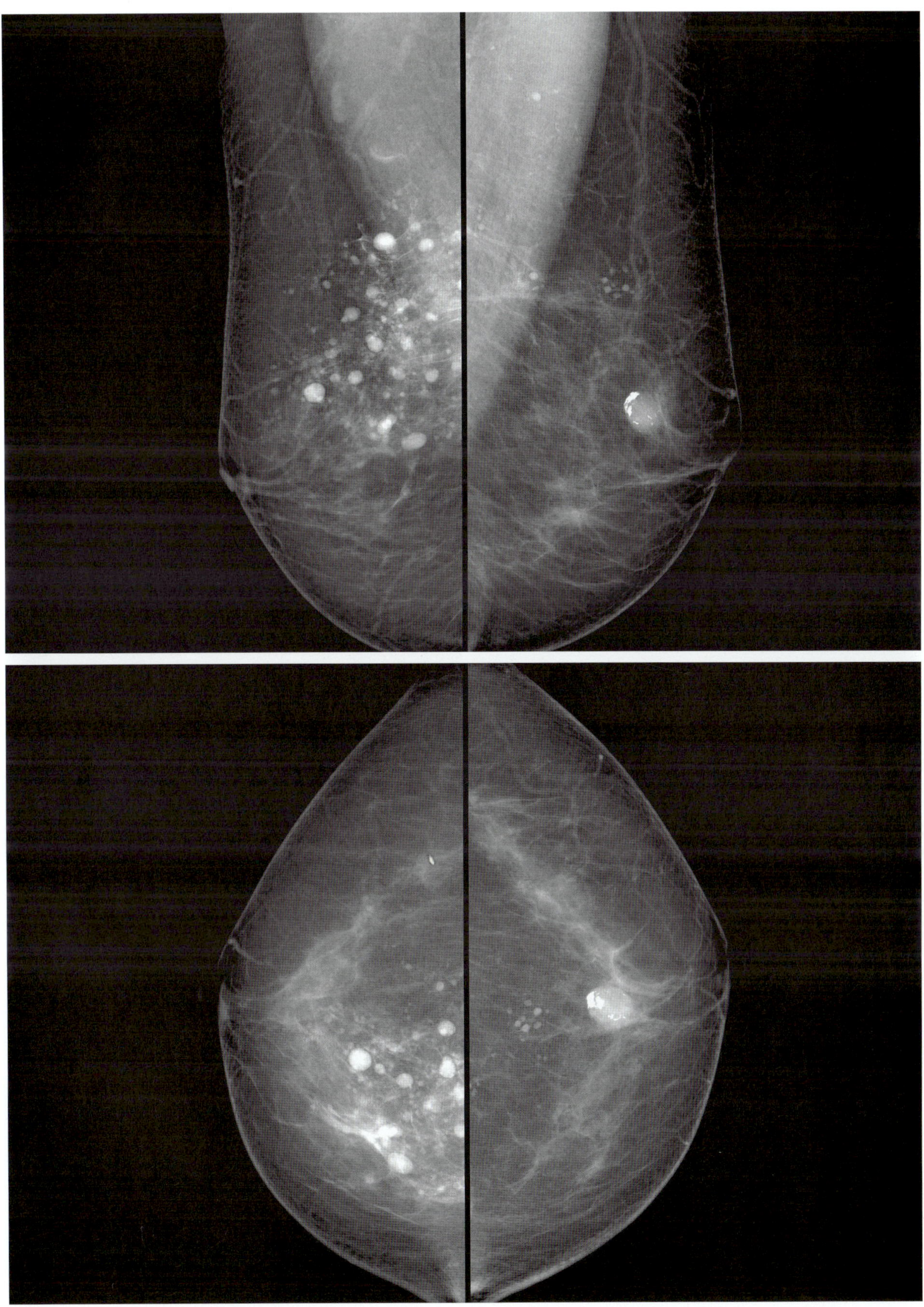

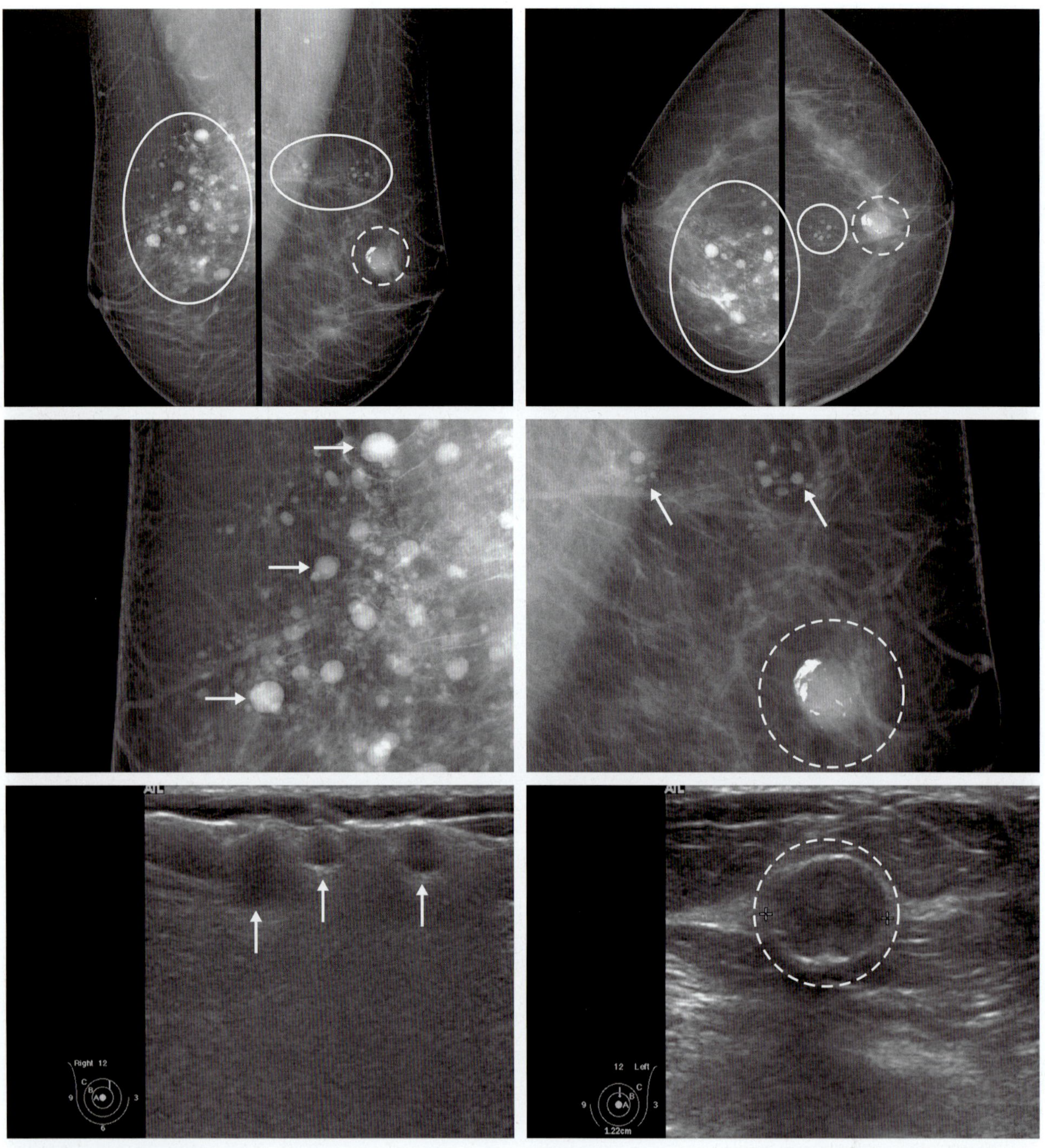

❷-37 증례 해설

- **유방촬영술 소견** 양쪽 유방의 상내측에 다발성의 고밀도 결절들(실선원형)이 보인다. 내외사확대 사진에서 양측 유방에 0.5cm 이하 국한성 경계의 결절들(화살표)과 왼쪽 유두하에 1.2cm 크기, 국한성 경계, 거친 석회화를 동반한 종괴(점선원형)가 보인다. 오래전 목 부위에 미용 목적으로 실리콘 주사를 맞은 과거력 있다.
- **초음파 소견** 오른쪽 유방 1시 방향, 유두에서 6cm 떨어진 위치에 다수의 무에코 결절(화살표)이 지방층에 있고 그 뒤로는 눈보라 양상의 음영감쇠가 보인다. 왼쪽 유방 12시 방향, 유두에서 2cm 떨어진 위치에 1.2cm 크기, 국한성 경계의 저에코 종괴(점선원형)가 있다.
- **최종판정** 카테고리 2 : 양성(1년 후 추적검사 요망). 판독의 5명 중 2명은 카테고리 2, 2명은 카테고리 3, 1명은 카테고리 4a로 판정했다.
- **진단** 오른쪽 : 실리콘 육아종(원형), 왼쪽 : 실리콘 육아종과 퇴행성 섬유선종(점선원형).
- **포인트** 전형적인 이물질과 퇴행성 섬유선종의 증례로 카테고리 2로 판정했다. 유방내 직접 주사에 따른 이물질 육아종과의 차이점은 목에서 이동한 경우는 결절의 크기가 작으며 위치가 상내측에 국한된다는 것이다.

②-38 무증상 70세 여성

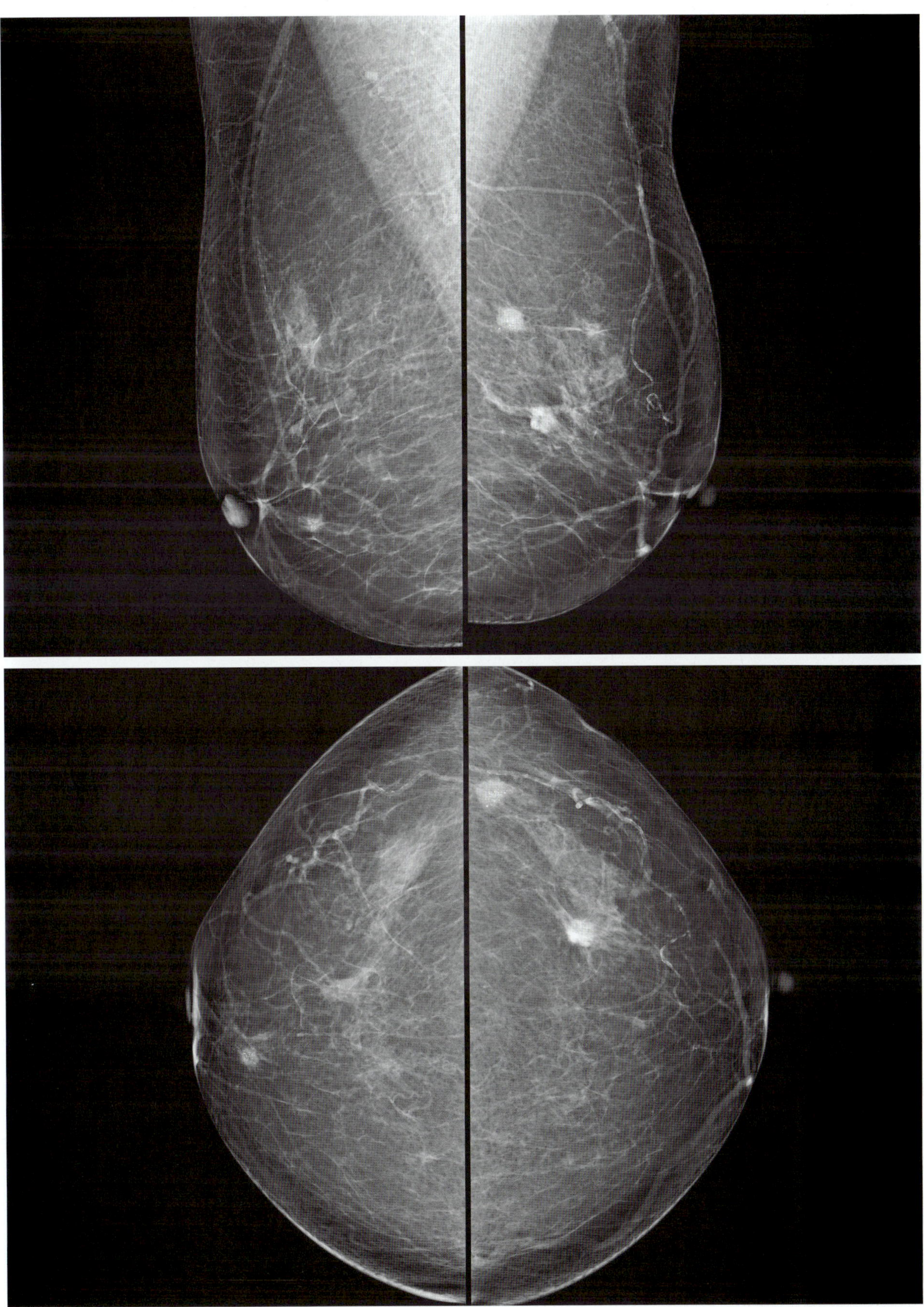

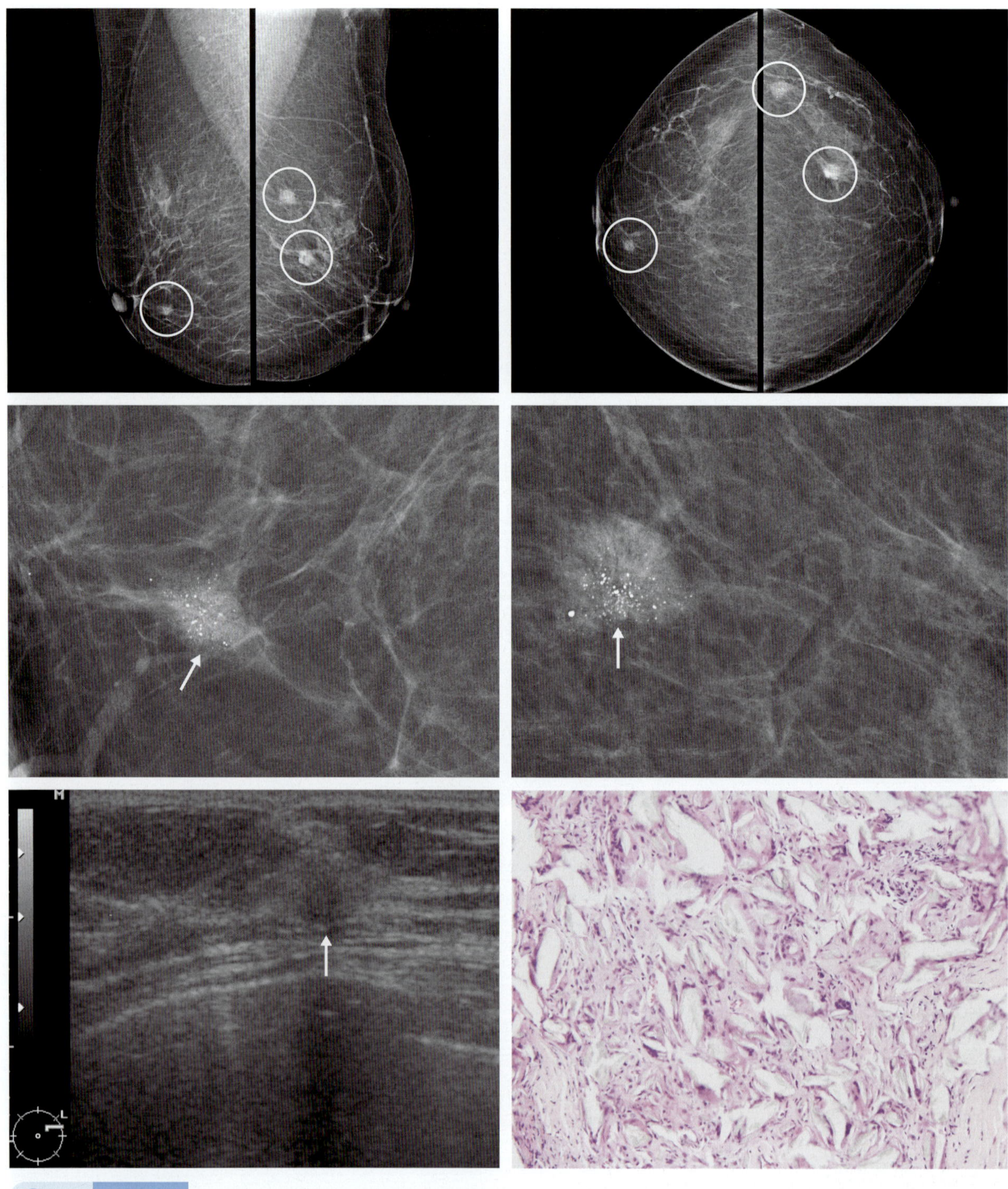

❷-38 증례 해설

- **유방촬영술 소견** 오른쪽 유두하에 0.5cm, 왼쪽 상외측에 0.8cm와 0.6cm 크기의 종괴(화살표)가 보인다. 양측 내외사확대촬영에서 불분명한 경계의 종괴(화살표)이며 내부에 원형 미세석회화가 보인다.
- **초음파 소견** 왼쪽 유방 2시 방향, 유두에서 5cm 떨어진 위치에 불분명한 경계의 후방음영그림자가 동반된 저에코 종괴(화살표)가 있다.
- **최종판정** 카테고리 4c : 높은 악성 가능성(조직검사 필요). 판독의 5명 중 4명은 4c, 1명은 카테고리 4a로 판정했다.
- **코어생검 진단** 고약 잔유물에 의한 이물*foreign body* 육아종.
- **포인트** 석회화를 동반한 불분명한 경계의 종괴로 카테고리 4c로 판정하였으나, 양성으로 확인되었다. 과거 유방염증 치료에 사용되었던 고약에 의한 육아종 증례로 종괴 내부의 석회화모양이 모두 원형으로 균일한 점과 양쪽 유방의 병변이 모두 동일한 소견을 보이는 것 등이 양성 병변임을 시사하는 소견이 될 수 있다.

②-39 무증상 70세 여성

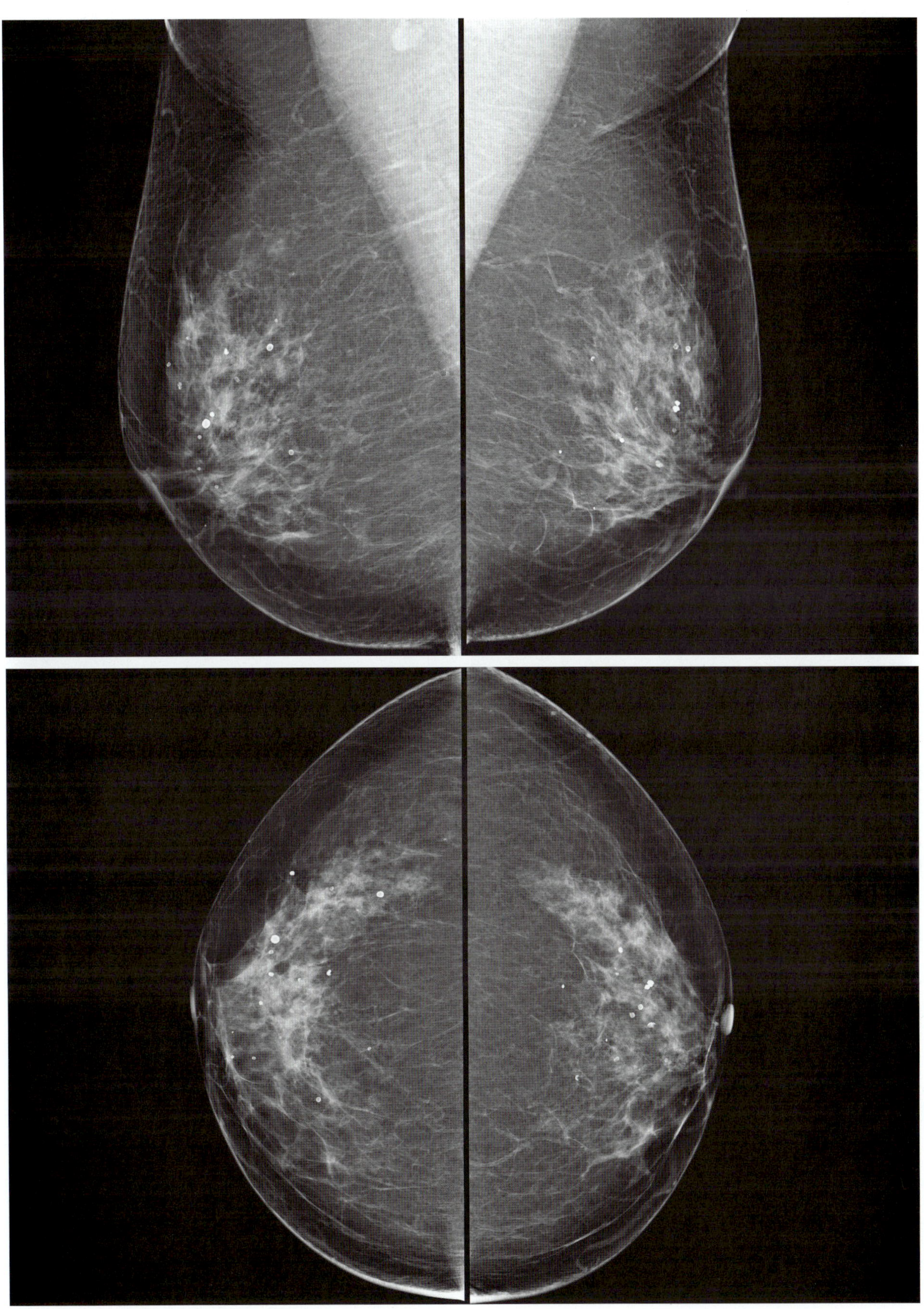

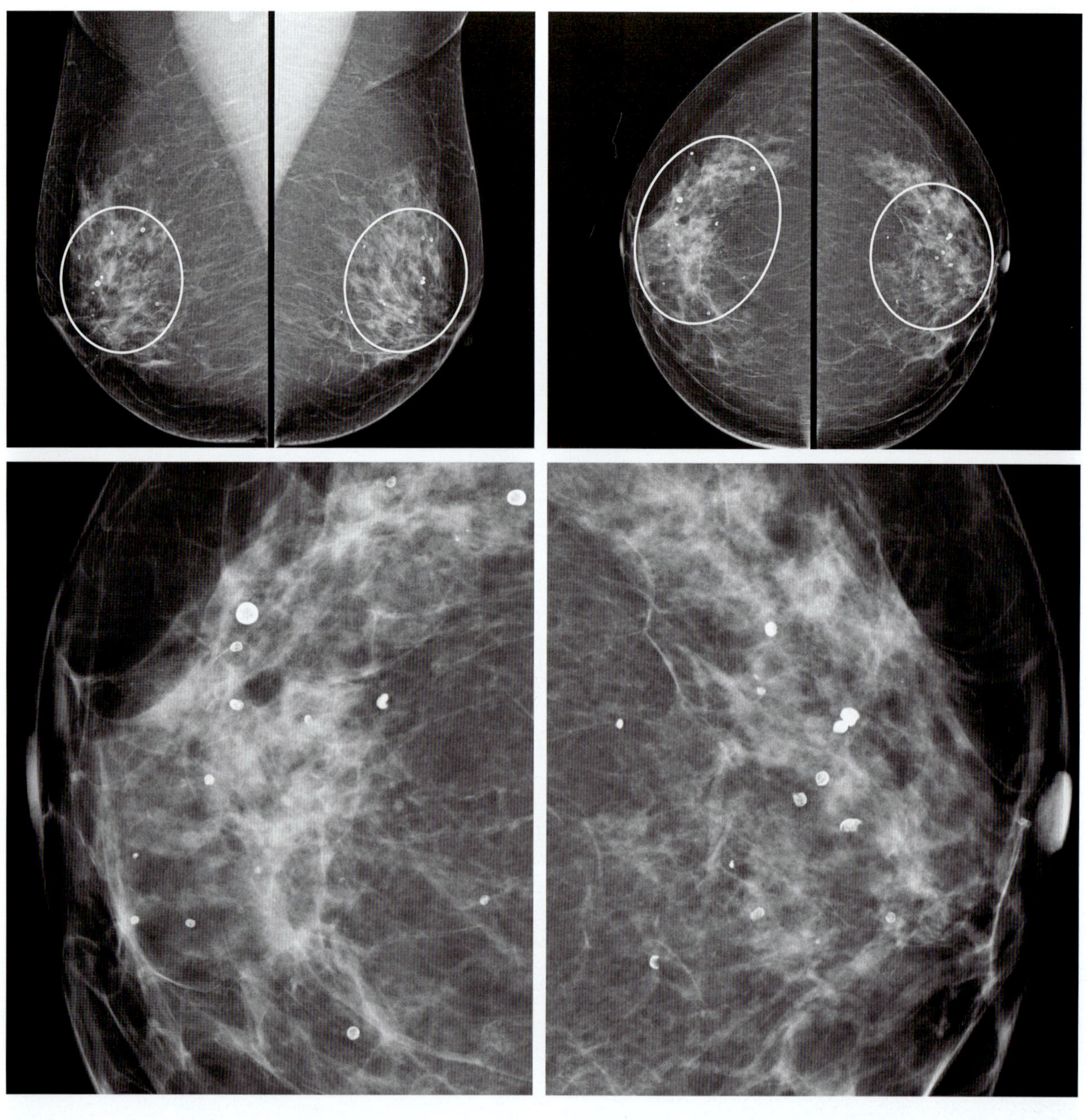

❷-39 증례 해설

- 유방촬영술 소견 양쪽 유방 중앙에 미만성 분포의 석회화가 있다. 양측 상하확대 사진에서 원형 혹은 중앙이 저음영인 석회화가 보인다.
- 최종판정 카테고리 2 : 양성(1년 후 추적검사 요망). 판독의 5명 모두 카테고리 2로 판정했다.
- 진단 양성 석회화.
- 포인트 전형적인 양측 유방의 미만성 양성 석회화로 카테고리 2로 판정했다. 원형 또는 중앙이 저음영인 석회화는 항상 양성 소견으로 추가검사는 필요 없다.

②-40 무증상 42세 여성

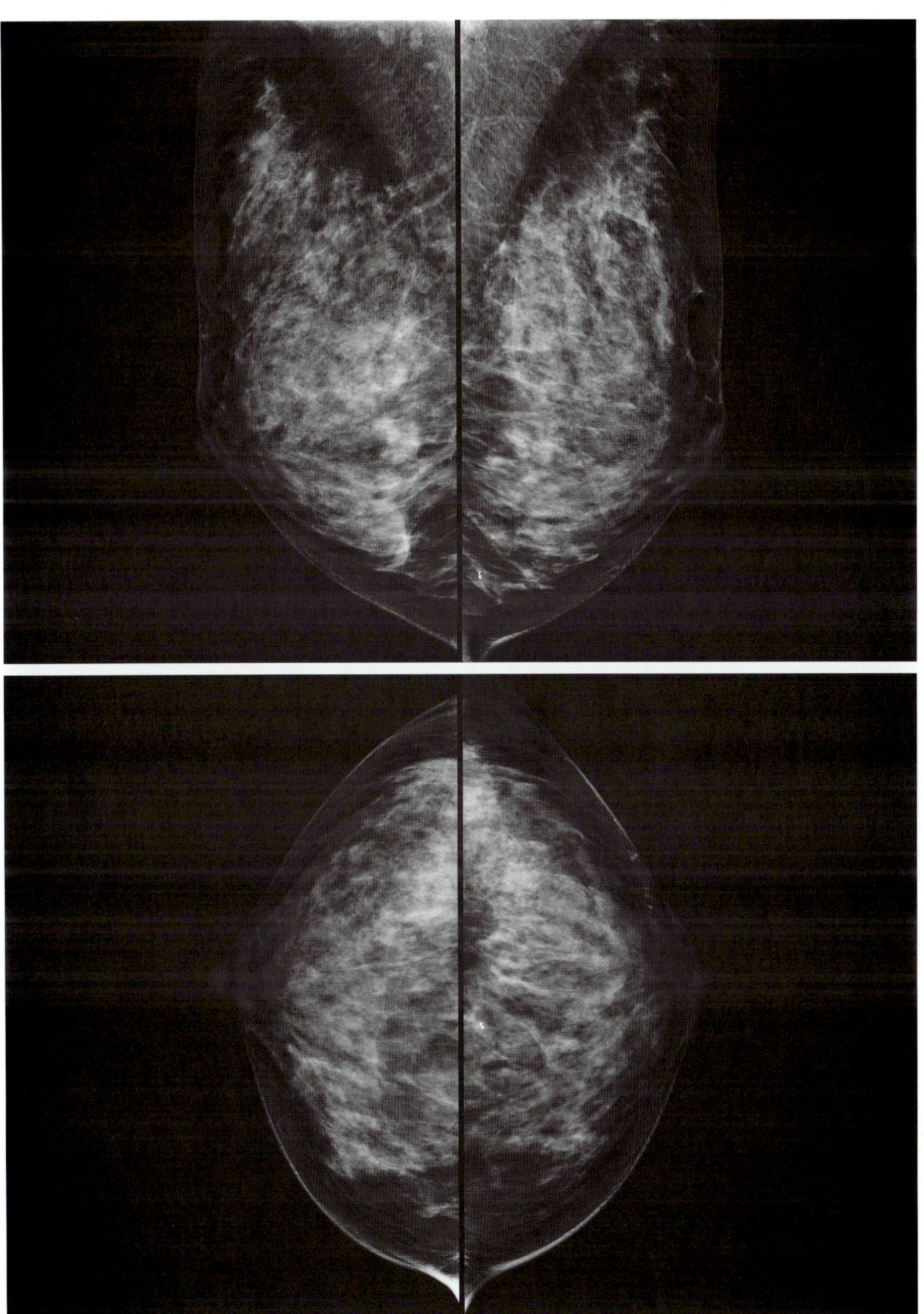

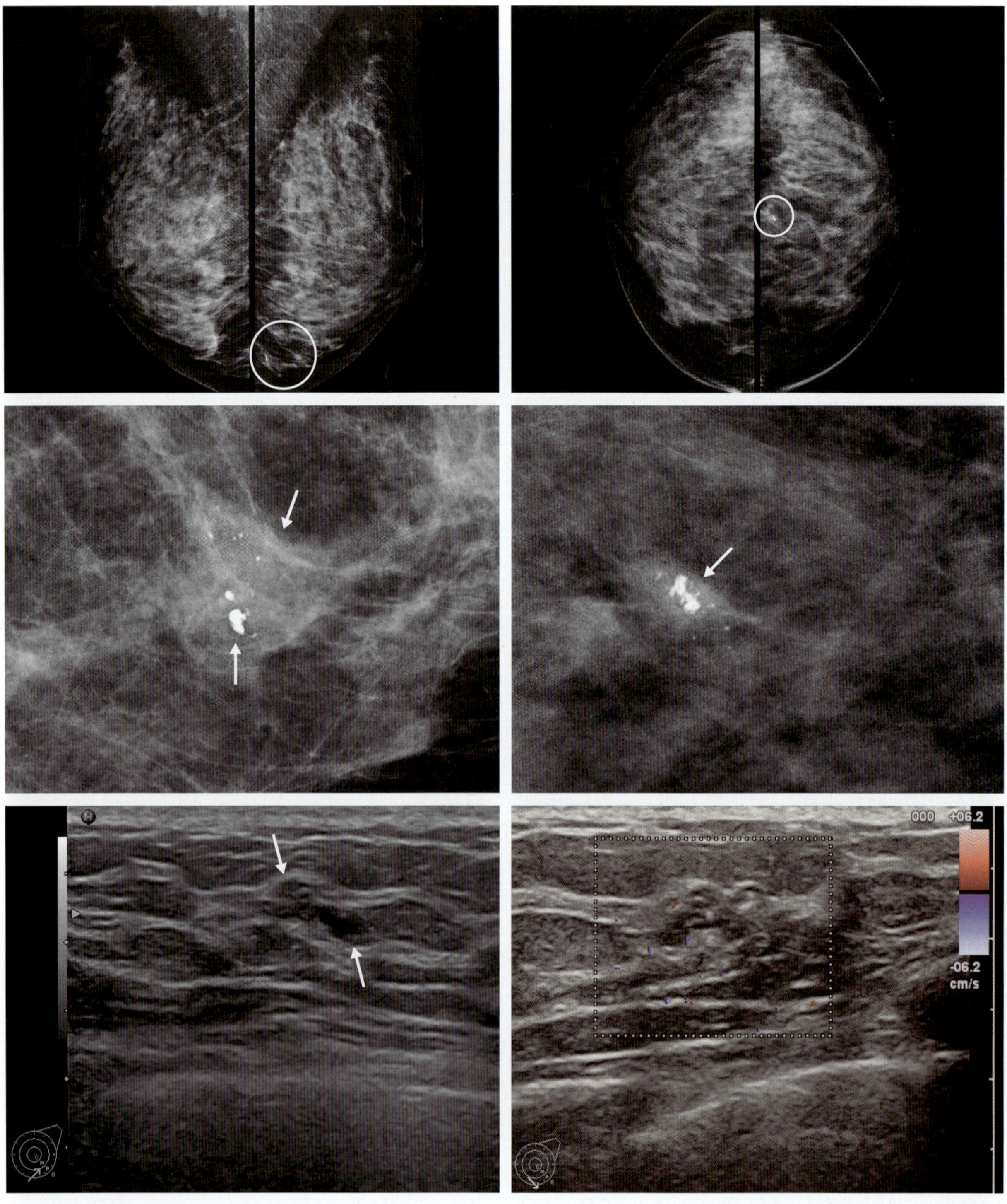

❷-40 증례 해설

- **유방촬영술 소견** 왼쪽 유방 하내측에 군집성 석회화가 보인다. 확대촬영에서 대부분의 석회화는 거칠지만 일부는 미세석회화이며 동반된 음영 증가(화살표)가 있다.
- **초음파 소견** 왼쪽 유방 6시 30분 방향, 유두에서 6cm 떨어진 위치에 0.9cm 크기, 미세소엽형 경계의 저에코 종괴(화살표)가 있다. 병변 내부에 석회화가 있으며, 도플러검사에서 혈류는 없다.
- **최종판정** 카테고리 4a : 낮은 악성 가능성(조직검사 필요). 판독의 5명 중 3명은 카테고리 4a, 2명은 카테고리 3로 판정했다.
- **수술명과 진단** 절제생검, 관상피증식증.
- **포인트** 거칠고 불균질한 군집성 석회화로 초음파에서 미세소엽형 종괴를 보여 카테고리 4a로 판정했다. 관상피증식증의 증례로 유방암에서 보이는 미세석회화보다 다형태성이 약하다.

②-41 무증상 57세 여성

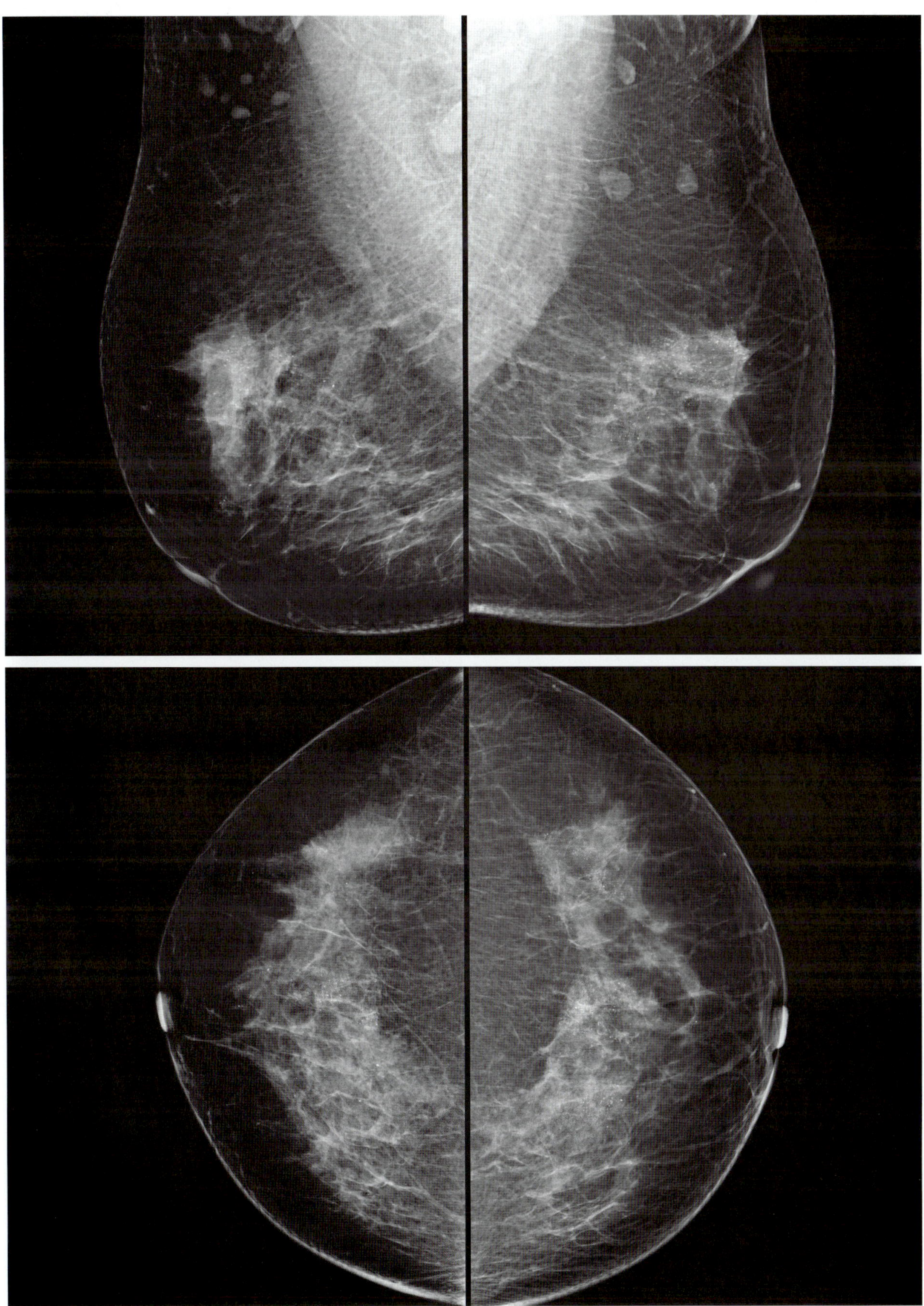

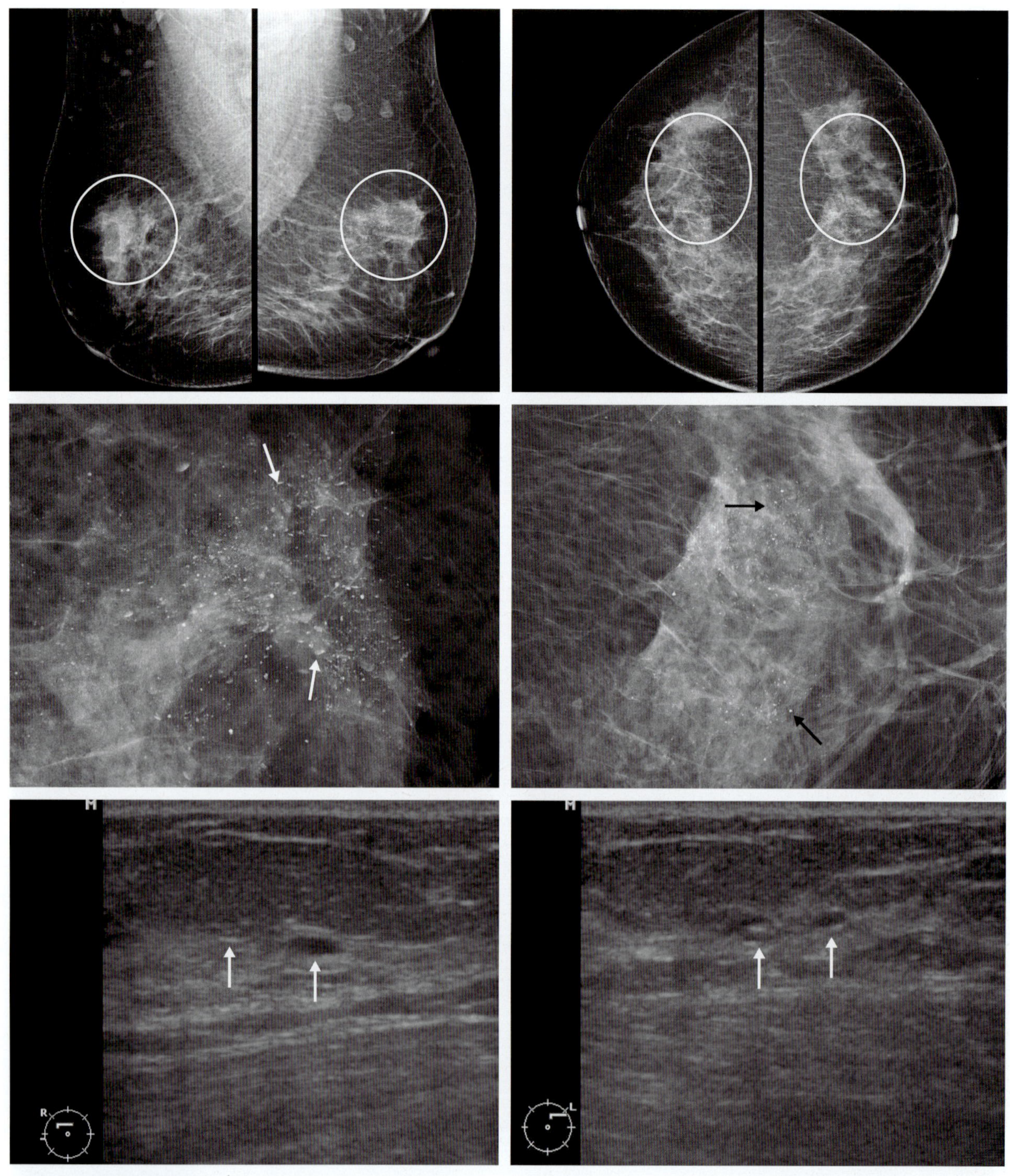

❷-41 증례 해설

- 유방촬영술 소견 양쪽 유방 상외측에 지역성 분포의 미세석회화가 보인다. 석회화(화살표)는 내외사확대촬영에서는 아래쪽으로 가라앉는 모양이며 상하확대촬영에서는 점상으로 보인다.
- 초음파 소견 오른쪽 유방 12시 방향, 유두에서 4cm 떨어진 위치와 왼쪽 유방 1시 방향, 유두에서 5cm 떨어진 위치에 군집성 낭종들과 가라앉은 고에코 석회화(화살표)가 보인다.
- 최종판정 카테고리 2 : 양성(1년 후 추적검사 요망). 판독의 5명 중 4명은 카테고리 2, 1명은 카테고리 3로 판정했다.
- 진단 우유형 칼슘*milk of calcium* 석회화.
- 포인트 내외사위 및 상하위 촬영에서 석회화모양이 다르고 찻잔모양으로 가라앉는 모습을 보여 카테고리 2로 판정했다. 우유형 칼슘 등 양성 석회화는 흔히 양측 유방에 비슷한 모습으로 보이는데, 이는 보통 한쪽 유방에 국한된 악성 석회화 병변과의 차이점이다.

❷-42 무증상 41세 여성

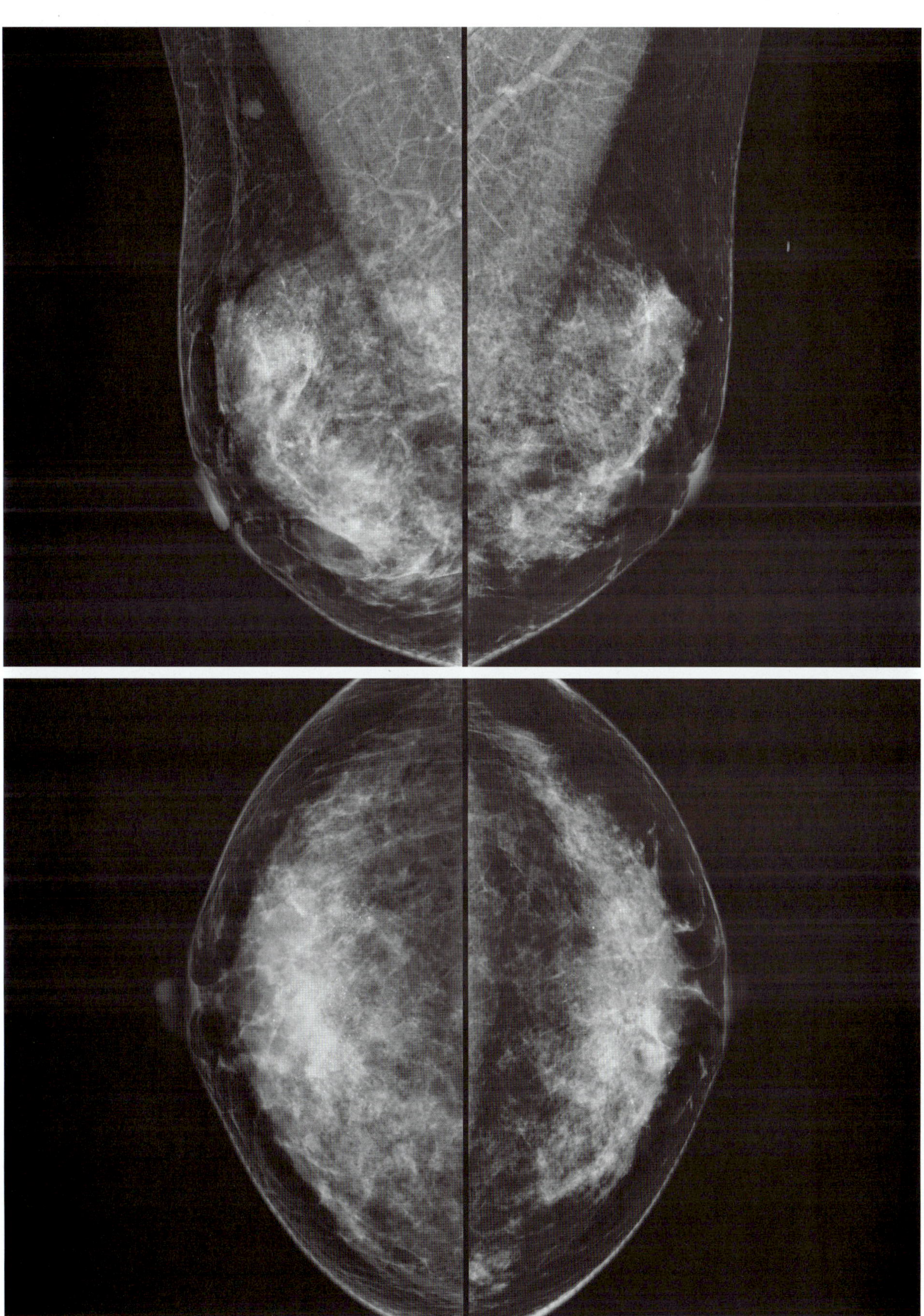

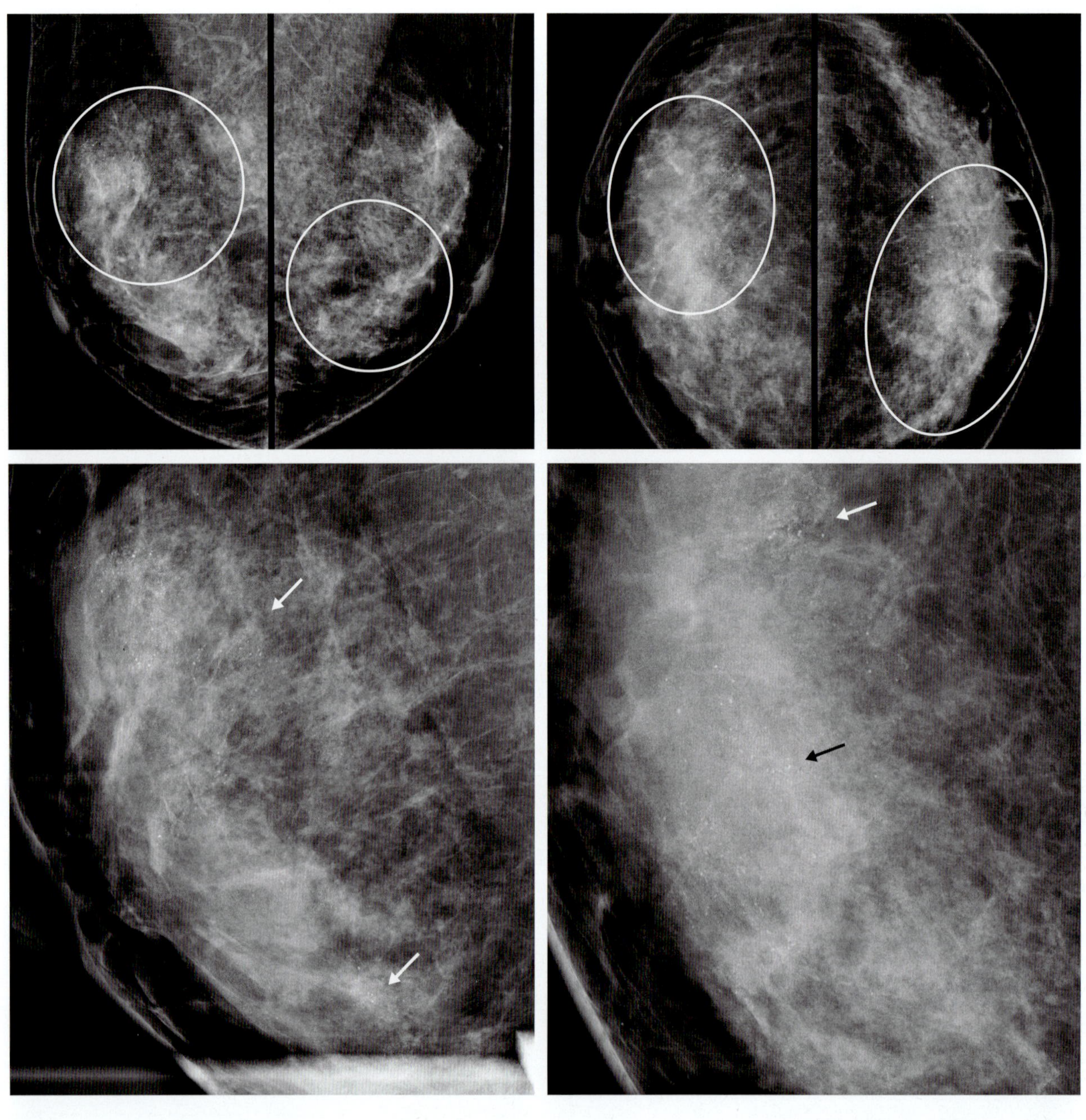

❷-42 증례 해설

- **유방촬영술 소견** 양쪽 유방에 지역성 분포를 보이는 석회화가 보인다. 오른쪽 확대촬영에서 석회화의 모양은 원형 또는 점상(화살표)이며 유방 전체에 흩어져 있다.
- **최종판정** 카테고리 3 : 양성 추정(6개월 추적검사 필요). 판독의 5명 중 3명은 카테고리 3, 2명은 카테고리 2로 판정했다.
- **코어생검 진단** 섬유낭성 변화와 동반된 석회화.
- **포인트** 양측성 분포의 점상 석회화로 카테고리 3 또는 2로 판정했다. 검진유방촬영에서 흔히 보이는 점상 또는 원형 석회화는 섬유낭성 변화에 의한 것으로 흔히 양측성 분포를 보인다.

②-43 무증상 60세 여성

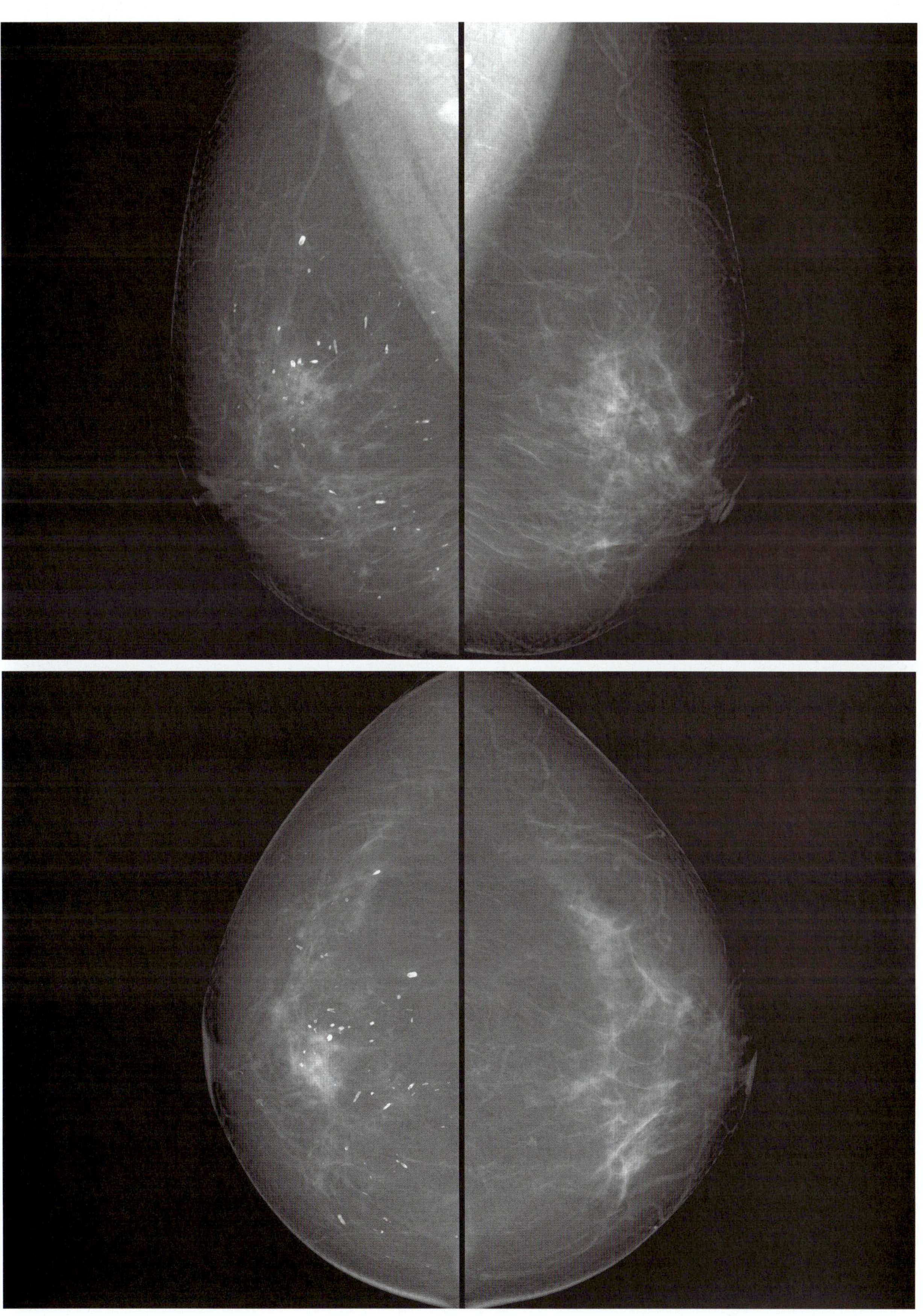

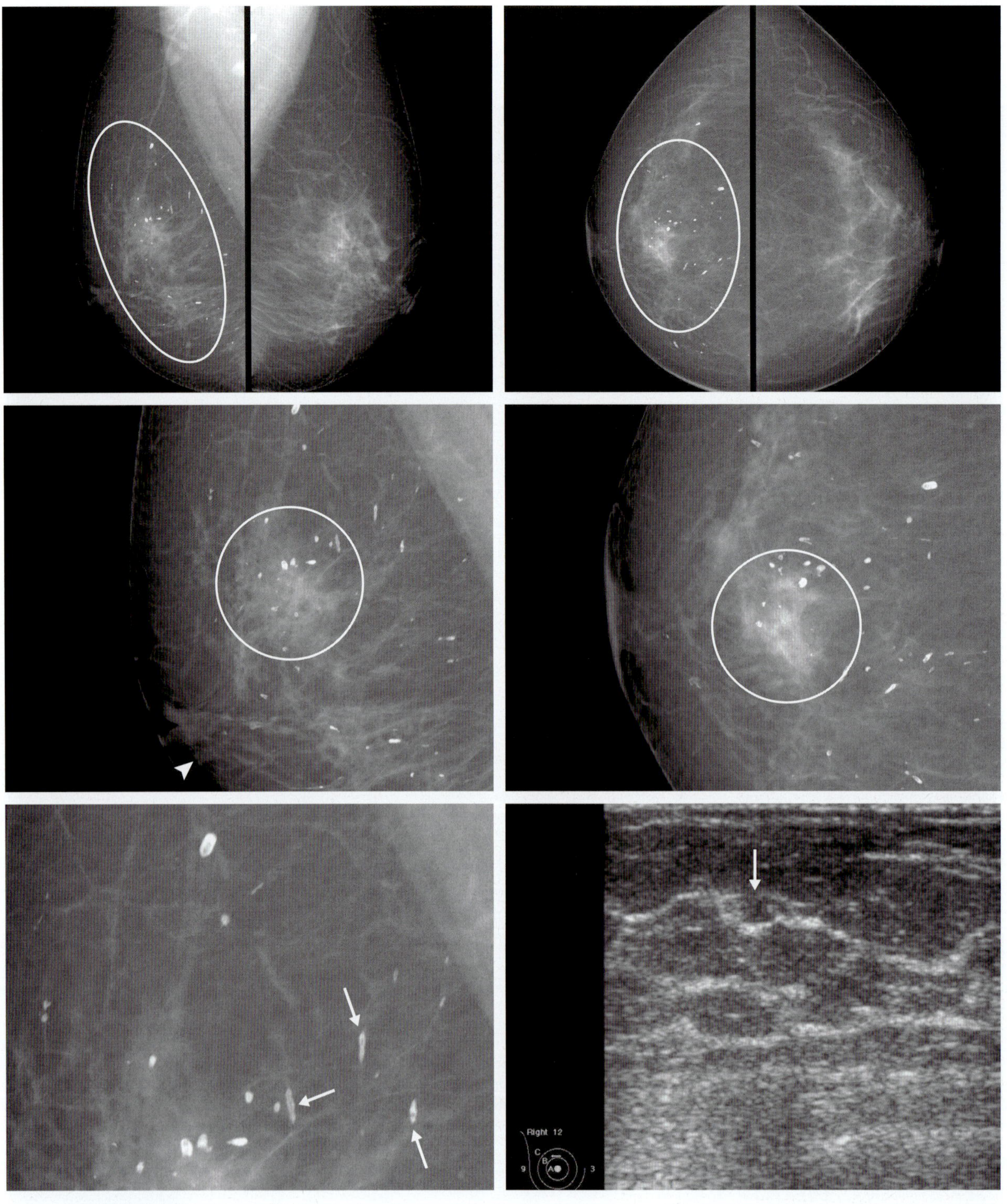

❷-43 증례 해설

- **유방촬영술 소견** 오른쪽 유방에 미만성 또는 유관을 따른 분포의 석회화들이 있다. 확대 사진에서 비대칭음영(원형), 유두함몰(화살촉) 그리고 막대모양(화살표) 또는 중앙이 저음영인 석회화가 보인다. 유선염을 앓은 적이 있다.
- **초음파 소견** 오른쪽 유방 12시 방향, 유두에서 2cm 떨어진 위치에 0.5cm 크기의 동일에코 병변(화살표)이 보인다.
- **최종판정** 카테고리 2 : 양성(1년 후 추적검사 요망). 판독의 5명 중 4명은 카테고리 2로, 1명은 카테고리 3로 판정했다.
- **진단** 유관확장증*duct ectasia*과 막대모양 석회화.
- **포인트** 유관을 따른 석회화지만 막대모양 석회화로 카테고리 2로 판정했다. 만성화된 유관확장증에서는 확장된 유관 내에 농축된 분비물과 유관벽의 염증 및 섬유화에 의해 석회화와 종괴를 형성할 수 있다. 드물게 관상피내암의 미세선상 분지성 석회화와 감별이 필요할 수 있다.

②-44 유방종괴가 주소인 46세 여성

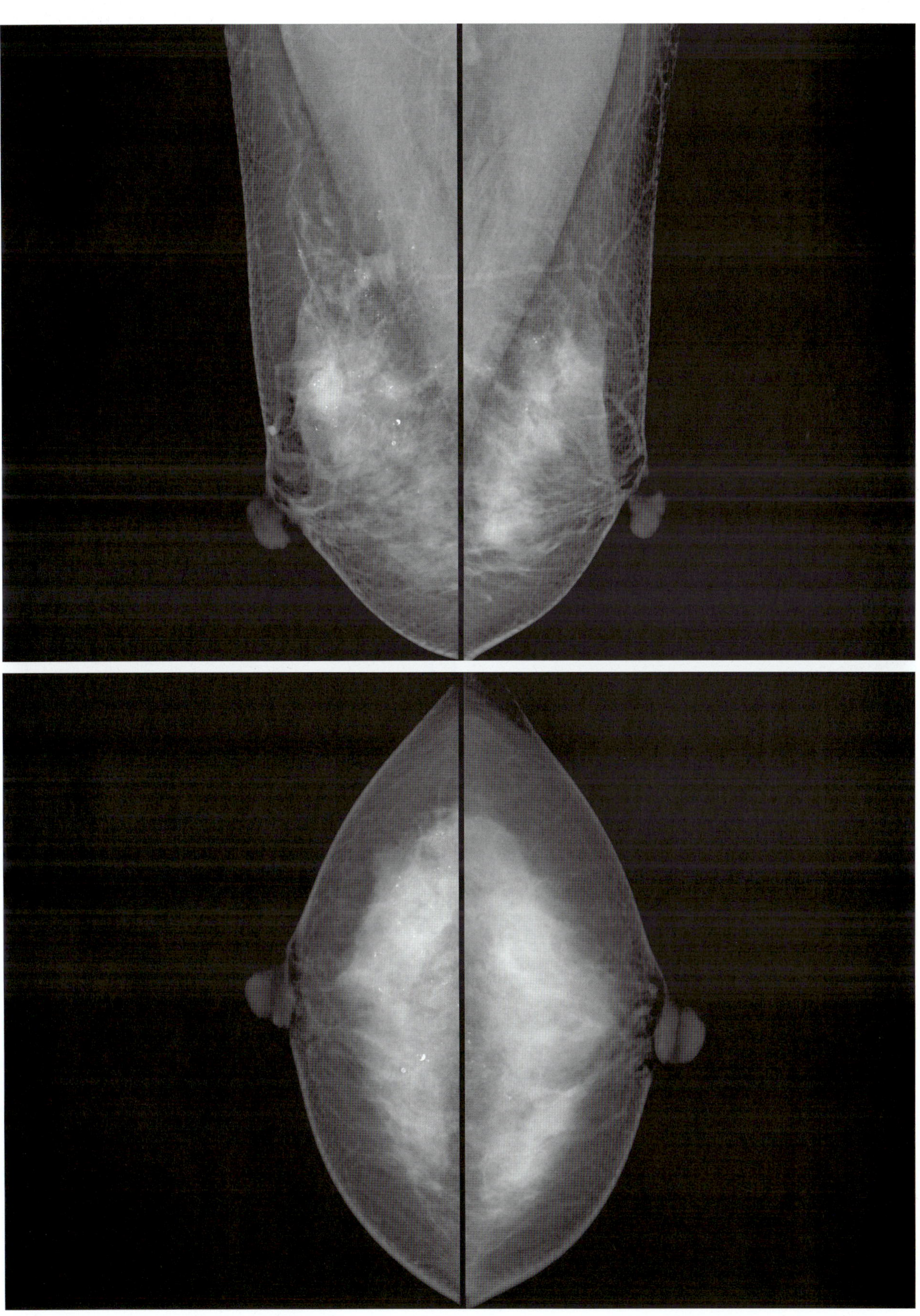

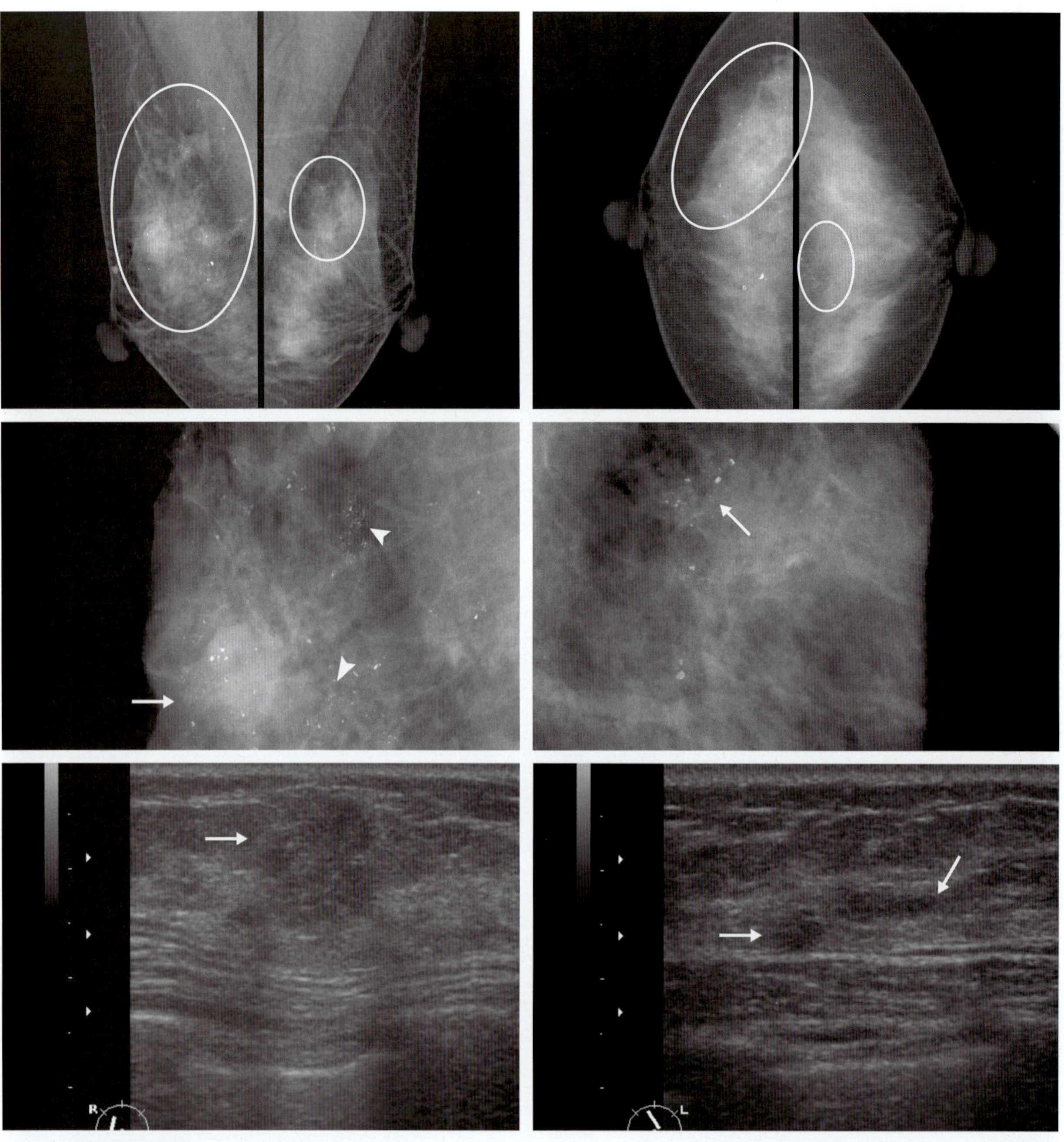

❷-44 증례 해설

- **유방촬영술 소견** 오른쪽 유방 상외측에 비대칭음영과 석회화가 있고 왼쪽 유방 상내측에 미세석회화가 보인다. 오른쪽의 만져지는 부위에 대한 내외사확대촬영에서 불분명한 경계의 종괴(화살표)와 동반된 다형태성 또는 점상 미세석회화(화살촉)가 보인다. 왼쪽에는 점상 또는 다형태성 석회화(화살표)가 있다.
- **초음파 소견** 오른쪽 10시 방향, 유두에서 3.5cm 떨어진 위치에 2.5cm 크기, 미세소엽형 경계의 동일에코 종괴(화살표)가 보이며, 왼쪽 12시 방향, 유두에서 3cm 떨어진 위치에 늘어난 유관에 의한 1.8cm 크기, 저에코 병변(화살표)이 보인다.
- **최종판정** 오른쪽-카테고리 4c : 높은 악성 가능성(조직검사 필요). 왼쪽-카테고리 4a : 낮은 악성 가능성(조직검사 필요). 5명의 판독자 중 4명은 카테고리 4c, 1명은 카테고리 5로 판정했다.
- **수술명과 진단** 오른쪽 : 유방전절제술, 저등급 관상피내암을 동반한 2.7cm 점액암(T2N0, 병기2A). 왼쪽 : 유방보존술, 2.0cm 점액성 저등급 관상피내암.
- **포인트** 불명확한 종괴와 미세석회화가 동반된 오른쪽은 카테고리 4c로, 미세석회화와 유관확장이 보인 왼쪽은 4a로 판정했다. 오른쪽 종괴는 점액암, 양측의 다형태성 또는 점상 미세석회화는 저등급 관상피내암으로 진단된 양측성 유방암의 증례로 점액암 또는 점액을 생산하는 저등급 관상피내암과 연관된 석회화는 다형태성이 약해서 양성 석회화와 감별하기 어렵다.

❷-45 무증상 65세 여성

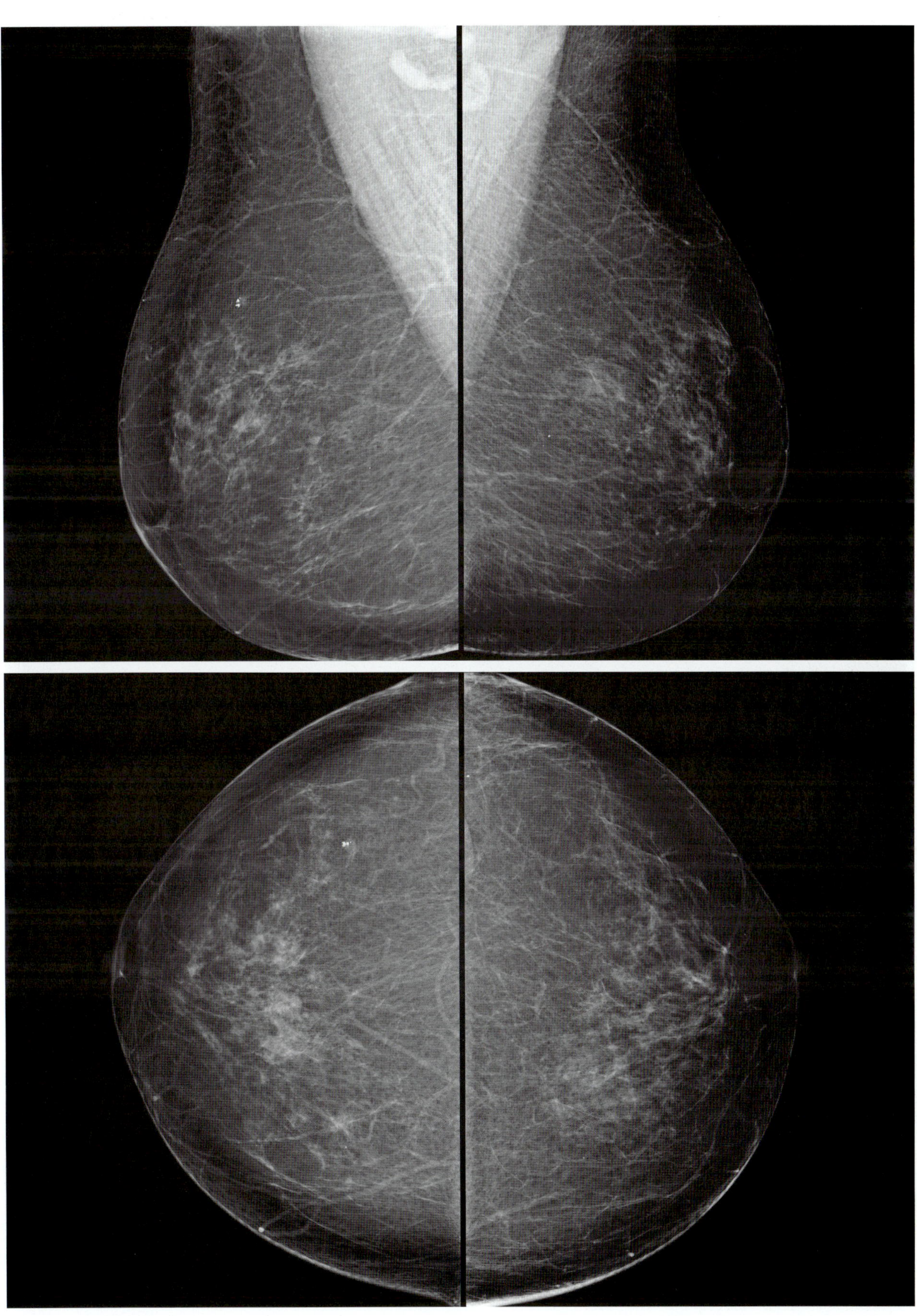

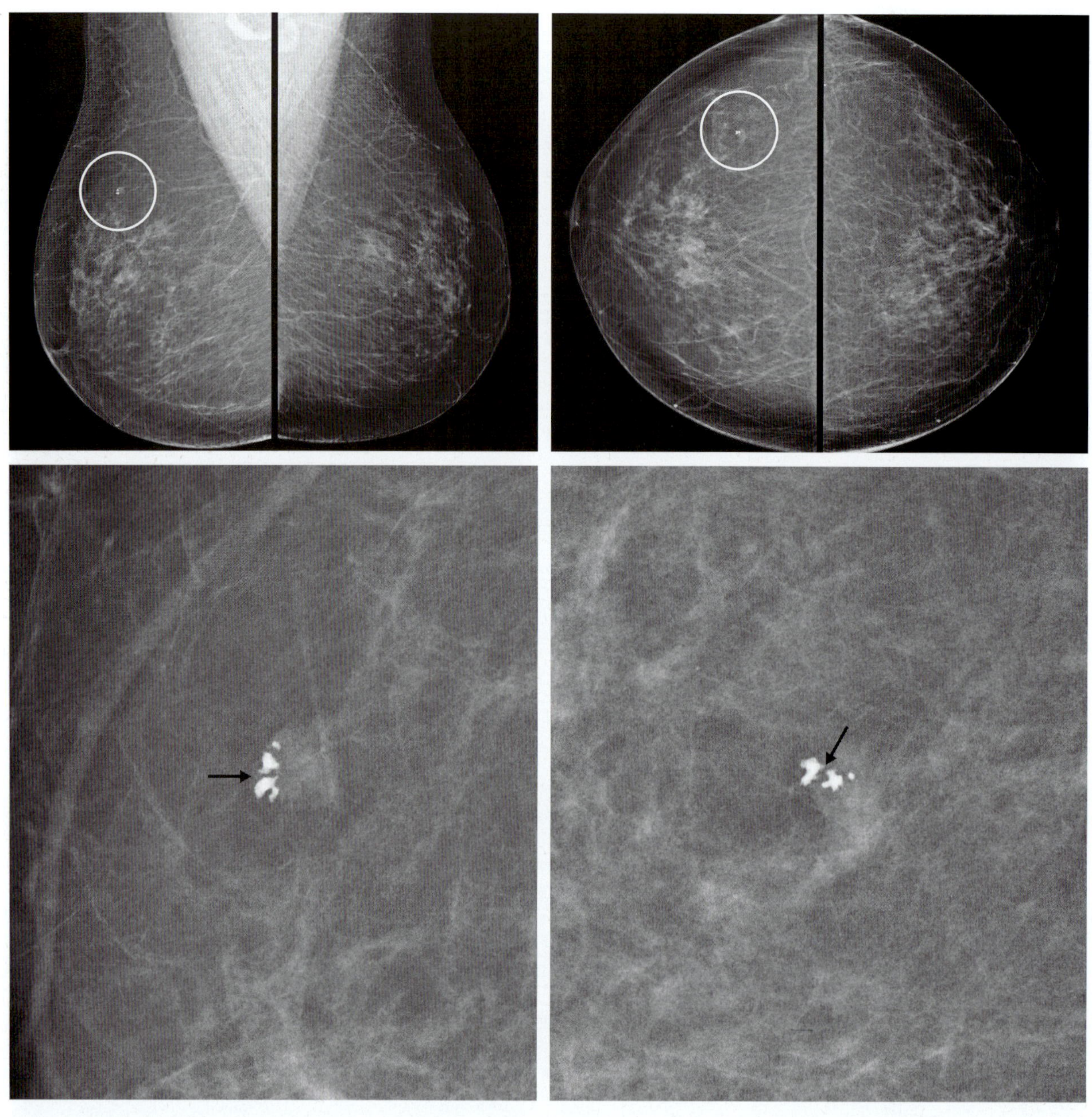

❷-45 증례 해설

- 유방촬영술 소견 오른쪽 유방 상외측에 0.5cm 크기의 석회화 결절이 있다. 확대촬영에서 국한성 또는 불분명한 경계의 종괴이며 내부에 거칠고 크기가 큰 석회화들(화살표)이 보인다.
- 최종판정 카테고리 2 : 양성(1년 후 추적검사 요망). 판독의 5명 모두 카테고리 2로 판정했다.
- 진단 퇴행성 섬유선종.
- 포인트 크기가 크고 거친 석회화 동반 결절로 카테고리 2로 판정했다. 피부, 혈관, 섬유선종, 유관확장증과 관련된 석회화나 중심투과성 석회화 등은 조직검사가 필요 없는 양성 소견이다.

②-46 무증상 53세 여성

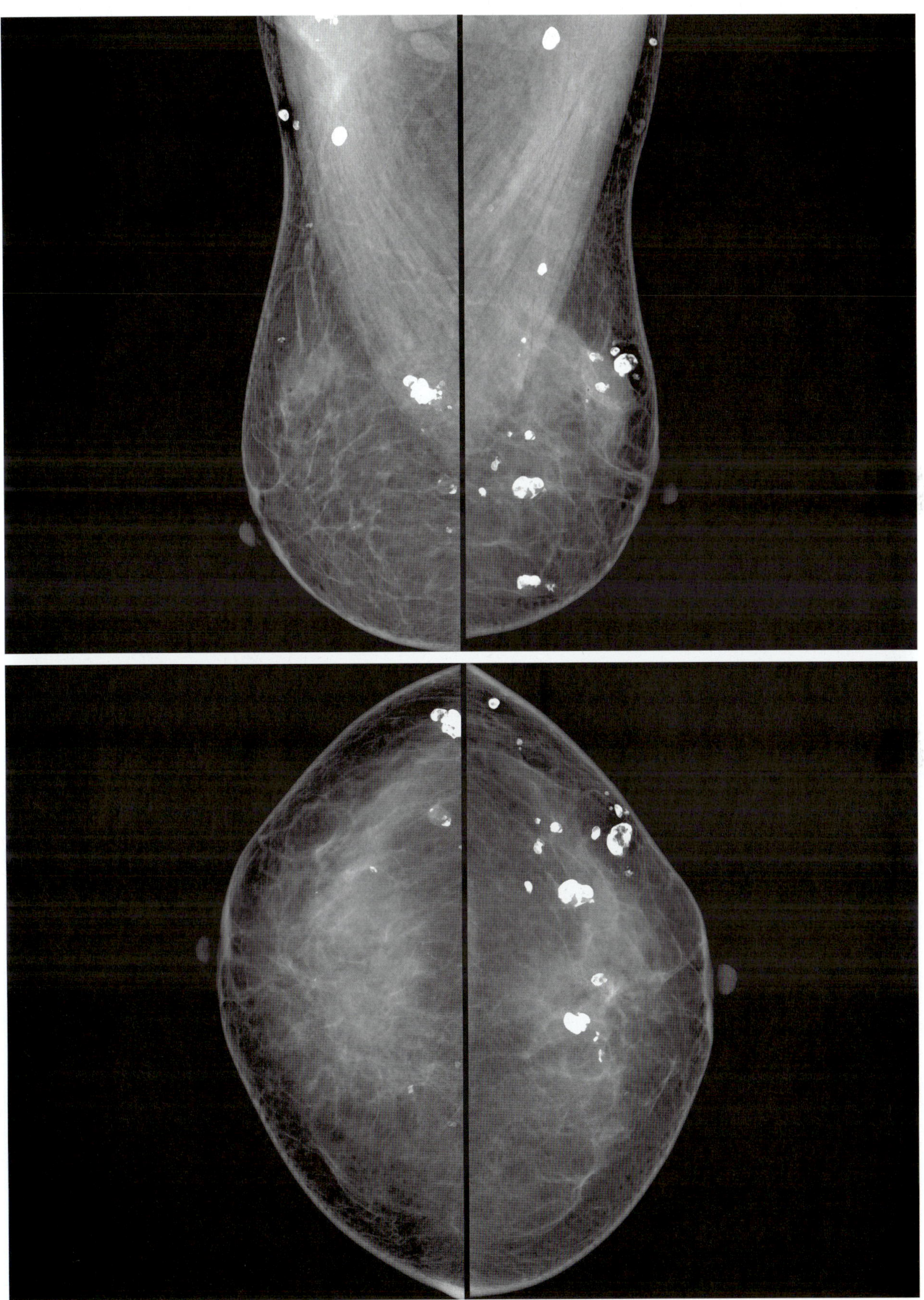

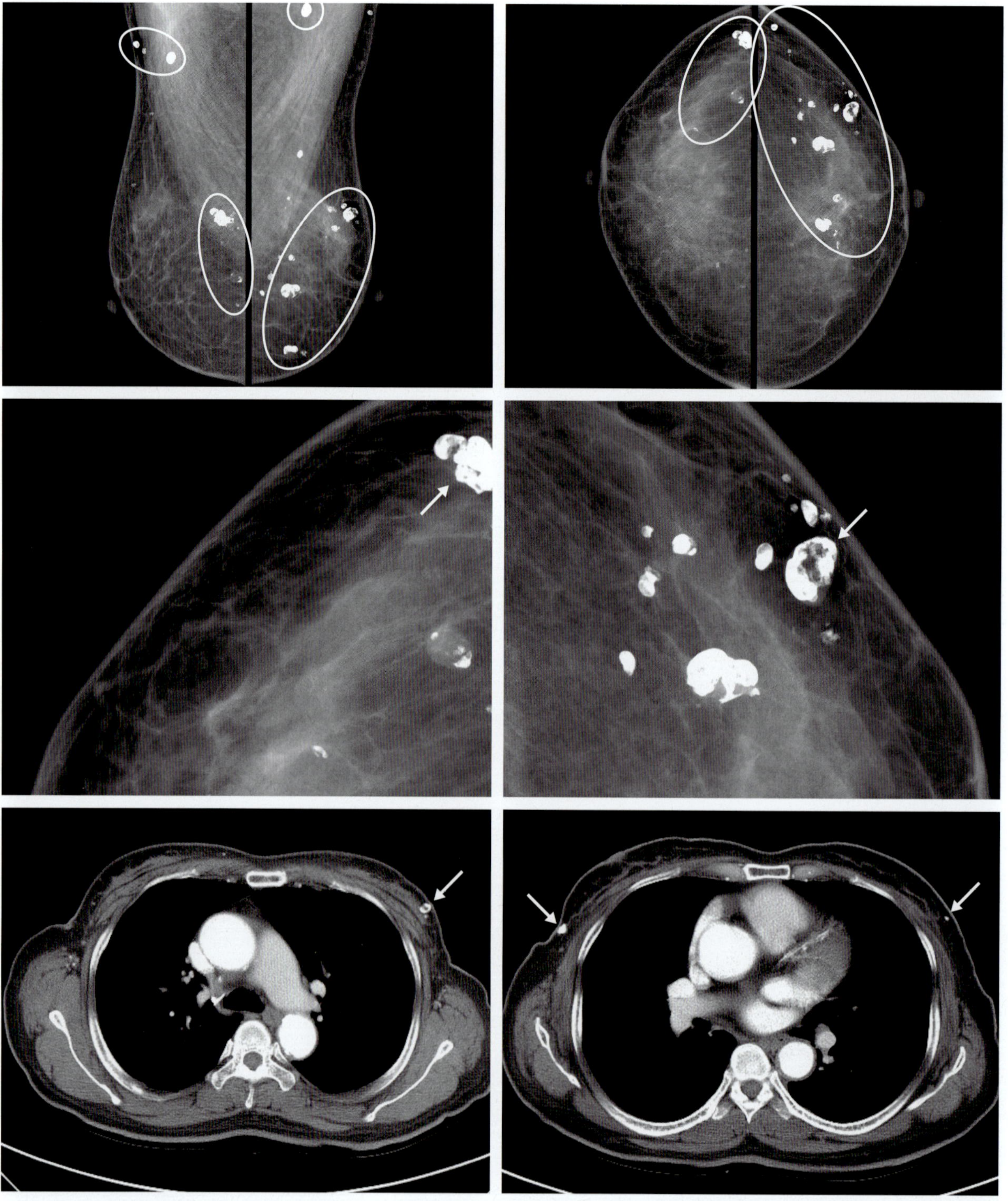

❷-46 증례 해설

- 유방촬영술 소견 양쪽 유방 및 액와에 거친 석회화들이 산재되어 있다. 양측 상하확대 사진에서 석회화는 주로 피하지방층에 있으며 중앙이 저음영이거나 거친 석회화(화살표)이다. 피부근염*dermatomyositis*을 앓은 적이 있다.
- 흉부 CT 소견 호흡곤란 때문에 촬영한 CT에서 양측 흉벽의 피하층에 거친 석회화(화살표)가 보인다.
- 최종판정 카테고리 2 : 양성(1년 후 추적검사 요망). 판독의 5명 모두 카테고리 2로 판정했다.
- 진단 피부근염과 연관된 이영양성 석회화.
- 포인트 양측 유방에 있는 거친 석회화로 카테고리 2로 판정했다. 피부근염과 홍반성 루푸스*lupus erythematosus* 등 일부 교원혈관병 등에서 광범위한 피하지방층의 이영양성 석회화를 보일 수 있다.

②-47 무증상 35세 여성

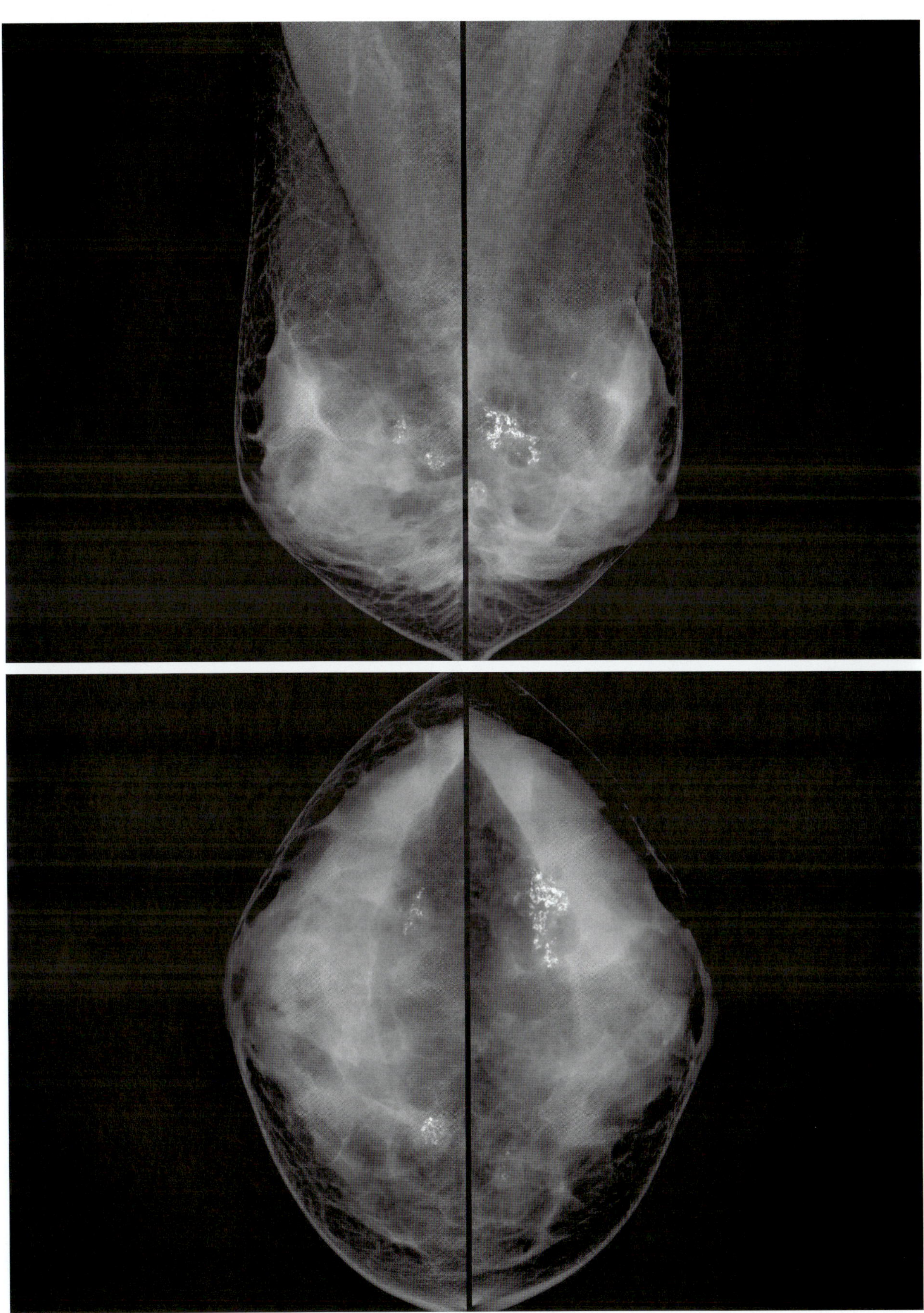

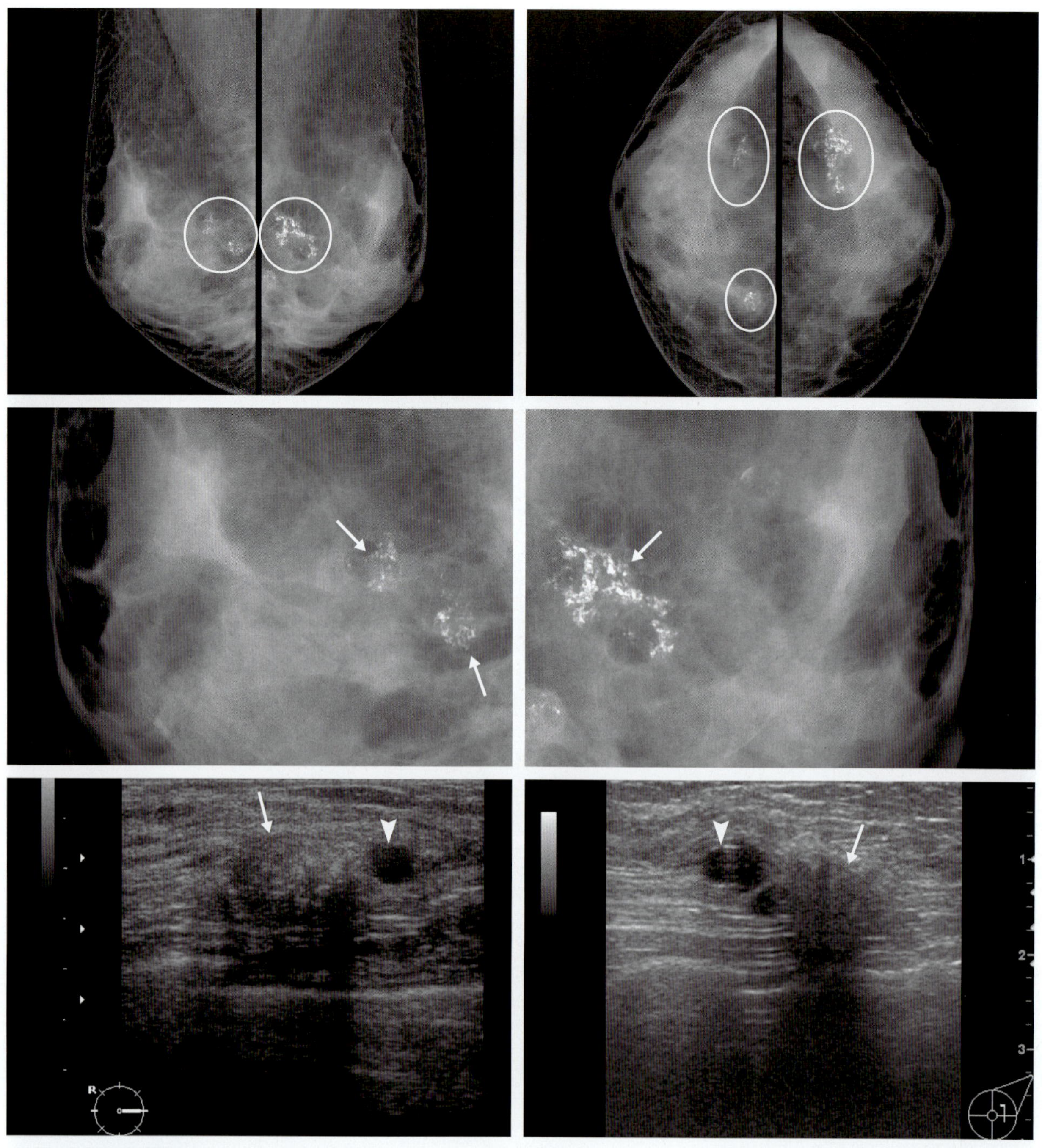

❷-47 증례 해설

- **유방촬영술 소견** 오른쪽 유방 외측과 내측, 왼쪽 유방 외측에 석회화가 보인다. 내외사확대 사진에서 양측 모두 거칠고 불균질한 석회화(화살표)가 밀집되어 있다.
- **초음파 소견** 오른쪽 유방 3시 방향, 유두에서 4cm 떨어진 위치와 왼쪽 유방 3시 방향, 유두에서 3cm 떨어진 위치에 양쪽 유방에 후방음향 감소가 심한 불분명한 경계의 종괴(화살표)가 있다. 주위에 낭종(화살촉)이 있다.
- **최종판정** 카테고리 4a : 낮은 악성 가능성(조직검사 요망). 판독의 5명 중 3명은 카테고리 4a, 1명은 카테고리 3, 1명은 카테고리 2로 판정했다.
- **코어생검 진단** 지방괴사, 이영양성 석회화.
- **포인트** 양측 유방에 있는 거칠고 불균질한 석회화로 2명의 판독의는 양성(카테고리 2 또는 3)으로 판정했지만 3명의 판독의는 초음파에서 왼쪽 유방 종괴의 의심스러운 소견 때문에 카테고리 4a로 판정했다. 거칠고 불균질한 모양의 석회화는 지방괴사 등 이영양성 석회화, 섬유선종, 국소섬유화 등의 양성 병변에 동반될 수 있으며, 악성 다형태성 석회화와 감별이 어려운 경우 조직검사를 받게 된다.

❷-48 무증상 30세 여성

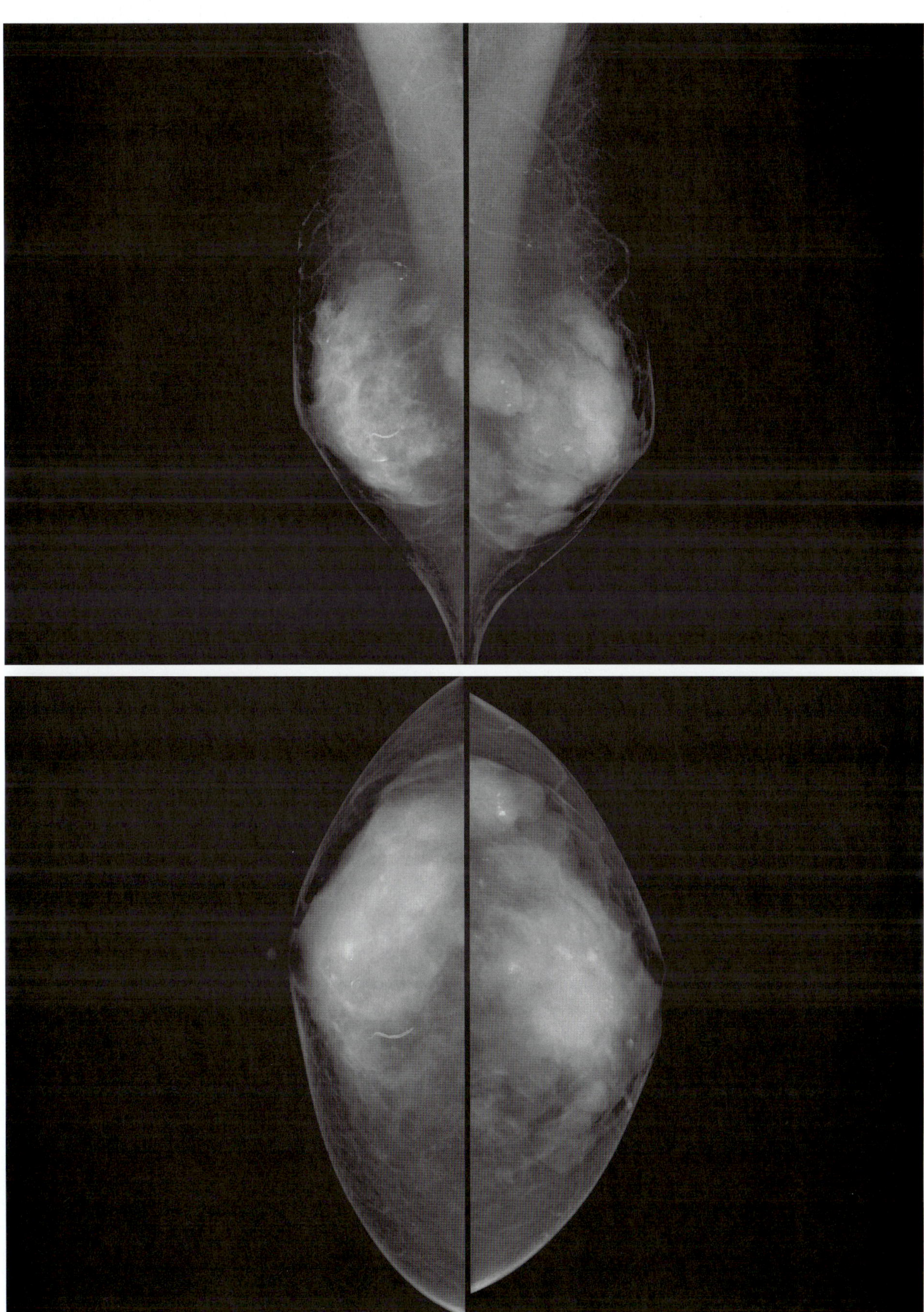

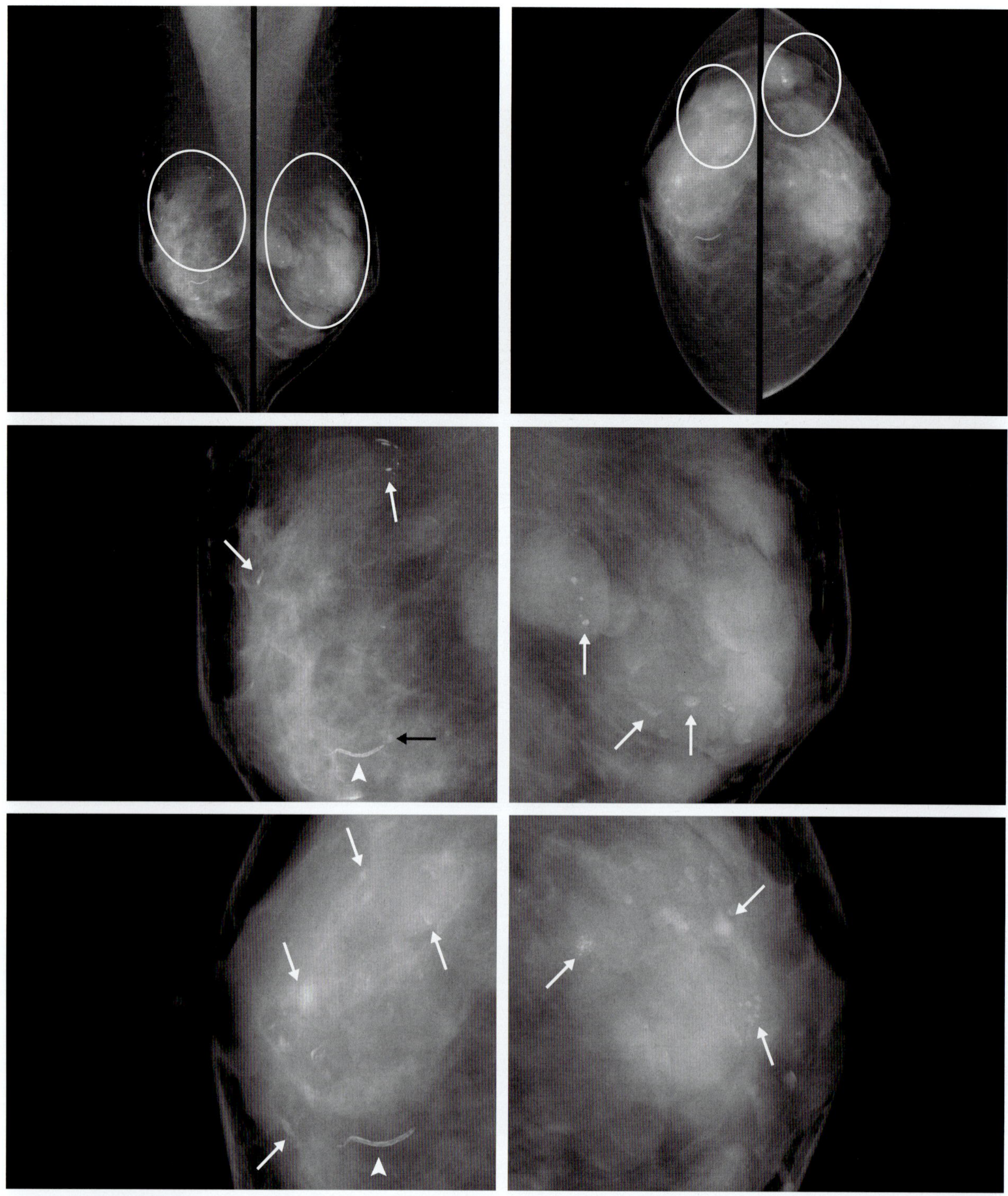

❷-48 증례 해설

- **유방촬영술 소견** 양쪽 유방에 미만성 분포의 석회화와 종괴가 있다. 확대 사진에서 양측 유방에 무정형 또는 불균질한 모양의 석회화(화살표)가 보이며 오른쪽에는 혈관벽 석회화(화살촉)도 보인다. 환자는 만성 신부전증에 따른 이차성 부갑상선항진증을 앓고 있다.
- **최종판정** 카테고리 2 : 양성(1년 후 추적검사 요망). 판독의 5명 중 4명은 카테고리 3, 1명은 카테고리 2로 판정했다.
- **진단** 만성 신부전에 따른 석회화와 양성 종괴.
- **포인트** 양측 유방에 미만성 분포를 보이는 이영양성 석회화로 카테고리 2로 판정했다. 만성 신질환 환자는 간질형, 분비형, 혈관, 피부의 석회화가 복합적 기전에 의해 발생하며 면역 억제제인 시클로스포린*cyclosporin*을 사용하는 경우 다발성 섬유선종이 생기거나 기존에 있던 양성 종양의 크기가 커질 수 있다.

❷-49 수유 중에 발생한 혈성분비물이 주소인 38세 여성

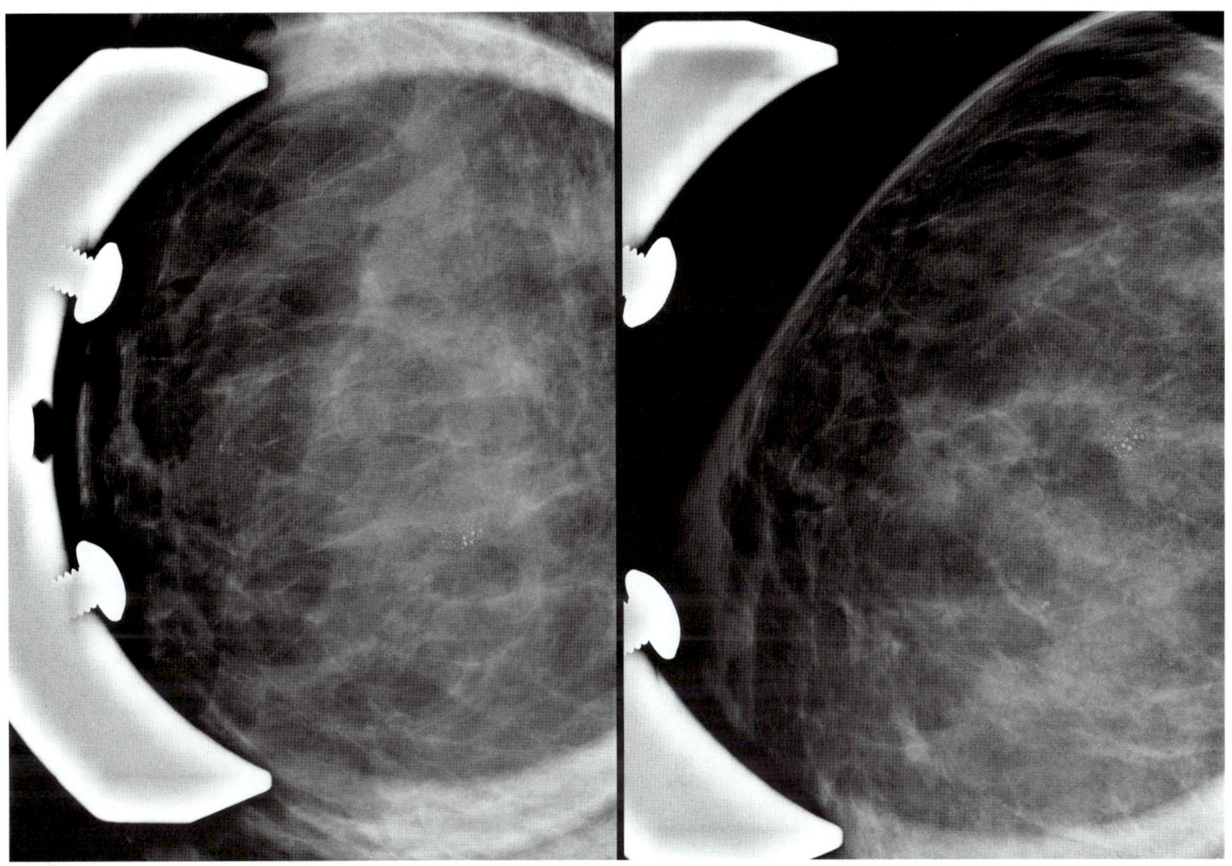

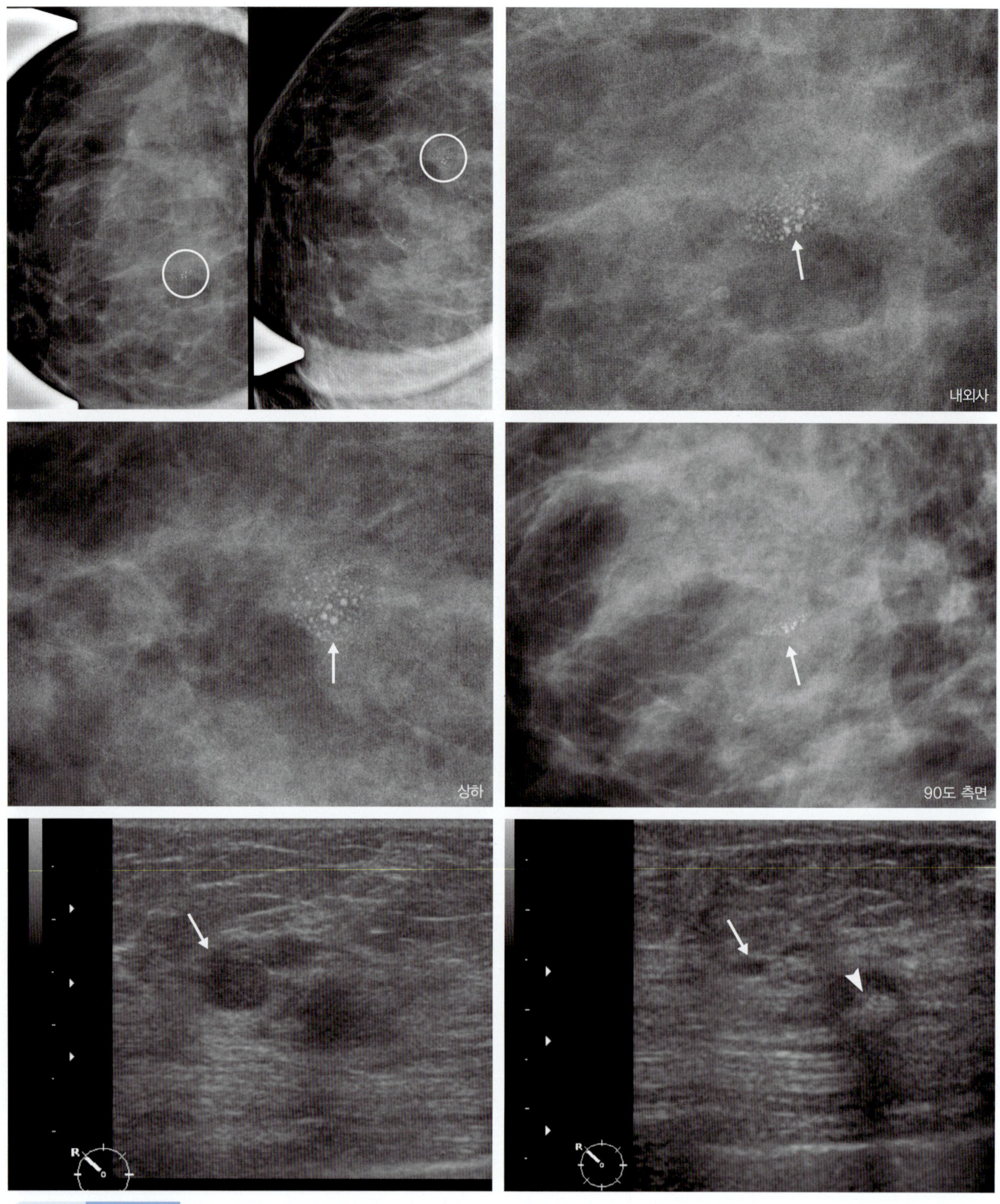

❷-49 증례 해설

- 확대유방촬영술 소견 오른쪽 유방 상외측에 군집성 석회화가 있다. 석회화(화살표)는 상하확대 사진에서 크기가 다양한 무정형 또는 둥근 모양이며 내외사위 및 90도 측면 사진에서 찻잔모양으로 가라앉는 양상으로 보인다.
- 초음파 소견 오른쪽 유방 10시 방향, 유두에서 3cm 떨어진 위치에 군집성 낭종(화살표)과 가라앉은 고에코 석회화(화살촉)가 보인다.
- 최종판정 카테고리 2 : 양성(1년 후 추적검사 요망). 판독의 5명 모두 카테고리 2로 판정했다.
- 진단 유낭종과 우유형 칼슘 석회화.
- 포인트 내외사 및 상하 촬영에서 석회화의 모양에 차이가 있고, 90도 측면촬영에서 찻잔모양으로 가라앉는 모습을 보여 카테고리 2로 판정했다. 우유형 칼슘 증례로 추적검사에서 오른쪽 유두의 혈성분비물은 소실되었다.

②-50 무증상 64세 여성

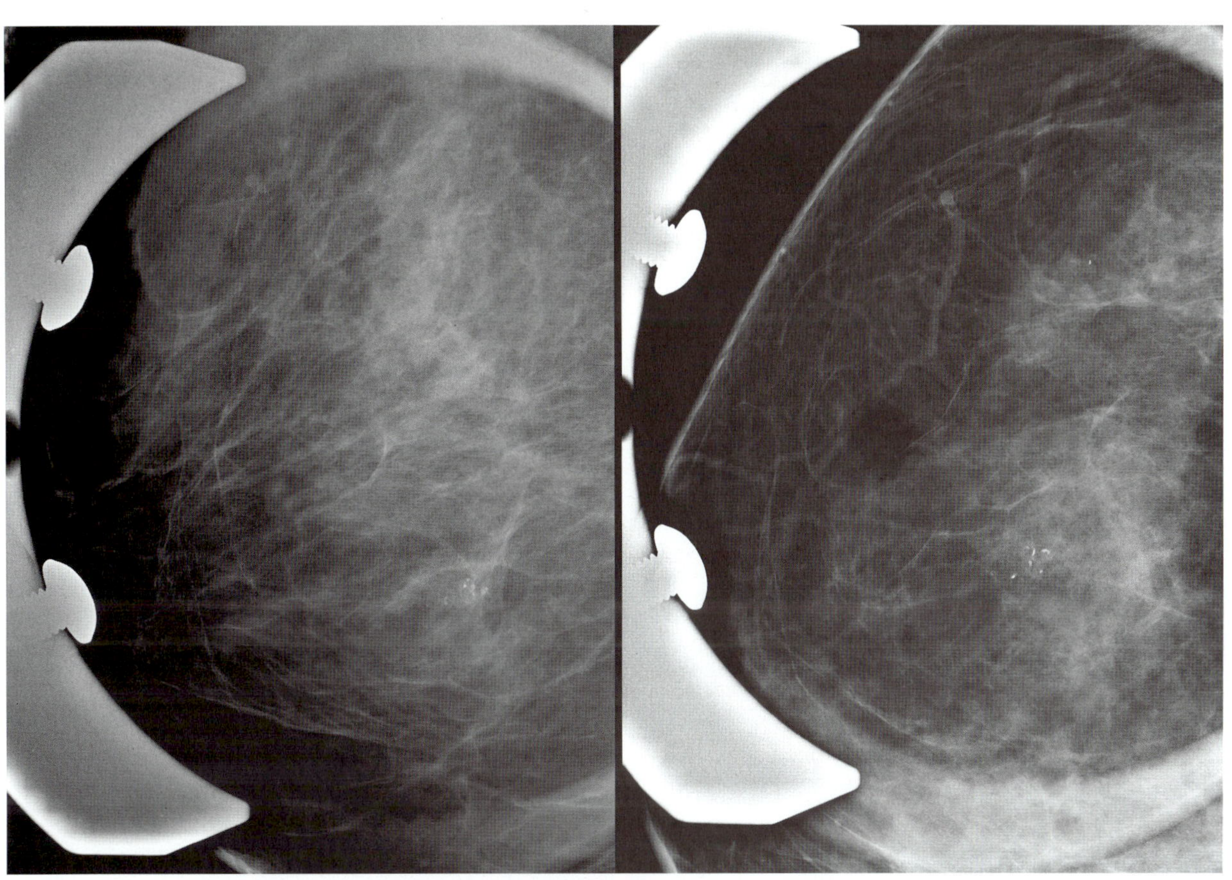

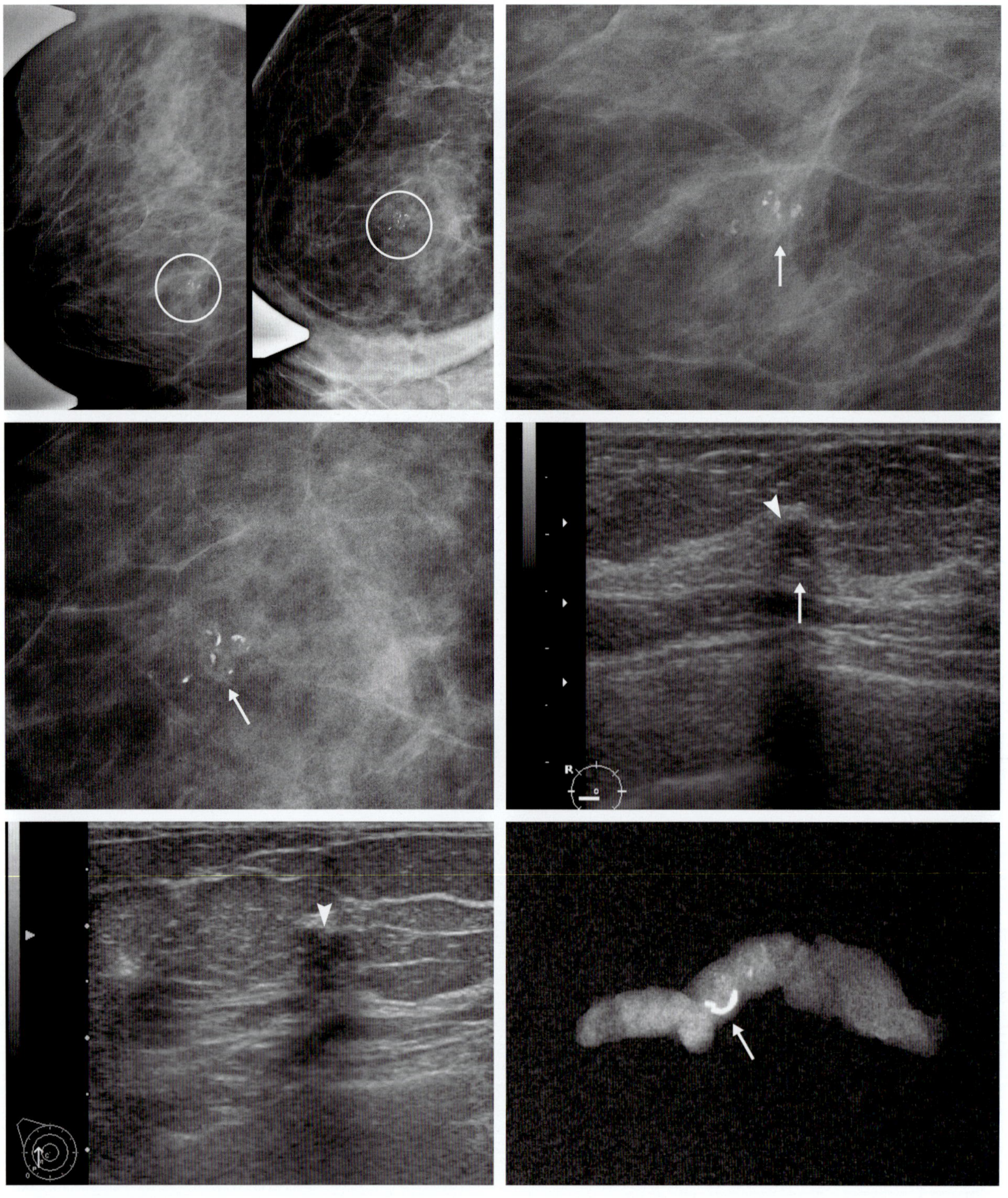

❷-50 증례 해설

- 확대유방촬영술 소견 오른쪽 유방 유두하에 군집성 석회화가 있다. 확대 사진에서 불균질한 다형태성 석회화(화살표)로 보인다.
- 초음파 소견 오른쪽 유방 8시 방향, 유두에서 2cm 떨어진 위치에 0.5cm 크기, 국한성 경계의 저에코 종괴(화살촉)로 고에코성 석회화(화살표)를 동반한다. 초음파 유도하 맘모톰생검을 시행했고 표본촬영에서 일부 아치형 석회화(화살표)가 보인다.
- 최종판정 카테고리 4a : 낮은 악성 가능성(조직검사 필요). 판독의 5명 중 4명은 카테고리 4a, 1명은 카테고리 2로 판정했다.
- 코어생검 진단 관내 유두종.
- 포인트 유두하에 군집성 석회화와 초음파에서 동반된 종괴가 보여 카테고리 4a로 판정했다. 유두종에는 아치형 석회화 또는 무정형 석회화가 동반될 수 있다(증례 2-25와 2-29의 석회화와 비교해보자).

❷-51 무증상 47세 여성

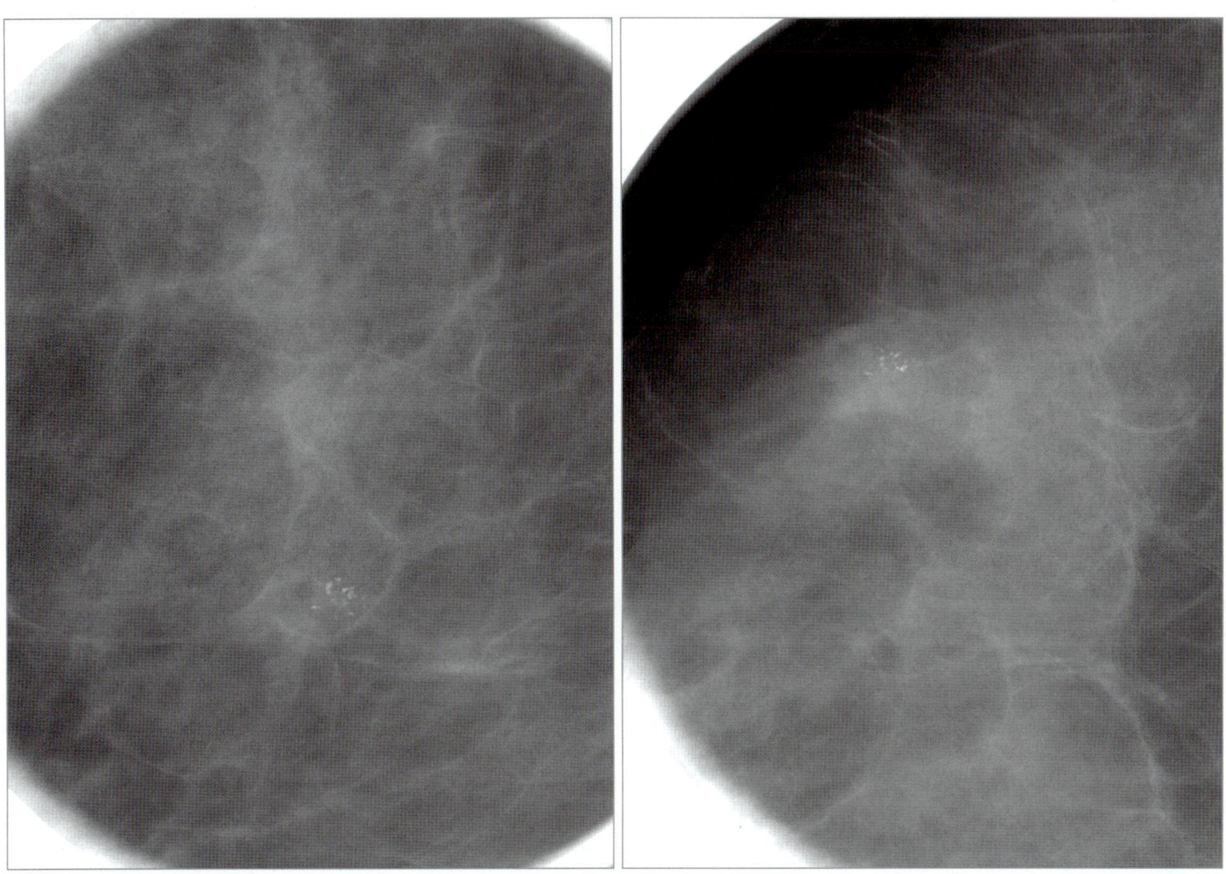

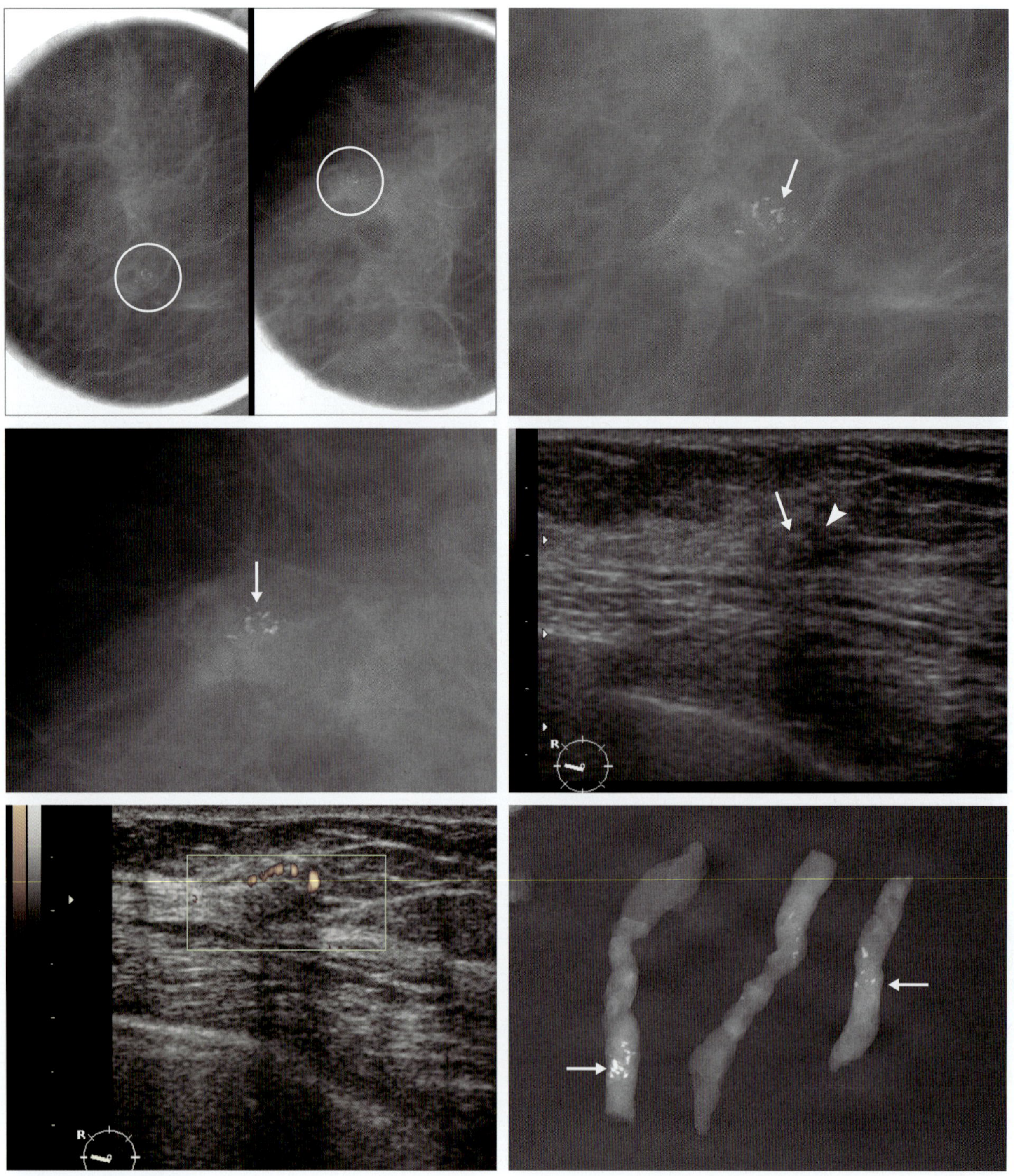

❷-51 증례 해설

• 확대유방촬영술 소견 오른쪽 유방 9시 방향에 군집성 미세석회화가 있다. 확대 사진에서 크기와 모양이 다양한 다형태성 석회화(화살표)가 보인다.

• 초음파 소견 오른쪽 유방 9시 방향, 유두에서 2cm 떨어진 위치에 1.4cm 크기, 불명확한 경계의 저에코 종괴(화살촉)로 석회화(화살표)가 고에코로 보인다. 도플러검사에서 병변 주위에 혈류가 보인다. 초음파 유도하 맘모톰생검을 시행했으며 표본촬영에서 석회화(화살표)가 보인다.

• 최종판정 카테고리 4c : 높은 악성 가능성(조직검사 필요). 판독의 5명 중 3명은 카테고리 4c, 2명은 4b로 판정했다.

• 수술명과 진단 유방보존술, 1.5cm 저등급 혼합형 관상피내암(병기0).

• 포인트 모양, 크기, 밀도가 다양한 군집성 석회화로 유방암 가능성이 높은 병변, 카테고리 4c로 판정했다. 석회화 병변을 초음파에서 찾으려면 삼각측량술을 이용한 위치 파악과 관상피내암의 소견에 익숙해야 한다.

②-52 무증상 50세 여성

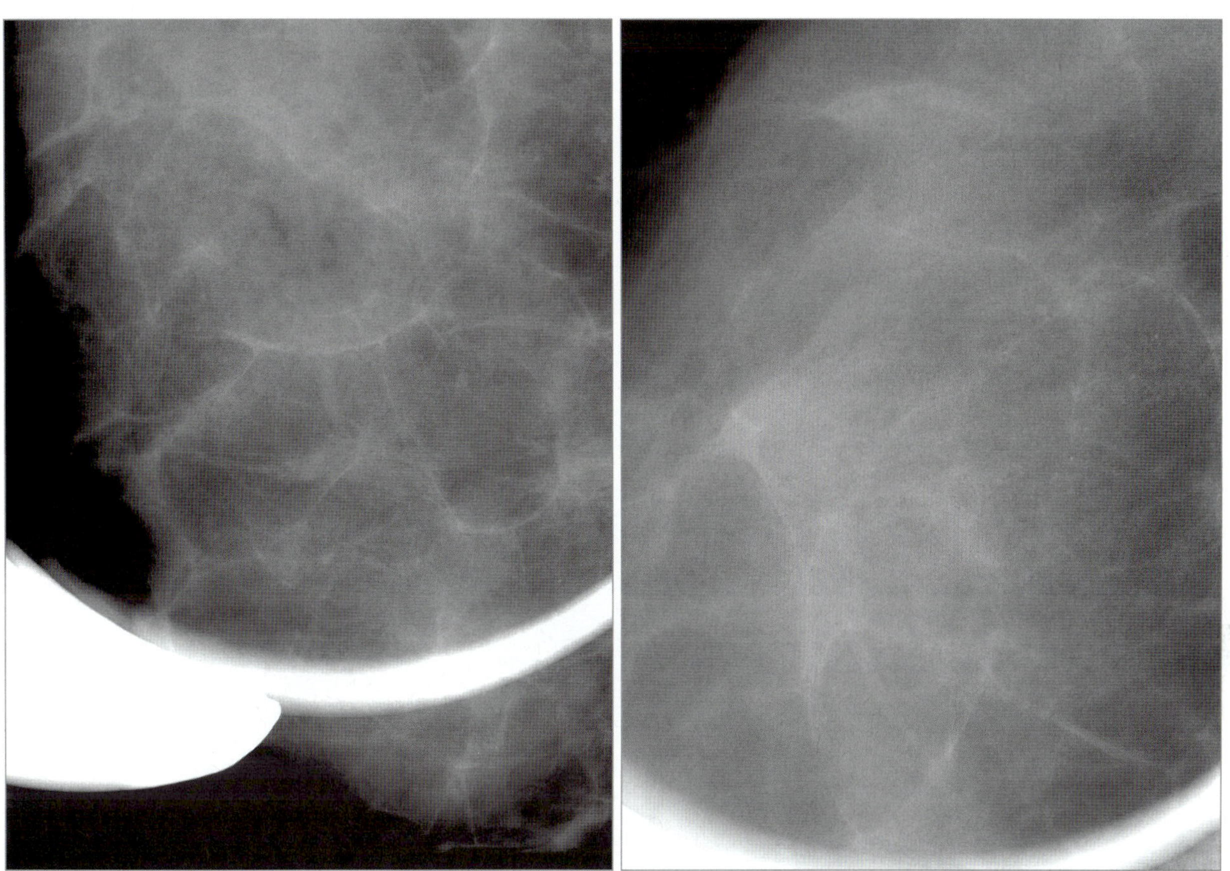

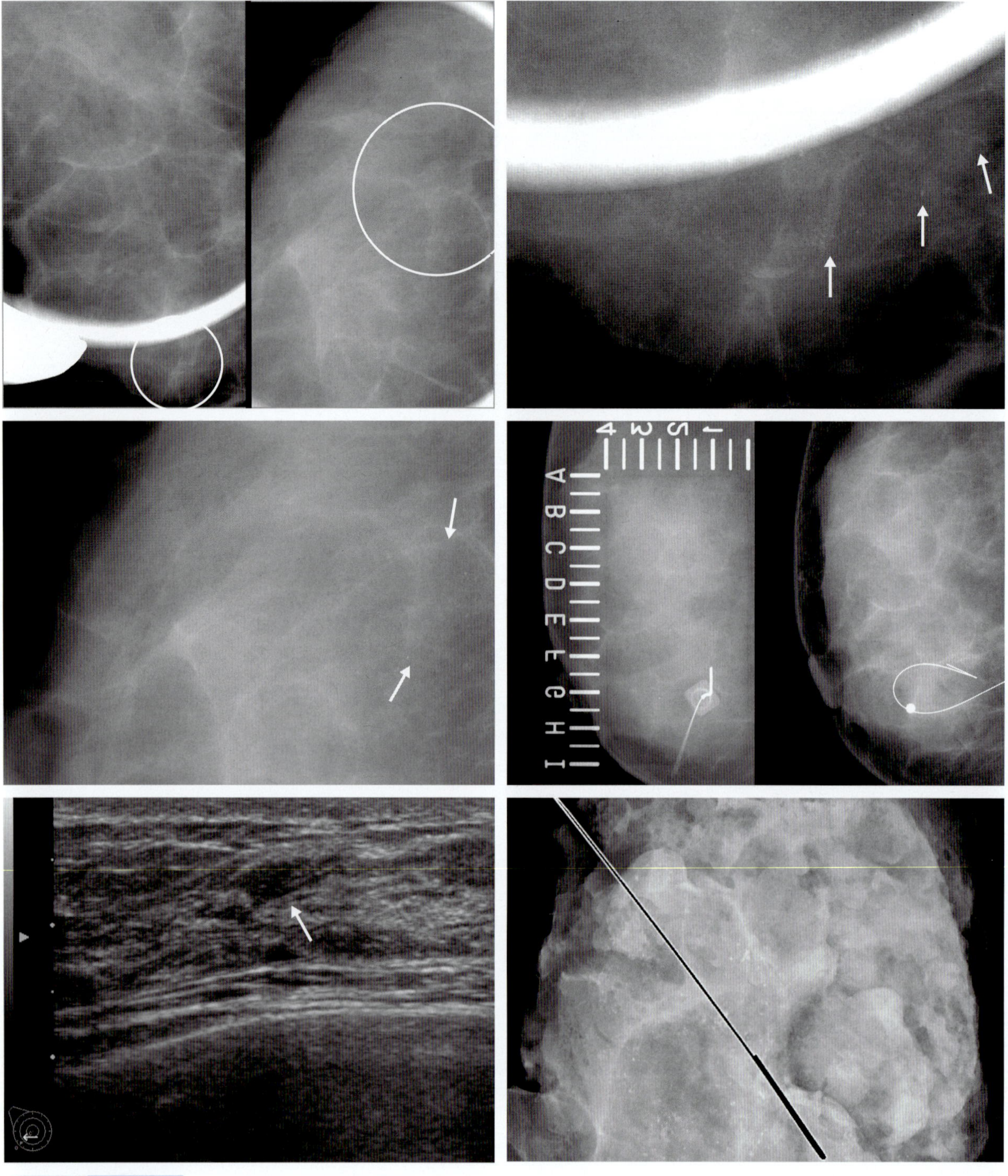

②-52 증례 해설

- 확대유방촬영술 소견 오른쪽 유방 하외측에 지역성 분포를 보이는 석회화가 있다. 내외사촬영은 병변보다 위쪽에 중심이 잘못 맞추어졌다. 확대 사진에서 크기가 아주 작은 점상 또는 무정형 미세석회화(화살표)이다. 유방촬영 유도하 석회화 병변에 대한 바늘위치결정술을 시행했다.
- 초음파 소견 바늘위치결정술 후 시행한 초음파에서 오른쪽 유방 7시 방향, 바늘이 위치한 근처(화살표)에 특이 소견은 없다.
- 표본촬영 소견 절제생검의 표본촬영에서 바늘 주위로 다수의 미세석회화가 보인다.
- 최종판정 카테고리 3 : 양성 추정 병변(6개월 추적검사 필요). 판독의 5명 중 3명은 카테고리 3, 2명은 카테고리 4a로 판정했다.
- 수술명과 진단 절제생검, 섬유낭성 변화와 동반된 석회화.
- 포인트 3명의 판독의는 지역성 분포의 점상 석회화, 카테고리 3로 판정했고 2명의 판독의는 유방암일 가능성이 있는 무정형 석회화, 카테고리 4a로 판정했다. 한쪽 유방에만 있는 지역성 석회화로 모양 분석이 어려울 때는 조직검사를 하는 것이 안전하다.

②-53 무증상 51세 여성

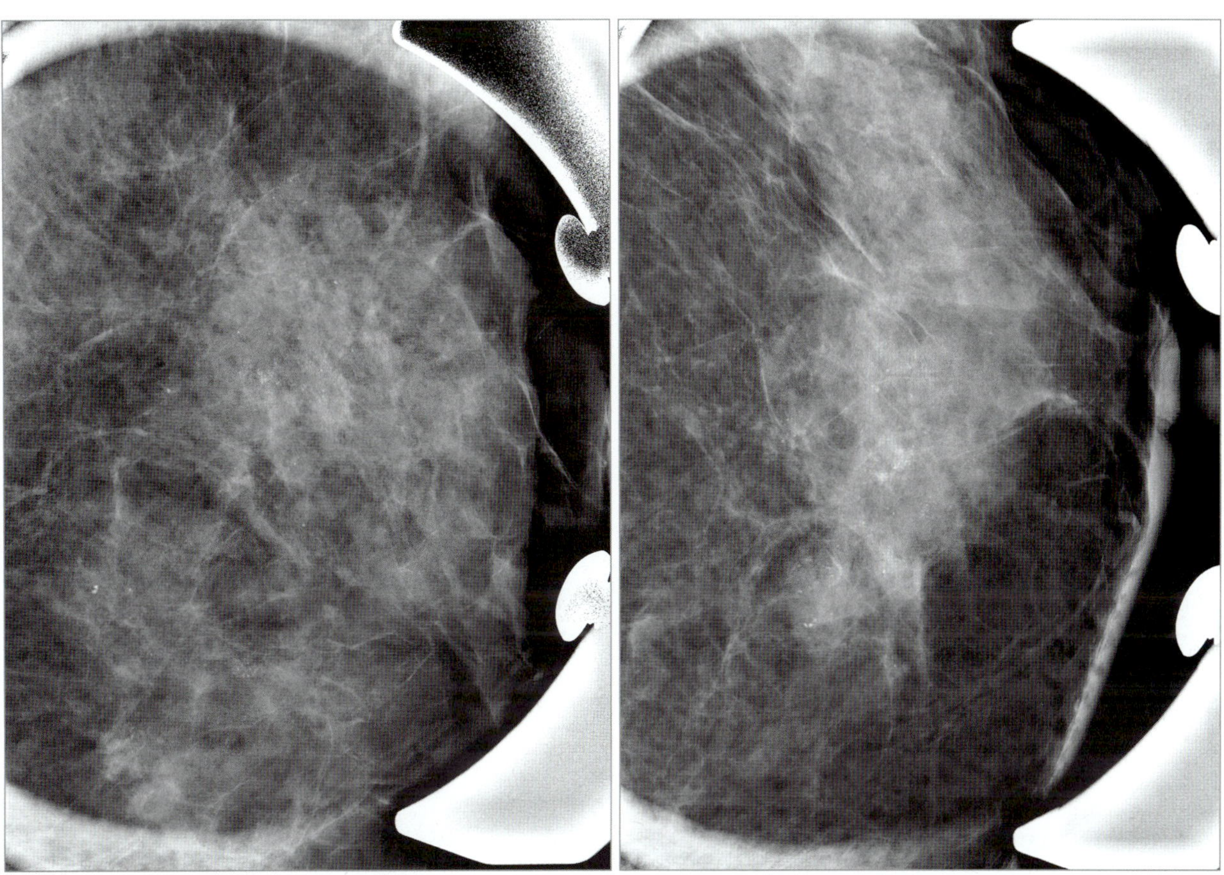

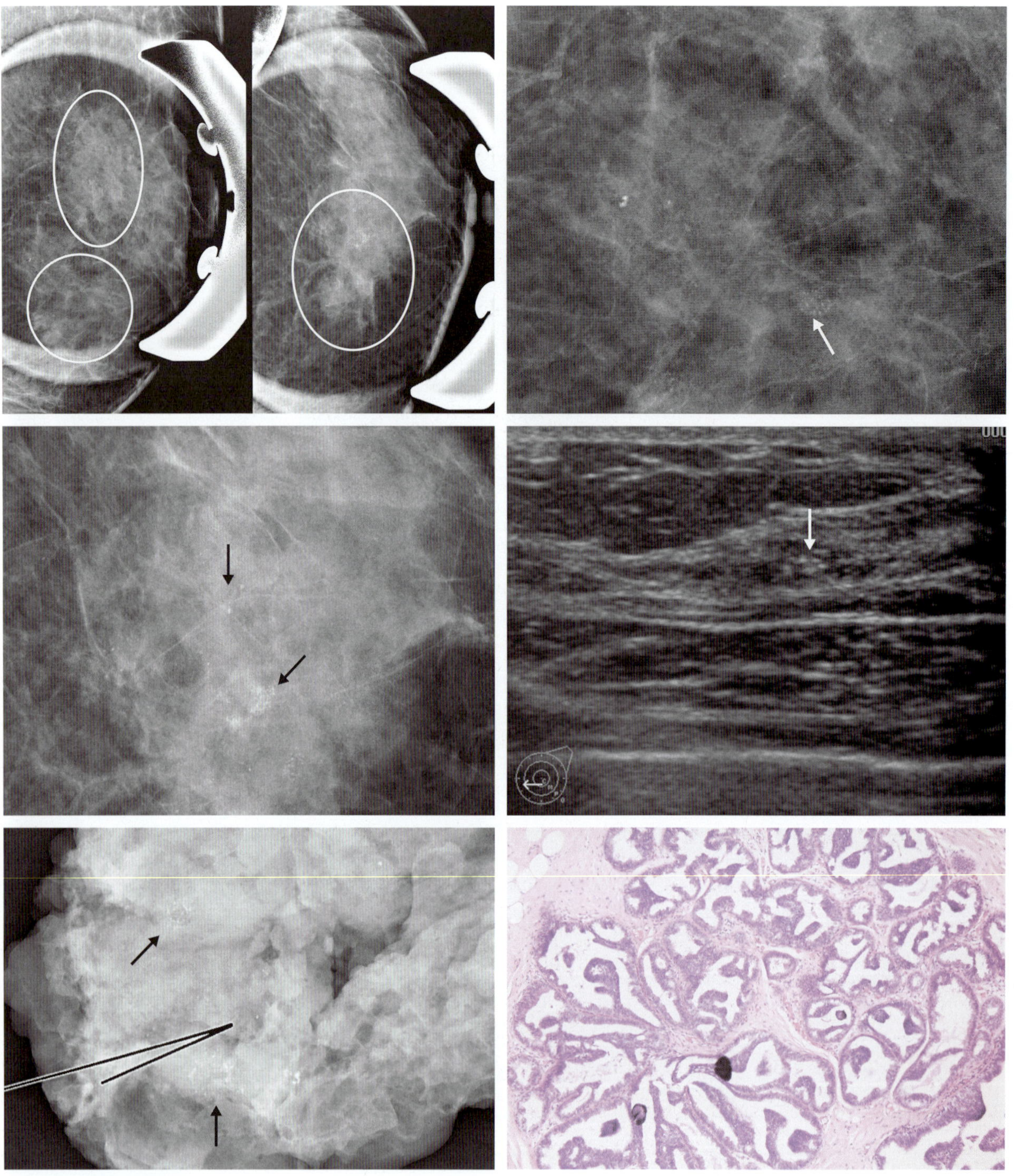

②-53 증례 해설

- **확대유방촬영술 소견** 왼쪽 유방 상내측과 하내측에 여러 무리의 군집성 미세석회화가 있다. 하내측 유방의 확대 사진에서 미세석회화(화살표)는 대부분 다형태성과 점상으로 보인다.
- **초음파 소견** 왼쪽 8시 방향, 유두에서 1cm 떨어진 위치에 석회화 병변(화살표)이 보인다. 초음파 유도하 바늘위치결정술 후 절제생검을 시행했다.
- **표본촬영 소견** 절제생검의 표본촬영에서 바늘 주위로 다형태성 석회화(화살표)가 보인다.
- **최종판정** 카테고리 4a : 낮은 악성 가능성(조직검사 필요). 판독의 5명 중 3명은 카테고리 4a, 2명은 카테고리 3로 판정했다.
- **수술명과 진단** 절제생검, 소엽상피내암과 석회화 동반 비정형 원주세포증식증*columnar cell hyperplasia*.
- **포인트** 다형태성과 점상 석회화가 섞여 있어서 카테고리 4a로 판정했다. 고위험 양성 병변인 비정형 원주세포증식증의 증례이며 소엽상피내암은 다른 병변의 병리학적 진단 시 우연히 발견되는 경우가 많다.

②-54 무증상 47세 여성

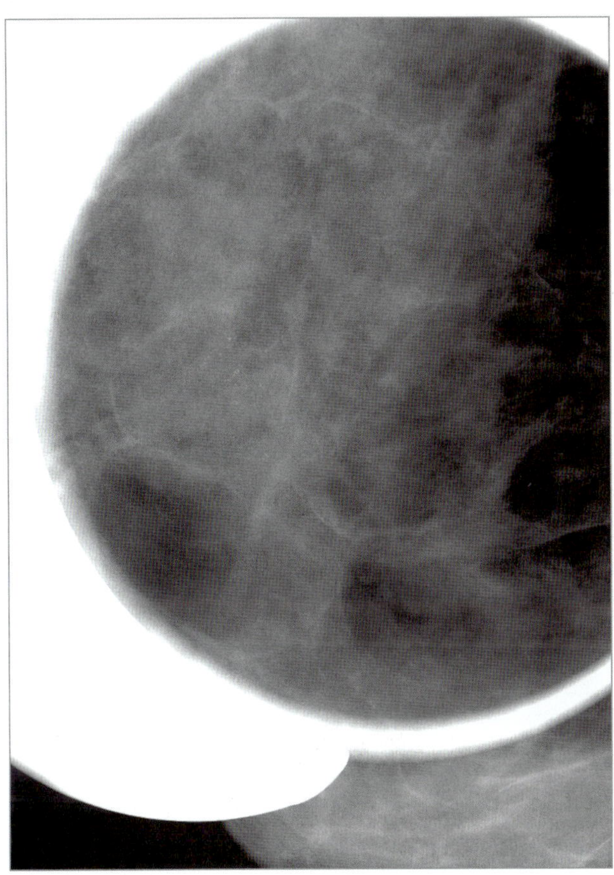

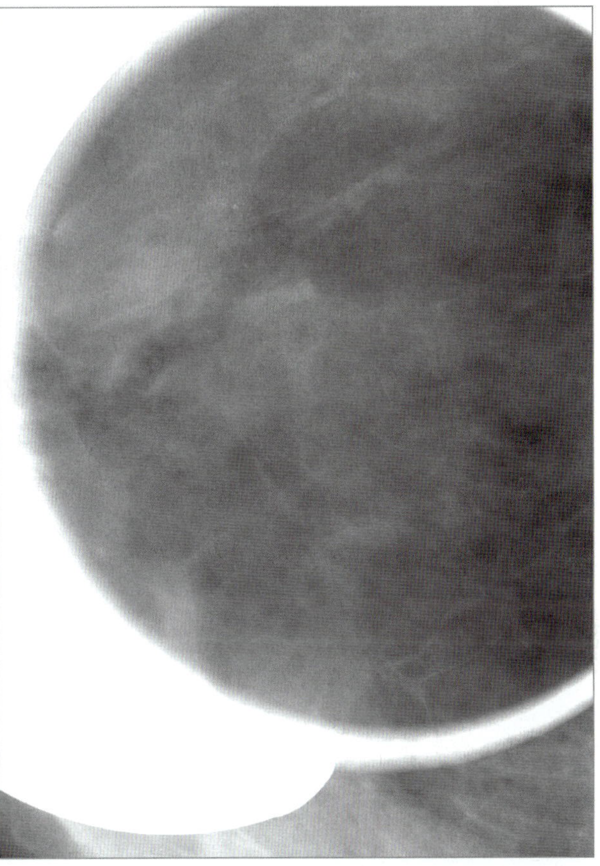

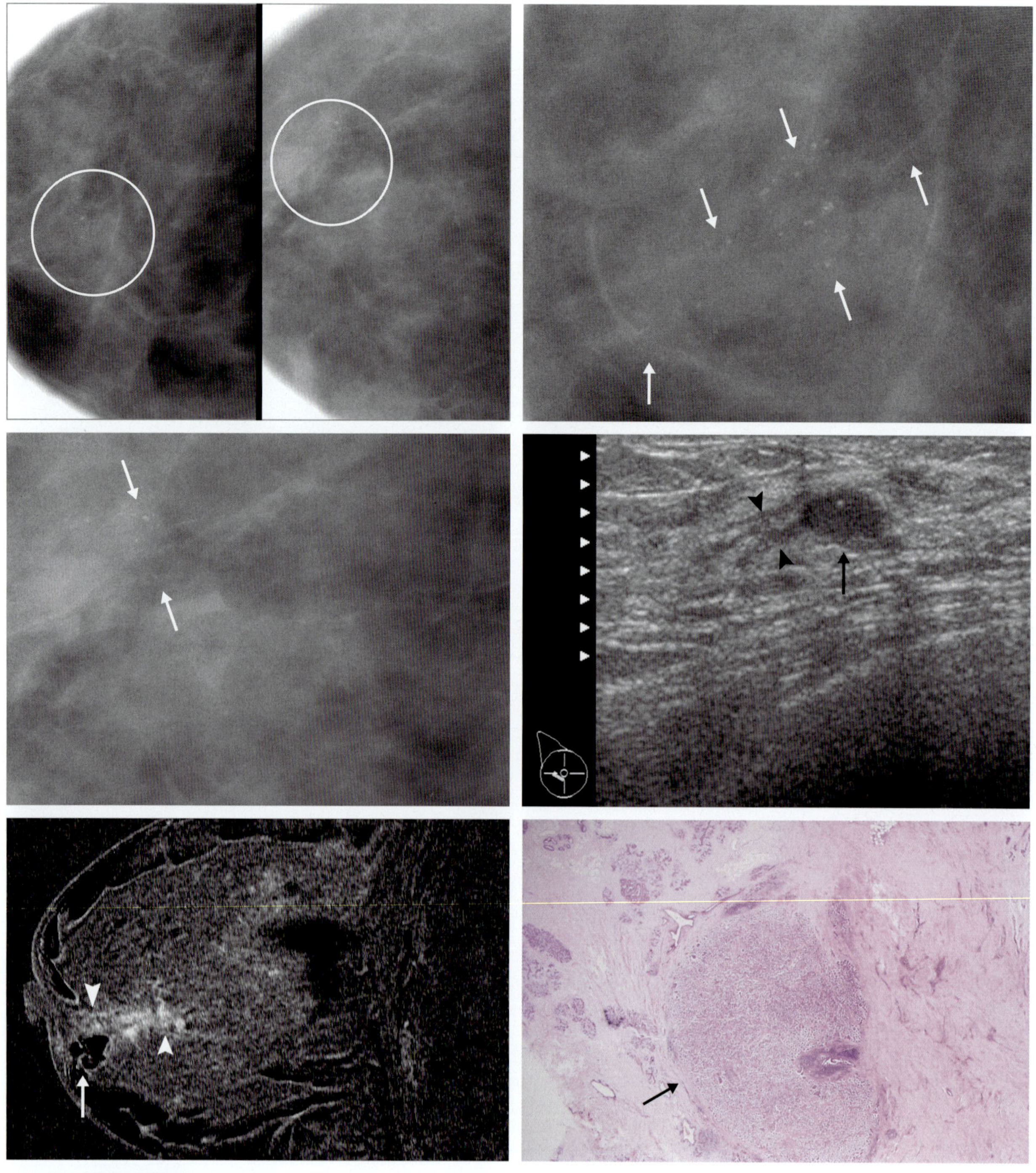

❷-54 증례 해설

- **확대유방촬영술 소견** 오른쪽 유방 유두 뒤에 석회화가 있다. 확대 사진에서 유관을 따른 분포를 갖는 다형태성 미세석회화(화살표)가 보인다.
- **초음파 소견** 오른쪽 유방 8시 방향, 유두로부터 1cm 떨어진 위치에 0.7cm 크기, 불분명한 경계의 저에코 종괴(화살표)와 늘어난 유관(화살촉)이 있다. 맘모톰생검을 시행했다.
- **MRI 소견** 유두 아래에 맘모톰생검에 의한 1cm 크기의 공동*cavity*(화살표)과 유관을 따른 조영증강(화살촉)이 보인다.
- **최종판정** 카테고리 4b : 중간 악성 가능성(조직검사 필요). 판독의 5명 중 3명은 카테고리 4b, 2명은 4a로 판정했다.
- **수술명과 진단** 유방전절제술, 1.5cm 저등급 관상피내암과 1.1cm 미세유두상*micropapillary* 침윤암(T1N0, 병기1).
- **포인트** 유방촬영술에서 다형태성 미세석회화가 유관을 따른 분포를 보이므로 카테고리 4b로 판정했다. 유방촬영에서는 치밀유방으로 종괴 음영이 불분명하지만 초음파검사에서는 석회화 동반 종괴가 보였고 초음파 유도하 생검으로 침윤성암으로 진단할 수 있었다.

❷-55 무증상 73세 여성

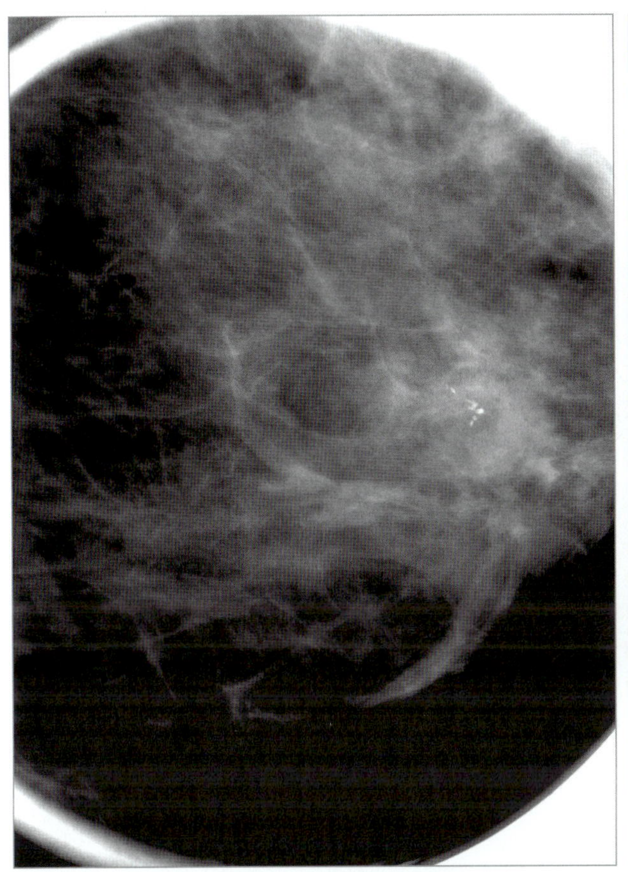

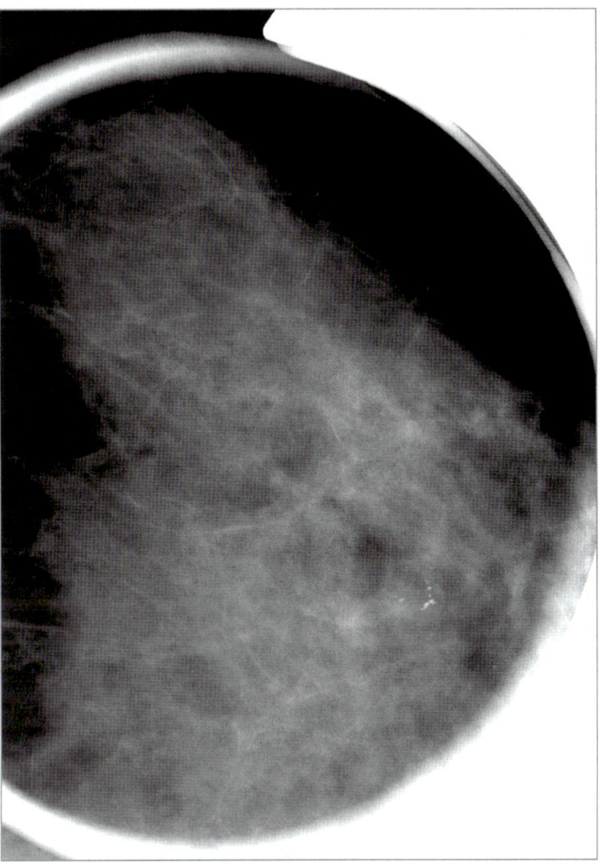

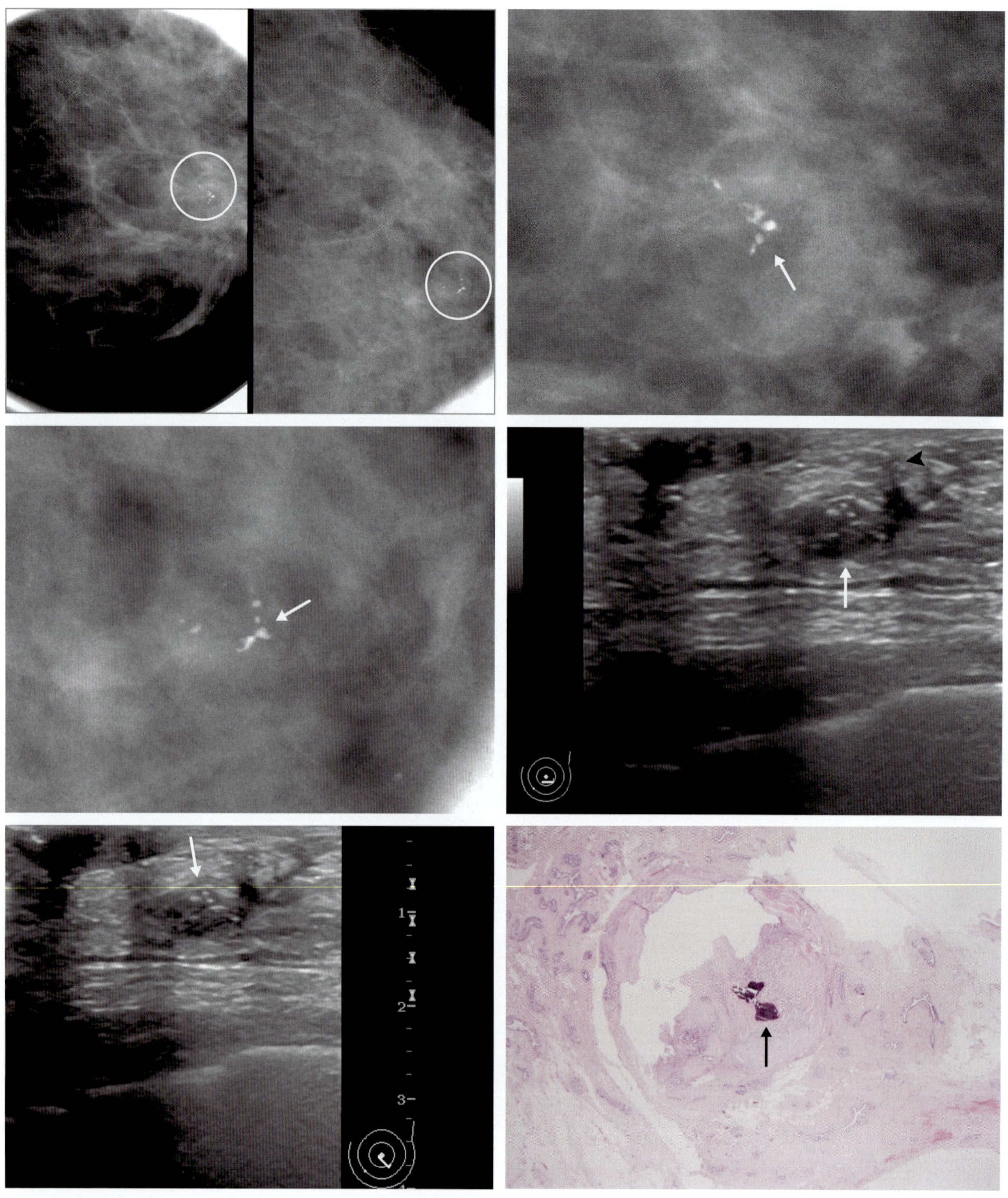

②-55 증례 해설

- **확대유방촬영술 소견** 왼쪽 유두하에 군집성 석회화가 보인다. 확대 사진에서 석회화(화살표)는 거칠고 불규칙한 양상이다.
- **초음파 소견** 왼쪽 유방 4시 방향, 유두하에 석회화를 동반한 1cm 크기, 국한성 경계의 저에코 종괴(화살표)가 보인다. 피하지방층의 저에코(화살촉)는 이전 코어생검에 의한 변화이다.
- **최종판정** 카테고리 4a : 낮은 악성 가능성(조직검사 필요). 판독의 5명 중 3명은 카테고리 4a, 1명은 4b, 1명은 3로 판정했다.
- **수술명과 진단** 절제생검, 선근상피세포종*adenomyoepithelioma*.
- **포인트** 거칠고 불규칙한 군집성 석회화와 동반된 국한성 경계의 종괴로 카테고리 4a로 판정했다. 외부 병원 코어생검에서 침윤성암을 의심하였으나, 수술 후 양성 종양으로 진단된 증례이다.

②-56 무증상 39세 여성

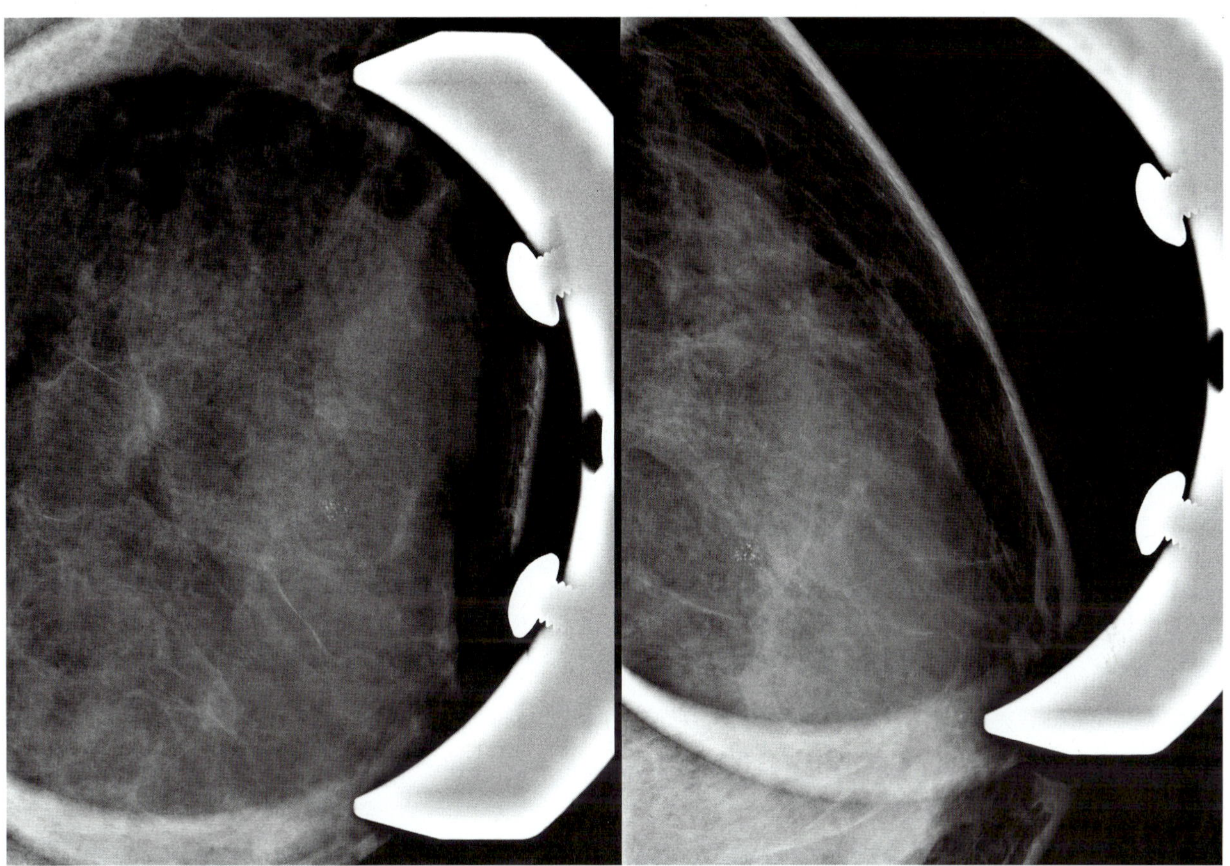

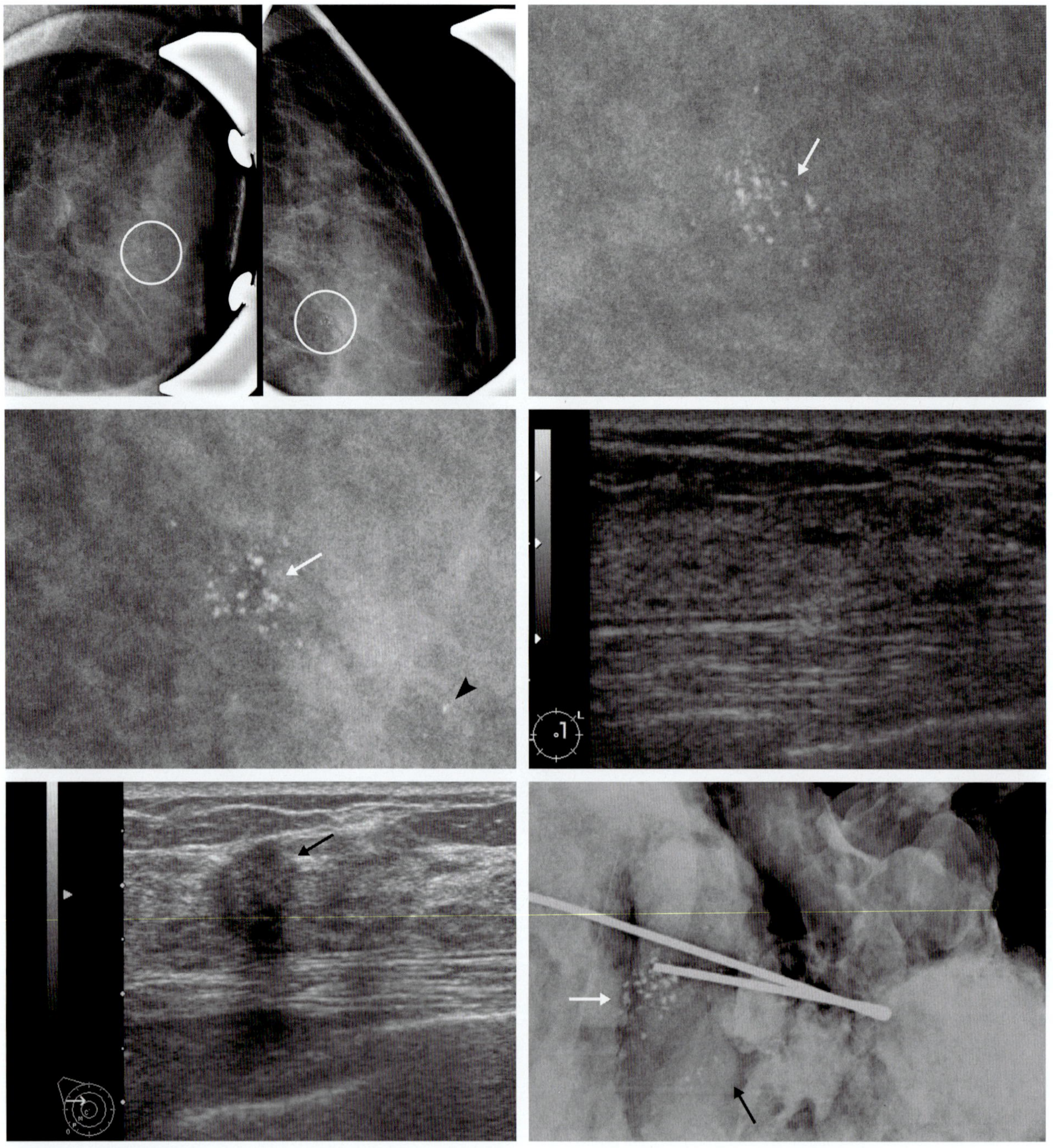

②-56 증례 해설

- **확대유방촬영술 소견** 왼쪽 유방 상외측에 0.5cm 크기의 군집성 석회화가 있다. 확대 사진에서 미세 다형태성 석회화(화살표)로 보이며, 유두쪽에도 크기가 작고 불분명한 석회화(화살촉)가 있다. 여동생이 유방암 병력이 있다.
- **초음파 소견** 왼쪽 유방 2~3시 방향에서 석회화 병변을 찾으려 했으나 실패하였다. 오른쪽 유방 10시 방향, 유두에서 4cm 떨어진 위치에 1.2cm 크기, 불분명한 경계의 평행하지 않은 종괴(화살표)가 우연히 발견되었다.
- **표본촬영 소견** 유방촬영 유도하에 왼쪽 석회화 병변의 절제생검을 시행했고 표본촬영에서 군집성 석회화(화살표)가 보인다.
- **최종판정** 양측 모두 카테고리 4c : 높은 악성 가능성(조직검사 필요). 판독의 5명 중 3명은 카테고리 4c, 2명은 4b로 판정했다.
- **수술명과 진단** 오른쪽 : 유방전절제술, 7.4cm 소엽상피암과 1.2cm 침윤성 소엽암(T1N0, 병기1). 왼쪽 : 유방보존술, 0.5cm 고등급 관상피내암.
- **포인트** 왼쪽 유방은 군집성 미세 다형태성 석회화, 오른쪽은 초음파에서 발견된 불분명한 경계의 종괴로 양측 모두 카테고리 4c로 판정했다. 양측성 유방암의 증례로 고위험군 여성의 유방촬영 판독 시에는 병변 발견 및 판정에 특히 주의해야 하며 초음파검사를 병용하는 것이 좋다.

❷-57 무증상 43세 여성

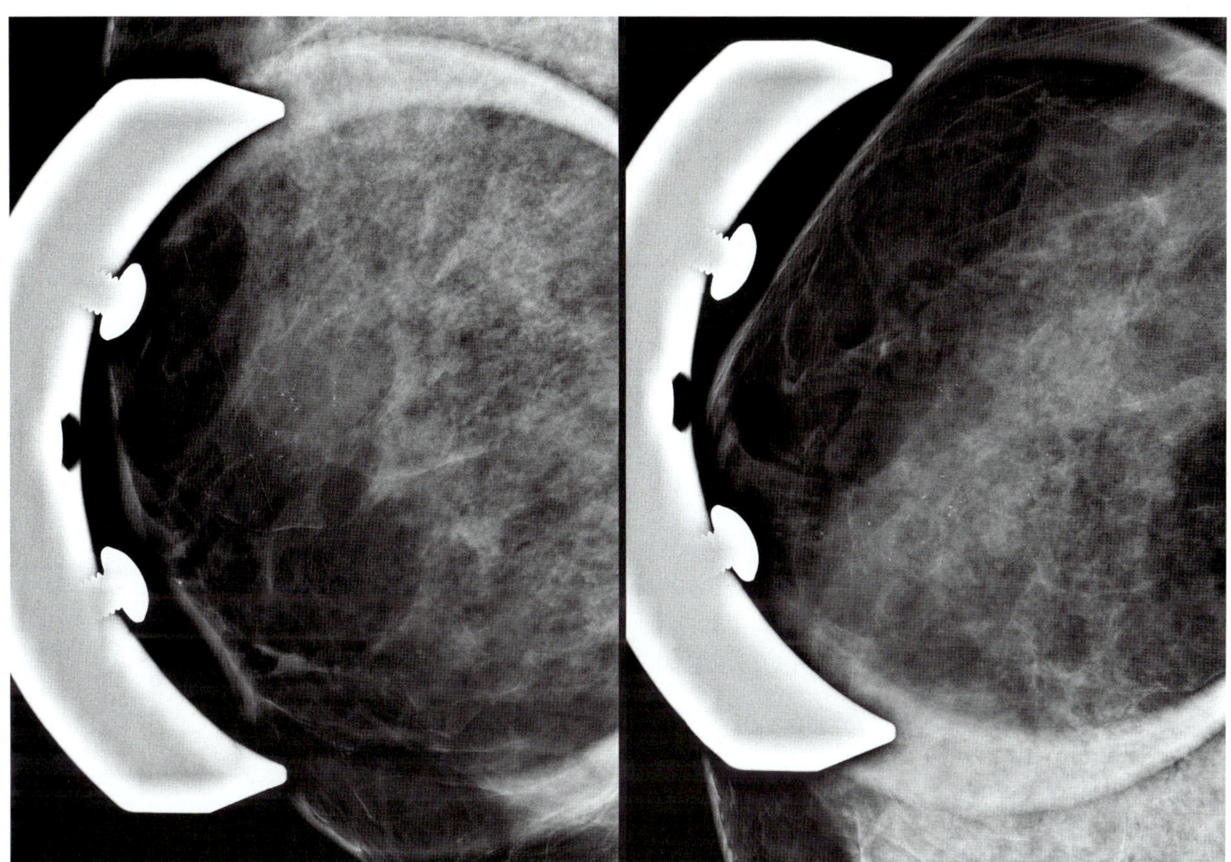

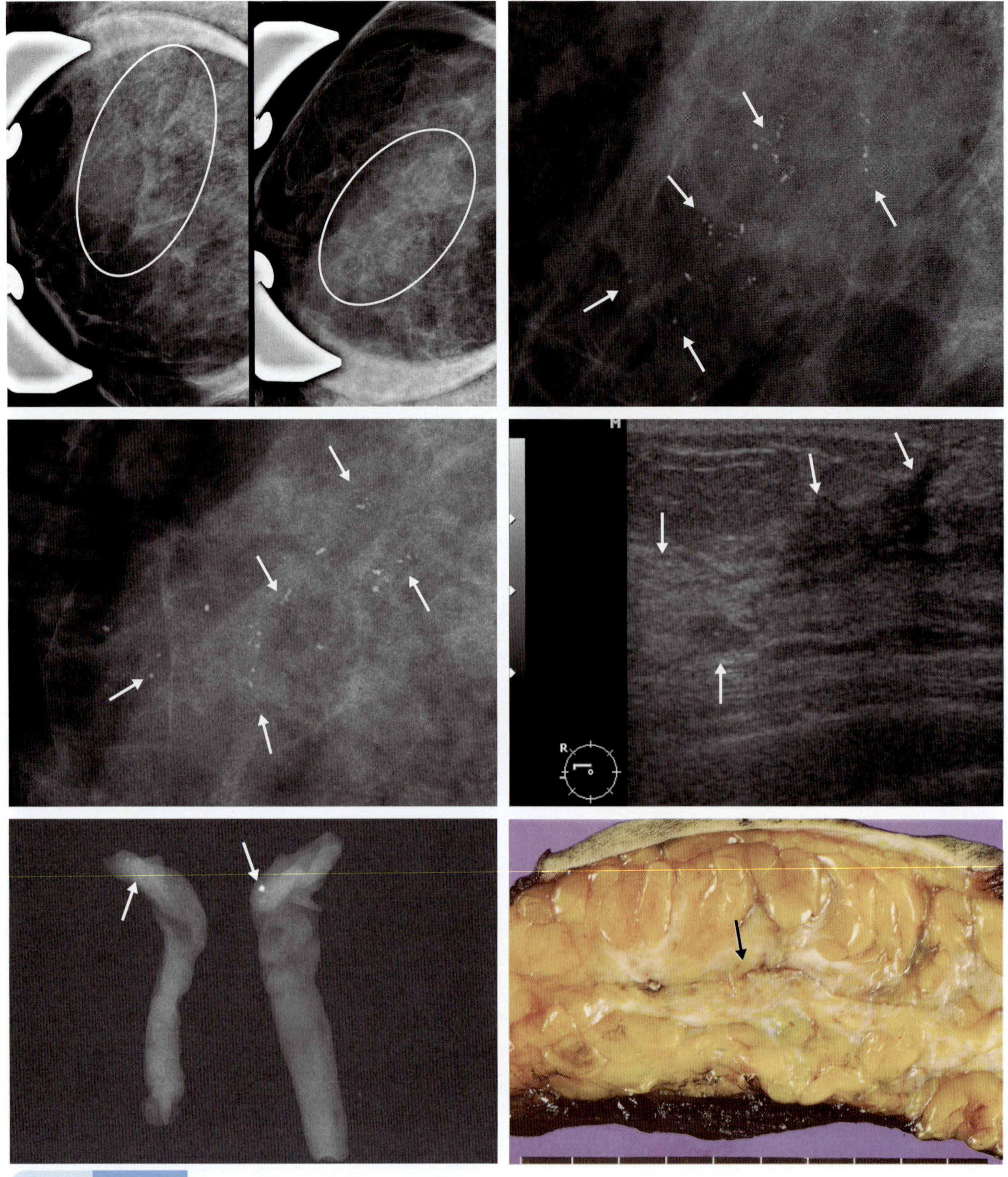

②-57 증례 해설

- **확대유방촬영술 소견** 오른쪽 유방 상외측에 구역성 분포를 갖는 석회화가 보인다. 확대 사진에서 석회화(화살표)는 점상 또는 미세 다형태성 모양이며 유두 근처에서도 보인다.
- **초음파 소견** 오른쪽 유방 10시 방향, 유두에서 1.5cm 떨어진 위치에 늘어난 유관(화살표)과 석회화가 보인다. 초음파 유도하 맘모톰생검 시행 후 촬영한 표본 내에 석회화(화살표)가 보인다.
- **최종판정** 카테고리 4b : 중간 악성 가능성(조직검사 필요). 판독의 5명 중 3명은 카테고리 4b, 1명은 4a, 1명은 카테고리 5로 판정했다.
- **수술명과 진단** 유방전절제술, 3.5cm 고등급 관상피내암과 미세침윤암(T1micN0, 병기1), 유관동 침범.
- **포인트** 석회화의 모양이 점상으로 양성에 가깝더라도 분포가 구역성이므로 카테고리 4b로 판정했다. 석회화 병변의 분석과 판정은 모양과 분포를 함께 고려해야 한다.

❷-58 무증상 50세 여성

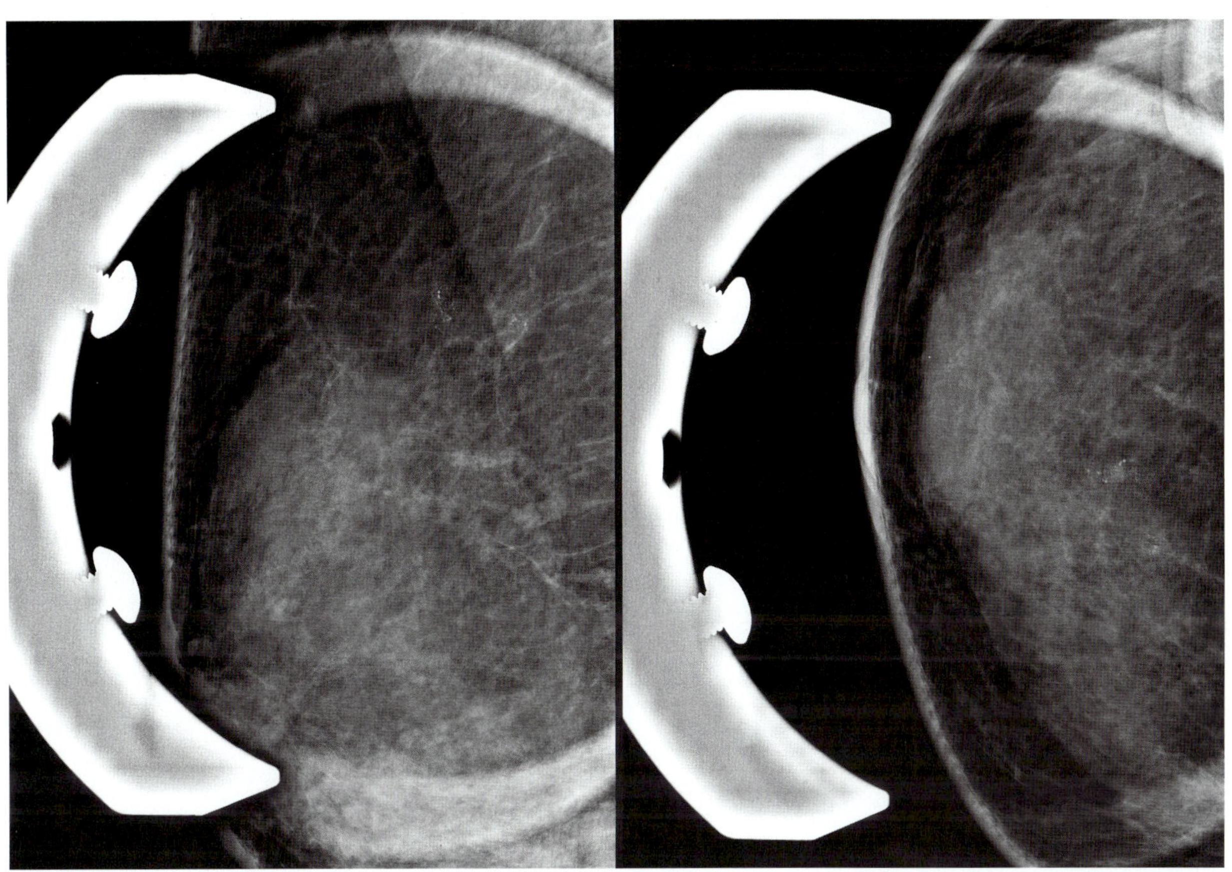

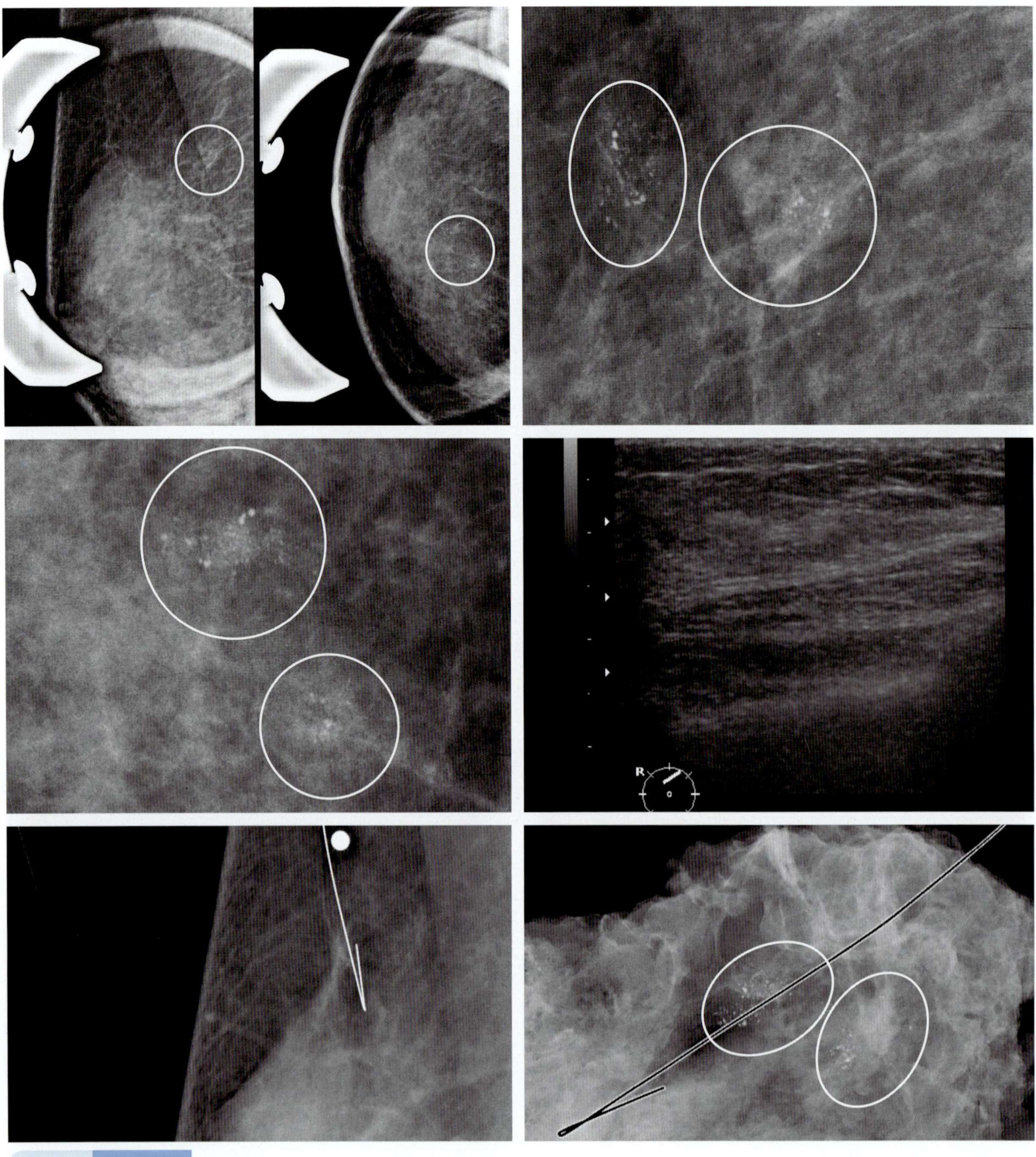

②-58 증례 해설

- **확대유방촬영술 소견** 오른쪽 유방 상내측에 석회화가 있다. 확대 사진에서 두 무리의 군집성 미세 다형태성 또는 무정형 석회화(원형)로 보인다.
- **초음파 소견** 석회화 병변을 발견하는 데 실패하였다.
- **표본촬영 소견** 유방촬영 유도하에 바늘위치결정술 후 외과적 절제생검을 시행하였다. 표본 내에 군집성 석회화가 포함되었고 크기와 농도가 다양한 다형태성 석회화(원형)로 보인다.
- **최종판정** 카테고리 4b : 중간 악성 가능성(조직검사 필요). 판독의 5명 중 2명은 카테고리 4b, 2명은 4a, 1명은 4c로 판정했다.
- **수술명과 진단** 절제생검, 비정형 상피증식증.
- **포인트** 군집성 석회화 병변으로 판독의 2명은 모양을 무정형으로 판단해서 카테고리 4a로 판정했고 다른 판독의는 다형태성으로 판단해서 4b 또는 4c로 판정했다. 비정형 상피증식증의 병리학적 진단기준은 상피내암의 진단기준을 충족시키는 세포들이 보이지만 2개의 분리된 내강을 채우지 못하거나 관내강의 지름이 2mm 이하인 경우이다. 유방촬영 유도하에 바늘위치결정술 후 절제생검술을 시행했다.

②-59 무증상 55세 여성

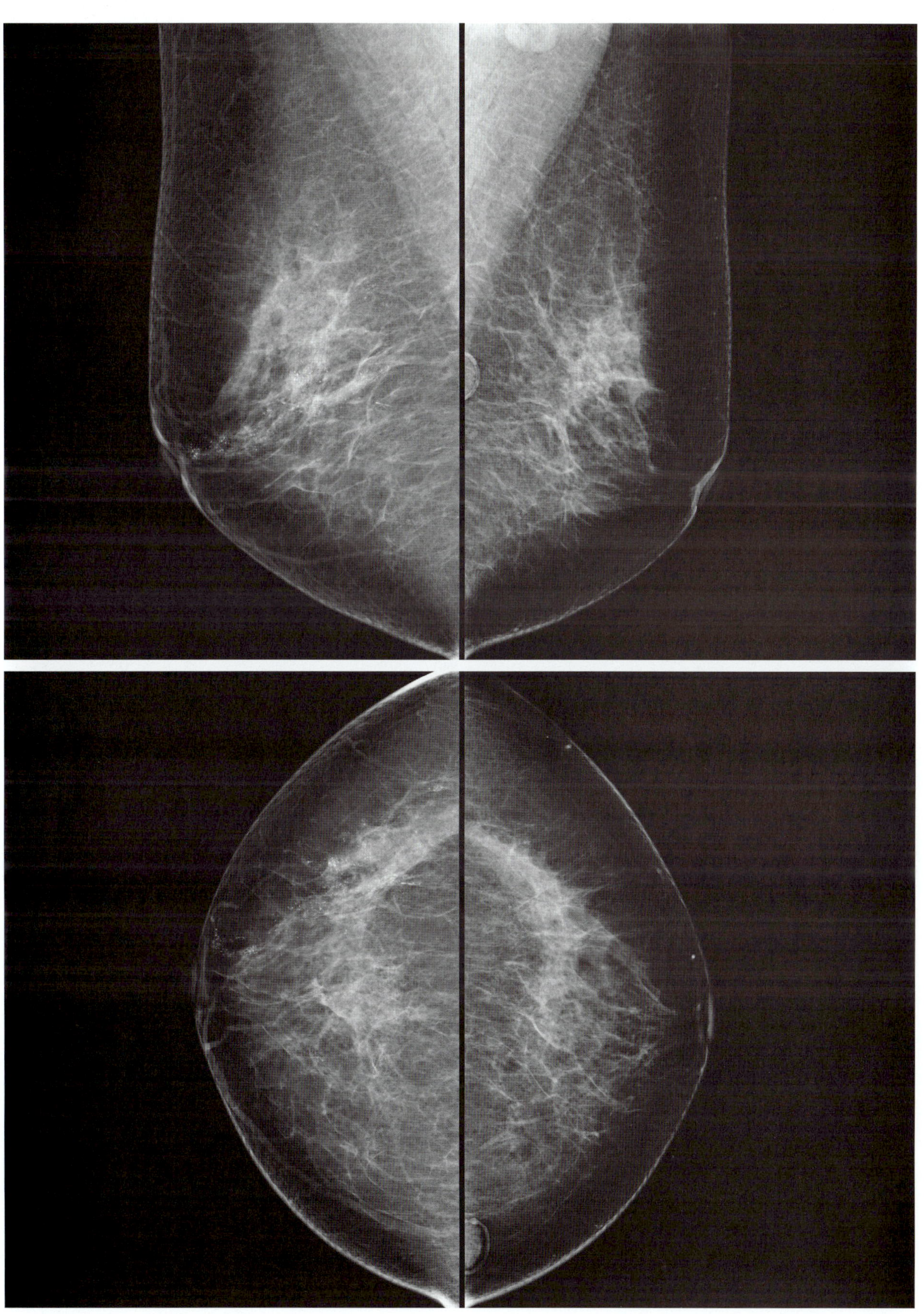

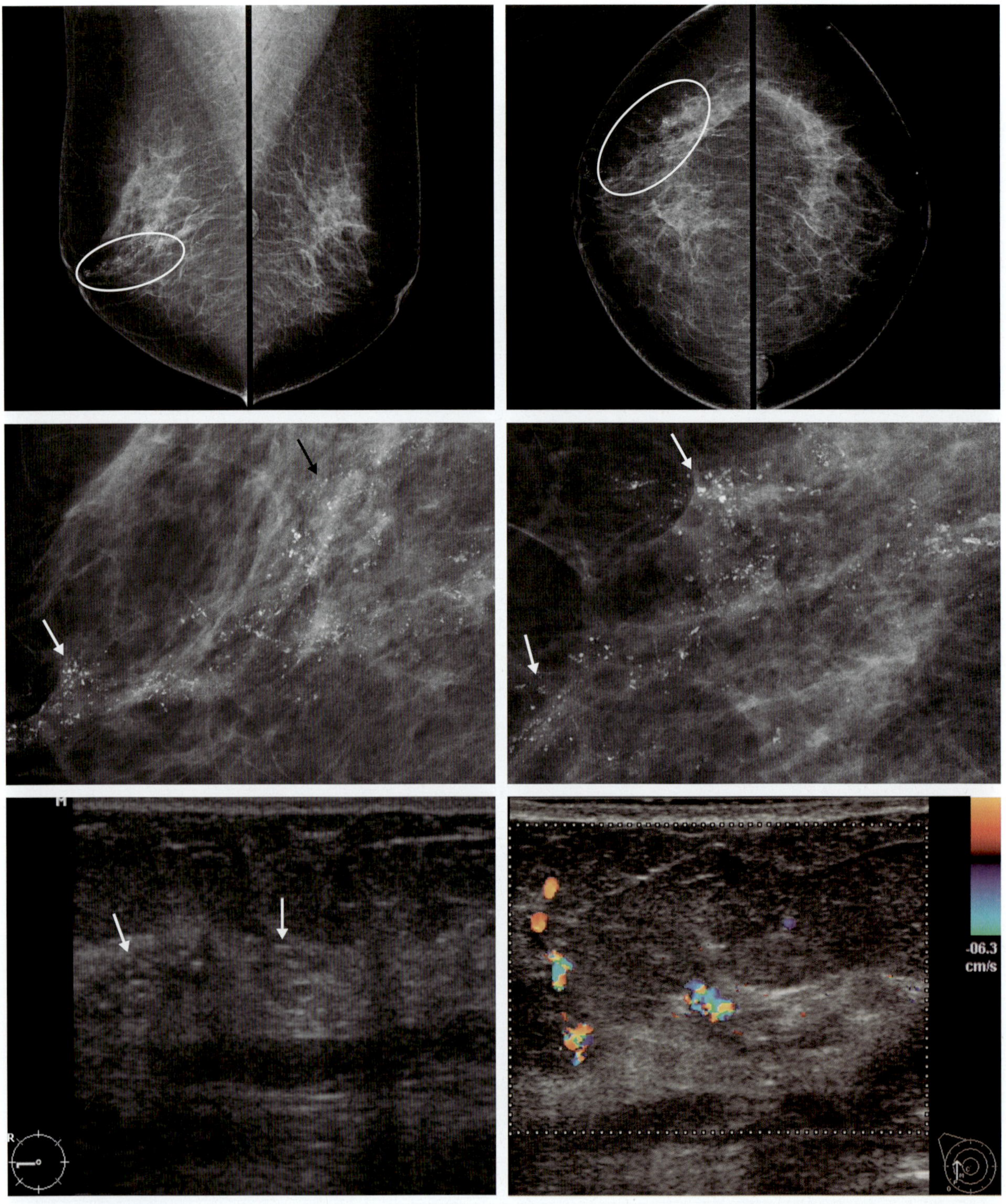

❷-59 증례 해설

- 유방촬영술 소견 오른쪽 유방 9시 방향에 석회화가 있다. 확대촬영에서 유두에서 시작되는 6cm 범위의 구역성 미세 선상 또는 분지성 석회화(화살표)가 보인다.
- 초음파 소견 오른쪽 유방 9시 방향, 유두에서 3cm 떨어진 위치에 있는 늘어난 유관 내에 석회화(화살표)가 있다. 도플러 초음파에서 증가된 혈류가 보인다.
- 최종판정 카테고리 4c : 높은 악성 가능성(조직검사 필요). 판독의 5명 중 3명은 카테고리 4c, 2명은 카테고리 5로 판정했다.
- 수술명과 진단 유방전절제술, 6cm 고등급 관상피내암(병기0).
- 포인트 구역성 분포의 미세 선상 또는 분지성 석회화는 유방암의 소견이기에 카테고리 4c 또는 5로 판정했다. 관상피내암은 도플러검사에서 흔히 과혈관성을 보인다.

②-60 유두함몰이 주소인 66세 여성

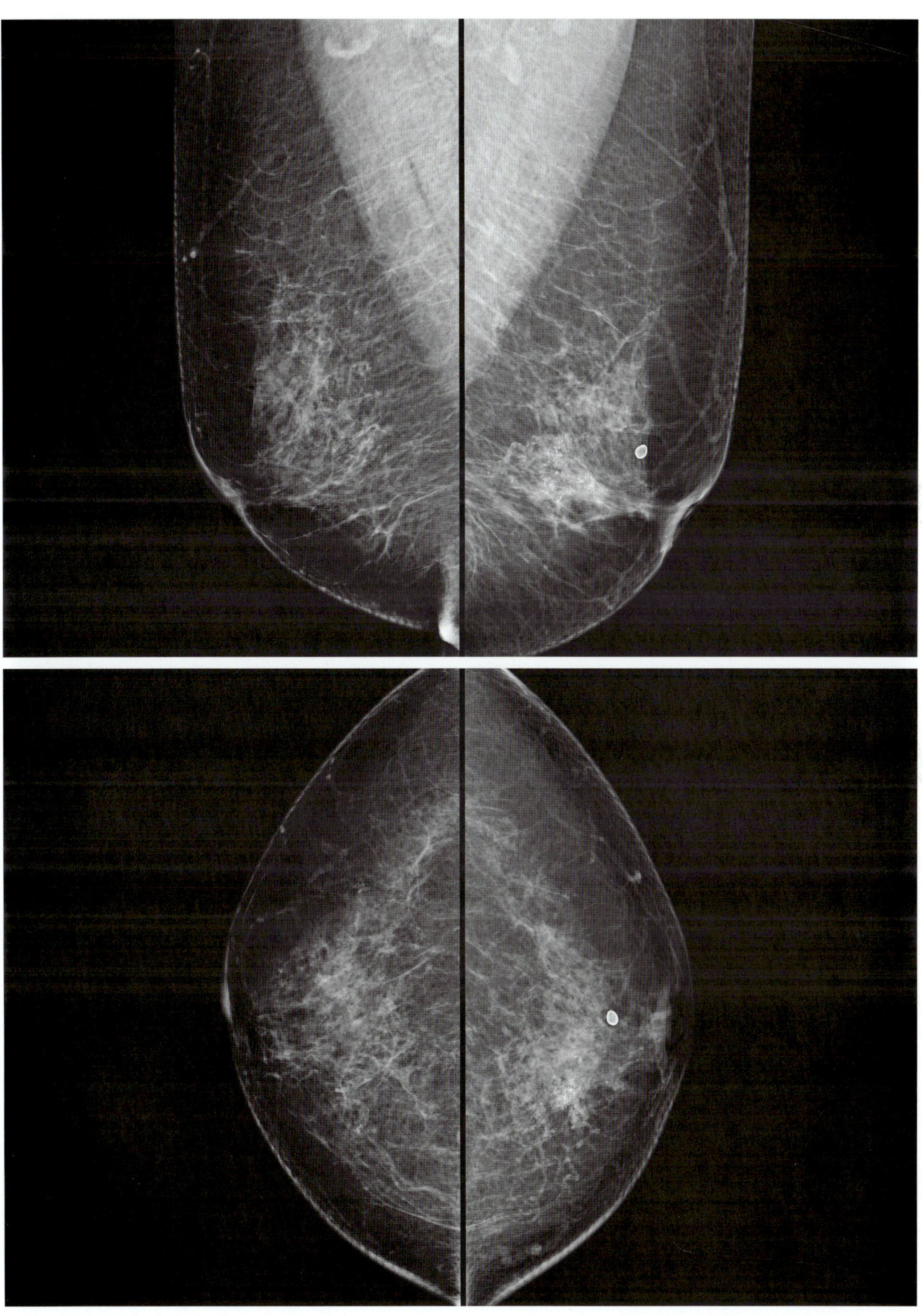

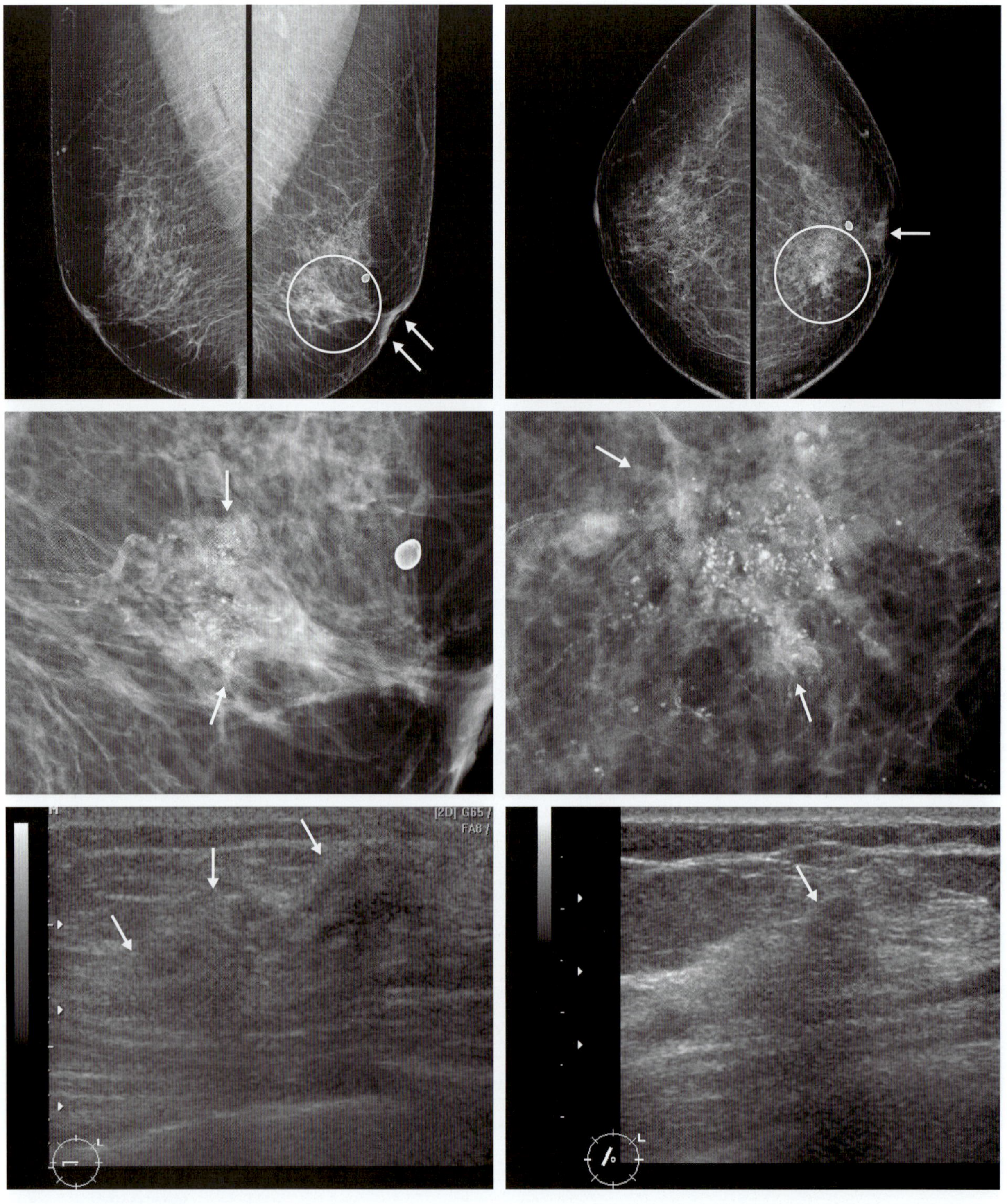

❷-60 증례 해설

- **유방촬영술 소견** 왼쪽 유방 유두하에 구역성 분포의 석회화와 동반된 음영 증가가 있으며 두꺼워진 유륜이 보인다(화살표). 확대촬영에서 4cm 범위의 다형태성 미세석회화와 불분명한 경계의 국소 비대칭(화살표)이 보인다.
- **초음파 소견** 왼쪽 유방 9시 방향, 유두에서 2cm 떨어진 위치에 3cm 크기, 불분명한 경계의 저에코 종괴(화살표)가 있다.
- **최종판정** 카테고리 5 : 악성(즉각적 조직검사 필요). 판독의 5명 중 3명은 카테고리 5, 2명은 카테고리 4c로 판정했다.
- **수술명과 진단** 유방전절제술, 4.5cm 고등급 관상피내암(병기0).
- **포인트** 다형태성 석회화와 종괴, 유두함몰이 동반되어 카테고리 5로 판정했다. 진행형 유두함몰은 유방암의 징후이므로 유두함몰이 주소인 여성에서 유방촬영술과 초음파로 유두하 병변을 발견하는 것이 조기진단에 중요하다.

②-61 무증상 53세 여성

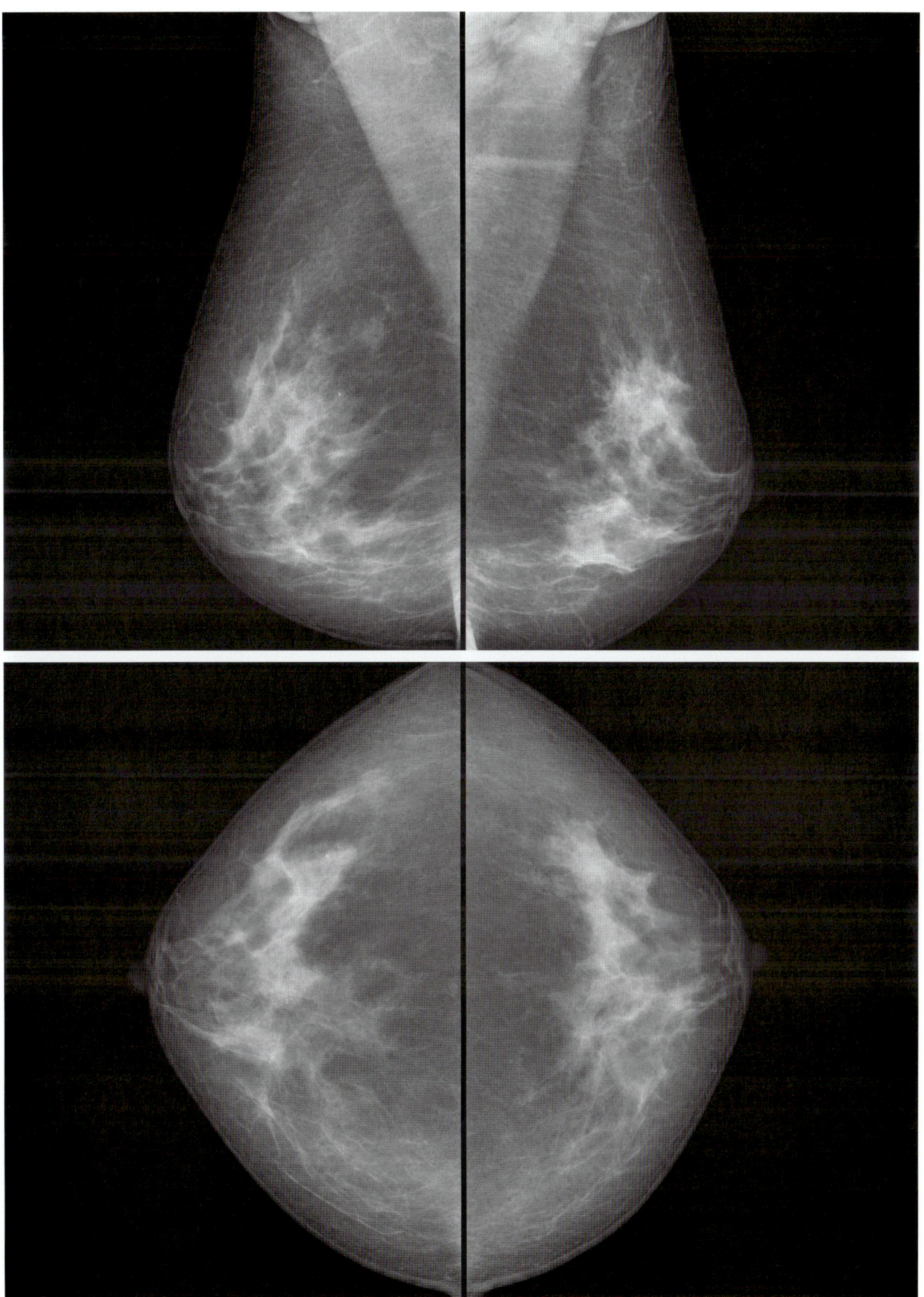

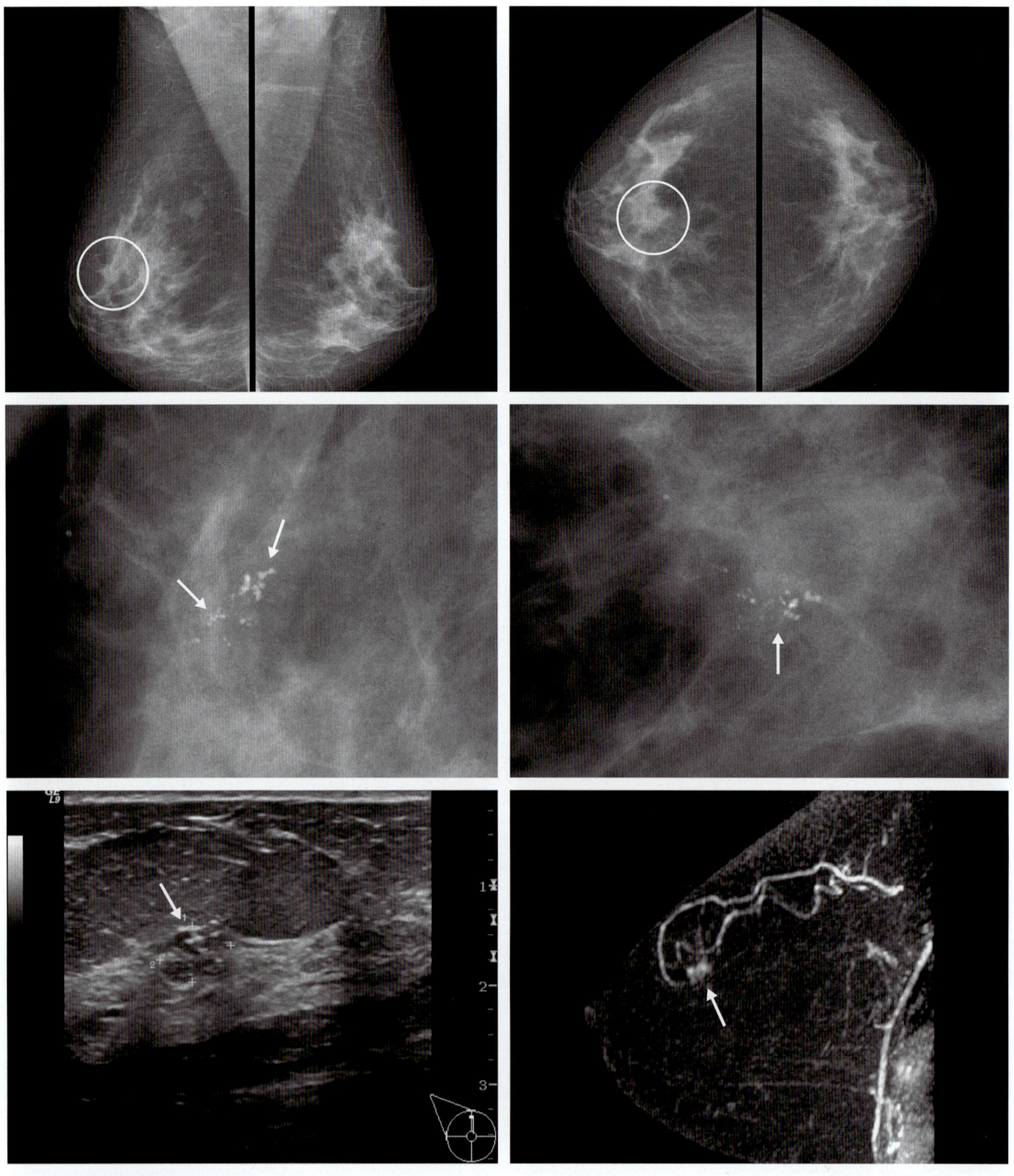

❷-62 증례 해설

- 유방촬영술 소견 오른쪽 유방 12시 방향에 군집성 미세석회화가 보인다. 확대촬영에서 석회화(화살표)는 크기, 모양, 밀도가 다양하다.
- 초음파 소견 오른쪽 유방 12시 방향, 유두에서 3cm 떨어진 위치에 0.9cm 크기, 미세소엽형 경계의 저에코 종괴(화살표)로 내부에 석회화에 의한 고에코 점들이 보인다.
- MRI 소견 1cm 크기의 조영증강되는 종괴(화살표)와 늘어난 혈관이 보인다.
- 최종판정 카테고리 4c : 높은 악성 가능성(조직검사 필요). 판독의 5명 중 3명은 카테고리 4c, 2명은 4b로 판정했다.
- 수술명과 진단 유방보존술, 1.0cm 저등급 관상피내암(병기0).
- 포인트 모양, 크기, 밀도가 다양한 군집성 석회화로 유방암 가능성이 높은 카테고리 4c 병변으로 판정했다. 검진에서 미세석회화로 발견된 관상피내암의 증례이다.

❷-62 유방종괴가 주소인 34세 여성

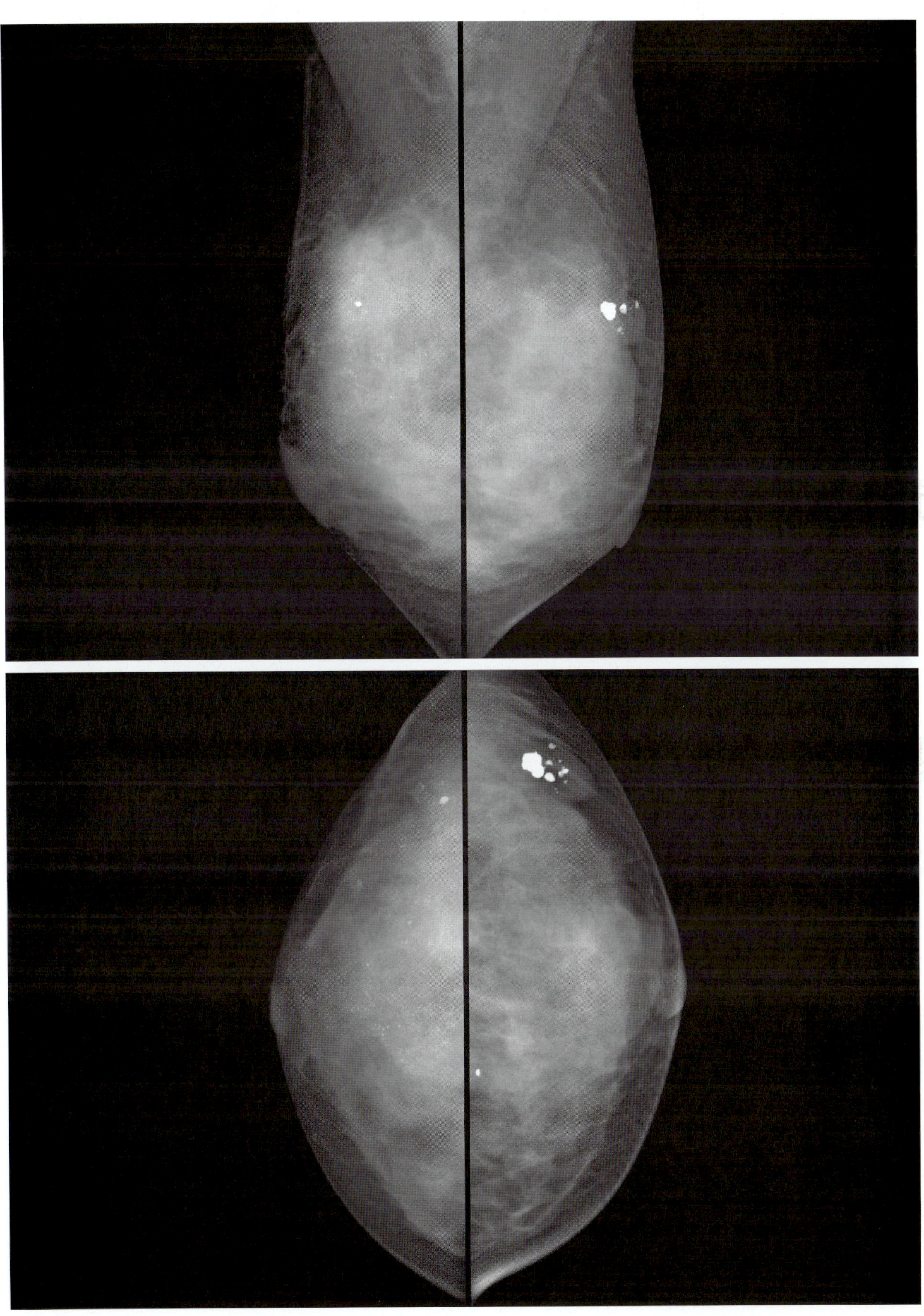

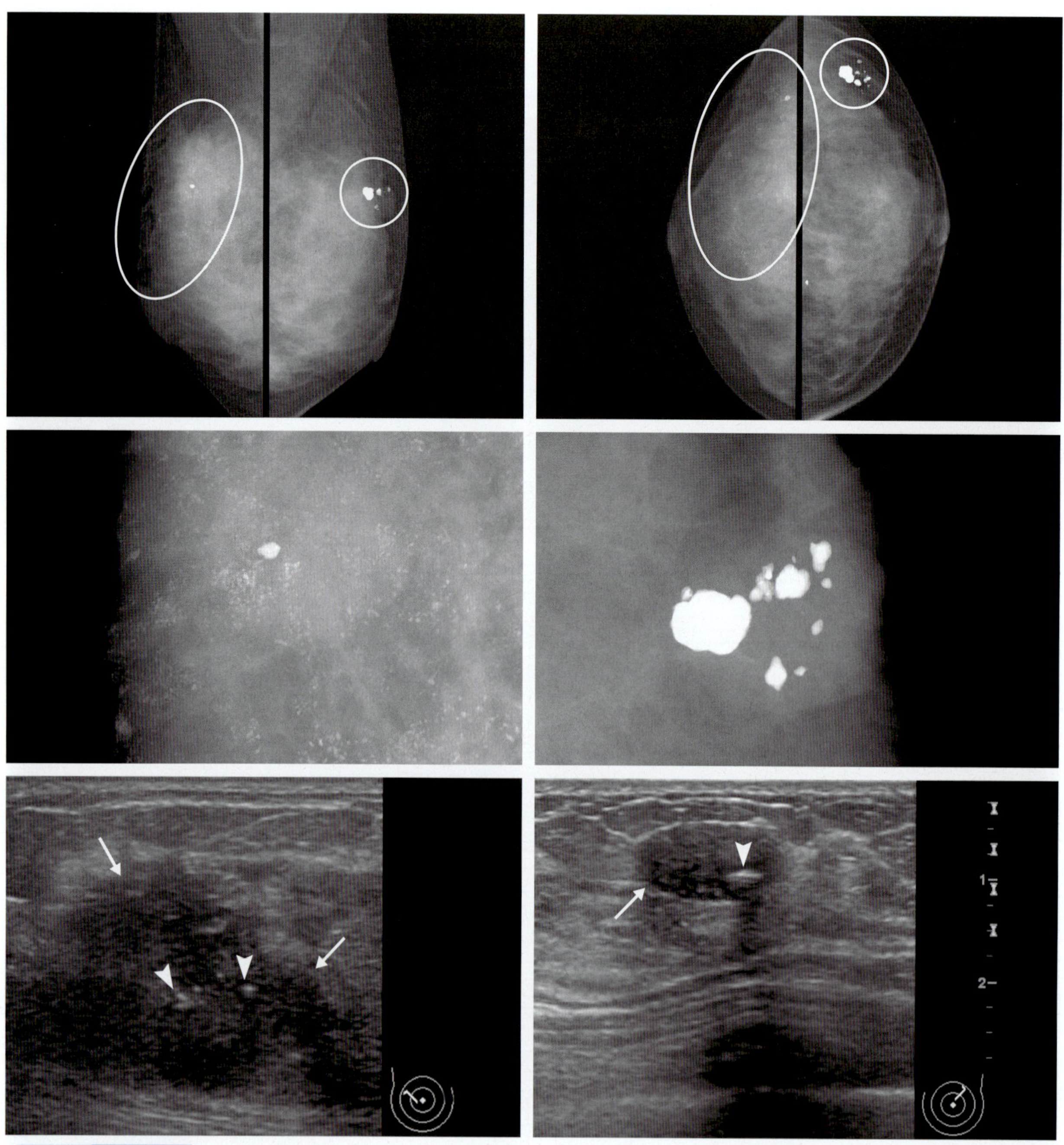

❷-62 증례 해설

- 유방촬영술 소견 오른쪽 : 상외측에 지역성 미세 다형태성 석회화와 동반된 음영 증가가 보인다. 왼쪽 : 상외측에는 팝콘모양 석회화를 동반한 종괴이다.
- 초음파 소견 오른쪽 유방 10시 방향, 유두에서 3cm 떨어진 위치에 3.8cm 크기, 불분명한 경계의 저에코 종괴(화살표)가 있고 내부 석회화(화살촉)가 동반된다. 왼쪽 유방 2시 방향, 유두에서 4cm 떨어진 위치에 1.3cm 크기, 국한성 경계의 저에코 종괴(화살표)가 있고 내부에 거친 석회화(화살촉)가 보인다.
- 최종판정 오른쪽-카테고리 5 : 악성(즉각적 조직검사 필요), 왼쪽-카테고리 2 : 양성(1년 후 추적검사 요망). 판독의 5명 모두 오른쪽은 카테고리 5로 판정했다.
- 수술명과 진단 오른쪽 : 유방전절제술, 관상피내암을 동반한 3.1cm 고등급 침윤성암(T2N0, 병기2A). 왼쪽 : 종괴절제술, 2cm 퇴행성 섬유선종.
- 포인트 오른쪽은 다형태성 석회화와 불분명한 경계의 종괴가 보여 카테고리 5로, 왼쪽은 팝콘모양 석회화 동반 종괴가 보여 카테고리 2로 판정했다. 전형적인 암과 양성 종양이 양쪽에서 각각 진단된 증례로, 유방암의 반대측에 양성 결절이나 석회화가 동반되는 경우는 흔하다.

❷-63 무증상 77세 여성

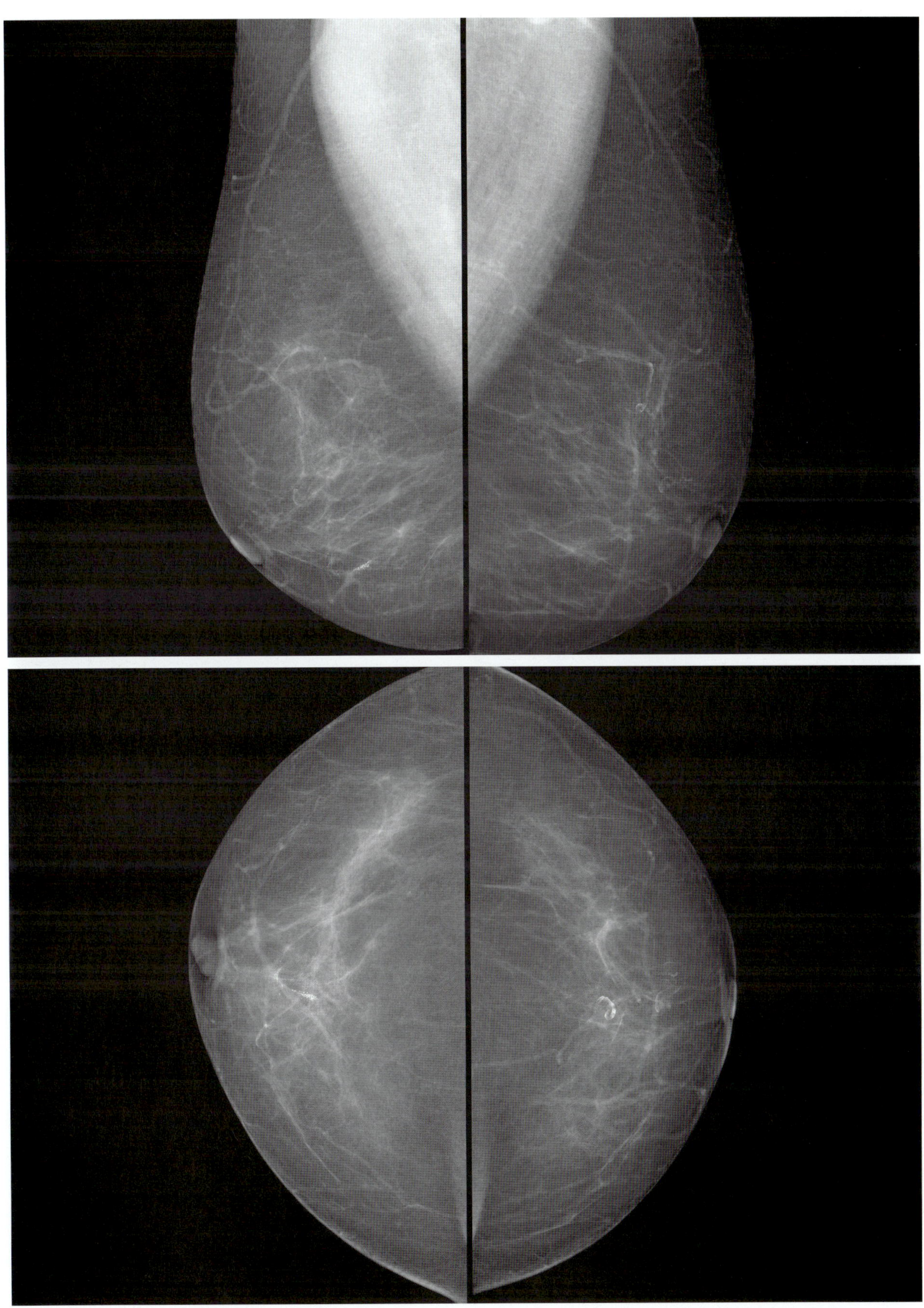

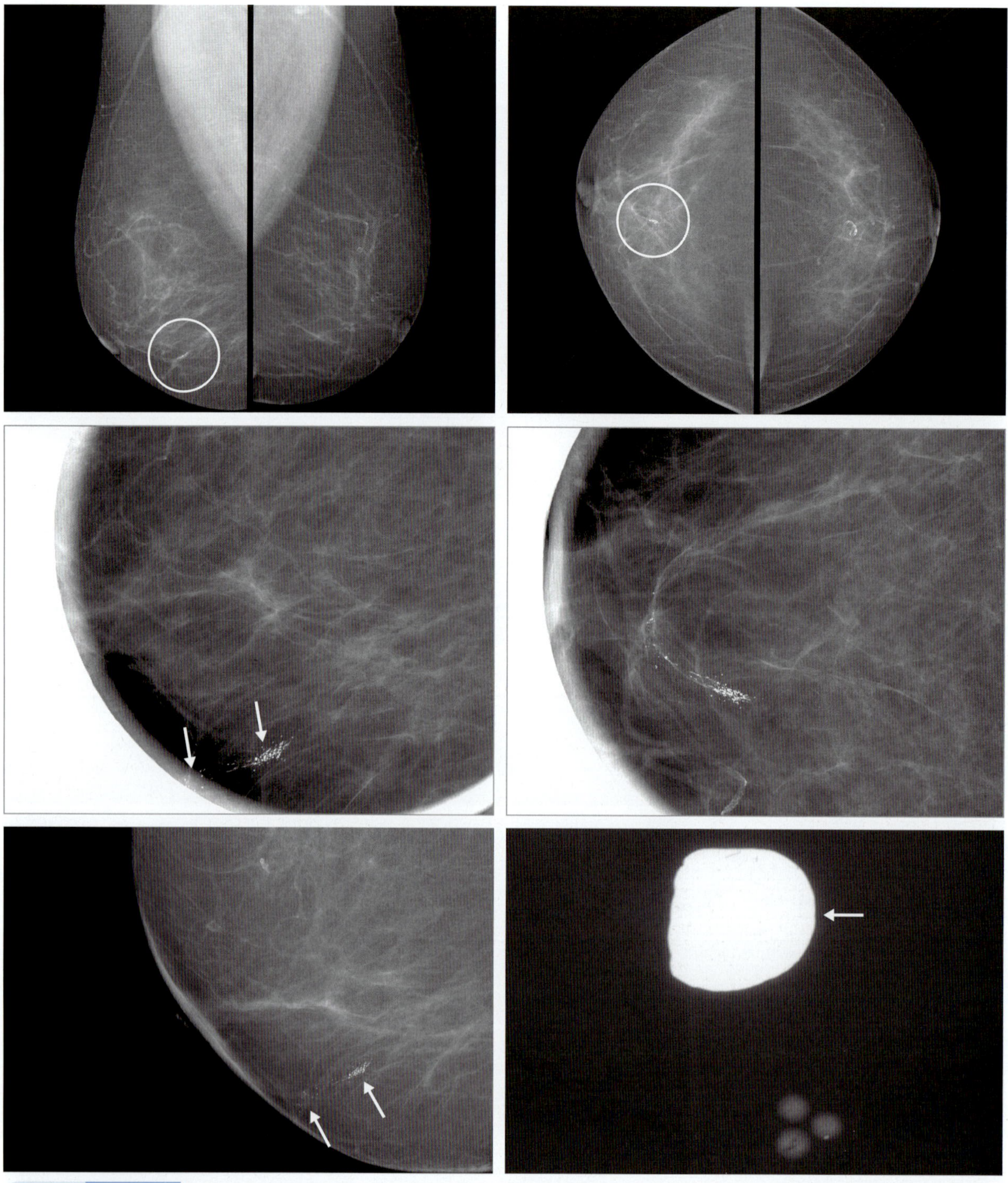

❷-63 증례 해설

- **유방촬영술 소견** 오른쪽 유두하에 높은 밀도의 점상 입자들이 선상 분포를 보인다. 하지만 내외사확대와 측면 촬영에서 보면 이 병변의 방향이 이전에 절개한 피부 상처 방향(화살표)으로 연결됨을 알 수 있다. 환자는 40년 전 유방 농양으로 고약 치료를 받았다.
- **표본촬영 소견** 과거 많이 사용되던 고약의 표본촬영(화살표)으로 성분 중 납*lead*이 금속밀도로 보인다.
- **최종판정** 카테고리 2 : 양성(1년 후 추적검사 요망). 판독의 5명 중 4명은 카테고리 2, 1명은 카테고리 4a로 판정했다.
- **진단** 고약 잔유물.
- **포인트** 석회화보다 밀도가 높고 과거 피부 절개선을 따라 분포하기에 카테고리 2로 판정했다. 고약 잔유물에 의한 석회화 유사 병변은 보통 유두하에 위치하며, 악성 석회화에 비해 입자의 밀도가 높고 모양이 점상으로 일정한 것이 특징이다. 과거 고약 사용의 과거력을 확인하면 진단이 가능하다.

❷-64 양성 종양으로 수술한 과거력이 있는 무증상 71세 여성

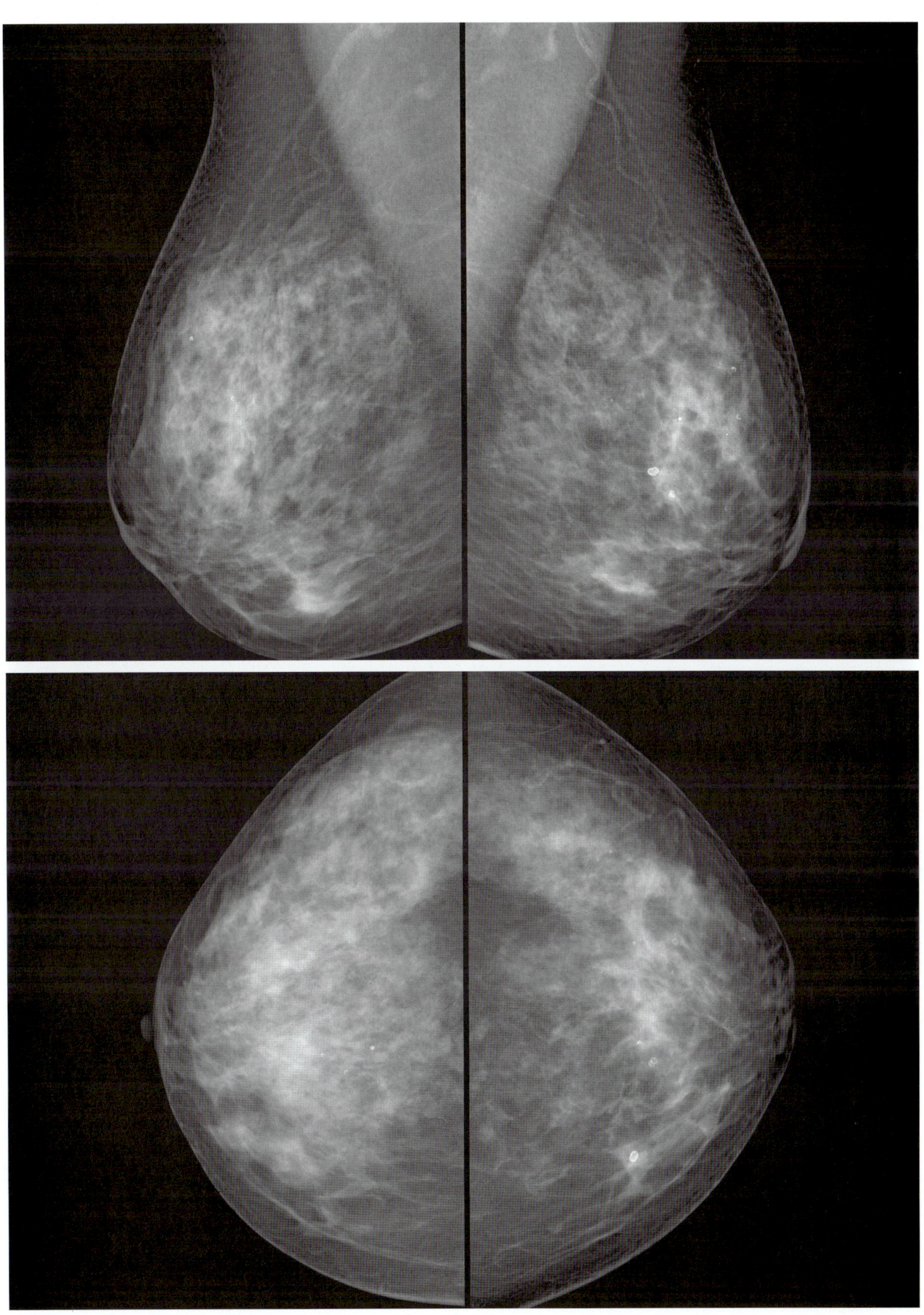

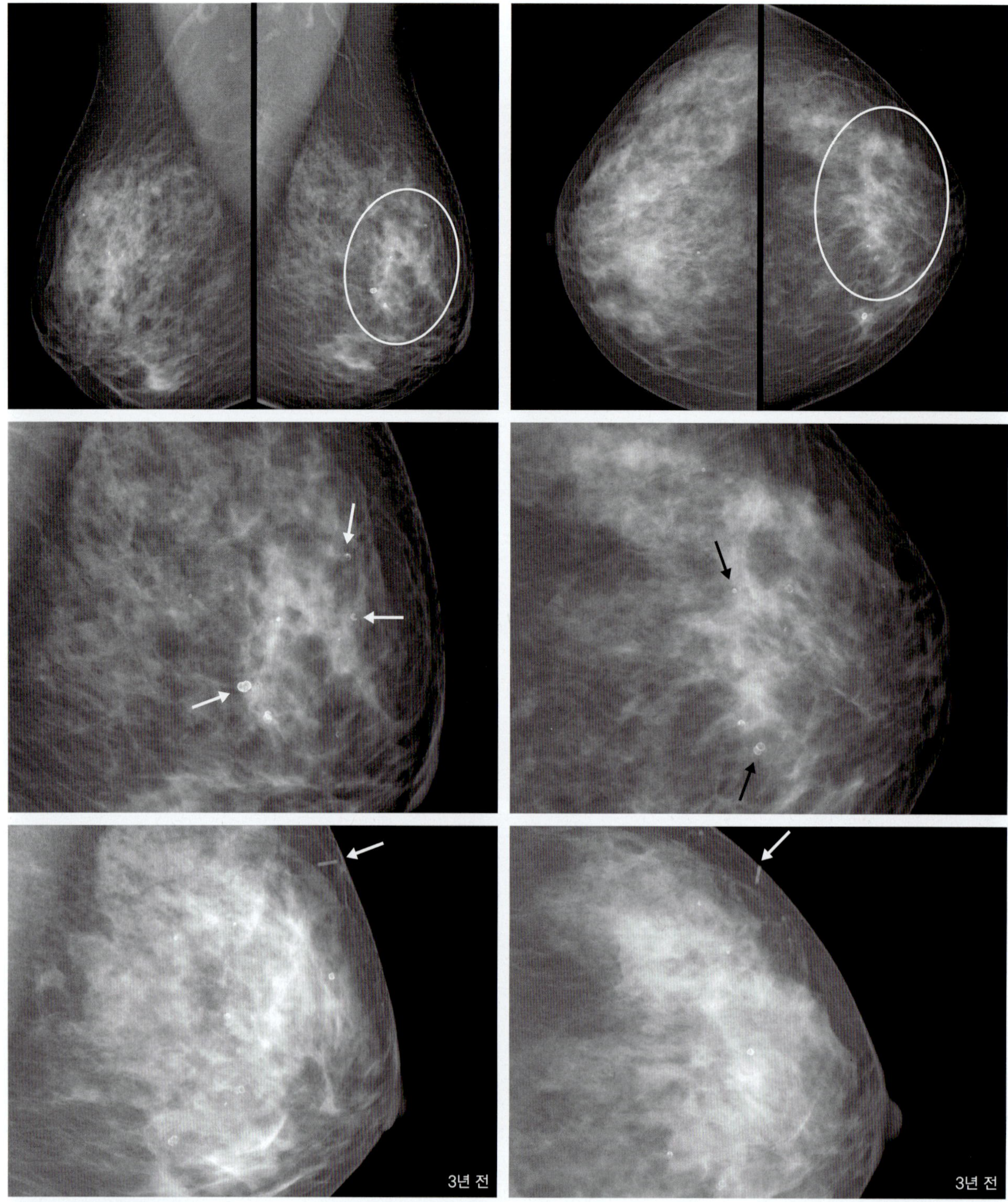

❷-64 증례 해설

- **유방촬영술 소견** 왼쪽 유방 상외측에 구조왜곡이 있다. 확대 사진에서 중앙이 저음영인 양성 석회화(화살표)가 구조왜곡 주변에 보인다. 3년 전 유방촬영 사진과 비교하면 구조왜곡 소견에는 변화가 없다. 상외측의 수술한 부위에서 피부표지자(화살표)가 보인다.
- **최종판정** 카테고리 2 : 양성(1년 후 추적검사 요망). 판독의 5명 중 4명은 카테고리 2, 1명은 카테고리 3로 판정했다.
- **진단** 수술 후 반흔.
- **포인트** 구조왜곡이 수술 부위에 있고 동반된 종괴나 미세석회화가 없으므로 카테고리 2로 판정했다. 수술 후 반흔은 구조왜곡의 가장 흔한 원인으로 유방촬영 전에 설문지 작성 등을 통해 과거 수술 사실을 확인해야 하며 피부 상처에 표지자를 붙이고 촬영하면 불필요한 추가검사를 줄일 수 있다.

②-65 무증상 41세 여성

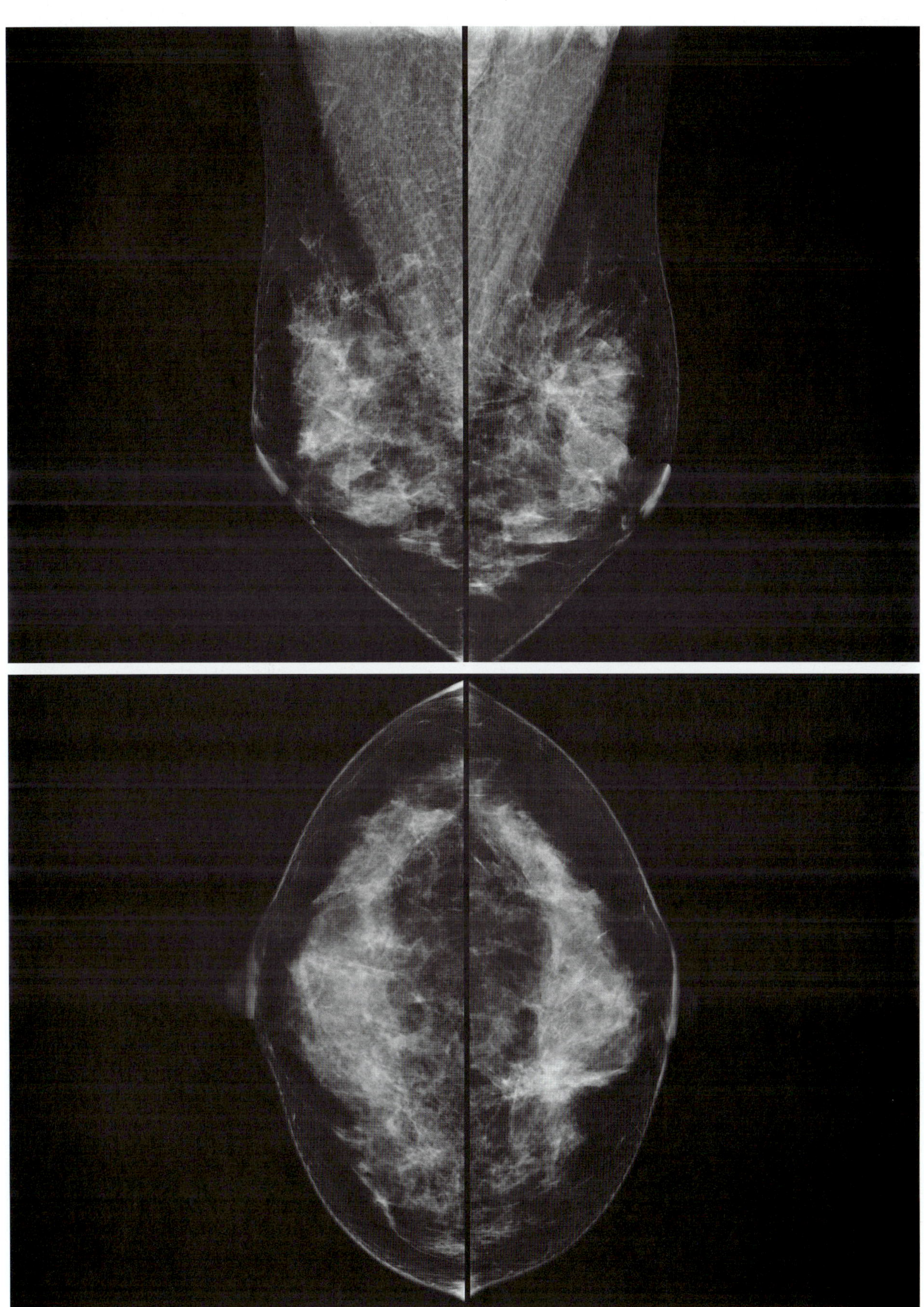

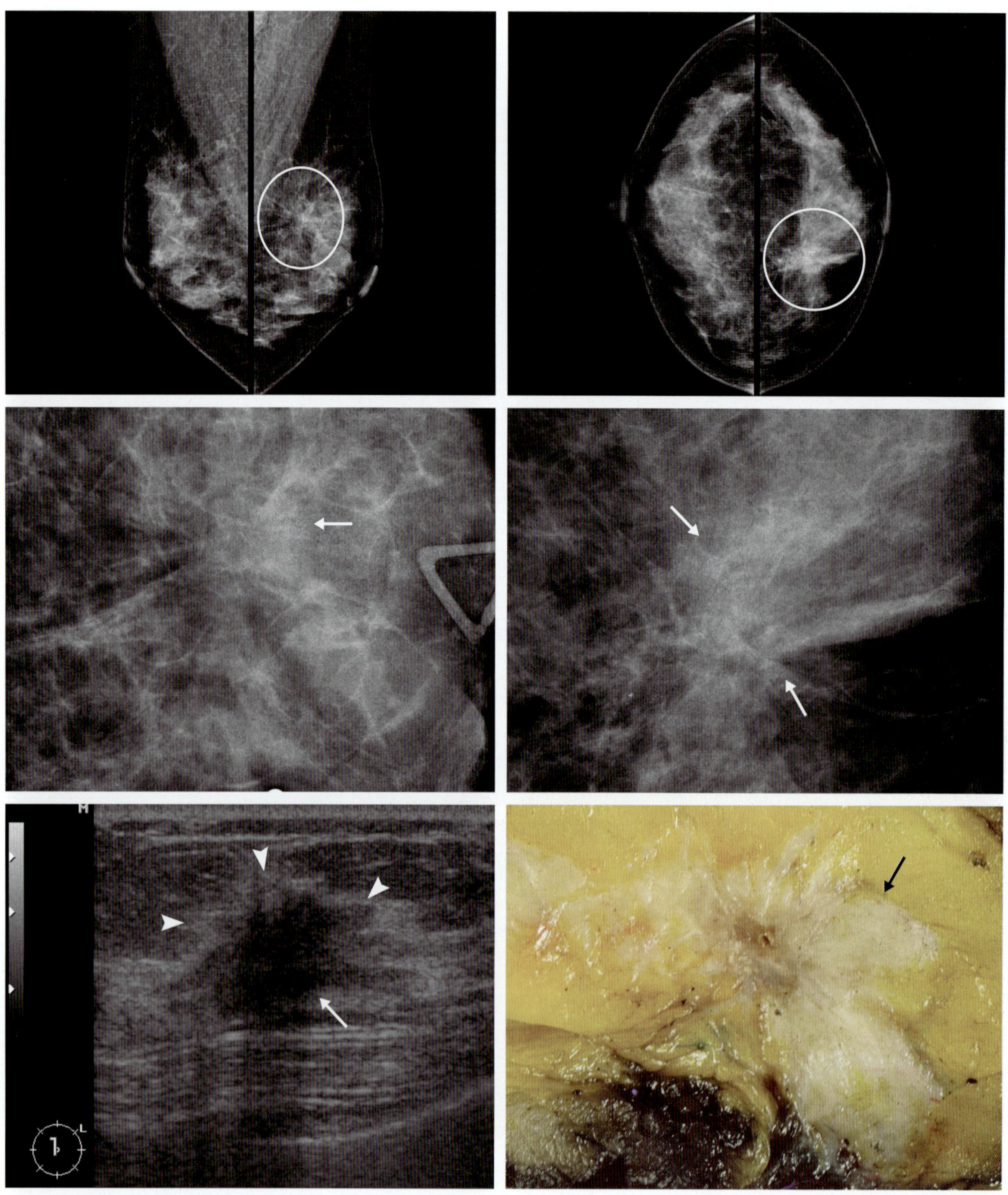

②-65 증례 해설

- **유방촬영술 소견** 왼쪽 유방 상내측에 구조왜곡과 비대칭음영이 있다. 확대촬영에서 침상형 종괴(화살표)로 보인다.
- **초음파 소견** 왼쪽 유방 11시 방향, 유두에서 2cm 떨어진 위치에 2.1cm 크기, 침상형 경계의 저에코 종괴(화살표)가 있다. 주변 지방층 침범에 따른 고에코 테두리(화살촉)가 종괴 주위에 보인다.
- **최종판정** 카테고리 5 : 악성(즉각적 조직검사 필요). 판독의 5명 중 3명은 카테고리 5, 2명은 카테고리 4c로 판정했다.
- **수술명과 진단** 유방보존술, 3.0cm 중등급 혼합형(관+소엽) 침윤성암(T2N0, 병기2A).
- **포인트** 검진유방촬영에서 구조왜곡으로 발견된 병변이지만 확대촬영과 초음파에서 침상형 종괴가 보이므로 카테고리 5 병변으로 판정했다. 구조왜곡은 수술의 과거력이 없으면 유방암 소견일 수 있으므로 확대촬영과 초음파 추가검사가 필요하다.

②-66 무증상 48세 여성

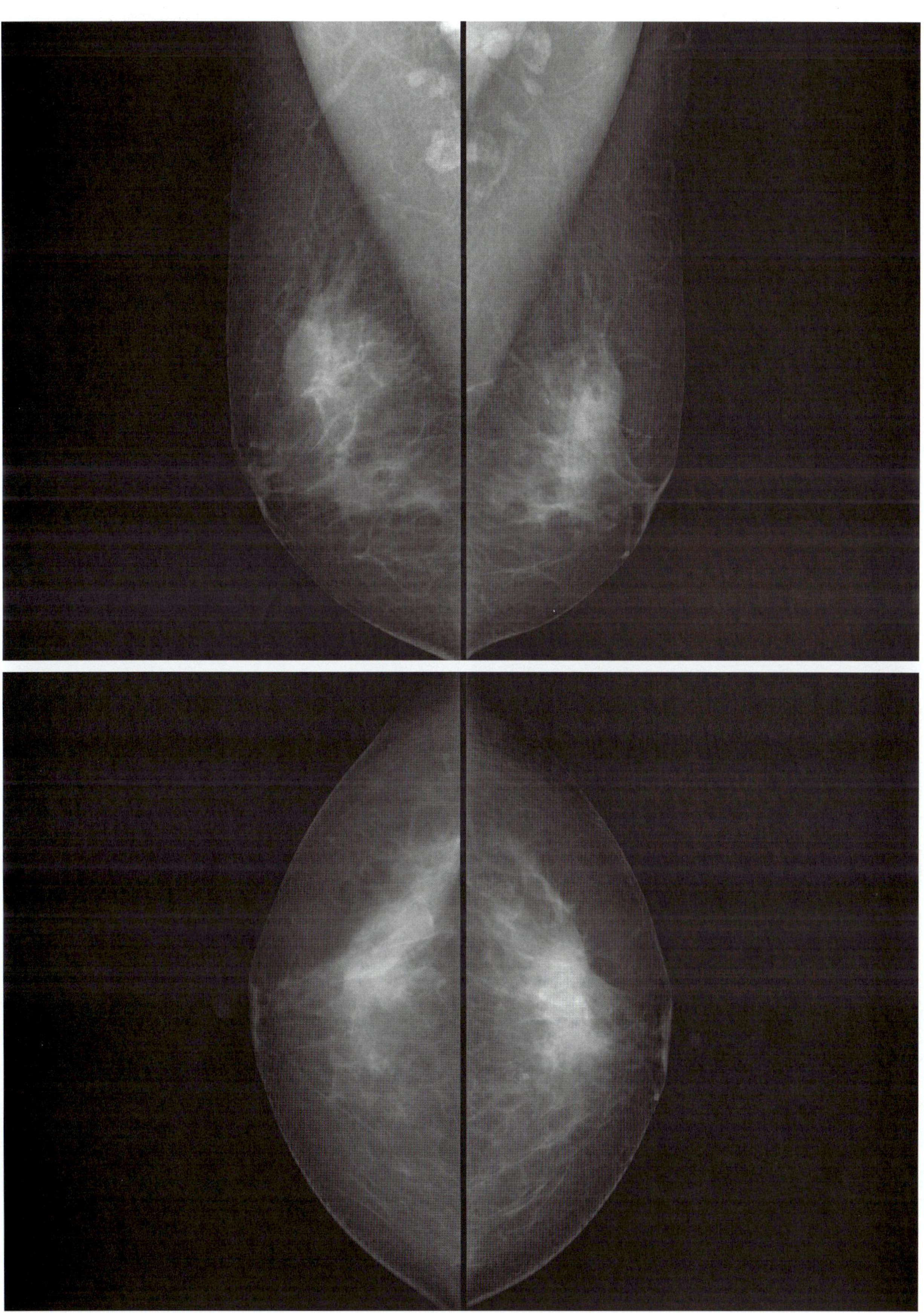

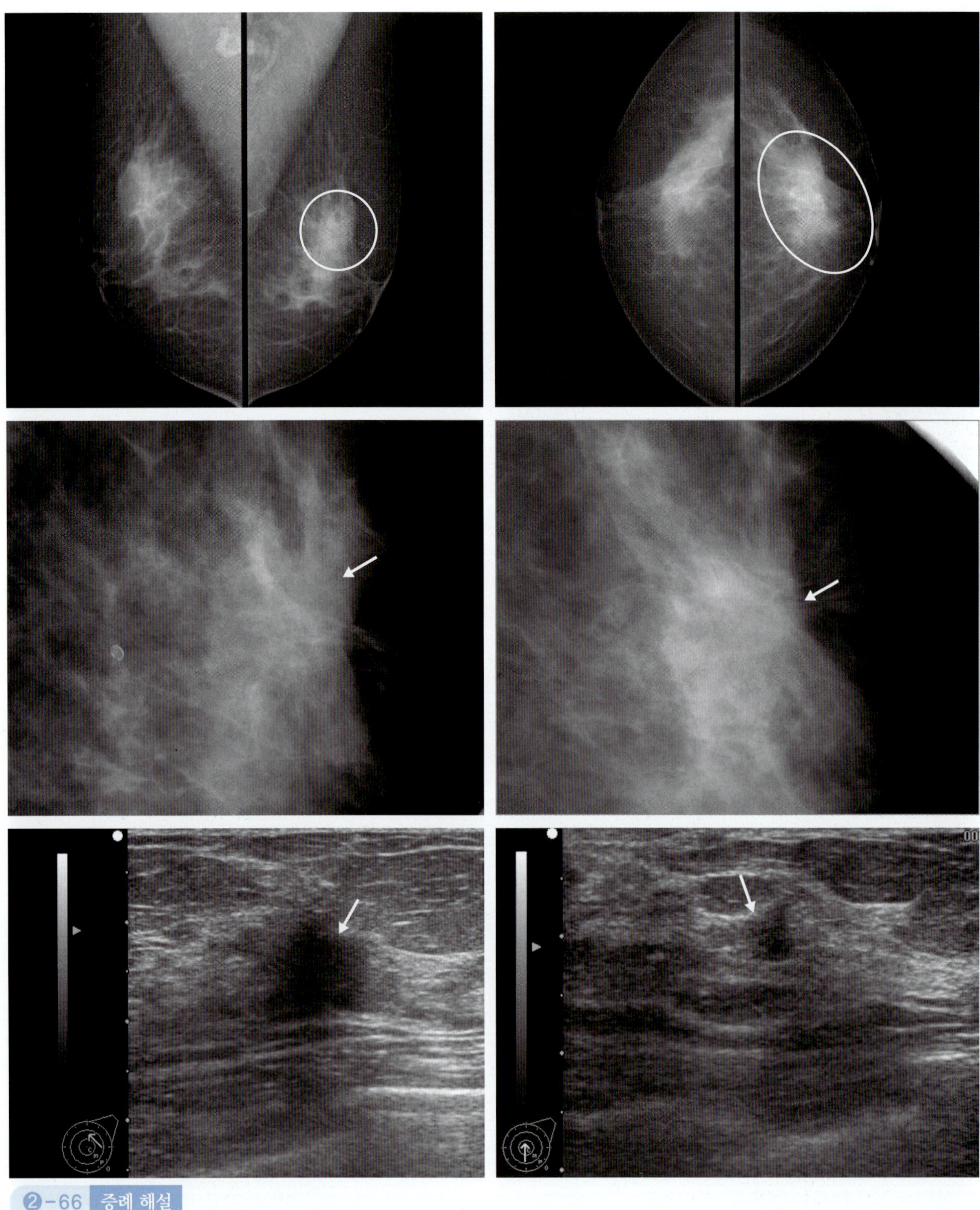

❷-66 증례 해설

- **유방촬영술 소견** 왼쪽 유방 상외측에 구조왜곡과 비대칭음영이 있다. 확대촬영 특히 상하 사진에서 윤곽선 함몰과 불분명한 경계의 종괴(화살표)가 보인다.
- **초음파 소견** 왼쪽 유방 1시 방향, 유두에서 2cm 떨어진 위치에 1.5cm 크기, 침상형 경계의 저에코 종괴(화살표)가 있다. 6시 방향, 유두에서 1cm 떨어진 위치에 0.9cm 종괴(화살표)가 추가로 발견되었다.
- **최종판정** 카테고리 4c : 높은 악성 가능성(조직검사 필요). 판독의 5명 중 4명은 카테고리 4c, 1명은 카테고리 4b로 판정했다.
- **수술명과 진단** 유방전절제술, 1시 방향 1.5cm 고등급 침윤성암과 6시 방향 1cm 중등급 침윤성암(T1cN0, 병기1).
- **포인트** 구조왜곡과 침상형 종괴가 보이므로 카테고리 4c로 판정했다. 구조왜곡을 보인 다중심성 유방암 증례로 1시 방향의 침윤성암뿐 아니라 6시 방향에 또 하나의 병변이 초음파에서 발견되어 유방전절제술을 시행했다.

②-67 무증상 52세 여성

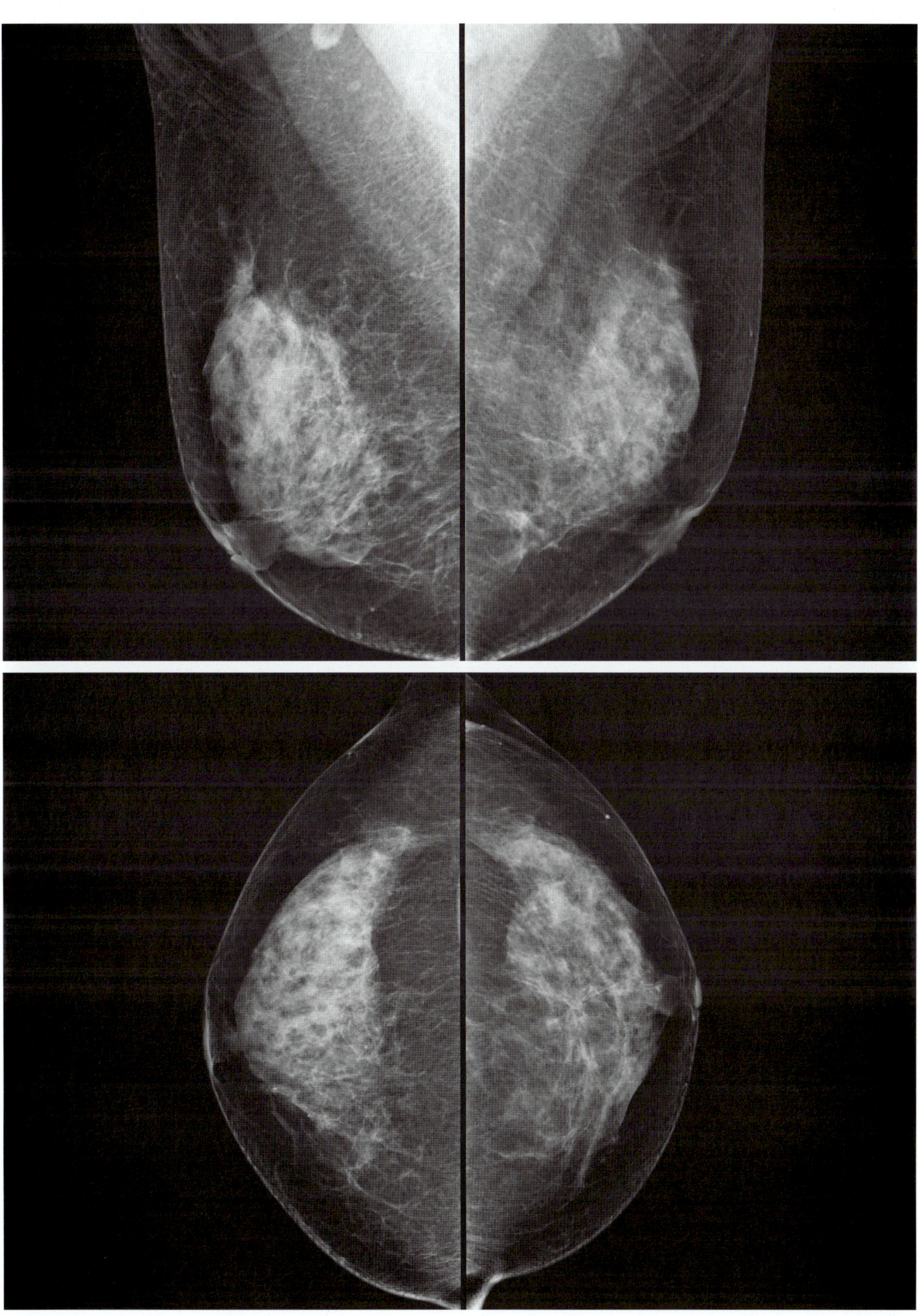

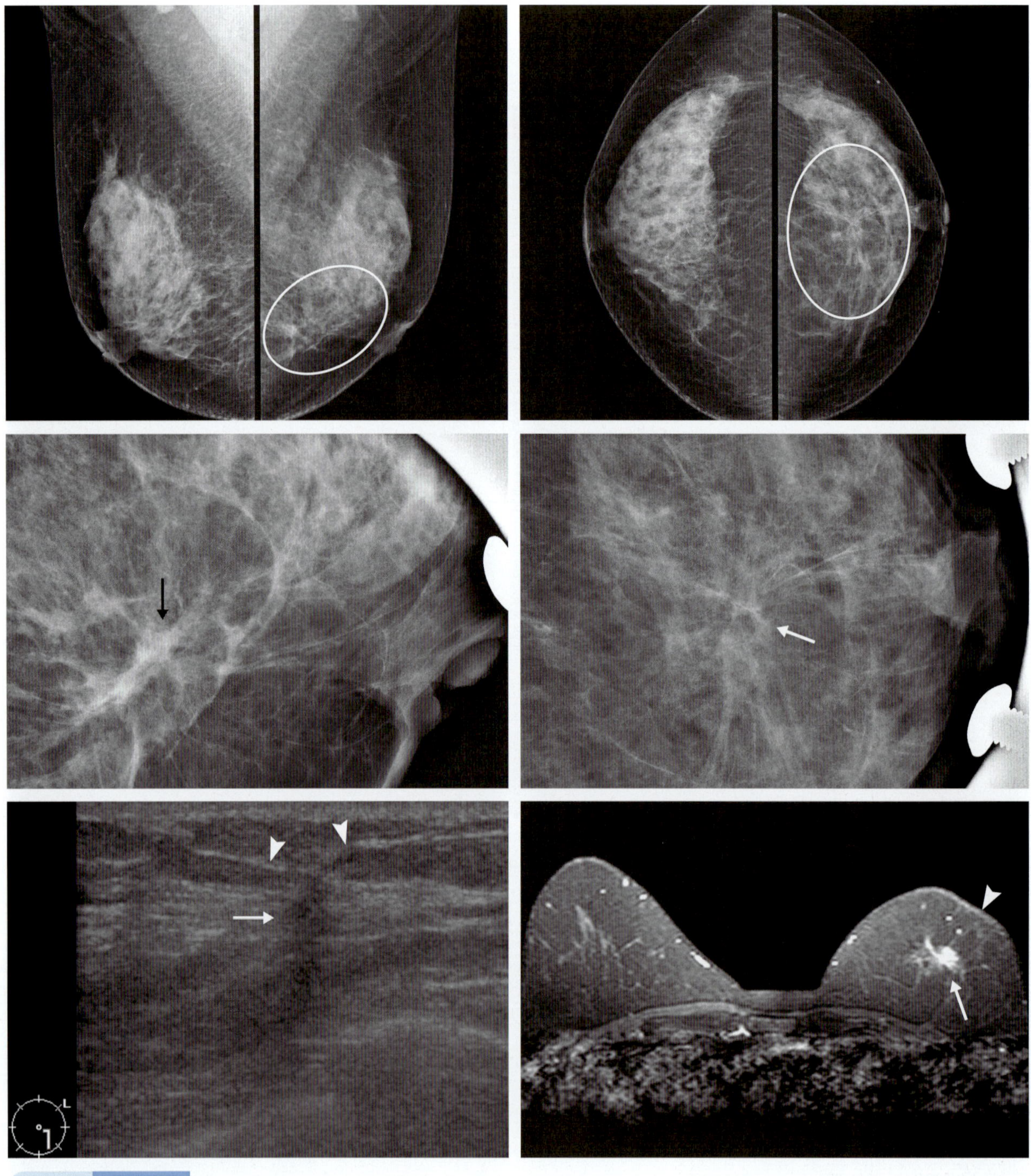

❷-67 증례 해설

- **유방촬영술 소견** 왼쪽 유방 하측에 구조왜곡이 있다. 확대촬영 특히 내외사 사진에서 구조왜곡 중심에 침상형 경계의 종괴(화살표)가 보인다.
- **초음파 소견** 왼쪽 유방 5시 30분 방향, 유두에서 2cm 떨어진 위치에 1cm 크기, 침상형 경계의 저에코 종괴(화살표)이다. 쿠퍼인대(화살촉)가 두꺼워지고 종괴 주위로 수렴하는 양상이다.
- **MRI 소견** 2.5cm 크기의 조영증강되는 불규칙형 종괴(화살표)가 있다. 반대측과 비교하여 왼쪽 유방 윤곽이 함몰(화살촉)되어 있다.
- **최종판정** 카테고리 4c : 높은 악성 가능성(조직검사 필요). 판독의 5명 중 3명은 카테고리 4c, 2명은 카테고리 4a로 판정했다.
- **수술명과 진단** 유방보존술, 5cm 침윤성 소엽암(T2N0).
- **포인트** 구조왜곡과 침상형 경계의 종괴가 보여 카테고리 4c로 판정했다. 침윤성 소엽암은 영상검사에서 일반형 유방암에 비해 발견이 어렵고 이 증례에서처럼 실제 크기보다 저평가되는 경우가 많다.

②-68 무증상 52세 여성

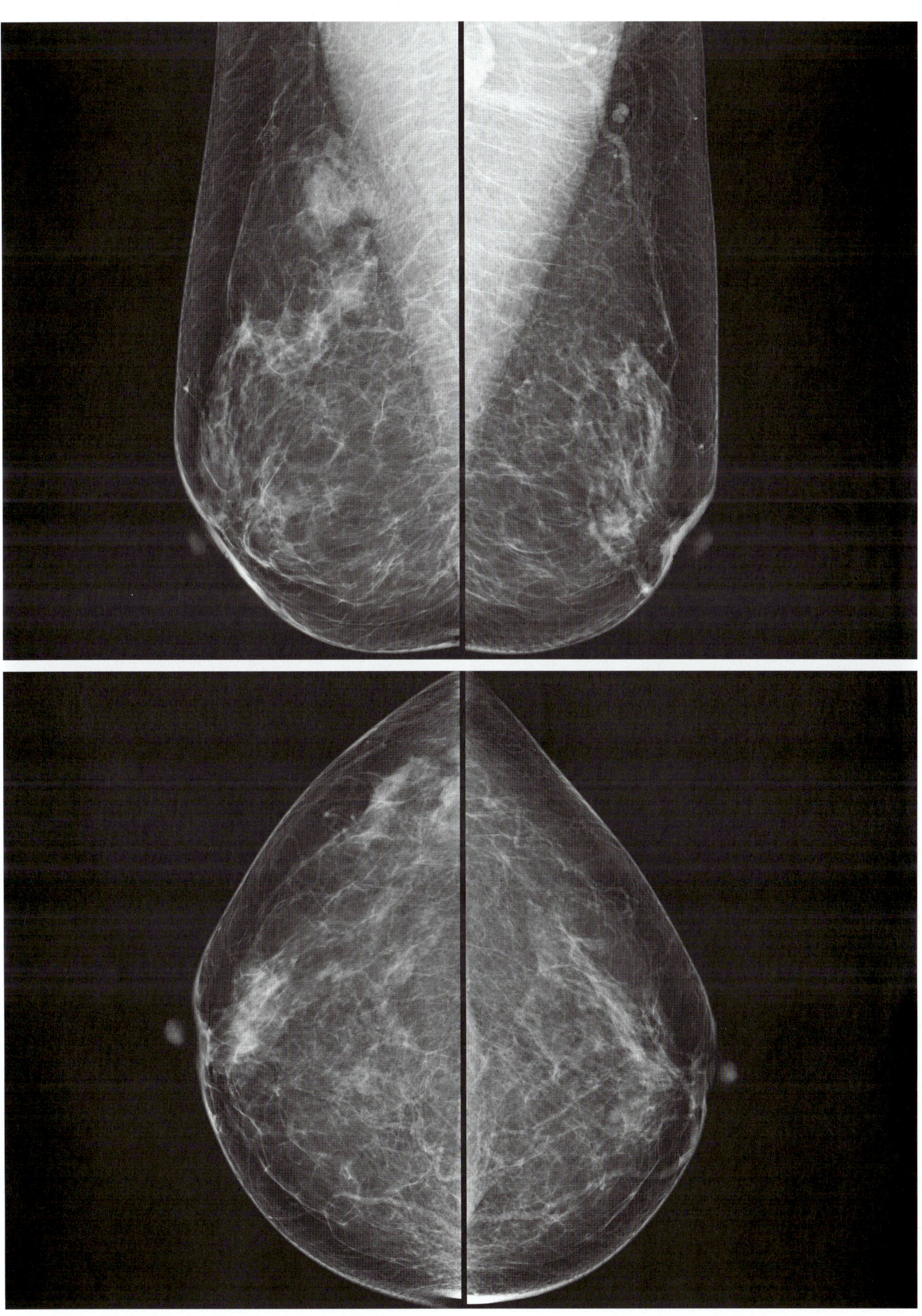

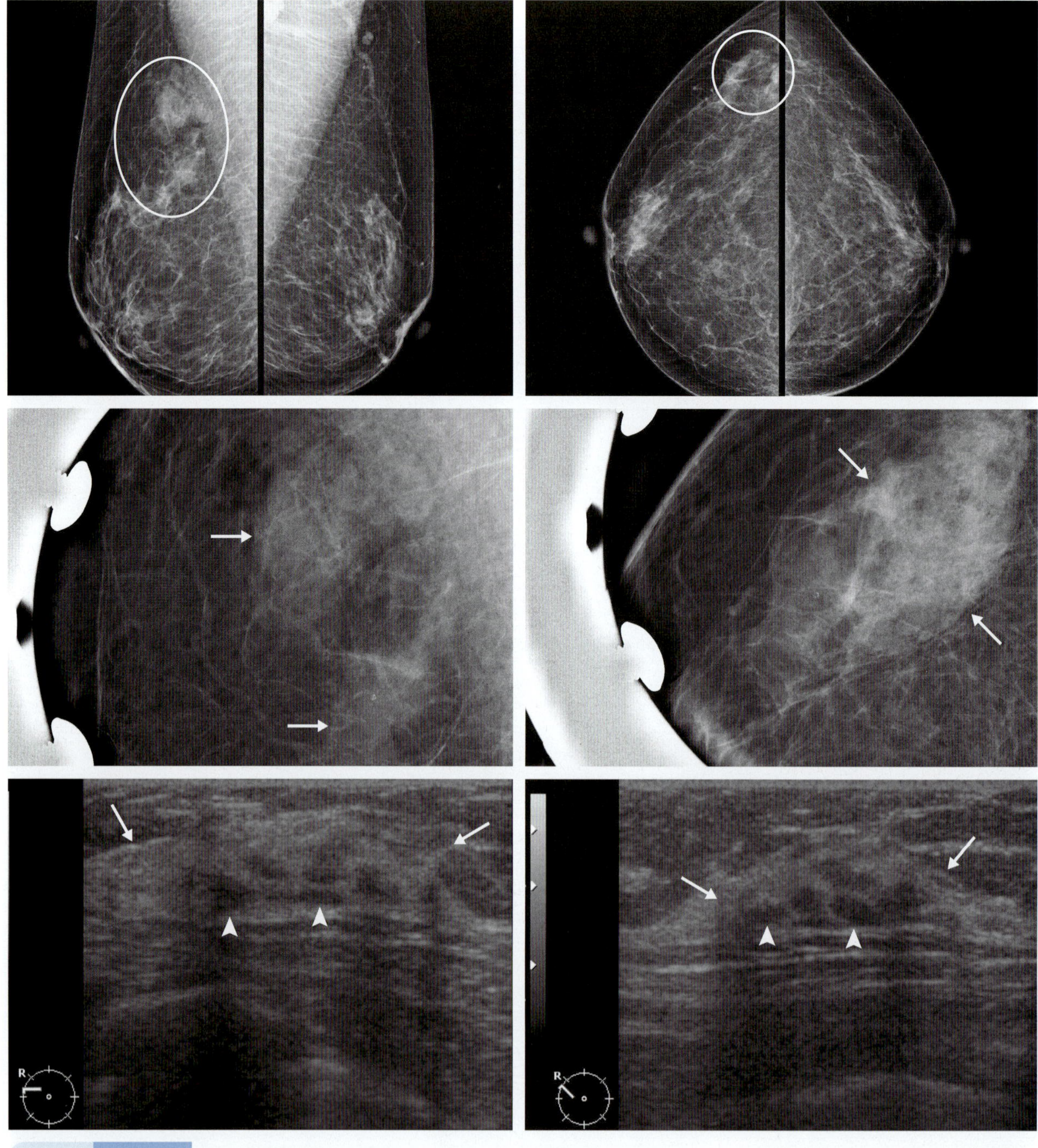

❷-68 증례 해설

- 유방촬영술 소견 오른쪽 상외측에 국소 비대칭이 있다. 확대촬영에서 국소음영(화살표)이 그대로 남아 있지만 내부에 지방음영이 섞여 있으며 불균질하다.
- 초음파 소견 오른쪽 유방 10시 방향, 유두에서 7cm 떨어진 위치에 3cm 크기, 불균질한 에코의 유방실질(화살표)이 지방에 둘러싸여 있다. 실질 내부의 저에코 부분(화살촉)은 정상 유관과 소엽에 의한 것이다.
- 최종판정 카테고리 2 : 양성(1년 후 추적검사 요망). 판독의 5명 중 3명은 카테고리 2, 1명은 카테고리 3, 1명은 카테고리 4a로 판정했다.
- 코어생검 진단 섬유낭성 변화.
- 포인트 환자가 원해서 초음파 유도하 생검을 시행했지만 상외측에 위치한 무증상 비대칭음영으로 구조왜곡이나 석회화를 동반하지 않고 내부에 지방음영이 섞여 있으며 초음파에서 병변과 일치하는 부위에 종괴 없이 정상 유선조직만 보이므로 카테고리 2, 양성 소견으로 판정해야 한다. 양측 촬영에서 동일 위치에 보이는 국소 비대칭은 카테고리 3로 판정하고 단기추적검사할 수도 있다.

②-69 무증상 69세 여성

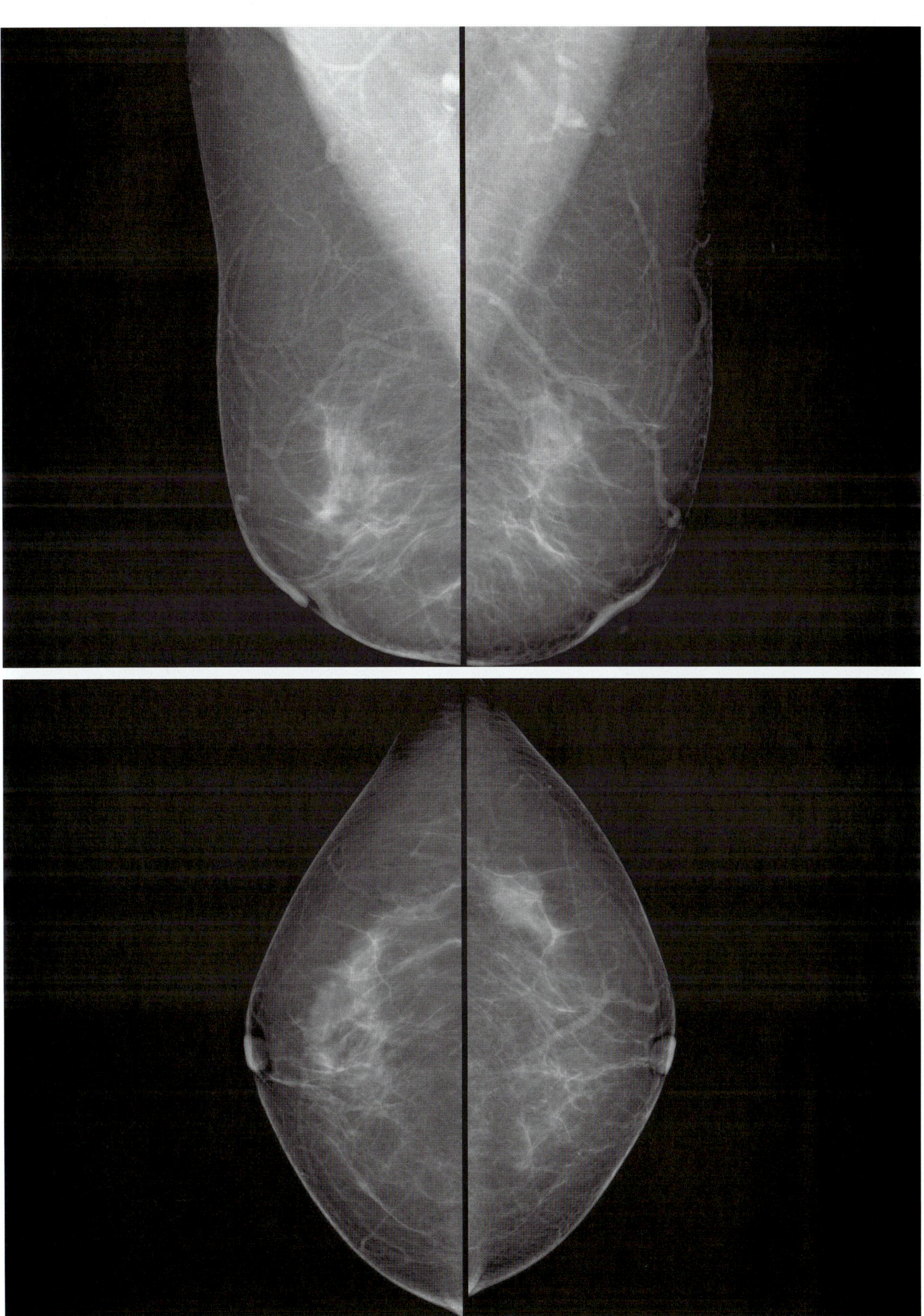

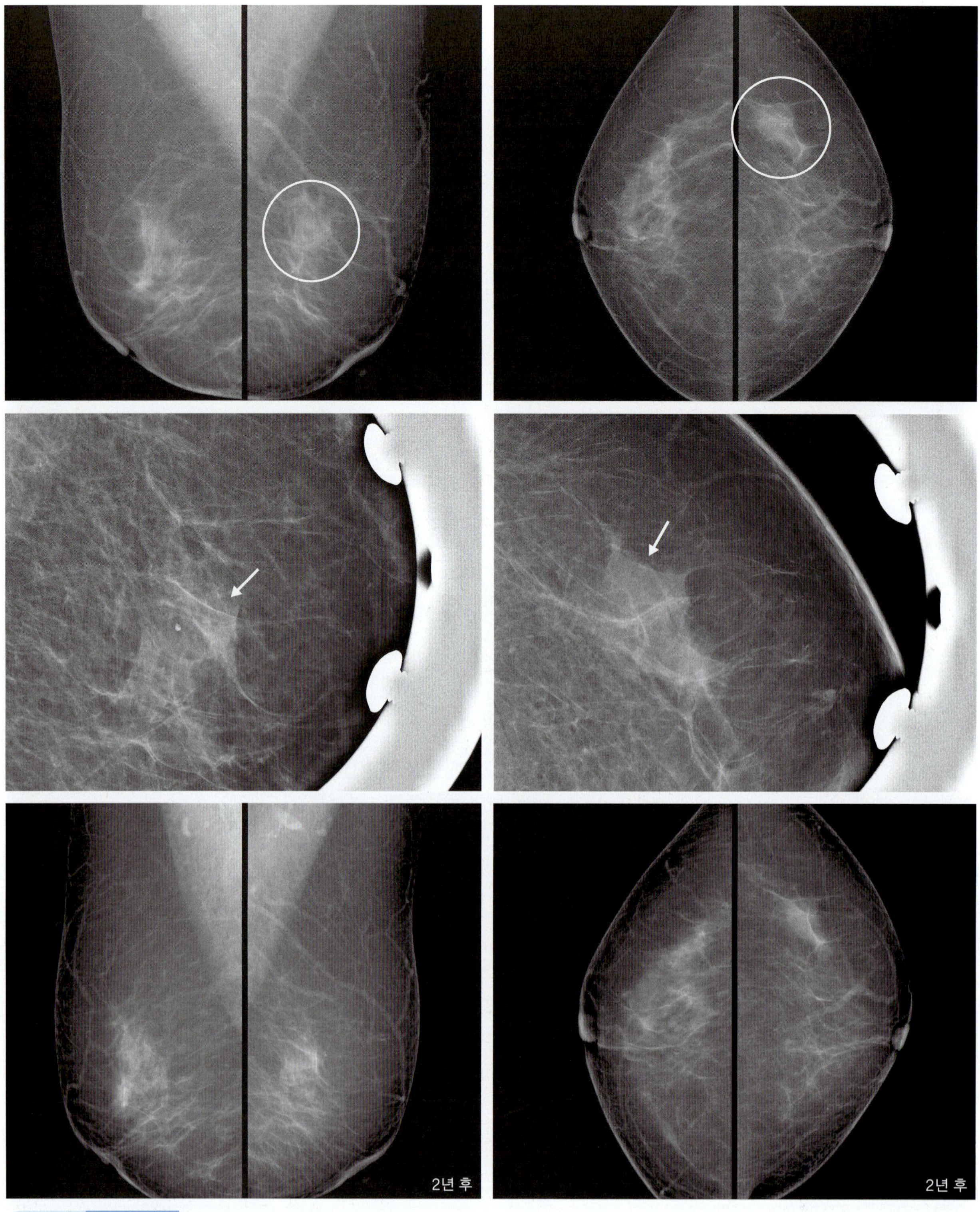

❷-69 증례 해설

- **유방촬영술 소견** 왼쪽 유방 상외측에 1.5cm 크기의 비대칭음영이 있다. 확대촬영에서 평면적이고 오목한 외형(화살표)을 보인다. 2년 후 유방촬영에서 국소 비대칭음영에 변화가 없다.
- **최종판정** 카테고리 2 : 양성(1년 후 추적검사 요망). 판독의 5명 중 3명은 카테고리 2, 2명은 카테고리 3로 판정했다.
- **진단** 비대칭 유선조직.
- **포인트** 상외측에 위치하고 확대촬영에서 음영이 엷어지며 평면적이고 오목한 외형을 보여 카테고리 2로 판정했다. 국소 비대칭은 카테고리 3로 판정하고 단기추적검사할 수도 있다. 유방 상외측 특히 액와미부*axillary tail*에는 흔히 정상조직이 비대칭음영으로 보일 수 있다.

②-70 무증상 55세 여성

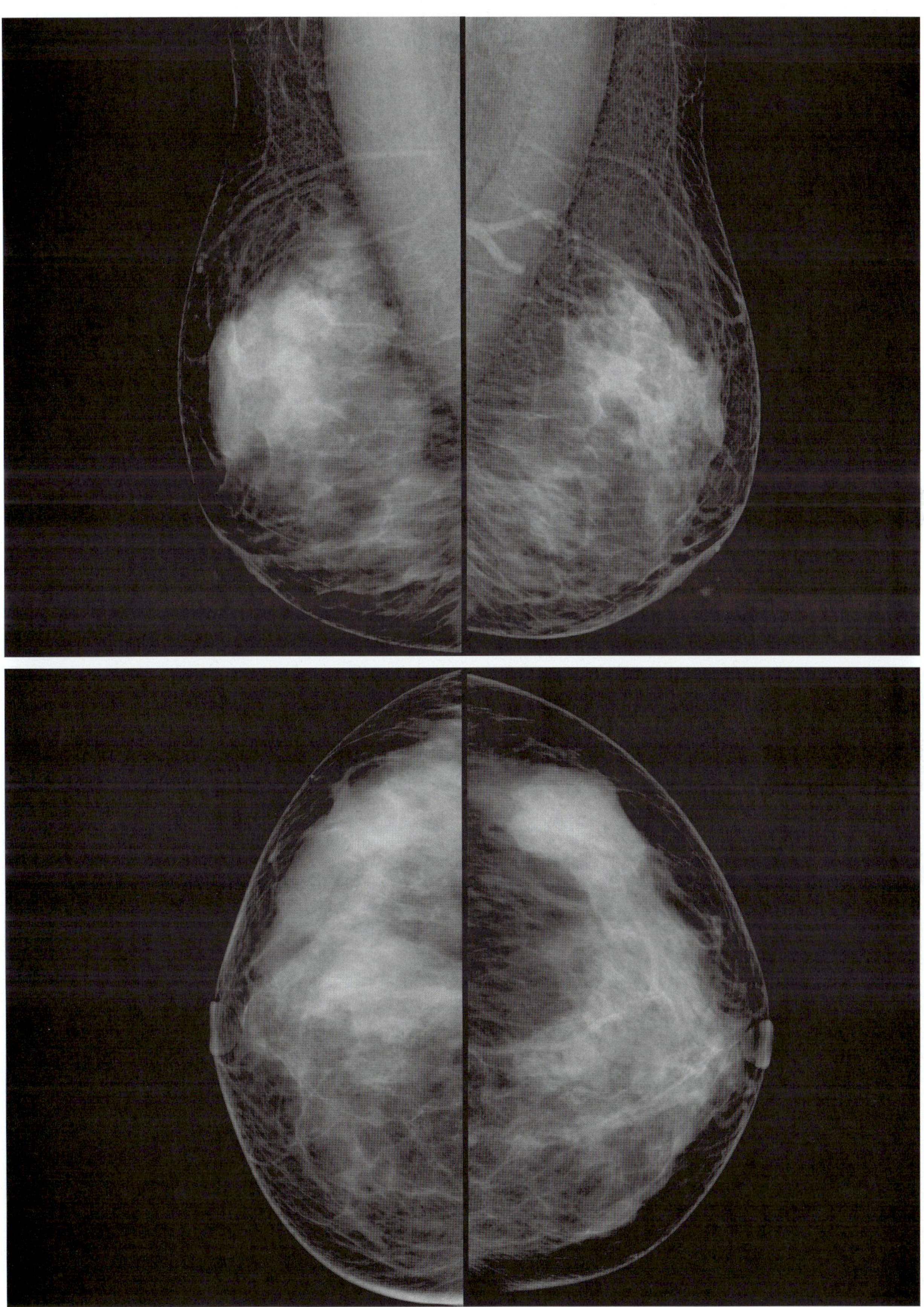

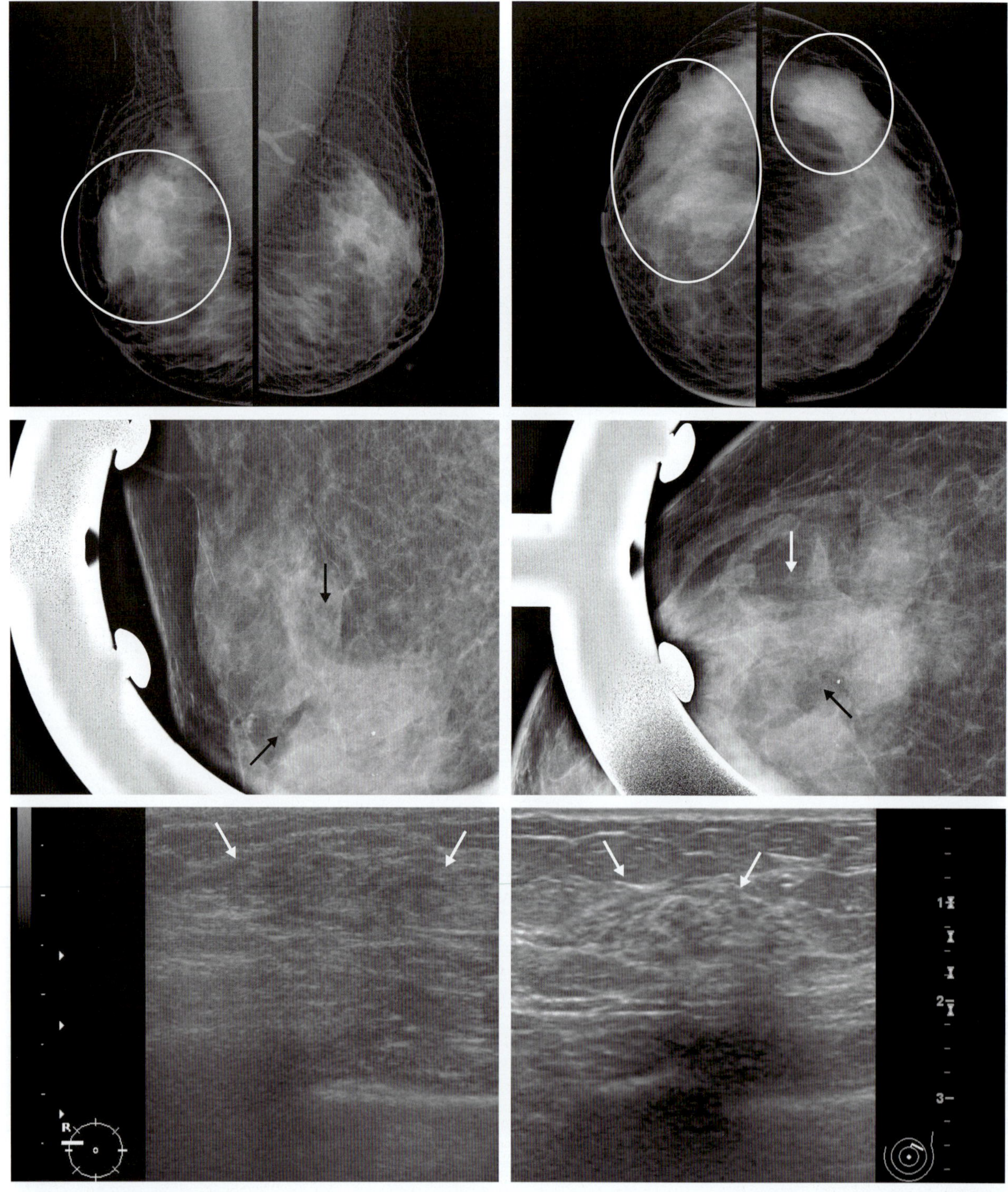

❷-70 증례 해설

- **유방촬영술 소견** 오른쪽 유방 상외측에 광범위 비대칭음영이 보인다. 확대촬영에서 비대칭음영 내에 지방음영(화살표)이 섞여 있다. 왼쪽 유방 상외측에도 비대칭음영이 있다.
- **초음파 소견** 오른쪽 유방 9시 30분 방향, 유두에서 4cm 떨어진 위치에 불균질 에코의 유방실질(화살표)이 보인다. 왼쪽 유방 10시 방향, 유두에서 4cm 떨어진 위치에도 비슷한 양상의 유방실질(화살표)이 보인다.
- **최종판정** 카테고리 2 : 양성(1년 후 추적검사 요망). 판독의 5명 중 3명은 카테고리 1, 2명은 카테고리 3로 판정했다.
- **진단** 비대칭 유선조직.
- **포인트** 무증상이고 동반된 구조왜곡이나 석회화가 없는 광범위 비대칭으로 카테고리 2, 양성 소견으로 판정했다. 광범위 비대칭음영은 보통 정상 유선조직이거나 섬유낭성 변화에 의한 것이다.

②-71 유방종괴가 주소인 57세 여성

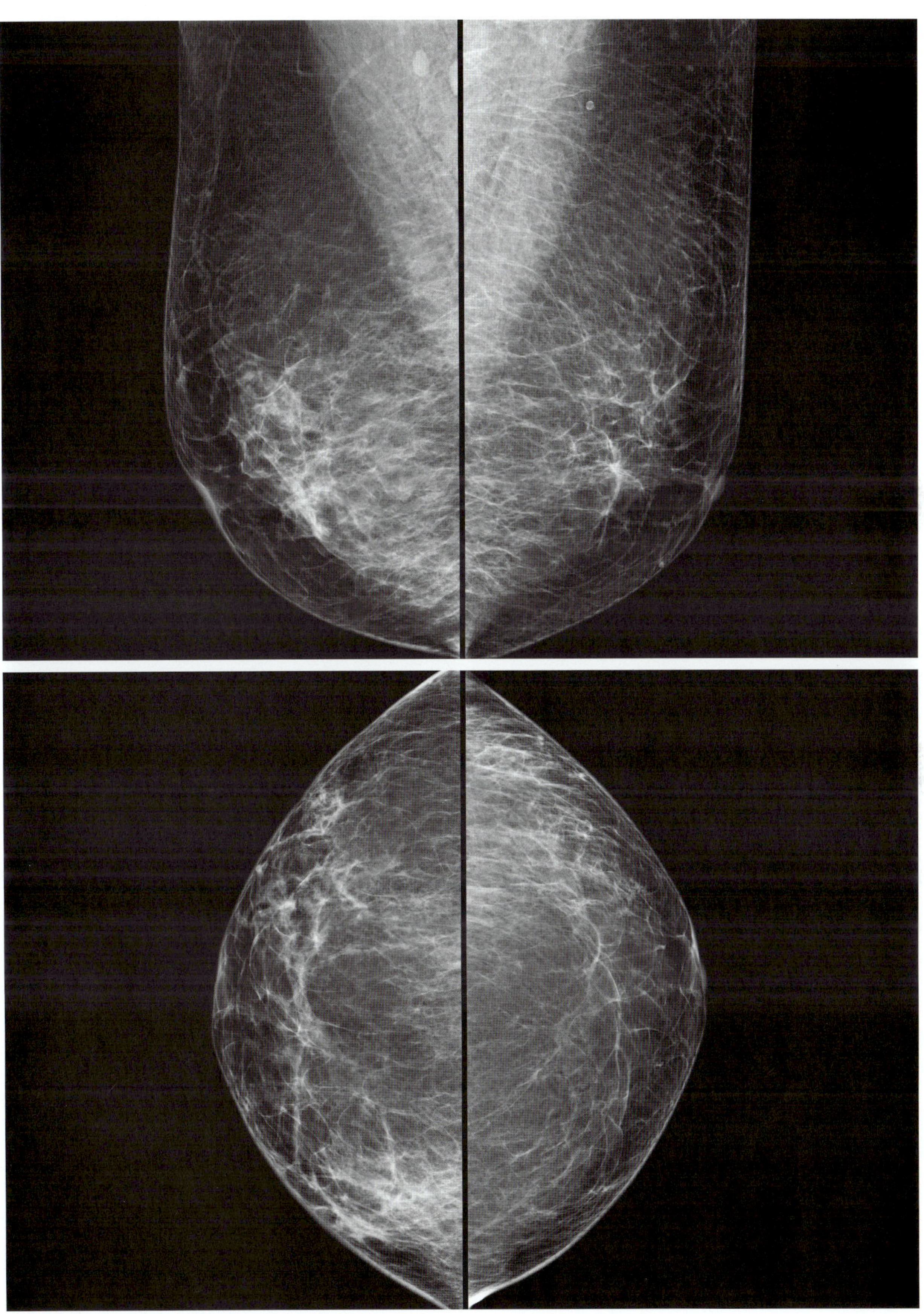

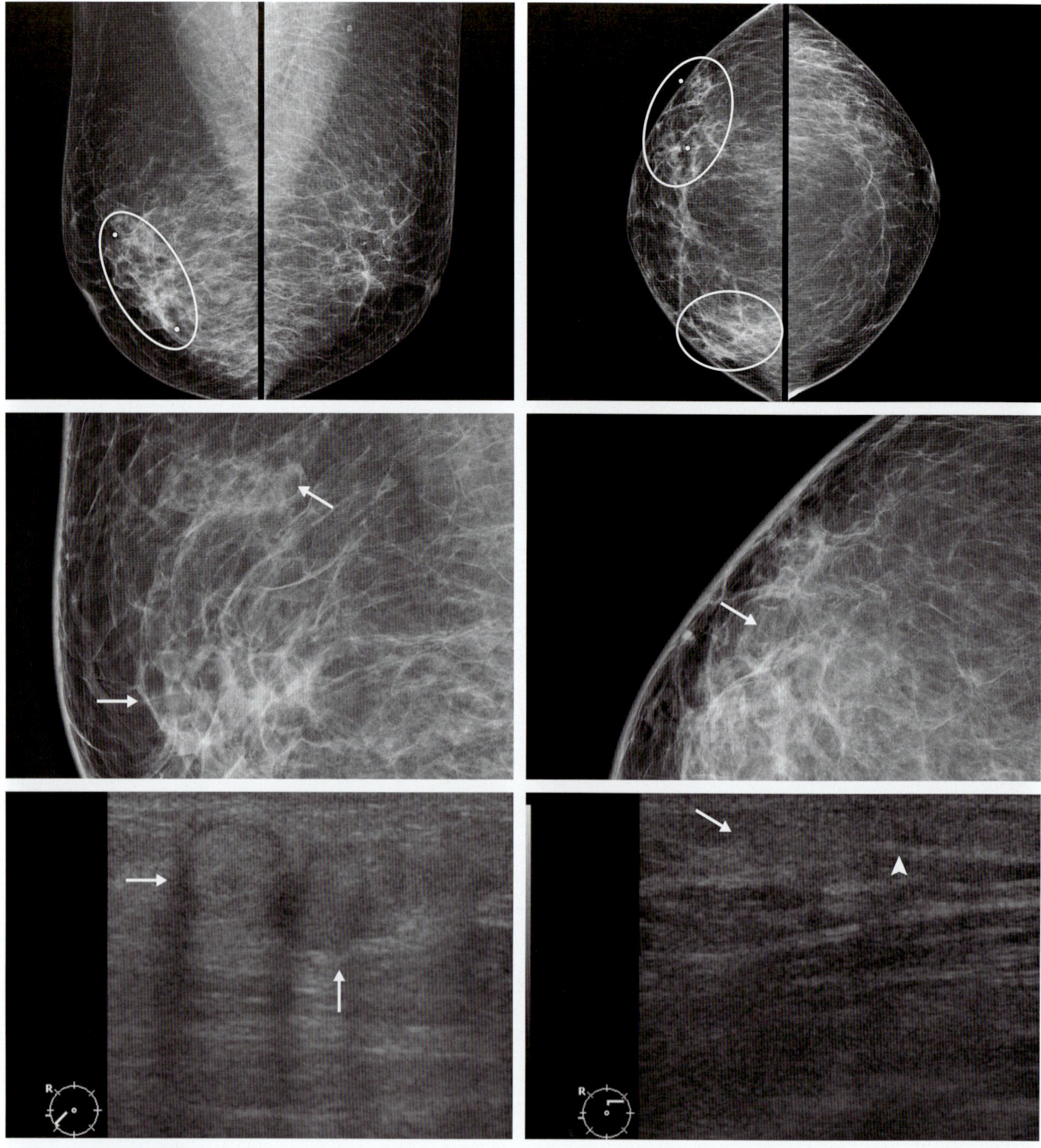

2-71 증례 해설

- **유방촬영술 소견** 오른쪽 유방 외측과 내측에 비대칭음영과 섬유주비후의 소견이 있다. 확대촬영에서 비대칭음영 사이에 지방음영(화살표)이 섞여 있다. 환자는 최근 마사지 후 딱딱해짐을 호소했다.
- **초음파 소견** 오른쪽 유방 8시 방향, 유두에서 5cm 떨어진 위치와 2시 방향, 유두에서 4cm 떨어진 위치의 피하지방층에 일부는 불분명하고 일부는 국한성 경계인 고에코 종괴(화살표)와 주변 에코 증가가 있다. 2시 방향에서는 쿠퍼인대비후(화살촉)와 단절 소견이 보인다.
- **최종판정** 카테고리 2 : 양성(1년 후 추적검사 요망). 판독의 5명 중 2명은 카테고리 2, 2명은 카테고리 3, 1명은 카테고리 4a로 판정했다.
- **진단** 지방괴사.
- **포인트** 피하지방층의 다발성 비대칭과 촉지성 종괴로서 외상*trauma* 과거력을 확인하여 카테고리 2로 판정했다. 유방촬영에서 지방밀도를 포함한 비대칭음영, 초음파에서 피하지방 고에코 병변은 지방괴사를 시사한다. 지방괴사는 불분명한 또는 침상형 종괴와 구조왜곡의 소견을 보일 수 있는데 이 경우는 유방암과 감별이 어려울 수도 있다.

❷-72 혈성 유두분비물이 주소인 59세 여성

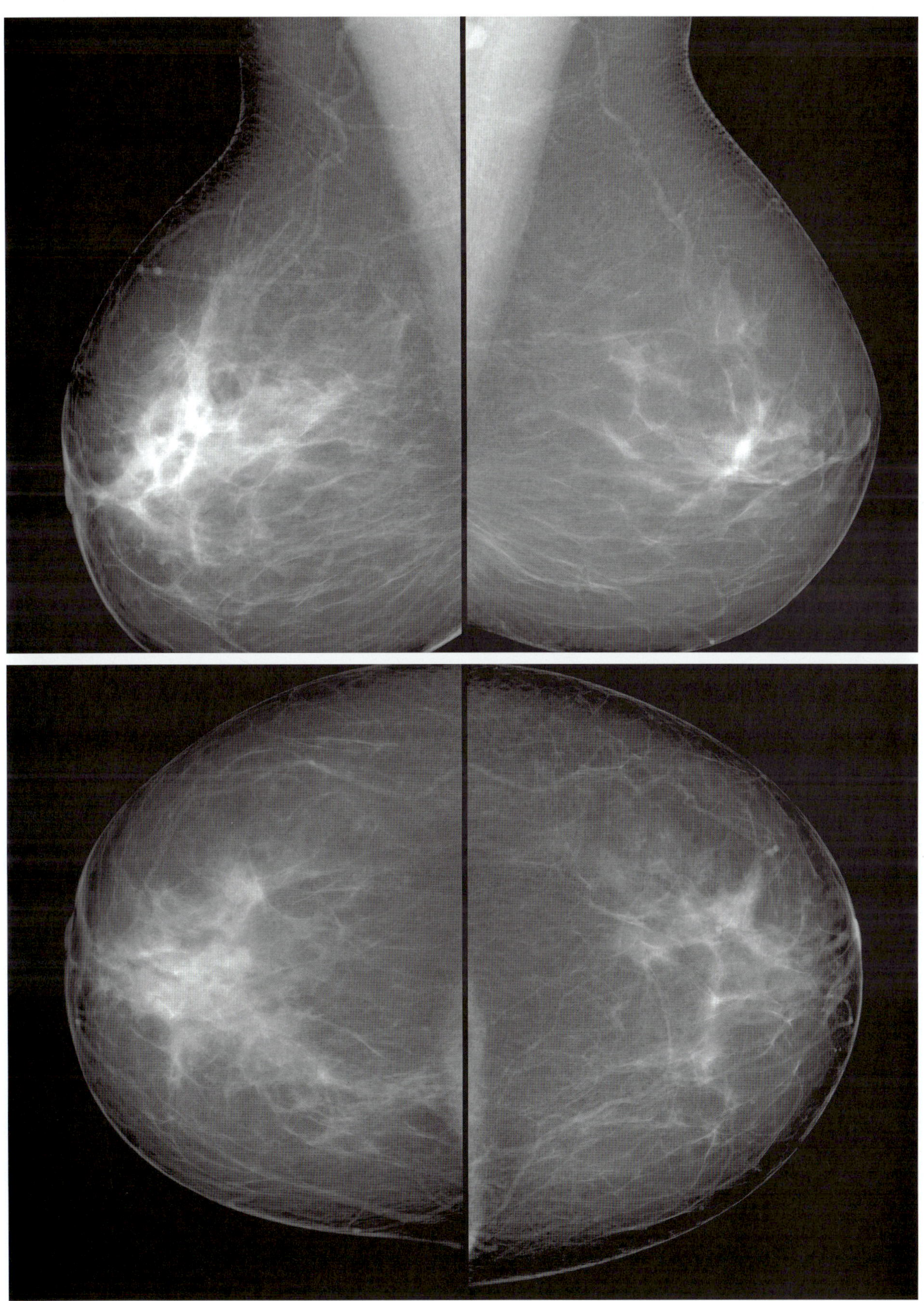

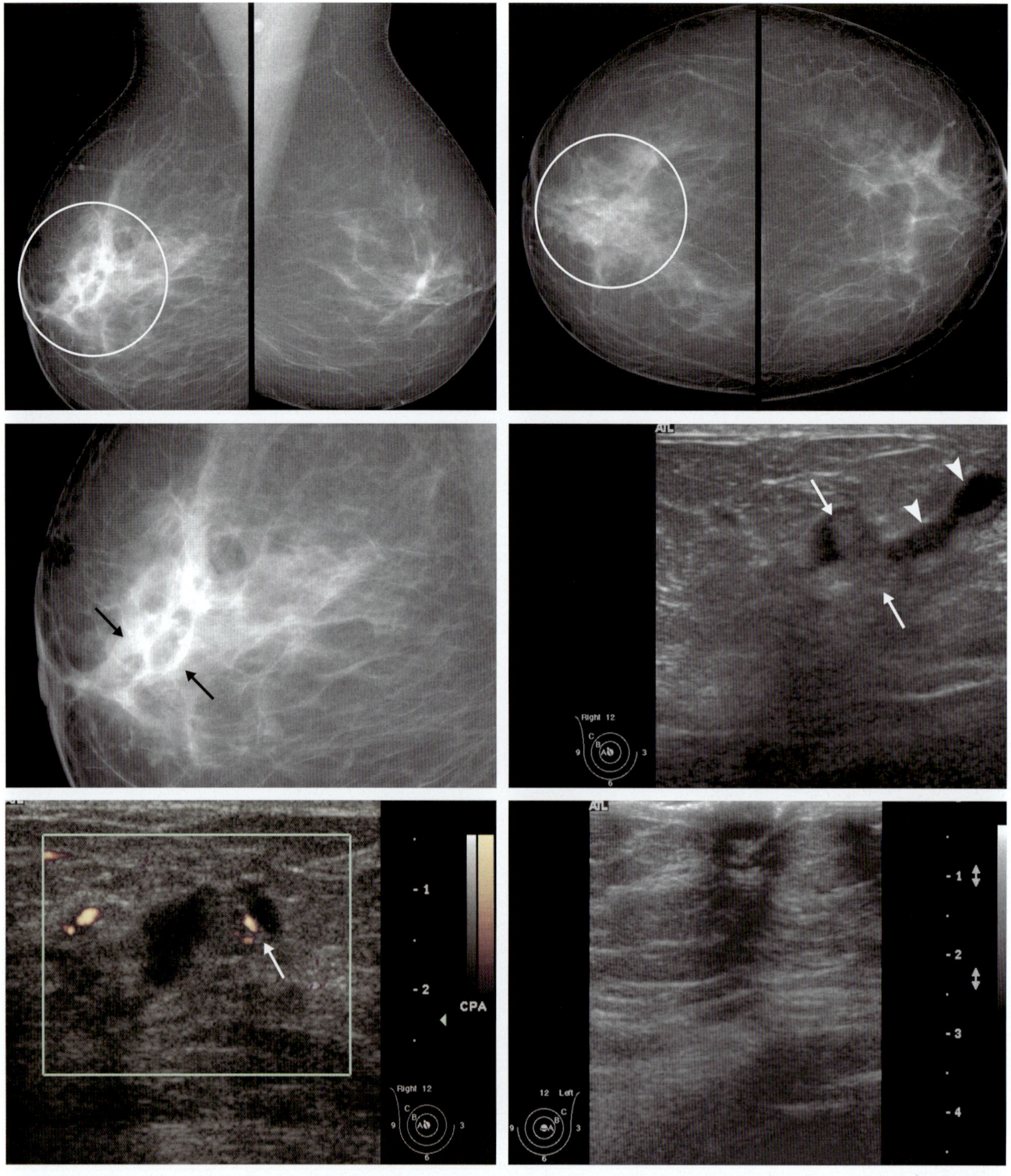

❷-72 증례 해설

- 유방촬영술 소견 오른쪽 유두하에 비대칭음영이 있다. 내외사확대 사진에서 늘어난 유관이 관상 구조물(화살표)로 보인다.
- 초음파 소견 오른쪽 유두하의 늘어난 유관(화살촉)과 그 내부에 복합에코 종괴(화살표)가 보이며, 도플러검사에서 종괴 내부에 혈류(화살표)가 보인다. 왼쪽 유두하는 정상 소견이다.
- 최종판정 카테고리 4b : 중간 악성 가능성(조직검사 필요). 판독의 5명 중 2명은 카테고리 4b, 2명은 4a, 1명은 4c로 판정했다.
- 수술명과 진단 유방전절제술, 1.9cm 유두상 관상피내암(병기0).
- 포인트 유관 확장과 유관내 종괴, 비대칭음영 증가를 보여 카테고리 4b로 판정했다. 유두분비물이 주소인 환자의 초음파검사에서 유관내 병변을 발견하려면 유관을 따른 초음파검사법에 익숙해져야 한다.

②-73 유방종괴와 통증이 주소인 40세 여성

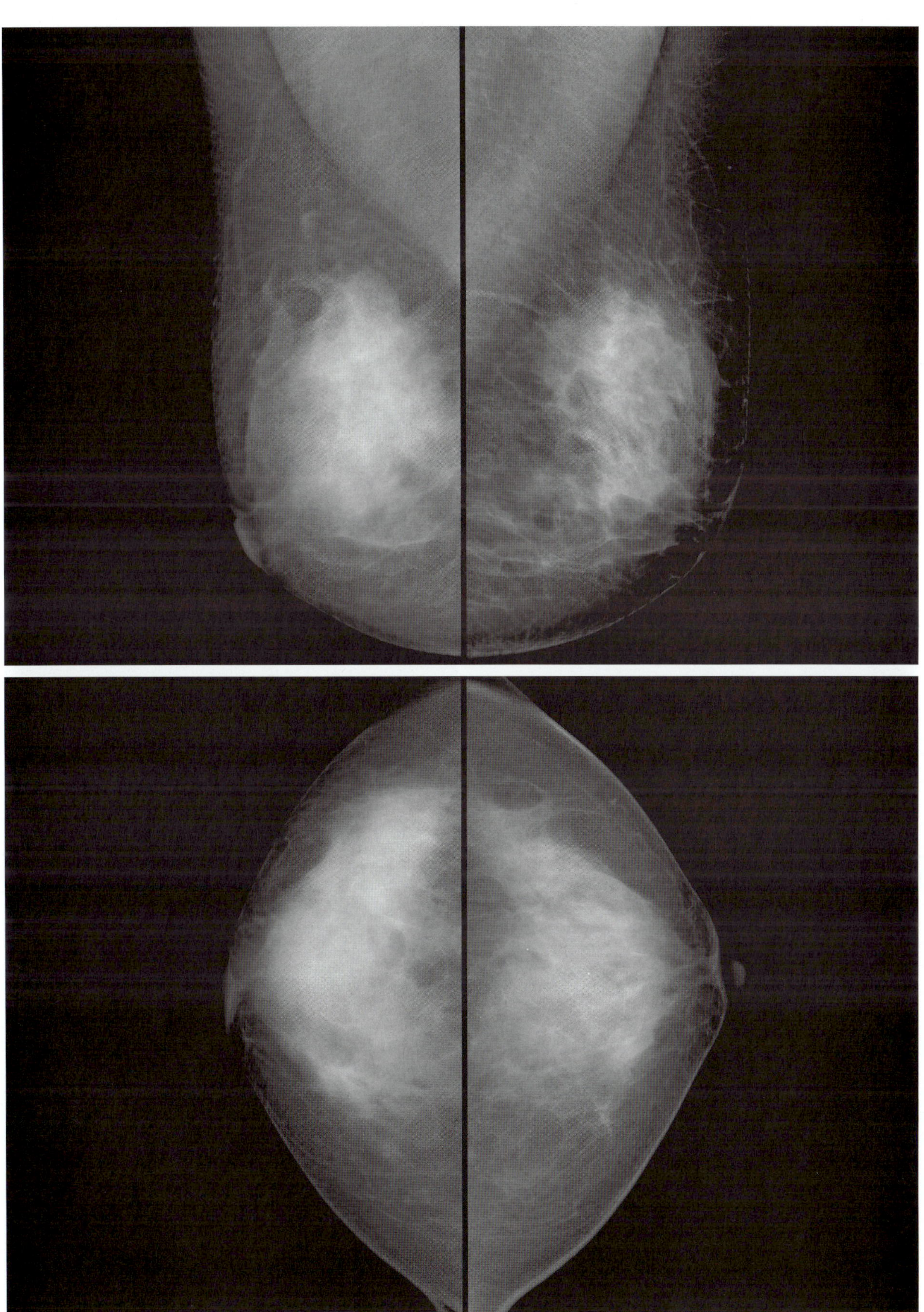

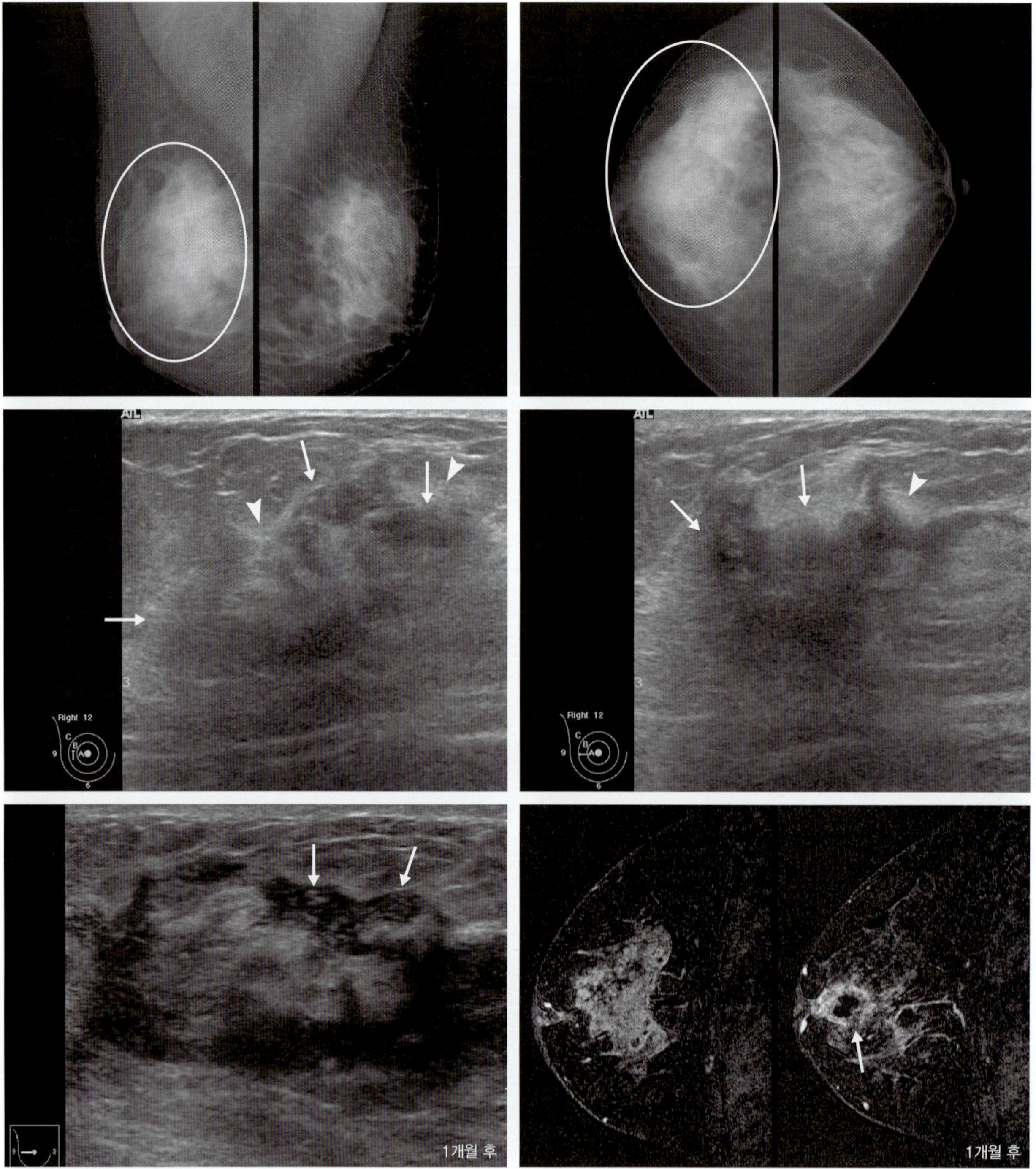

❷-73 증례 해설

- **유방촬영술 소견** 오른쪽 유방 상외측에 광범위 비대칭이 보인다. 석회화는 동반되지 않았다.
- **초음파 소견** 오른쪽 유방 9시 방향, 유두에서 3cm 떨어진 위치에 4cm 크기, 불분명한 경계의 저에코 종괴(화살표)로 지방층과의 경계 부위에 고에코층(화살촉)이 보인다. 1개월 후 검사에서 관상형 저에코 병변(화살표) 내부에 떠다니는 고에코 입자를 볼 수 있다.
- **MRI 소견** 외측 유방 전체에 미만성 조영증강이 보이고 유두하에는 두꺼운 벽을 가진 종괴(화살표)가 있다.
- **최종판정** 카테고리 4c : 높은 악성 가능성(조직검사 필요). 판독의 5명 중 3명은 카테고리 4c, 1명은 4b, 1명은 카테고리 5로 판정했다.
- **수술명과 진단** 광범위절제술, 육아종성 소엽성 유방염*granulomatous lobular mastitis*.
- **포인트** 유방촬영에서 광범위 비대칭음영과 초음파에서 불분명한 경계의 종괴로 보인 병변으로 카테고리 4c로 판정했다. 불명확한 종괴이지만 미세석회화를 동반하지 않았으므로 카테고리 5보다는 4로 판정하는 것이 바람직하다. 육아종성 소엽성 유방염은 통증 등 염증에 의한 임상 소견이 적고 초음파에서 불분명한 경계의 종괴로만 보이면 유방암과 감별하기 어렵다.

②-74 혈성 유두분비물이 주소인 59세 여성

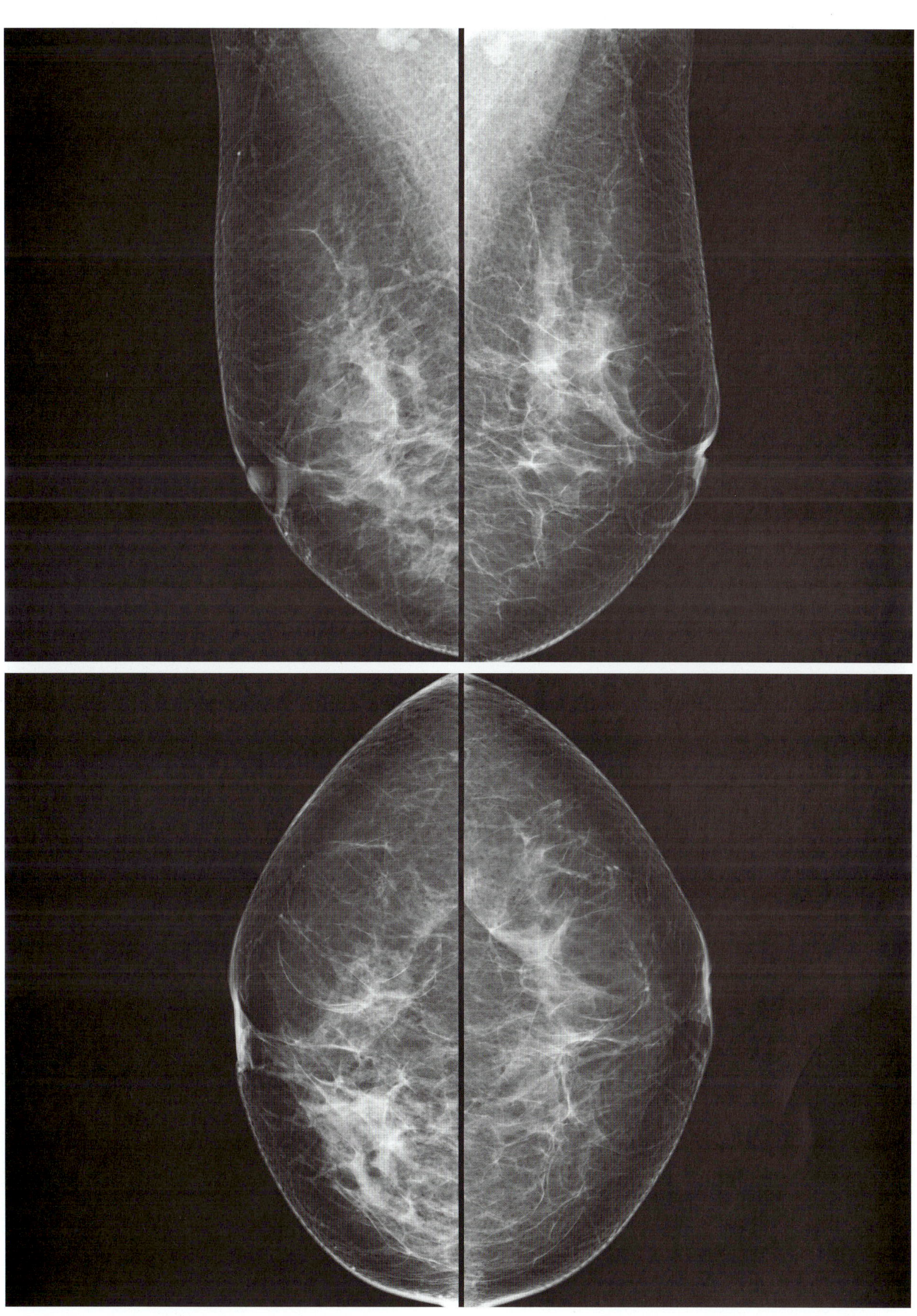

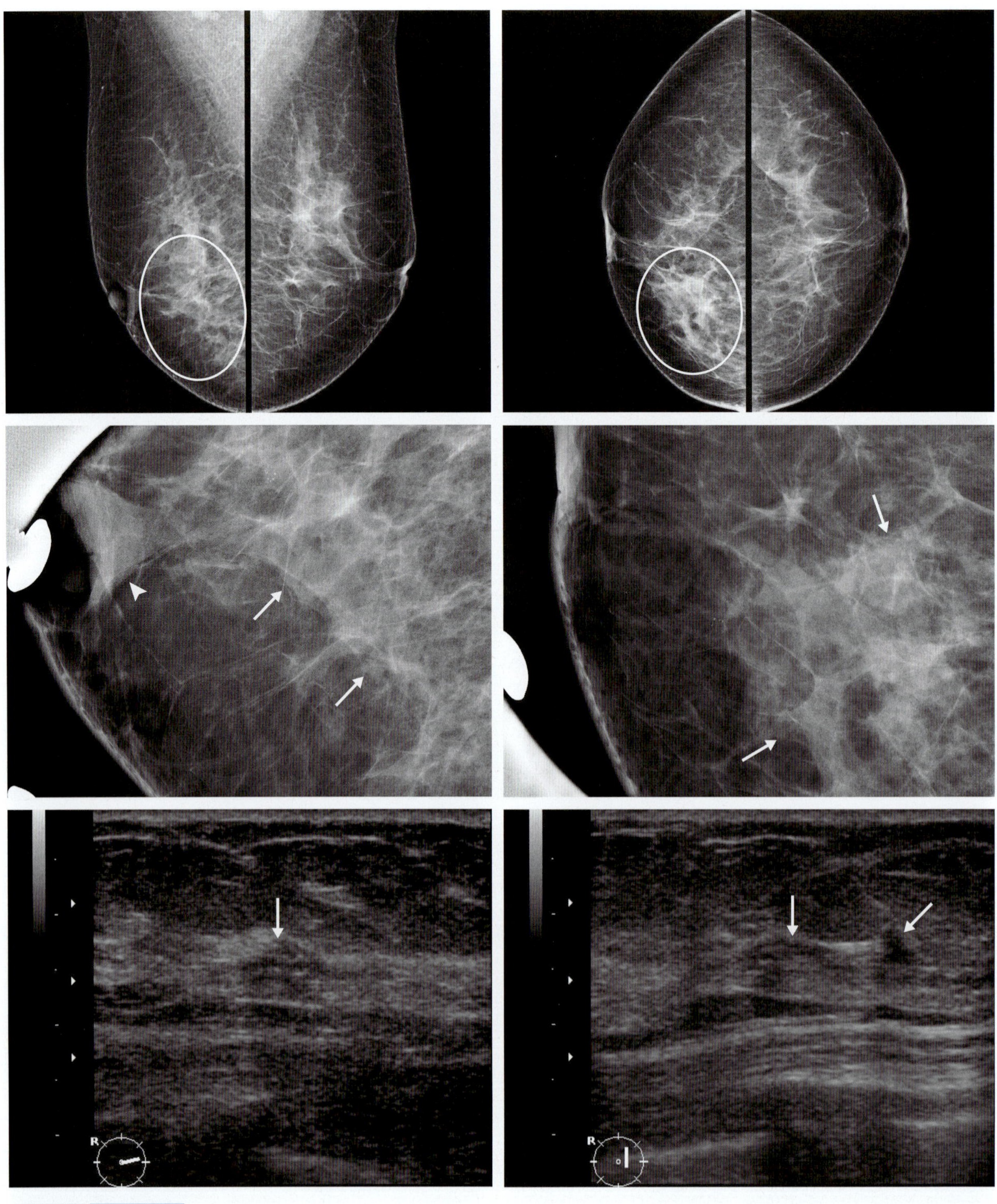

❷-74 증례 해설

- **유방촬영술 소견** 오른쪽 유방 하내측에 비대칭음영과 구조왜곡이 보인다. 확대촬영에서 뚜렷한 종괴 형성은 없는 불분명한 경계의 병변(화살표)이며 유두함몰(화살촉)이 보인다.
- **초음파 소견** 오른쪽 유방 3시 방향, 유두에서 2cm 떨어진 위치에 3cm 크기의 불규칙한 유관 확장(화살표)이 있다. 맘모톰 조직생검을 시행했다.
- **최종판정** 카테고리 4b : 중간 악성 가능성(조직검사 필요). 판독의 5명 중 2명은 카테고리 4b, 2명은 4a, 1명은 4c로 판정했다.
- **수술명과 진단** 유방전절제술, 5.2cm 고등급 관상피내암과 다발성 미세침윤암(T1micN0, 병기1), 유두의 파제트병.
- **포인트** 비대칭음영 증가와 불규칙한 유관 확장이 보여 카테고리 4b로 판정했다. 중년 여성의 혈성 유두분비물은 철저한 검사가 필요하며 이 증례에서는 내측 유방의 비대칭을 발견할 수 있어야 유방암 진단이 가능하다.

❷-75 유방종괴가 주소인 46세 여성

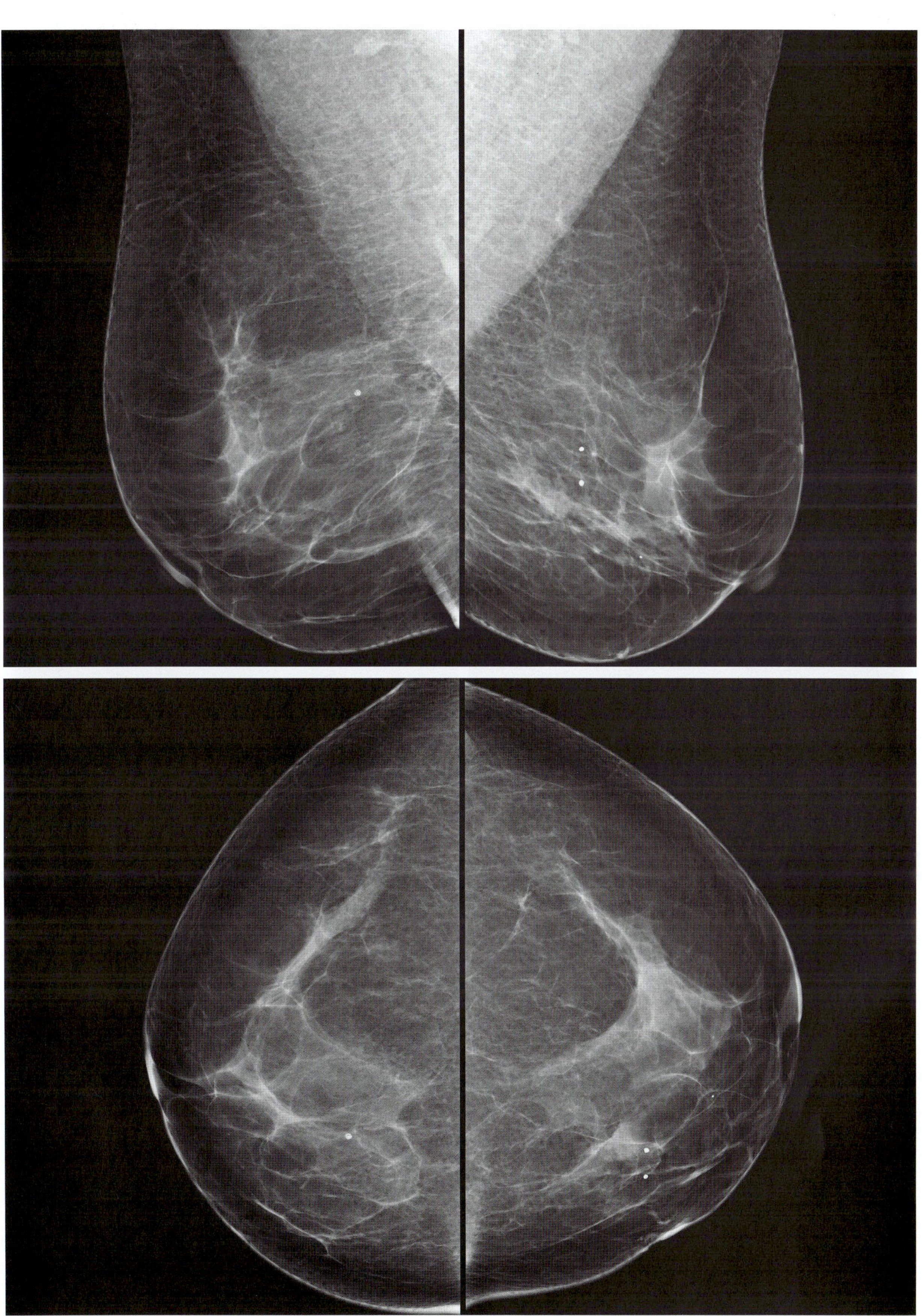

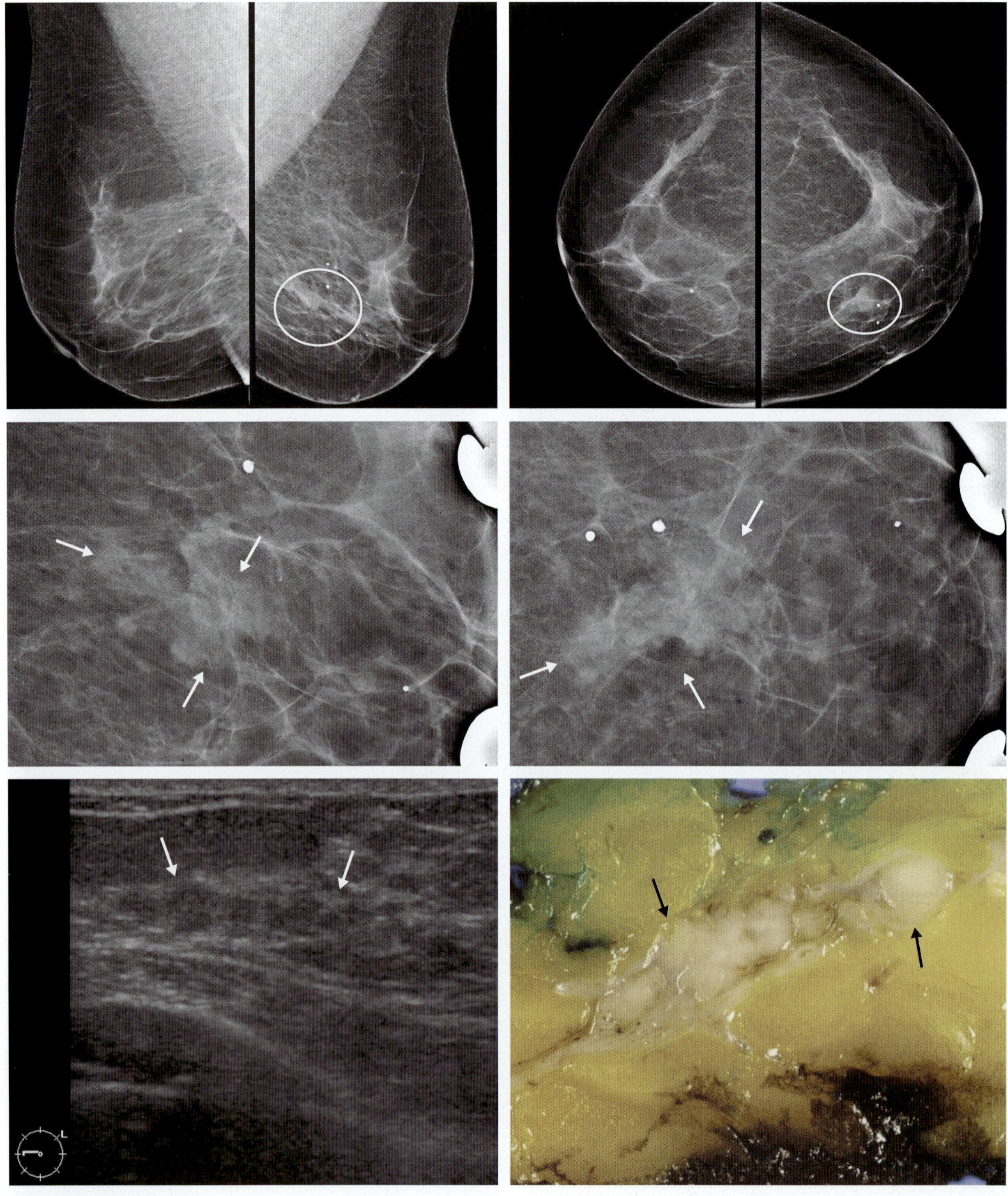

❷-75 증례 해설

- **유방촬영술 소견** 왼쪽 유방 내측에 국소 비대칭음영이 있다. 확대촬영에서 불분명한 경계의 종괴(화살표)가 뚜렷이 보인다. 주위에 양성 석회화가 있다.
- **초음파 소견** 왼쪽 유방 9시 방향, 유두에서 4cm 떨어진 위치에 2cm 크기, 미세소엽형 경계의 저에코 종괴(화살표)이다.
- **최종판정** 카테고리 4b : 중간 악성 가능성(조직검사 필요). 판독의 5명 중 3명은 카테고리 4b, 2명은 4c로 판정했다.
- **수술명과 진단** 유방보존술, 유두종과 동반된 1cm 유두상 관상피내암(병기0).
- **포인트** 유방촬영에서 측지 부위에 비대칭음영이 있고 확대촬영에서 뚜렷한 고밀도 종괴와 미세석회화가 보여 카테고리 4b 병변으로 판정했다. 비면포성 관상피내암은 유방촬영술에서 석회화를 동반하지 않는 비대칭으로, 초음파에서는 미세소엽형 경계의 종괴로 흔히 보인다.

②-76 유방 통증이 주소인 73세 여성

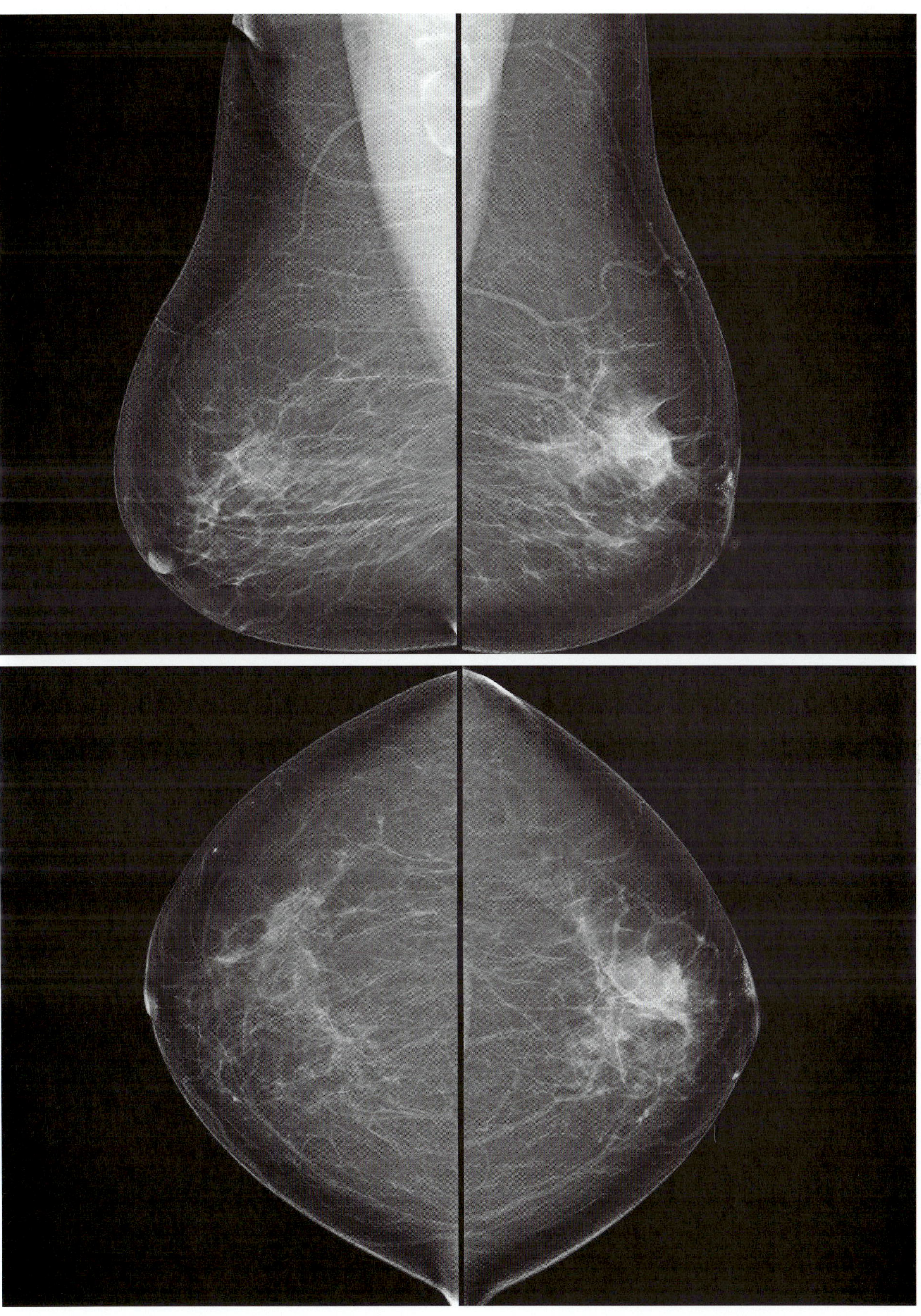

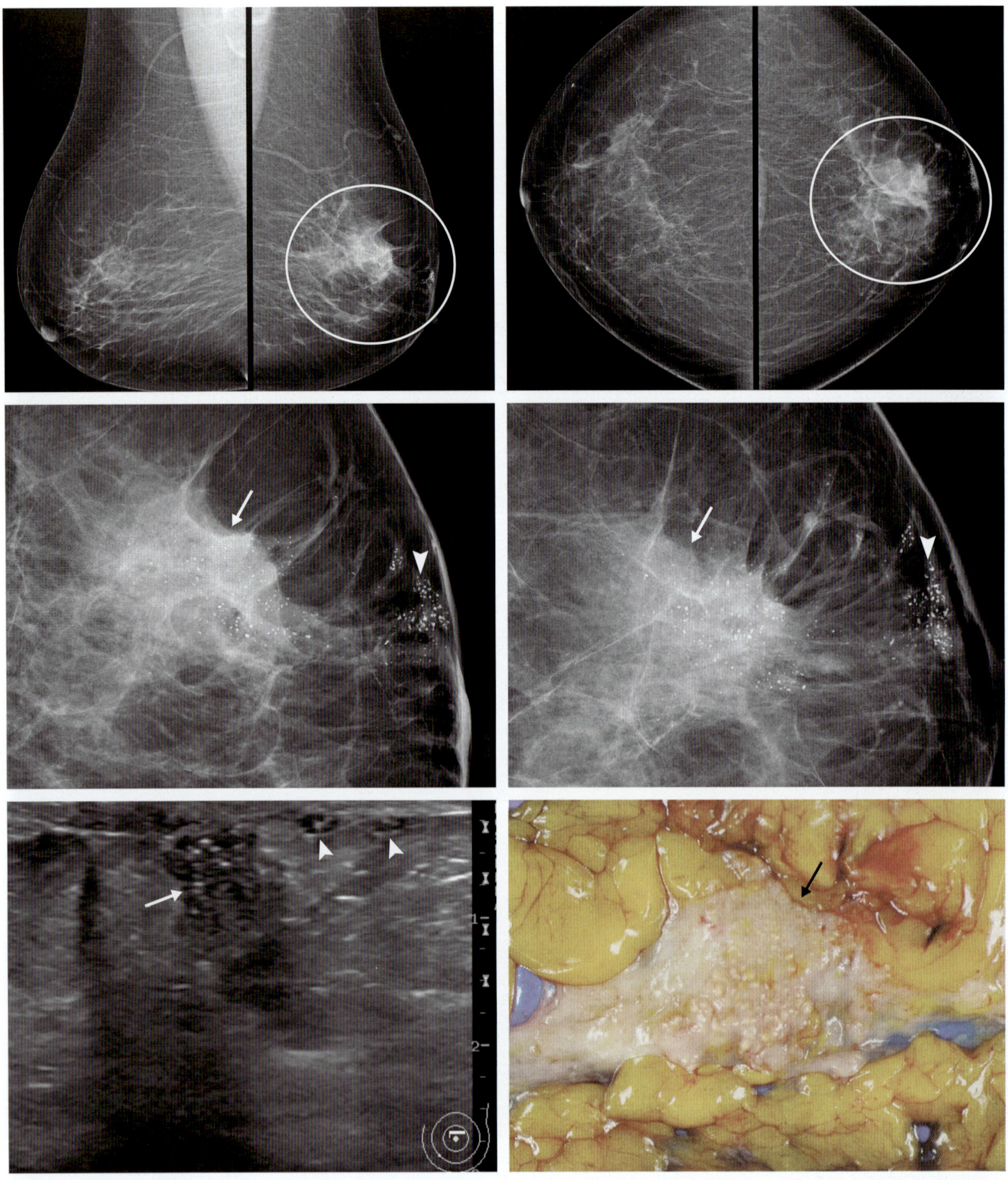

❷-76 증례 해설

- **유방촬영술 소견** 왼쪽 유두하에 비대칭음영이 있다. 확대촬영에서 다형태성 미세석회화가 동반된 불분명한 경계의 종괴(화살표)이며 유두 근처까지 석회화(화살촉)가 보인다.
- **초음파 소견** 왼쪽 유방 12시 방향, 유두하에 1cm 크기, 불분명한 경계의 저에코 종괴(화살표)이며 피부와 연해서도 석회화 병변(화살촉)이 보인다.
- **최종판정** 카테고리 5 : 악성(즉각적 조직검사 필요). 판독의 5명 중 4명은 카테고리 5, 1명은 카테고리 4c로 판정했다.
- **수술명과 진단** 유방전절제술, 4.5cm 고등급 관상피내암(병기0).
- **포인트** 다형태성 미세석회화를 동반한 비대칭음영으로 확대촬영과 초음파에서 불분명한 경계의 종괴가 확인되어 카테고리 5로 판정했다. 유방암에 통증이 동반되는 경우는 흔하지 않지만 이 증례처럼 유두 근처에 있는 석회화 동반 유방암은 통증을 유발할 수 있다.

②-77 통증과 발적이 주소인 47세 여성

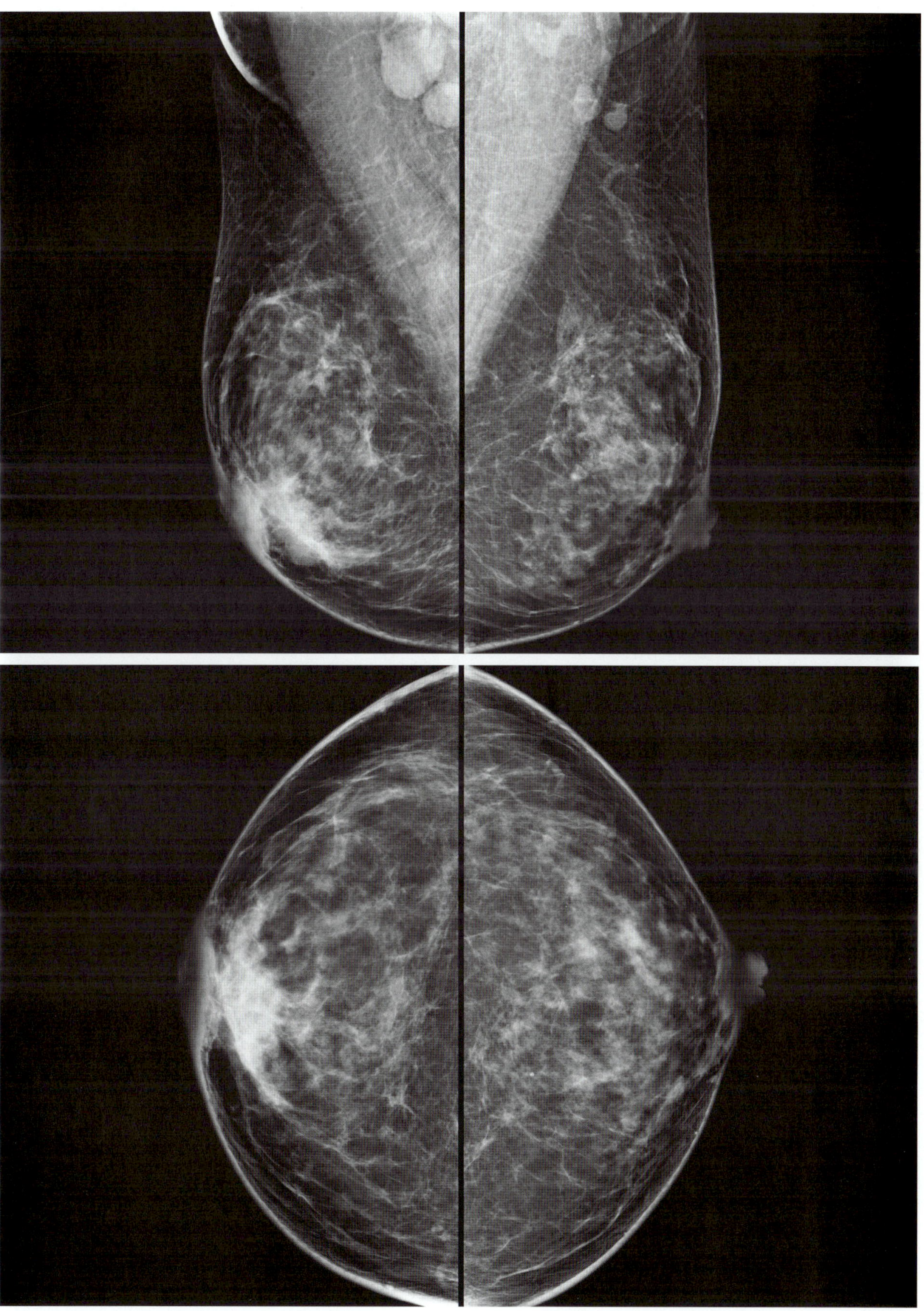

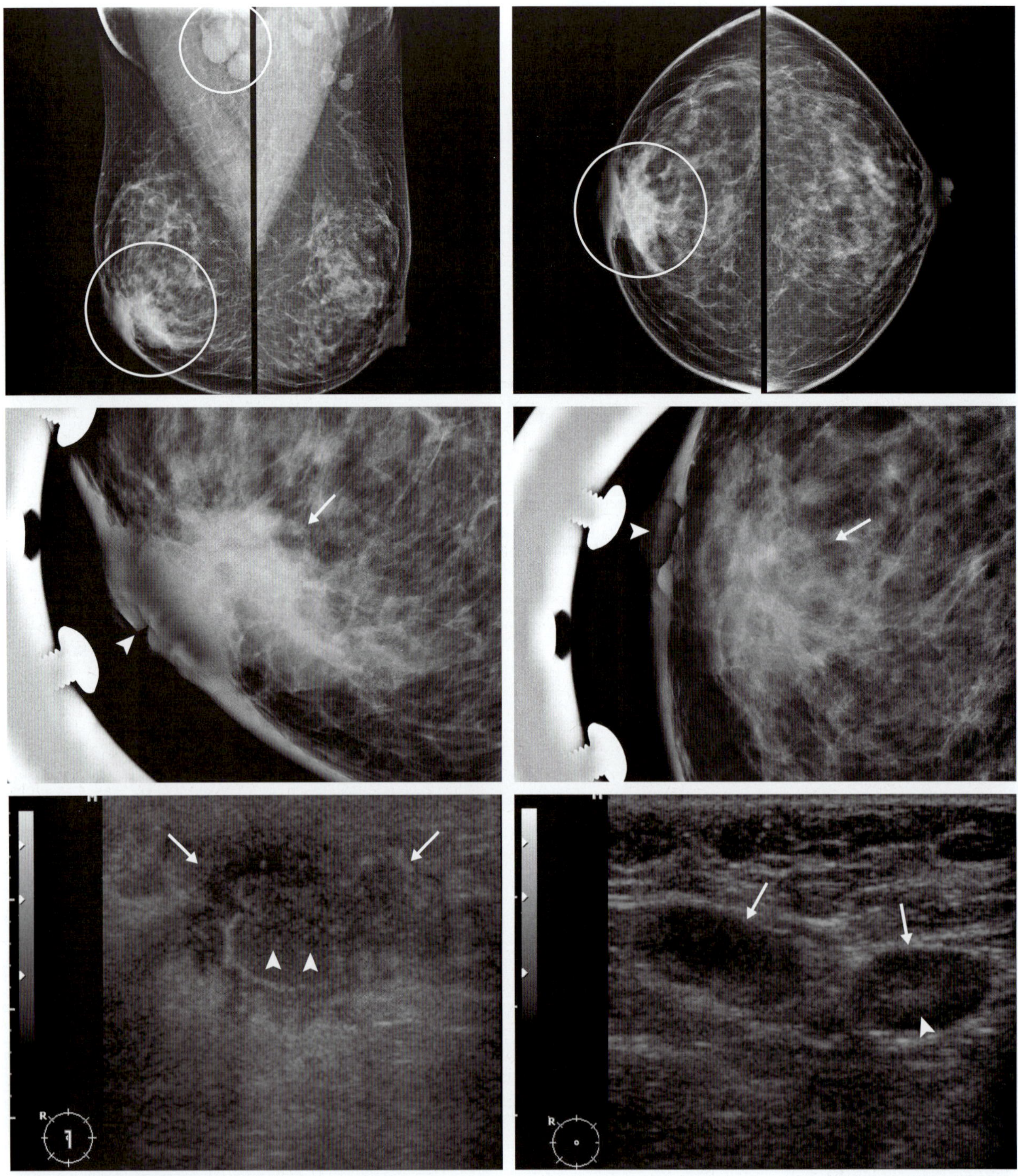

❷-77 증례 해설

- **유방촬영술 소견** 오른쪽 유두하에 비대칭음영이 있고 주변 피부비후와 액와림프절 종대가 동반되어 있다. 확대촬영에서 유두하에 불분명한 경계의 종괴(화살표)와 유두함몰(화살촉)이 보인다.
- **초음파 소견** 오른쪽 유두하에 3cm 크기, 불분명한 경계의 복합에코 종괴(화살표)이며 내부에 고에코 부스러기 입자들(화살촉)과 피부비후(화살촉)가 보인다. 액와부에 림프절 종대(화살표)가 동반되어 있지만 지방문(화살촉)은 유지되어 있다.
- **최종판정** 카테고리 4b : 중간 악성 가능성(조직검사 필요). 판독의 5명 중 4명은 카테고리 4b, 1명은 4a로 판정했다.
- **수술명과 진단** 절개배농술, 농양.
- **포인트** 유두하 비대칭과 종괴에 피부비후, 림프절 종대가 동반되어 카테고리 4b로 판정했다. 농양은 유두하에 호발하며, 피부 및 유두비후를 잘 동반한다. 염증성 유방암과 감별하기 어려울 수 있는데 농양이나 유방염은 미세석회화를 동반하지 않으며 이 증례에서처럼 실시간 초음파에서 종괴 내부에 고에코의 움직이는 입자들이 보일 수 있다.

②-78 피부비후와 발적이 주소인 47세 여성

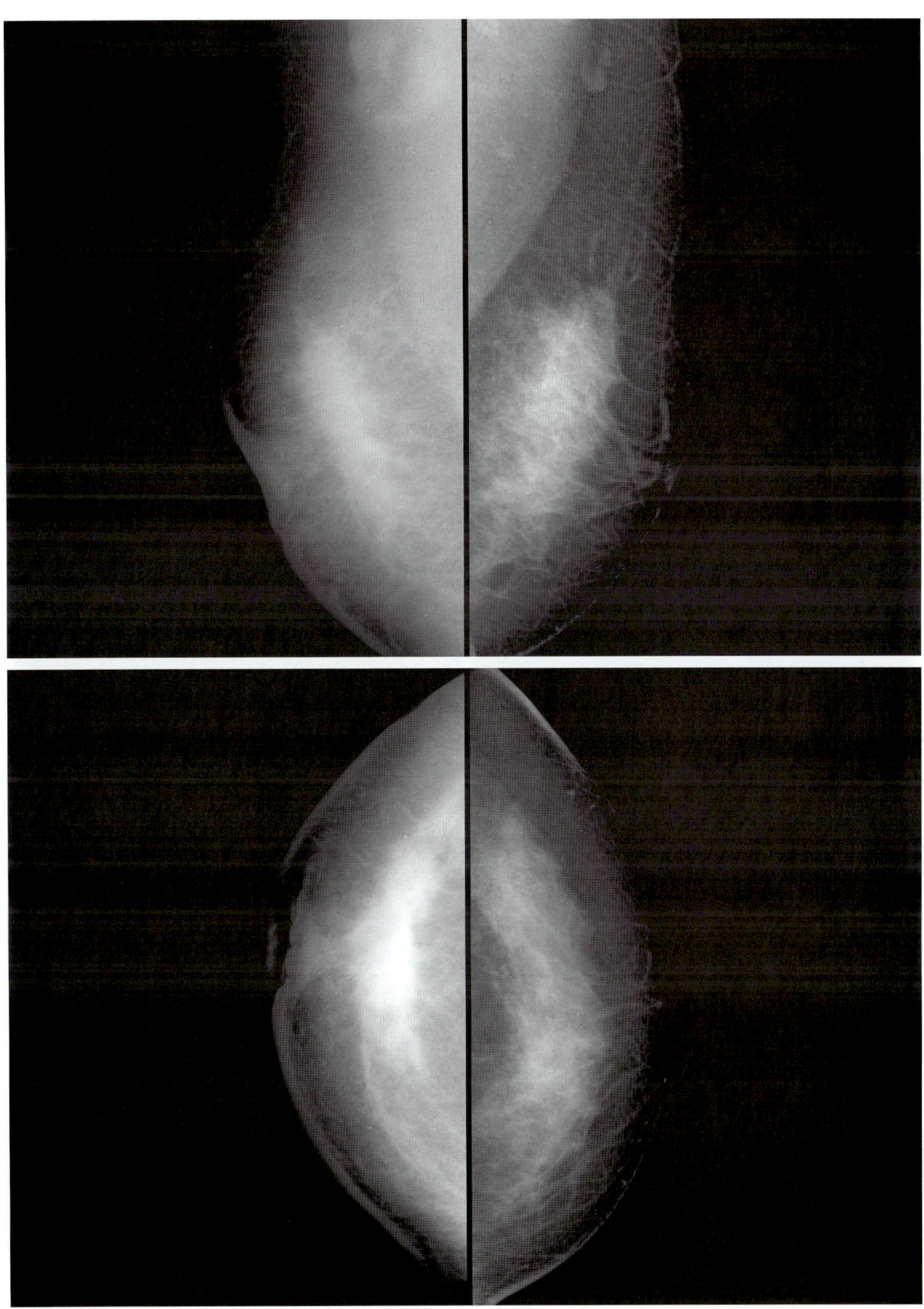

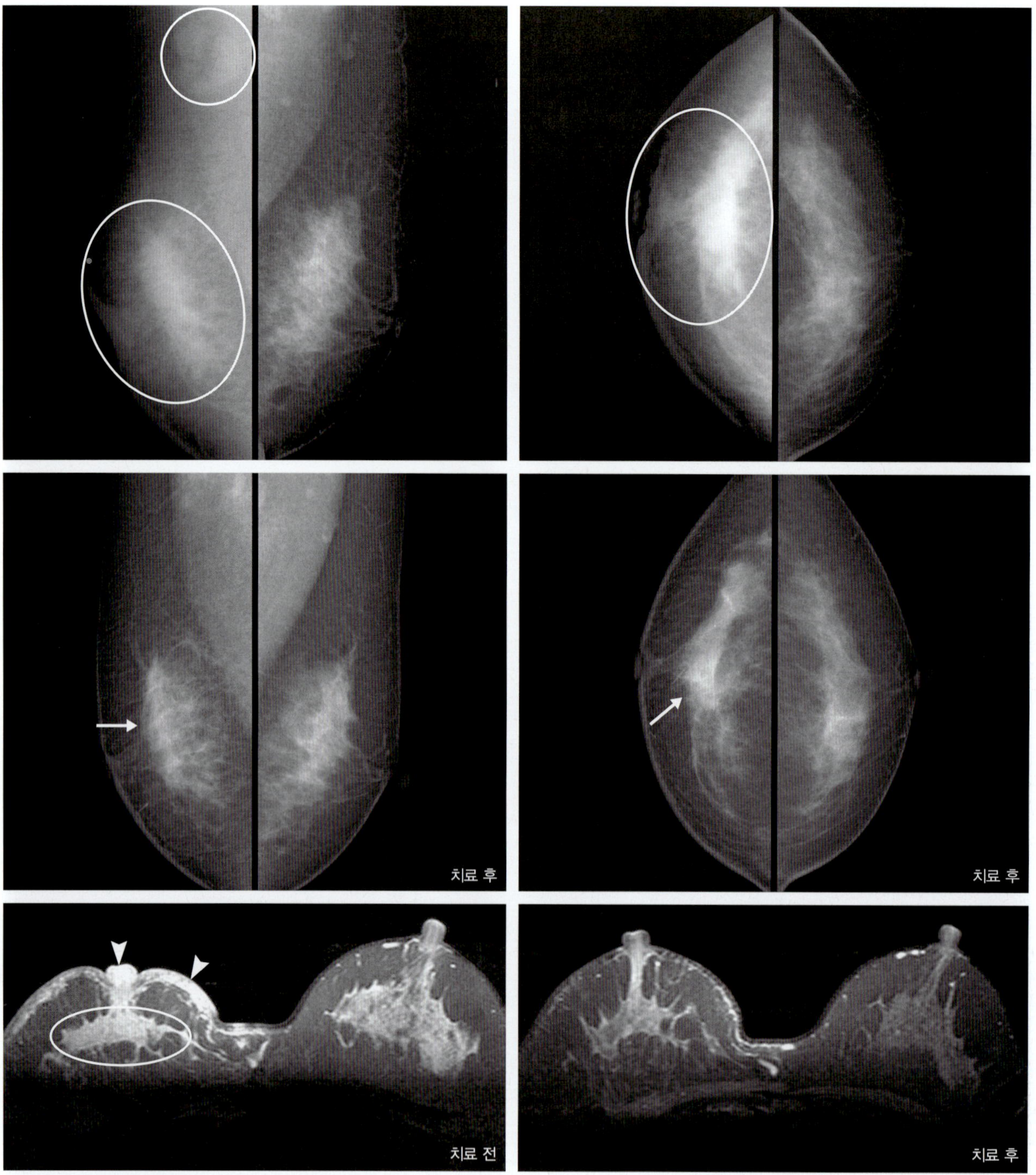

②-78 증례 해설

- **유방촬영술 소견** 오른쪽 유방 전체의 음영이 증가되어 있고 중앙에 침상형 경계의 종괴가 의심된다. 피부와 섬유주의 미만성 비후 및 액와림프절 종대가 보인다. 항암화학요법 후 유방촬영에서 종괴(화살표)의 크기, 피부와 섬유주의 비후 및 액와림프절 종대가 감소했다.
- **MRI 소견** 오른쪽 유방에 6cm 크기의 조영증강되는 침상형 경계의 종괴(원형)가 있다. 두꺼워진 피부 및 유두(화살촉)가 강한 조영증강을 보인다. 항암화학요법 후 추적검사에서는 종괴 크기, 조영증강 정도와 피부비후, 유두함몰 등의 소견이 모두 감소했다.
- **최종판정** 카테고리 5 : 악성(즉각적 조직검사 필요). 판독의 5명 중 3명은 카테고리 5, 2명은 카테고리 4c로 판정했다.
- **수술명과 진단** 항암화학요법 후 유방전절제술, 염증성 유방암(T4N2, 임상 병기3B), 0.1cm 다발성 침윤성 소엽암과 1개 림프절 전이(T1N1, 수술 후 병기2A).
- **포인트** 침상형 종괴와 동반된 유두 및 피부 비후, 림프절 종대가 보여 카테고리 5 병변으로 판정했고 염증성 유방암으로 항암화학요법 후 수술을 시행했다. 염증성 유방암은 육아종성 소엽성 유방염(증례 2-73)이나 농양(증례 2-77)과 감별해야 한다.

②-79 커진 유방이 주소인 80세 여성

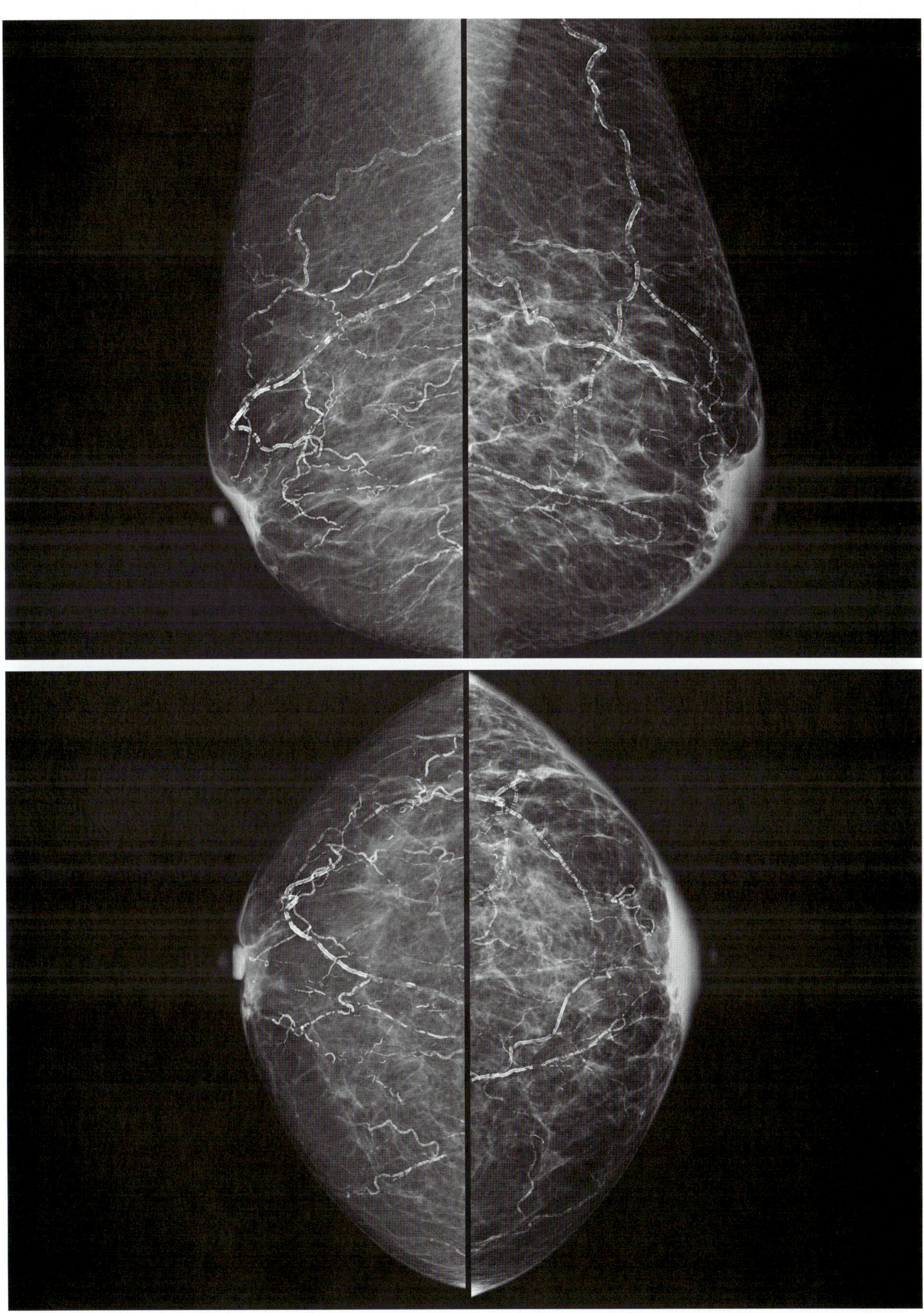

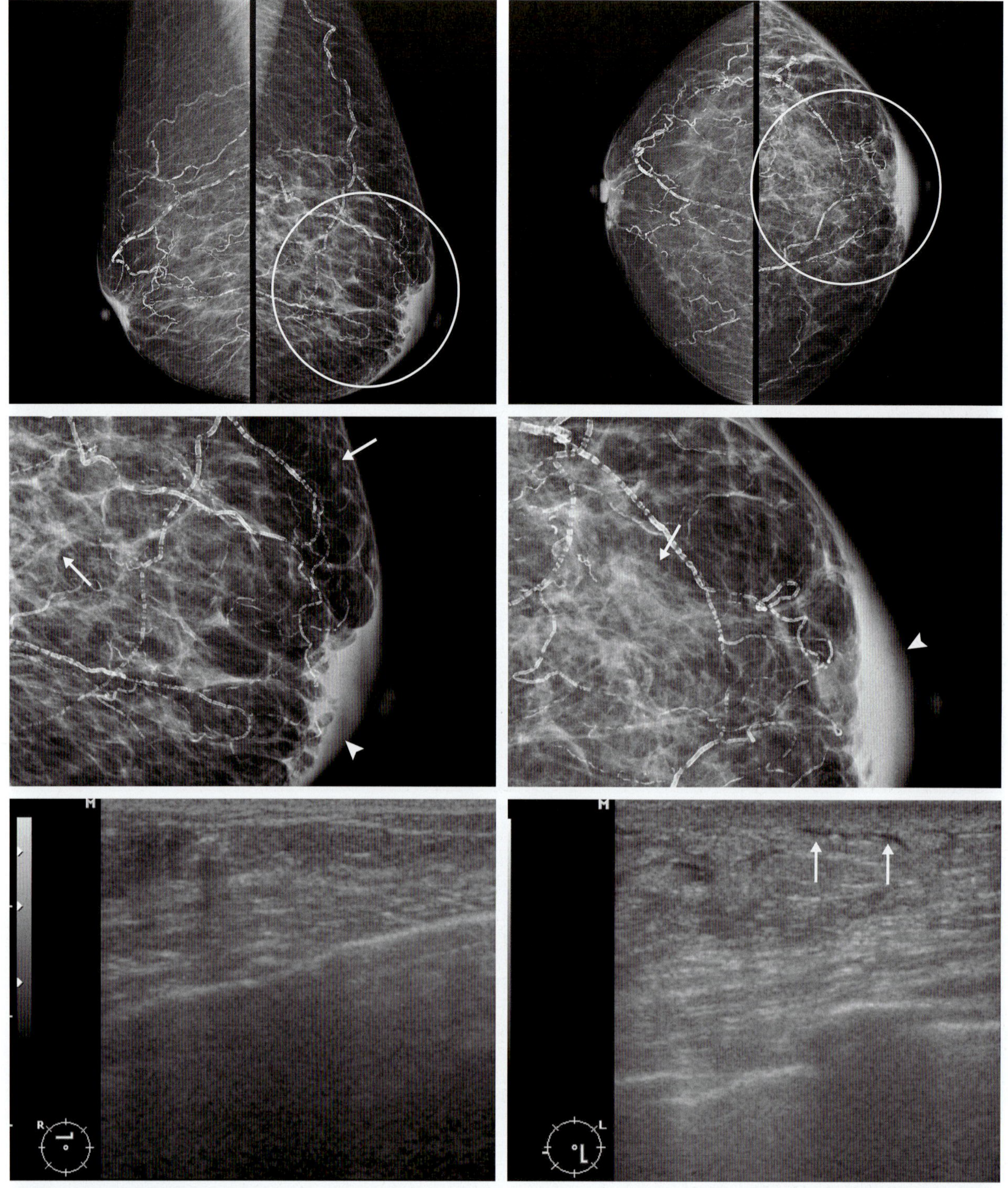

❷-79 증례 해설

- 유방촬영술 소견 왼쪽 유방에 피부와 유륜의 비후(화살촉) 및 섬유주비후에 의한 비대칭음영(화살표)이 있다. 간암과 복수로 인한 전신부종이 호전되면서 환자의 유방 증상도 소실되었다.
- 초음파 소견 오른쪽과 비교하여 왼쪽 유방에 전반적인 에코 증가, 피부비후 및 림프관 확장(화살표)이 있다.
- 최종판정 카테고리 2 : 양성(1년 후 추적검사 요망). 판독의 5명 중 2명은 카테고리 2, 2명은 카테고리 3, 1명은 카테고리 4b로 판정했다.
- 진단 유방부종.
- 포인트 종괴를 동반하지 않는 유방부종의 소견으로 카테고리 2로 판정했다. 유방부종의 원인에는 전신부종, 정맥혈전증, 림프관 폐색, 유방염, 외상, 방사선 치료, 염증성 유방암, 전이암 등이 있다.

②-80 유방부종이 주소인 74세 여성

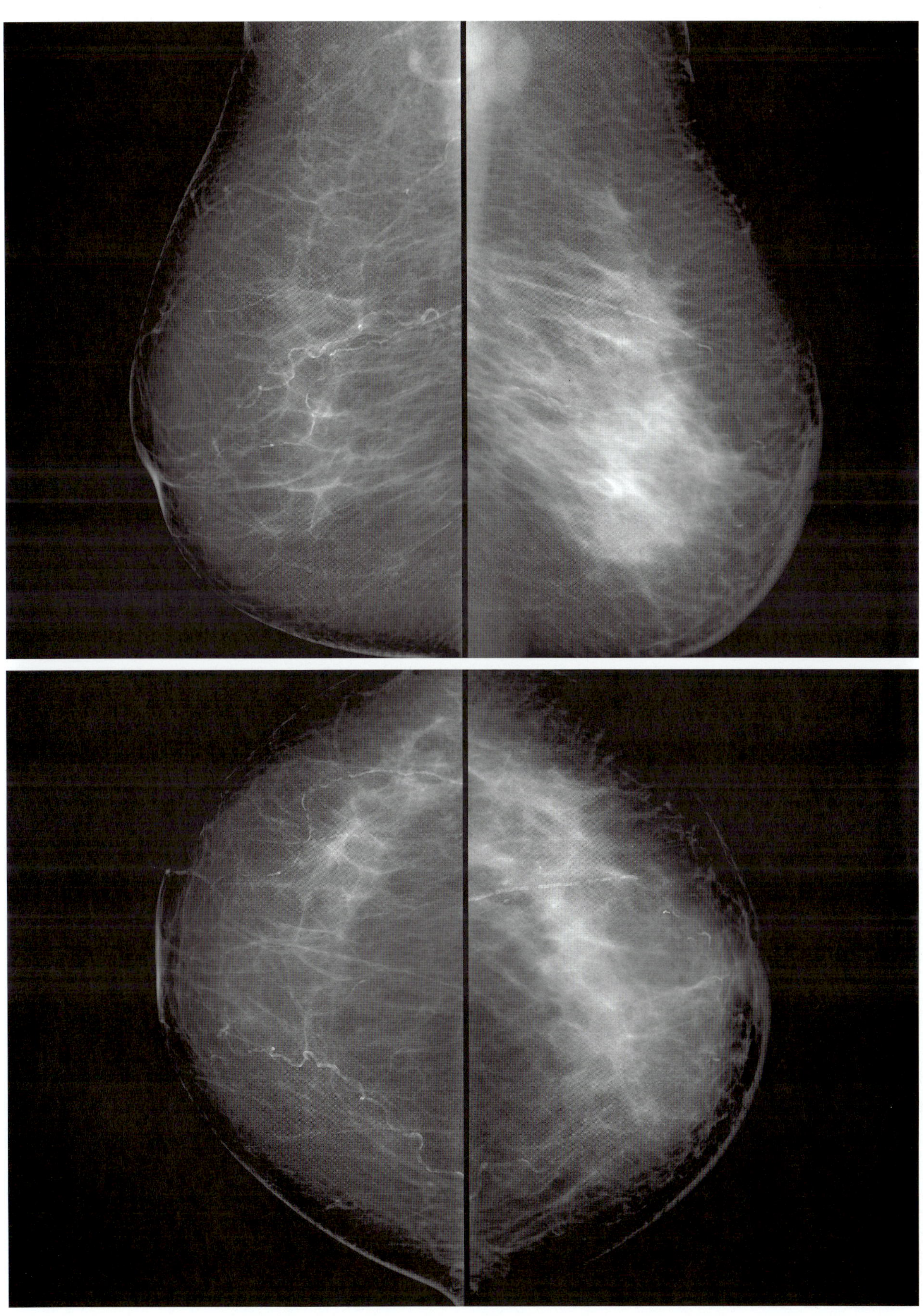

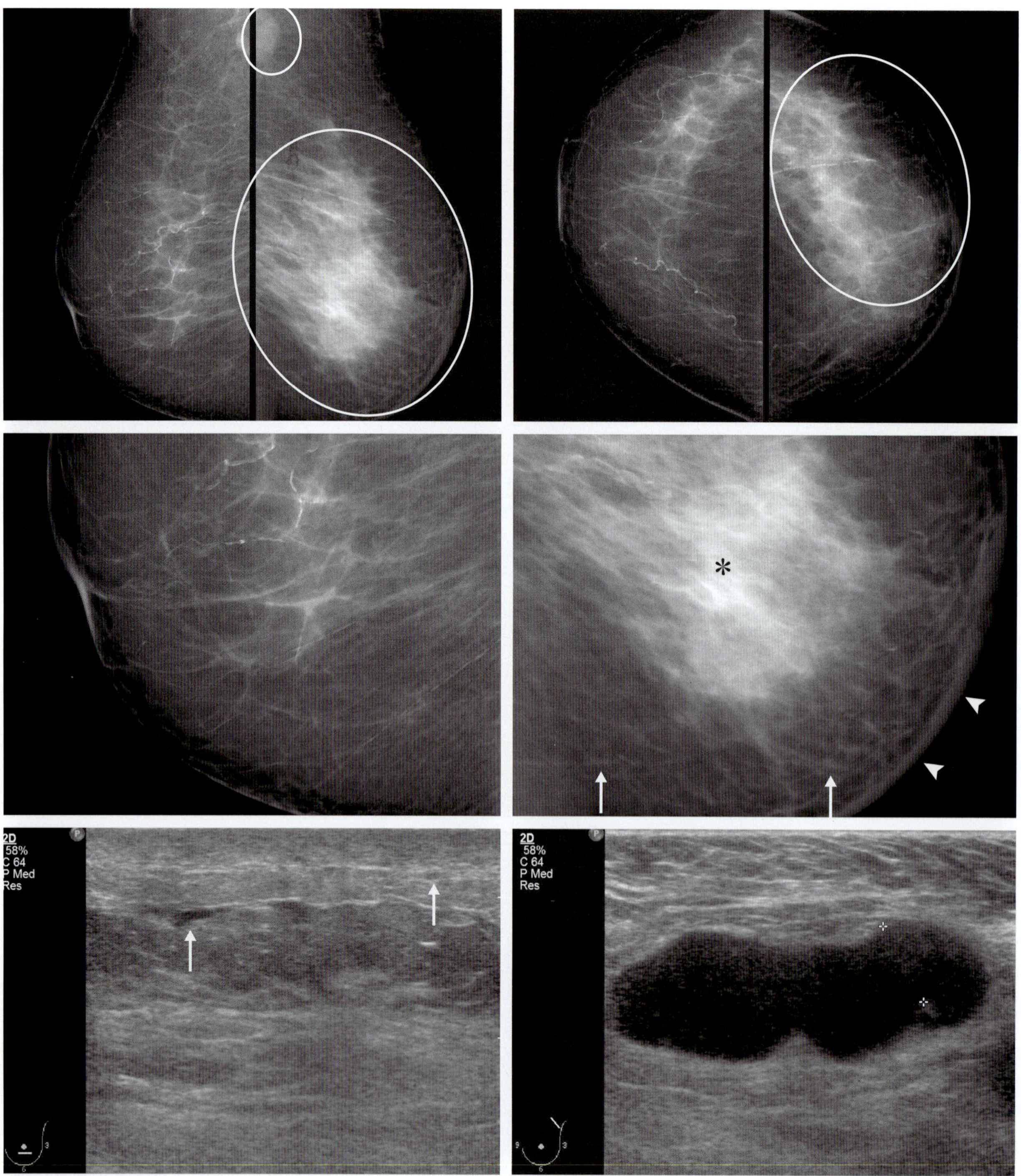

❷-80 증례 해설

- **유방촬영술 소견** 왼쪽 유방의 광범위한 비대칭과 액와림프절 종대가 보인다. 양측 내외사확대 사진에서 왼쪽 유방에만 피부비후(화살촉), 섬유주비후(화살표)와 불분명한 경계의 비대칭음영 증가(꽃표)가 보인다. 환자는 폐암으로 치료 중이다.
- **초음파 소견** 왼쪽 유두 주위 실질 및 피하지방층에 전반적인 에코 증가, 피부비후 및 림프관 확장(화살표)이 있지만 뚜렷한 종괴는 없다. 액와부에는 피질이 매우 두꺼워진 림프절이 관찰된다.
- **최종판정** 카테고리 4b : 중간 악성 가능성(조직검사 필요). 판독의 5명 중 2명은 카테고리 4b, 2명은 4a, 1명은 4c로 판정했다.
- **생검진단** 전이성 림프절에 의한 폐쇄성 림프부종. 코어생검 결과 유방실질은 정상이었고 액와림프절은 전이성 선암으로 확인되었다.
- **포인트** 한쪽 유방의 광범위한 비대칭, 피부와 섬유주 비후, 동반된 림프절 종대 소견을 보여 카테고리 4b로 판정했다. 액와부의 전이성 림프절 종대와 림프액 폐쇄에 따른 유방부종의 증례이다.

②-81 유두함몰이 주소인 57세 여성

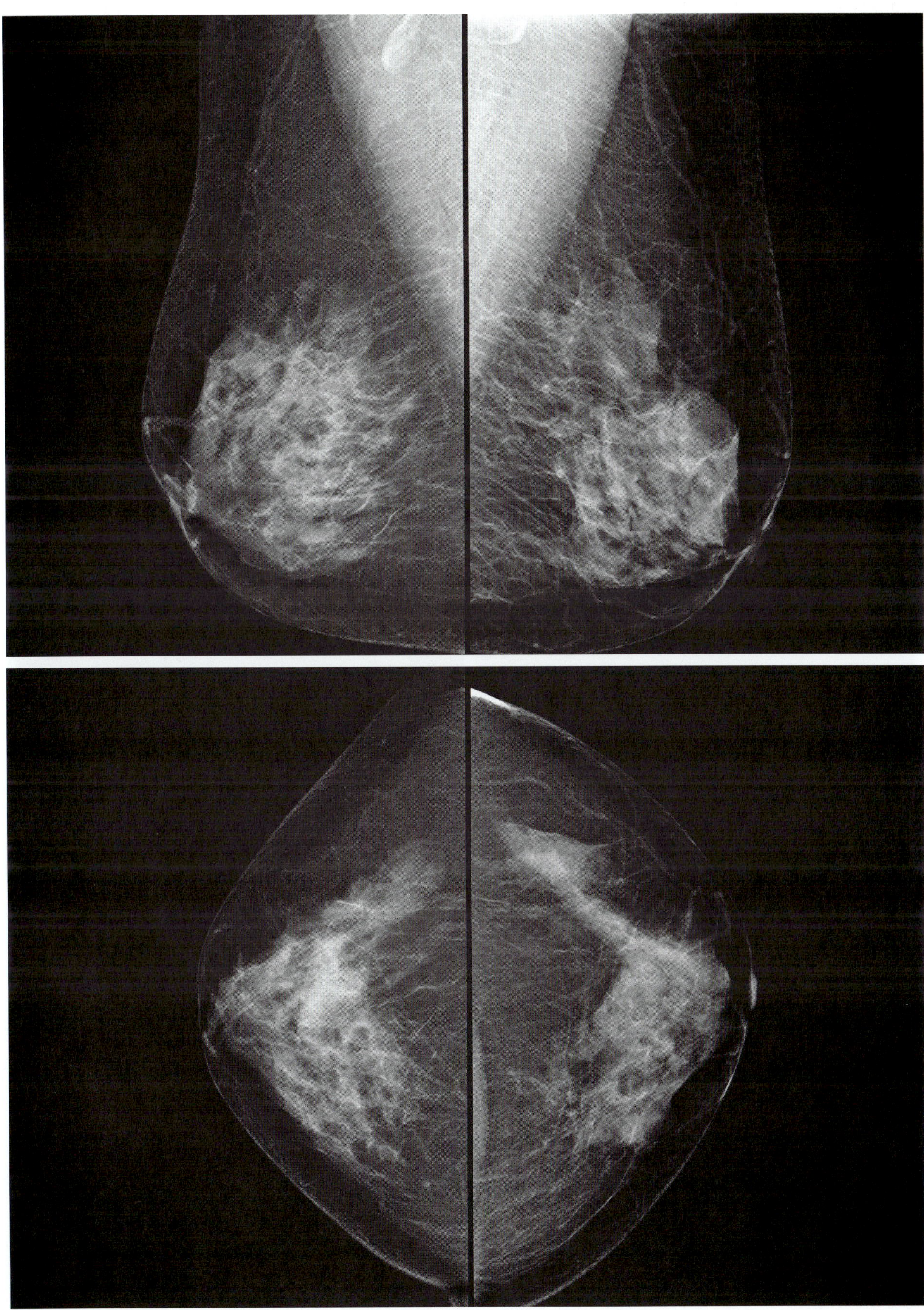

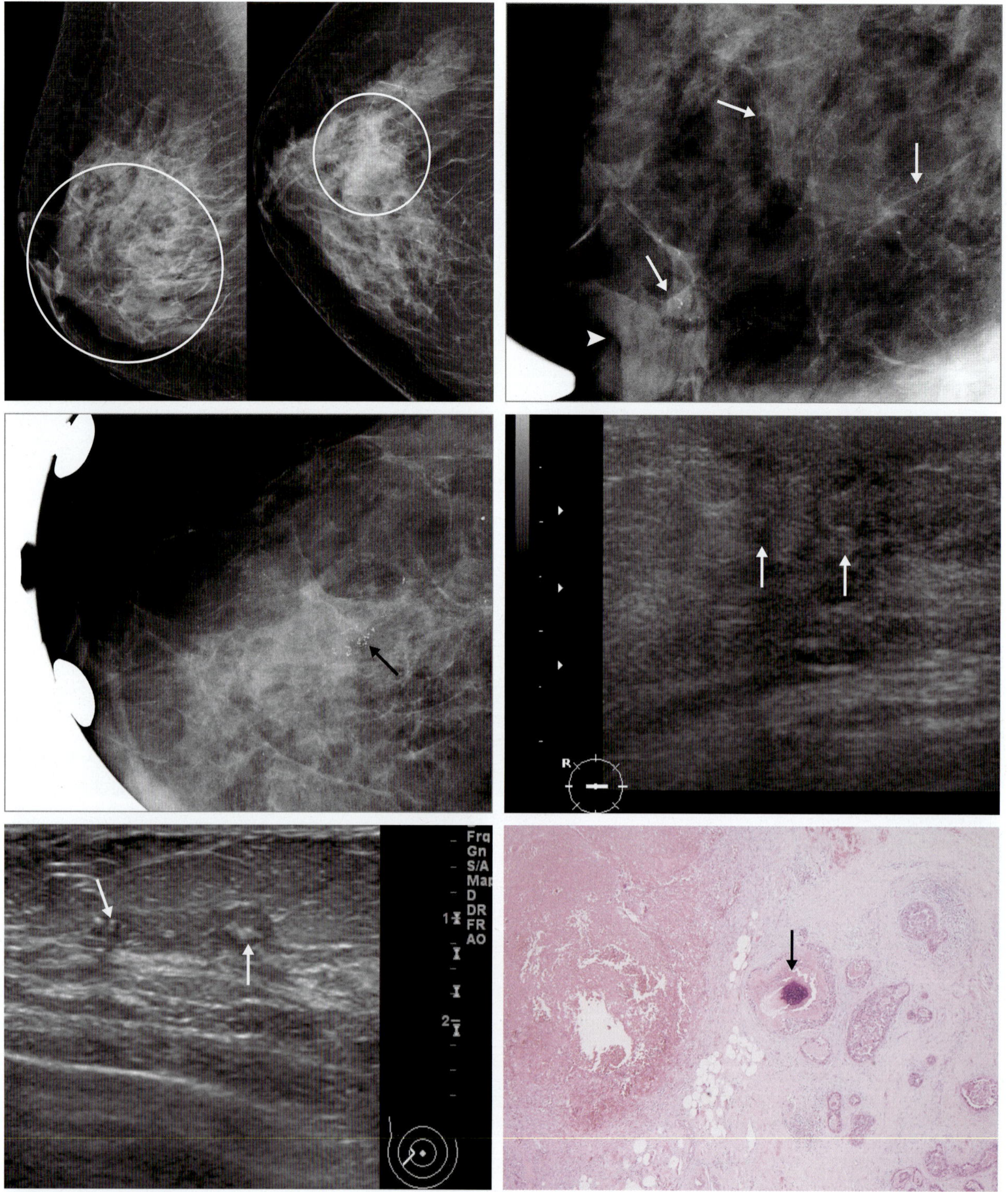

②-81 증례 해설

- **유방촬영술 소견** 오른쪽 유두하에 비대칭음영과 구역성 석회화가 보인다. 확대촬영에서 석회화(화살표)는 미세 다형태성이며 유두 직하부에도 미세석회화와 유두함몰(화살촉)이 보인다.
- **초음파 소견** 오른쪽 유두하와 8시 방향, 유두에서 1cm 떨어진 위치에 석회화를 동반한 유관 확장과 저에코 종괴(화살표)가 있다. 유두하 병변에 대한 초음파 유도하 맘모톰생검을 시행했다.
- **최종판정** 카테고리 4c : 높은 악성 가능성(조직검사 필요). 판독의 5명 중 3명은 카테고리 4c, 2명은 카테고리 5로 판정했다.
- **수술명과 진단** 유방전절제술, 3.5cm 고등급 관상피내암(병기0), 파제트병.
- **포인트** 유두하 비대칭음영과 동반된 구역성 석회화 병변으로 카테고리 4c로 판정했다. 새로 생긴 유두함몰은 유방암의 징후일 수 있으므로 확대유방촬영과 초음파로 석회화와 종괴 존재여부를 확인하는 것이 중요하다.

②-82 유두하 종괴가 주소인 47세 여성

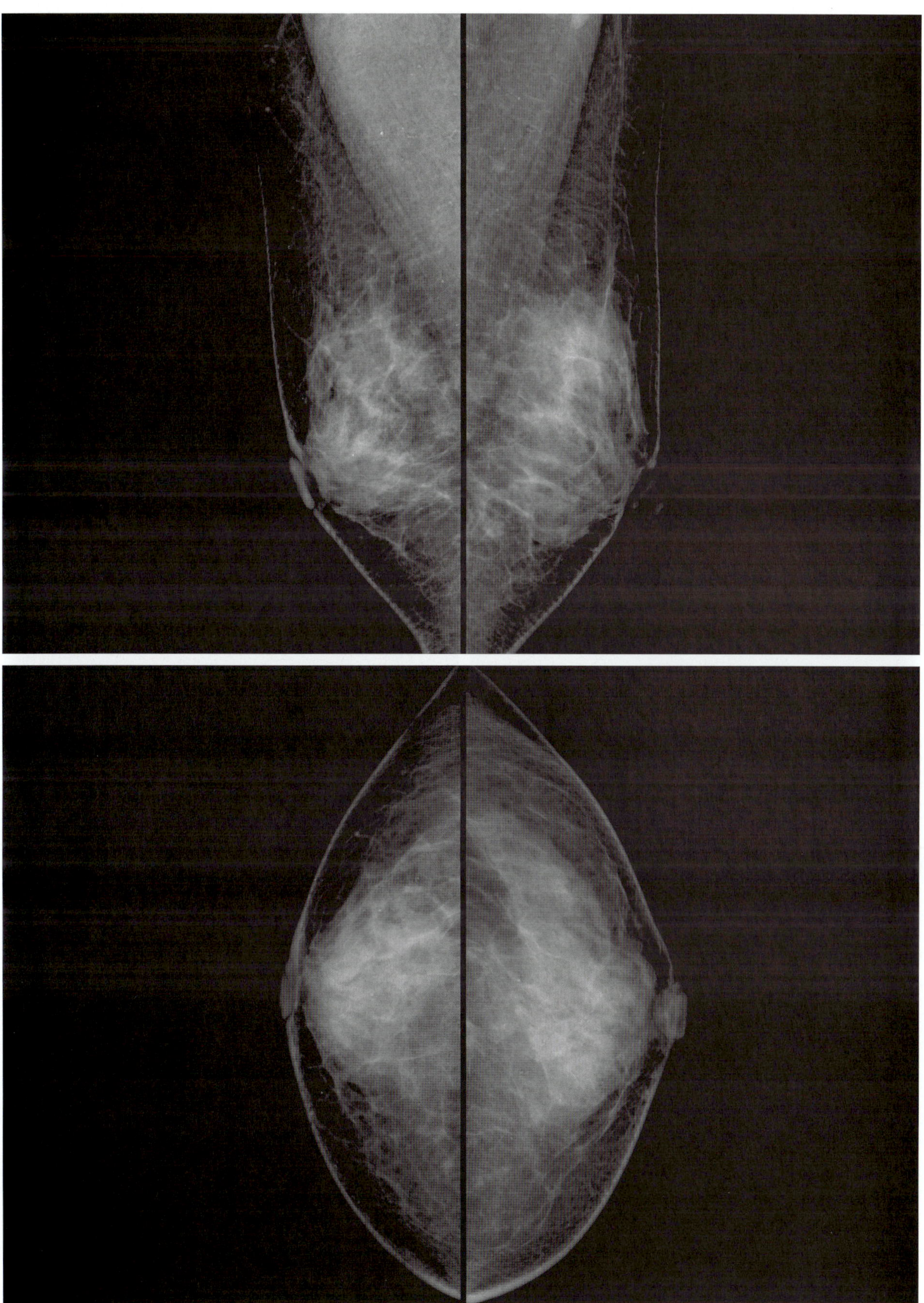

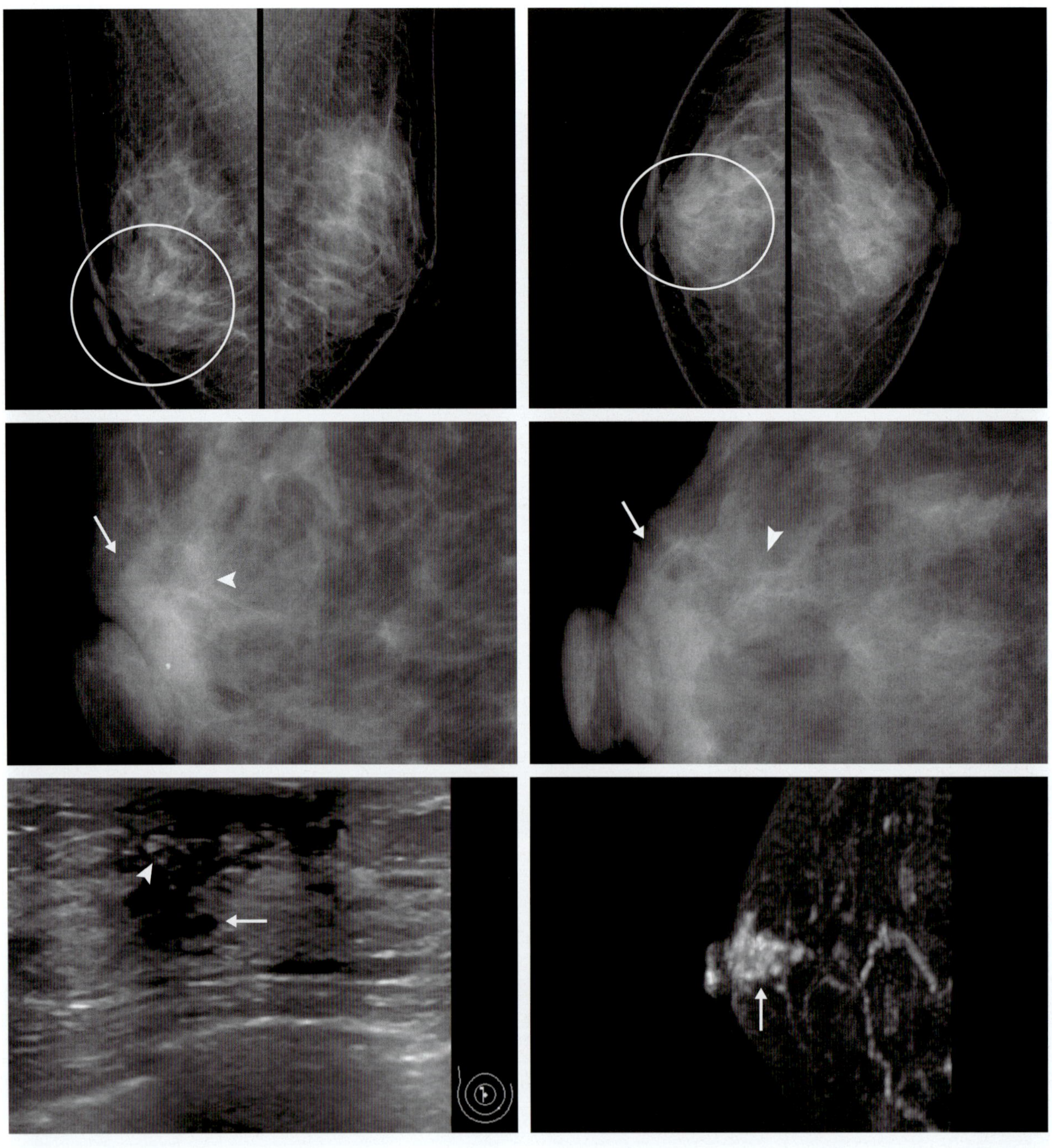

❷-82 증례 해설

- 유방촬영술 소견 오른쪽 유두하에 비대칭음영과 유륜비후가 있다. 확대촬영에서 유두하에 불명확한 경계의 음영 증가(화살표)와 군집성 석회화(화살촉)가 보인다.
- 초음파 소견 오른쪽 유두하에 1cm 크기, 불분명한 경계의 저에코 종괴(화살표)로 내부에 석회화(화살촉)가 동반되어 있다.
- MRI 소견 유두 뒤에 2.5cm 크기의 조영증강되는 종괴(화살표)가 있다.
- 최종판정 카테고리 4c : 높은 악성 가능성(조직검사 필요). 판독의 5명 중 3명은 카테고리 4c, 1명은 4b, 1명은 4a로 판정했다.
- 수술명과 진단 유방전절제술, 관상피내암을 동반한 2.5cm 중등급 침윤성암과 7개 림프절전이(T2N2, 병기3A), 유두 침범.
- 포인트 유륜비후, 유두하의 불분명한 경계의 종괴와 석회화가 보여 카테고리 4c로 판정했다. 유두하는 유관음영 등 복잡한 구조물이 많아 유방촬영술로 유방암을 조기 발견하기 어렵고 림프관이 풍부하여 이 증례처럼 액와림프절전이가 흔히 동반된다.

②-83 액와부 종괴가 주소인 40세 여성

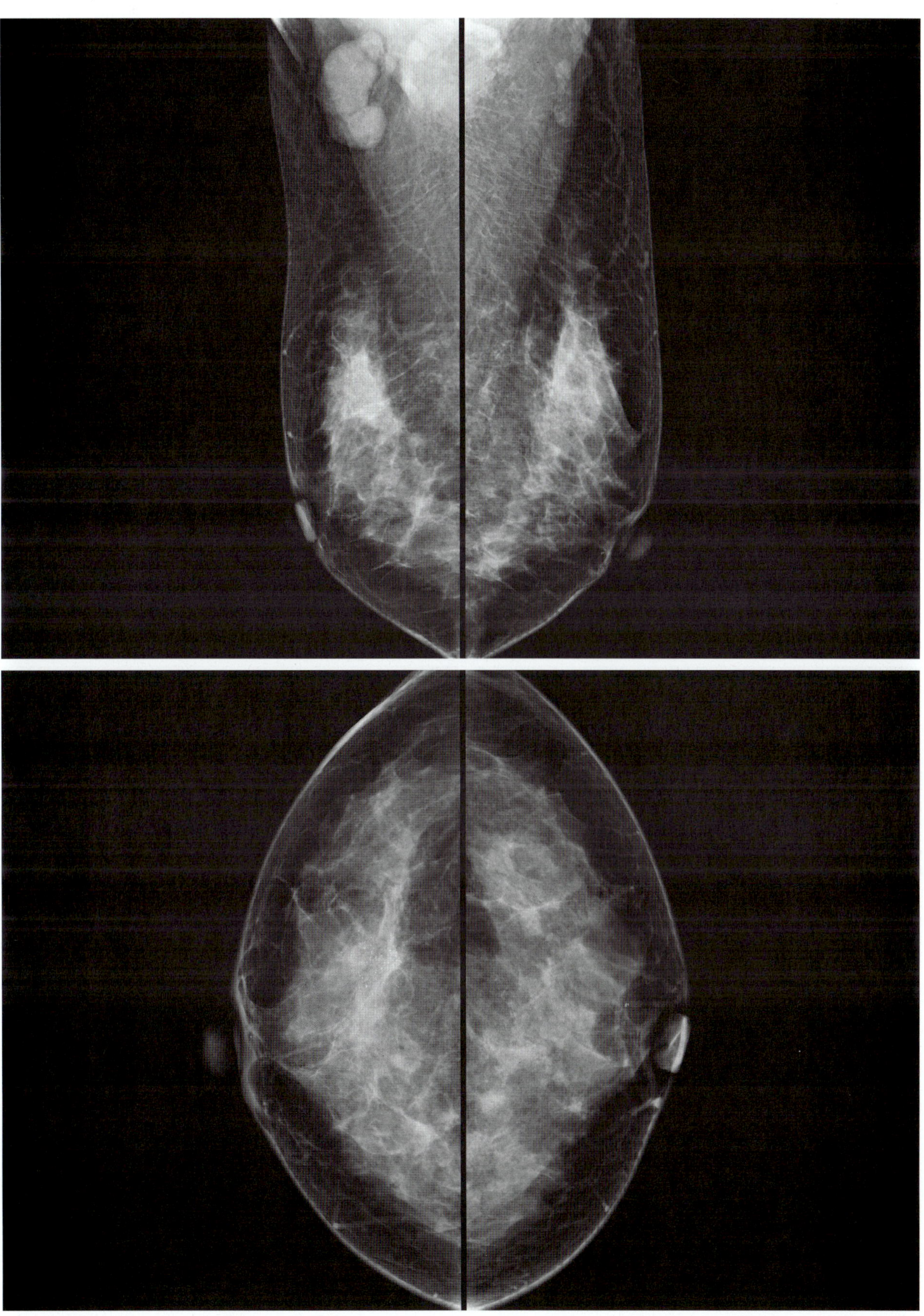

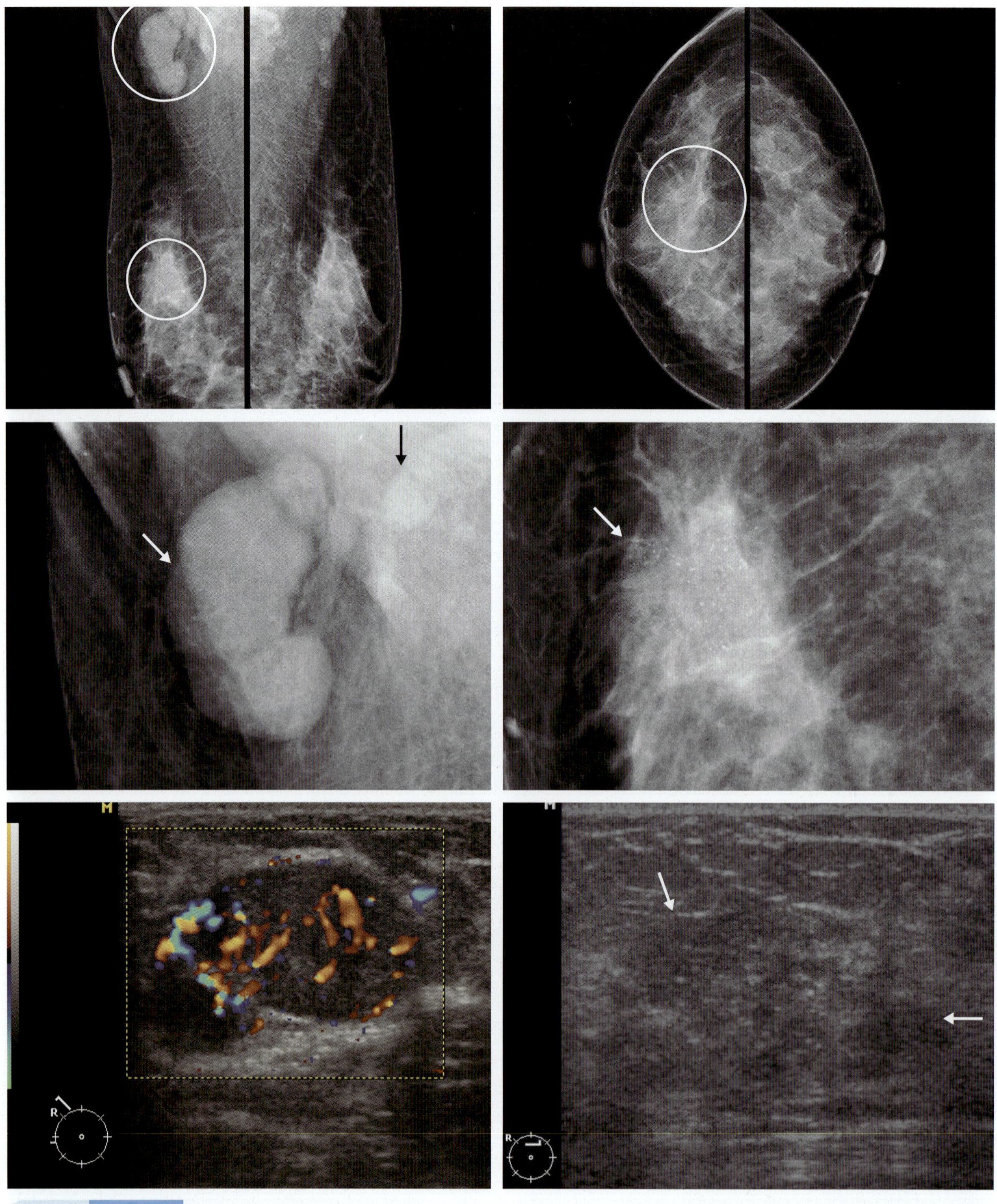

❷-83 증례 해설

- 유방촬영술 소견 오른쪽 액와림프절 종대와 유방 상외측에 비대칭이 있다. 내외사확대 사진에서 피질이 두꺼워진 액와림프절(화살표)과 미세 다형태성 석회화를 동반한 유방 종괴(화살표)가 보인다.
- 초음파 소견 도플러검사에서 오른쪽 액와부에 림프절 종대와 동반된 비정상 혈류 증가가 보인다. 오른쪽 유방 12시 방향, 유두에서 3cm 떨어진 위치에 3.5cm 크기, 불분명한 경계의 저에코 종괴(화살표)와 동반된 석회화가 보인다.
- 최종판정 카테고리 5 : 악성(즉각적 조직검사 필요). 판독의 5명 중 4명은 카테고리 5, 1명은 카테고리 4c로 판정했다.
- 수술명과 진단 항암화학요법 후 유방전절제술, 관상피내암 동반 1.1cm 침윤성암과 3개 림프절전이(T1N1, 병기2A).
- 포인트 액와림프절 종대와 석회화를 동반한 유방 종괴가 보여 카테고리 5로 판정했다. 액와종괴가 만져지면 유방암일 가능성을 꼭 생각해야 하며 유방촬영술과 초음파를 시행해서 유방암 소견을 찾아야 한다.

❷-84 액와부 종괴가 주소인 75세 여성

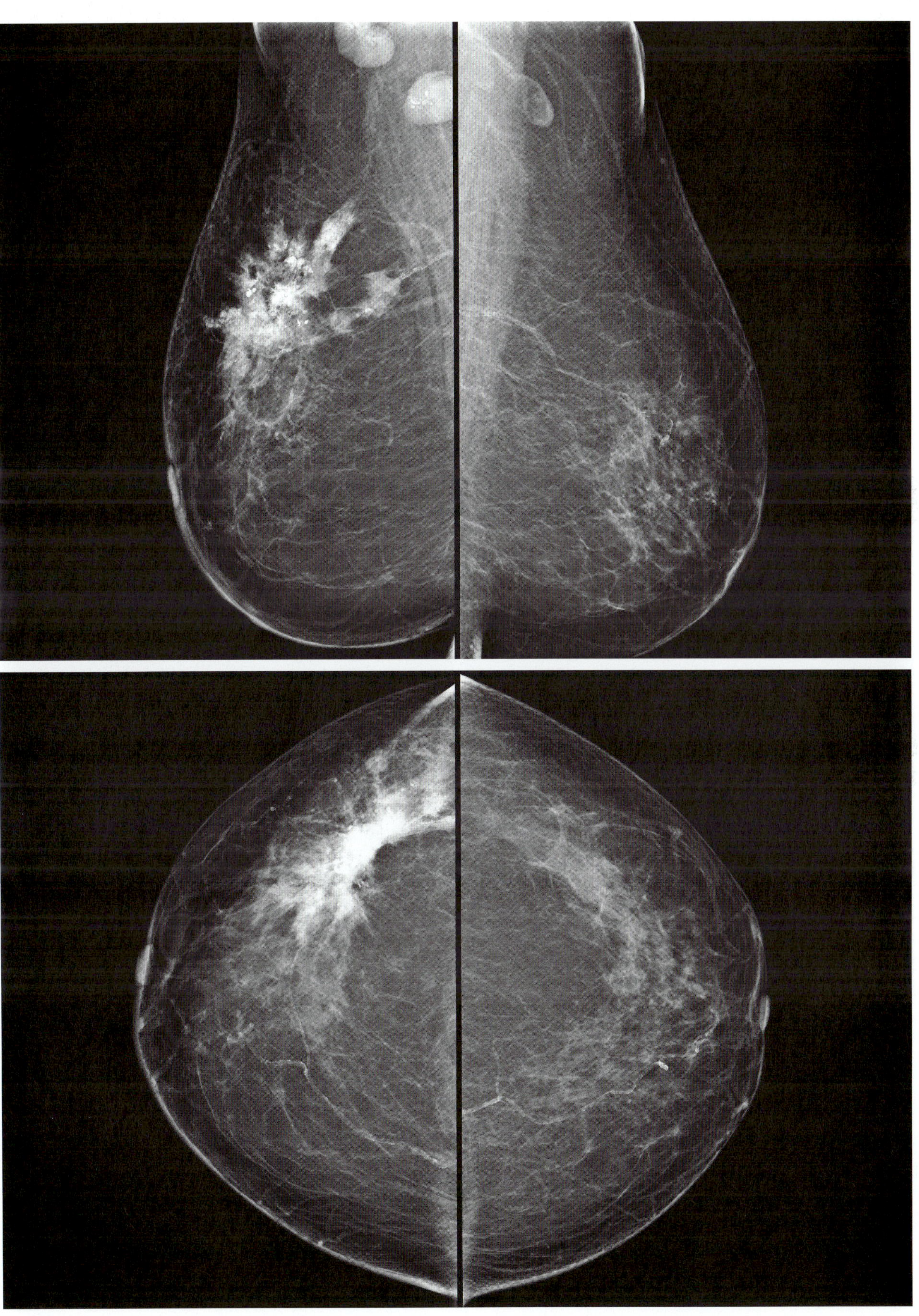

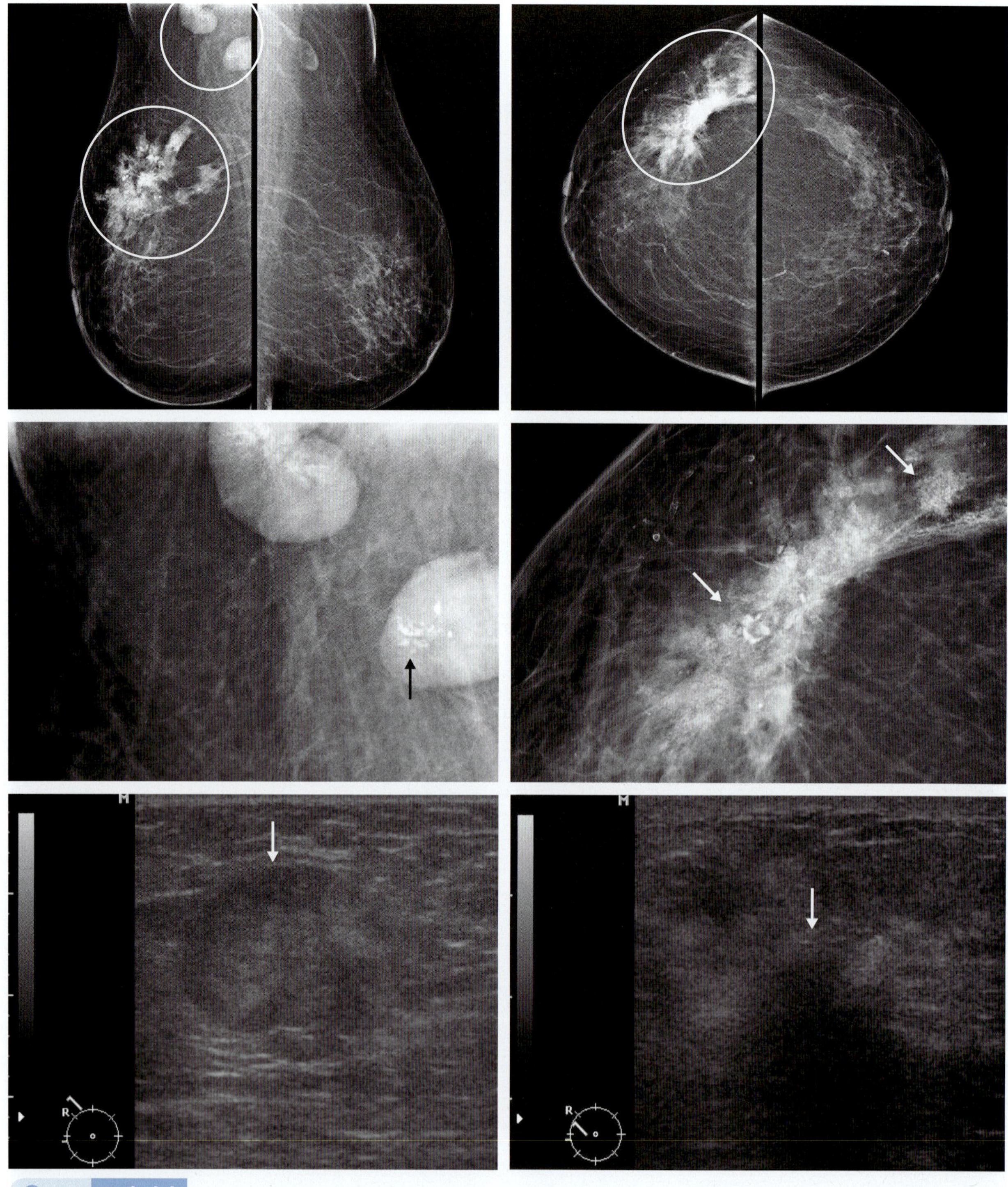

❷-84 증례 해설

- **유방촬영술 소견** 오른쪽 유방 상외측에 석회화 동반 종괴와 액와림프절 종대가 있다. 확대촬영에서 액와림프절 내부에 다형태성 석회화(화살표)가 동반되어 있고 유방에는 침상형 경계의 종괴와 동반된 무정형 또는 미세 다형태성 석회화(화살표)가 보인다.
- **초음파 소견** 오른쪽 액와에는 고에코성 석회화를 동반한 림프절 종대(화살표)가 있고 유방 10시 방향, 유두에서 1.5cm 떨어진 위치에는 4cm 크기, 침상형 경계의 저에코 종괴(화살표)가 보인다.
- **최종판정** 카테고리 5 : 악성(즉각적 조직검사 필요). 판독의 5명 중 4명은 카테고리 5, 1명은 카테고리 4c로 판정했다.
- **수술명과 진단** 항암화학요법 후 유방전절제술, 6cm 점액암과 2개 림프절전이(T2N2, 병기3A).
- **포인트** 액와림프절 종대와 석회화를 동반한 침상형 유방 종괴가 보여 카테고리 5로 판정했다. 석회화 동반 액와림프절 원인은 유방암, 난소암 등의 악성 질환과 결핵 등의 염증 질환이며 드물게 류마티스 관절염 환자에서 치료용으로 사용한 금*gold* 입자가 침착되기도 한다.

②-85 액와부 종괴가 주소인 30세 여성

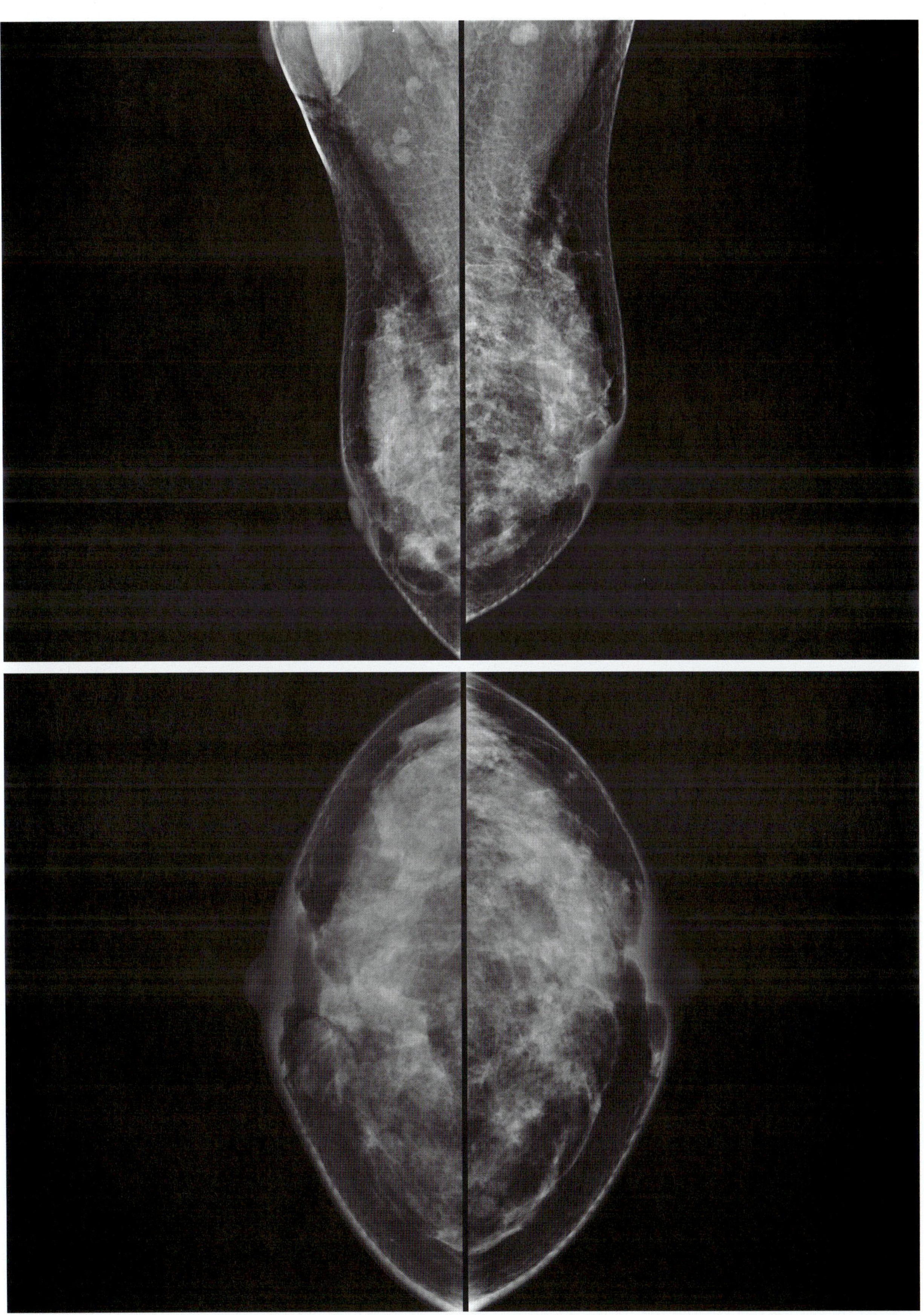

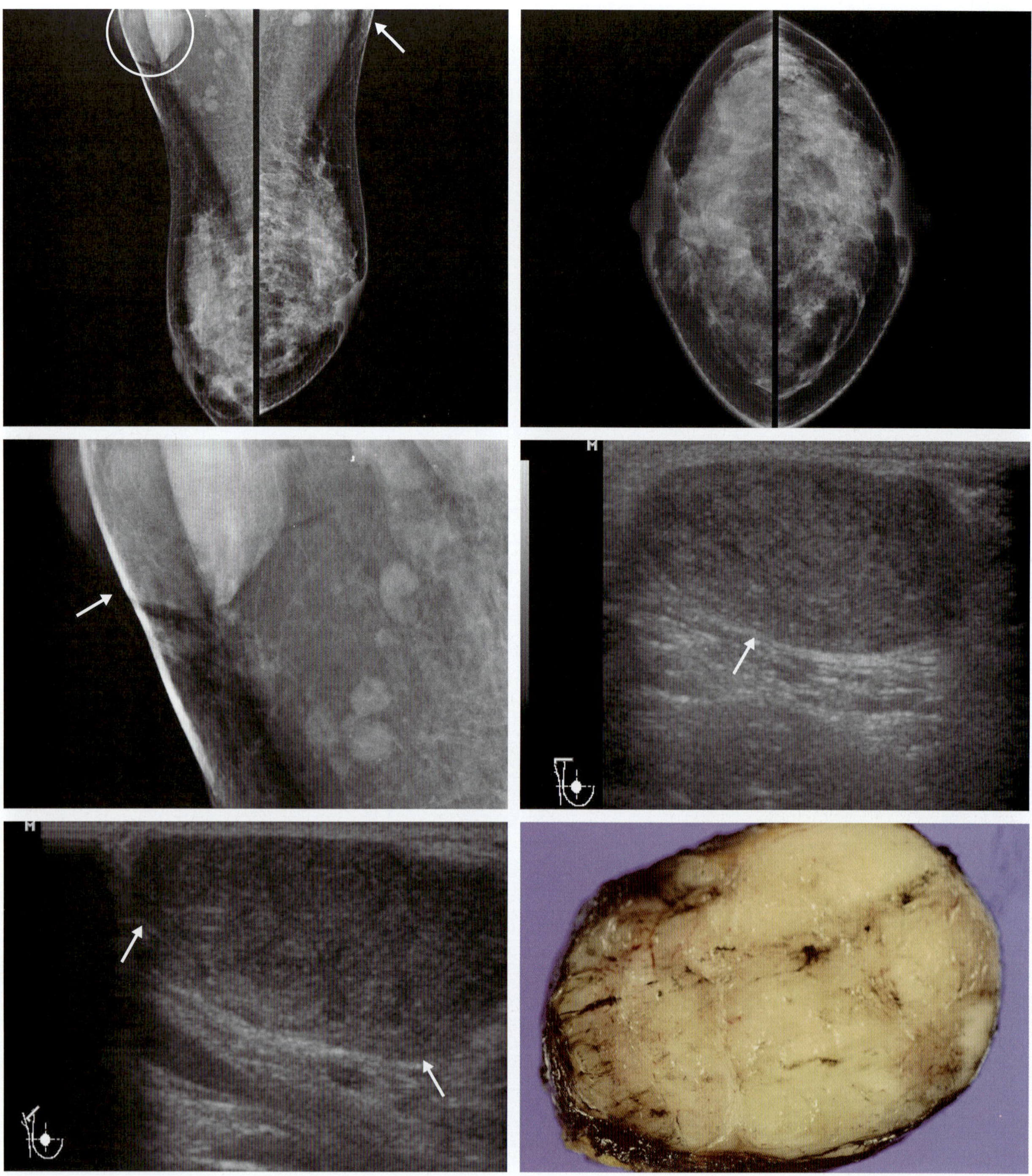

❷-85 증례 해설

- **유방촬영술 소견** 내외사촬영과 확대 사진에서 오른쪽 액와부에 국한성 경계의 고밀도 종괴가 보인다. 종괴(화살표)가 주위 림프절에 비해 피부에 가까이 위치해 있다. 왼쪽 액와부에 부유방에 의한 유방실질(화살표)이 보인다. 상하촬영에서 유방에 특이 소견은 없다.
- **초음파 소견** 오른쪽 액와부에 3.5cm 크기, 국한성 경계의 불균질한 저에코 종괴(화살표)가 있다. 종괴 중심이 피부로부터 1cm 이내에 위치한다.
- **최종판정** 카테고리 4a : 낮은 악성 가능성(조직검사 필요). 판독의 5명 중 2명은 카테고리 4a, 2명은 4b, 1명은 카테고리 3로 판정했다.
- **수술명과 진단** 절제생검, 3.1cm 섬유선종.
- **포인트** 액와부 얕은 곳에 위치한 국한성 경계의 만져지는 종괴로, 종괴 내부에코가 불균질하여 카테고리 4a로 판정했다. 액와부 부유방에도 다양한 양성과 악성 질환이 생길 수 있다.

②-86 액와부 종괴가 주소인 39세 여성

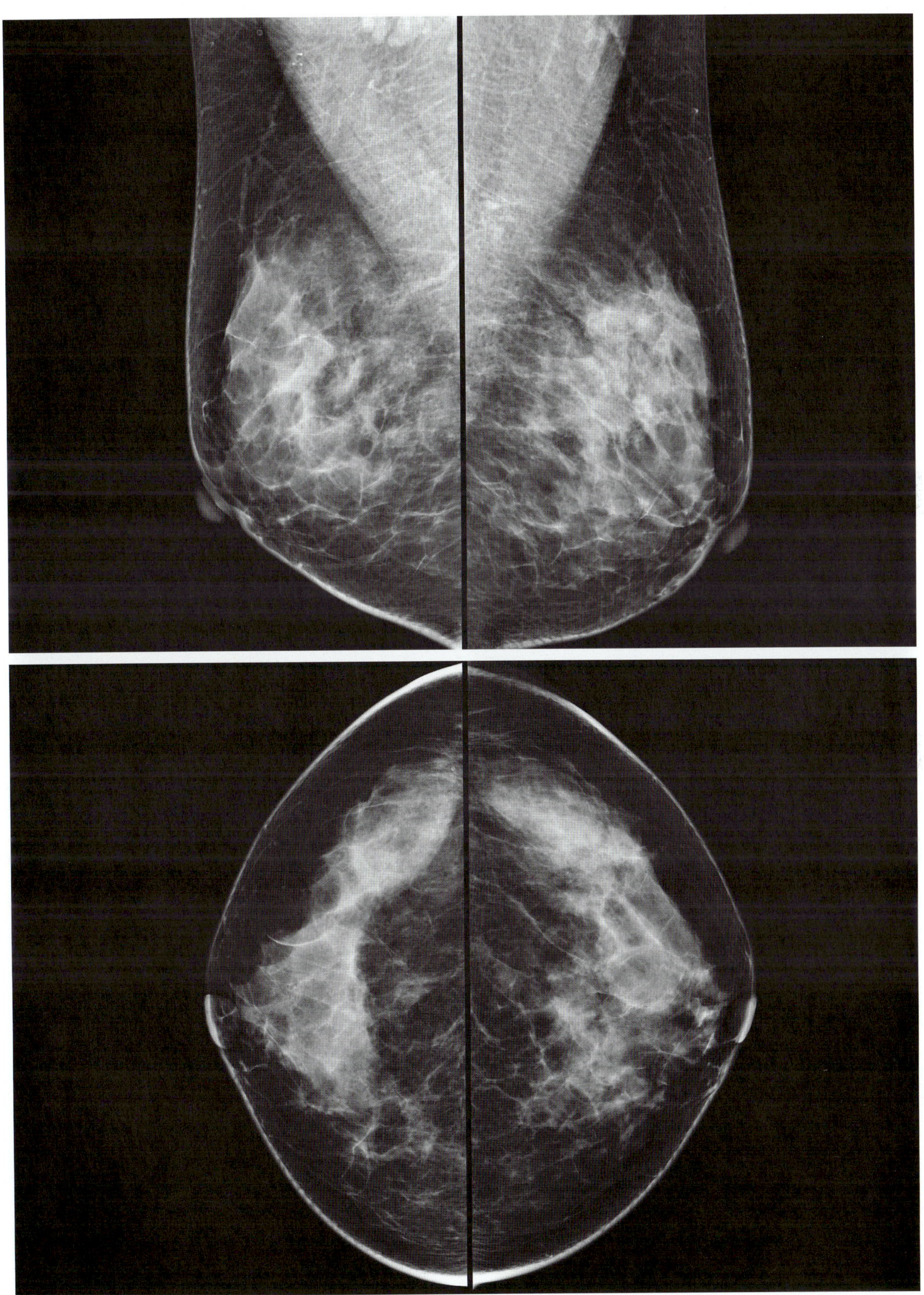

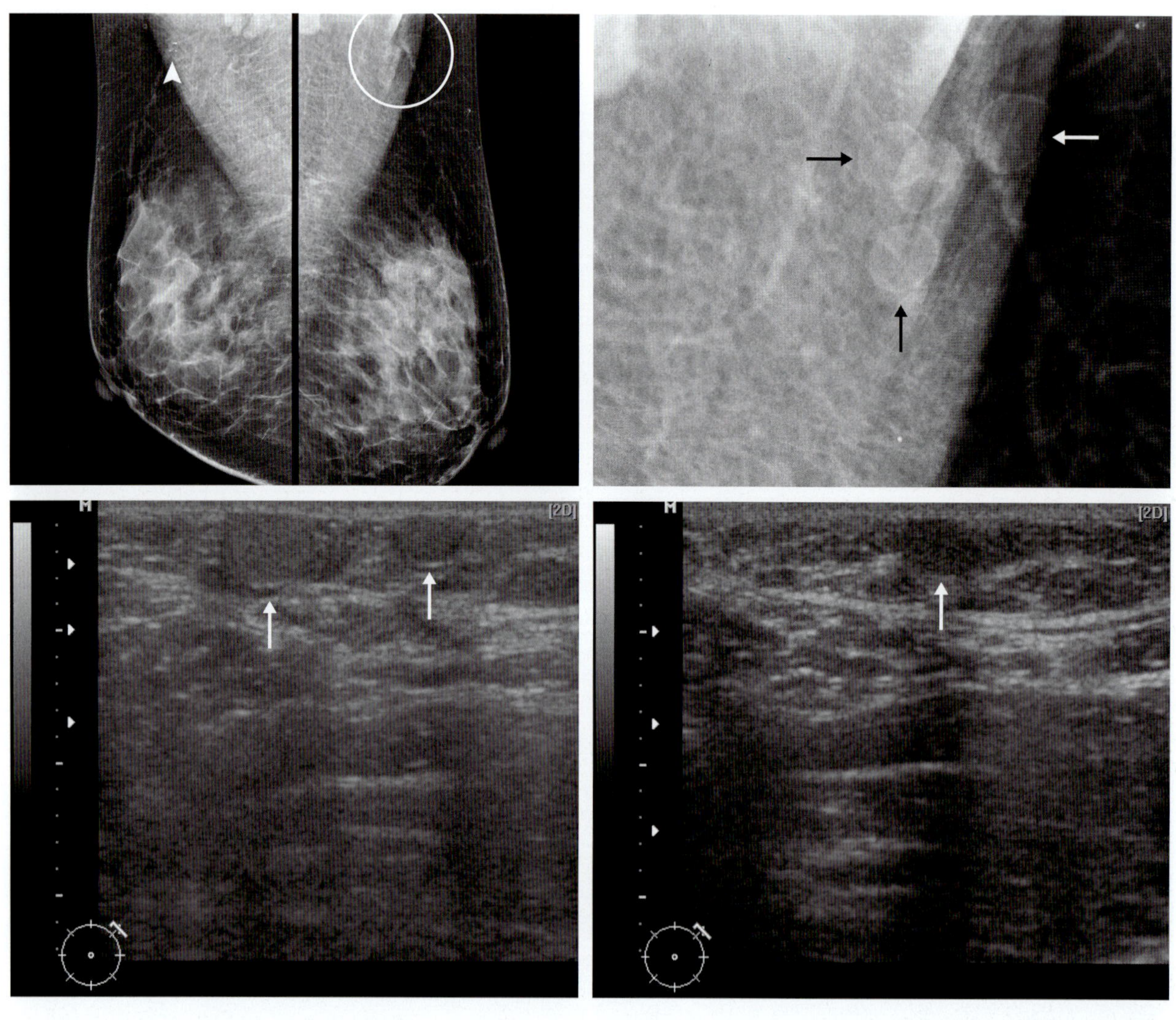

❷-86 증례 해설

- 유방촬영술 소견 내외사촬영과 확대 사진에서 왼쪽 액와부에 1cm 미만의 다발성, 국한성 경계의 방사선 투과성 결절들(화살표)이 보인다. 오른쪽 액와부에는 중앙이 투명한 양성 석회화(화살촉)가 있다.
- 초음파 소견 왼쪽 액와부, 종괴 촉지 부위에 국한성 경계의 동일에코 결절들(화살표)이 피하지방층에 있다.
- 최종판정 카테고리 2 : 양성(1년 후 추적검사 요망). 판독의 5명 모두 카테고리 2로 판정했다.
- 진단 다발성 피지낭종*steatocystoma multiplex*.
- 포인트 액와부 표층에 위치한 다발성 방사선 투과성 결절로 카테고리 2로 판정했다. 다발성 피지낭종은 액와부 및 흉부에 무증상 또는 만져지는 다수의 결절로 나타나는 양성 질환이다.

②-87 액와부 종괴가 주소인 55세 여성

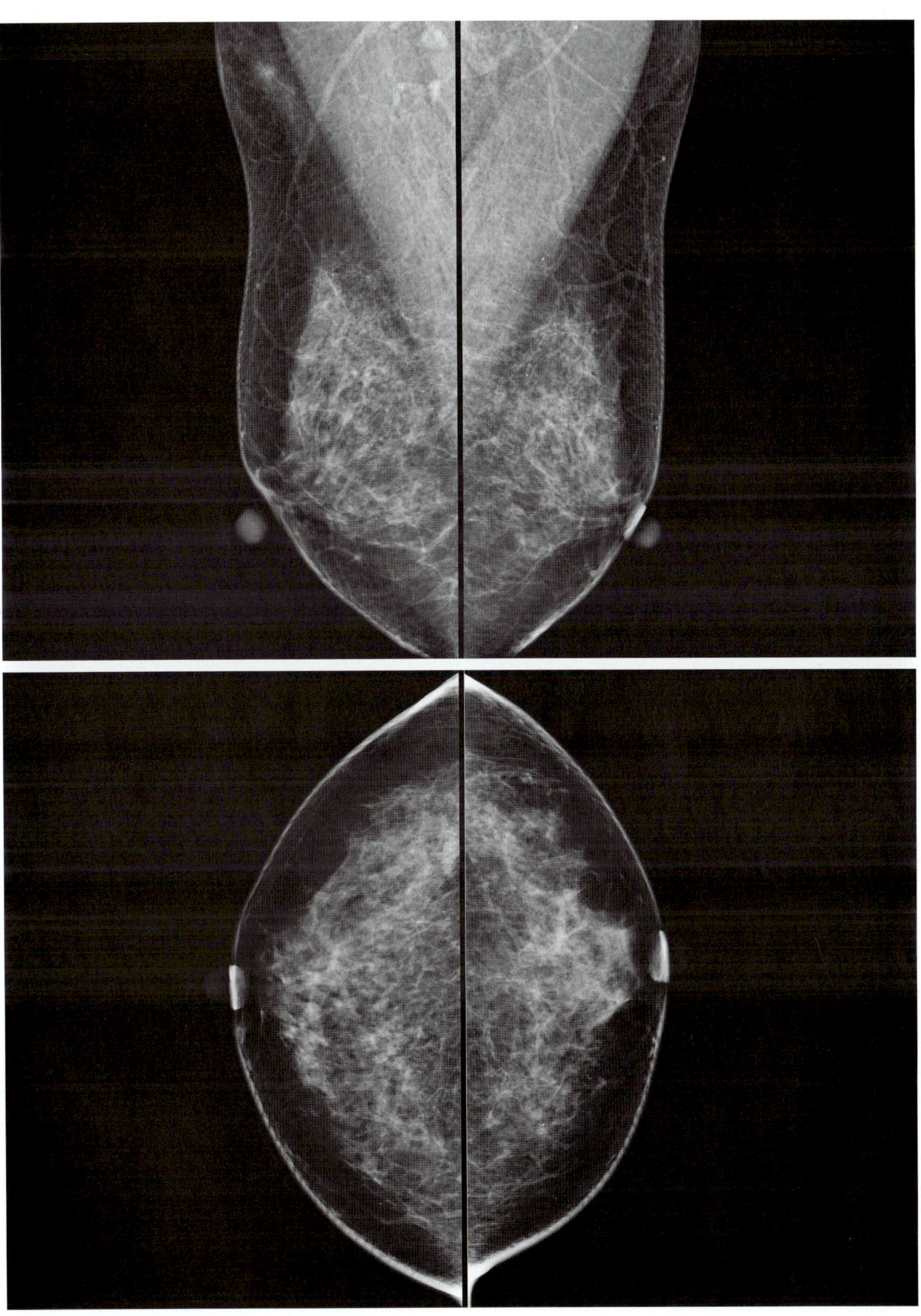

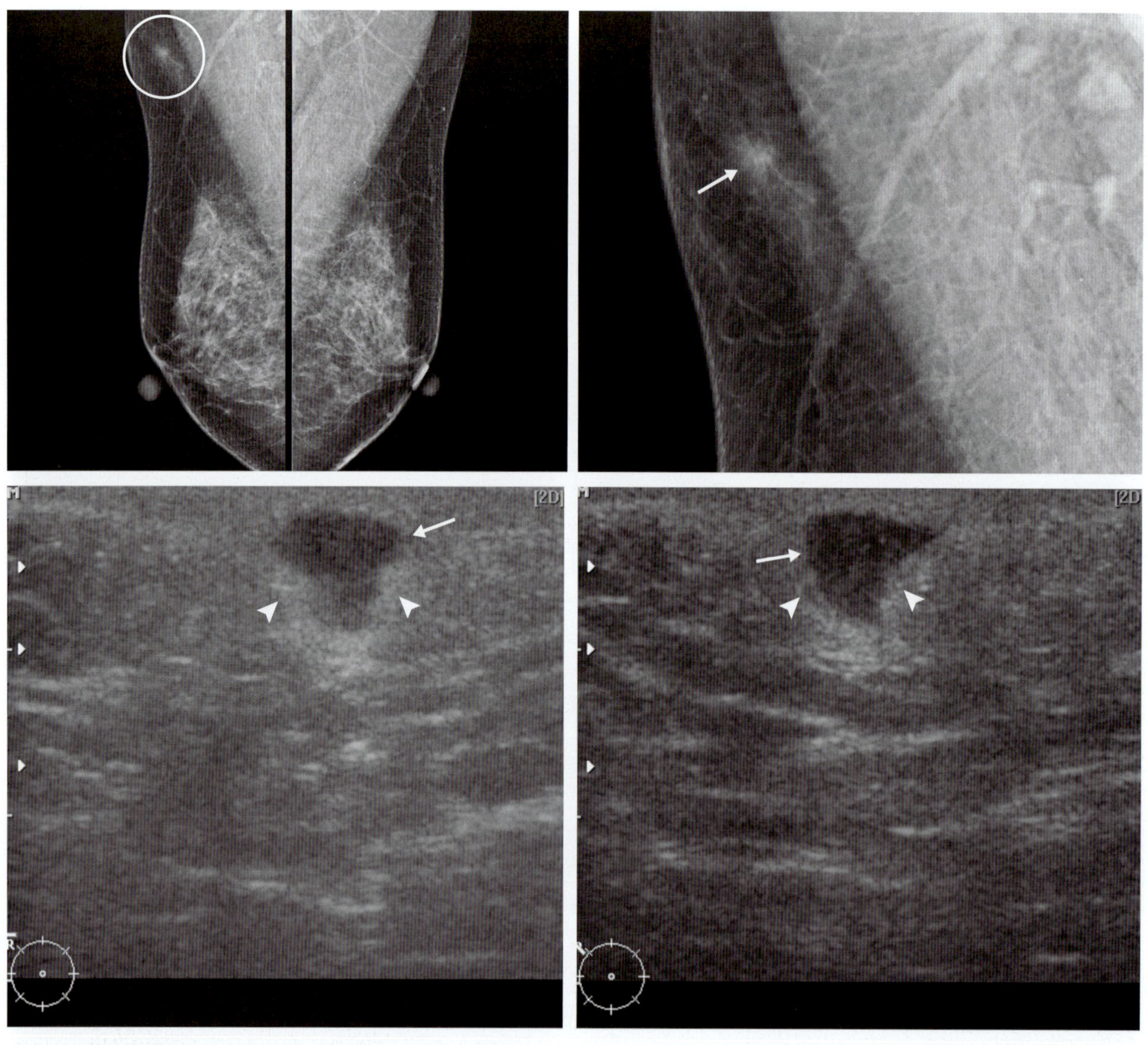

②-87 증례 해설

- **유방촬영술 소견** 오른쪽 액와부에 비대칭음영이 있다. 확대 사진에서 불분명한 경계의 고밀도 종괴(화살표)가 지방층에 보인다.
- **초음파 소견** 오른쪽 액와부 피부층에 0.7cm 크기, 불분명한 경계, 평행하지 않은 방향의 저에코 종괴(화살표)가 보인다. 종괴 주변에 에코 증가(화살촉)가 동반되어 있다.
- **최종판정** 카테고리 4a : 낮은 악성 의심(조직검사 필요). 판독의 5명 중 3명은 카테고리 4a, 2명은 카테고리 2로 판정했다.
- **수술명과 진단** 절제생검, 감염된 표피포함낭*infected epidermal inclusion cyst*.
- **포인트** 액와부의 불분명한 경계의 종괴이며 초음파에서 평행하지 않은 방향, 에코 테두리를 보여 카테고리 4a로 판정했으나, 피부에 위치한 병변임을 고려하면 양성 가능성이 높다. 표피포함낭은 피부층에 국한성 경계의 종괴로 보이지만, 동반하는 염증 증상으로 검사를 받게 되는 경우는 흔히 불분명한 경계의 종괴로 보인다.

②-88 액와부 종괴가 주소인 34세 여성

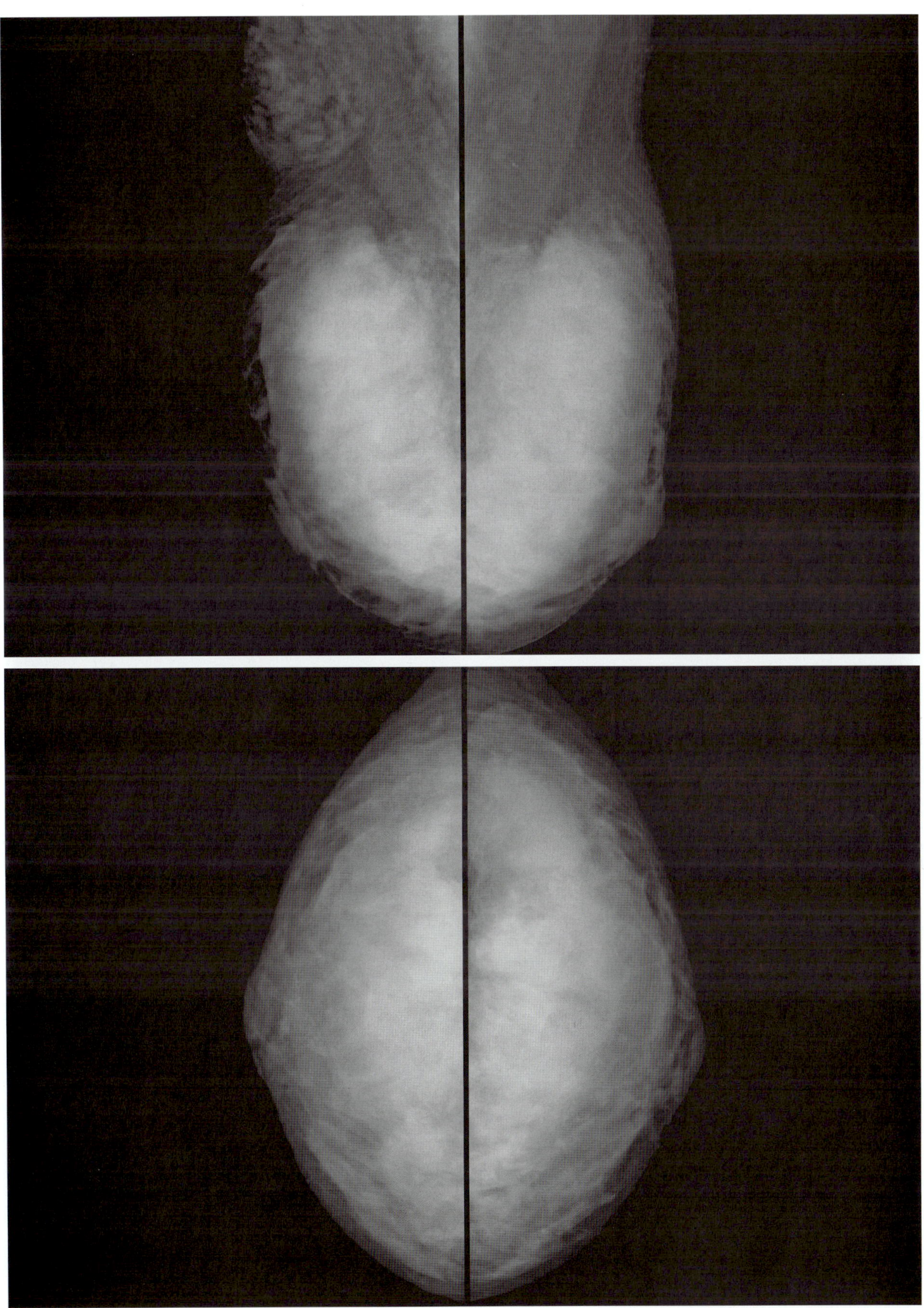

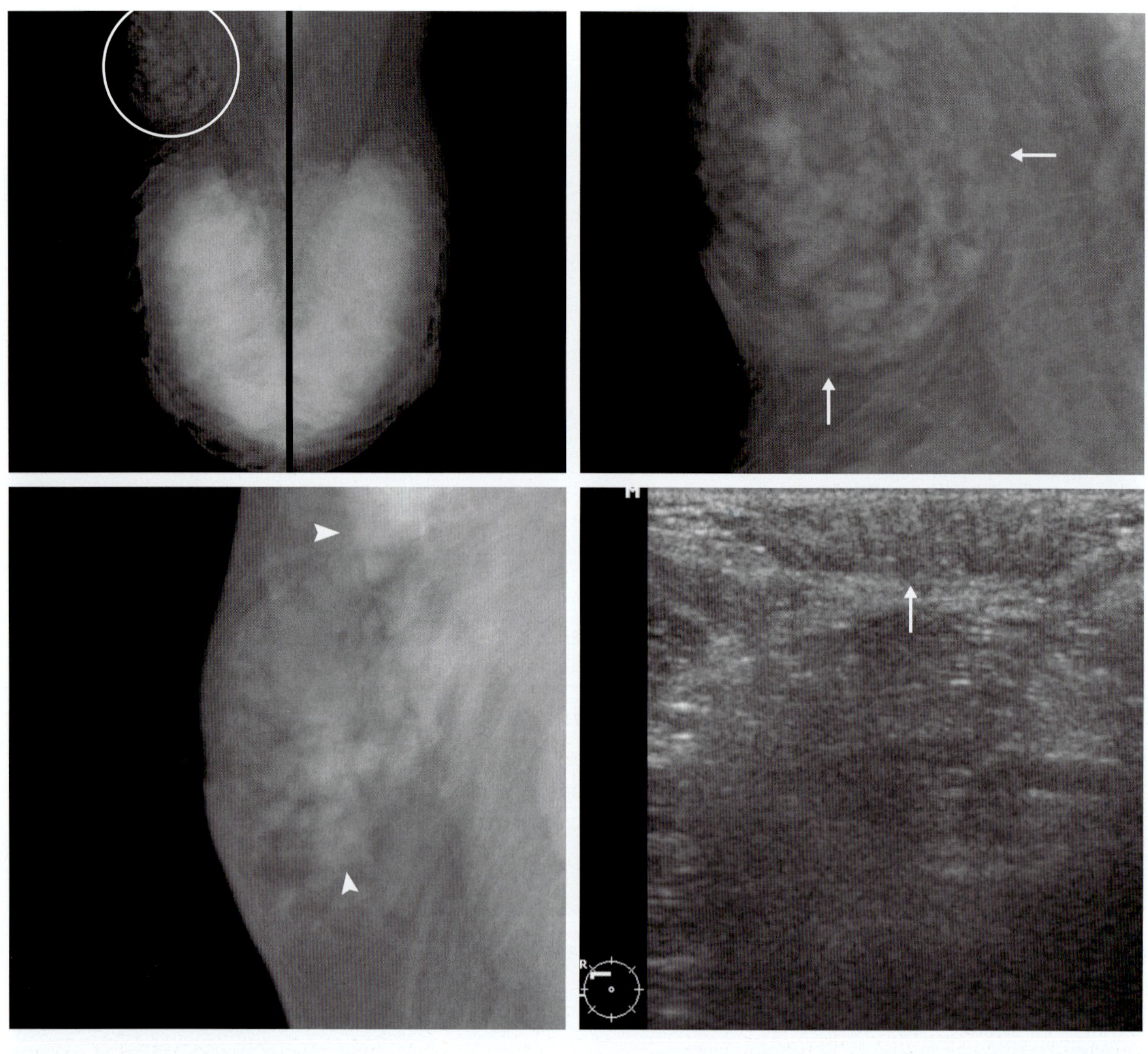

❷-88 증례 해설

- **유방촬영술 소견** 오른쪽 액와부에 반대측에는 보이지 않는 비대칭음영에 있다. 확대촬영에서 비교적 주위와 경계가 그려지는 지방포함밀도 종괴(화살표)로 내부에 섬유유선조직 음영(화살촉)이 보인다. 유방에 특이 소견은 없다. 1주 전에 출산하였다.
- **초음파 소견** 오른쪽 액와부 피부 아래에 3.5cm 크기, 불균질한 에코를 보이는 정상 유선조직(화살표)이 있다.
- **최종판정** 카테고리 2 : 양성(1년 후 추적검사 요망). 판독의 5명 모두 카테고리 2로 판정했다.
- **진단** 액와부 부유방.
- **포인트** 액와부에 지방과 섬유유선조직이 혼합된 음영이 보여 카테고리 2로 판정했다. 출산 전후 부유방 내에 유선이 증식되면서 갑자기 커지는 유방종괴로 내원하기도 한다.

②-89 무증상 51세 여성

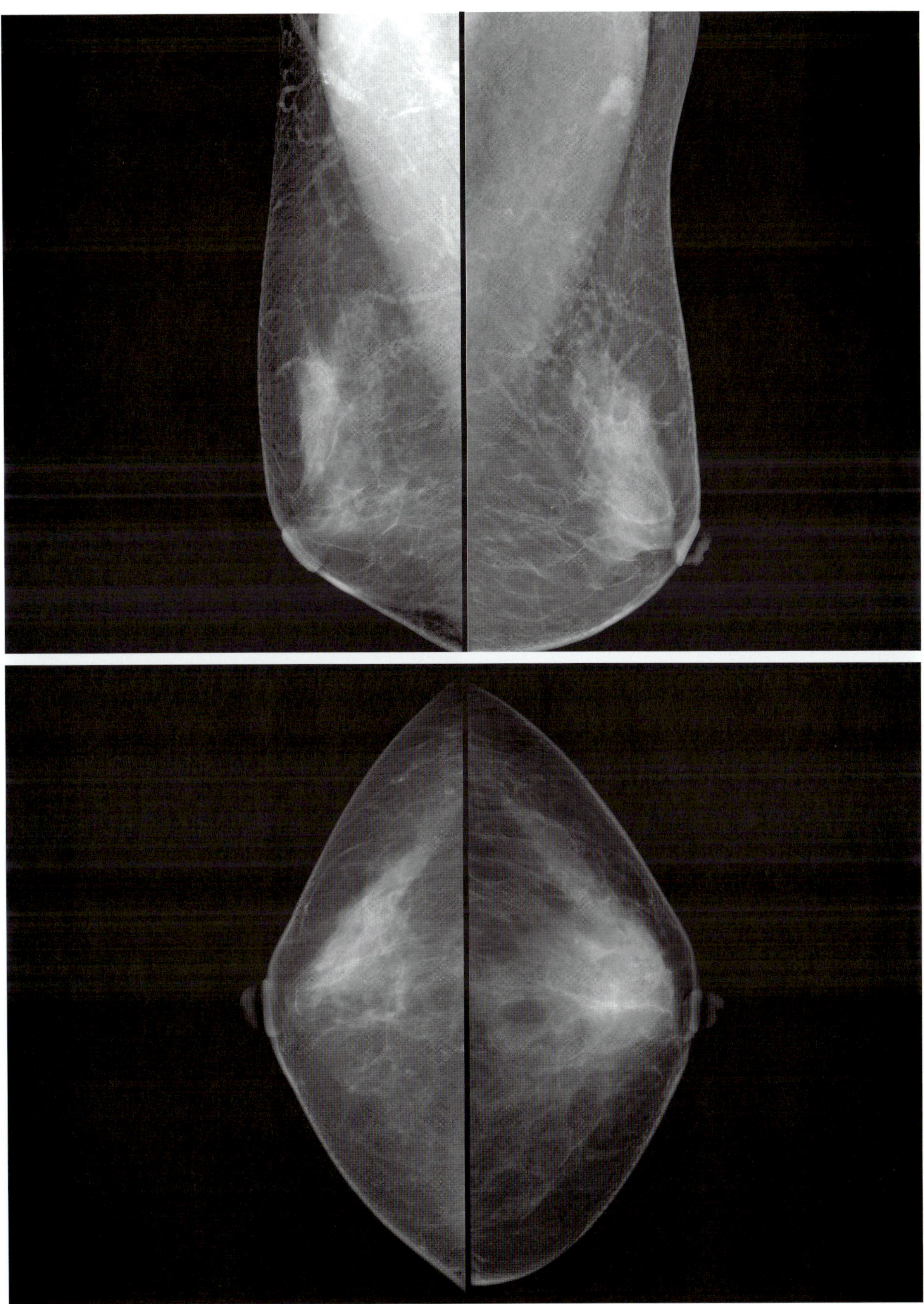

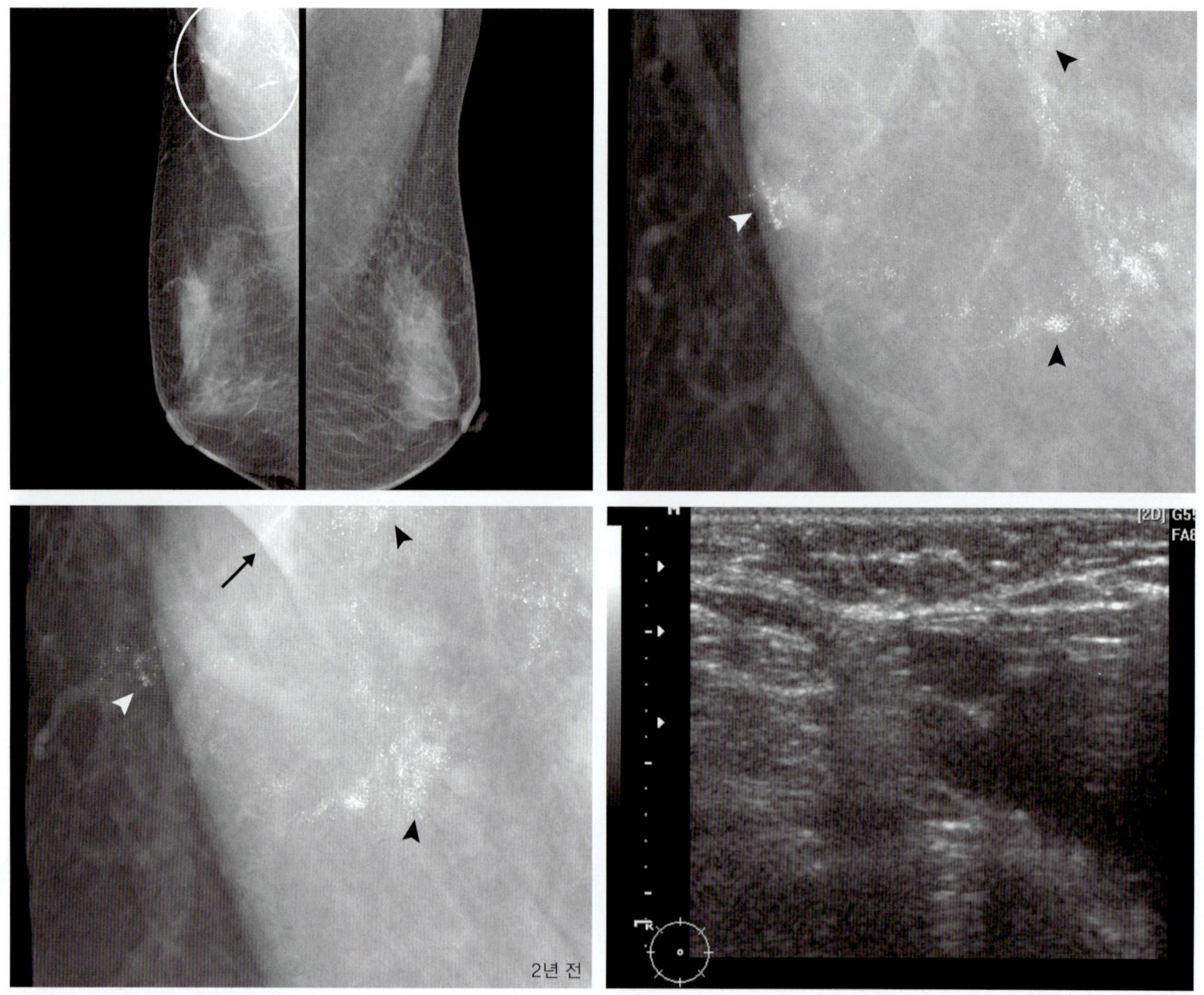

❷-89 증례 해설

- **유방촬영술 소견** 내외사 및 확대 촬영에서 오른쪽 액와부에 금속 밀도의 균일한 점상 입자들(화살촉)이 다수 보인다. 2년 전 내외사촬영 사진에서도 점상 입자들(화살촉)이 비슷한 양상으로 보인다. 이전에 농양으로 절개한 상처(화살표)가 있다.
- **초음파 소견** 오른쪽 액와부에 특별한 이상 소견은 없다.
- **최종판정** 카테고리 2 : 양성(1년 후 추적검사 요망). 판독의 5명 중 3명은 카테고리 2, 1명은 카테고리 3, 1명은 카테고리 4a로 판정했다.
- **진단** 고약 잔유물.
- **포인트** 액와부에 금속 밀도의 균일한 점상 입자들이 보여 카테고리 2로 판정했다. 액와부의 고약 사용으로 인한 고약 잔유물이 금속 밀도로 보인 증례로 방취제, 방한제 등 액와부에 국소 도포하는 약제, 문신 등도 금속 밀도로 보일 수 있다.

②-90 무증상 69세 여성

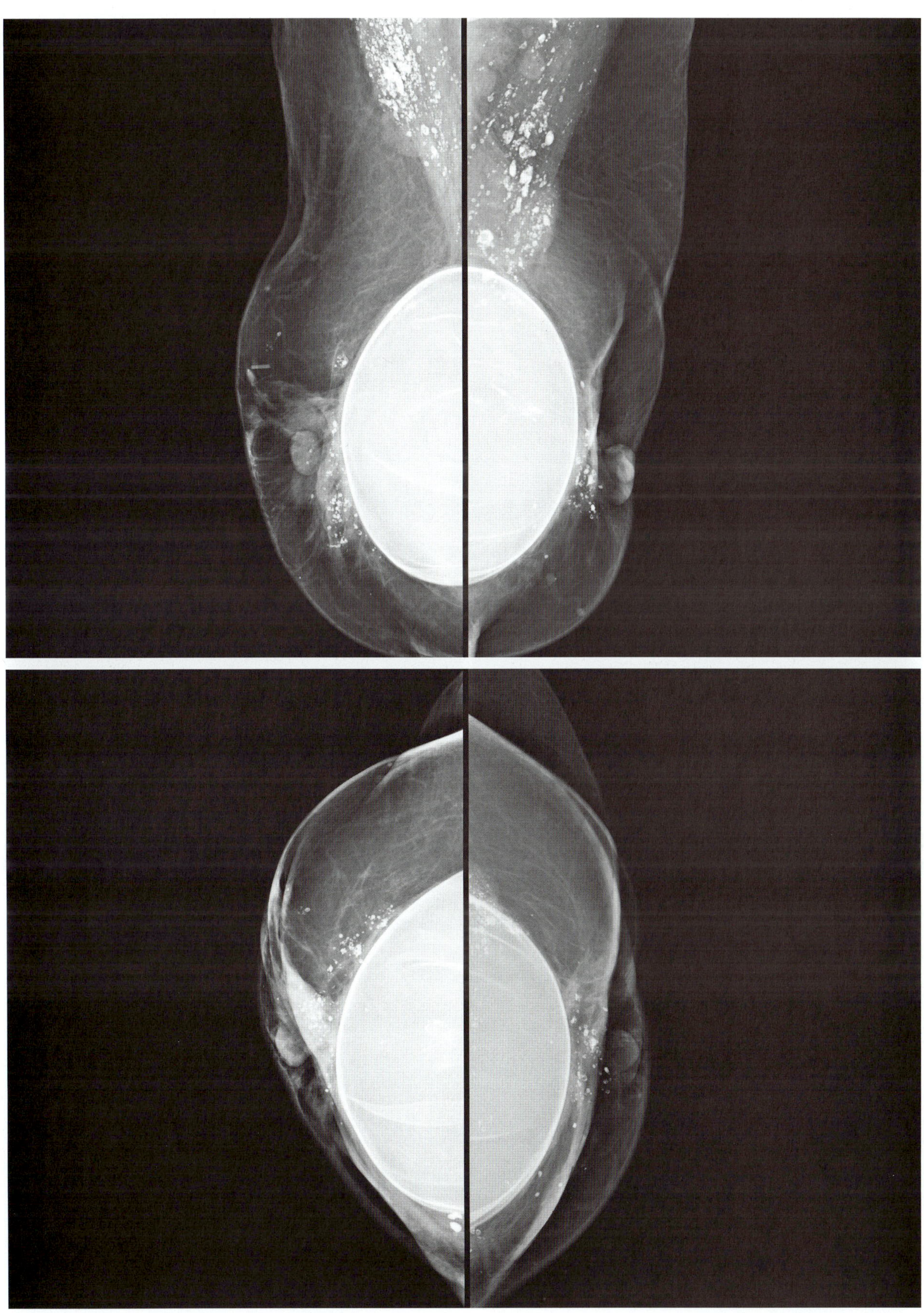

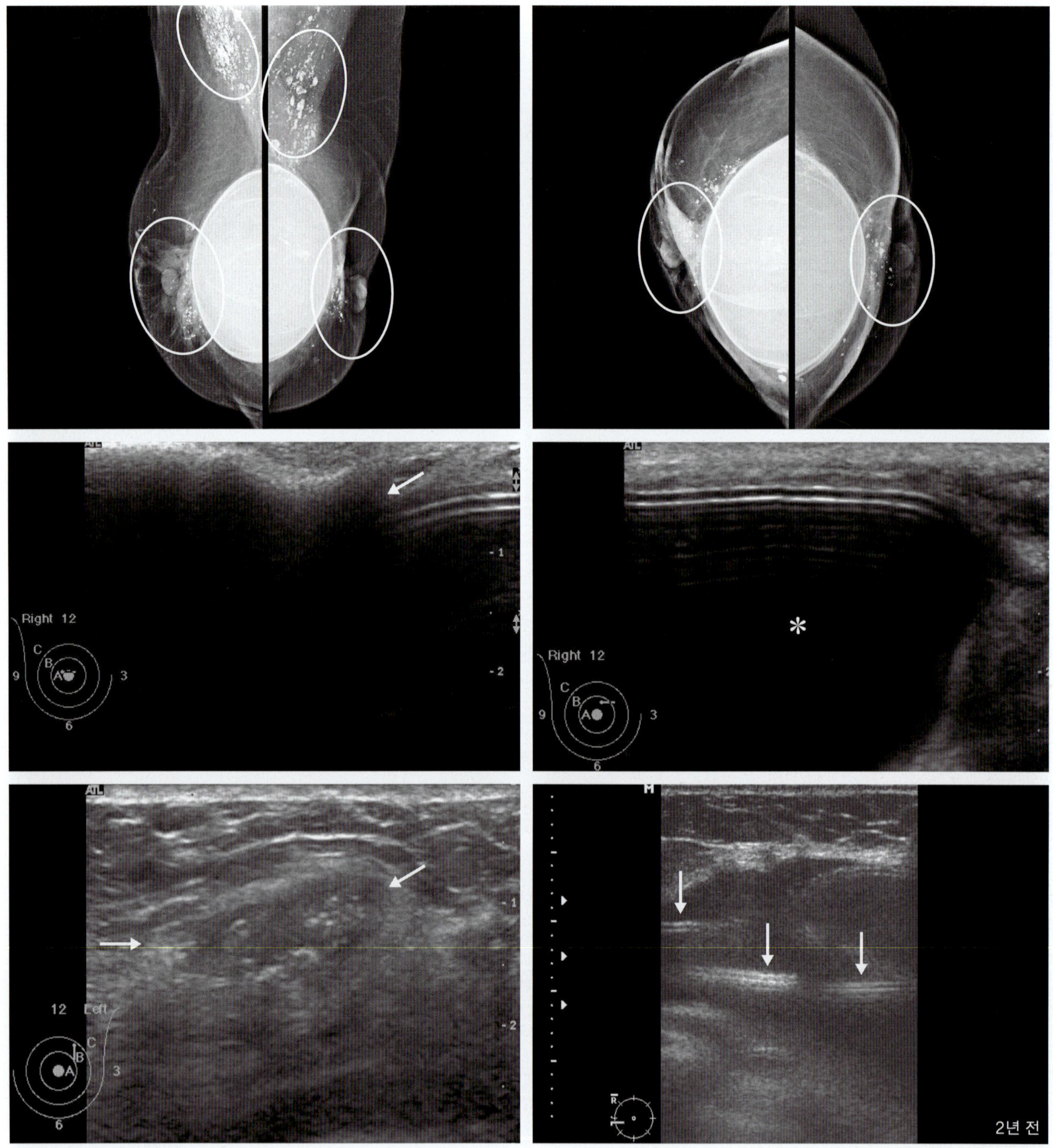

❷ -90 증례 해설

- **유방촬영술 소견** 양쪽 유방 중앙 및 액와부에 불균질한 다수의 석회화와 유륜 주위 구조왜곡이 보인다. 양측 삽입물*implant*은 정상 소견이다. 30년 전 파라핀 실질주입술 및 육아종제거술을 받았으며, 이후 실리콘백을 사용한 유방확대술을 2번 받았다.
- **초음파 소견** 오른쪽 유두하에는 파라핀 육아종(화살표)으로 인한 강한 후방그림자가 보인다. 상내측에는 정상 삽입물(꽃표)이 보인다. 왼쪽 상외측 흉근 내에 불분명한 경계의 석회화 동반 종괴(화살표)가 있다. 2년 전 검사한 초음파에서 오른쪽 삽입물 내부에 2줄의 평행한 에코발생 구조물(화살표)이 보이는데 이는 삽입물 파열*rupture* 소견이다.
- **최종판정** 카테고리 2 : 양성(1년 후 추적검사 요망). 판독의 5명 중 3명은 카테고리 2, 2명은 카테고리 4a로 판정했다.
- **진단** 파라핀 육아종과 수술 후 변형.
- **포인트** 오른쪽 유두 뒤에 구조왜곡과 석회화가 보이지만 반대측에도 비슷한 소견이 있어 카테고리 2로 판정했다. 환자의 과거력을 모르면 2명의 판독의처럼 카테고리 4a로 판정할 수도 있다. 파라핀 육아종과 수술 후 변형의 예로 환자의 과거력과 양측에 대칭적으로 있는 이상 소견이 양성을 시사한다.

②-91 유방종괴가 주소인 45세 여성

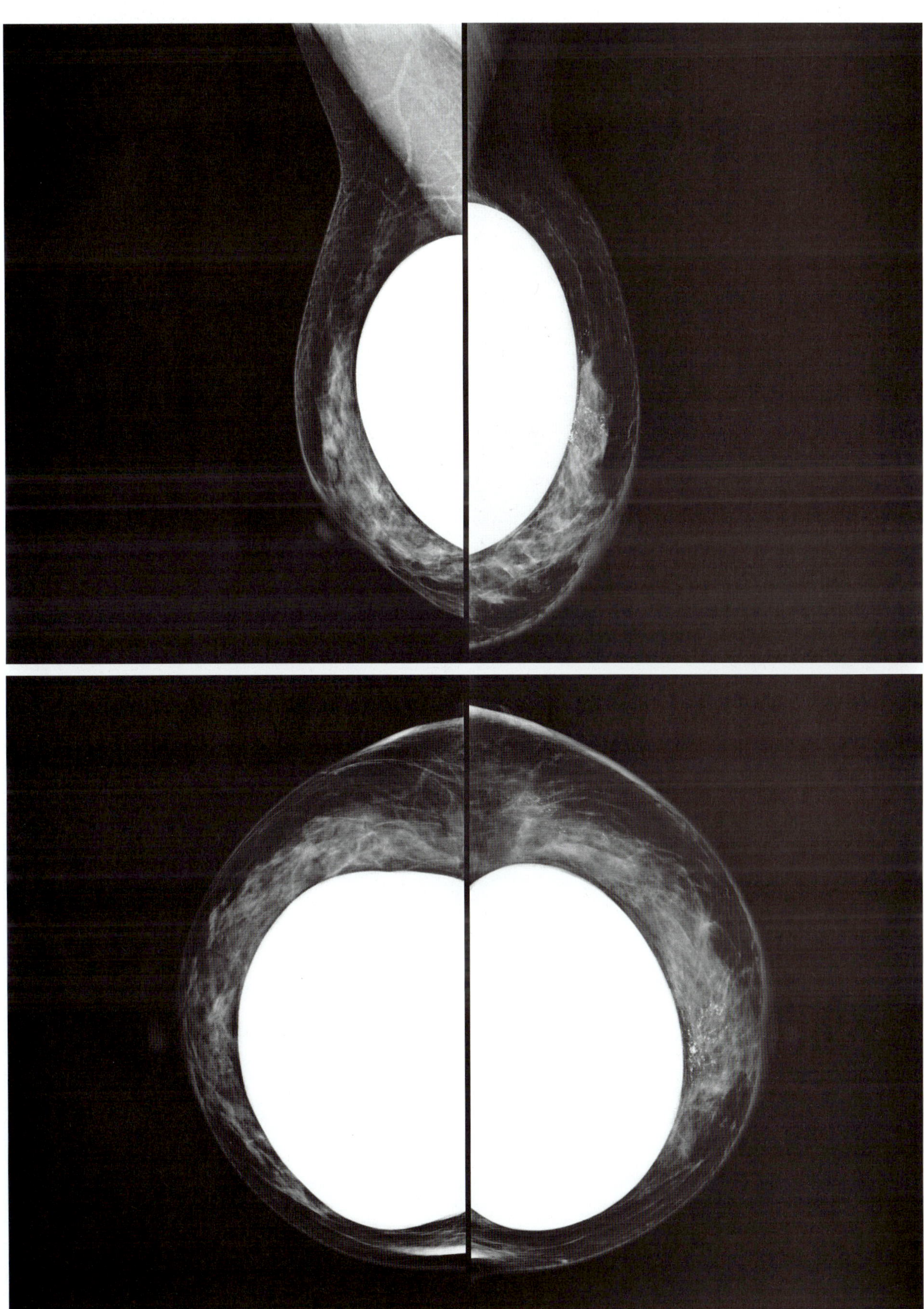

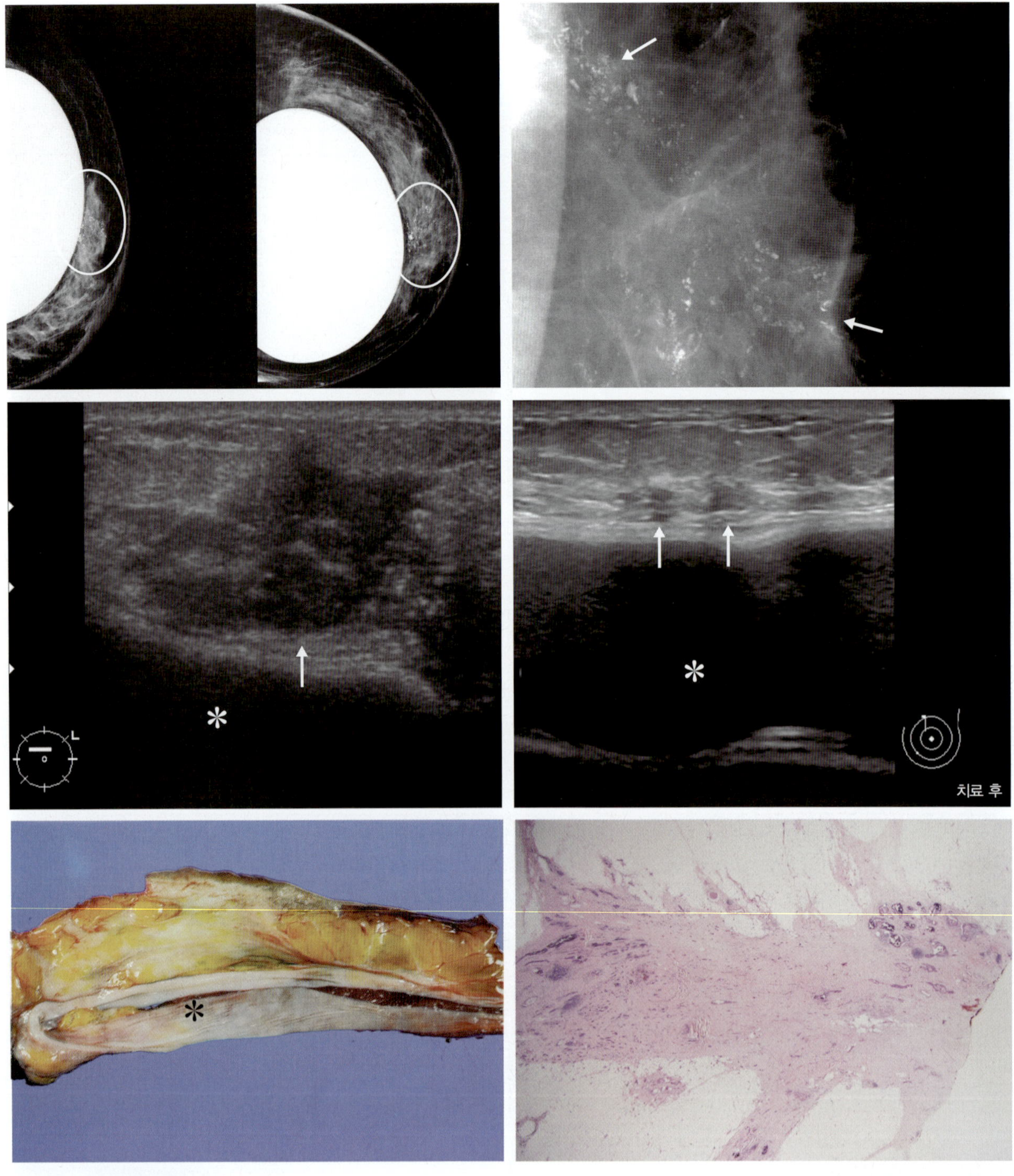

❷-91 증례 해설

- **확대유방촬영술 소견** 왼쪽 유방 상내측에 석회화가 있다. 내외사확대촬영에서 유두하까지 구역성 미세 다형태성 석회화(화살표)가 보인다. 환자는 식염수백 유방확대술을 받았다.
- **초음파 소견** 왼쪽 유방 12시 방향, 유두에서 3cm 떨어진 위치에 4cm 크기, 불분명한 경계의 저에코 종괴(화살표)가 있다. 항암화학요법 후 종괴(화살표) 크기가 많이 감소했다. 흉근 내에 삽입물(꽃표)이 보인다.
- **최종판정** 카테고리 4c : 높은 악성 가능성(즉각적 조직검사 필요). 판독의 5명 중 4명은 카테고리 4c, 1명은 카테고리 5로 판정했다.
- **수술명과 진단** 유방전절제술, 관상피내암을 동반한 1.9cm 저등급 침윤성암과 4개 림프절전이(T1N2, 병기3A).
- **포인트** 구역성 분포의 미세 다형태성 석회화가 보여 카테고리 4c로 판정했다. 유방확대술을 받은 여성에서 진행성 유방암으로 발견되어 항암화학요법 후 수술한 증례이다.

②-92 무증상 46세 여성

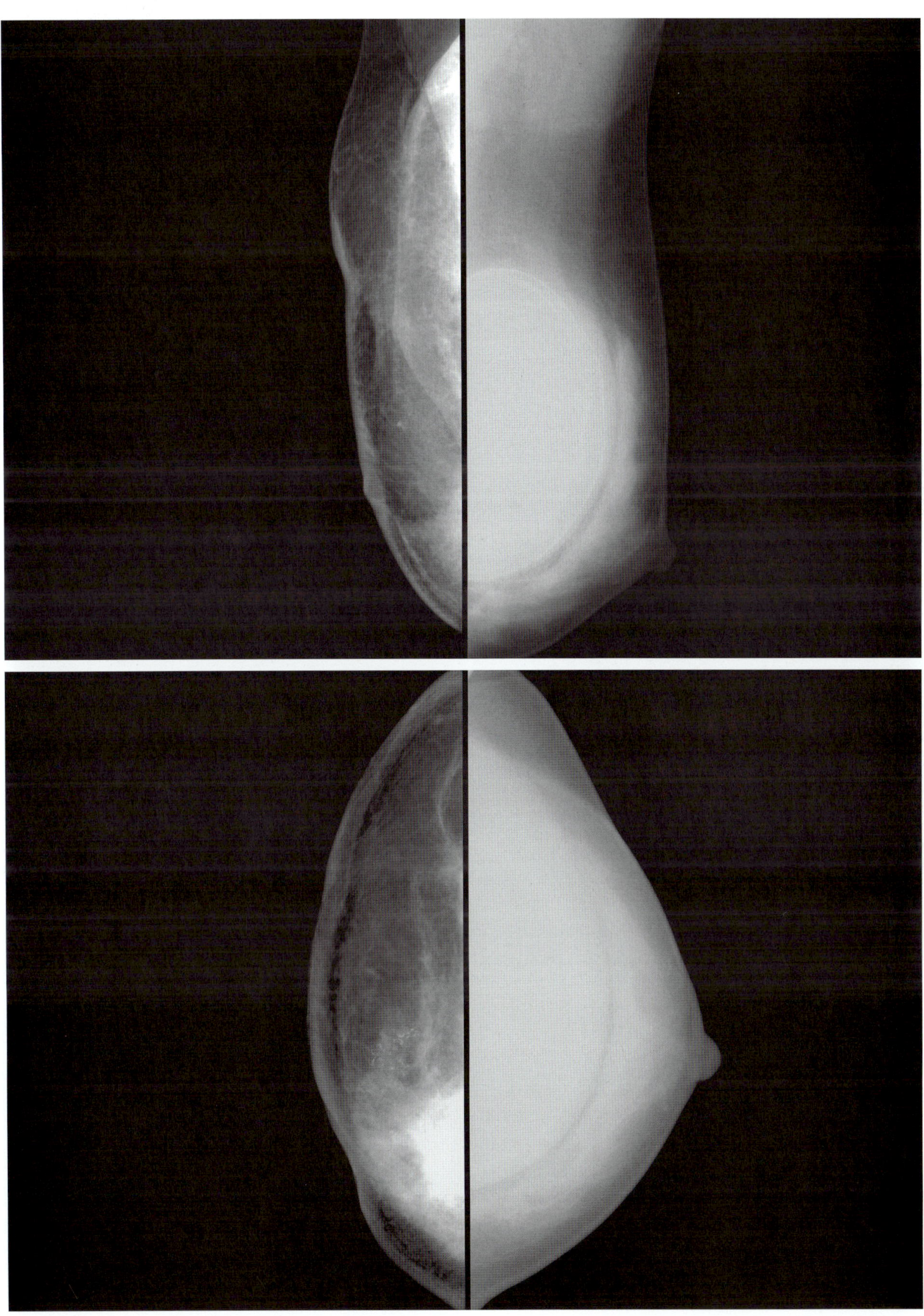

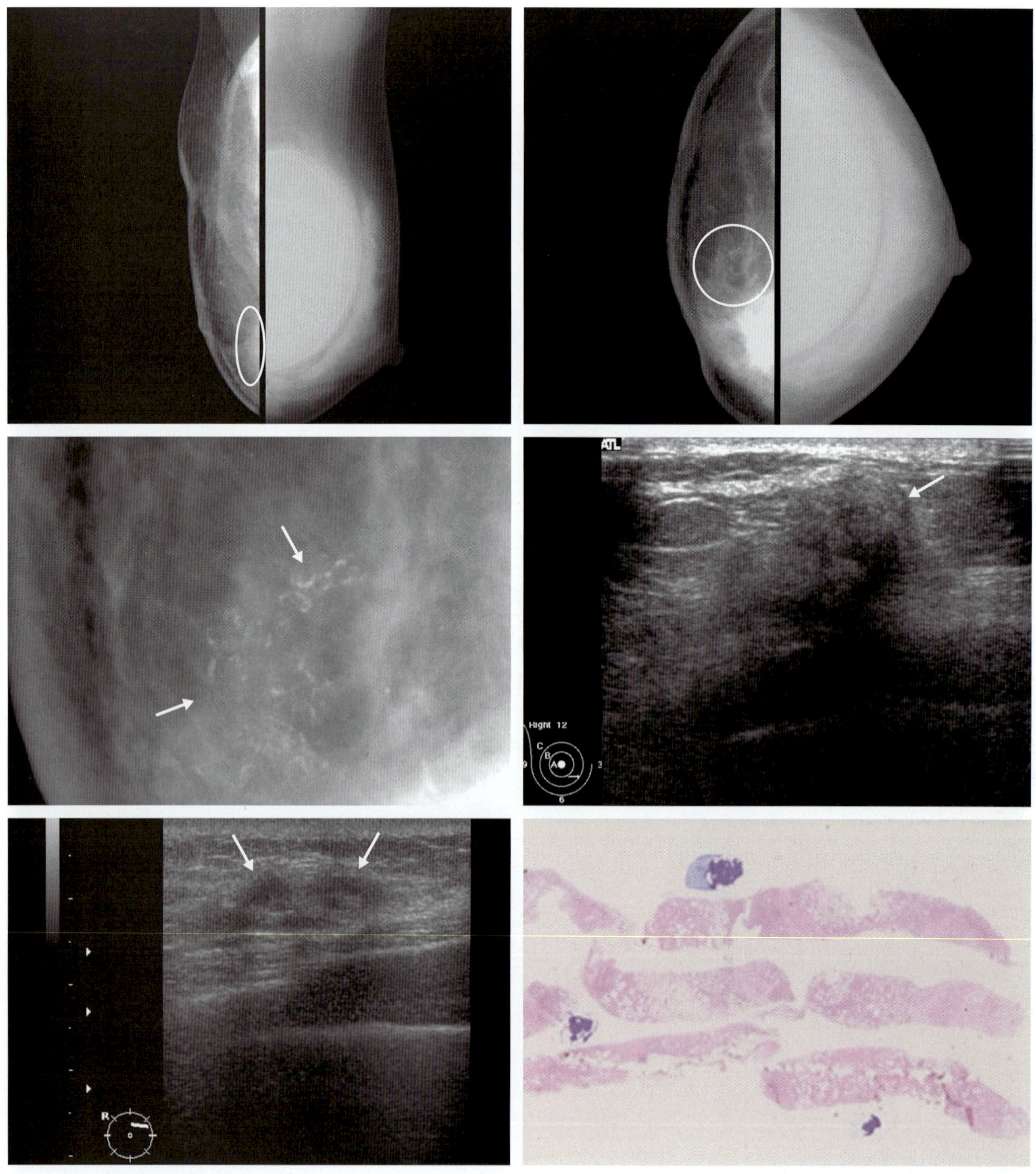

❷-92 증례 해설

- **유방촬영술 소견** 오른쪽은 유방전절제술과 횡배복직근판*TRAM flap* 재건술을, 왼쪽은 식염수백 유방확대술을 받은 상태이다. 확대촬영에서 오른쪽 수술 부위 내측에 군집성의 거칠고 불균질한 석회화(화살표)가 보인다.
- **초음파 소견** 오른쪽 유방 상내측과 하내측에 3cm와 2cm 크기, 불분명한 경계의 저에코 종괴(화살표)가 있다.
- **최종판정** 카테고리 3 : 양성 추정(6개월 후 추적검사 필요). 판독의 5명 중 3명은 카테고리 3, 1명은 카테고리 2, 1명은 카테고리 4a로 판정했다.
- **코어생검 진단** 지방괴사와 동반된 이영양성 석회화.
- **포인트** 수술 부위에 생긴 거칠고 불균질한 석회화로 카테고리 3로 판정했다. 유방재건술 부위의 지방괴사와 동반된 이영양성 석회화로 대부분 특징적인 위치와 과거력을 고려하면 양성으로 진단이 가능하지만, 이 증례는 유방암 재발과 감별하기 위해 조직검사를 시행했다.

②-93 유방종괴가 주소인 40세 여성

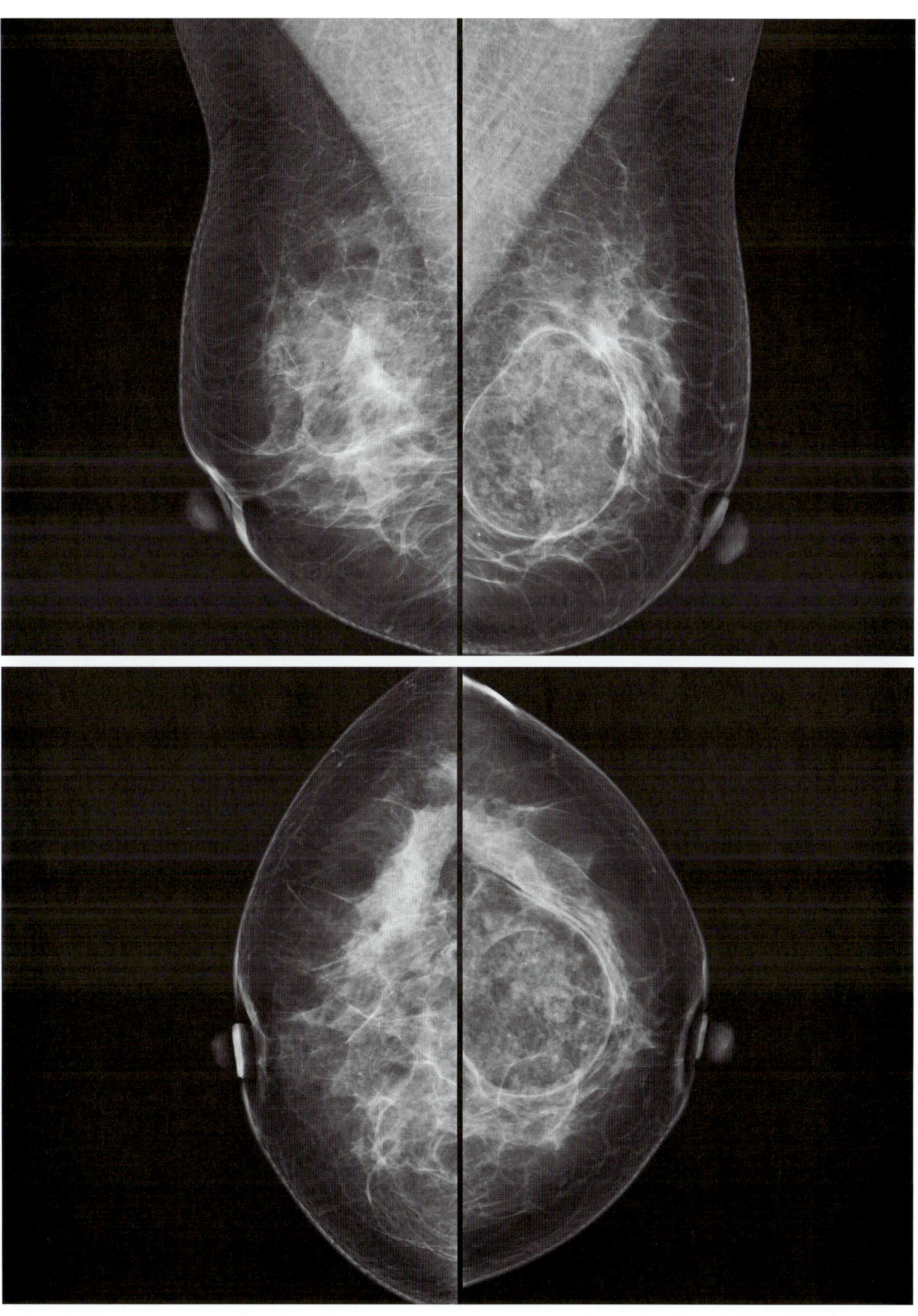

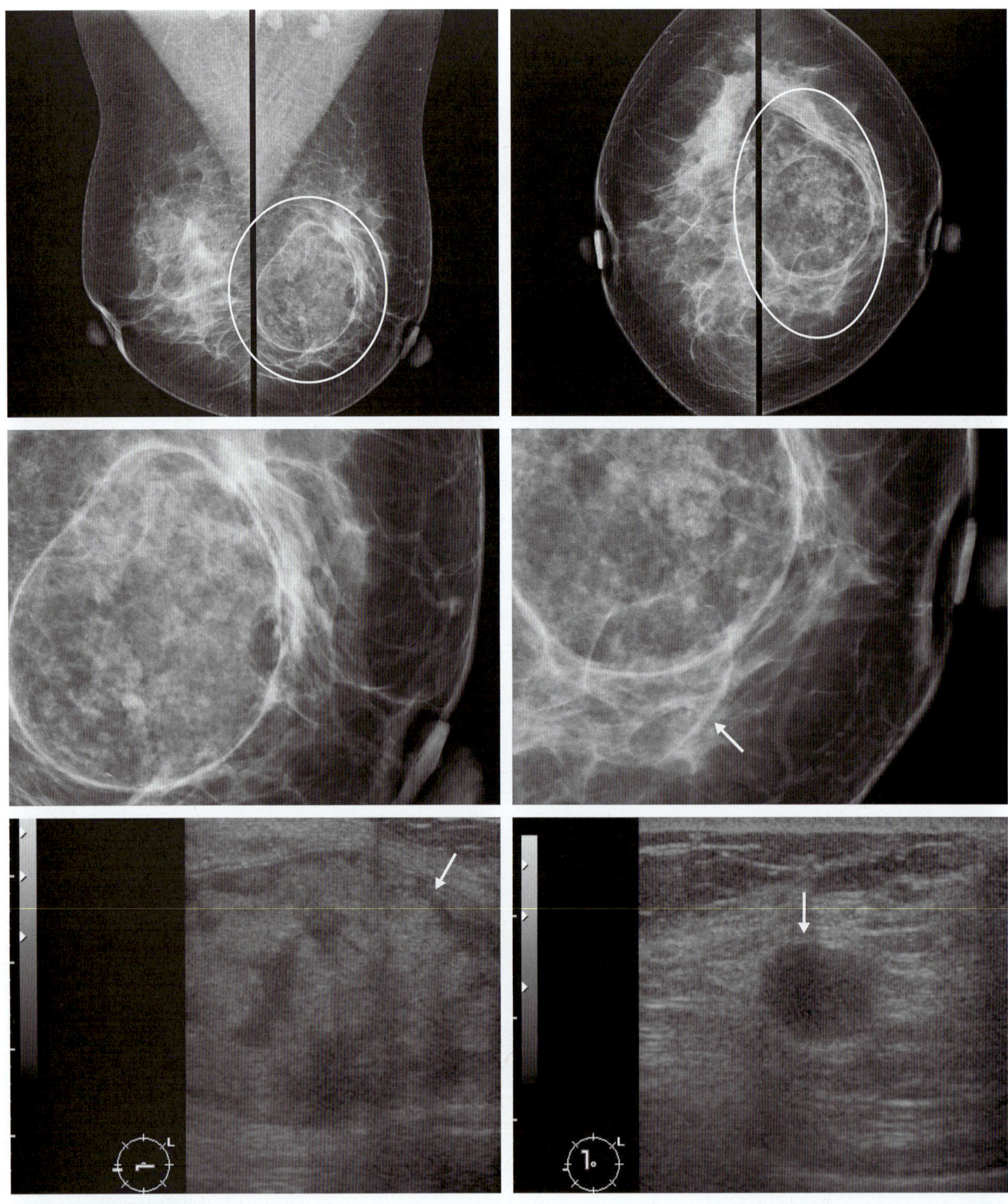

❷-93 증례 해설

- **유방촬영술 소견** 왼쪽 유방 중앙에 유방실질을 앞으로 밀고 있는 지방포함밀도, 국한성 경계의 종괴가 보인다. 확대 사진에서 내측 유방에 지방음영의 국한성 종괴(화살표)가 하나 더 보인다. 8개월 전 유방에 자가지방이식술을 받은 적이 있다.
- **초음파 소견** 왼쪽 유두하에 3cm 크기, 국한성 경계, 불균질 에코의 종괴(화살표)와 11시 방향, 유두에서 2cm 떨어진 위치에 1cm 크기, 국한성 경계의 저에코 종괴(화살표)도 보인다.
- **최종판정** 카테고리 2 : 양성(1년 후 추적검사 요망). 판독의 5명 중 2명은 카테고리 3, 1명은 카테고리 4a로 판정했다.
- **진단** 이식된 지방조직.
- **포인트** 지방을 포함하고 명확한 경계를 가지는 종괴로 카테고리 2, 전형적인 양성 소견으로 판정했다. 유방확대 목적으로 자가지방이식술을 받은 환자에서 보일 수 있는 지방괴사와 기름낭종의 증례로, 진행되면 석회화 등이 동반될 수 있다.

②-94 무증상 41세 여성

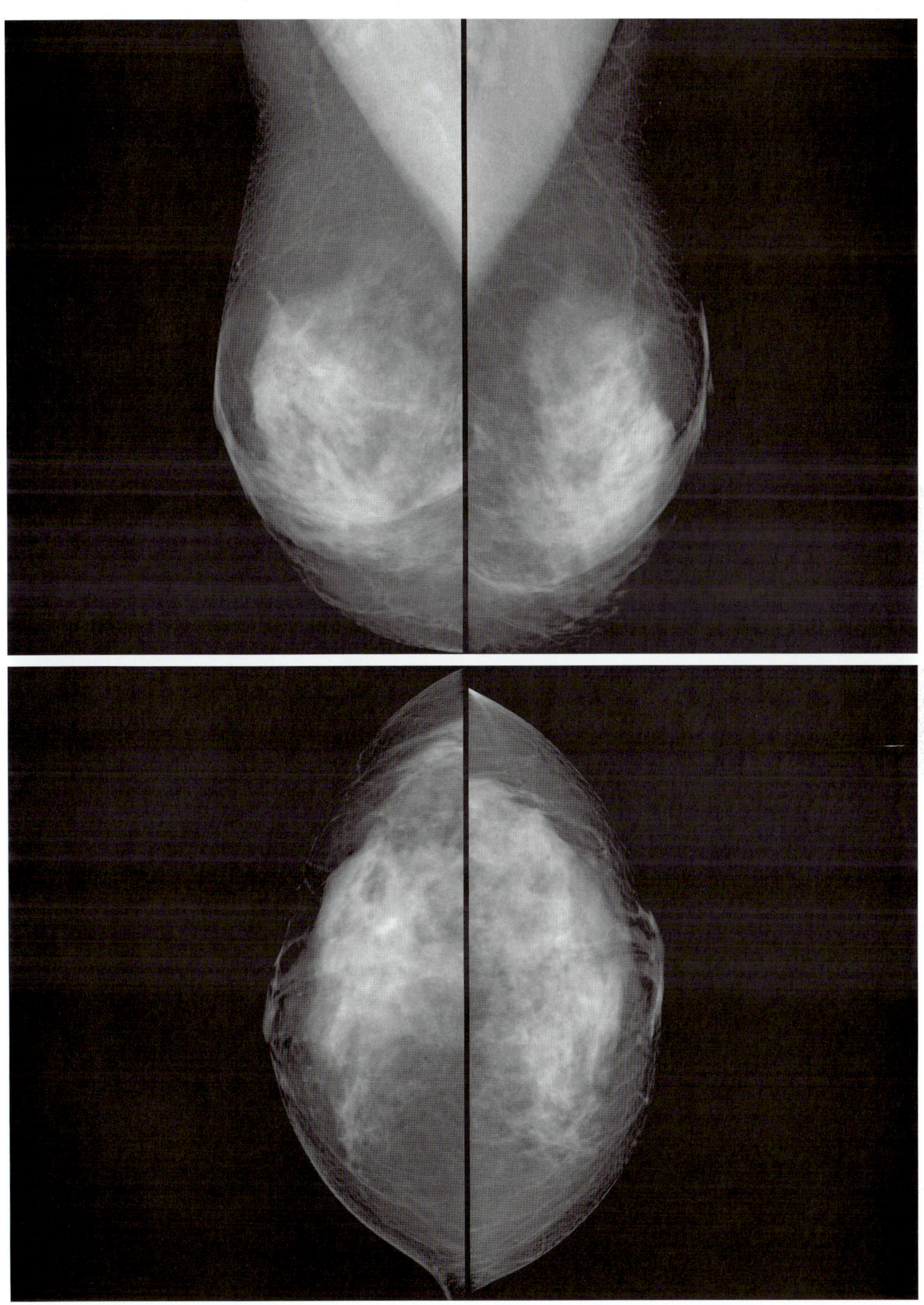

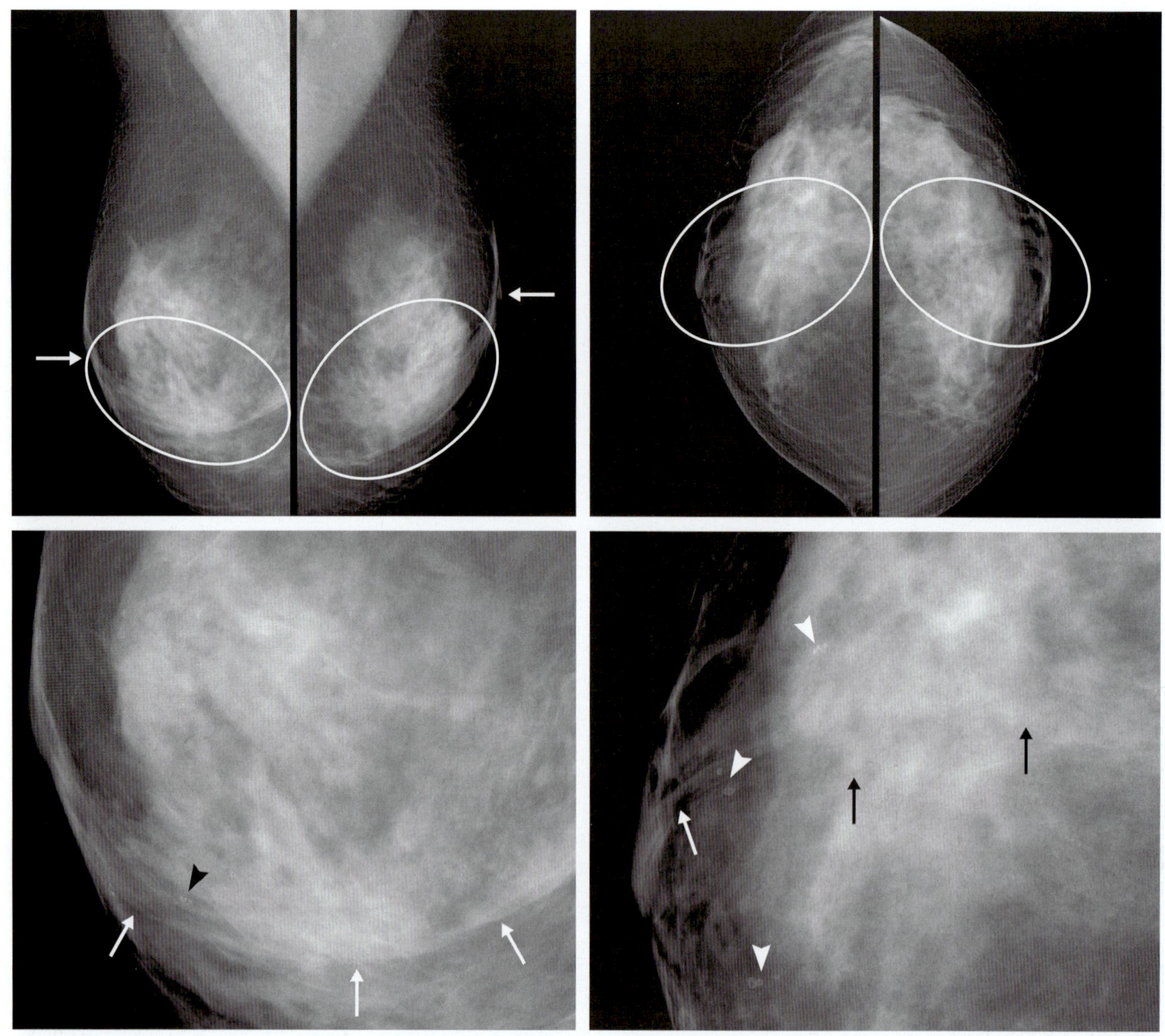

② - 94 증례 해설

- 유방촬영술 소견 양쪽 유두(화살표)가 비교적 위쪽에 위치하며, 유륜 주위부터 6시 방향으로 구조왜곡이 보인다. 오른쪽 확대 사진에서 유두 후방에서 시작하는 구조왜곡(화살표)과 주위에 중앙이 저음영인 석회화(화살촉)가 있다. 유방축소술의 과거력이 있다.
- 최종판정 카테고리 2 : 양성(1년 후 추적검사 요망). 판독의 5명 중 4명은 카테고리 2, 1명은 카테고리 3로 판정했다.
- 진단 유방축소술 후 반흔.
- 포인트 유방축소술을 받은 여성에서 양측 유두 주위에 대칭적으로 생긴 구조왜곡으로, 카테고리 2로 판정했다. 유방축소술 시 유륜 주변과 함께 유두로부터 6시 방향으로 수직 절개하므로, 그 부위를 따라 생긴 반흔이 유방촬영에서 전형적인 구조왜곡 소견을 보인다.

②-95 유방종괴가 주소인 68세 남성

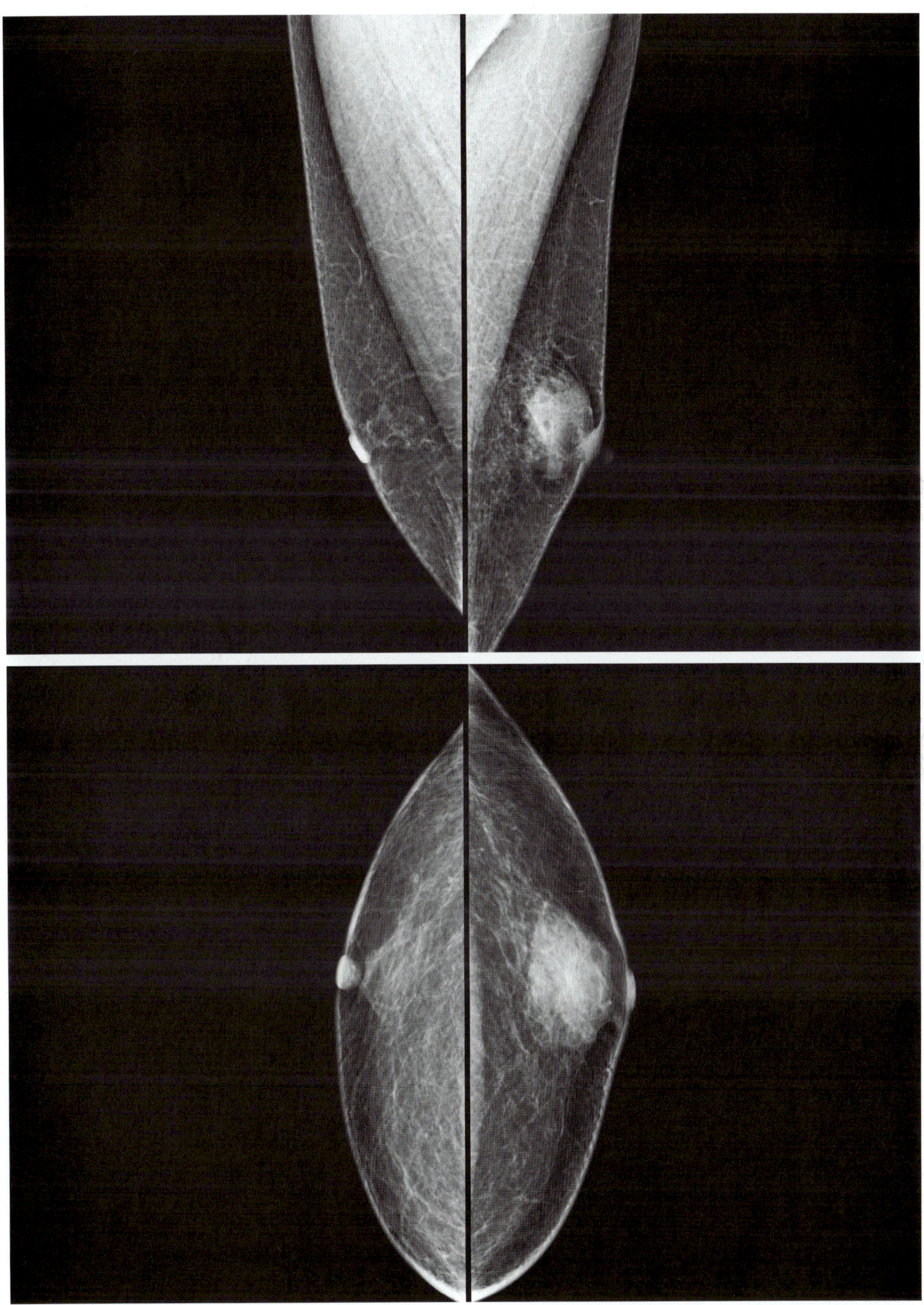

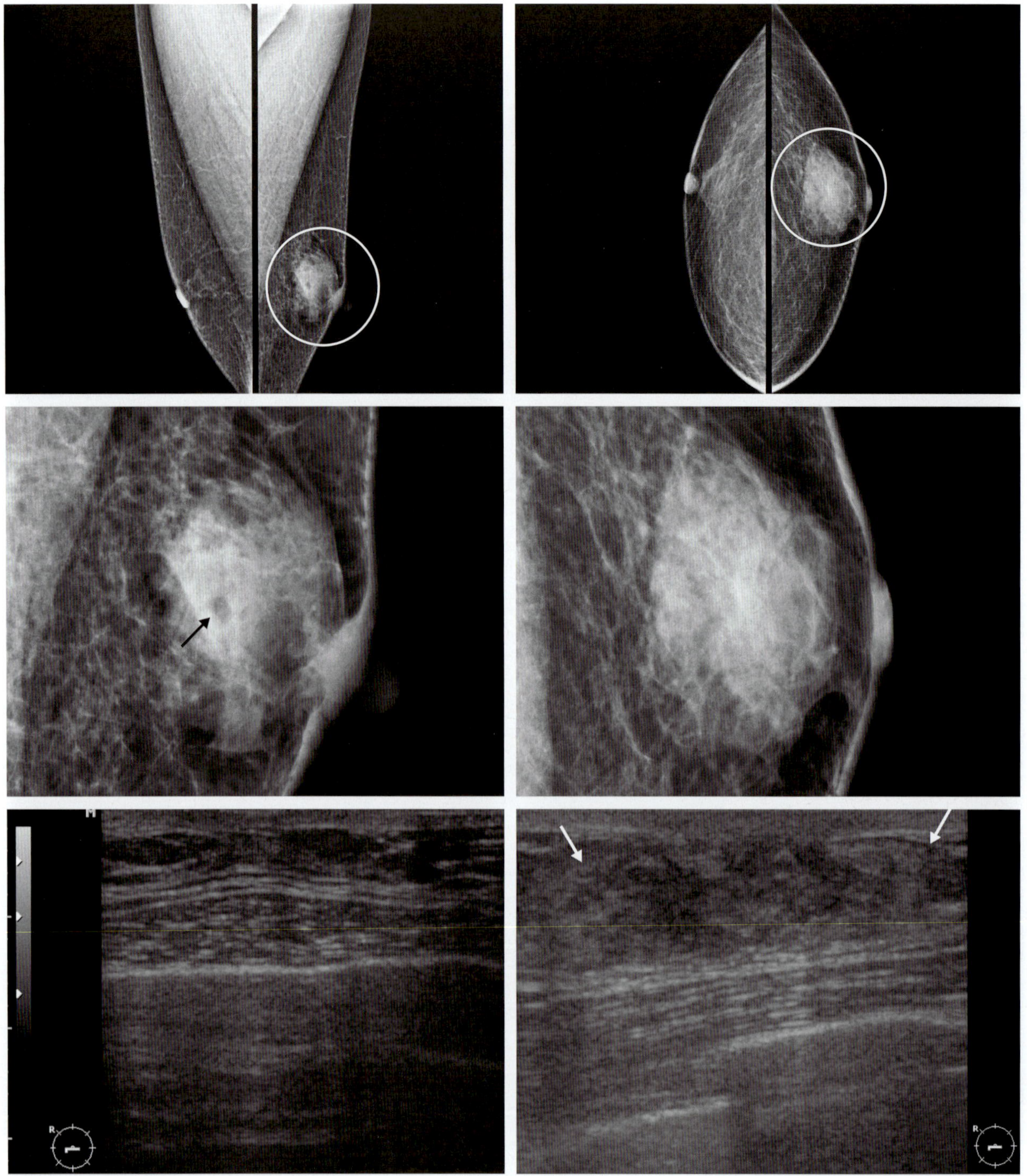

❷-95 증례 해설

- **유방촬영술 소견** 왼쪽 유두하에 불명확한 경계의 비대칭음영이 보이지만 확대 사진에서 내부에 지방음영(화살표)이 포함되어 있다. 오른쪽은 정상적인 남성의 유방촬영술 소견이다.
- **초음파 소견** 왼쪽 유두 바로 밑에 불분명한 경계와 불균질 에코가 유두를 중심으로 대칭적으로 위치(화살표)한다. 오른쪽 유두하는 지방조직만 보인다.
- **최종판정** 카테고리 2 : 양성. 판독의 5명 중 3명은 카테고리 2, 2명은 카테고리 3로 판정했다.
- **진단** 여성화유방*gynecomastia*.
- **포인트** 유방촬영에서 왼쪽 유두 직하방에 보이는 비대칭음영으로 내부에 지방이 섞여 있고 초음파에서 유두를 중심으로 대칭적으로 분포하여 카테고리 2로 판정했다. 여성화유방은 유방촬영에서 정상 유방실질과 지방이 혼합되어 있고 유두를 중심으로 대칭적으로 위치하는 것이 남성 유방암과의 감별점이다. 증례 2-97과 비교해보자.

❷-96 유방종괴가 주소인 53세 남성

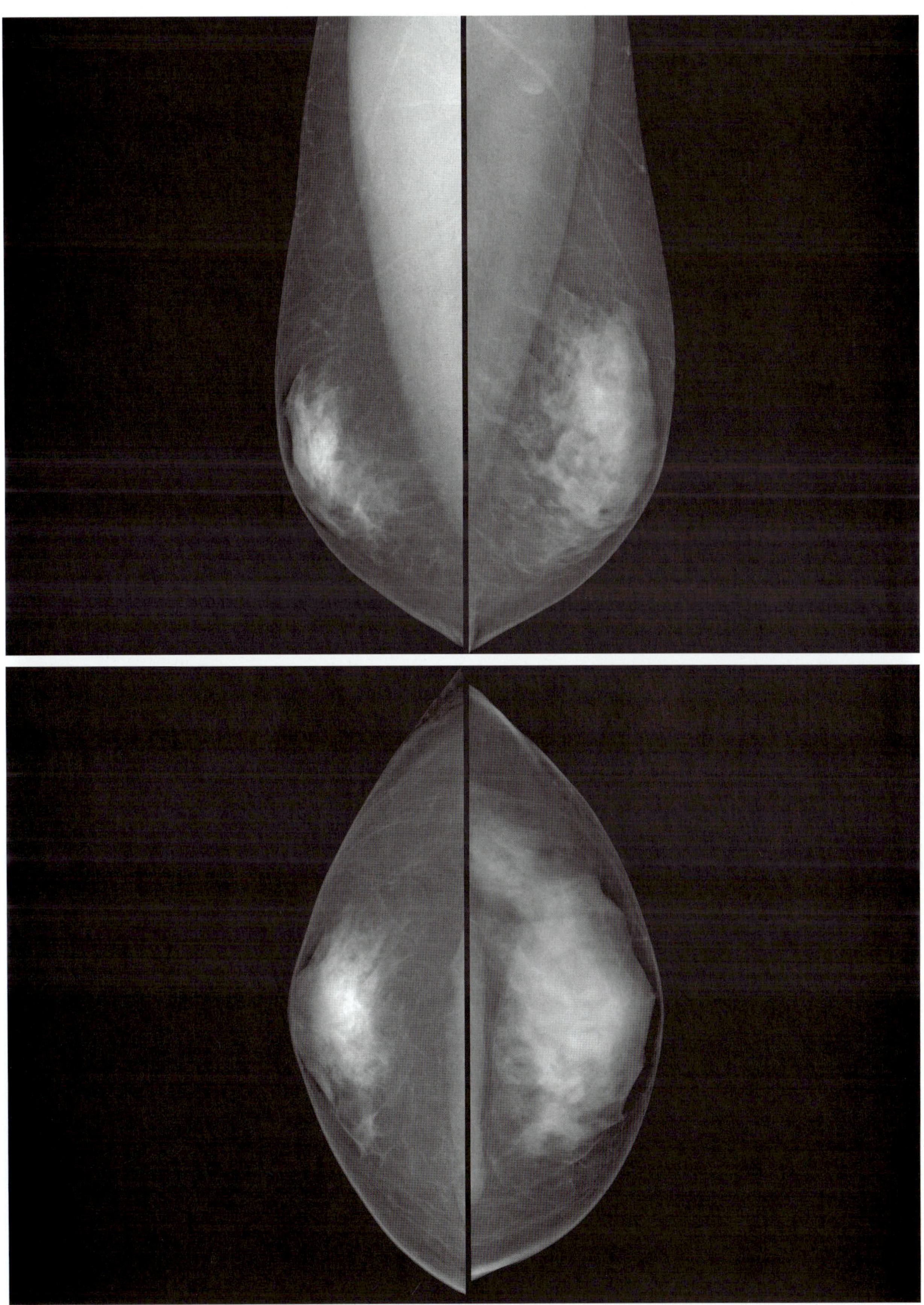

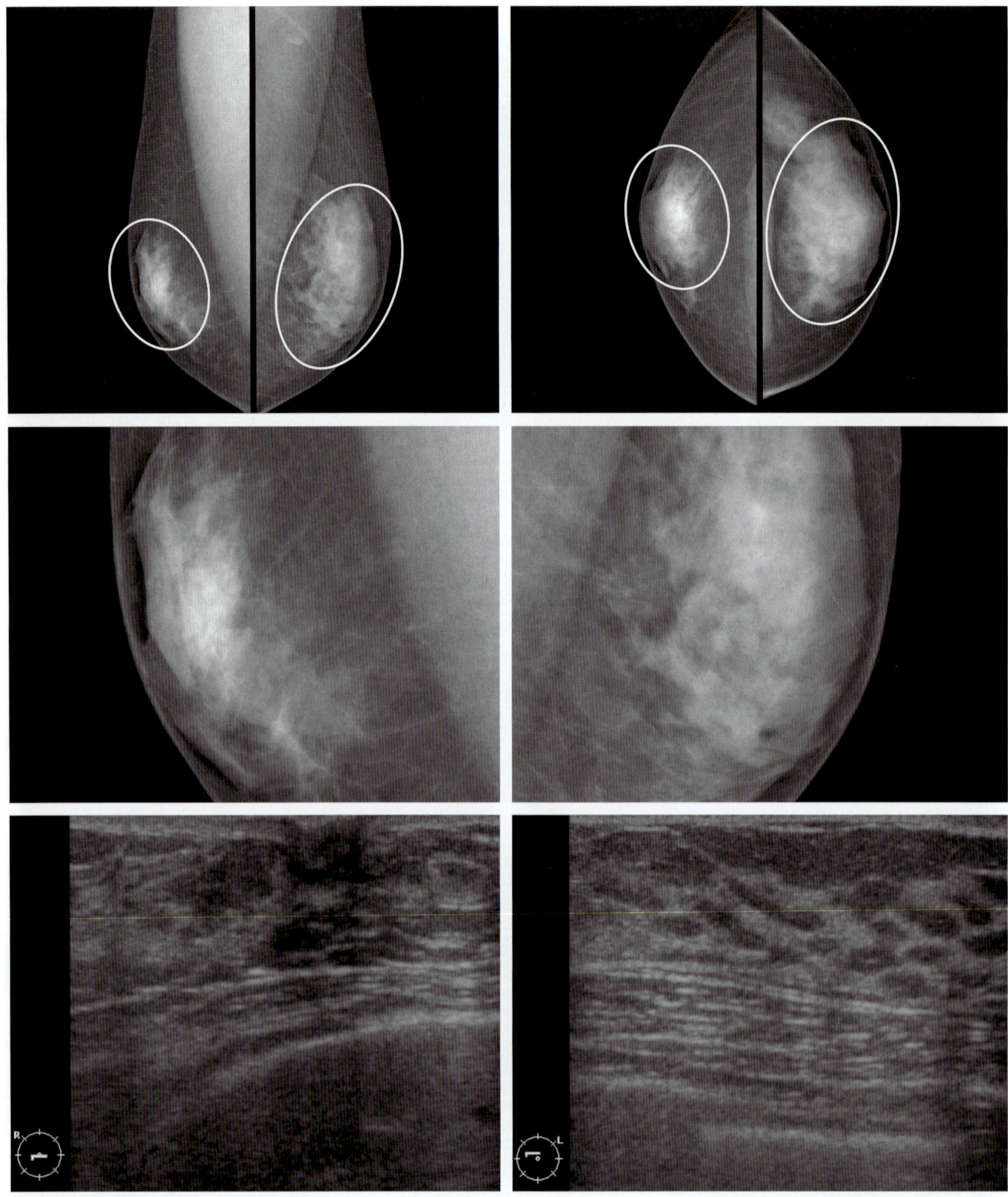

❷ -96 증례 해설

- 유방촬영술 소견 양쪽 유방 유두하에 비대칭적인 음영 증가가 보인다. 내외사확대 사진에서 왼쪽 유선이 오른쪽에 비해 비대칭적으로 커져 있지만 유선조직과 후지방층의 불규칙적인 경계 등의 형태는 좌우가 비슷하다.
- 초음파 소견 양측 유두 직하방에 불분명한 경계와 불균질 에코의 유선조직이 보인다. 왼쪽 유방은 여성의 정상 유방과 동일한 초음파 소견을 보인다.
- 최종판정 카테고리 2 : 양성. 판독의 5명 모두 카테고리 2로 판정했다.
- 진단 여성화유방.
- 포인트 양측 유방의 비대칭적인 유두하 음영 증가 소견이지만 지방이 섞여 있고 초음파에서 정상 유방조직으로 보여 카테고리 2로 판정했다. 여성화유방은 약물 복용과 연관될 수 있으며 보통 양측성으로 나타나고 한쪽이 반대쪽에 비해 큰 경우도 흔하다.

②-97 유방종괴가 주소인 64세 남성

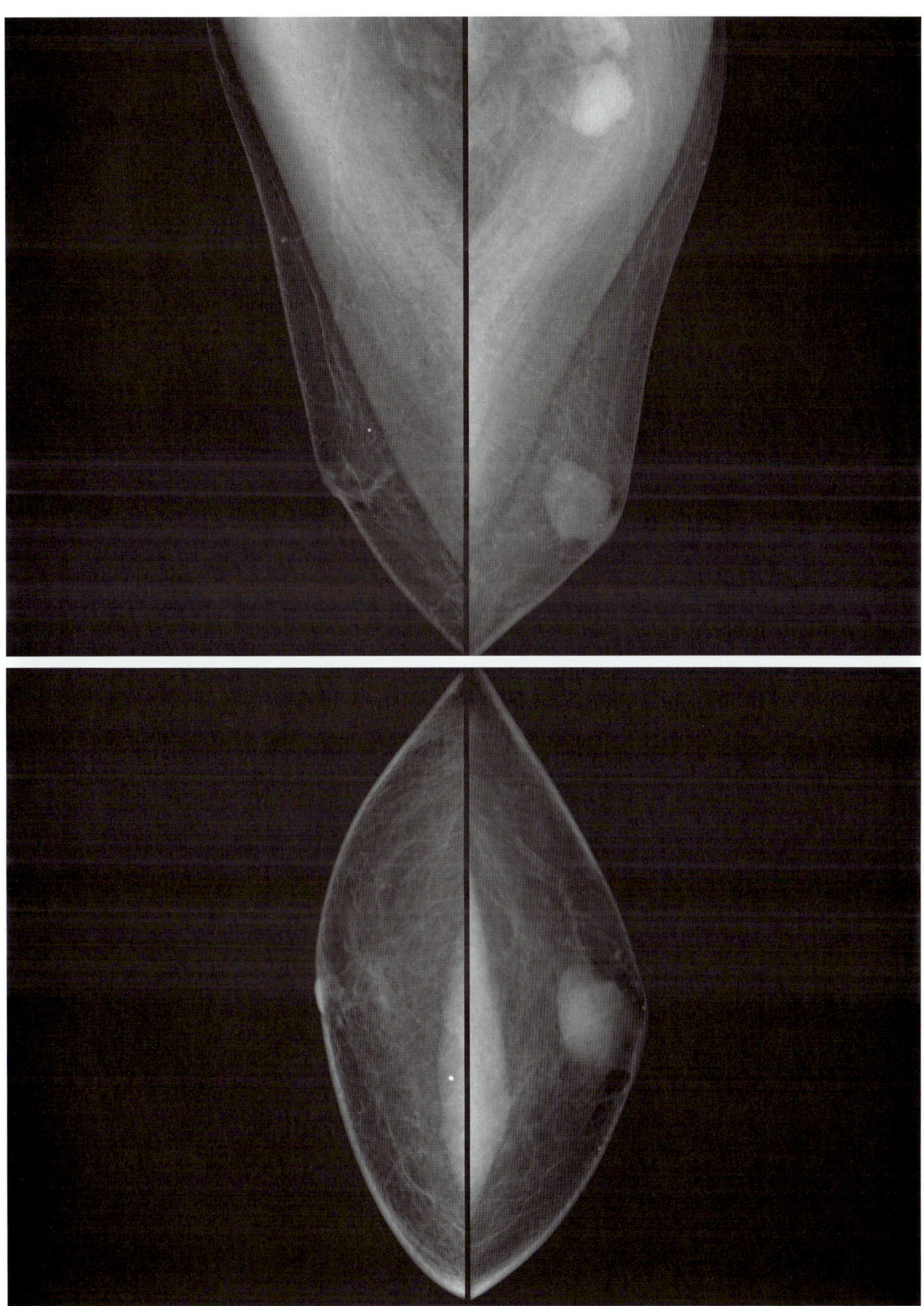

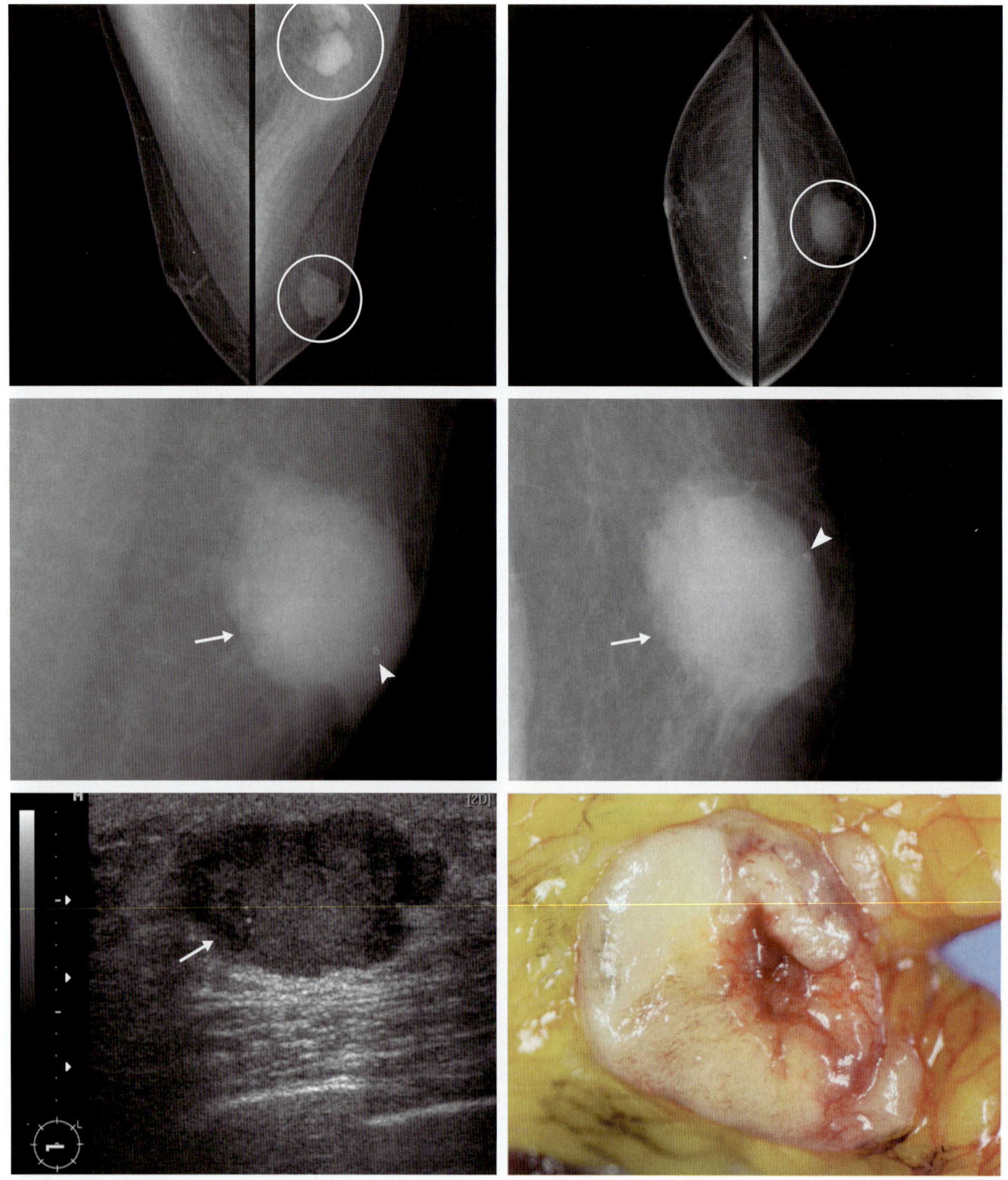

❷-97 증례 해설

- **유방촬영술 소견** 왼쪽 유두하에 고밀도 종괴와 액와부에 림프절 종대가 있다. 확대촬영에서 미세소엽형 경계의 종괴(화살표)이며 종괴 주변에 양성 석회화(화살촉)가 보인다.
- **초음파 소견** 왼쪽 유두 직하방에 2.5cm 크기, 미세소엽형 경계의 저에코 종괴(화살표)이다. 종괴 중심부의 에코가 주변보다 높다.
- **최종판정** 카테고리 4c : 높은 악성 가능성(조직검사 필요). 판독의 5명 중 3명은 카테고리 4c, 2명은 카테고리 5로 판정했다.
- **수술명과 진단** 유방전절제술, 2.5cm 고등급 침윤성암과 4개 림프절전이(T2N2, 병기3A).
- **포인트** 유두하에 고밀도의 미세소엽형 종괴와 액와림프절 종대가 있어 카테고리 4c 또는 5로 판정했다. 남성 유방암 증례로 분명한 종괴를 만드는 것이 여성화유방과의 차이점이다.

②-98 유방종괴가 주소인 50세 남성

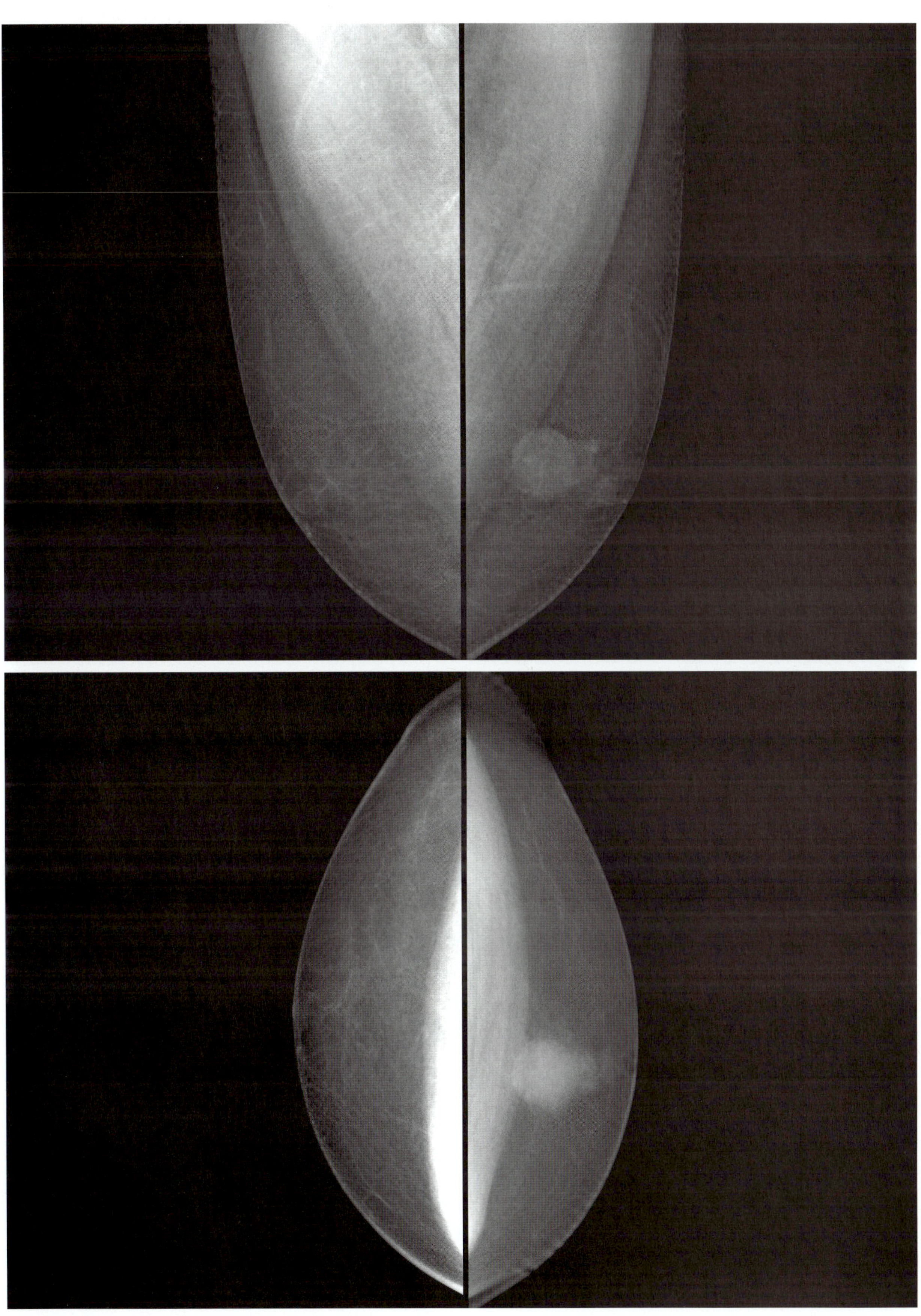

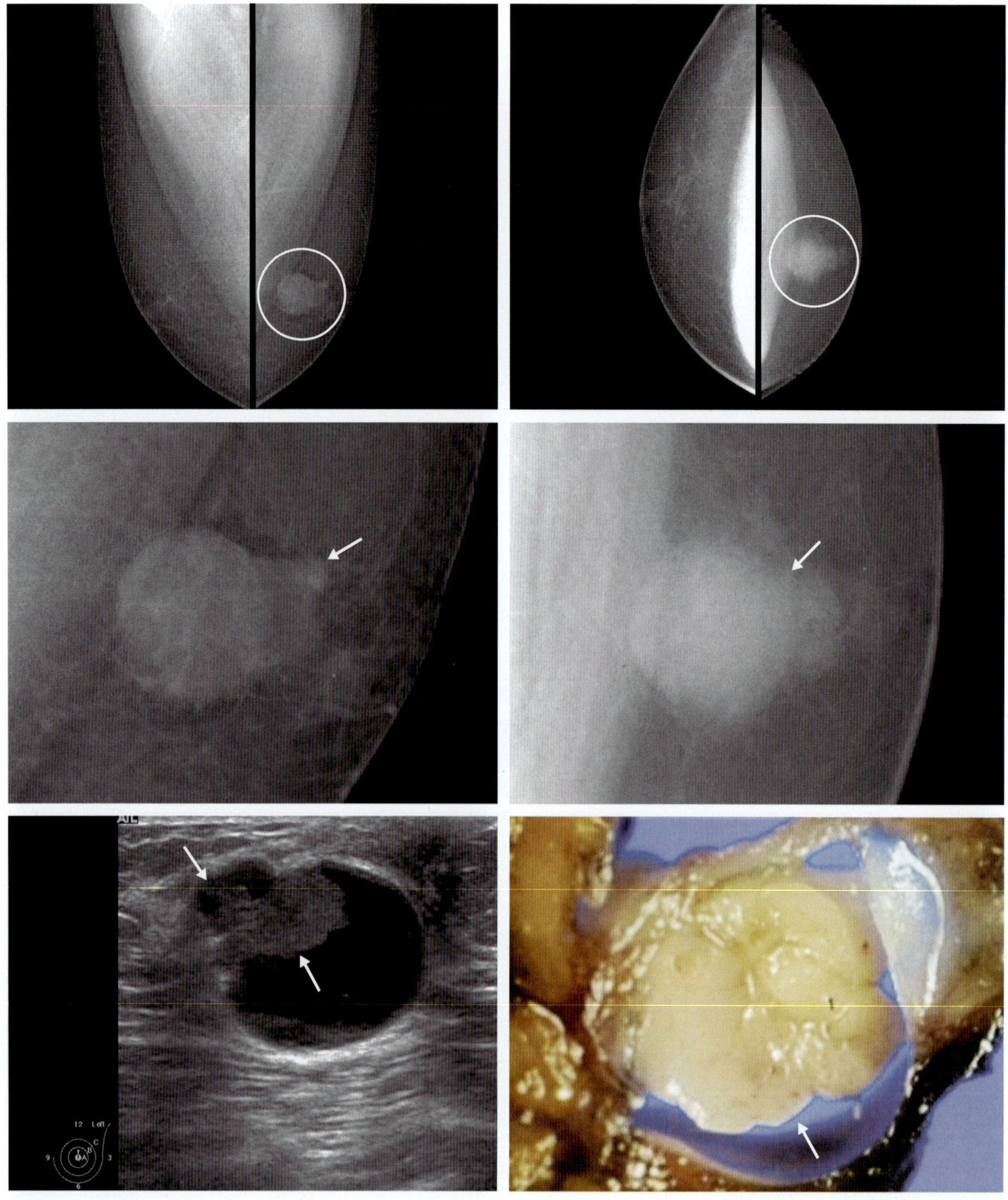

❷-98 증례 해설

- **유방촬영술 소견** 왼쪽 유두하에 고밀도 종괴가 보인다. 확대 사진에서 종괴의 뒷부분은 국한성 경계이나 앞부분은 불분명한 경계(화살표)이다.
- **초음파 소견** 왼쪽 유두하에 2.4cm 크기, 국한성 경계의 복합에코 종괴로 내부에 에코가 높은 고형 부분(화살표)이 있다.
- **최종판정** 카테고리 4b : 중간 악성 가능성(조직검사 필요). 판독의 5명 중 2명은 카테고리 4b, 2명은 4a, 1명은 4c로 판정했다.
- **수술명과 진단** 유방전절제술, 1.6cm 낭종내 유두상 암*intracystic papillary cancer*(T1N0, 병기1).
- **포인트** 유방촬영에서 불분명한 경계의 고밀도 종괴이며 초음파에서 복합에코 종괴로 보여 카테고리 4b로 판정했다. 여성에서보다 상대적으로 유두상 암이 많으므로 남성에서 복합에코 종괴가 발견되면 유방암을 의심해야 한다.

②-99 유방종괴가 주소인 69세 남성

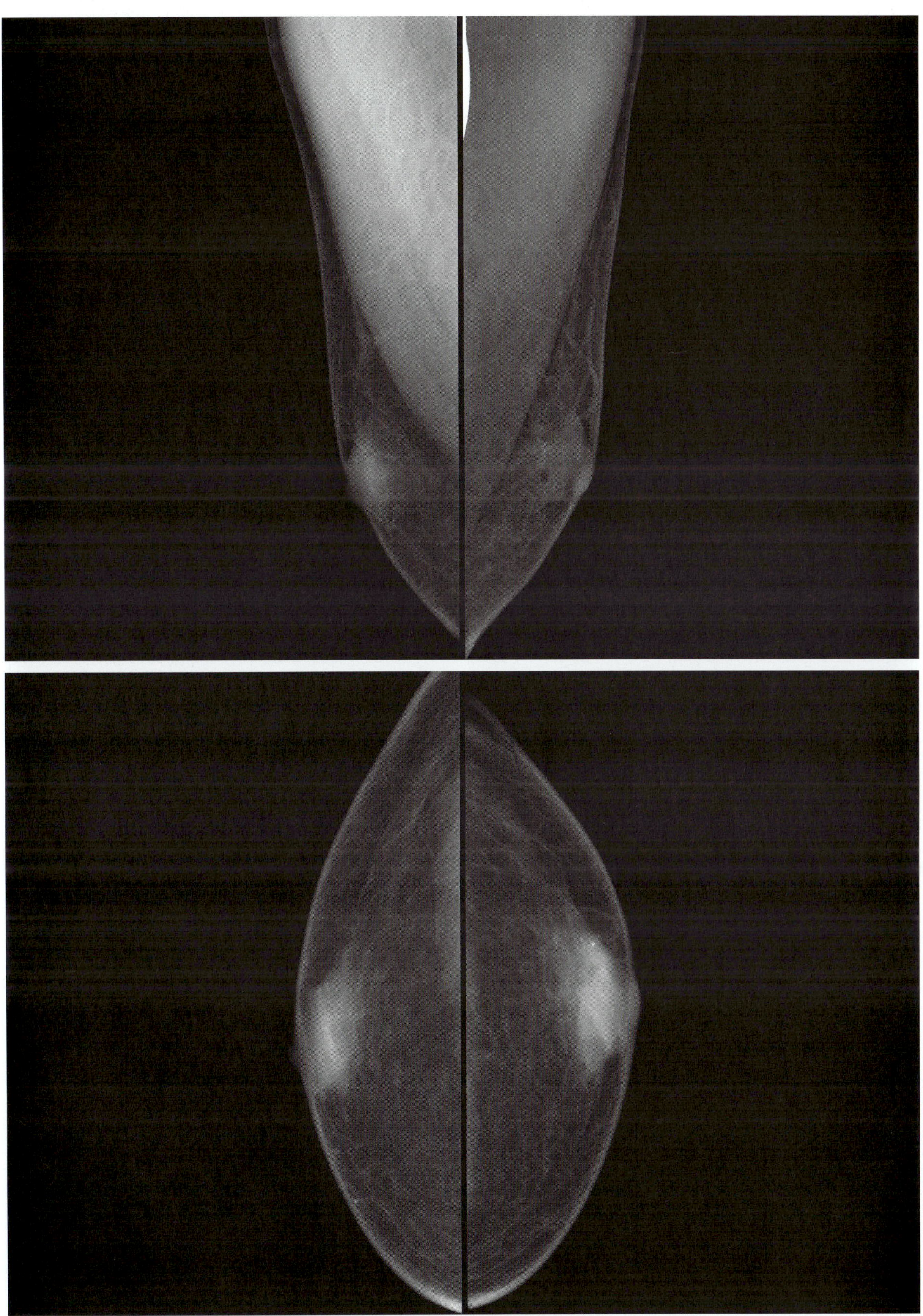

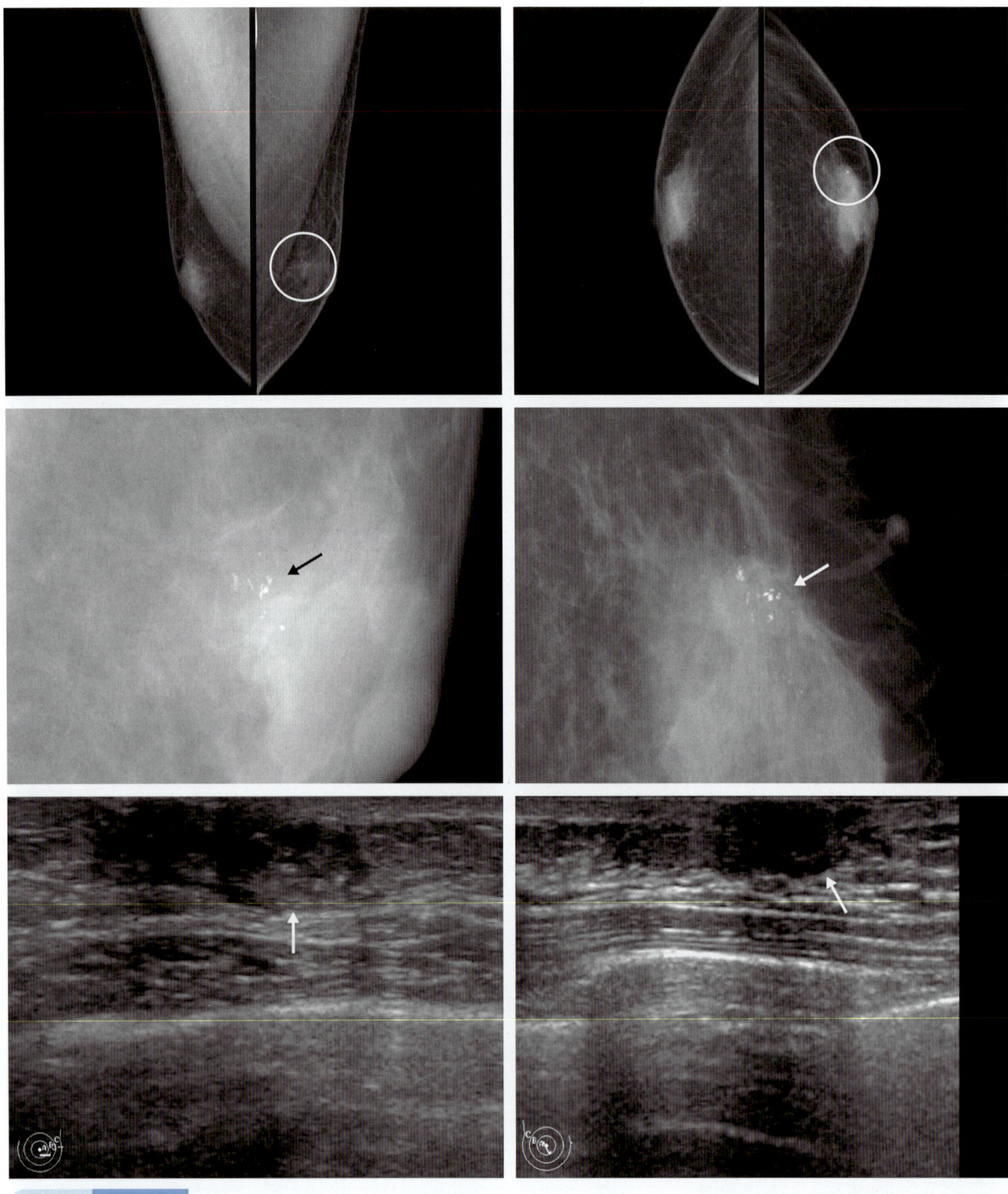

❷-99 증례 해설

- **유방촬영술 소견** 양쪽 유두하에 증가된 음영이 있고 왼쪽 유두하에 석회화가 보인다. 확대촬영에서 왼쪽 유두하 외측에 다형태성 석회화(화살표)가 있다.
- **초음파 소견** 왼쪽 유두하 8시 방향에 1cm 크기의 석회화를 동반한 저에코 종괴(화살표)가 있다. 오른쪽 유두하에는 여성화유방의 소견(화살표)이 보인다.
- **최종판정** 카테고리 5 : 악성(즉각적 조직검사 필요). 판독의 5명 중 4명은 카테고리 5, 1명은 카테고리 4c로 판정했다.
- **수술명과 진단** 유방전절제술, 관상피내암을 동반한 0.9cm 중등급 침윤성암(T1bN0, 병기1).
- **포인트** 유두하에 석회화 종괴가 보여 카테고리 5로 판정했다. 남성 유방암은 60세 이후에 흔하며 유두를 중심으로 비대칭적으로 또는 유두에서 떨어진 곳에 종괴를 형성하는 점이 여성화유방과의 차이점이며 이 증례처럼 여성화유방과 유방암이 함께 있을 수도 있다.

②-100 유방종괴가 주소인 79세 남성

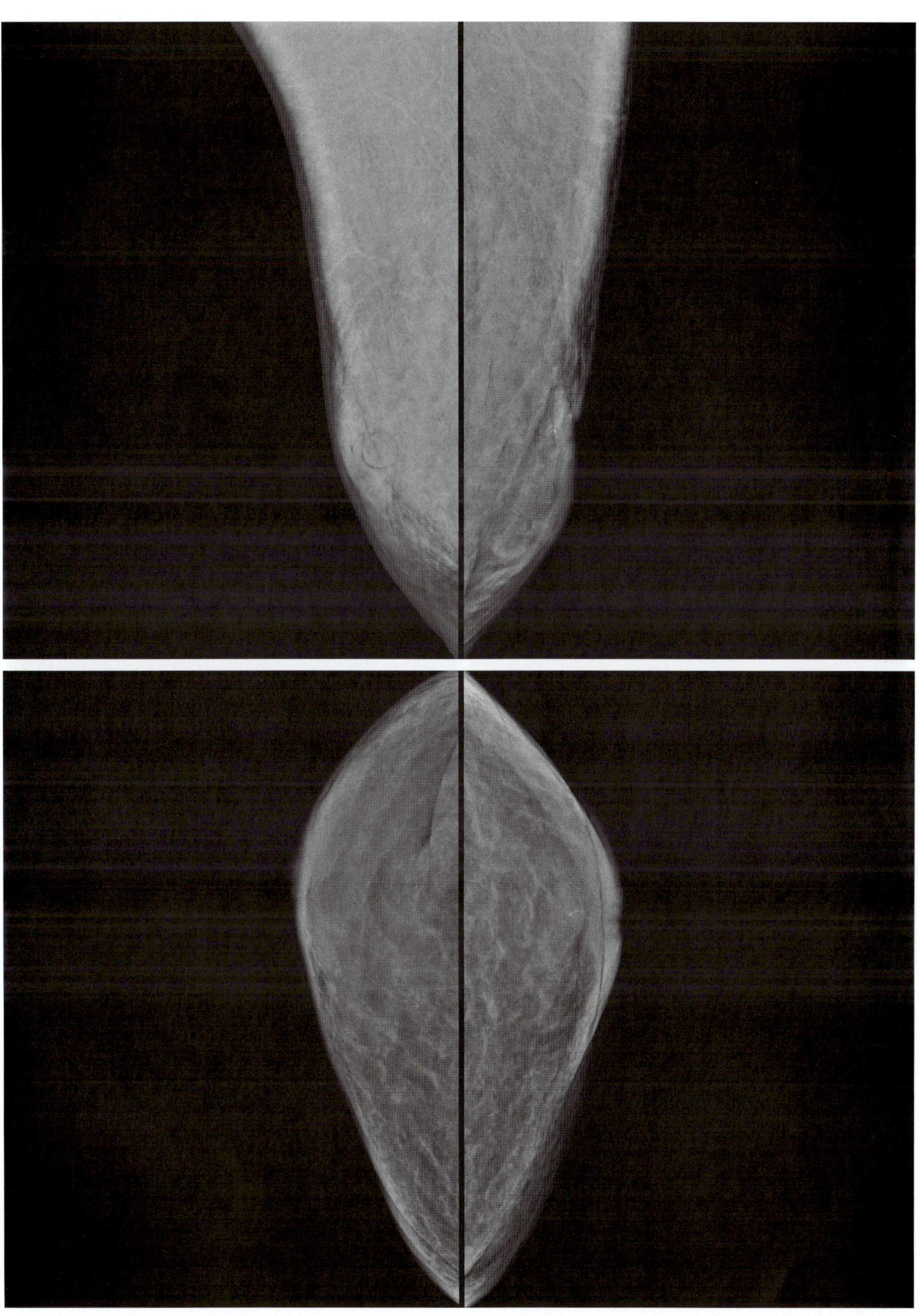

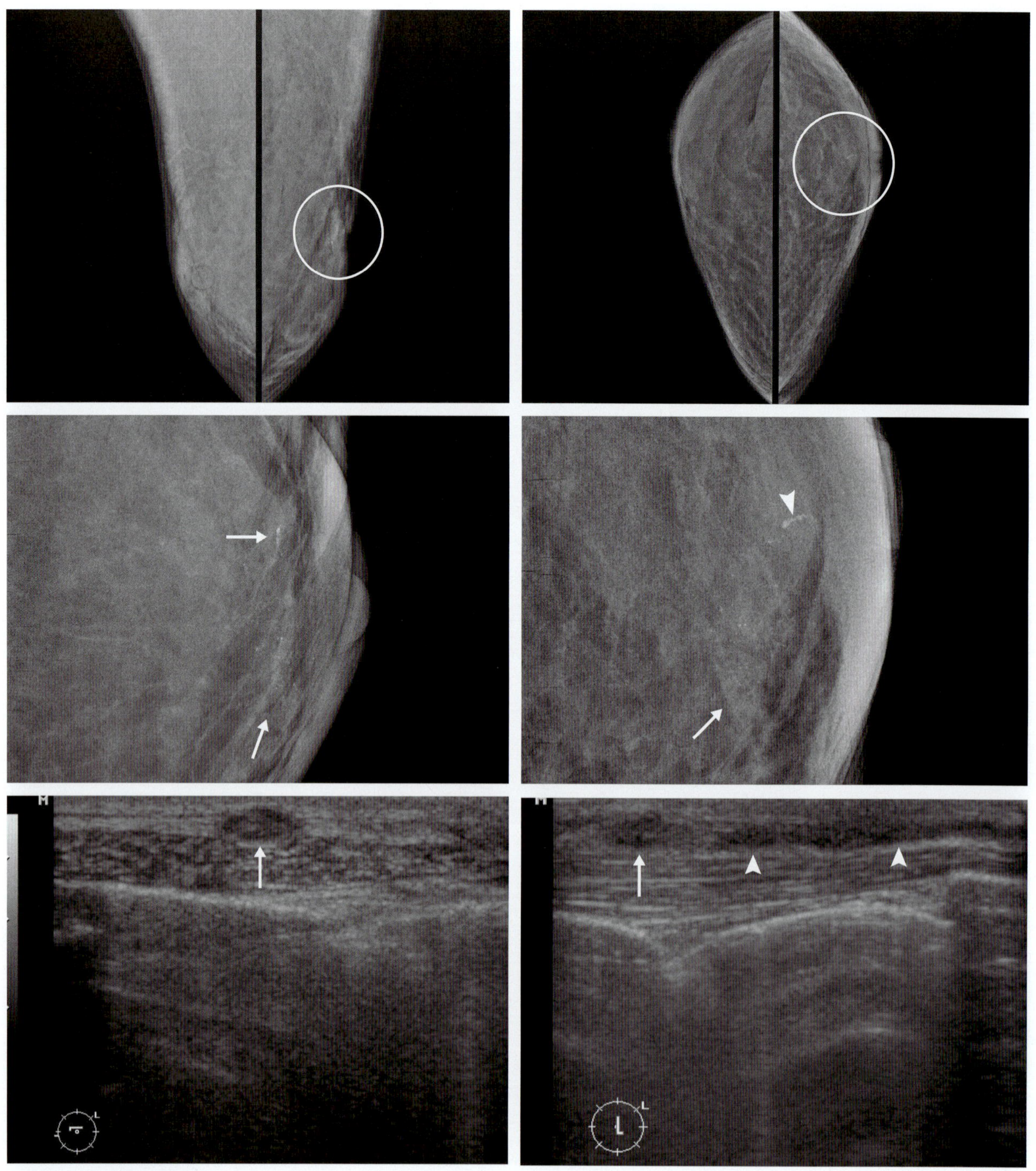

❷-100 증례 해설

- **유방촬영술 소견** 왼쪽 유방 12시 방향에 석회화가 보인다. 확대촬영에서 2cm 범위에 석회화(화살표)가 있으며 모양은 대부분 미세 다형태성이지만 일부는 미세 선상(화살촉)으로 보인다.
- **초음파 소견** 왼쪽 유방 12시 방향, 유두에서 2cm 떨어진 위치에 0.4cm 크기, 미세분엽형 경계의 종괴(화살표)와 늘어난 유관(화살촉)이 보인다.
- **최종판정** 카테고리 4c : 높은 악성 가능성(즉각적 조직검사 필요). 판독의 5명 중 2명은 카테고리 4c, 2명은 4b, 1명은 4a로 판정했다.
- **수술명과 진단** 유방전절제술, 관상피내암을 동반한 0.3cm 중등급 침윤성암(T1aN0, 병기1).
- **포인트** 촉지 부위에 종괴와 군집성 미세석회화가 보여 카테고리 4c로 판정했다. 매우 마른 70대 남성으로 유방촬영술에서 지방이 없어 종괴는 잘 보이지 않고 미세석회화만 보인다. 남성 유방에서 미세석회화를 동반하는 양성 병변은 드물기 때문에 석회화 발견 시 유방암을 먼저 생각해야 한다.

제3장

경과관찰 유방암

1. 무증상 검진군
2. 양성 병변 추적군
3. 호르몬 대체요법군
4. 유방암수술 후 관찰군

- 이 장은 과거 유방촬영 영상과의 비교분석을 통해 어떤 소견이 간과하기 쉽지만 유의한 초기 유방암의 소견인지에 관한 기준을 정립하는 데 도움이 될 수 있도록 1~2년 주기로 두 번 이상 유방촬영술을 시행 받은 여성에서 발생한 34개 유방암 증례로 구성했다. 환자군의 특성에 따라 4개의 항목(무증상 검진군, 양성 병변 추적군, 호르몬 대체요법군, 유방암수술 후 관찰군)으로 증례를 분류했다.

- 각 증례는 앞뒷면 한 장으로 구성했다. 앞면에는 증례번호, 환자의 나이, 증상 유무와 함께 1~2년 간격의 양쪽 또는 한쪽 유방촬영 영상을 상하로 배치했다. 임상증상은 하단에 위치한 검사를 받을 당시를 기준으로 판정하였다. 뒷면에는 유방암이 발견, 진단된 시점과 진단 직전의 병변쪽 유방촬영 영상에 암의 위치를 표시한 사진 그리고 진단된 시점의 확대촬영, 초음파, 병리 사진 등을 실었다.

- 각 증례 앞장의 영상만 보고 이상 소견을 찾아보자. 처음과 다음 검사의 차이를 비교하고 암발생 부위를 추측해본 후 뒷장에서 유방암의 위치를 표시한 사진과 비교해보자. 확대촬영과 초음파에서 병변의 성상을 확인하고 병리사진과 비교해보자. 마지막으로 증례 해설에서 영상 소견, 수술명과 진단 그리고 포인트를 읽어보자.

- 유방암의 분류, 진행양식 및 영상 소견에 대해서는『유방촬영술과 유방암의 발견』1권의《표 2-3》(49쪽)과 〈그림 2-19〉(68쪽), 〈그림 2-22〉(71쪽), 유방암의 병기는《표 3-3》(91쪽), 병변의 위치 파악은 〈그림 3-44〉(145쪽), 〈그림 3-45〉(146쪽), 〈그림 3-47〉(149쪽)에 자세히 나와 있다. 1권 제5장 '위음성 유방촬영술'의 본문과 증례들도 다시 한번 정독하기 바란다.

과거와 현재 유방촬영 영상의 비교

현재와 과거의 유방촬영 영상을 비교분석한다.

A.

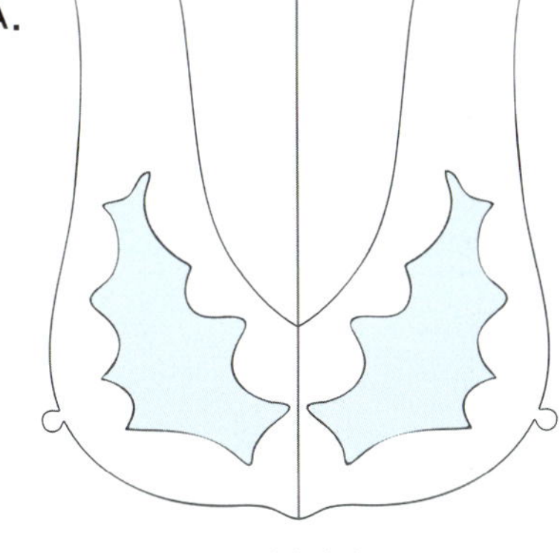

과거 사진

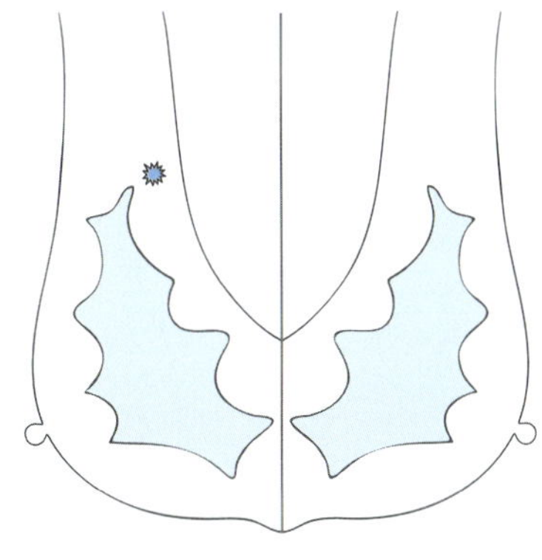

현재 사진

B.

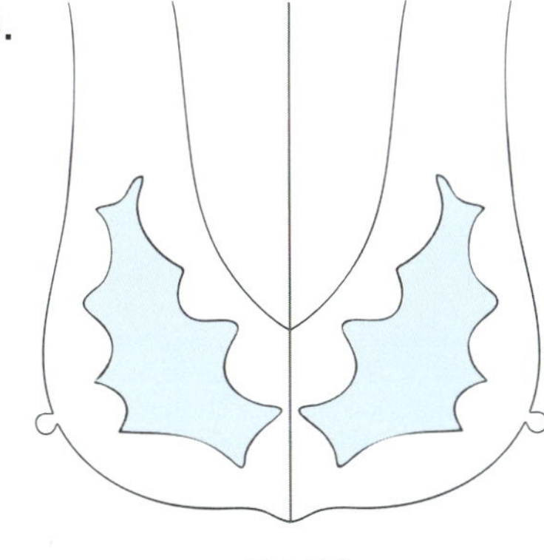

과거 사진

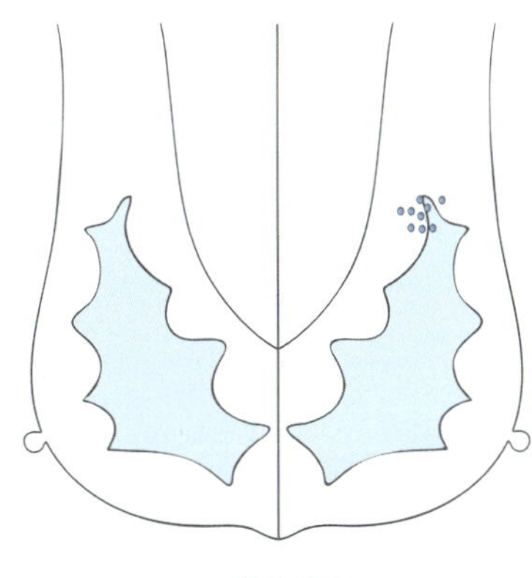

현재 사진

C.

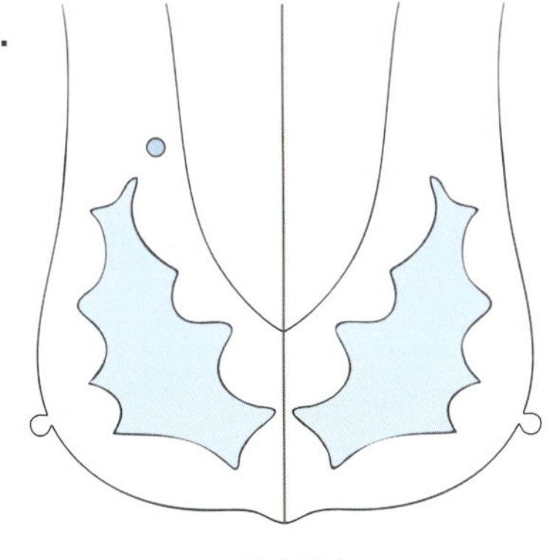

과거 사진

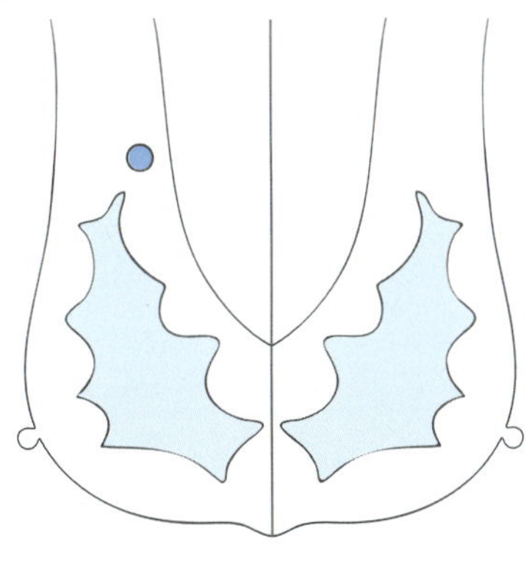

현재 사진

증례관찰 시 주의사항

- 현재 유방촬영 영상에서 유방암이 의심되는 소견, 즉 종괴 또는 비대칭, 미세석회화, 구조왜곡 등이 있는지 양측 유방을 체계적으로 관찰하고 과거 유방촬영 영상과 비교하며 새로운 소견이나 기존 소견에 변화가 있는지 살펴본다.
- 앞장 모식도에서 보듯이 새롭게 생긴 종괴(A), 비대칭, 석회화(B) 병변이 보이거나 종괴(C)나 비대칭과 석회화 병변의 크기, 밀도 또는 수가 변했다면 유방암일 가능성이 높다. 유방암에서 흔히 구조왜곡 또는 음영 증가가 생긴 이후에 미세석회화가 발생할 수 있으므로 새로 생긴 석회화가 있는지 특히 세밀히 살펴보아야 한다.
- 현재 암을 의심할 수 있는 소견이 있으면 과거 영상과 비교하여 큰 변화가 없더라도 유방암 의심 병변으로 판정하고 조직검사를 해야 한다. 성장 속도가 느린 유방암 특히 관상피내암 등은 유방촬영술에서 4~5년 동안 큰 변화가 없을 수 있기 때문이다.

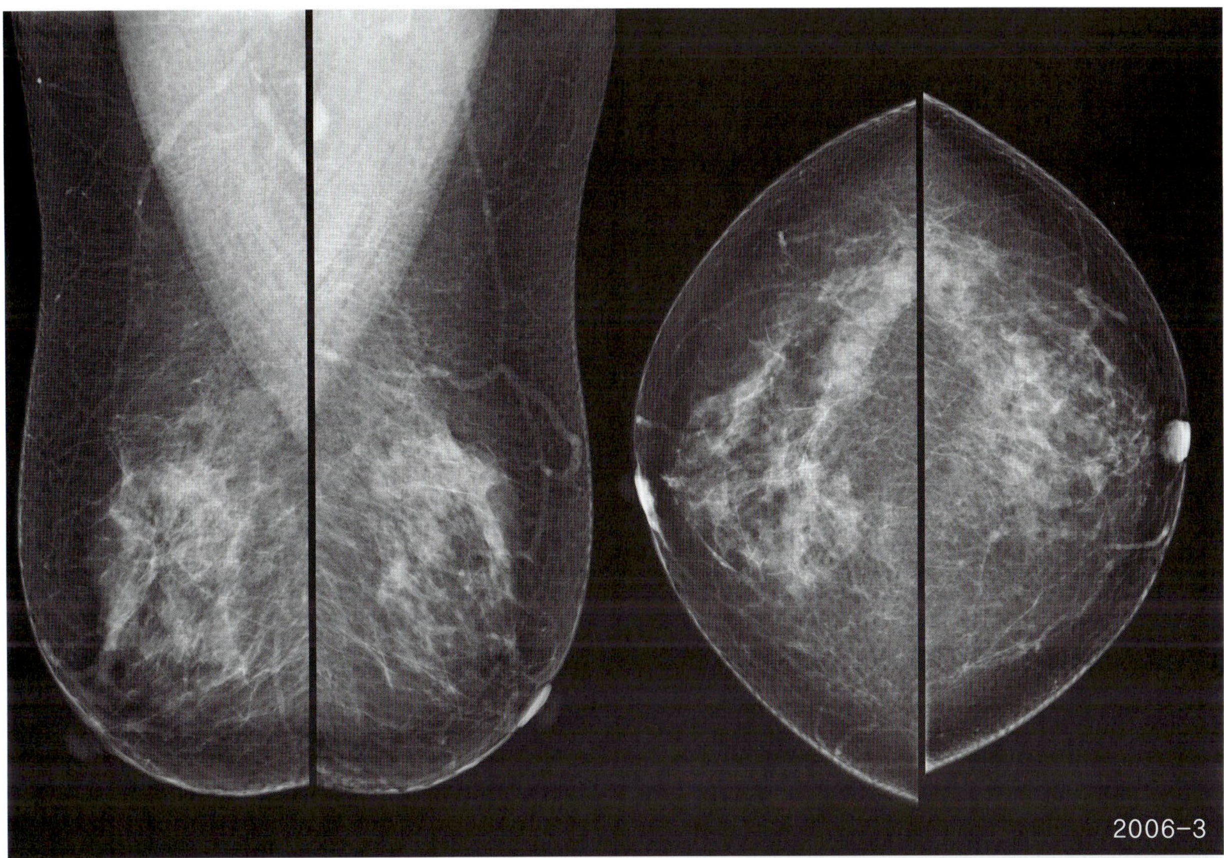
2006-3

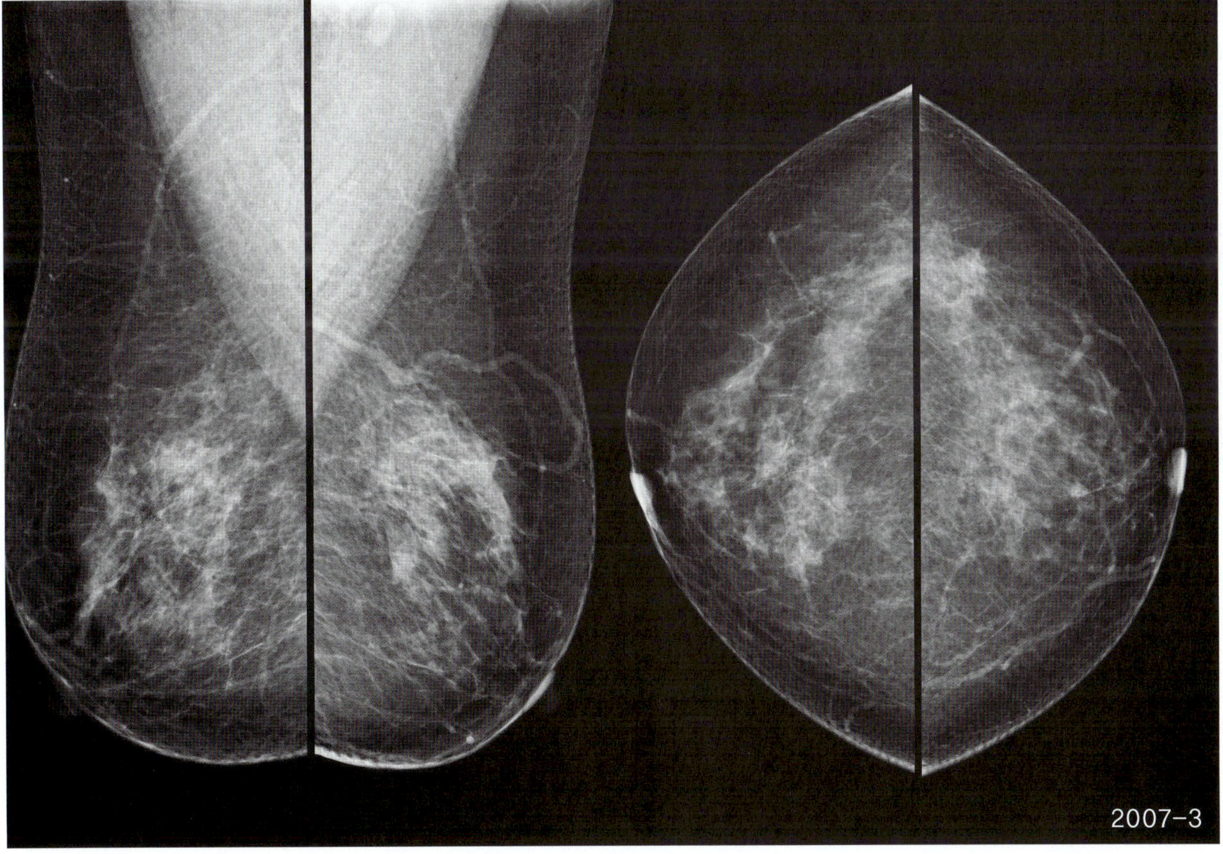
2007-3

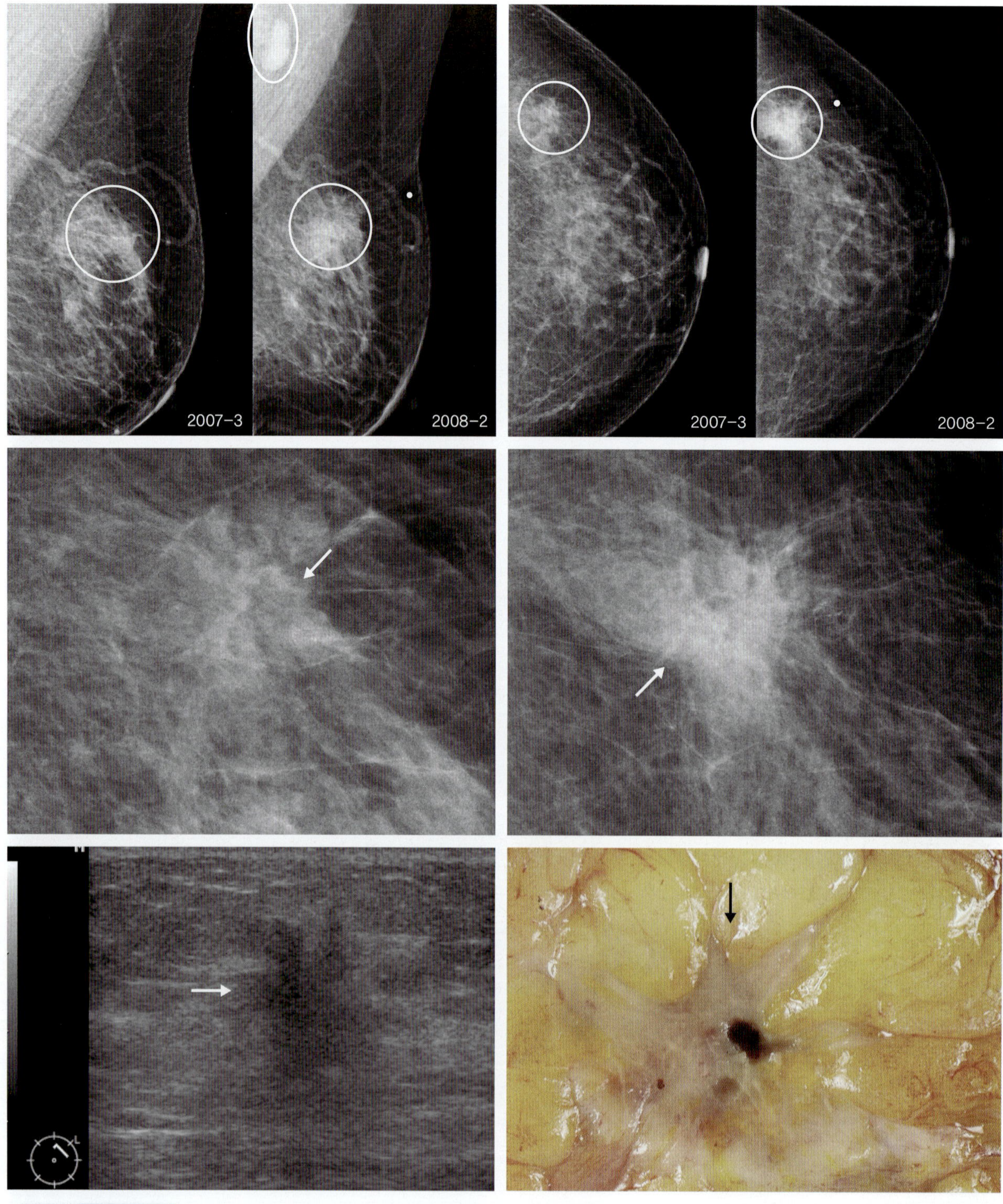

❸-1 증례 해설

- **유방촬영술 소견** 만져지는 종괴가 생겨 시행한 2008년 유방촬영에서 왼쪽 유방 상외측에 고밀도 종괴가 보이며 액와림프절 종대가 동반되어 있다. 상외측 유방의 비대칭 소견은 이전 유방촬영에도 있었으며 1년 사이에 더 분명하고 크기가 증가했다. 확대촬영에서 불분명한 경계의 종괴(화살표)이다.
- **초음파 소견** 왼쪽 유방 2시 방향, 유두에서 5cm 떨어진 위치에 2cm 크기, 불규칙형 모양, 불분명한 경계의 저에코 종괴(화살표)이다.
- **수술명과 진단** 유방전절제술, 2.8cm 고등급 침윤성암과 3개 림프절전이(T2N1, 병기2B).
- **포인트** 2007년 상외측 유방의 비대칭 소견에 주의를 기울였다면 비촉지 단계에서 발견이 가능했을 침윤성암 증례이다. 상외측의 유방암은 상하촬영에서 흔히 외측 유방실질의 가장자리에 위치하므로 간과하기 쉽다.

③-2 무증상 47세 여성

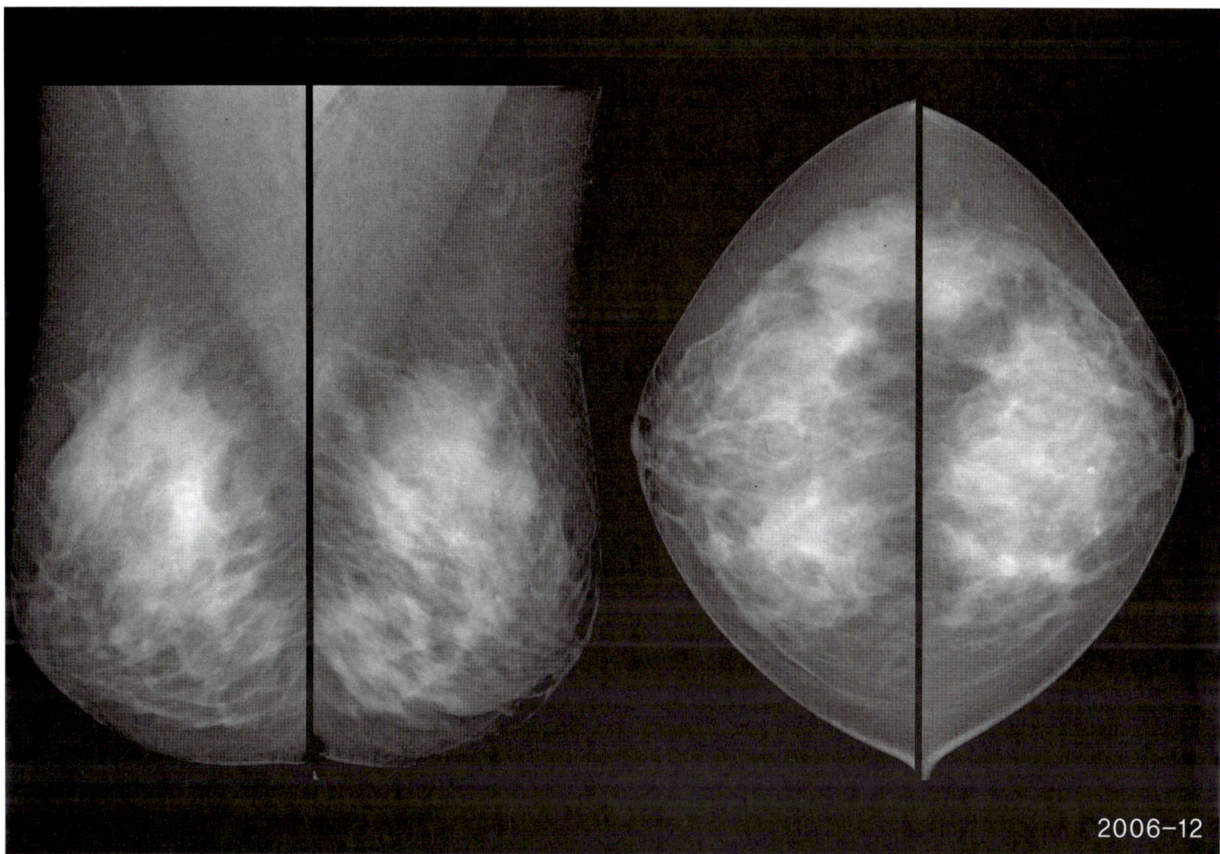

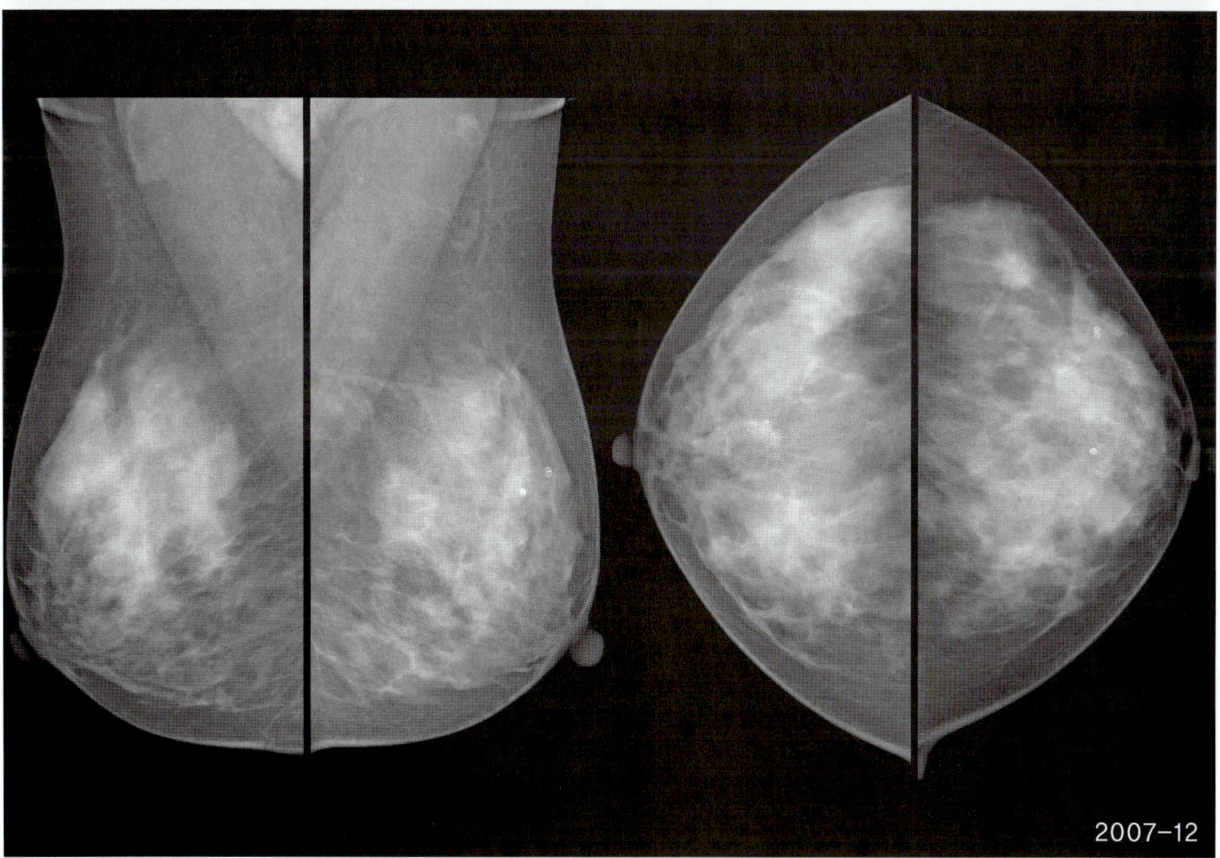

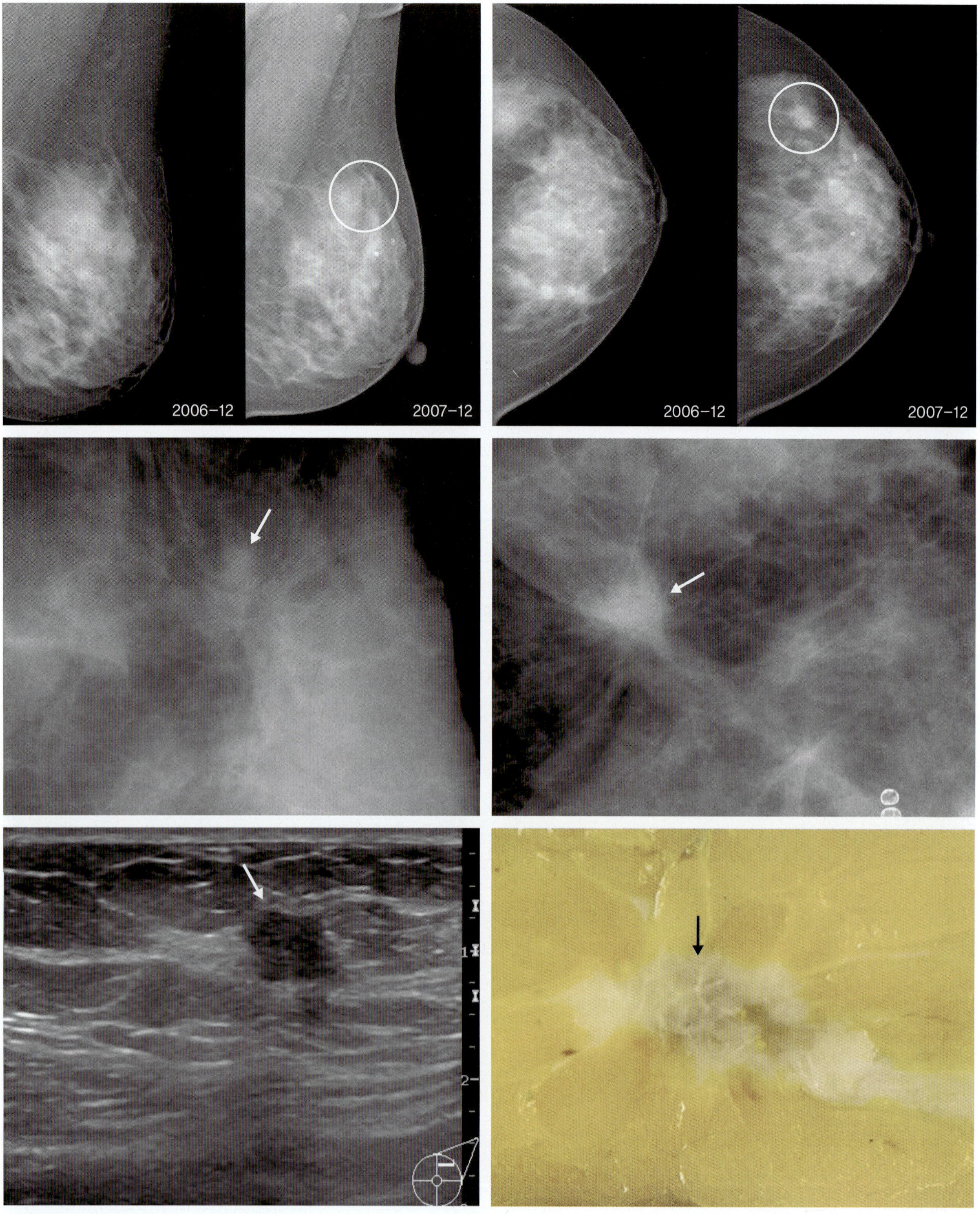

❸-2 증례 해설

- **유방촬영술 소견** 2007년 유방촬영에서 왼쪽 유방 상외측에 이전 유방촬영에서 보이지 않던 종괴가 보인다. 확대촬영에서 침상형 경계의 종괴(화살표)이다.
- **초음파 소견** 왼쪽 유방 1시, 유두에서 5cm 떨어진 위치에 1.2cm 크기, 불분명한 경계의 저에코 종괴(화살표)이다.
- **수술명과 진단** 유방보존술, 1.3cm 저등급 침윤성암과 2개 림프절전이(T1N1, 병기2A).
- **포인트** 치밀유방 여성이지만 1년 전 사진과 주의깊게 비교하여 비촉지 단계에서 유방암을 발견했던 증례이다. 2007년에 발견하지 못했다면 증례 3-1처럼 기간암으로 발현할 수도 있었을 것이다.

③-3 무증상 57세 여성

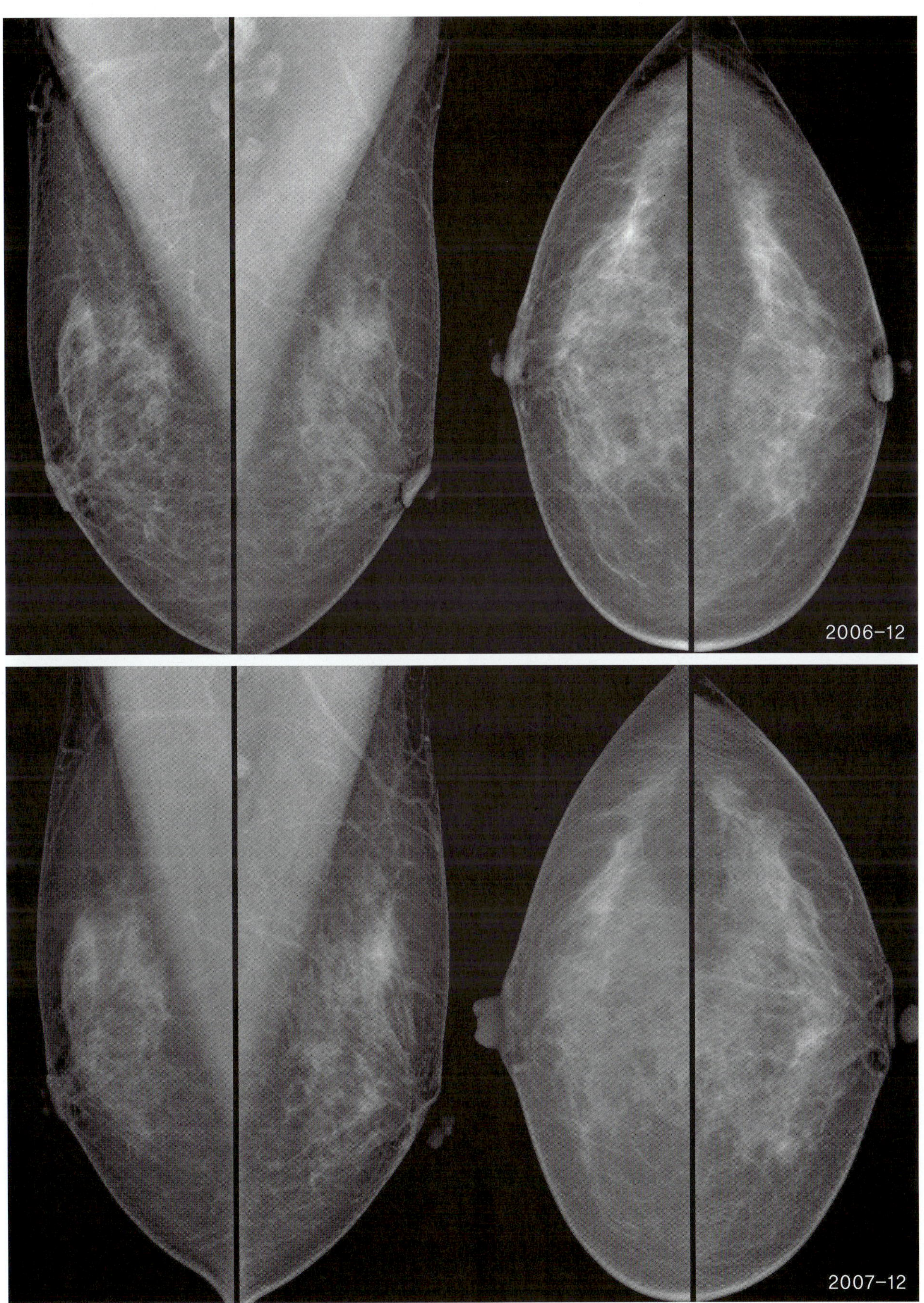

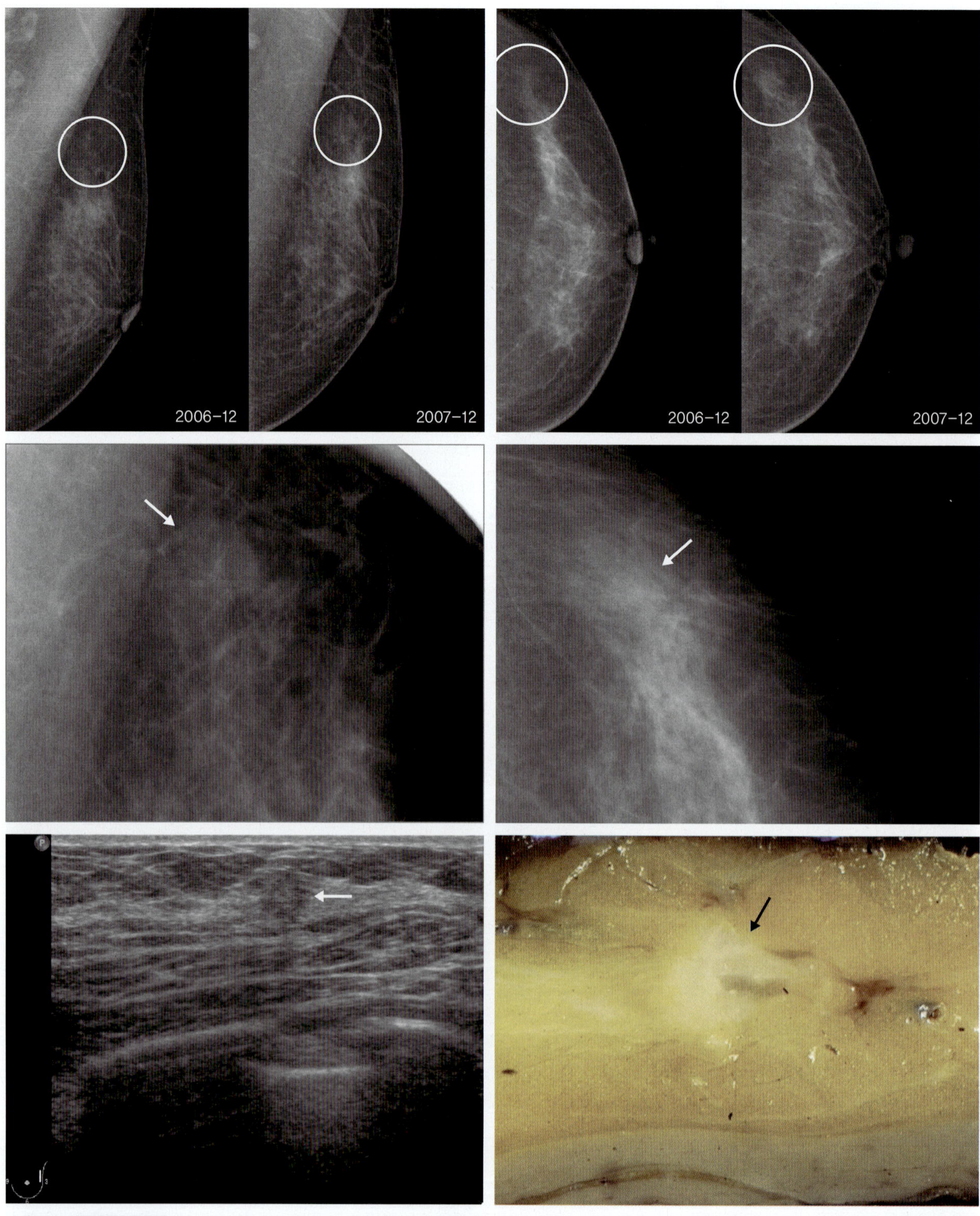

❸-3 증례 해설

- 유방촬영술 소견 2007년 유방촬영에서 왼쪽 유방 상외측에 이전 유방촬영에서 뚜렷하지 않던 국소 비대칭이 보인다. 확대촬영에서 불분명한 경계의 종괴(화살표)이다.
- 초음파 소견 왼쪽 유방 1시 30분 방향, 유두에서 6cm 떨어진 위치에 0.5cm 크기, 불분명한 경계, 평행하지 않은 동일에코 종괴(화살표)이다.
- 수술명과 진단 유방보존술, 2.5cm 관상피내암을 동반한 0.6cm 중등급 침윤성암(T1bN0, 병기1).
- 포인트 상외측 유방의 대흉근 직하부에 국소 비대칭으로 발견된 유방암의 증례로 과거 사진과 세밀히 비교하지 않으면 발견하기 어렵다. 대흉근 직하부의 후지방층에 비대칭음영 증가가 있는지 주의해야 한다.

③-4 무증상 57세 여성

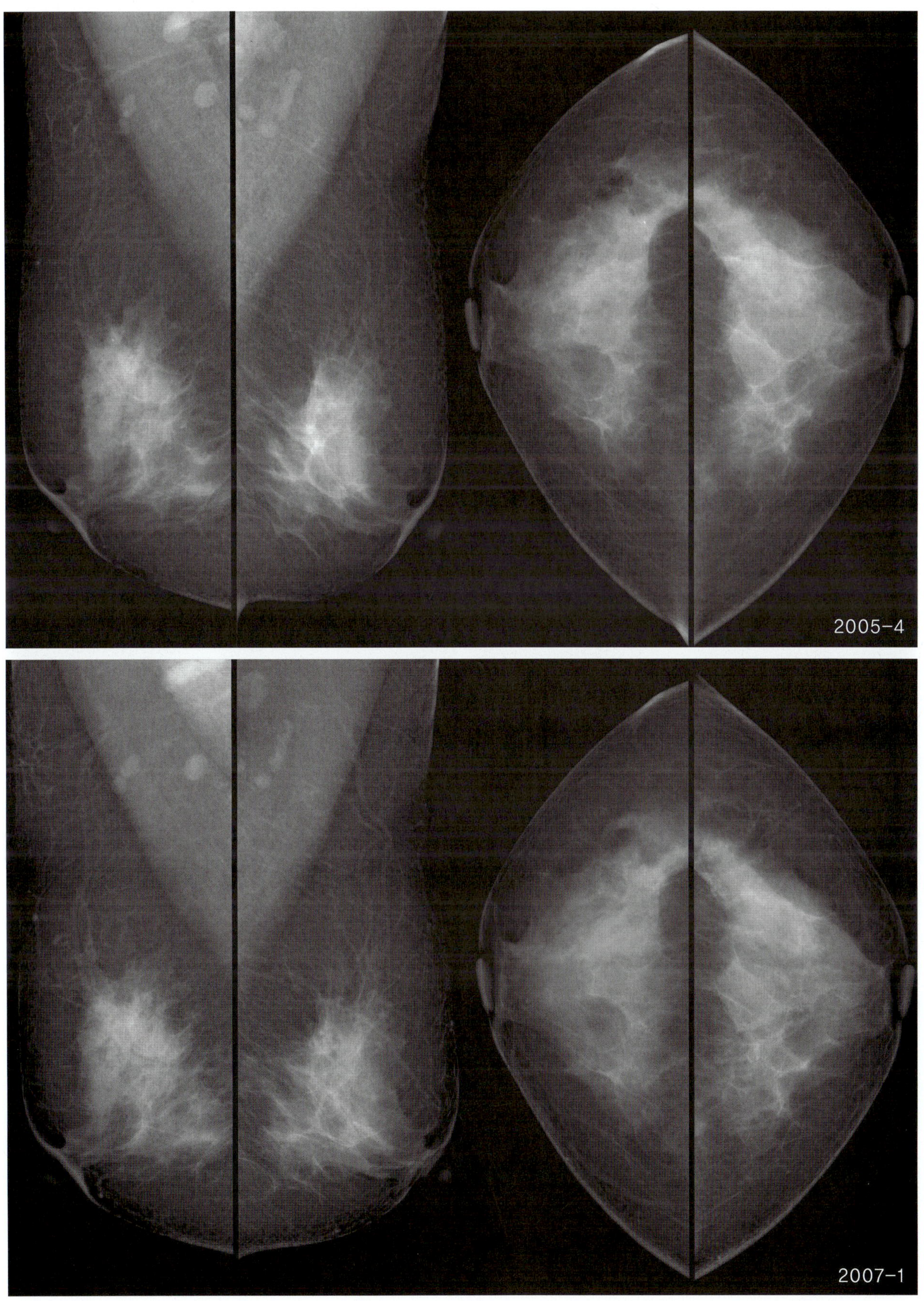

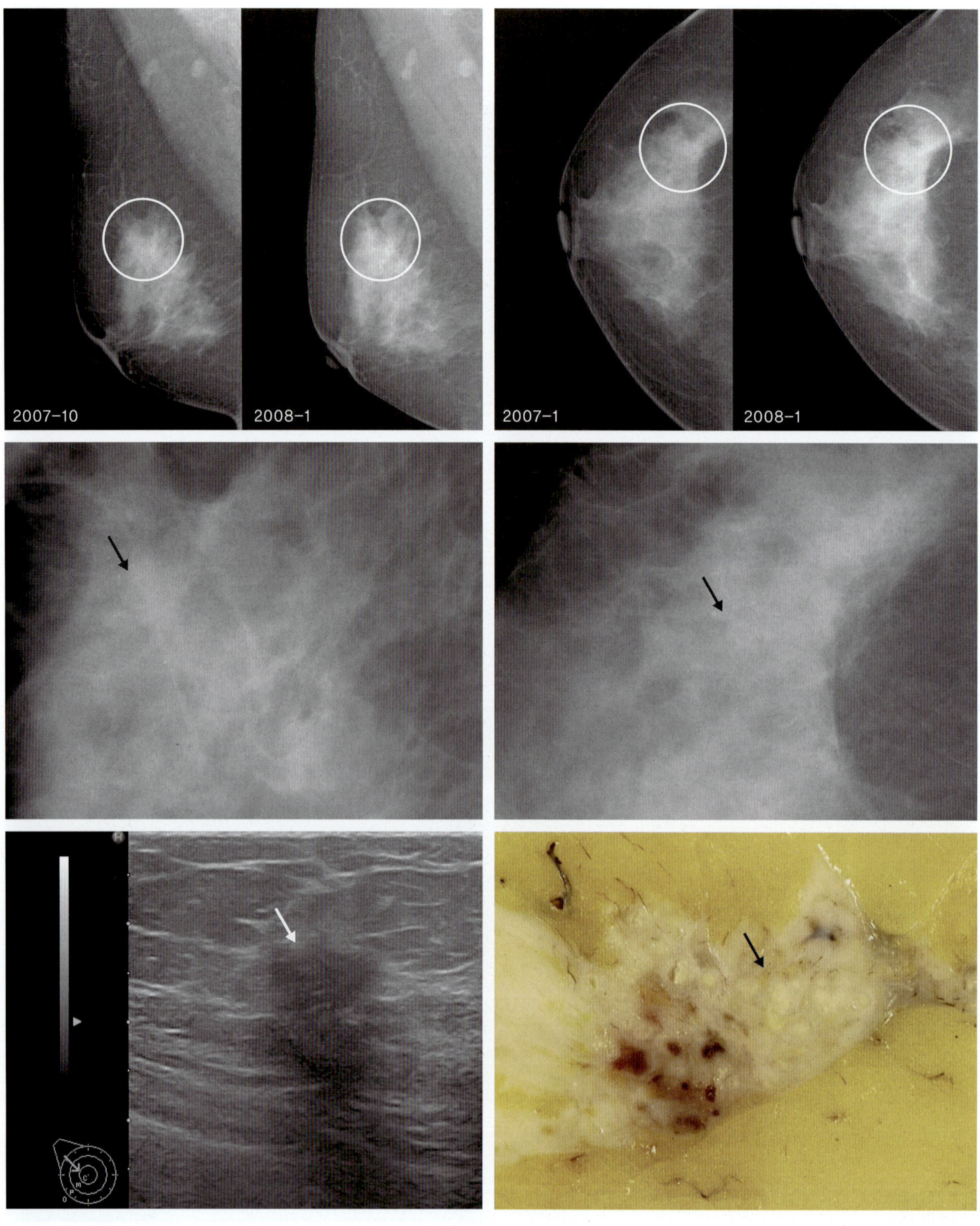

③-4 증례 해설

- 유방촬영술 소견 2008년 유방촬영에서 오른쪽 유방 상외측에 비대칭이 있다. 이전 유방촬영에도 비대칭 소견은 있었지만 더 분명해졌다. 확대촬영에서 불분명한 경계이며 내부에 점상 또는 다형태성 미세석회화(화살표)가 있다.
- 초음파 소견 오른쪽 유방 10시 방향, 유두에서 3.5cm 떨어진 위치에 2cm 크기, 불분명한 경계의 저에코 종괴(화살표)이다.
- 수술명과 진단 유방보존술, 3.5cm 고등급 관상피내암(병기0).
- 포인트 오른쪽 유방의 비대칭은 3년 전에도 있었지만 최근 더 분명해지고 석회화가 동반되어 발견이 가능했던 비침윤성암 증례이다. 관상피내암은 성장속도가 느려 3~5년 동안 유방촬영술 소견에 큰 변화가 없을 수 있으므로 주의해야 한다.

③-5 무증상 55세 여성

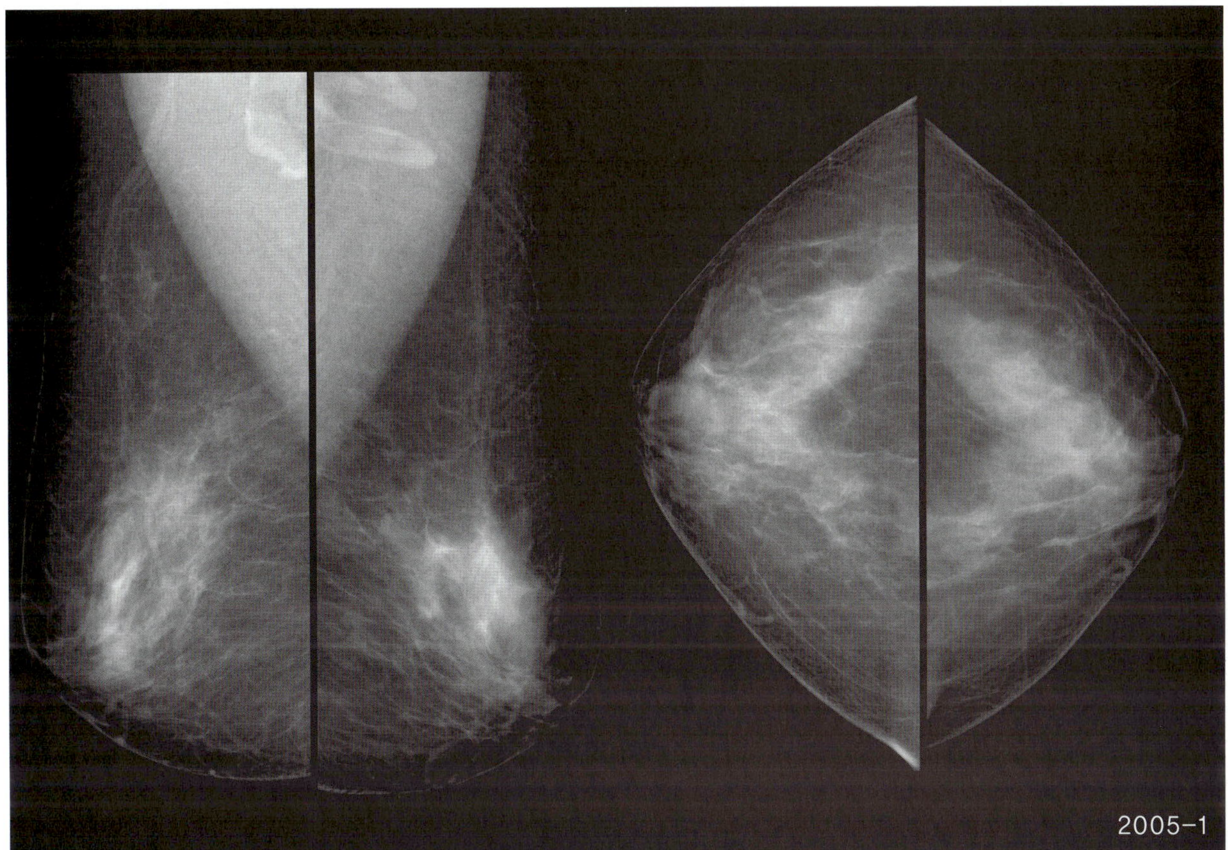

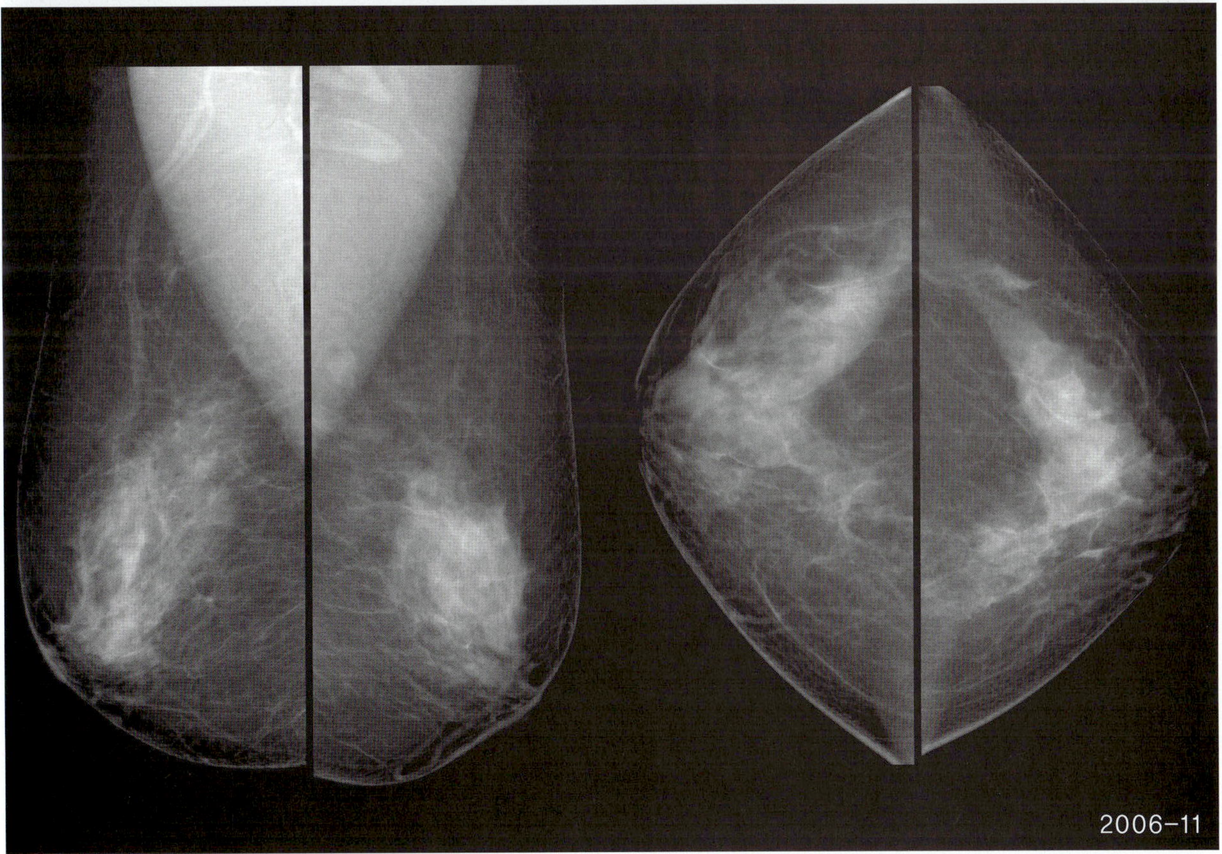

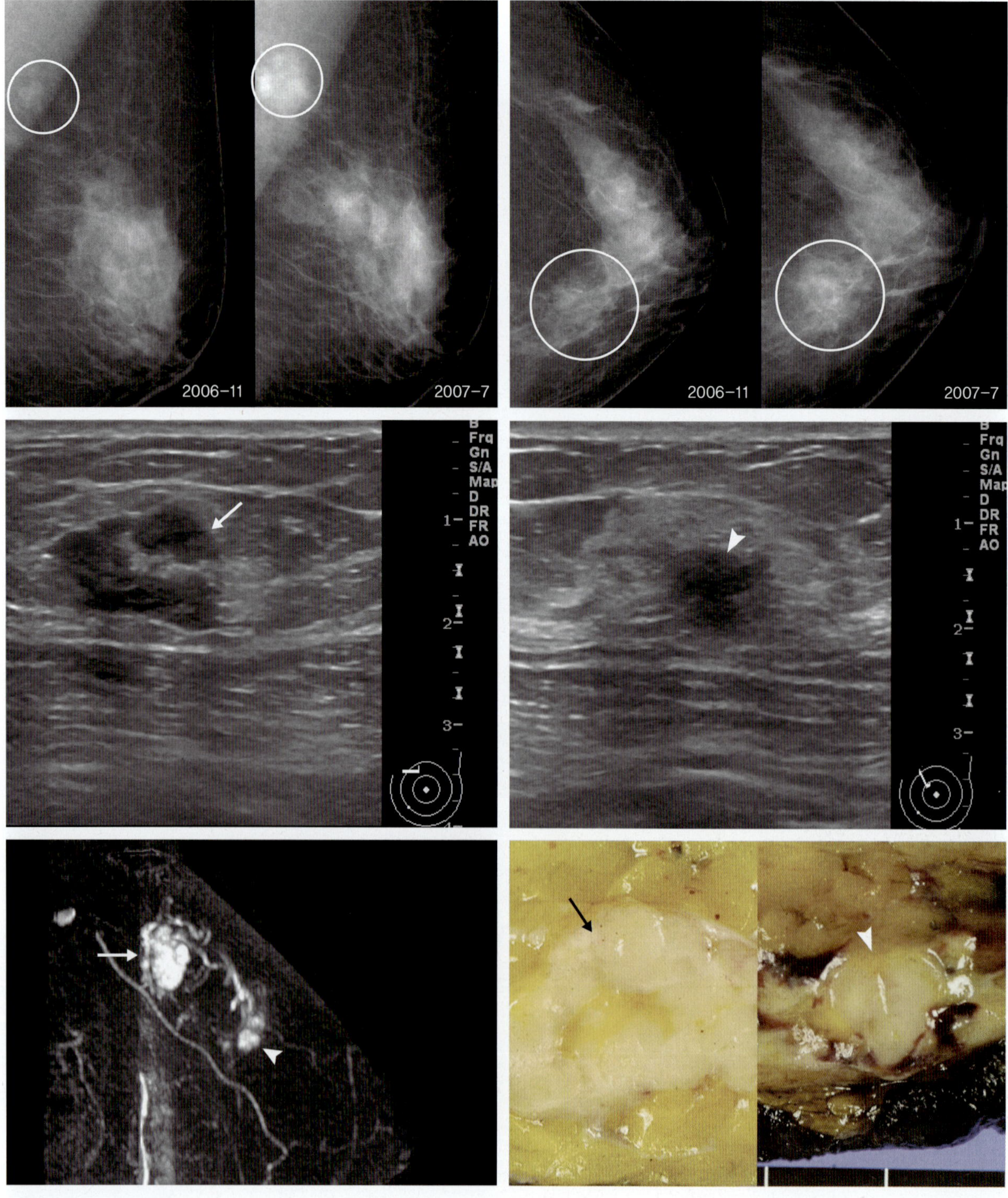

❸-5 증례 해설

- **유방촬영술 소견** 만져지는 종괴가 생겨 시행한 2007년 유방촬영에서 왼쪽 유방 상내측에 불분명한 경계의 종괴가 있다. 이전 유방촬영에도 대흉근 안에 종괴음영이 있었으며 8개월 사이에 종괴의 크기가 현저히 커졌다.
- **초음파 소견** 왼쪽 유방 10시 방향, 유두에서 6cm 떨어진 위치에 비교적 경계가 분명한 2.5cm 크기의 저에코 종괴(화살표)가 있다. 10시 방향, 유두에서 4cm 떨어진 위치에도 1.3cm 크기의 저에코 종괴(화살촉)가 발견되었다.
- **MRI 소견** 2.5cm(화살표)와 1.3cm(화살촉) 크기의 조영증강되는 2개의 종괴가 보인다.
- **수술명과 진단** 유방보존술, 2.5cm와 1.5cm 고등급 침윤성암(T2N0, 병기2A).
- **포인트** 과거필름과 세밀히 비교하였다면 2006년에 발견이 가능했던 다초점성 유방암 증례이다. 내외사위에서 대흉근 주위에 비대칭음영이 있는지 항상 주의깊게 관찰해야 한다.

③-6 무증상 75세 여성

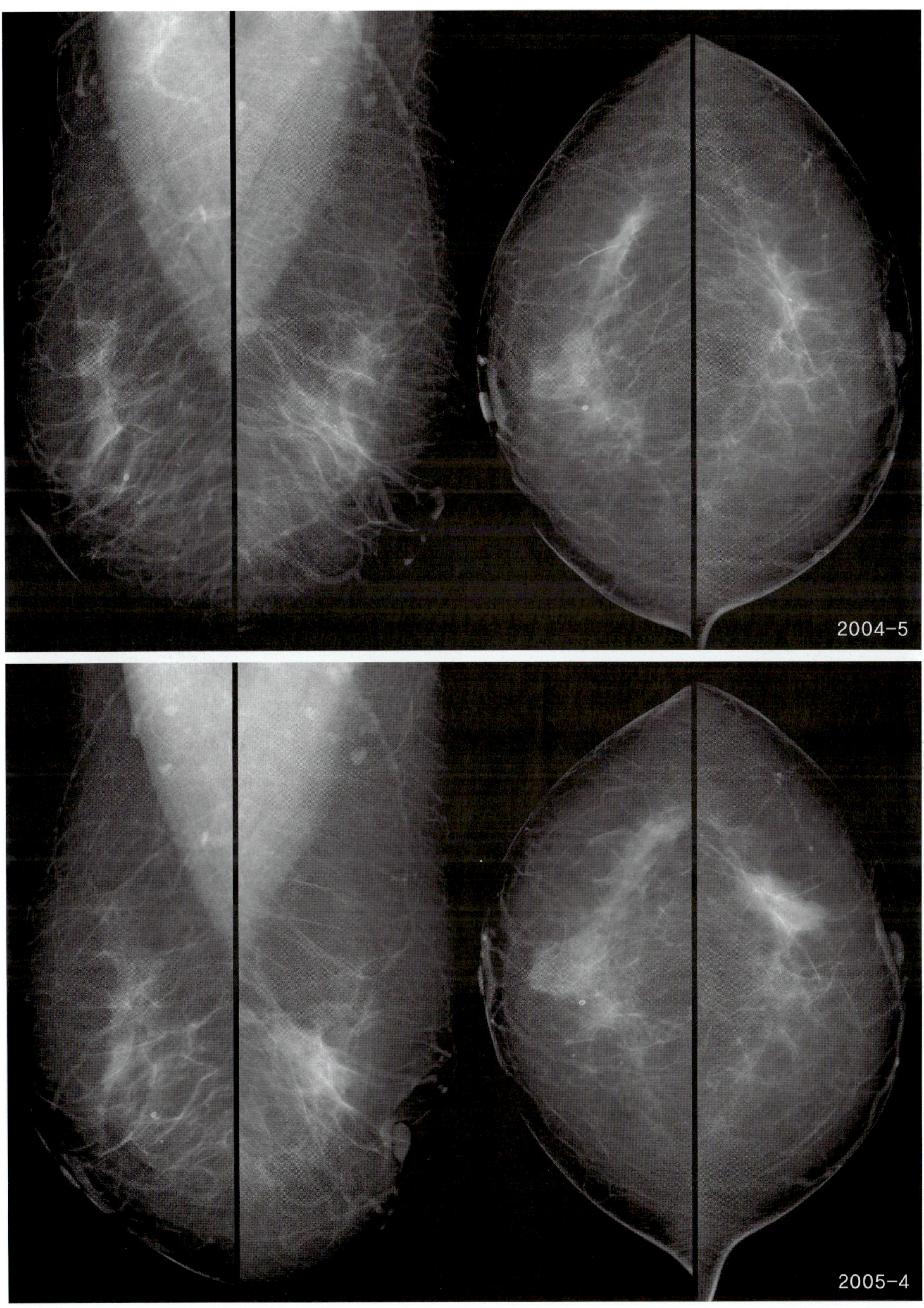

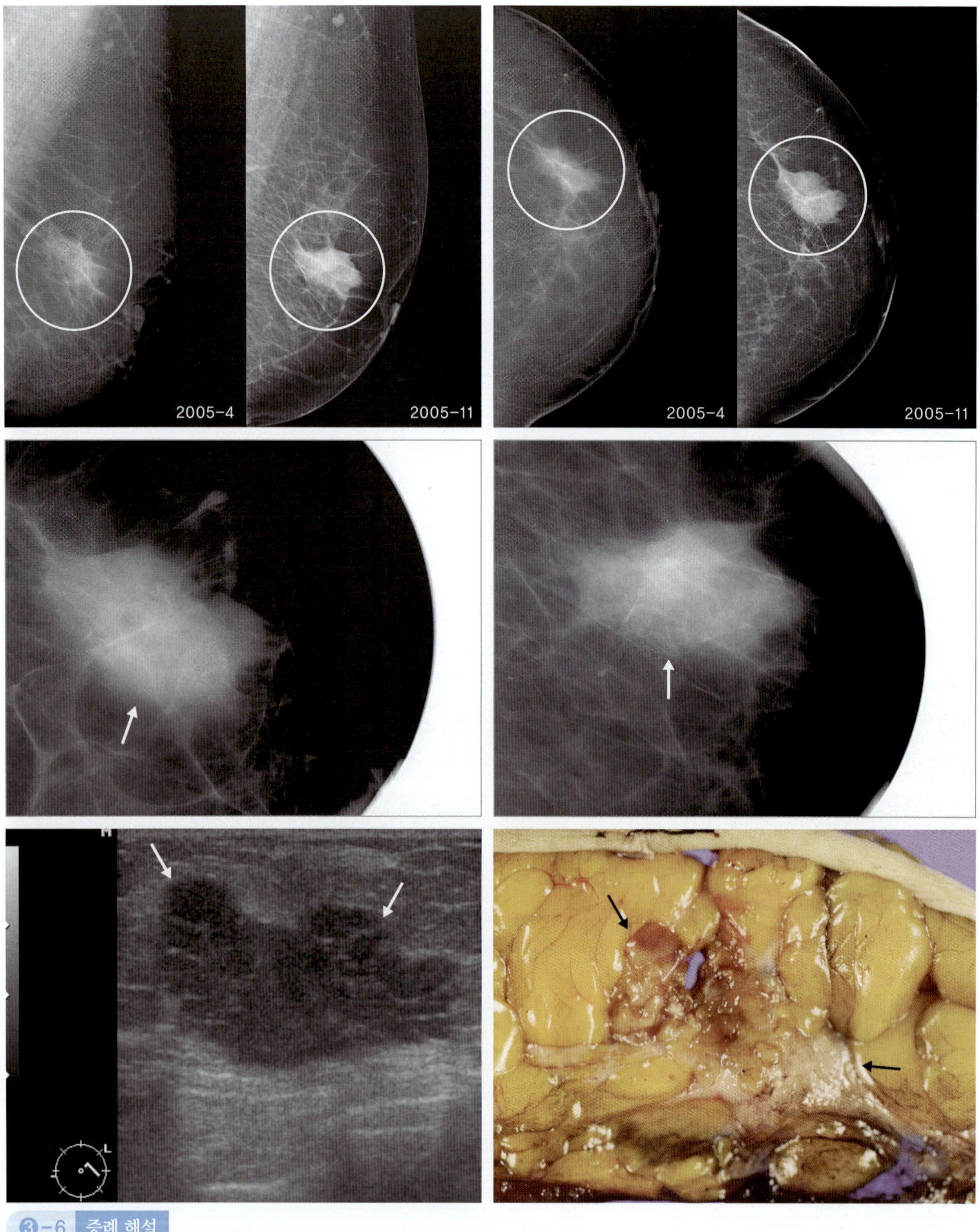

③-6 증례 해설

- **유방촬영술 소견** 만져지는 종괴가 생겨 시행한 2005년 11월 유방촬영에서 왼쪽 유방 상외측에 고밀도 종괴(화살표)가 있다. 이전 유방촬영에도 상외측에 종괴가 있었으며 7개월 사이에 크기가 현저히 증가했다. 확대촬영에서 일부는 국한성, 일부는 불분명한 경계의 종괴(화살표)이다.
- **초음파 소견** 왼쪽 유방 3시 방향, 유두에서 1cm 떨어진 위치에 2.5cm 크기, 미세소엽형 경계의 저에코 종괴(화살표)이다.
- **수술명과 진단** 유방전절제술, 2.5cm 고등급 침윤성암(T2N0, 병기2A).
- **포인트** 7개월 사이에 빠른 성장을 보인 고등급 유방암 증례이다. 과거와 현재 사진에서 좌우 유방을 비교하여 비대칭이 새로 생겼는지 또는 증가하였는지를 잘 관찰해야 한다.

③-7 무증상 49세 여성

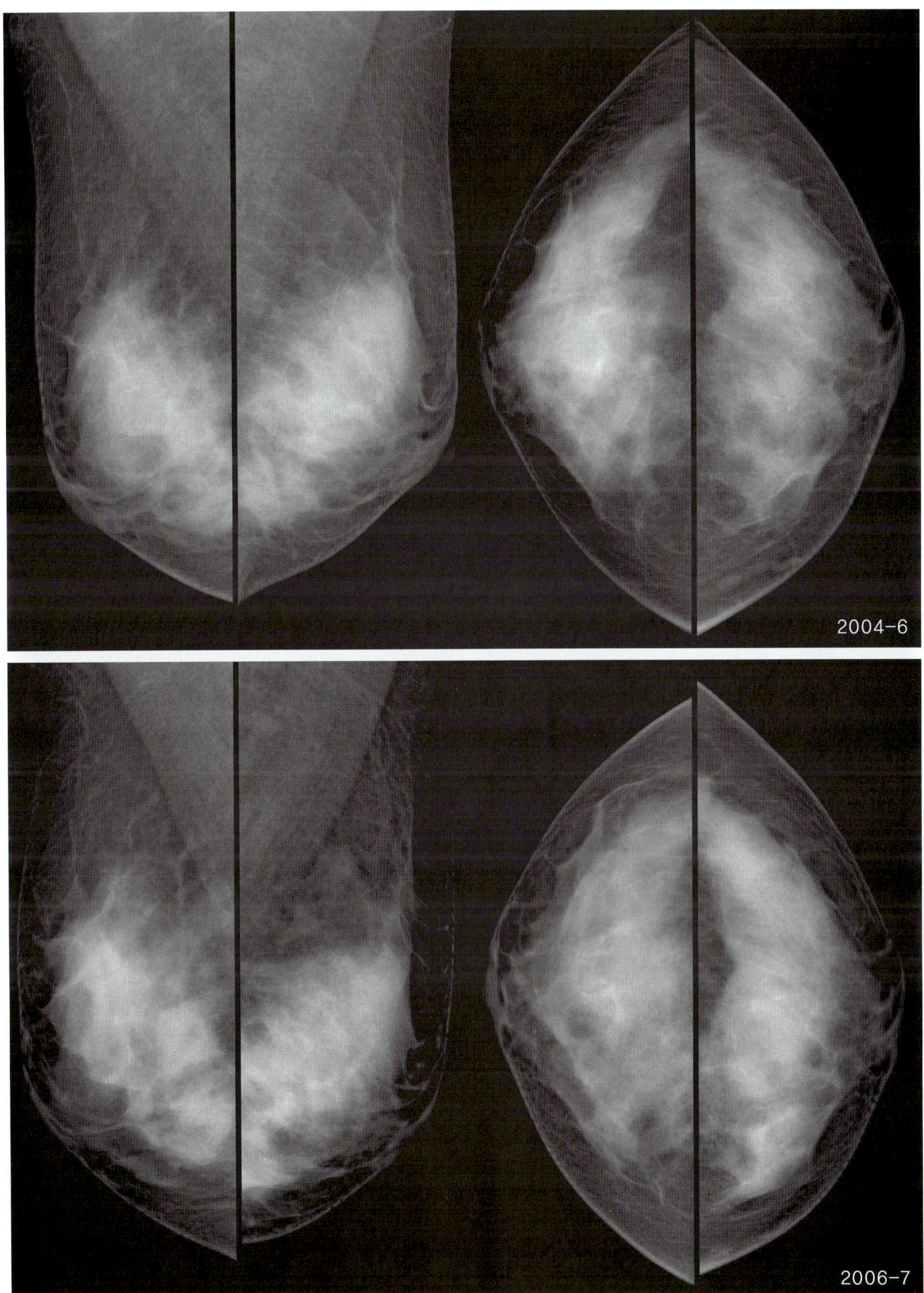

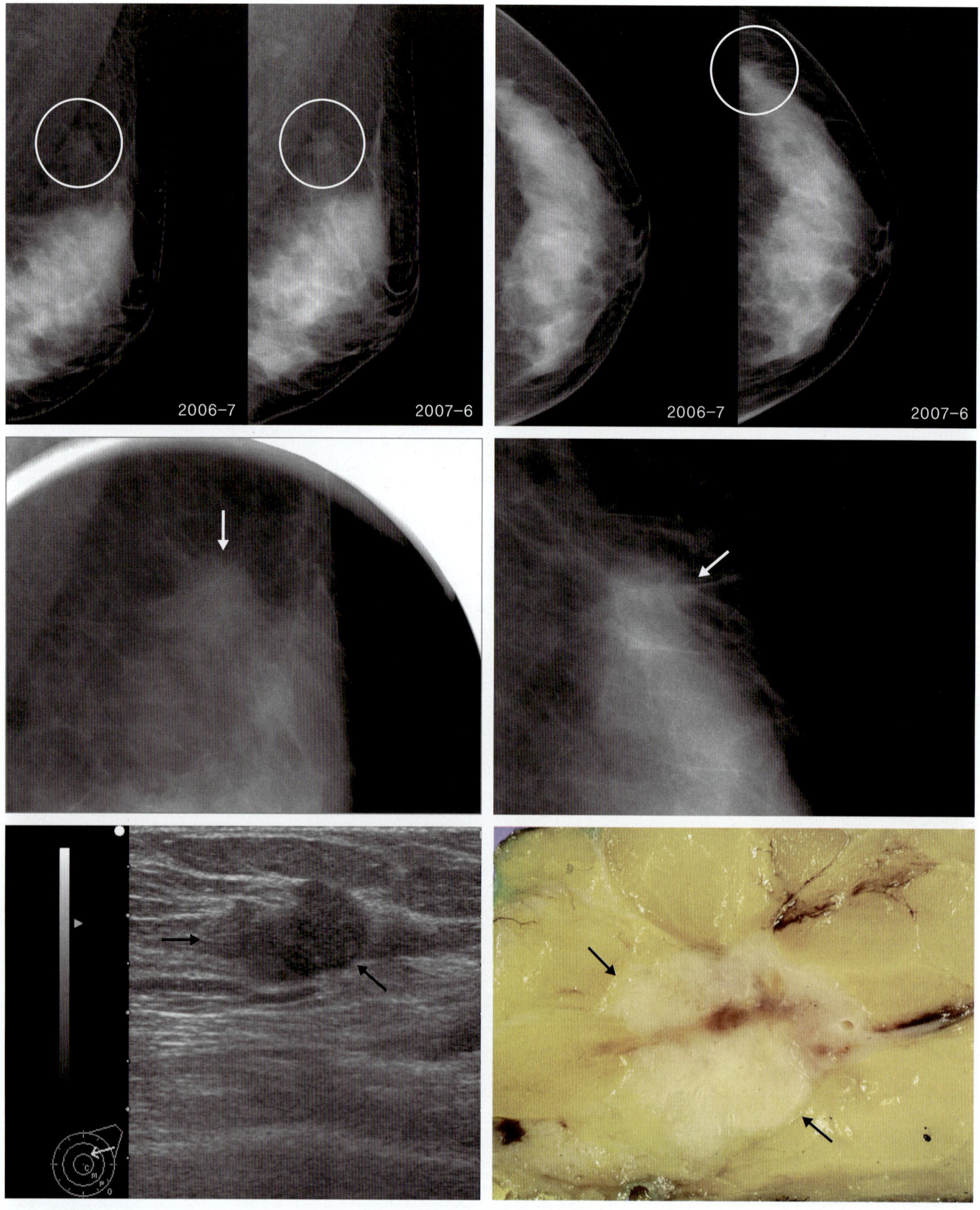

③-7 증례 해설

- **유방촬영술 소견** 2007년 유방촬영에서 왼쪽 유방 상외측에 국소 비대칭이 있다. 흉근 하방의 비대칭음영은 2006년에 생겼으며 1년 사이에 좀더 분명해졌다. 확대촬영에서 침상형 경계의 종괴(화살표)로 보인다.
- **초음파 소견** 왼쪽 유방 2시 방향, 유두에서 7cm 떨어진 위치에 2cm 크기, 불분명한 경계의 저에코 종괴(화살표)이다.
- **수술명과 진단** 유방보존술, 2.5cm 고등급 침윤성암(T2N0, 병기2A).
- **포인트** 2004년 사진과 세밀하게 비교했다면 2006년에 발견 가능했던 고등급 유방암 증례이다. 유방 상외측, 특히 흉근 하방은 유방암이 흔히 발생하는 장소로 비대칭음영이 보이는지 잘 관찰해야 한다(증례 3-3과 비교해보자).

③-8 무증상 67세 여성

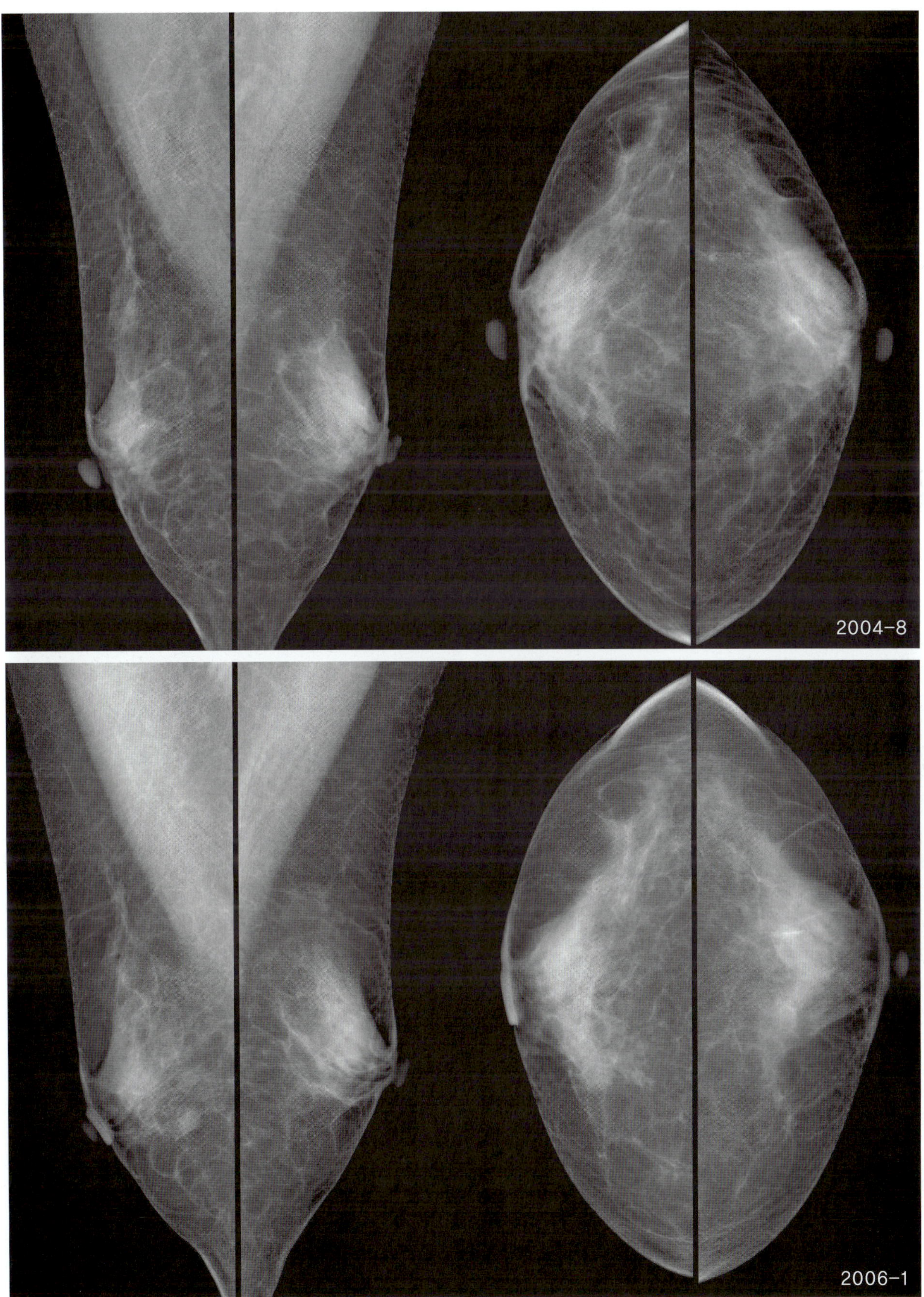

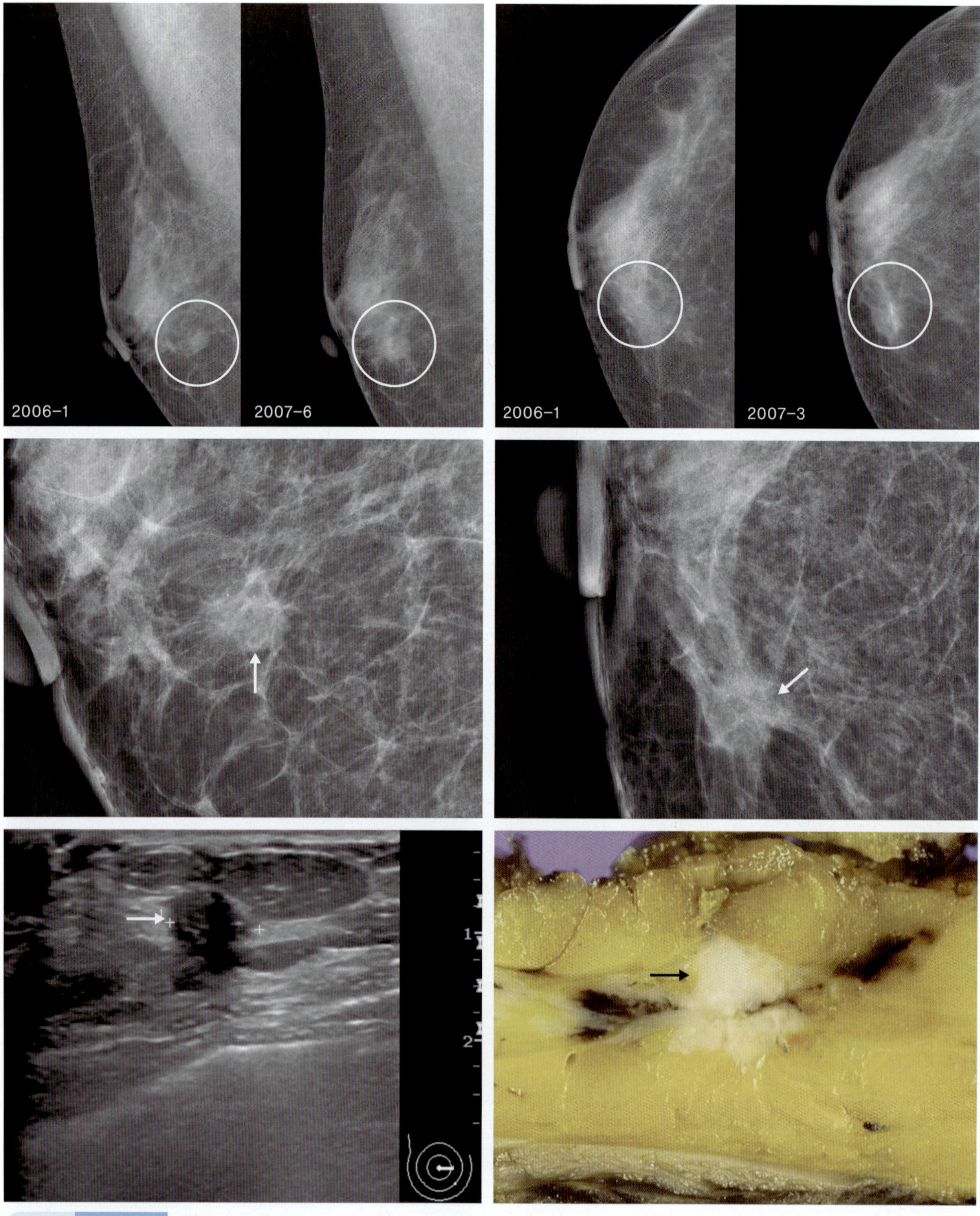

③-8 증례 해설

- **유방촬영술 소견** 2007년 유방촬영에서 오른쪽 유방 하내측에 국소 비대칭이 보인다. 국소 비대칭은 2006년에 생겼으며 1년 사이에 크기가 증가했다. 확대촬영에서 불분명한 경계의 종괴(화살표)이다.
- **초음파 소견** 오른쪽 유방 3시 방향, 유두에서 1cm 떨어진 위치에 1.1cm 크기, 불분명한 경계의 평행하지 않은 저에코 종괴(화살표)이다.
- **수술명과 진단** 유방보존술, 1cm 중등급 침윤성암과 1개 림프절전이(T1bN1, 병기2A).
- **포인트** 2006년에 새로 생겨 1년 사이 크기가 증가한 국소 비대칭을 발견, 침윤성암으로 진단한 증례이다. 하내측 유방의 지방층 내부나 실질과 지방 경계부의 종괴는 간과하기 쉬우므로 이 부위에 이상이 있는지 세밀히 살펴봐야 한다.

③-9 무증상 56세 여성

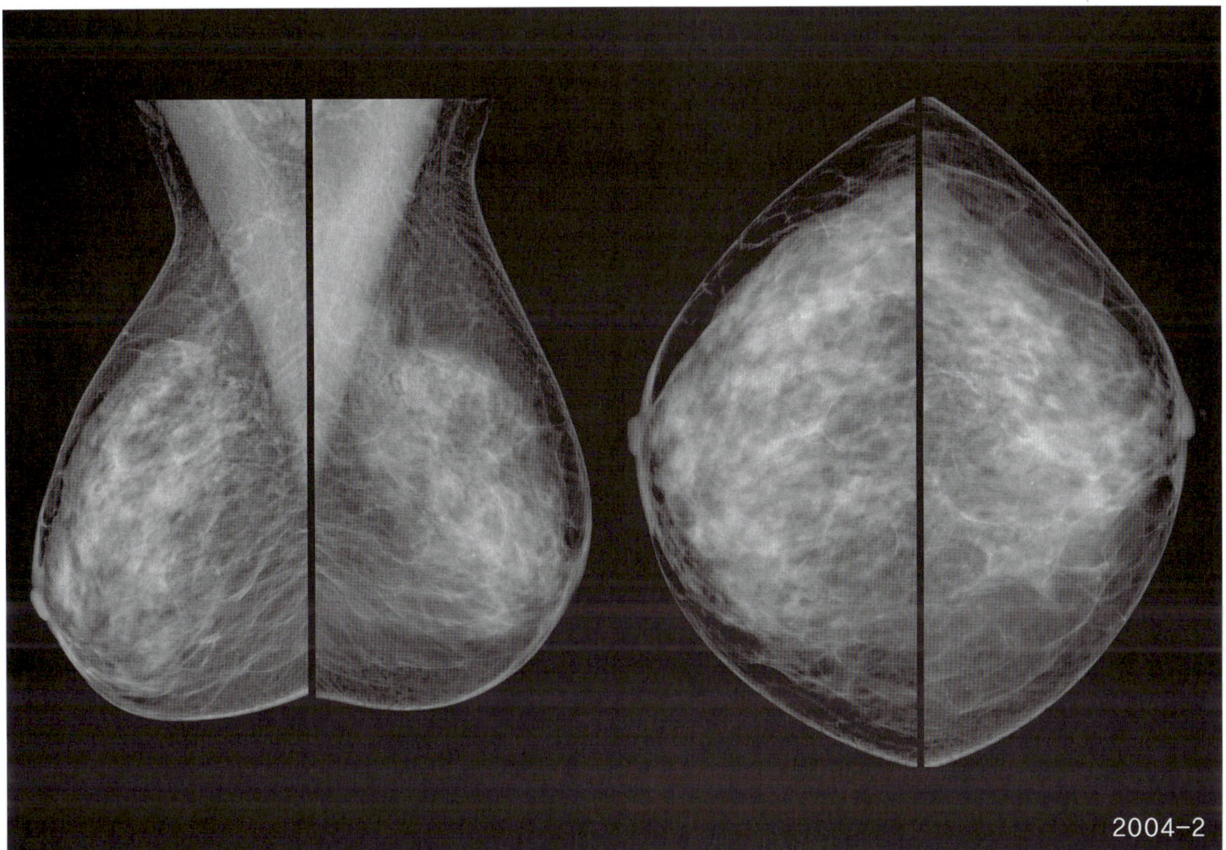

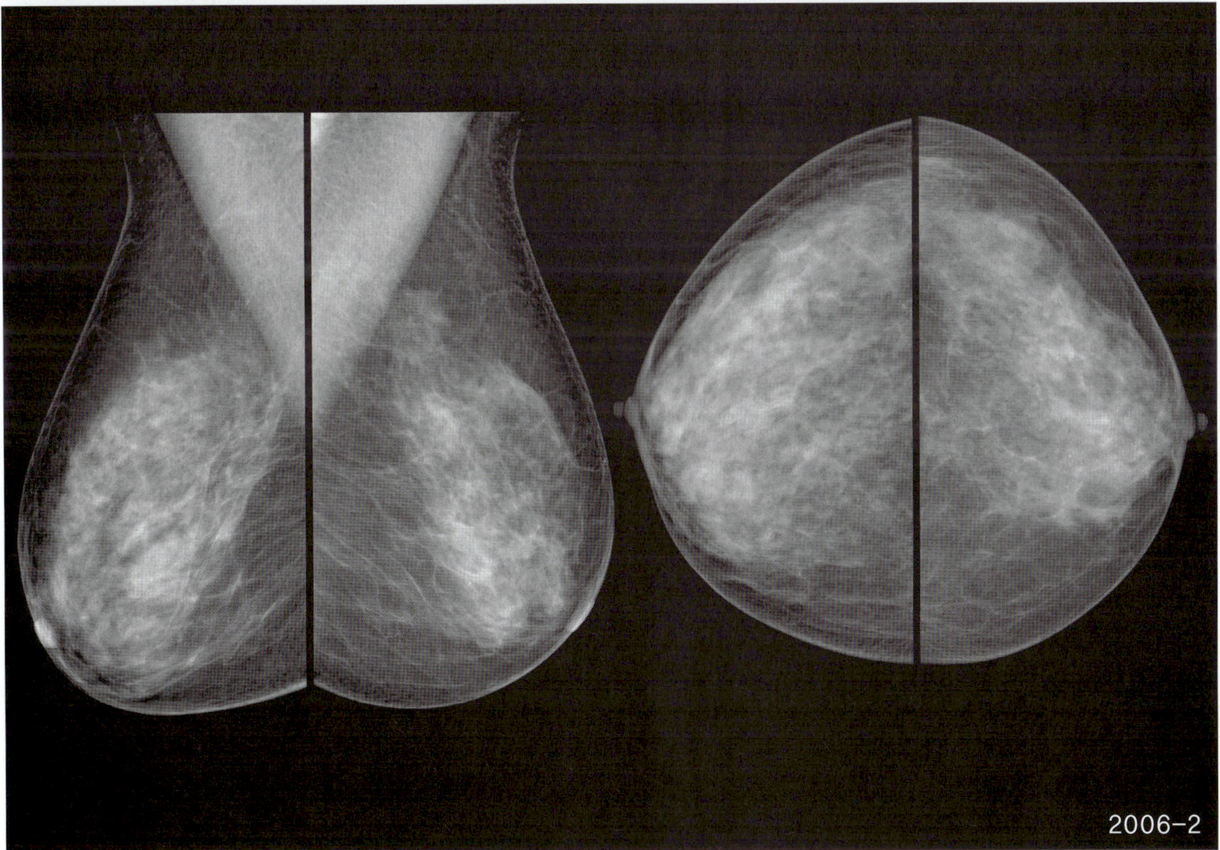

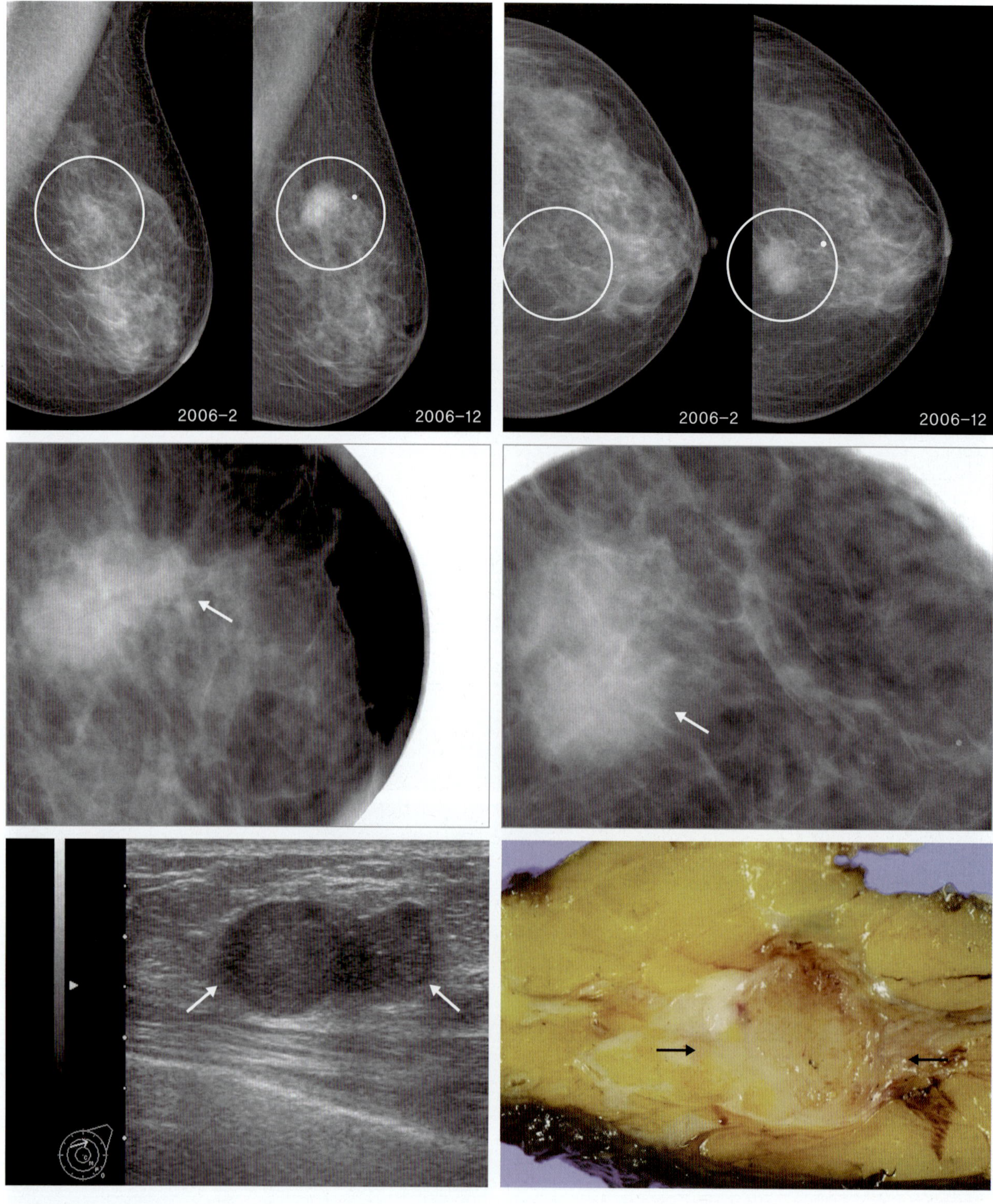

❸-9 증례 해설

- **유방촬영술 소견** 만져지는 종괴가 생겨 시행한 2006년 12월 유방촬영에서 왼쪽 유방 상내측에 고밀도 종괴(화살표)가 보인다. 이전 유방촬영에도 유방후지방층에 비대칭음영이 있으며 10개월 사이에 종괴 크기와 밀도가 현저히 증가했다. 확대촬영에서 종괴의 경계는 일부분은 국한성이나 대부분 불분명(화살표)하게 보인다.
- **초음파 소견** 왼쪽 유방 12시 방향, 유두에서 5cm 떨어진 위치에 3cm 크기, 국한성 경계의 저에코 종괴(화살표)가 있다.
- **수술명과 진단** 유방보존술, 3cm 고등급 침윤성암과 2개 림프절전이(T2N1, 병기2B).
- **포인트** 빨리 성장하는 고등급 유방암의 증례로 정상 유방촬영술 판정 후 10개월 만에 만져지는 종괴로 진단되었다. 유방후지방층의 비대칭음영과 상하촬영에서 쿠퍼인대가 두꺼워지고 수렴하는 구조왜곡 양상에 주목해야 한다.

③-10 무증상 53세 여성

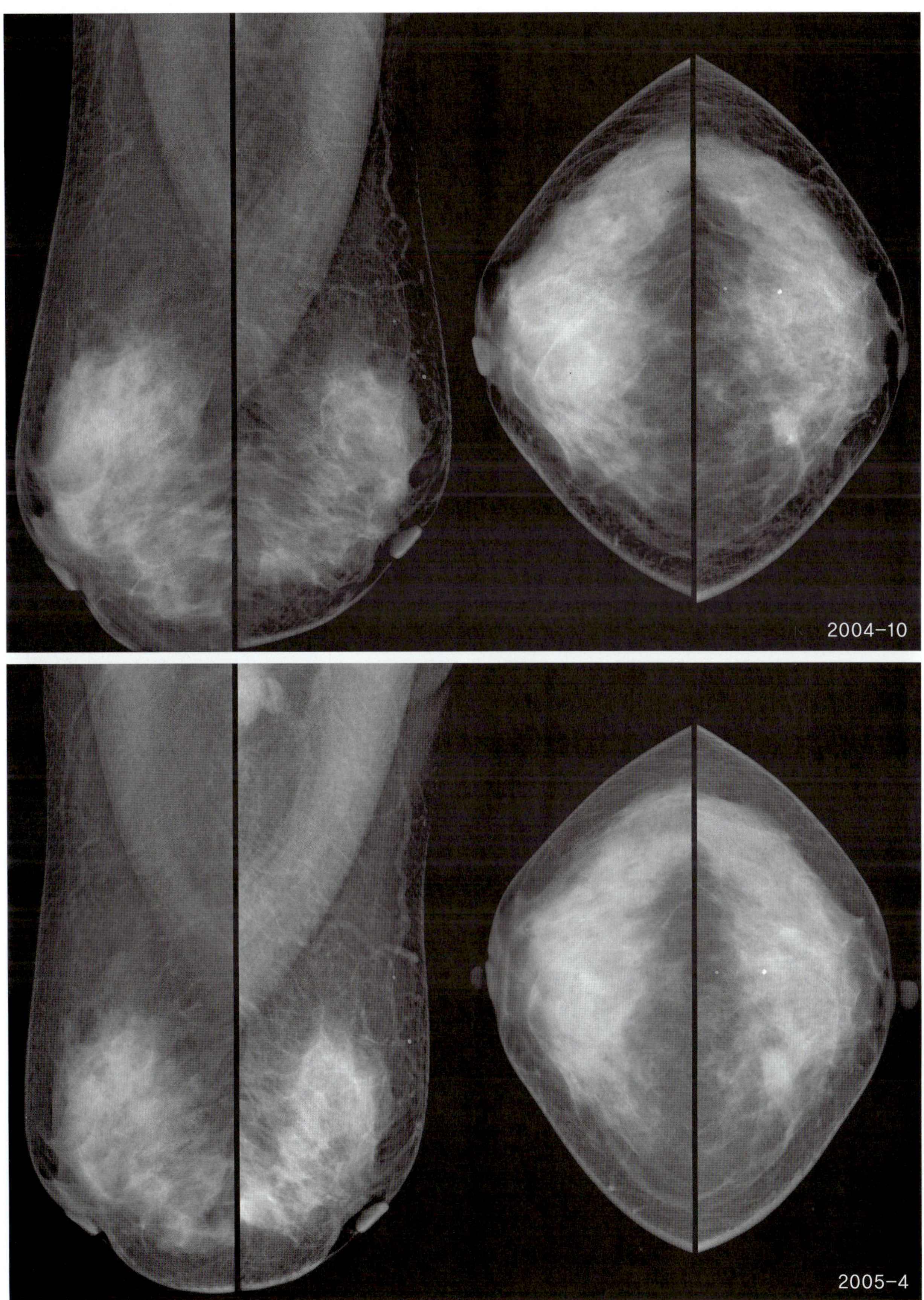

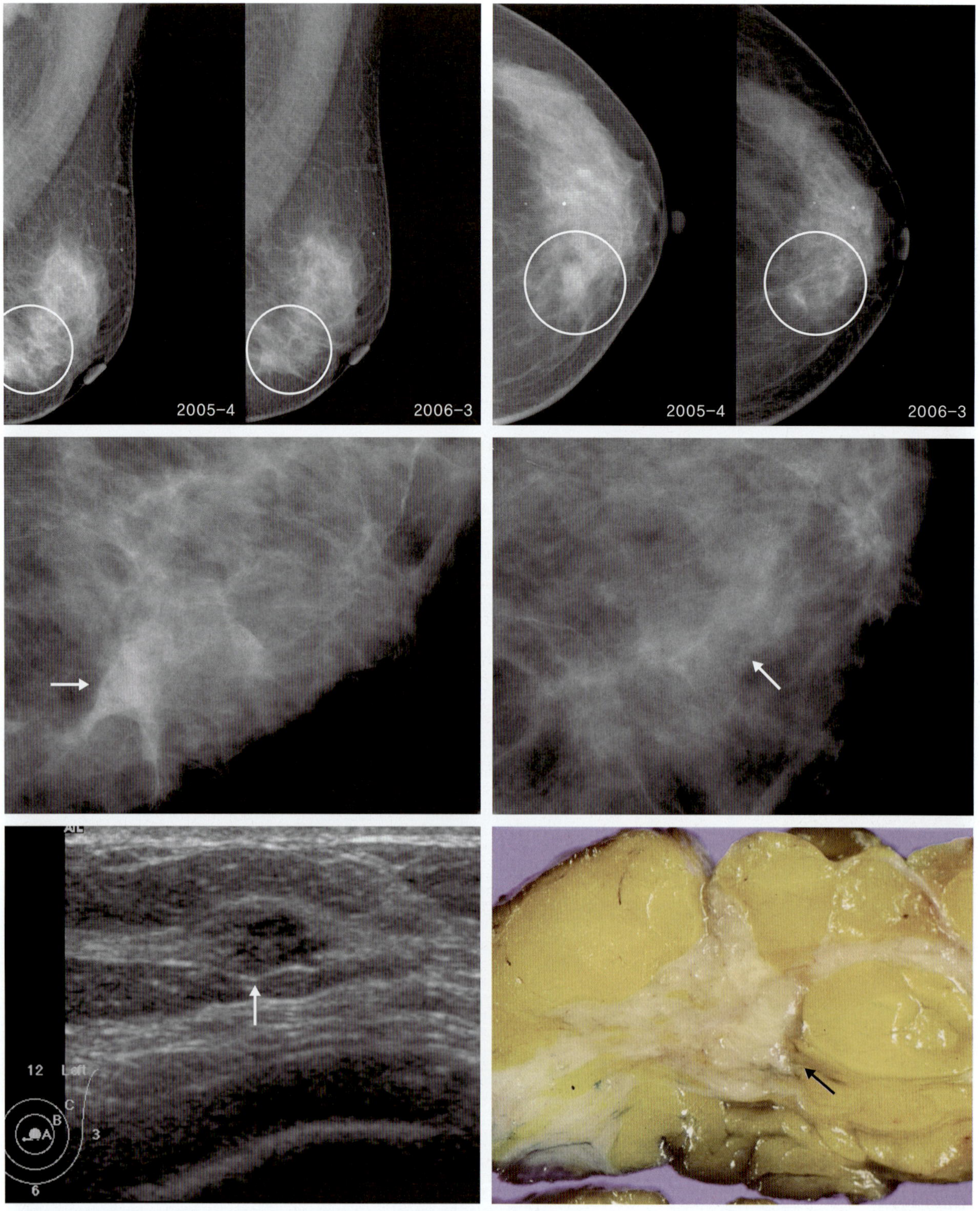

③-10 증례 해설

- **유방촬영술 소견** 2006년 유방촬영에서 왼쪽 유방 하내측에 국소 비대칭이 있다. 이전 유방촬영에도 비대칭 소견이 있었으며 1년 사이에 큰 변화는 없다. 확대촬영에서 불분명한 경계의 비대칭음영(화살표)으로 보인다.
- **초음파 소견** 왼쪽 유방 7시 방향, 유두에서 1cm 떨어진 위치에 1.0cm 크기, 불분명한 경계의 저에코 종괴(화살표)이다.
- **수술명과 진단** 유방보존술, 1.5cm 저등급 관상피내암(병기0).
- **포인트** 천천히 자라는 저등급 관상피내암은 이 증례처럼 수년간 유방촬영술 소견에 변화가 없을 수 있다. 상하촬영에서 보이는 왼쪽 유방 내측의 국소 비대칭에 주목해야 유방암 진단이 가능한 증례이다.

③-11 무증상 54세 여성

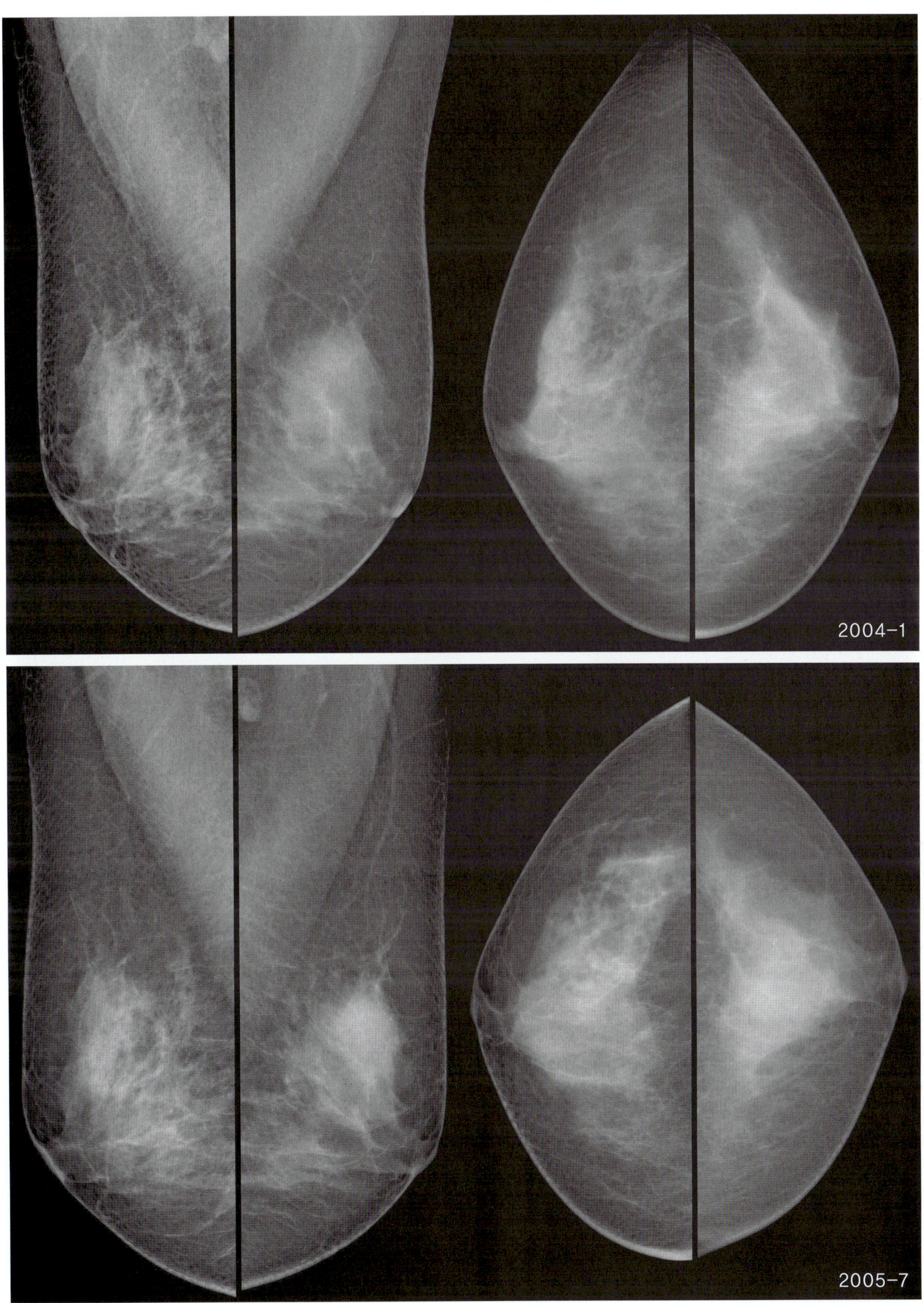

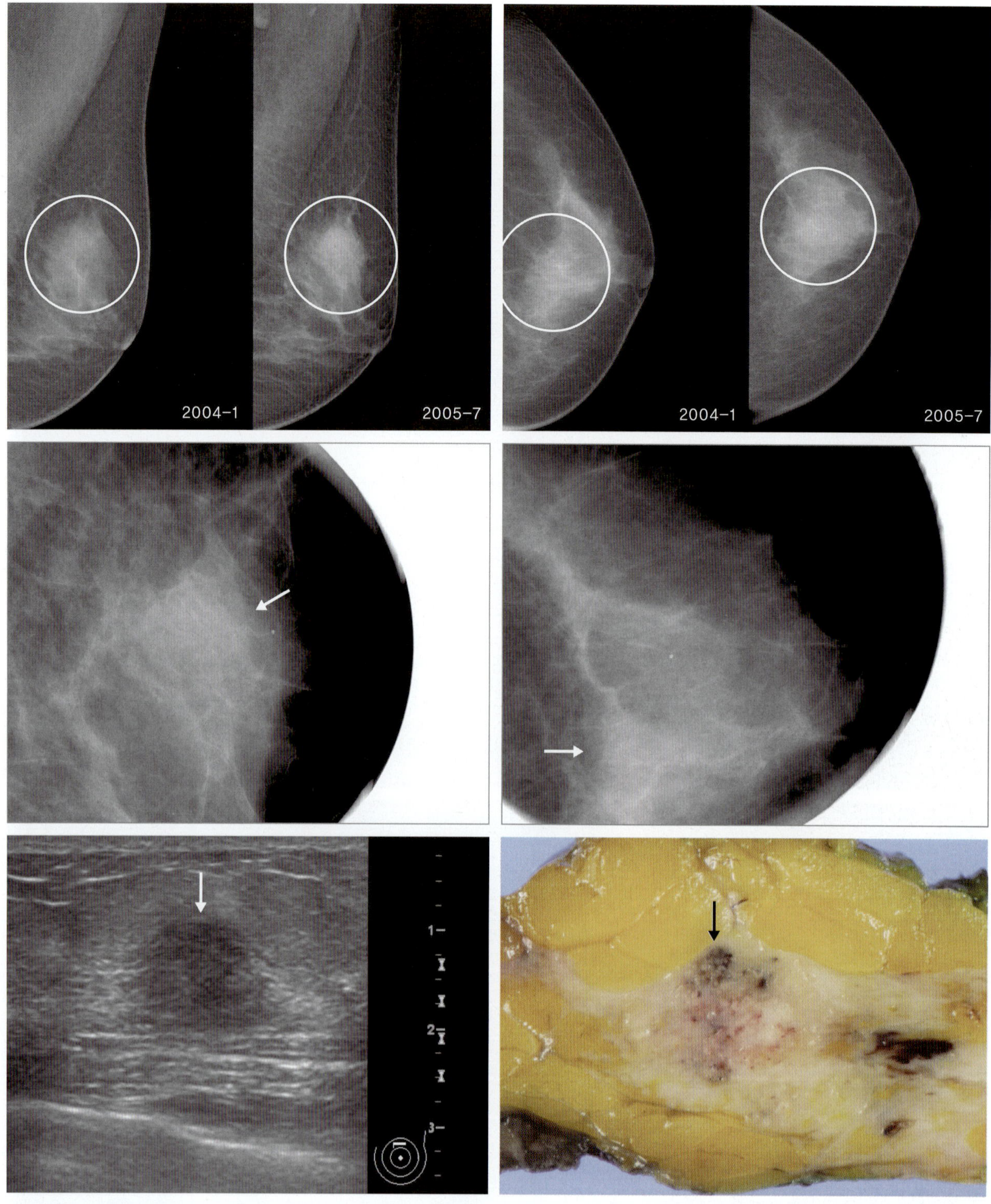

③-11 증례 해설

- 유방촬영술 소견 2005년 유방촬영에서 왼쪽 유방 상내측에 비대칭이 보인다. 이전 유방촬영, 특히 내외사 사진에서 중심 음영이 높은 왼쪽 비대칭 소견이 보이며 1년 반 사이에 크기와 밀도가 증가했다. 확대 사진에서 불분명한 경계의 외측으로 돌출하는 윤곽선을 보이는 종괴(화살표)이다.
- 초음파 소견 왼쪽 유방 12시 방향, 유두에서 4cm 떨어진 위치에 1.6cm 크기, 불분명한 경계의 저에코 종괴(화살표)가 있다.
- 수술명과 진단 유방보존술, 1.7cm 고등급 침윤성암(T1cN0, 병기1).
- 포인트 내외사촬영에서 중심부 음영이 높은 비대칭 소견을 발견하여 비촉지 단계에서 유방암 진단이 가능했던 증례이다. 정상 유방조직의 겹침에 의한 비대칭과 종괴 가능성이 있는 비대칭을 구별할 수 있어야 한다.

③-12 무증상 54세 여성

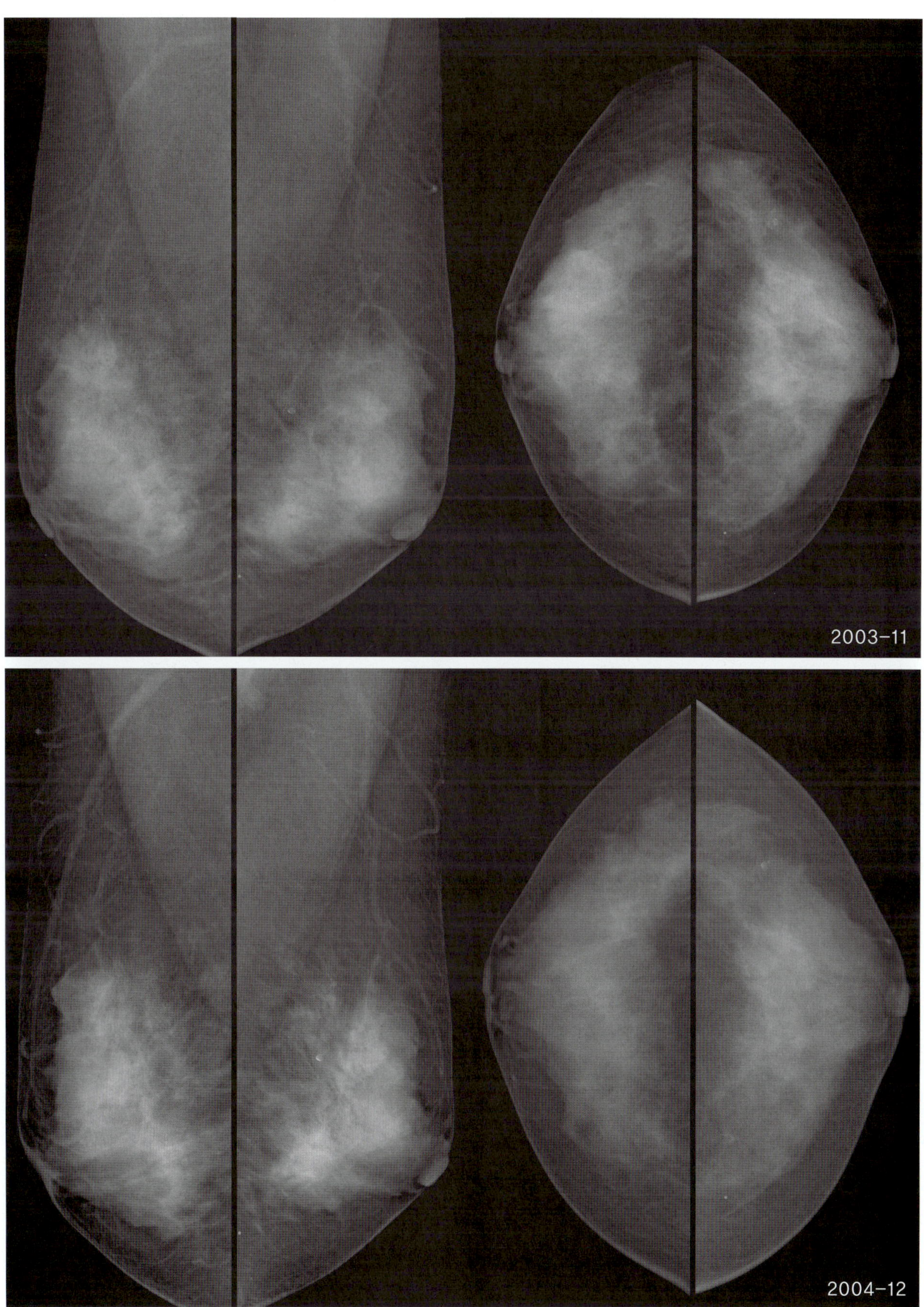

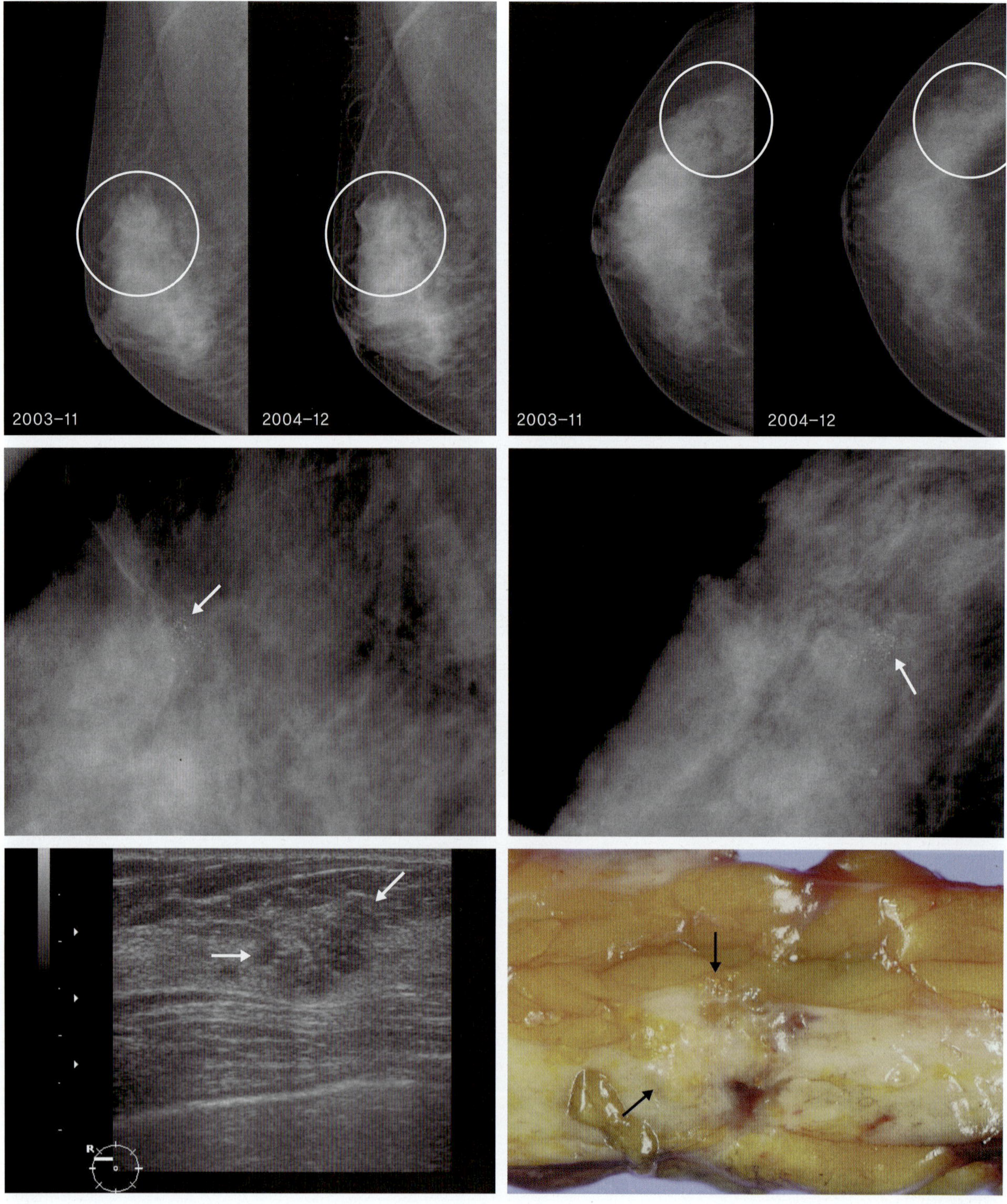

③-12 증례 해설

- 유방촬영술 소견 2004년 유방촬영에서 오른쪽 상외측 유방실질과 유방후지방층 경계 부위에 구조왜곡이 보인다. 2003년 유방촬영에도 구조왜곡 소견이 보이며 1년 사이에 미세석회화(화살표)가 새로 생겼다.
- 초음파 소견 오른쪽 유방 10cm 방향, 유두에서 5cm 떨어진 위치에 미세석회화를 동반한 1.5cm 크기, 불규칙형 모양, 불분명한 경계의 동일에코 종괴(화살표)가 있다.
- 수술명과 진단 유방보존술, 2.1cm 저등급 관상피내암(병기0).
- 포인트 구조왜곡 소견이 먼저 나타나고 이후에 미세석회화가 생긴 관상피내암의 증례이다. 유방암 조기진단을 위해서는 구조왜곡 소견을 발견하는 데 익숙해야 하며 추적검사에서 석회화가 새로 발생하는지에 주목해야 한다.

③-13 무증상 59세 여성

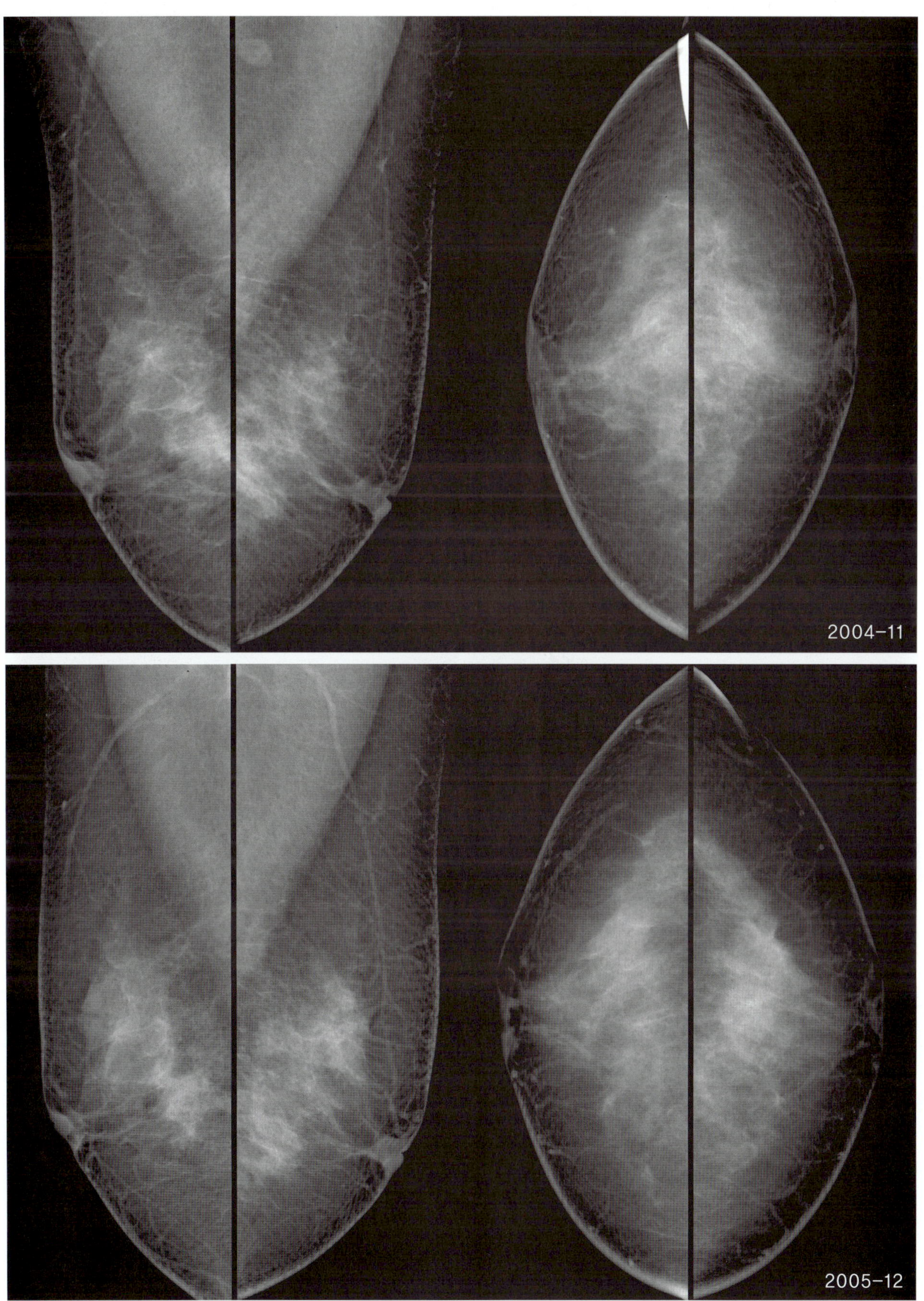

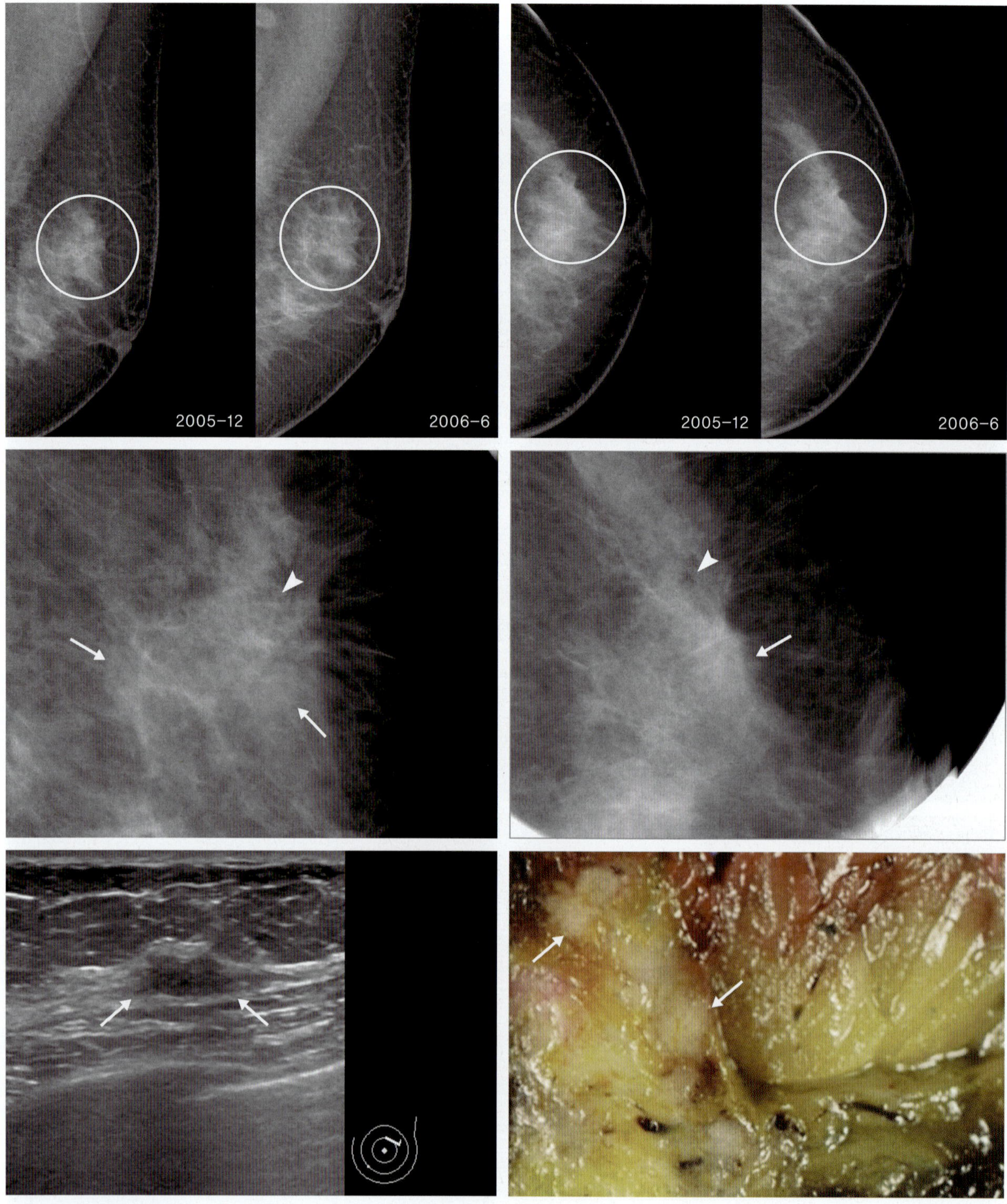

③-13 증례 해설

- **유방촬영술 소견** 2006년 상하유방촬영에서 왼쪽 유방 상외측에 유방실질 윤곽선 함몰이 보인다. 6개월 사이에는 변화가 없으나 1년 6개월 전인 2004년 사진과 비교하면 윤곽선 함몰이 분명해졌다. 확대촬영에서 국소 비대칭(화살표)과 미세석회화(화살촉)가 잘 보인다.
- **초음파 소견** 왼쪽 유방 1시 방향, 유두에서 3cm 떨어진 위치에 1.5cm 크기, 불분명한 경계의 동일에코 종괴(화살표)가 있다.
- **수술명과 진단** 유방보존술, 경화성선증과 2cm 고등급 관상피내암(병기0).
- **포인트** 2005년 유방촬영에서 왼쪽 상외측에 유방실질 윤곽선의 함몰을 발견하였으나 초음파검사에서 병변을 찾지 못해 카테고리 3 병변으로 판정하고 6개월 추적관찰 후 진단했던 관상피내암의 증례이다. 관상피내암은 초음파에서 발견이 어려울 수 있으므로 유방촬영 소견에 근거해서 조직검사를 결정해야 한다.

③-14 무증상 55세 여성

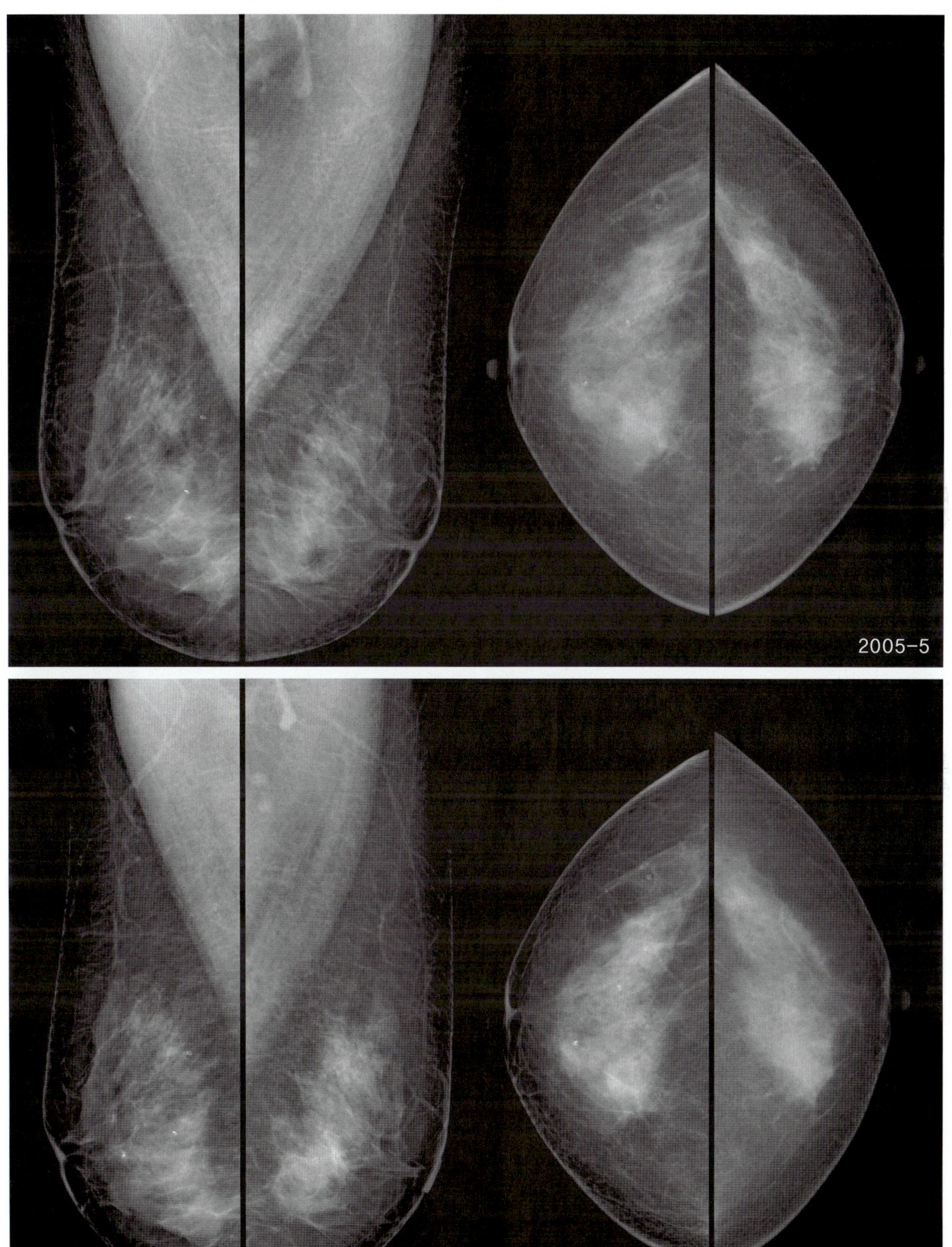

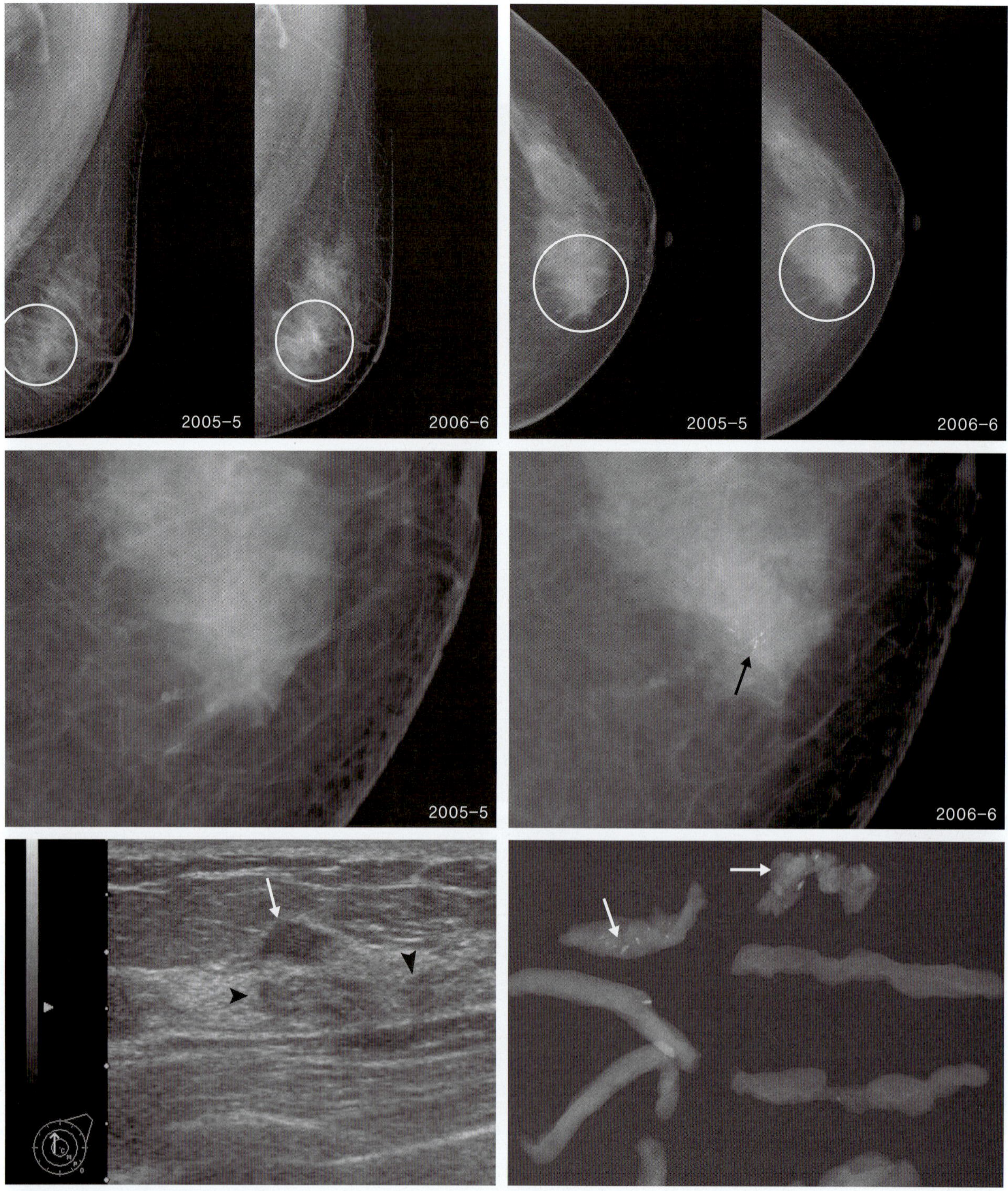

③-14 증례 해설

- **유방촬영술 소견** 2006년 유방촬영에서 왼쪽 유방 내측에 비대칭음영이 보인다. 이전 유방촬영에서도 후향적으로 보면 비대칭이 의심된다. 상하확대 사진에서 비대칭음영 내부에 이전에는 없던 선상 또는 다형태성 미세석회화(화살표)가 보인다.
- **초음파 소견** 왼쪽 유방 9시 방향, 유두에서 1cm 떨어진 위치에 0.7cm 크기, 미세소엽형 경계의 저에코 종괴(화살표)와 불분명한 경계의 석회화 병변(화살촉)이 있다.
- **표본촬영 소견** 초음파 유도하 맘모톰생검에서 얻은 표본 내에 미세석회화(화살표)가 보인다.
- **수술명과 진단** 유방전절제술, 3.2cm 관상피내암과 0.5cm 중등급 침윤성암(T1aN0, 병기1).
- **포인트** 내측 유방의 비대칭과 새로 생긴 미세석회화를 놓치지 않음으로써 비촉지 단계에서 유방암을 발견할 수 있었던 증례이다. 석회화 병변의 정확한 진단을 위해서는 맘모톰생검을 하는 것이 바람직하다.

③-15 무증상 54세 여성

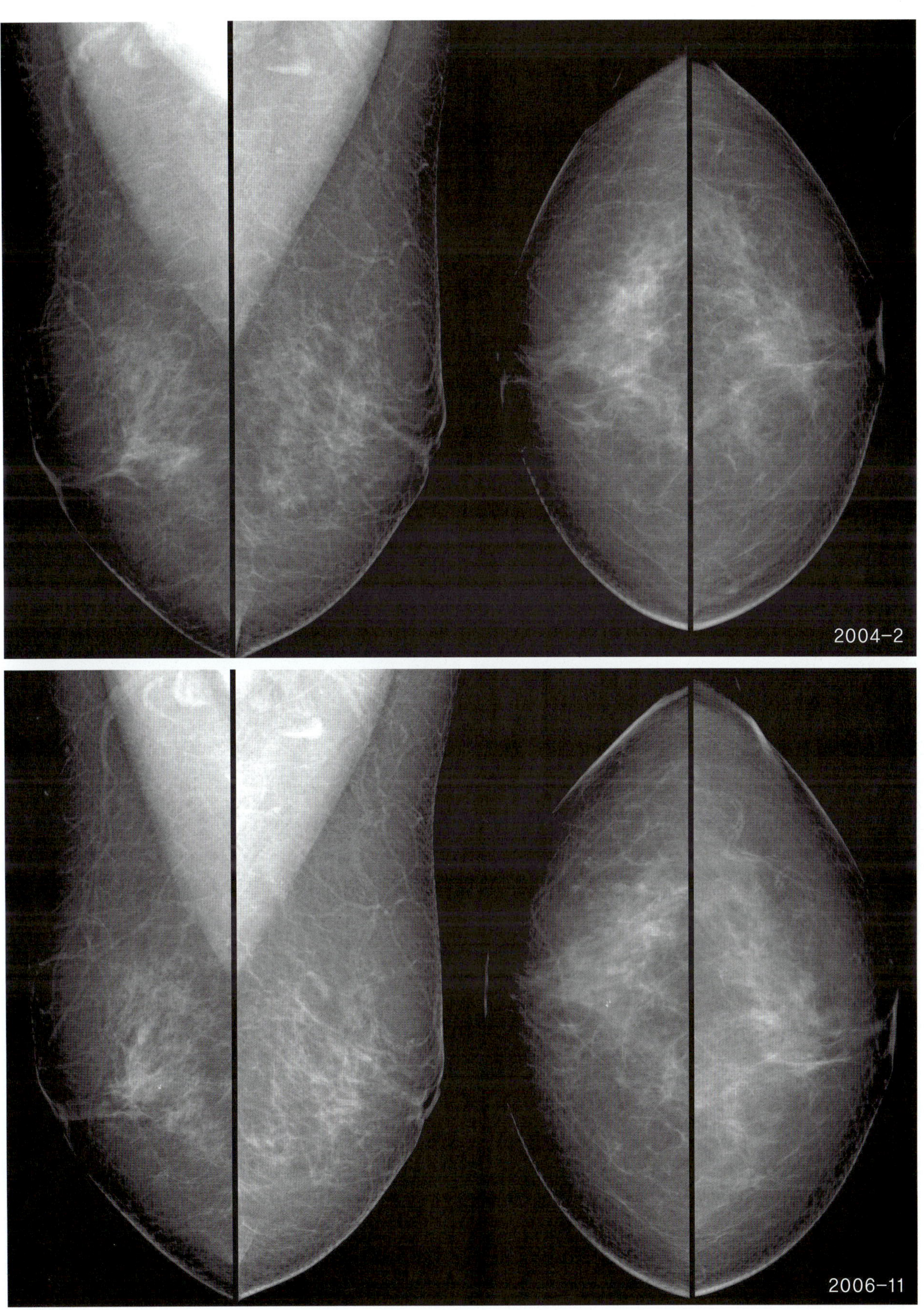

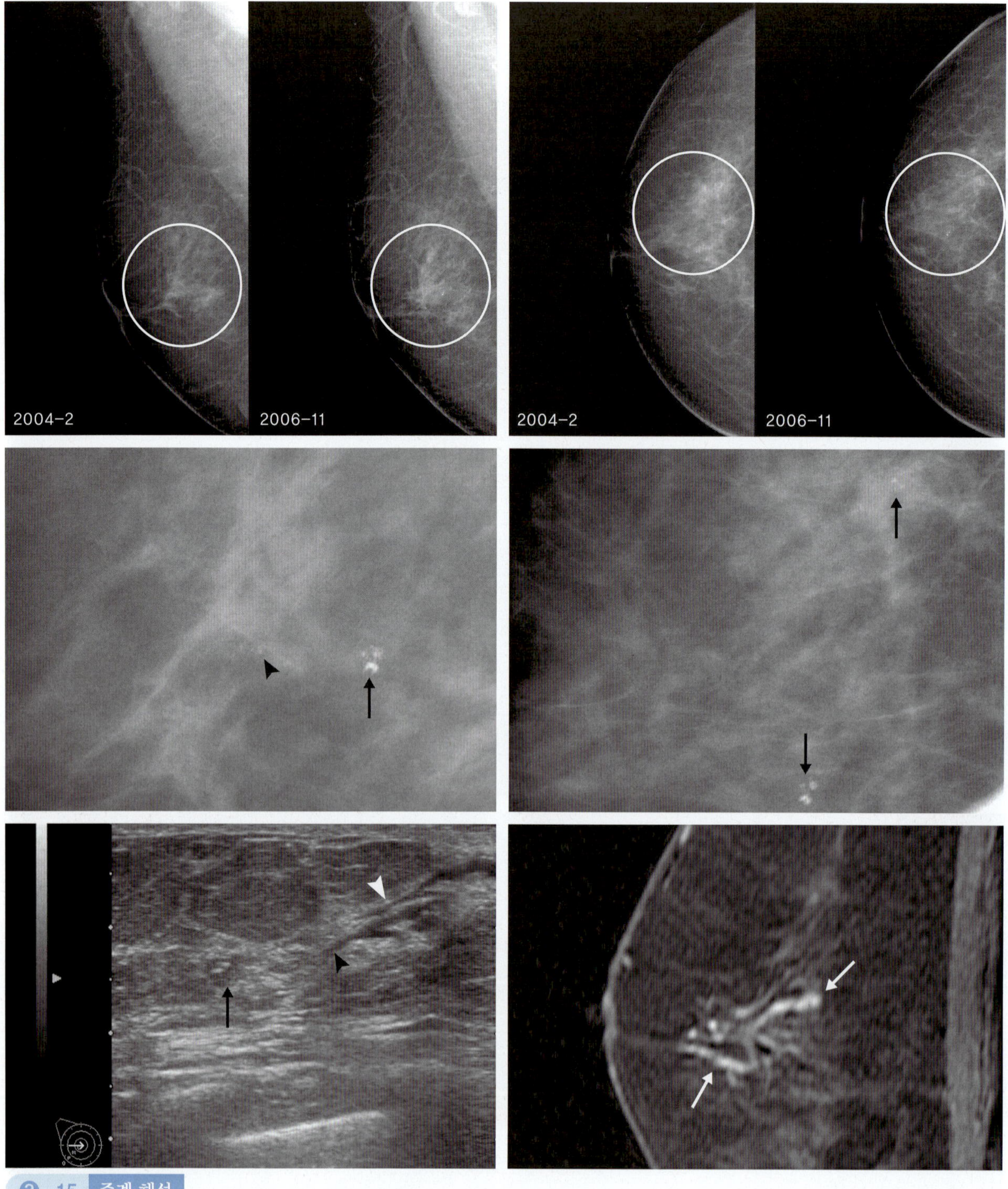

③-15 증례 해설

- **유방촬영술 소견** 2006년 유방촬영에서 오른쪽 유방 유두 뒤로 비대칭음영과 미세석회화가 보인다. 이전 유방촬영에도 비대칭과 미세석회화가 있었으며 2년 9개월 사이에 변화는 뚜렷하지 않다. 확대촬영에서 비대칭음영 사이에 다형태성(화살표)과 무정형(화살촉) 석회화가 있다.
- **초음파 소견** 오른쪽 유방 9시 방향, 유두에서 1cm 떨어진 위치에 미세한 유관 확장(화살촉)과 석회화 동반 0.5cm 크기의 동일에코 종괴(화살표)가 있다. 초음파 유도하 맘모톰생검을 시행했다.
- **MRI 소견** 유두 바로 뒤에 관상 조영증강을 보이는 1.5cm 크기의 병변(화살표)이 있다.
- **수술명과 진단** 유방보존술, 1.5cm 고등급 관상피내암(병기0).
- **포인트** 관상피내암에 생기는 미세석회화는 드물게 2~3년 동안 기간 변화가 뚜렷하지 않을 수 있다. 그러므로 과거 사진과 비교할 때 군집성 미세석회화의 범위가 비슷하더라도 암을 의심할 수 있는 형태학적 소견이라면 조직검사를 해야 한다.

③-16 무증상 54세 여성

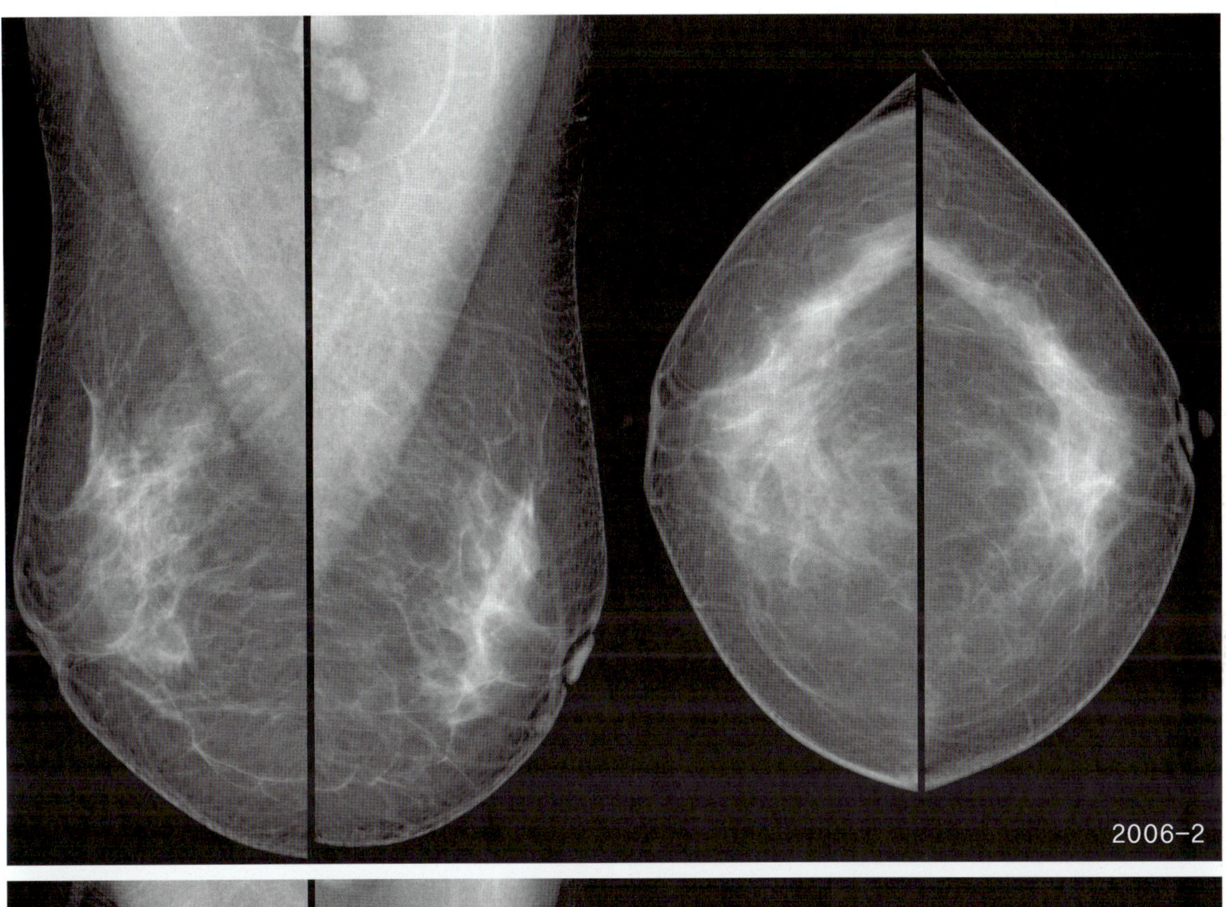

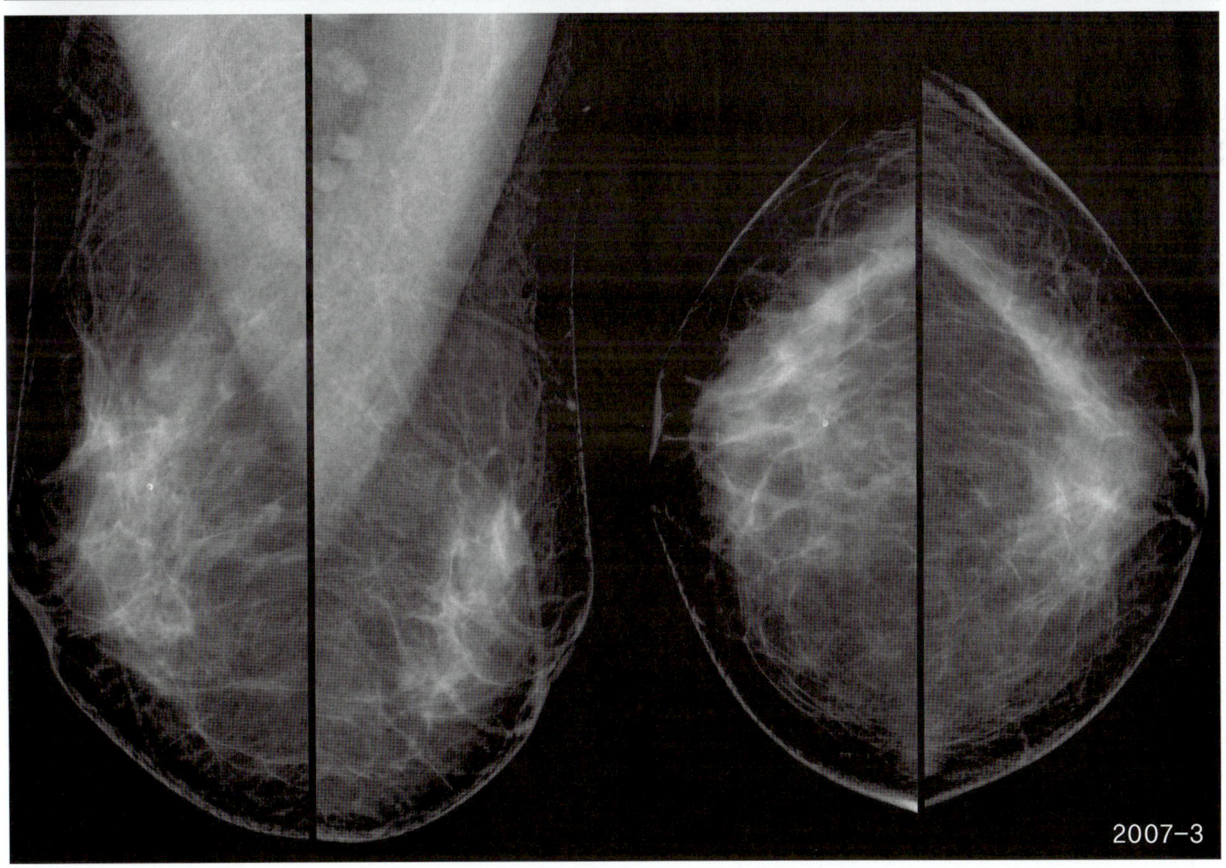

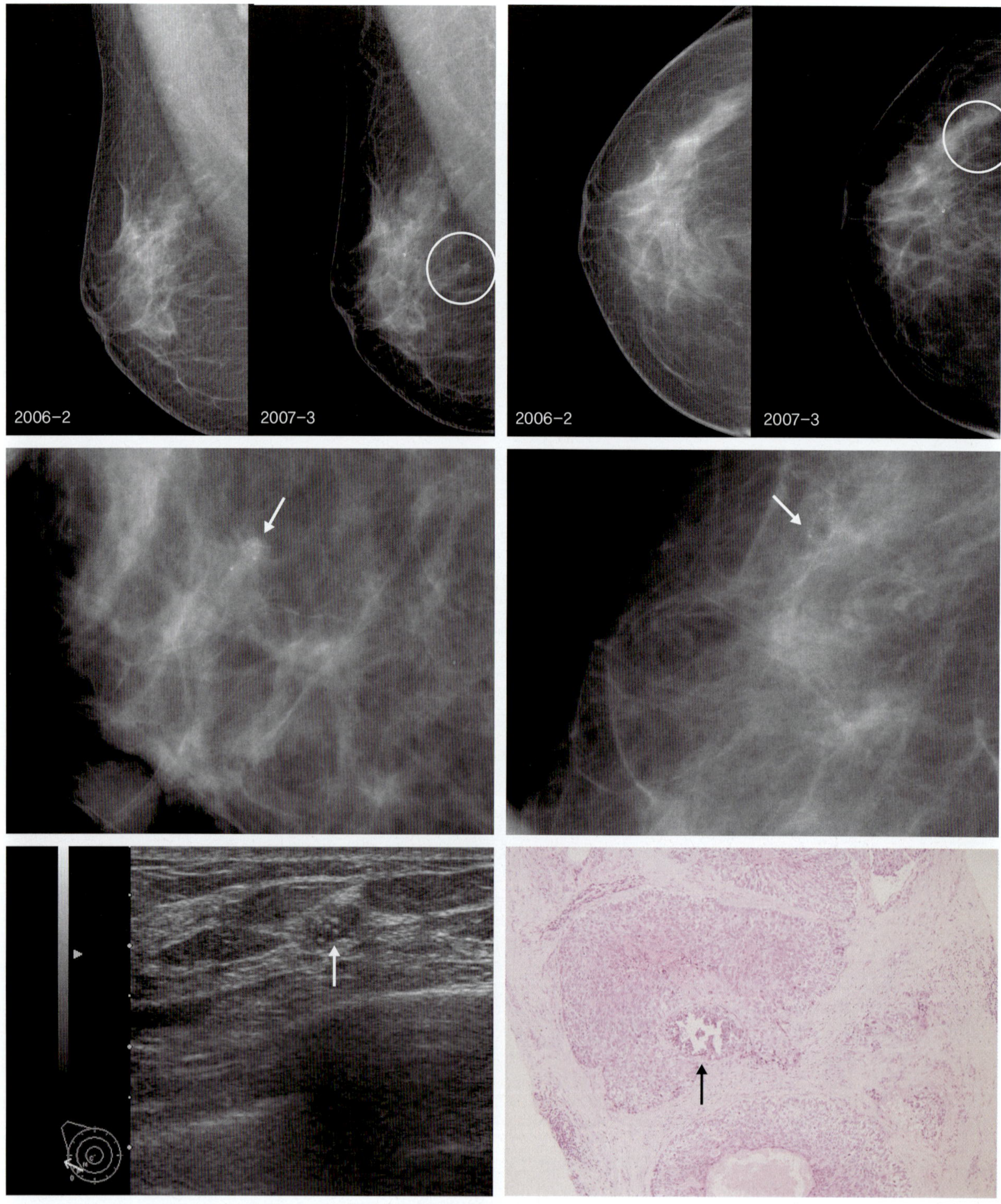

③-16 증례 해설

- **유방촬영술 소견** 2007년 유방촬영에서 오른쪽 유방 외측 유선후지방층에 이전 유방촬영에는 분명치 않던 석회화 병변이 있다. 확대촬영에서 불분명한 경계의 작은 결절 내부에 무정형 미세석회화(화살표)가 보인다. 유방암으로 치료 받은 여동생이 있다.
- **초음파 소견** 오른쪽 유방 8시 방향, 유두에서 5cm 떨어진 위치에 0.5cm 크기의 석회화 동반 종괴(화살표)가 보인다. 초음파 유도하 맘모톰생검을 시행했다.
- **수술명과 진단** 유방보존술, 0.5cm 고등급 관상피내암(병기0).
- **포인트** 유선후지방층에 새로 생긴 석회화 결절로 발견, 진단된 관상피내암의 증례이다. 가족력 등 유방암 발생 고위험 요소를 지닌 여성에서는 매년 유방촬영술을 하는 것이 유방암 조기 발견을 위해 중요하다.

③-17 왼쪽 유방의 양성 종괴로 추적검사 중인 57세 여성

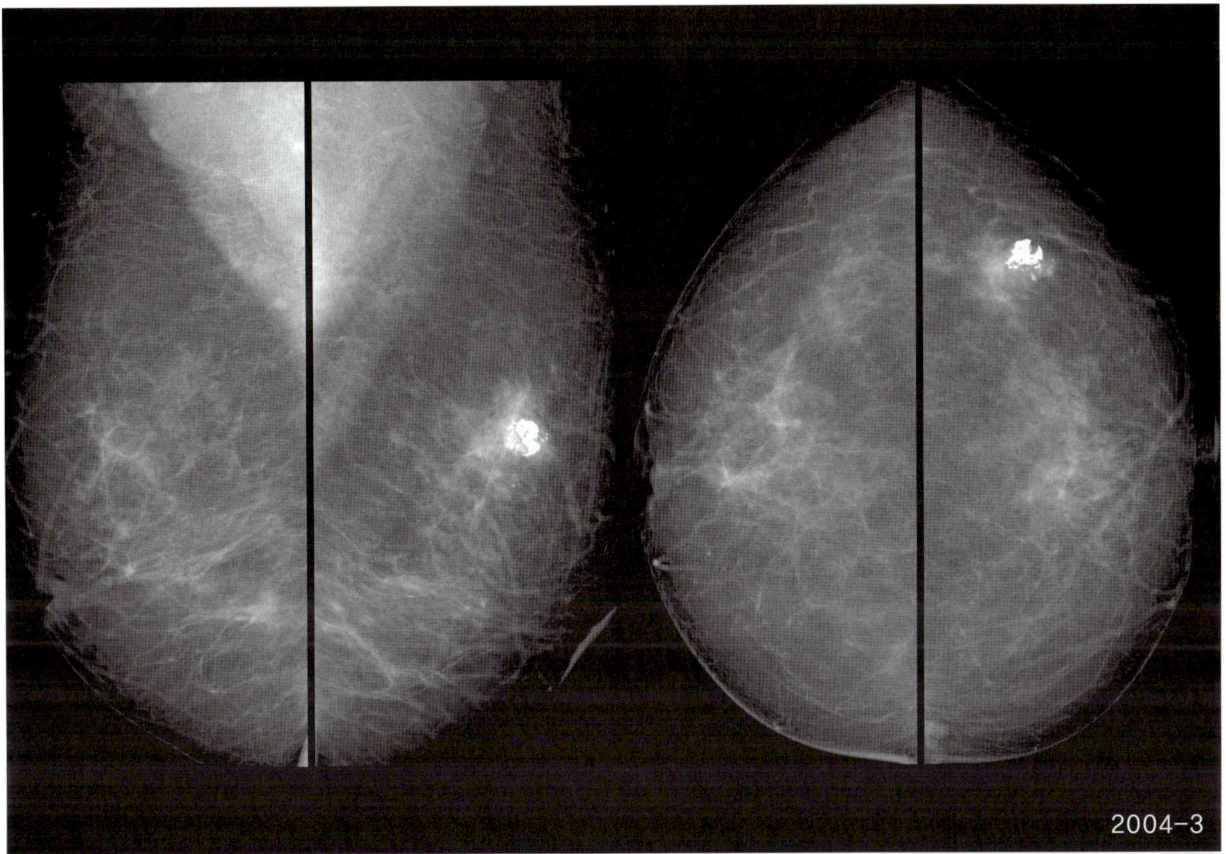

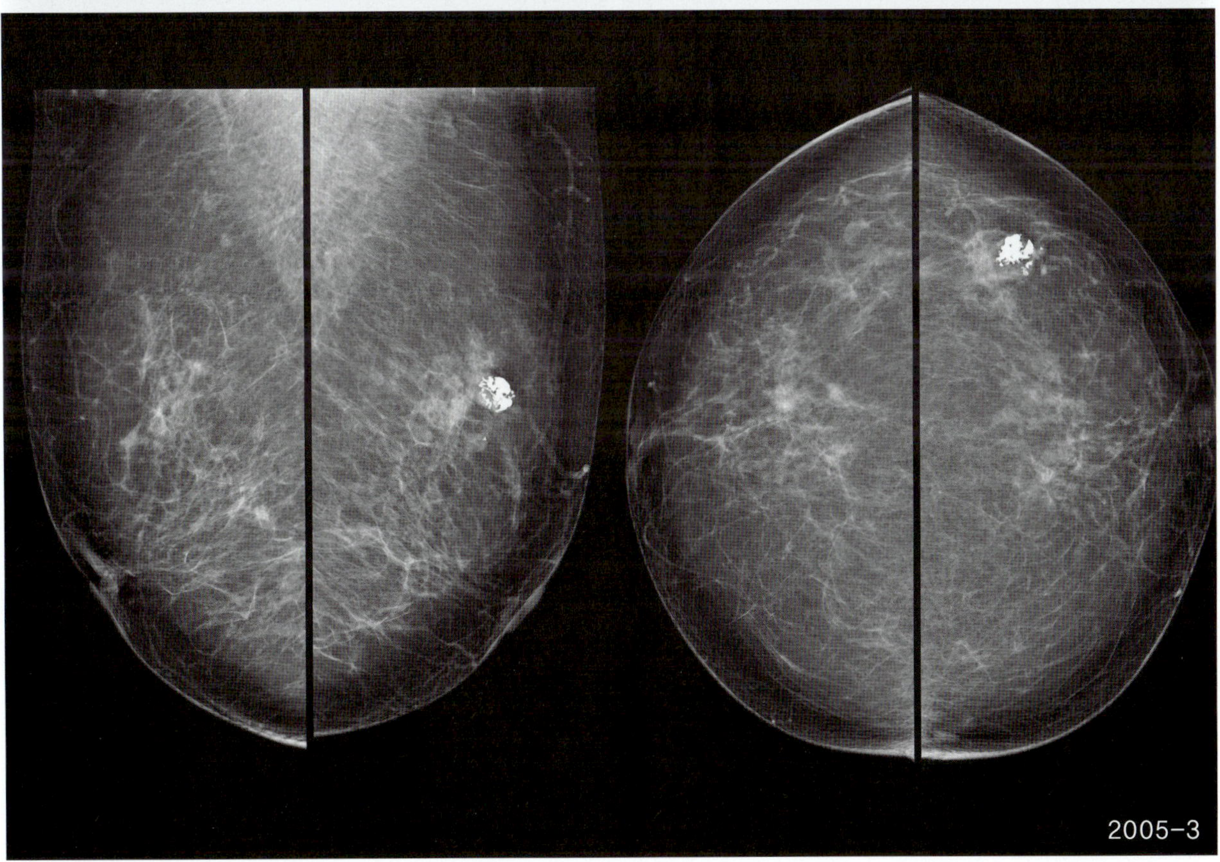

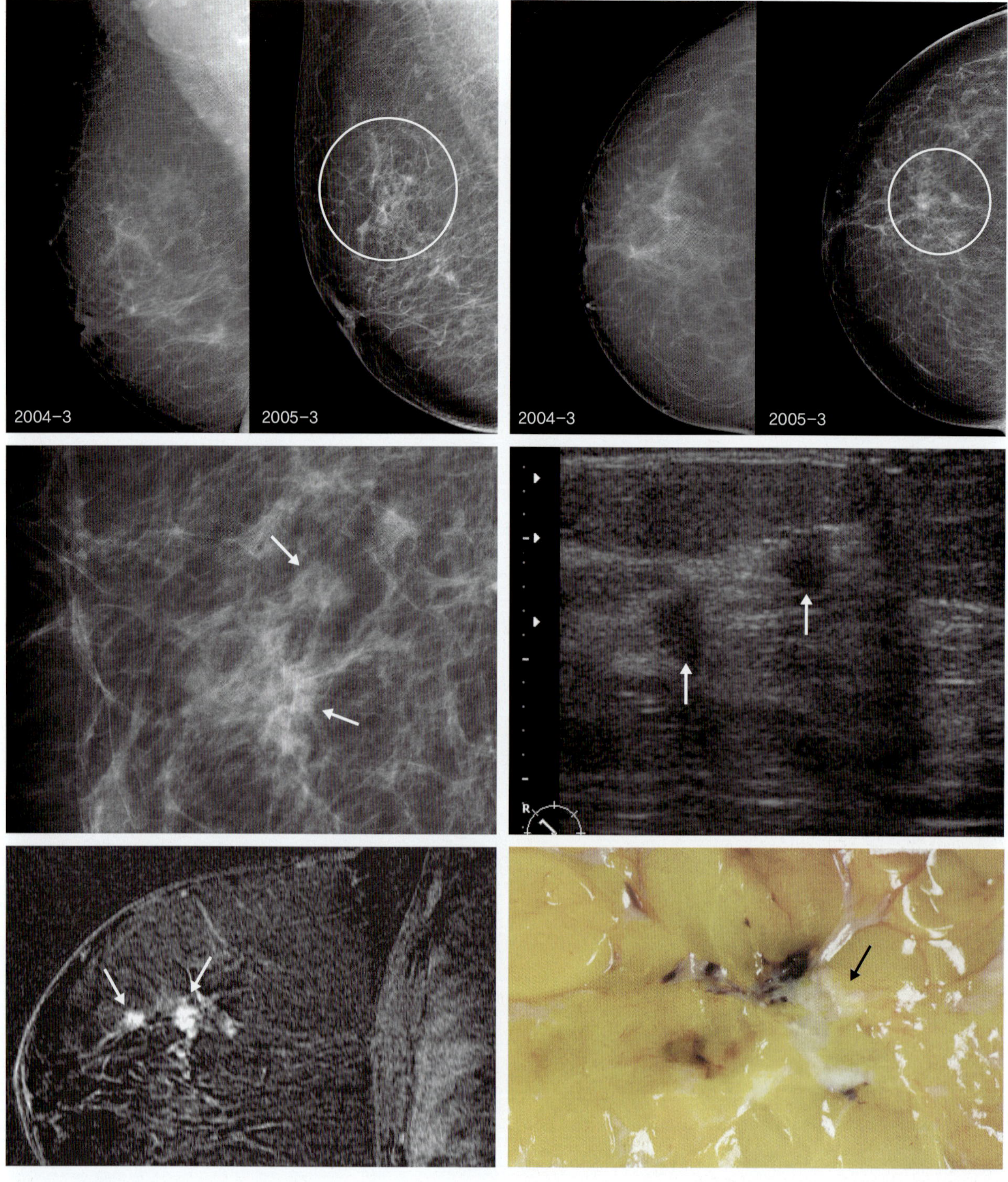

❸-17 증례 해설

- **유방촬영술 소견** 2005년 유방촬영에서 왼쪽 유방 상외측의 석회화 종괴는 변화가 없으나 오른쪽 유방 상외측에 이전 유방촬영에서 분명치 않던 작은 종괴들이 보인다. 내외사확대촬영에서 각각 불규칙형 모양, 불분명한 경계의 종괴(화살표)이다.
- **초음파 소견** 오른쪽 유방 10시 방향, 유두에서 4cm 떨어진 위치에 크기 0.7cm와 0.6cm의 각진 또는 불분명한 경계의 평행하지 않은 저에코 종괴(화살표)가 있다. 맘모톰생검으로 두 군데 모두 침윤성암으로 확인되었다.
- **MRI 소견** 두 군데의 조영증강되는 종괴(화살표)가 보인다.
- **수술명과 진단** 유방보존술, 2.9cm 소엽상피내암과 1.2cm 혼합형(관상피/소엽) 침윤성암(T1cN0, 병기1).
- **포인트** 왼쪽의 양성 석회화(퇴행성 섬유선종)는 변화 없으나 오른쪽에 작은 결절들이 새로 생겼으며 이를 적절히 발견, 진단함으로써 지연 진단을 막을 수 있었던 증례이다. 눈에 잘 띄는 양성 병변 때문에 다른 위치에 있는 유방암의 진단이 늦어질 수 있다.

③-18 양쪽 유방의 낭종으로 추적검사 중인 48세 여성

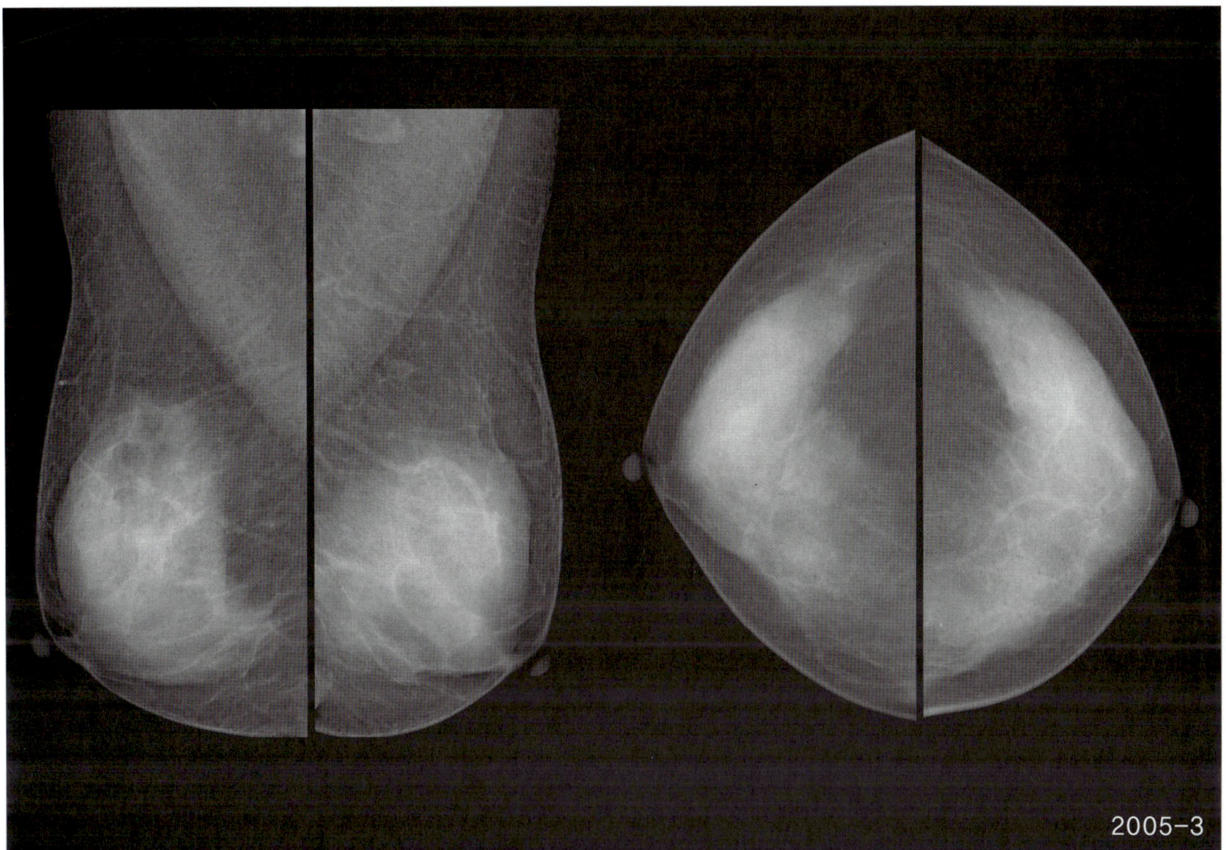

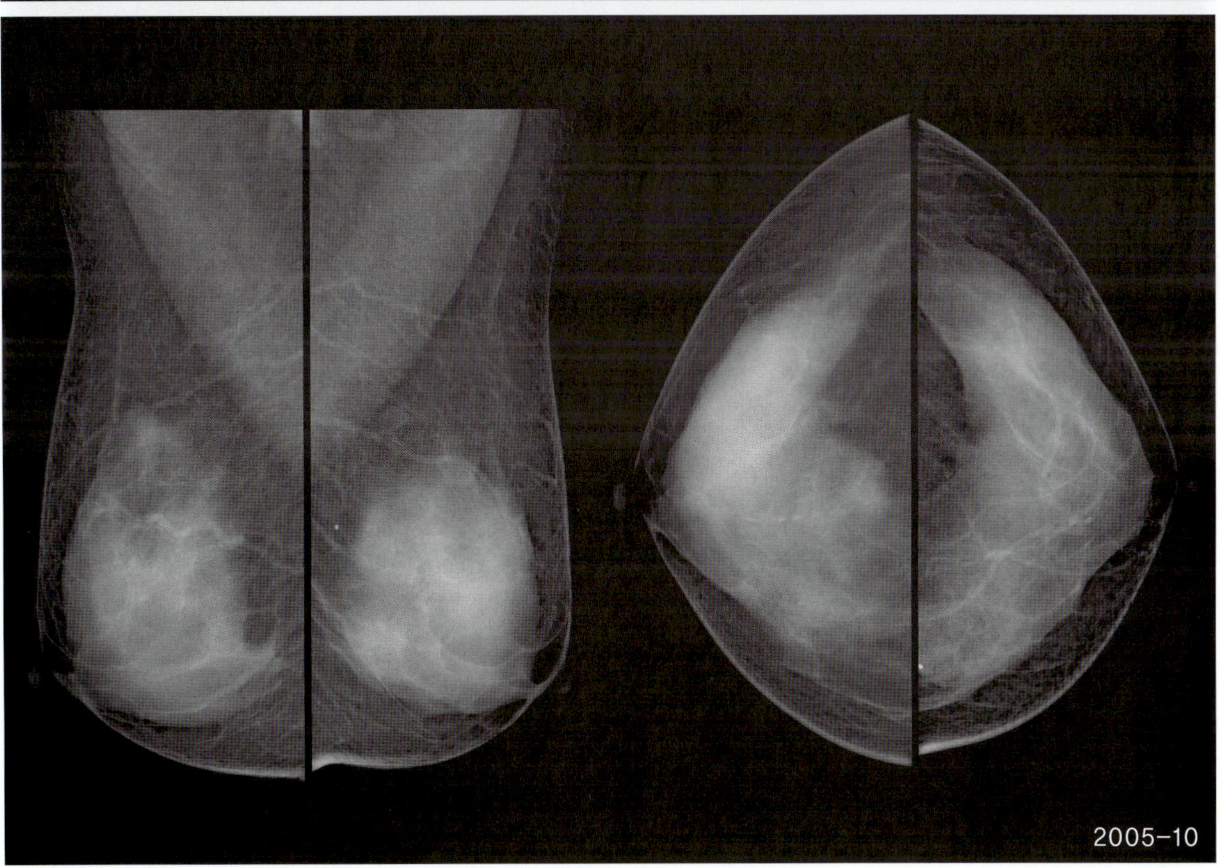

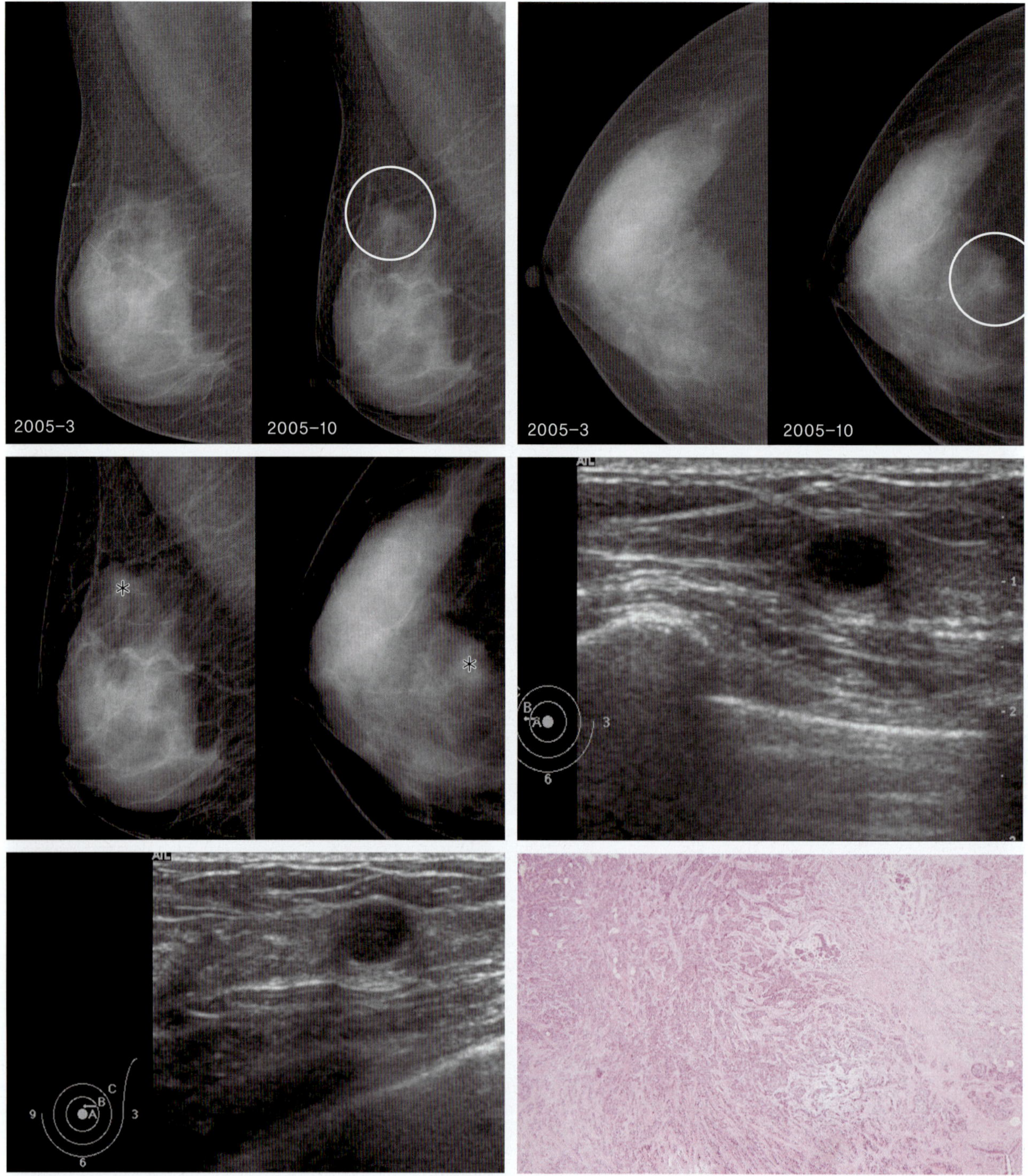

③-18 증례 해설

- 유방촬영술 소견 2005년 10월 유방촬영에서 오른쪽 유방 12시 방향, 유선층 가장자리에 이전 유방촬영에서는 분명치 않던 국소 비대칭이 보인다. 컴퓨터 보조진단 프로그램도 12시 방향 병변을 양쪽 촬영 사진에서 표시(꽃표)하고 있다.
- 초음파 소견 오른쪽 유방 12시 방향에서 종괴를 발견하지 못했다. 오른쪽 유방 9시 방향과 왼쪽 유방 2시 방향에 0.7cm 크기의 국한성 저에코 또는 무에코 종괴는 이전 초음파와 비교할 때 변화가 없다고 판정했다. 환자는 2개월 후 오른쪽 유방 12시, 유두에서 4cm 떨어진 위치에 촉지되는 종괴가 있어 절제생검을 시행했다.
- 수술명과 진단 유방보존술, 1.7cm 중등급 침윤성암과 1개 림프절전이(T1cN1, 병기2A).
- 포인트 매년 양쪽 유방의 비특이적 촉지 증상과 다발성 단순낭종의 변화 관찰을 시행했던 환자로, 초음파에서 눈에 잘 띄는 단순낭종의 크기와 개수 변화에 주의를 집중하다가 유방촬영술에서 새로 생긴 유의한 비대칭을 간과했던 증례이다. 주위 지방과 에코가 비슷한 작은 크기의 유방암은 초음파로 발견하기 쉽지 않다.

③-19 왼쪽 유방의 양성 종괴로 추적검사 중인 49세 여성

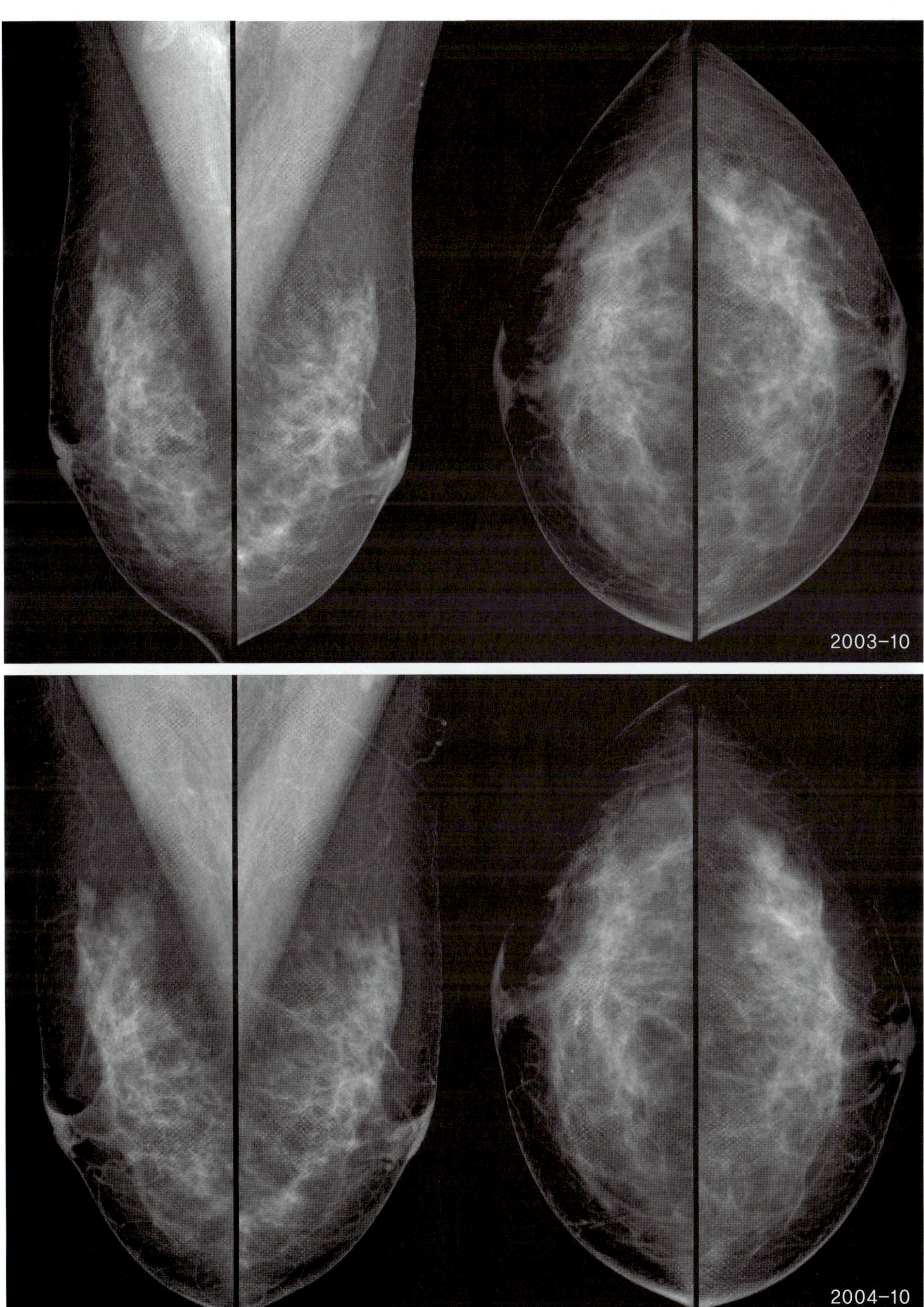

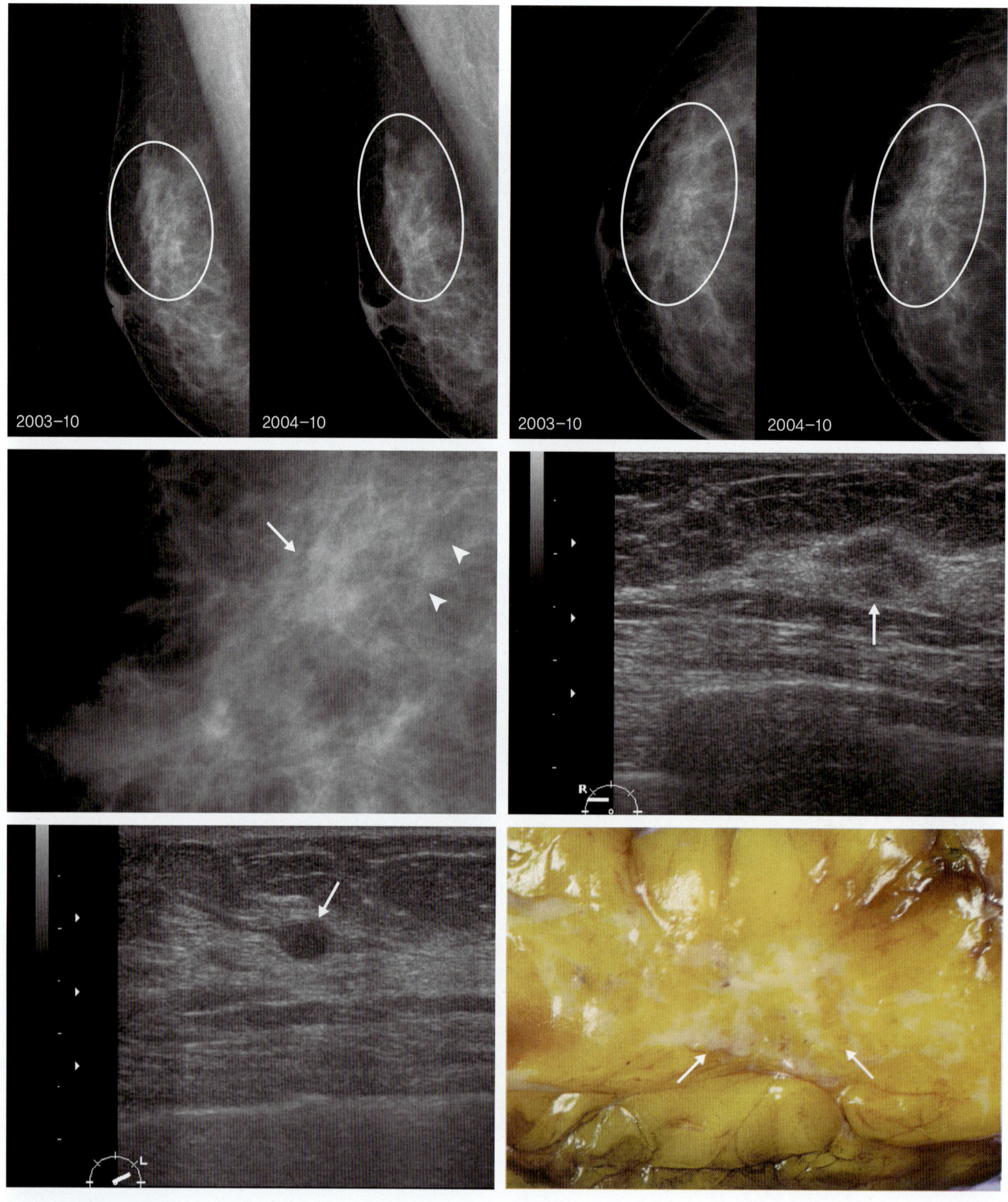

❸-19 증례 해설

- **유방촬영술 소견** 2004년 유방촬영에서 오른쪽 유방 상외측에 구조왜곡 소견이 이전 유방촬영술과 비교할 때 약간 더 분명해졌다. 상하확대촬영에서 비대칭음영(화살표), 구조왜곡과 점상 석회화(화살촉)가 보인다.
- **초음파 소견** 오른쪽 유방 11시 방향, 유두에서 4cm 떨어진 위치에 1.3cm 크기, 불분명한 경계의 저에코 종괴(화살표)가 보인다. 왼쪽 유방의 양성 병변(화살표)에는 변화가 없었다.
- **수술명과 진단** 유방보존술, 경화성선증, 방사상반흔과 1.3cm 고등급 관상피내암(병기0).
- **포인트** 추적검사 중인 양성 결절의 반대편 유방에 발견이 쉽지 않은 구조왜곡과 비대칭이 있는 증례로 1년 전과 비교하여 큰 변화는 없지만 의심스러운 소견이므로 조직검사가 필요하다. 유방촬영술에서 구조왜곡을 유발하는 경화성선증은 관상피내암과 잘 동반되며, 경화성선증에 의한 유방실질의 변화 때문에 관상피내암의 범위가 과대평가되기도 한다.

③-20 왼쪽 유방 조직검사 후 양성 판정을 받은 25세 여성

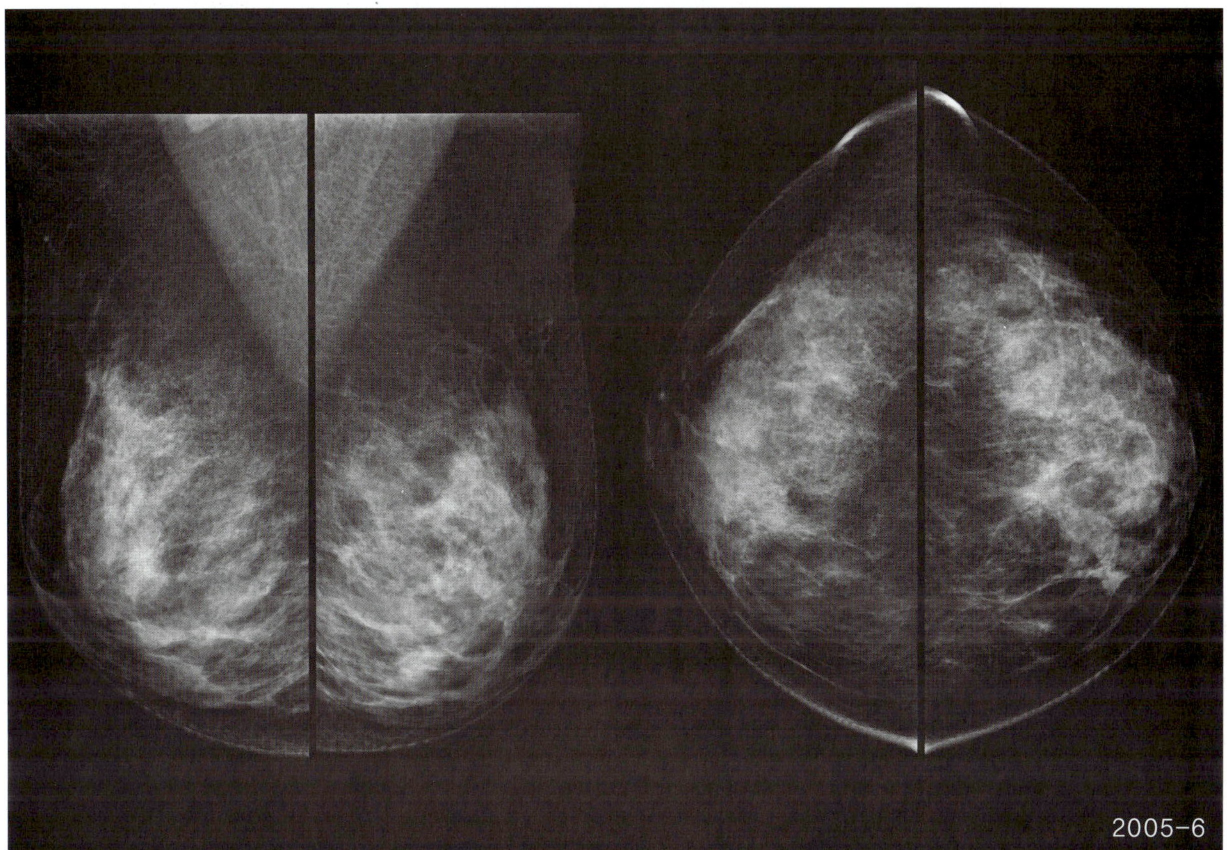

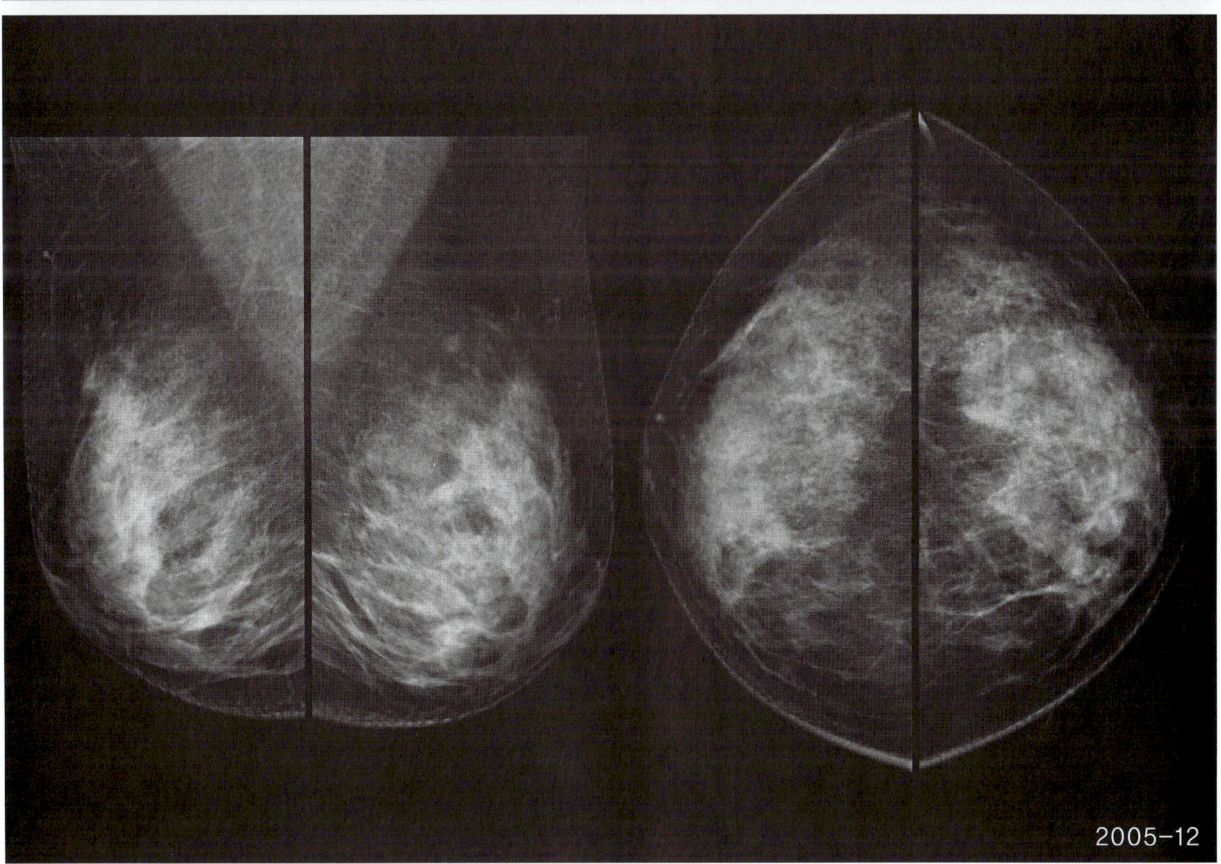

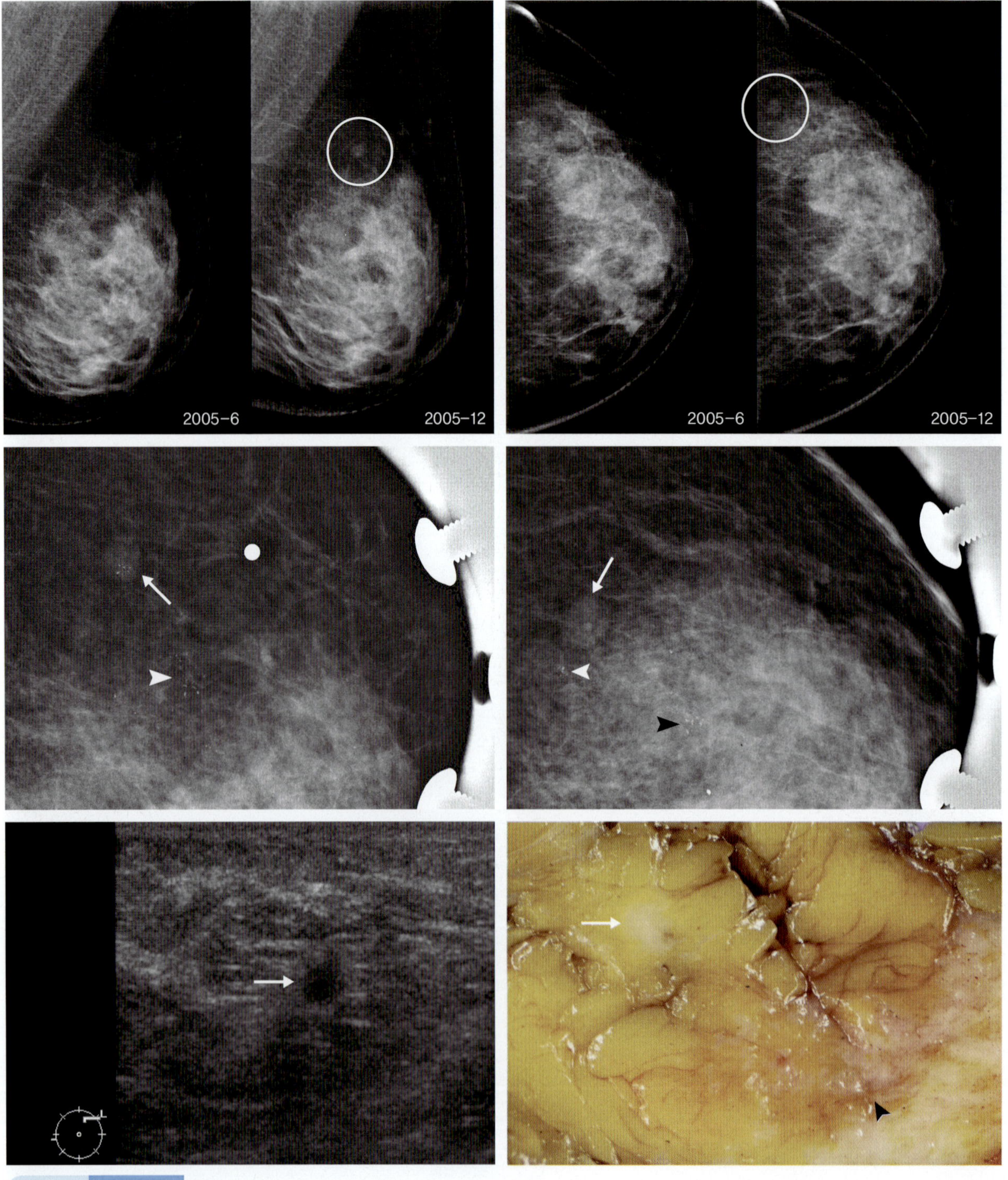

③-20 증례 해설

- **유방촬영술 소견** 2005년 12월 유방촬영에서 왼쪽 유방 상외측에 미세석회화가 있고 그 외측에 이전 유방촬영에서 보이지 않던 결절이 새로 생겼다. 확대촬영에서 지방층 내부에 불분명한 경계의 종괴(화살표)가 있고 주위에 다형태성 석회화(화살촉)가 보인다.
- **초음파 소견** 왼쪽 1시 방향, 유두에서 8cm 떨어진 위치에 0.5cm 크기, 불규칙형 모양, 불분명한 경계, 평행하지 않은 방향의 저에코 종괴(화살표)가 있다. 이 부위에 피부표지자를 붙이고 촬영한 확대 사진에서 새로 생긴 결절과 일치한다.
- **수술명과 진단** 유방보존술, 2.1cm 관상피내암과 1cm 고등급 침윤성암(T1bN0, 병기1).
- **포인트** 6개월 전 미세석회화에 대한 맘모톰생검을 시행했으나 섬유낭성 변화로 보고되었고 추적검사에서 새로 발견된 결절이 침윤성암으로 진단된 증례이다. 조직검사 결과가 양성 특히 섬유낭성 변화로 보고된 경우 추적검사가 필요하며 이전 촬영과 비교하여 새로운 소견이나 기존 소견에 변화가 있는지 살펴보는 것이 중요하다.

③-21 오른쪽 유방 6시 방향의 조직검사(양성 판정) 후 만져지는 종괴로 내원한 42세 여성

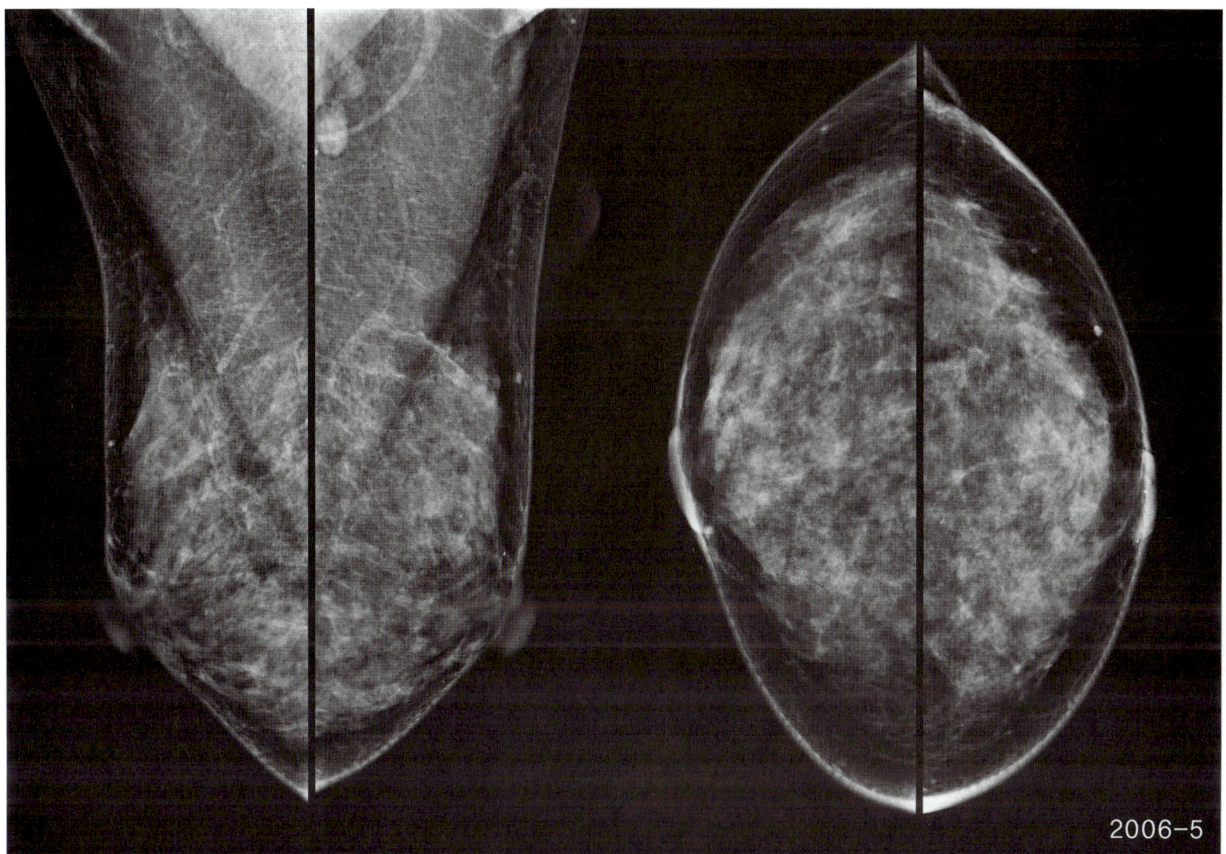

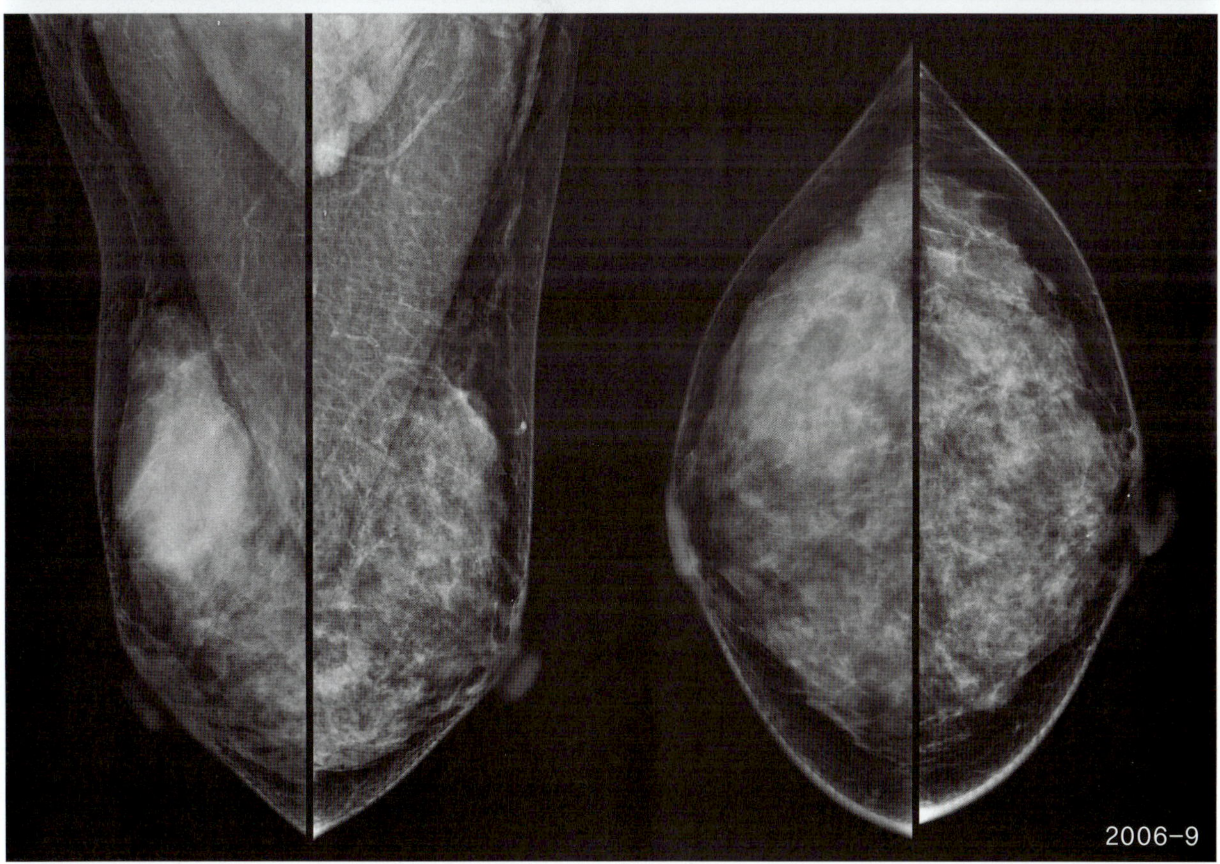

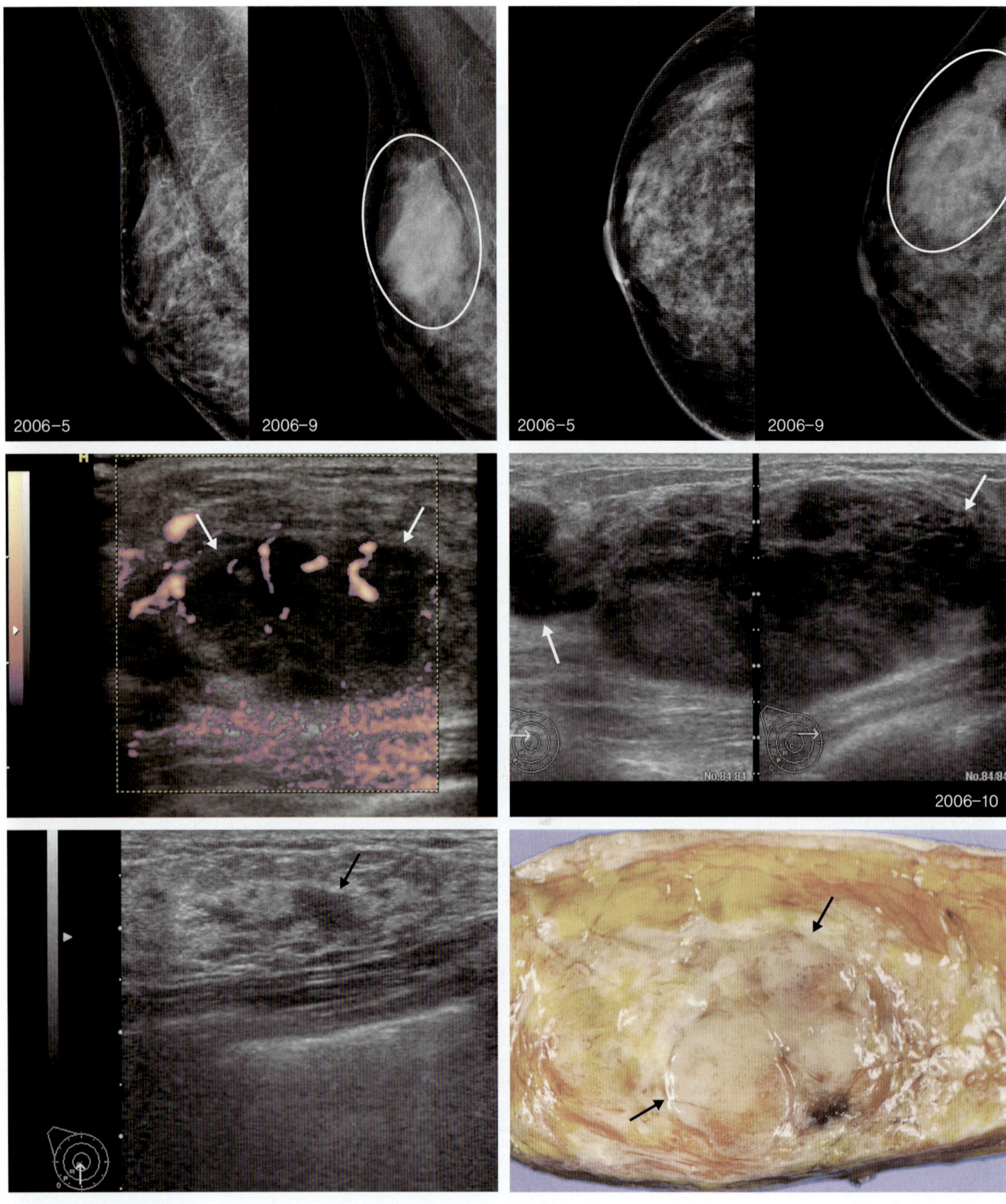

③-21 증례 해설

- **유방촬영술 소견** 2006년 9월 유방촬영에서 오른쪽 유방 상외측에 이전 유방촬영에는 없었던 고밀도의 큰 종괴가 보인다.
- **초음파 소견** 오른쪽 유방 11시 방향에 5cm 크기, 국한성 경계의 불균질한 저에코 종괴(화살표)이며 도플러에서 과혈관성*hypervascularity*을 보인다. 1개월 후 수술을 위해 다시 시행한 초음파에서 8cm 크기의 종괴(화살표)로 자랐다. 4개월 전 초음파 유도하 조직검사에서 양성으로 판정되었던 6시 방향의 종괴(화살표)는 변화 없다.
- **수술명과 진단** 유방전절제술, 8.3cm 미만성 B세포형*diffuse large B cell* 림프종.
- **포인트** 4개월 전 유방촬영술과 초음파검사 모두에서 병변이 보이지 않았으나 수술 당시 8cm 종괴로 커진 원발성 유방 림프종의 증례로서 수술 전 조직검사에서 비분화암과 감별이 어려워 수술하게 되었다. 빨리 자라는 종양의 감별에는 림프종, 전이암, 수질암, 고등급 침윤성암, 엽상종, 육종 등이 있으며 모두 국한성 경계의 종괴이고 도플러검사에서 과혈관성을 보인다.

③-22 호르몬 대체요법 중 만져지는 종괴로 내원한 60세 여성

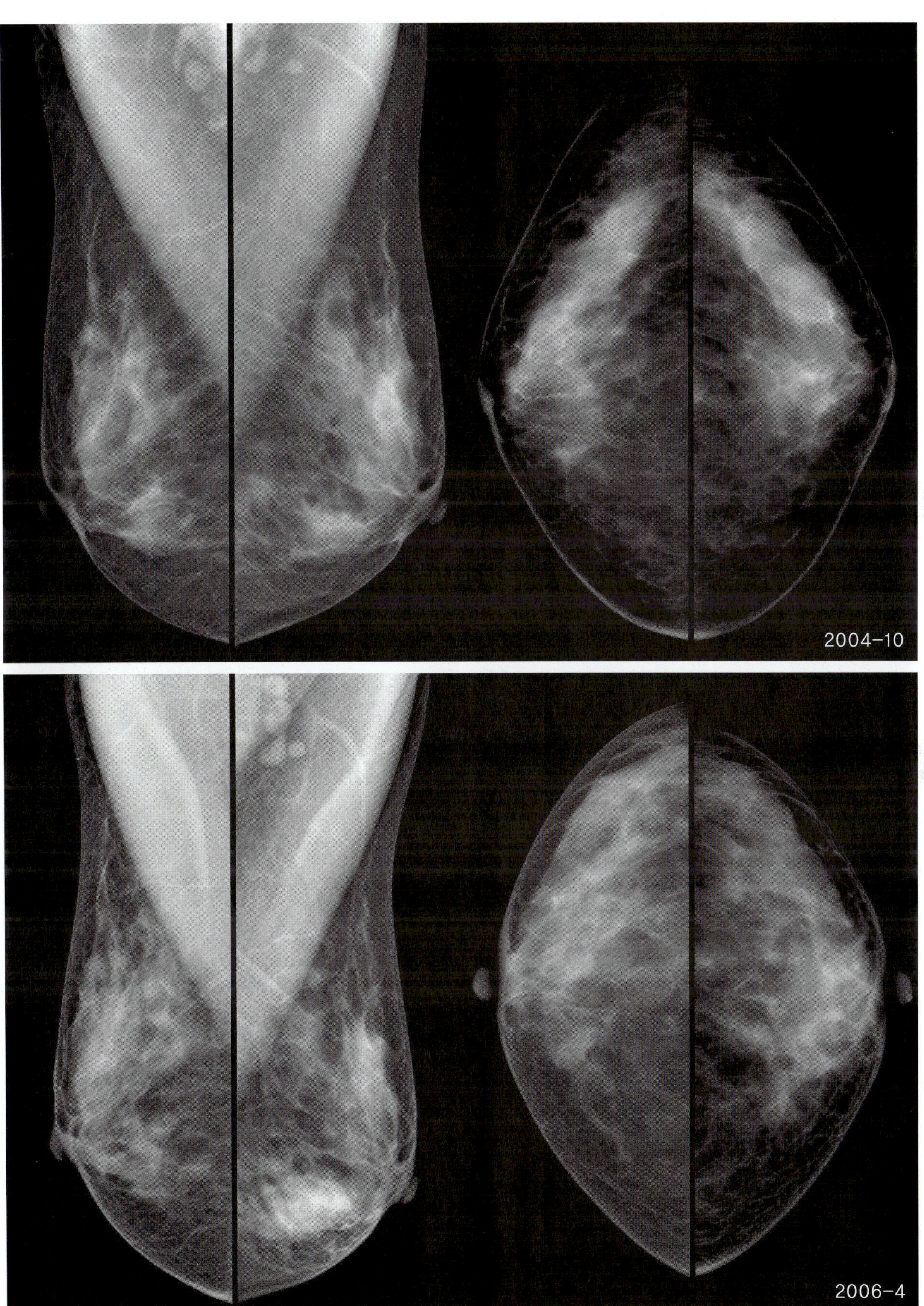

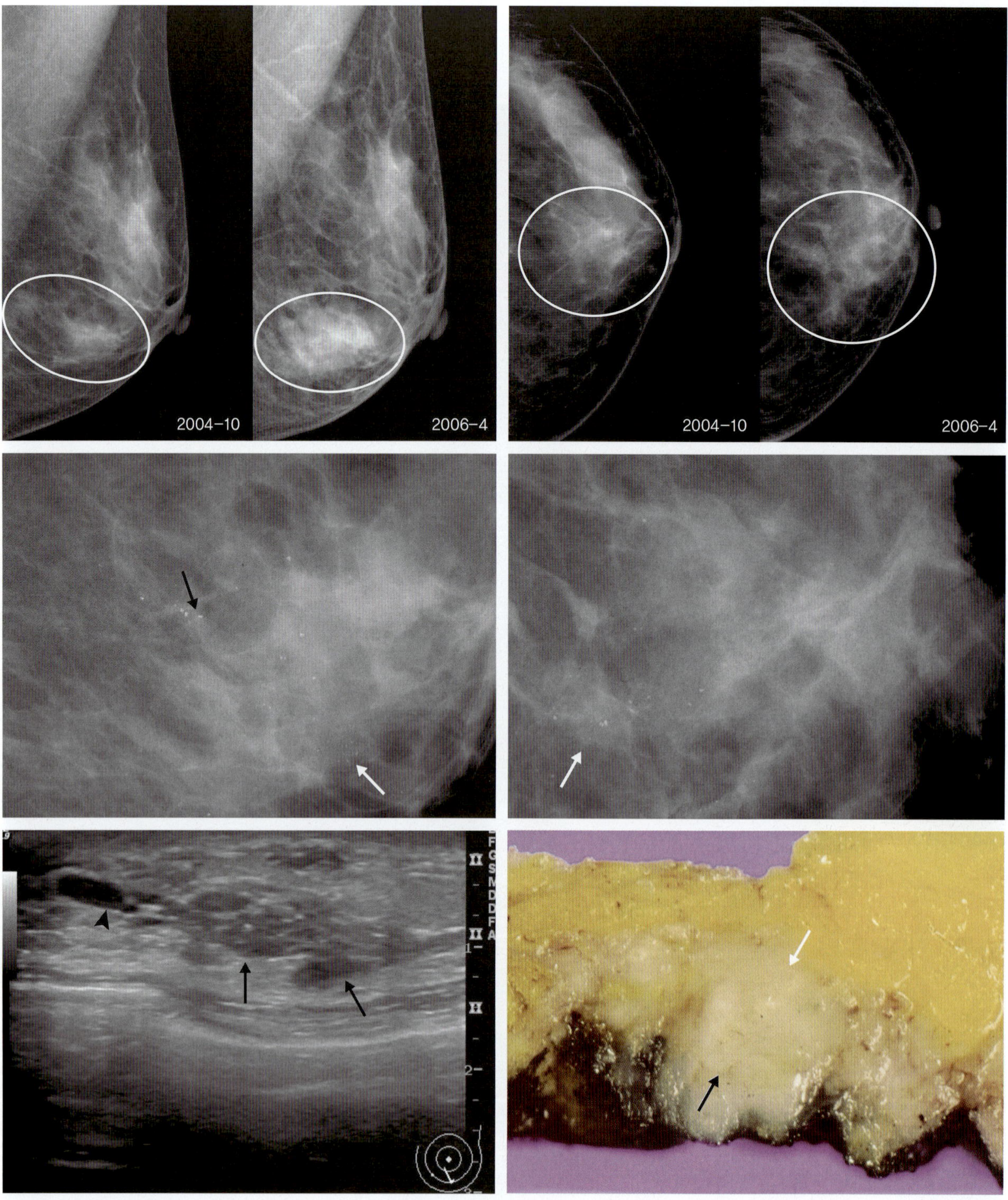

❸-22 증례 해설

- **유방촬영술 소견** 2006년 유방촬영에서 왼쪽 유방 유두 직하방에서부터 유방의 변연부까지 비대칭음영과 미세석회화가 보인다. 후향적으로 보면 이전 내외사 유방촬영에서도 경미하지만 비대칭과 석회화가 있었다. 만져지는 종괴에 대한 확대촬영에서 비대칭음영과 동반된 구역성 분포의 석회화(화살표)가 보인다.
- **초음파 소견** 왼쪽 유방 6시 방향, 유두에서 1cm 떨어진 위치에 유관 확장(화살촉)과 3cm 크기, 미세소엽형 경계의 종괴(화살표)가 있다. 종괴 내부에 미세석회화가 보인다.
- **수술명과 진단** 유방보존술, 3cm 관상피내암과 0.4cm 중등급 침윤성암(T1aN0, 병기1).
- **포인트** 2004년 유방촬영에서 경미한 비대칭과 미세석회화로 보이던 병변이 18개월 만에 만져지는 종괴로 발전한 유방암의 증례이다. 호르몬 대체요법 중인 여성은 유방암 발생 고위험군이므로 1년 간격으로 유방촬영술을 시행해야 한다.

③-23 호르몬 대체요법 중 만져지는 종괴로 내원한 48세 여성

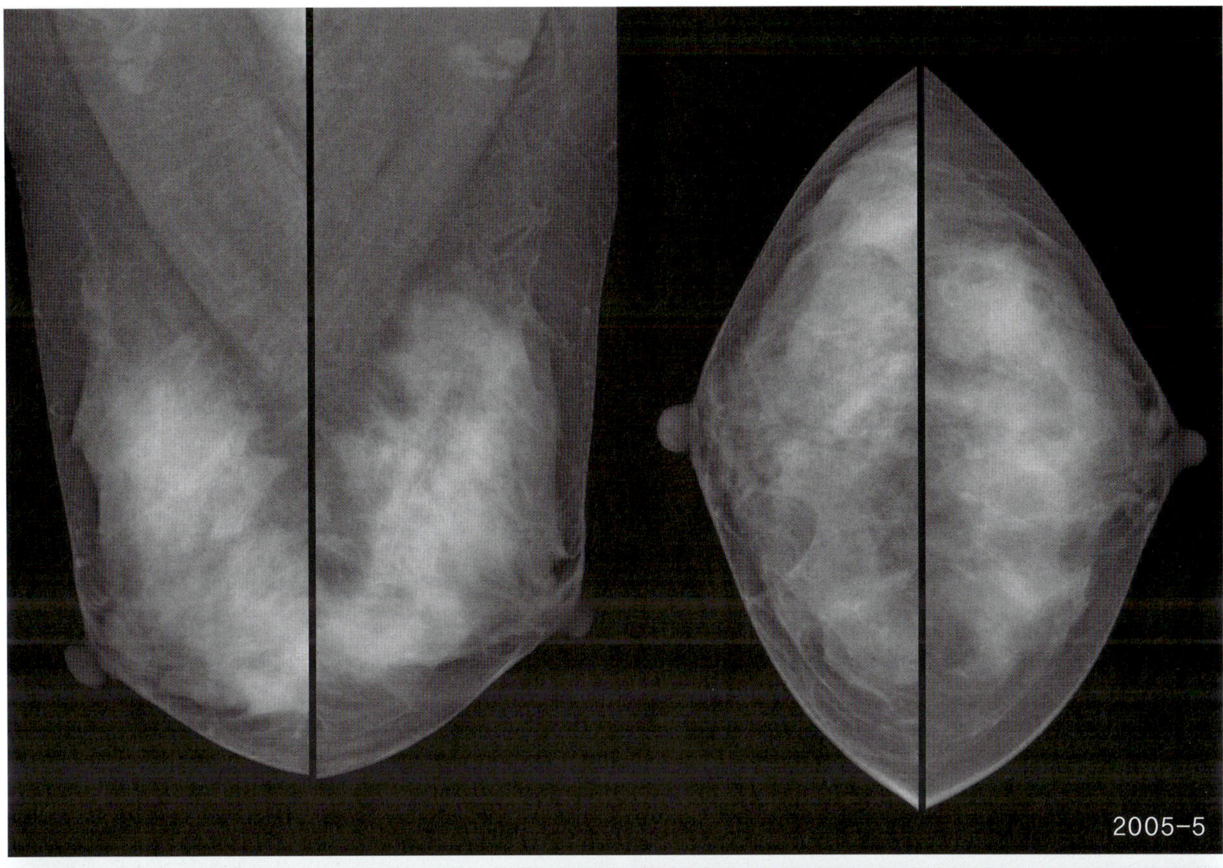

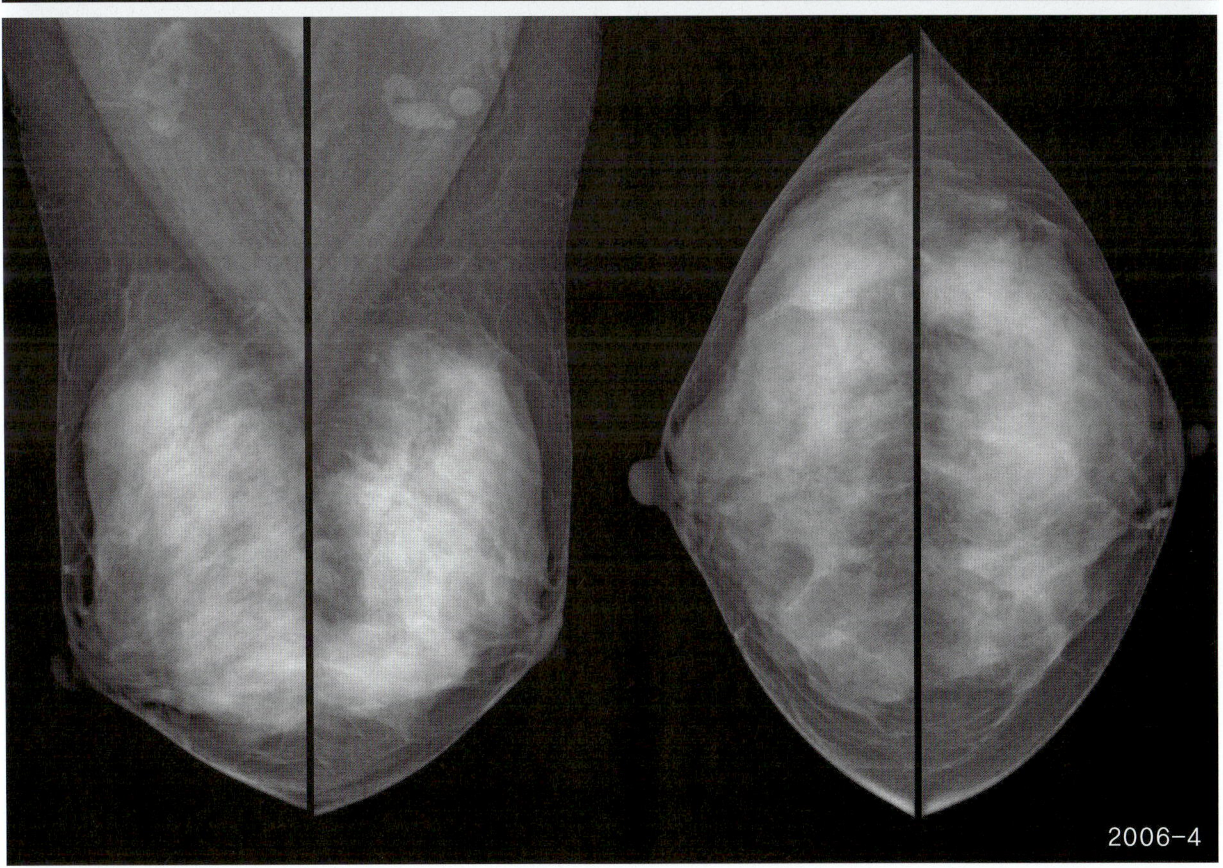

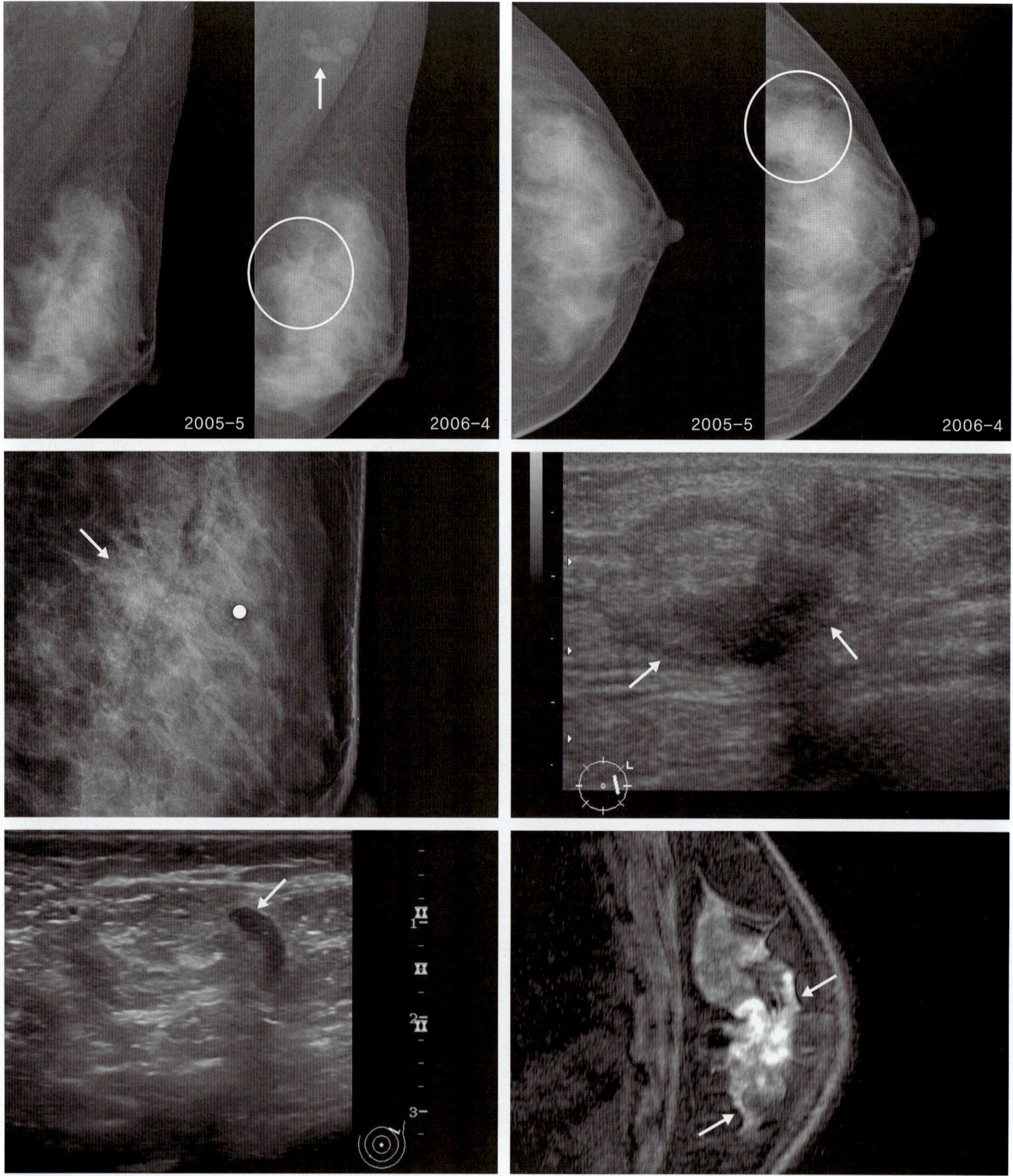

③-23 증례 해설

- **유방촬영술 소견** 만져지는 종괴가 생겨 시행한 2006년 유방촬영에서 왼쪽 유방 상외측에 비대칭과 구조왜곡이 의심된다. 이전 유방촬영과 비교해서 유방 내부의 변화는 뚜렷하지 않지만 액와림프절(화살표)의 크기는 약간 증가했다. 확대촬영에서 촉지성 종괴가 있는 부위에 비대칭음영과 구조왜곡(화살표와 피부표지자)이 보인다.
- **초음파 소견** 왼쪽 유방 3시 방향, 유두에서 3cm 떨어진 위치에 1.7cm 크기, 불규칙형 모양, 불분명한 경계의 저에코 종괴(화살표)가 있다. 피질이 두꺼워진 액와림프절(화살표)이 보인다.
- **MRI 소견** 3cm 크기, 불규칙형 모양, 불분명한 경계의 조영증강되는 종괴(화살표)가 있다.
- **수술명과 진단** 유방보존술, 3cm 중등급 혼합형(관상피/소엽) 침윤성암과 1개 림프절전이(T2N1, 병기2B).
- **포인트** 호르몬 대체요법 중인 여성에서 만져지는 종괴로 유방암이 진단된 기간암 증례이다. 소엽암 또는 소엽암 성분이 많은 유방암은 유방촬영에서 종괴의 경계가 불분명하고 밀도가 높지 않기 때문에 조기 발견하기 어려운 경우가 많다.

❸-24 호르몬 대체요법 중인 무증상 61세 여성

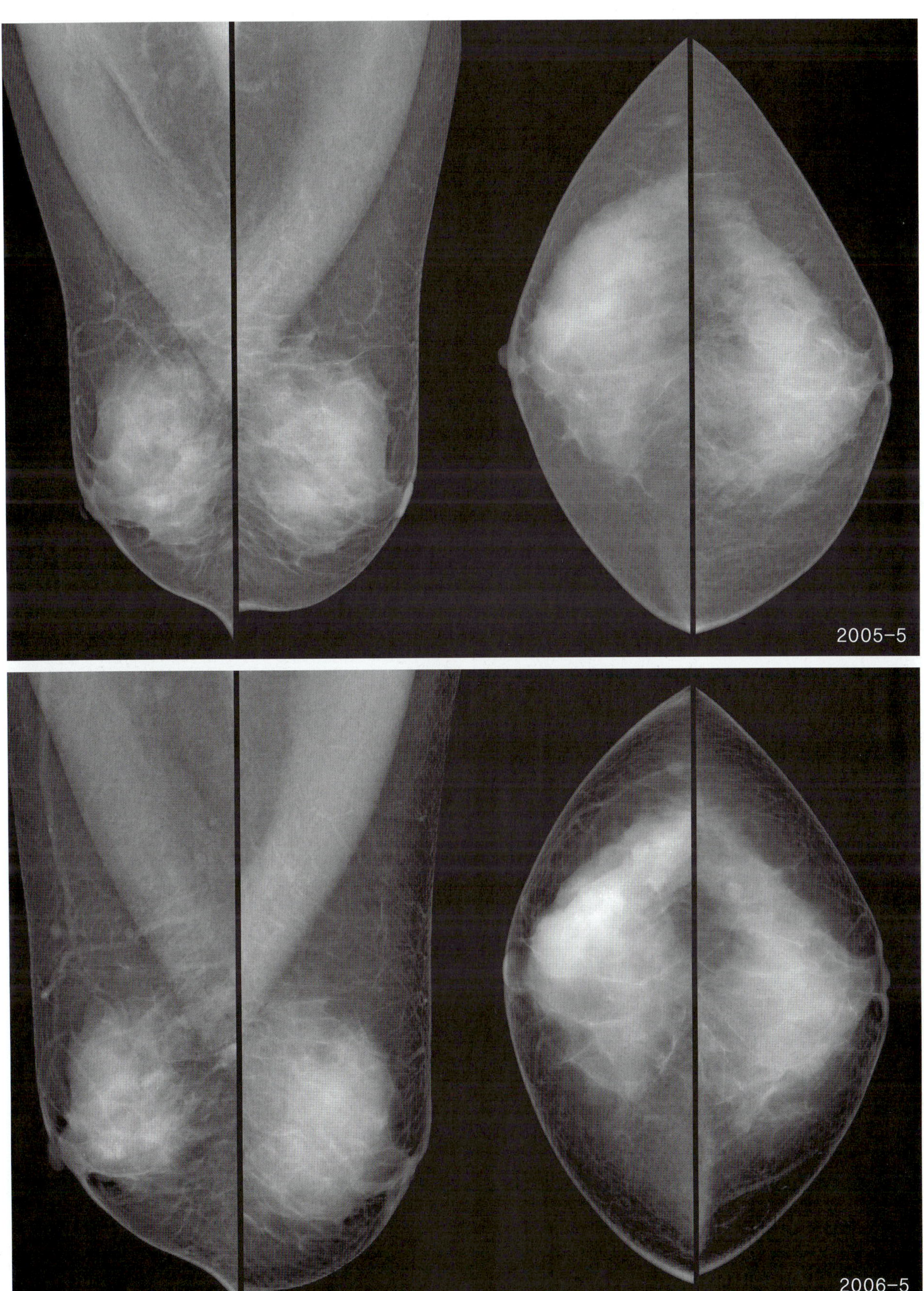

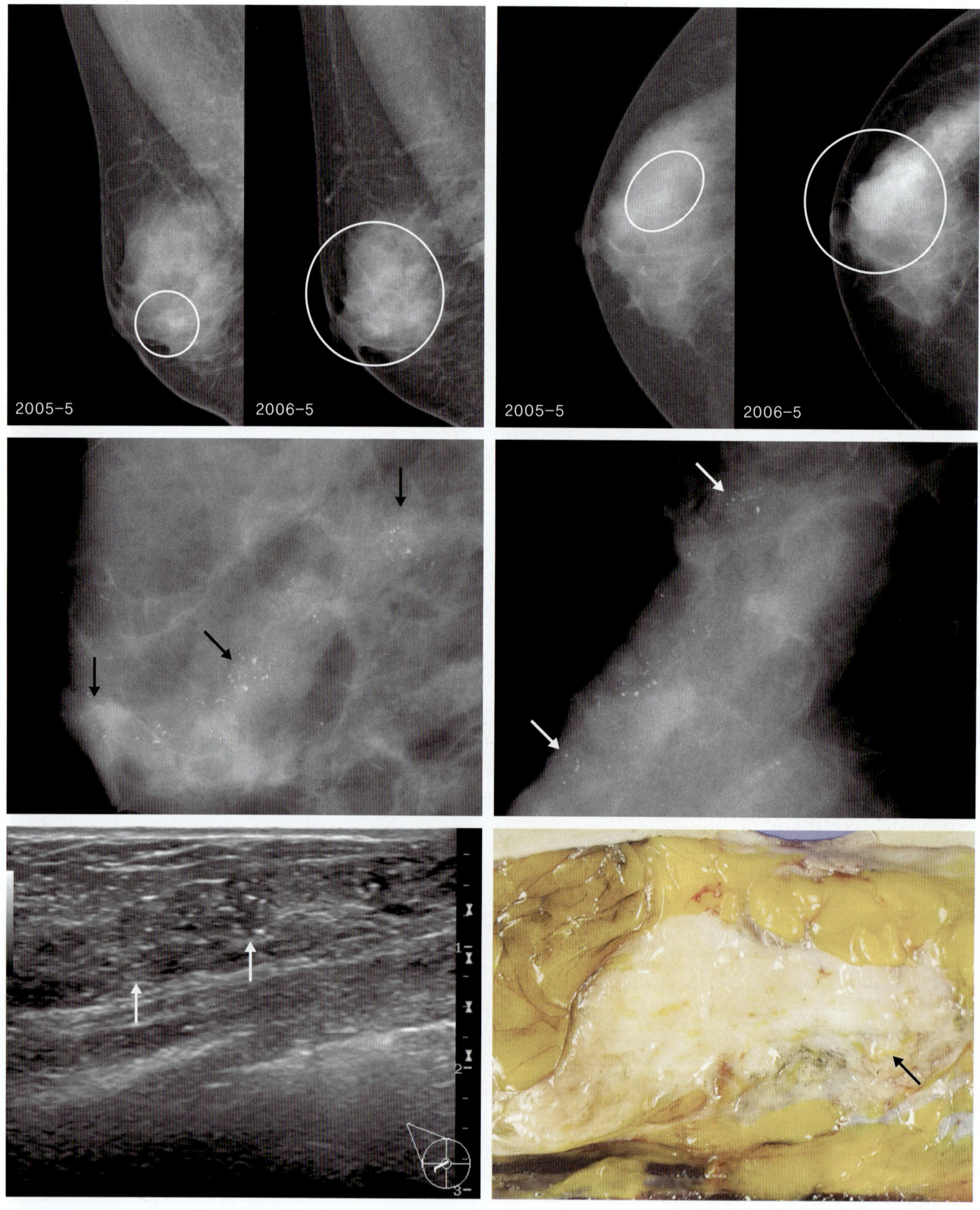

③-24 증례 해설

- **유방촬영술 소견** 2006년 유방촬영에서 오른쪽 유방 하외측에 비대칭음영과 석회화가 보인다. 이전 유방촬영에도 같은 부위에 음영 증가와 희미한 미세석회화가 있었다. 확대촬영에서 구역성 분포의 미세석회화(화살표)가 유두 아래까지 보인다.
- **초음파 소견** 오른쪽 유방 8시 방향, 유두하부터 외측으로 미세석회화와 동반된 4cm 크기의 동일에코 병변(화살표)이 보인다.
- **수술명과 진단** 유방절제술, 4.8cm 고등급 관상피내암과 미세침윤암(T1micN0, 병기1).
- **포인트** 음영 증가와 동반된 석회화로 인해 비촉지 단계에서 진단이 가능했던 미세침윤암 증례이다. 유방암에서 음영 증가나 구조왜곡이 먼저 생긴 후 석회화가 발생하는 경우가 흔하다.

③-25 호르몬 대체요법 중인 무증상 56세 여성

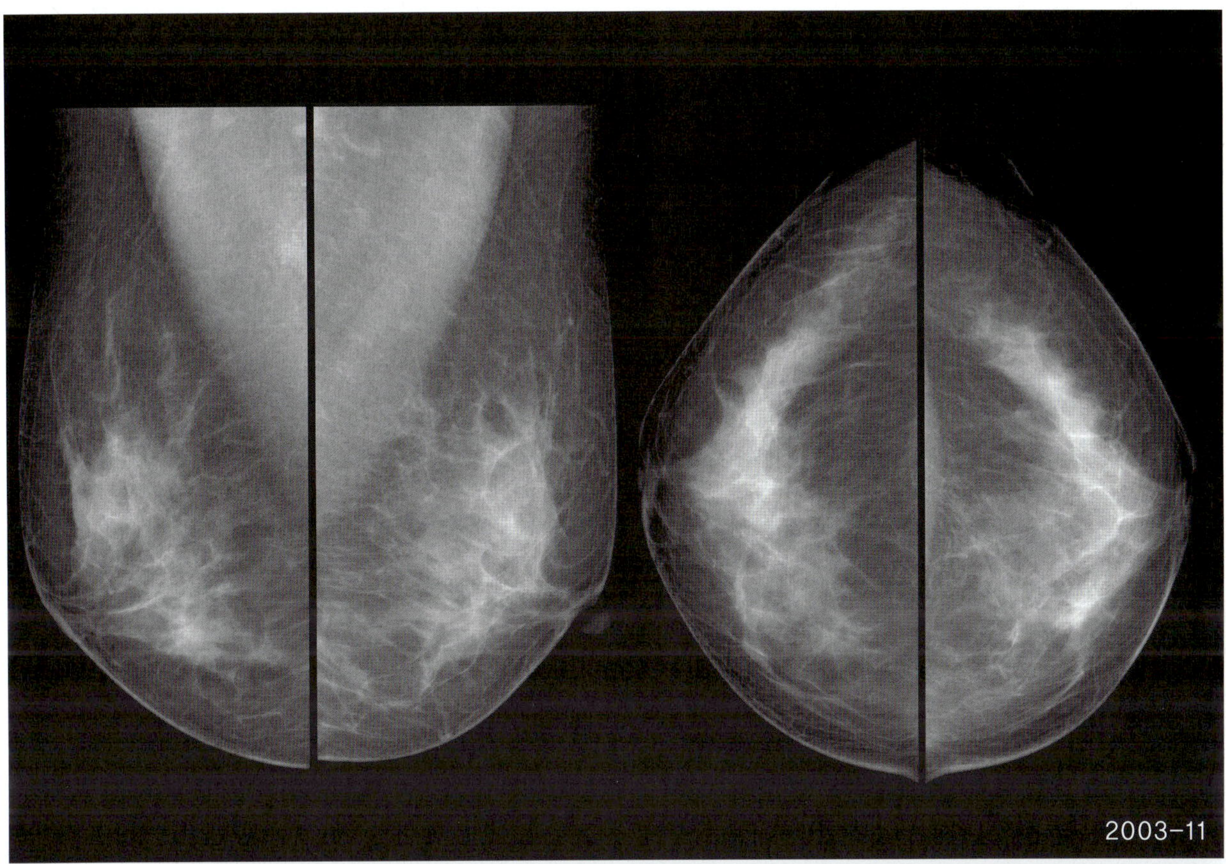

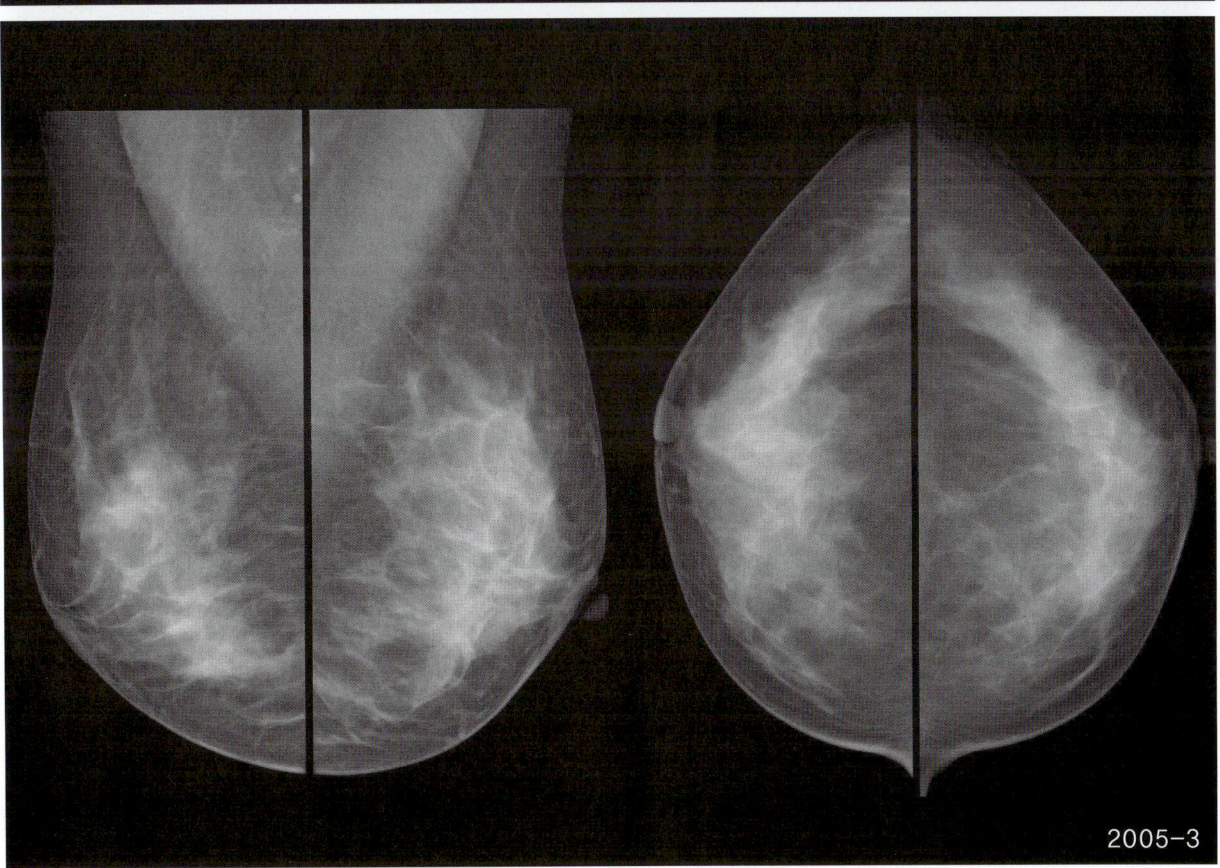

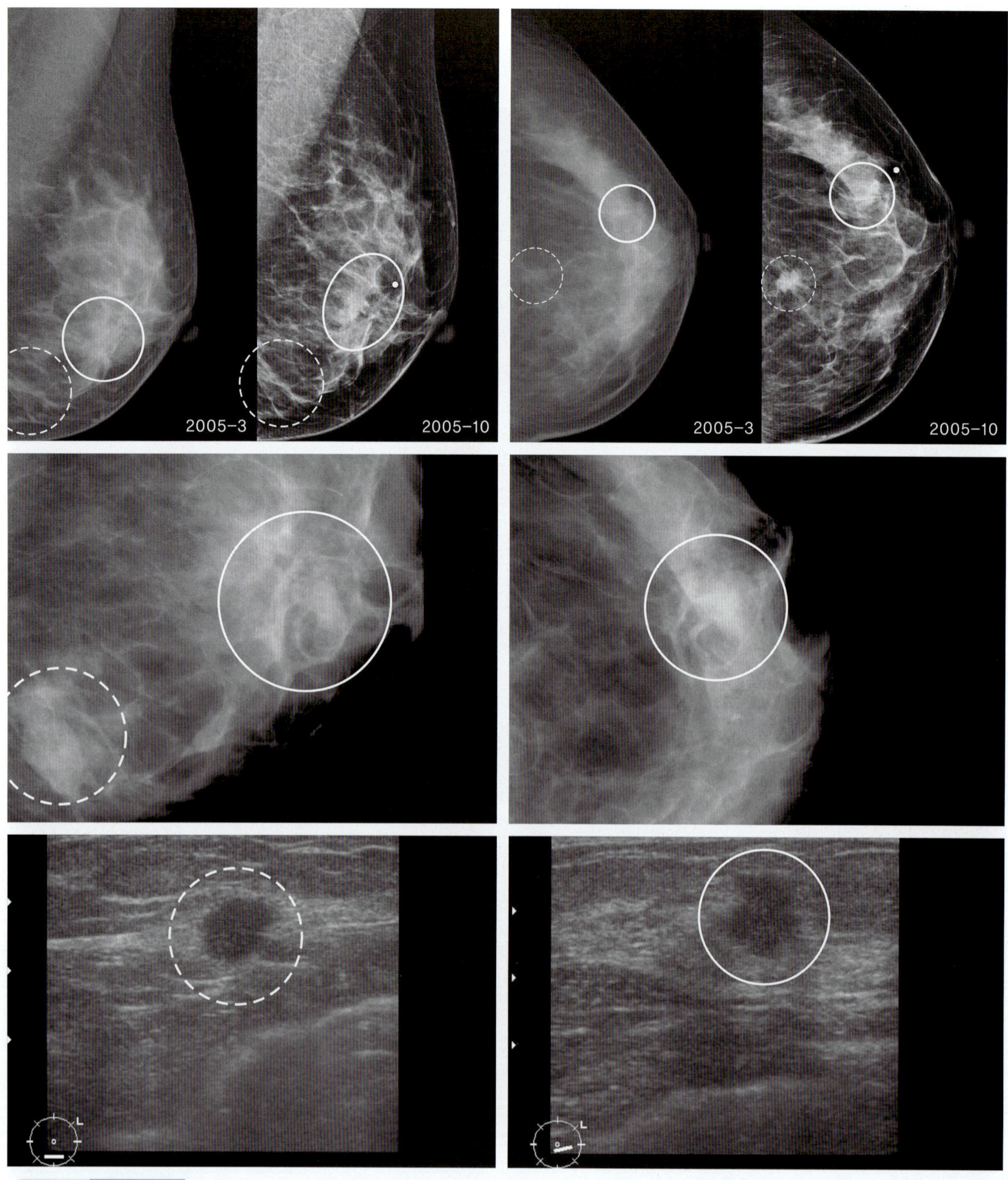

❸-25 증례 해설

- **유방촬영술 소견** 만져지는 종괴가 생겨 시행한 2005년 10월 유방촬영에서 왼쪽 유방 6시 방향 후지방층(점선원)과 4시 방향 유두 하외측 실질 내부(원형과 피부표지자)에 종괴가 보인다. 후향적으로 볼 때 7개월 전 유방촬영에서도 왼쪽 유방 후지방층과 유두 하외측에 이상 소견이 보인다. 확대촬영에서 두 병변 모두 불분명한 경계의 종괴이다(상하확대 사진에 후지방층의 종괴는 포함되지 않았다).
- **초음파 소견** 왼쪽 유방 6시 방향, 유두에서 4cm 떨어진 위치와 4시 방향, 유두에서 1.5cm 떨어진 위치에 각각 1.1cm 크기(점선원)와 1.3cm 크기(원형), 불분명한 경계의 저에코 종괴가 있다.
- **수술명과 진단** 유방전절제술, 왼쪽 6시와 4시 방향에 1.5cm와 1.8cm, 중등급 침윤성암과 1개 림프절전이(T1cN1,병기2A).
- **포인트** 2005년 3월 유방촬영에서 정상 판정을 받았으나 7개월 후에 만져지는 종괴로 진단된 기간암이다. 다초점성 유방암의 증례로상하촬영에서 후지방층(점선원), 내외사촬영에서 유두하(원형)에 있는 비대칭 소견을 발견할 수 있어야 한다.

③-26 호르몬 대체요법 중인 무증상 51세 여성

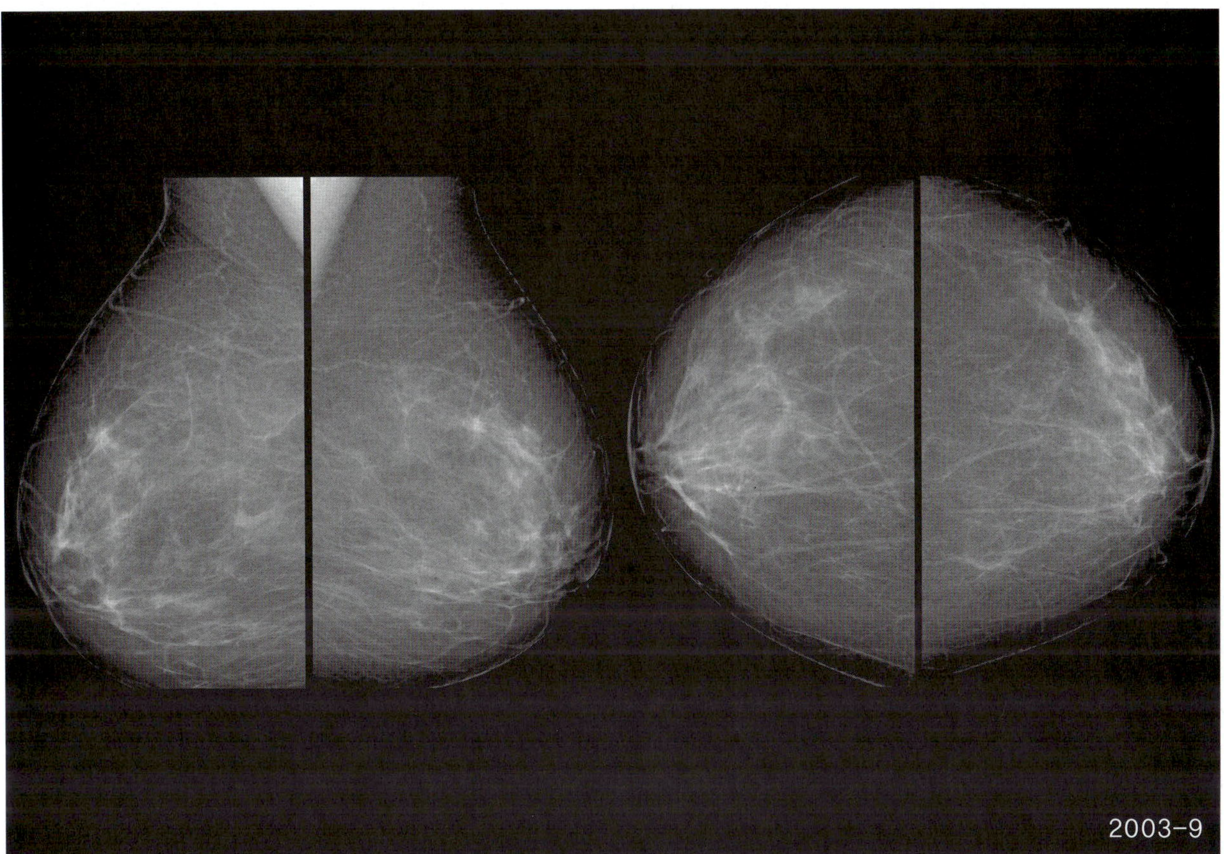

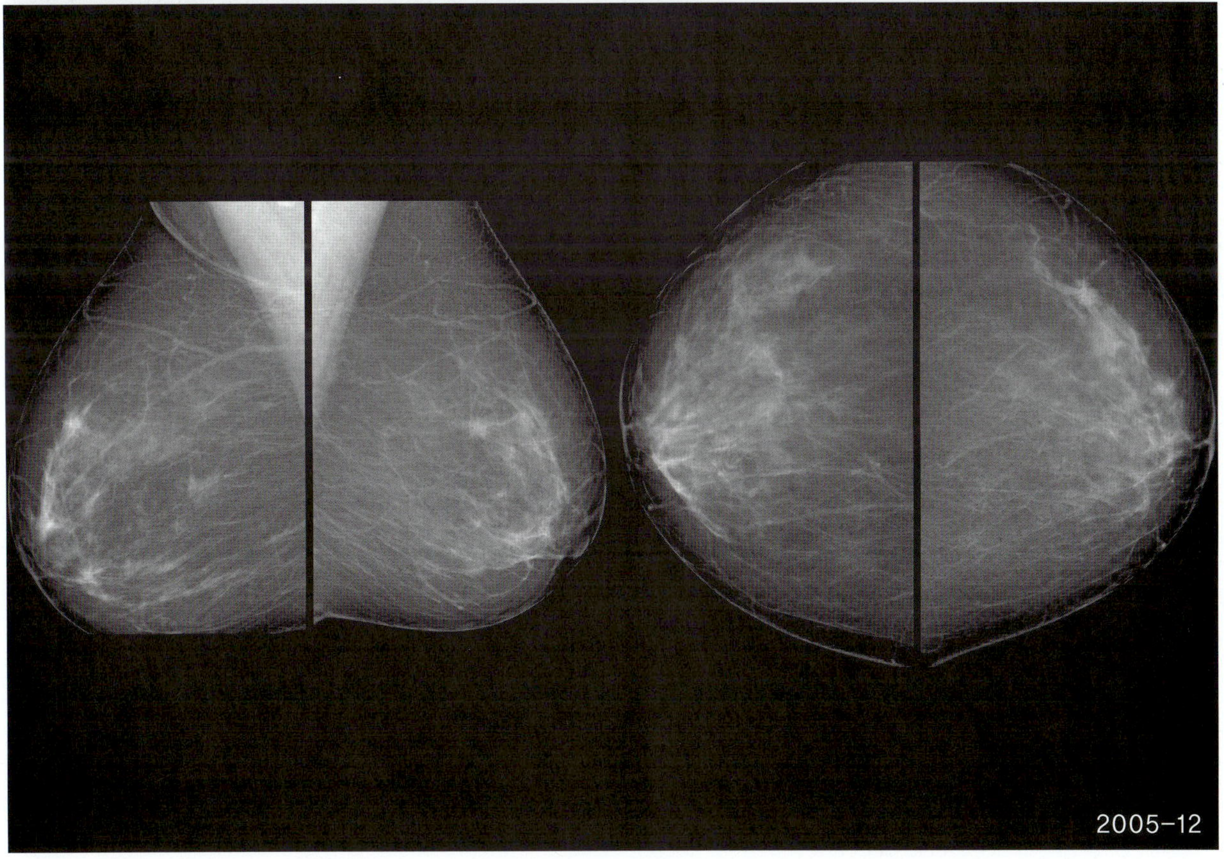

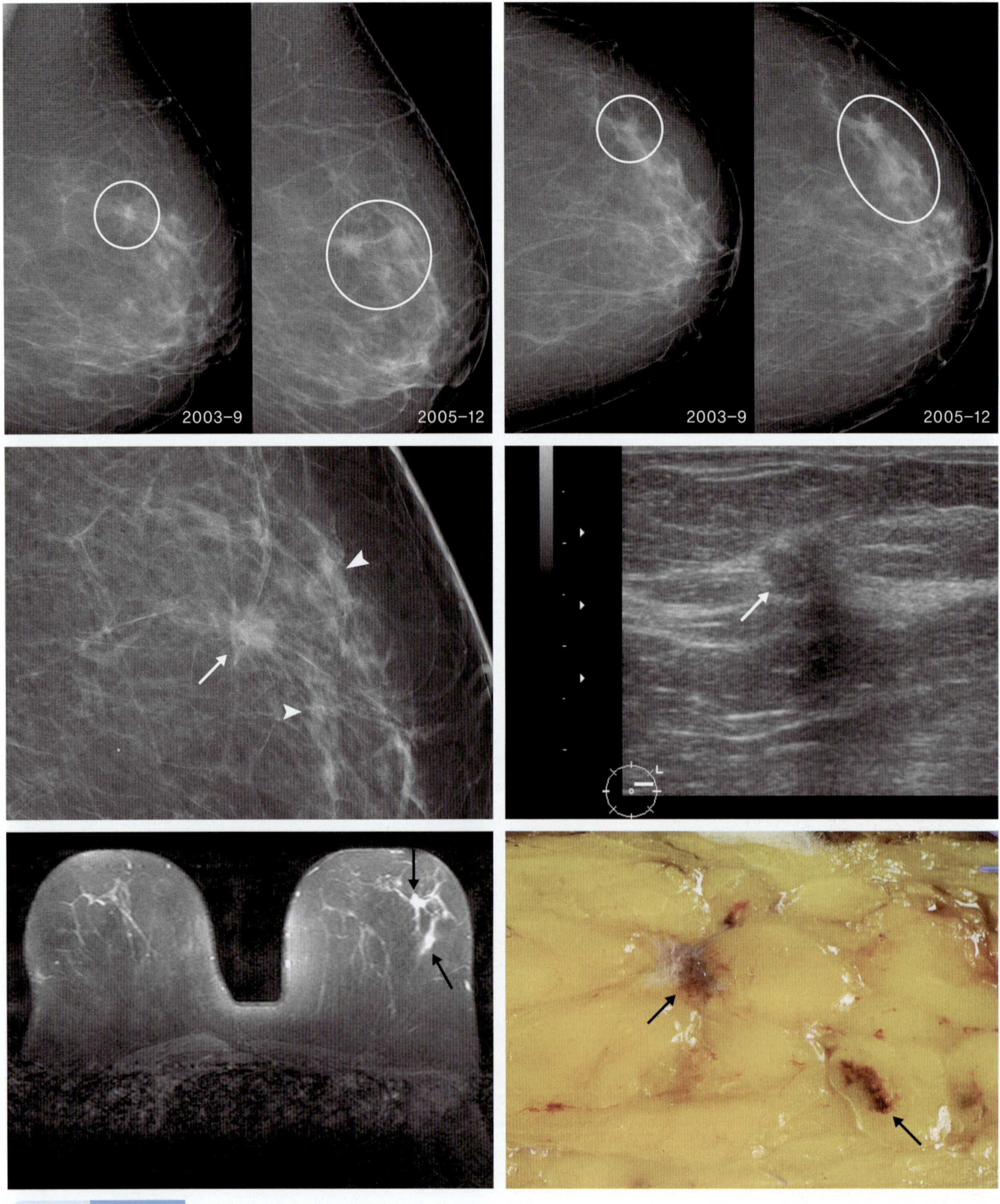

③-26 증례 해설

- 유방촬영술 소견 2005년 유방촬영에서 왼쪽 유방 상외측에 이전 촬영에서 분명치 않았던 고밀도 종괴가 있다. 내외사확대촬영에서 침상형 경계의 종괴(화살표)와 주변 비대칭음영(화살촉)이 보인다.
- 초음파 소견 왼쪽 유방 2시 방향, 유두에서 5cm 떨어진 위치에 1.1cm 크기, 불분명한 경계의 저에코 종괴(화살표)이다.
- MRI 소견 왼쪽 유방 상외측에 2개의 결절(화살표)과 유관을 따라 조영증강이 보인다.
- 수술명과 진단 유방보존술, 2cm 중등급 혼합형(관상피/소엽) 침윤성암과 1개 림프절전이(T1cN1, 병기2A).
- 포인트 지방형 유방에서 침상형 경계의 종괴로 발견된 유방암이지만 림프절전이가 있고 종괴 크기가 2cm인 침윤성암의 증례이다. 이 증례처럼 국소 비대칭음영이 양측 촬영에서 동일 위치에 같은 크기와 모양으로 보이는 경우 종괴일 가능성이 높으며 확인을 위해 확대촬영과 초음파검사를 시행해야 한다.

③-27 호르몬 대체요법 중인 무증상 60세 여성

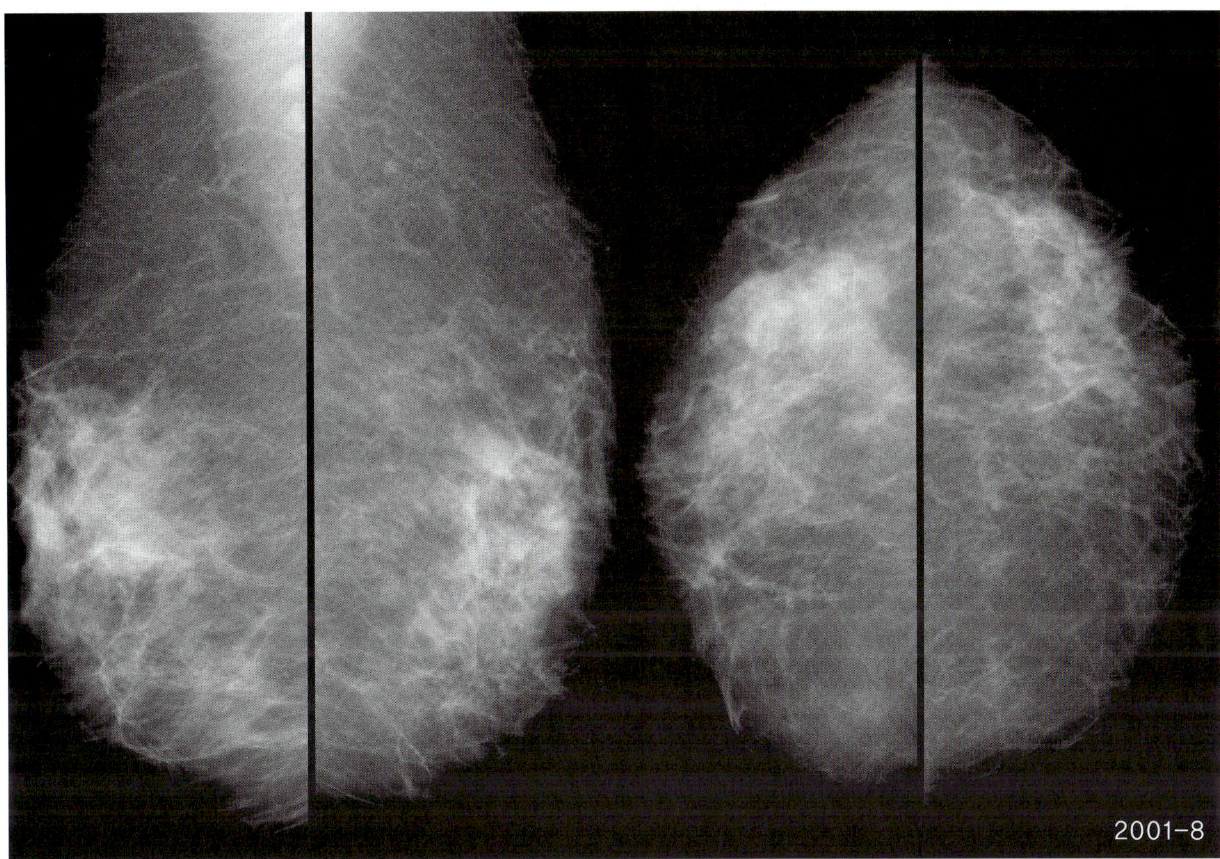

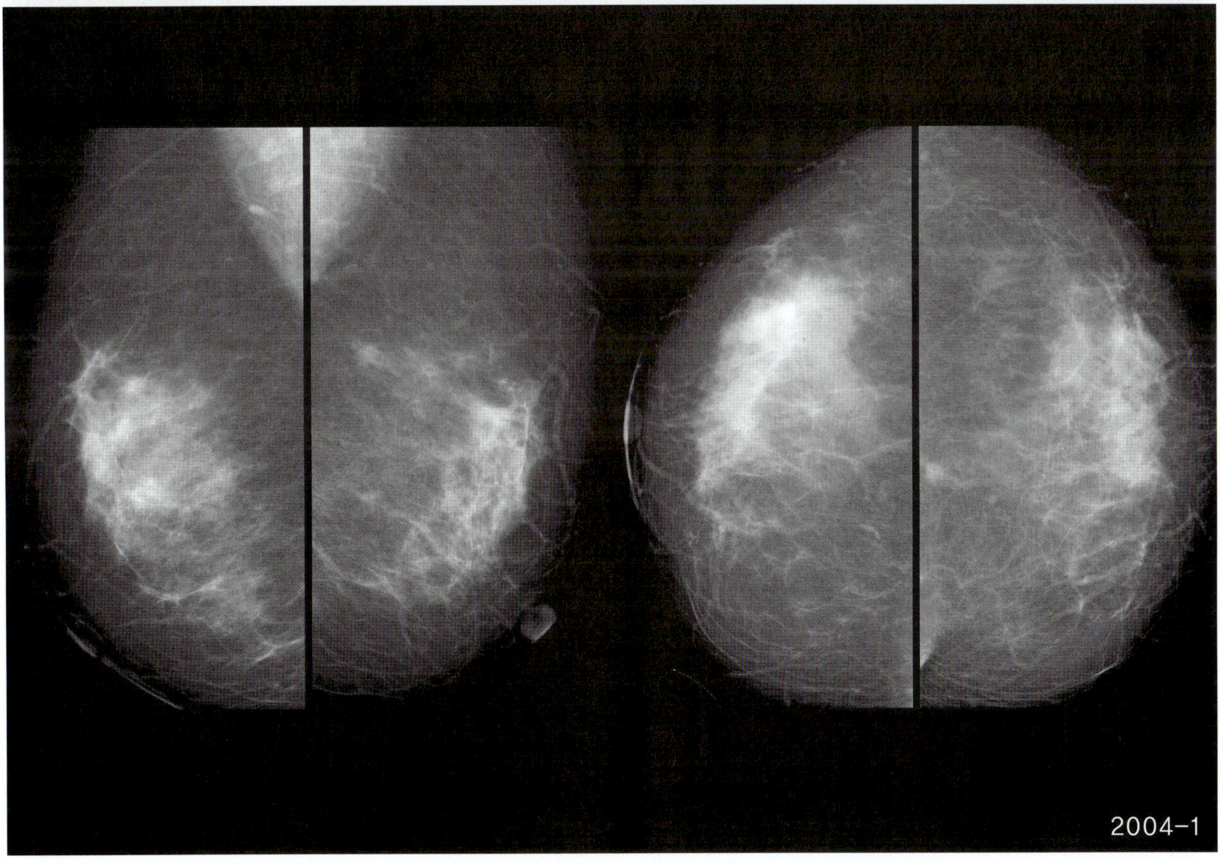

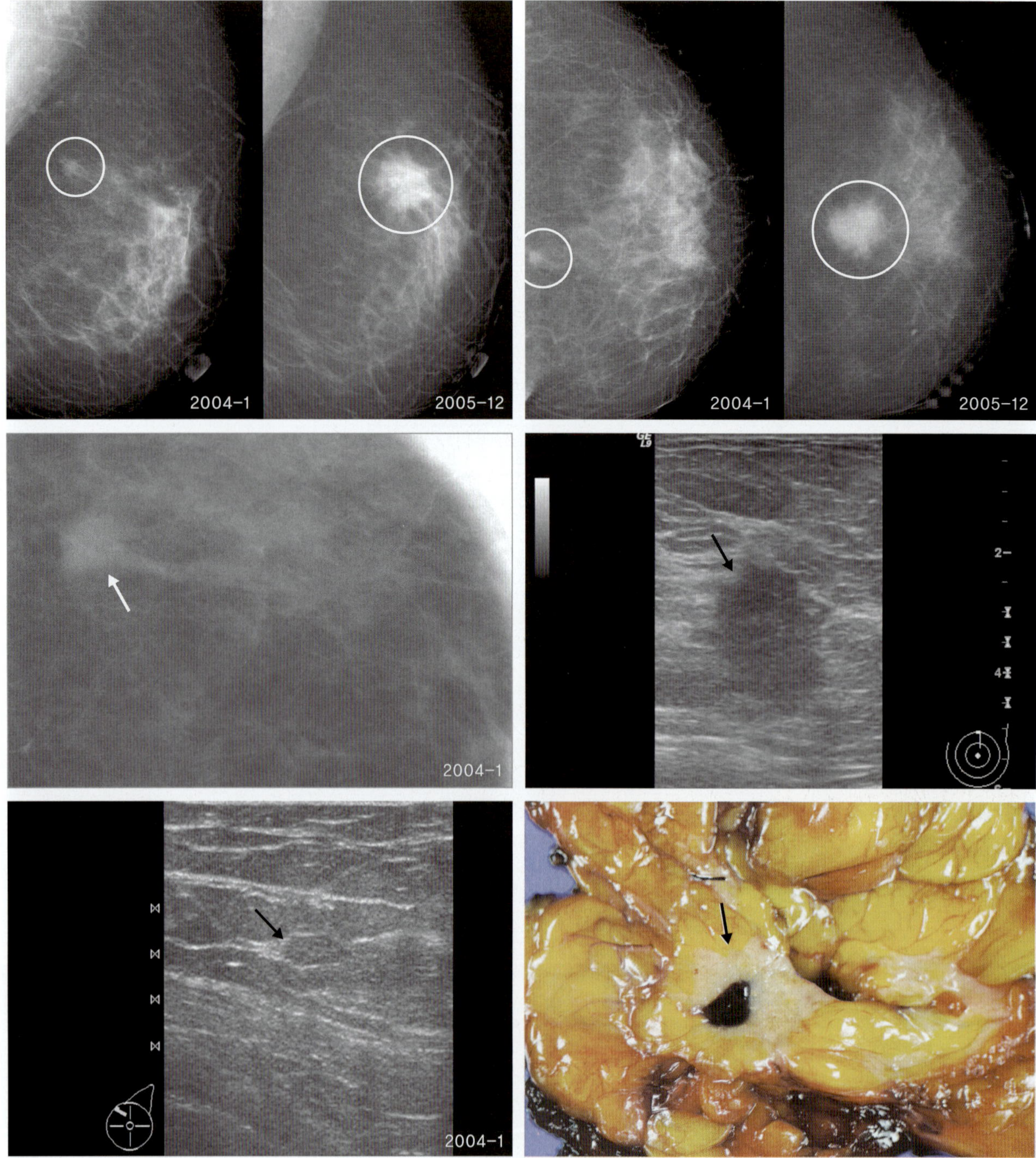

③-27 증례 해설

- **유방촬영술 소견** 만져지는 종괴가 생겨 시행한 2005년 유방촬영에서 왼쪽 유방 12시 방향에 미세석회화를 동반한 불규칙형의 종괴가 있다. 2004년 유방촬영에서 0.5cm 크기의 결절이 후지방층에 보이며 상하확대촬영에서 불분명한 경계의 종괴(화살표)이다.
- **초음파 소견** 왼쪽 유방 12시 방향, 유두에서 7cm 떨어진 위치에 3cm 크기, 불분명한 경계의 저에코 종괴(화살표)가 있다. 2004년 초음파에서 비슷한 위치에 0.5cm 크기의 동일에코 종괴(화살표)가 있고 초음파 유도하 조직검사를 시행한 결과 섬유지방조직이라고 보고되었다.
- **수술명과 진단** 유방보존술, 3.6cm 고등급 침윤성암(T2N0, 병기2A).
- **포인트** 2004년 유방촬영 사진에서 2001년에는 보이지 않던 불분명한 경계의 종괴가 후지방층에 생겼으므로 암일 가능성이 높았다. 크기가 크고 지방형인 유방이었기에 초음파 유도하 조직검사 결과가 섬유지방조직이라고 나왔더라도 암 의심 병변으로부터 조직이 정확하게 채취되지 않았을 가능성을 생각하고 외과적 절제술을 시행했어야 했다.

③-28 왼쪽 유방암으로 유방보존술을 받은 무증상 67세 여성

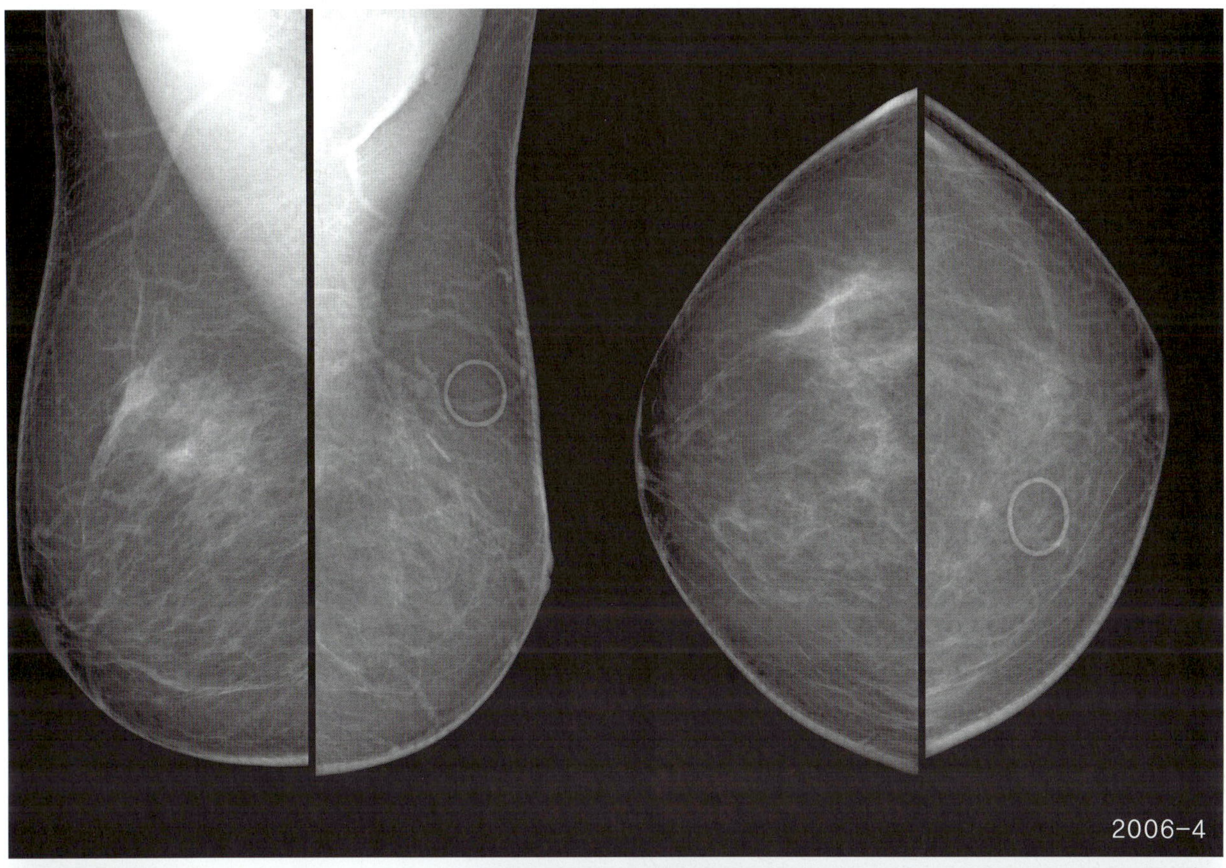

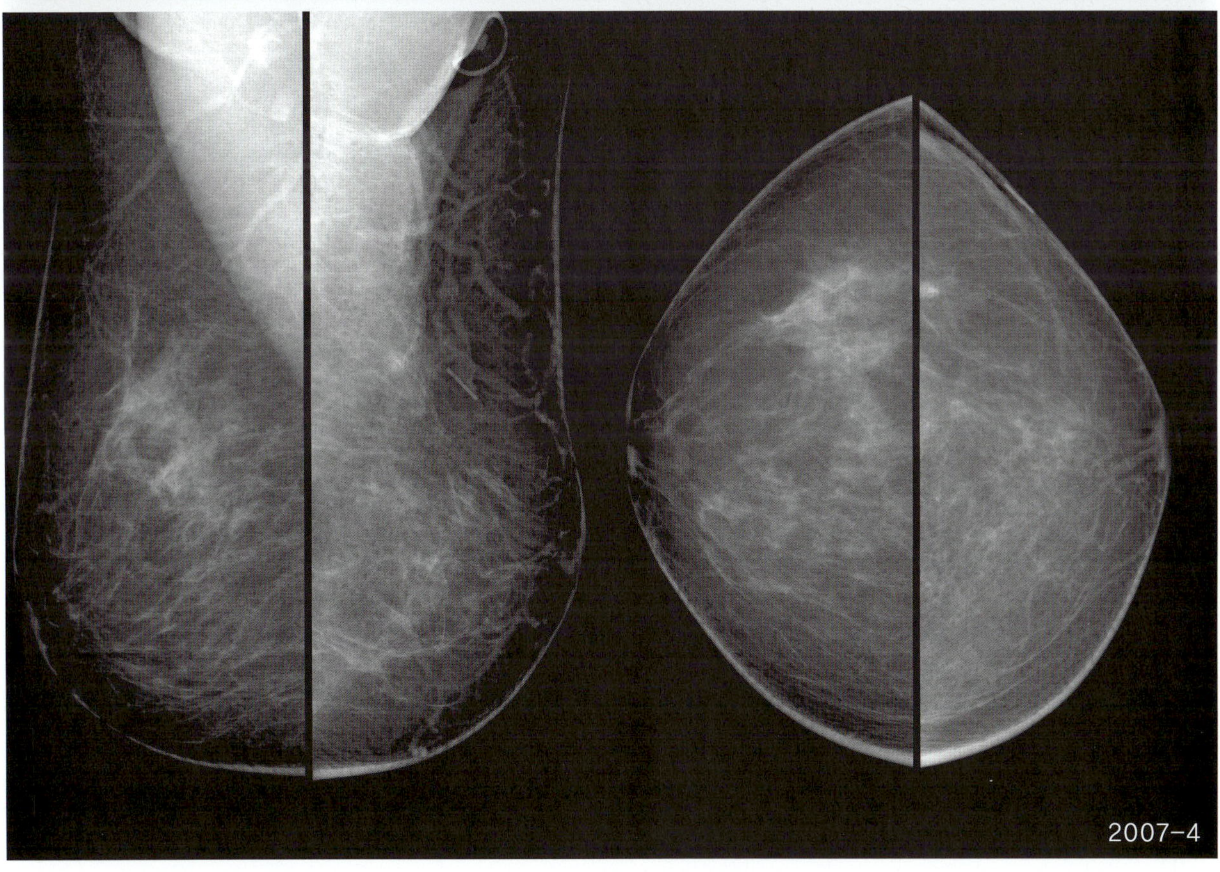

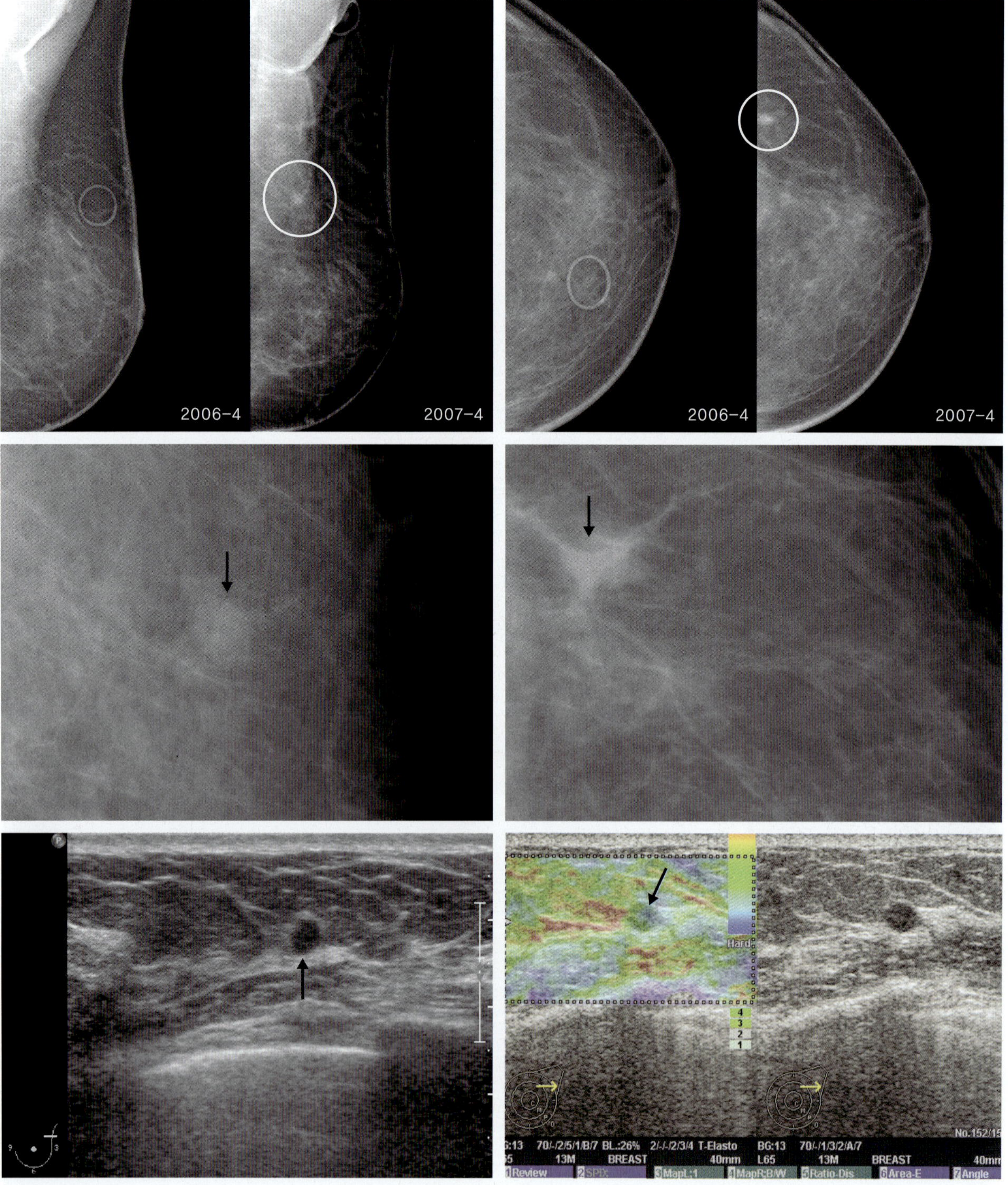

❸-28 증례 해설

- **유방촬영술 소견** 2007년 유방촬영에서 왼쪽 유방 상외측에 이전 촬영에서 보이지 않던 종괴가 있다. 이전 수술 부위와 피부의 점에 선형과 원형 피부표지자가 각각 보인다. 확대촬영에서 불분명한 경계의 종괴(화살표)이다.
- **초음파 소견** 왼쪽 유방 2시 방향, 유두에서 5cm 떨어진 위치에 0.4cm 크기, 불분명한 경계, 평행하지 않은 방향의 저에코 종괴(화살표)가 보인다. 탄성초음파에서 종괴 내부의 딱딱한 부분이 청색(화살표)으로 보인다.
- **수술명과 진단** 유방전절제술, 0.5cm 재발성 침윤성 유두상암.
- **포인트** 2002년 유방보존술 후 5년 만에 유방촬영술에서 발견된 종괴로 재발암이 진단된 증례이다. 유방암수술을 받은 여성은 일반인에 비해 암 발생 가능성이 높으므로 양성추정 소견을 보이더라도 새로 생긴 병변이라면 조직검사를 해야 한다.

③-29 오른쪽 유방암으로 유방보존술을 받은 무증상 49세 여성

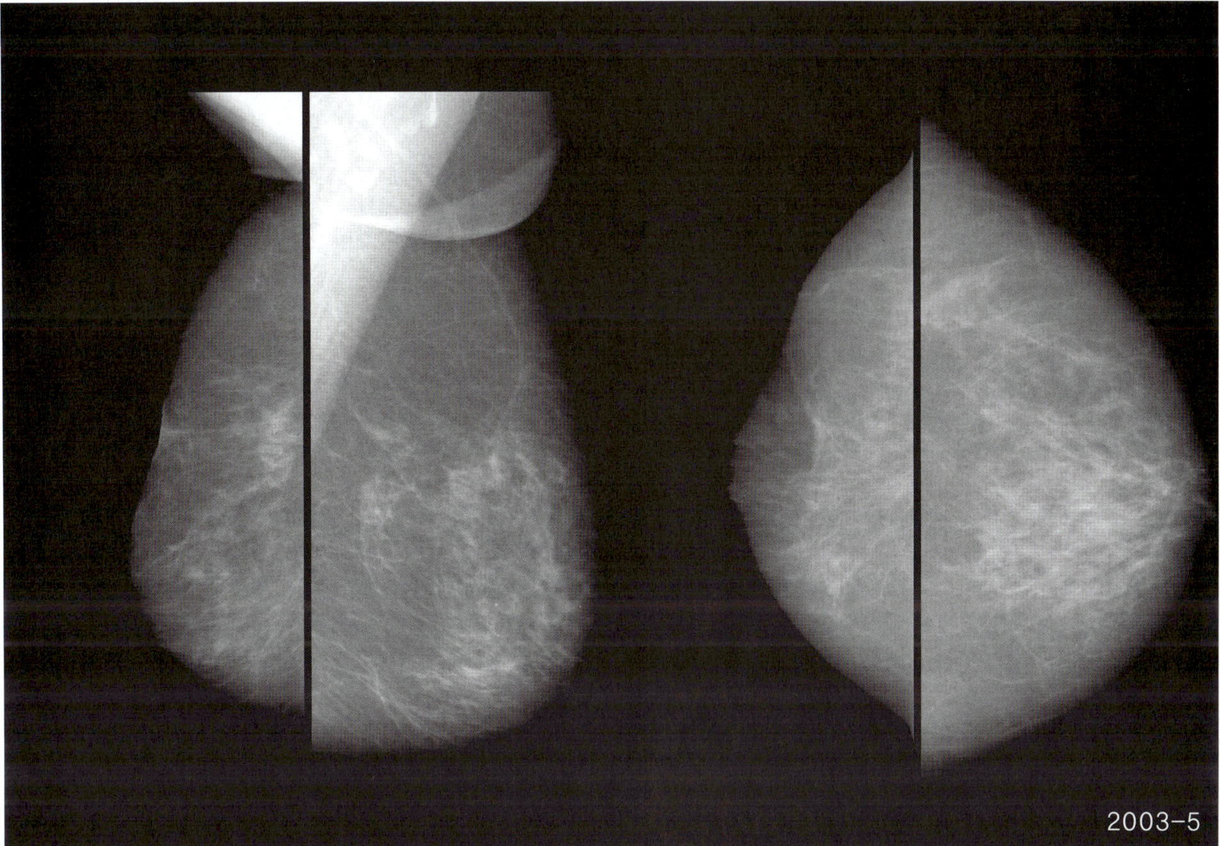

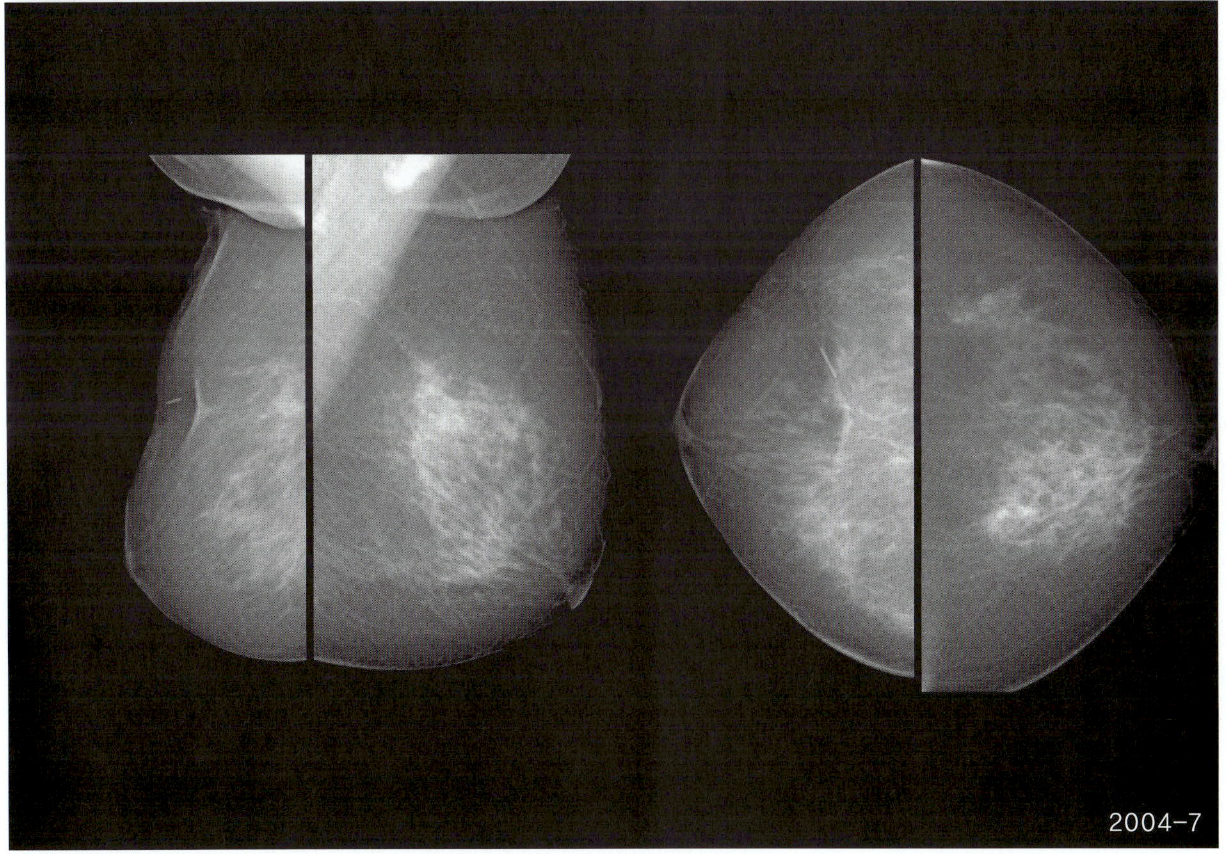

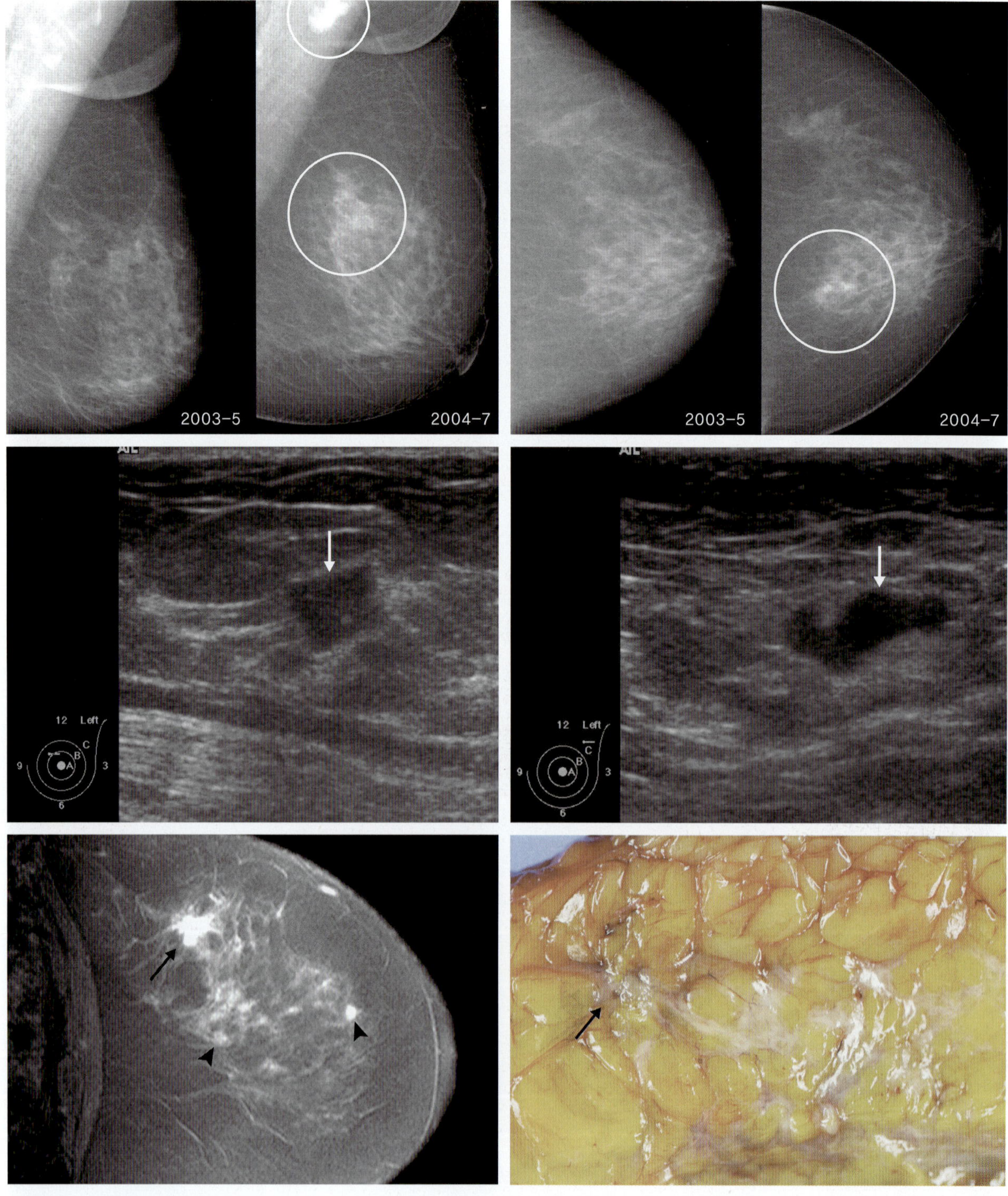

③-29 증례 해설

- **유방촬영술 소견** 2004년 유방촬영에서 왼쪽 유방 상내측에 이전 유방촬영에서는 분명치 않던 비대칭과 액와림프절 종대가 있다.
- **초음파 소견** 왼쪽 유방 11시 방향, 유두에서 5cm 떨어진 위치에 1cm 크기, 각진 경계의 저에코 종괴(화살표)와 피질이 두꺼워진 액와림프절(화살표)이 보인다.
- **MRI 소견** 불규칙한 모양으로 조영증강되는 1.2cm 종괴(화살표)와 2~4mm 크기의 결절들(화살촉)이 보인다.
- **수술명과 진단** 유방전절제술, 1.2cm 고등급 침윤성암과 4개 림프절전이(T1cN2, 병기3A), 관상피증식증 동반.
- **포인트** 1997년 유방보존술 후 7년 만에 반대쪽 유방에서 암이 진단된 증례로 무증상 유방암이었지만 림프절전이가 있었던 경우이다. 중등도 치밀유방 또는 지방형 유방이라도 새로 생긴 비대칭음영을 발견하기 어려운 경우가 있으므로 주의해야 한다.

③-30 오른쪽 유방암으로 유방보존술을 받은 무증상 57세 여성

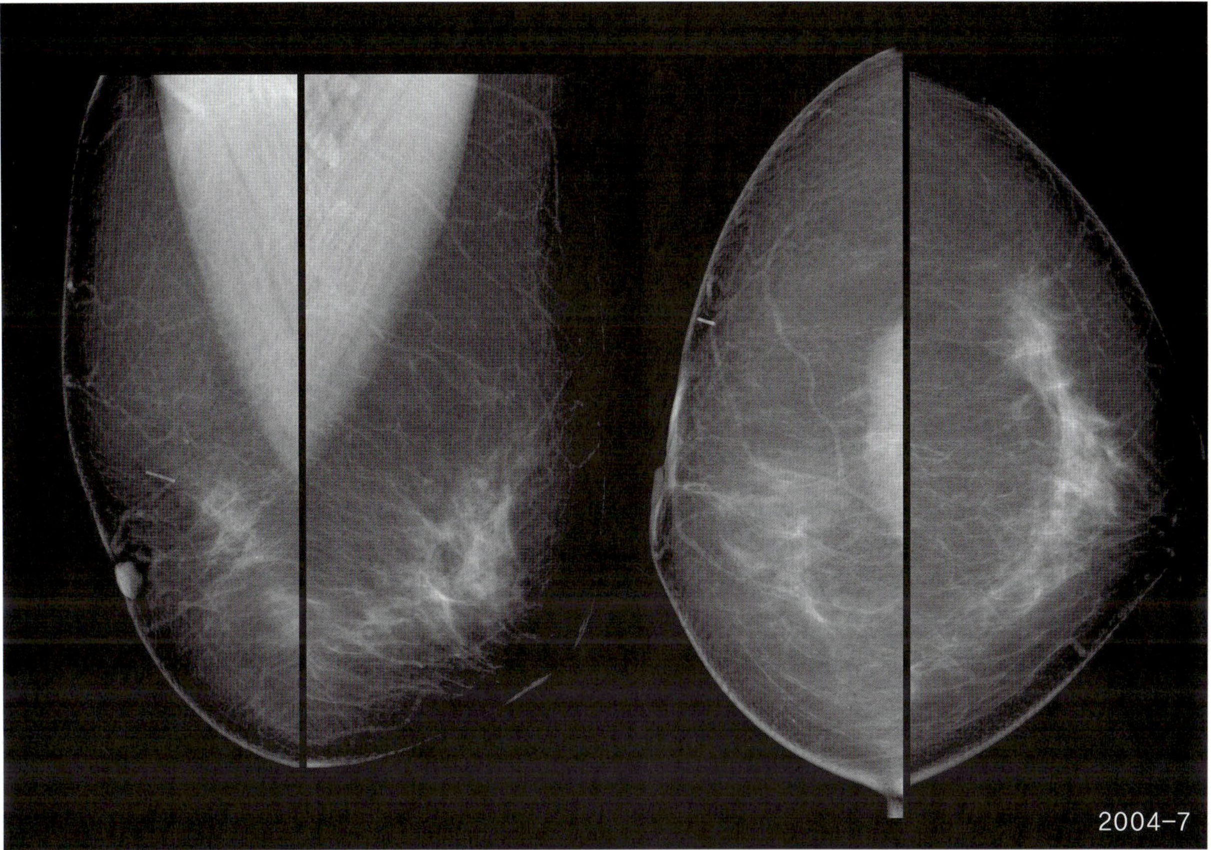

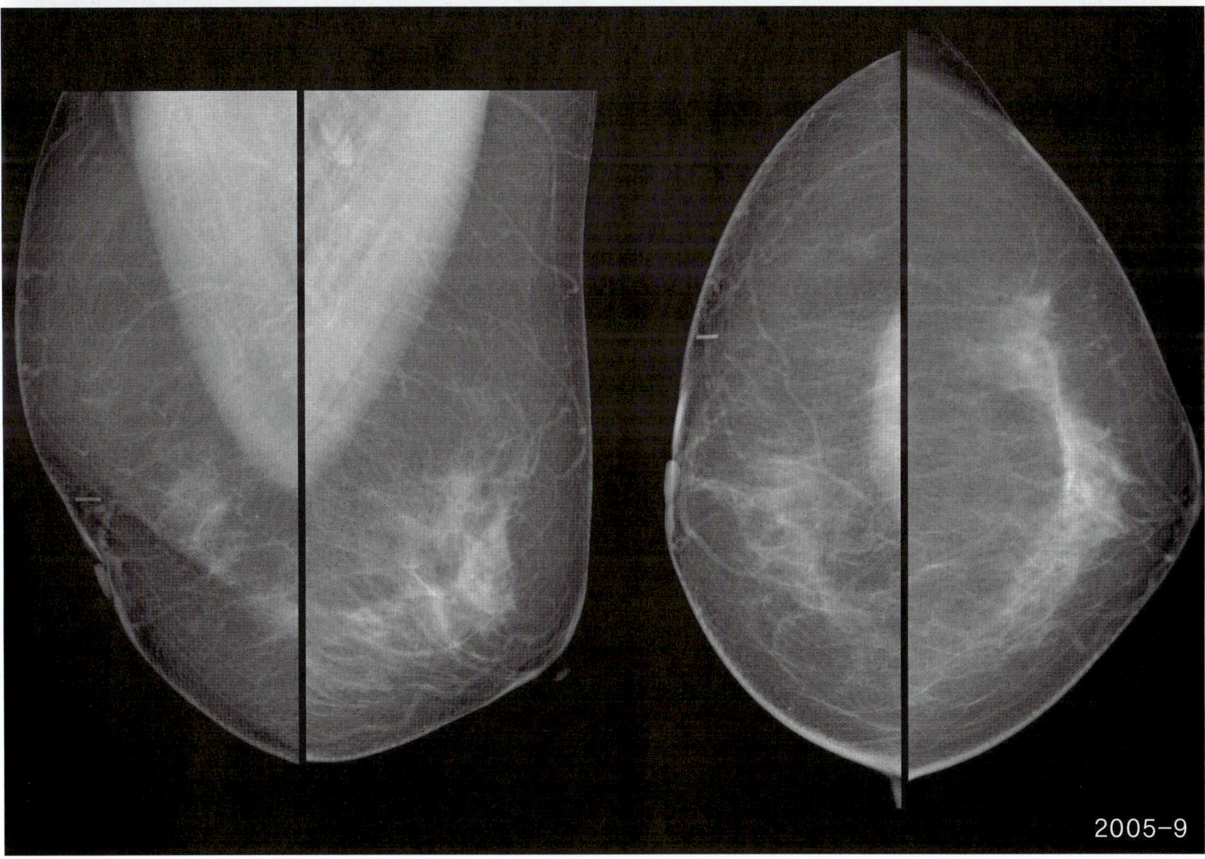

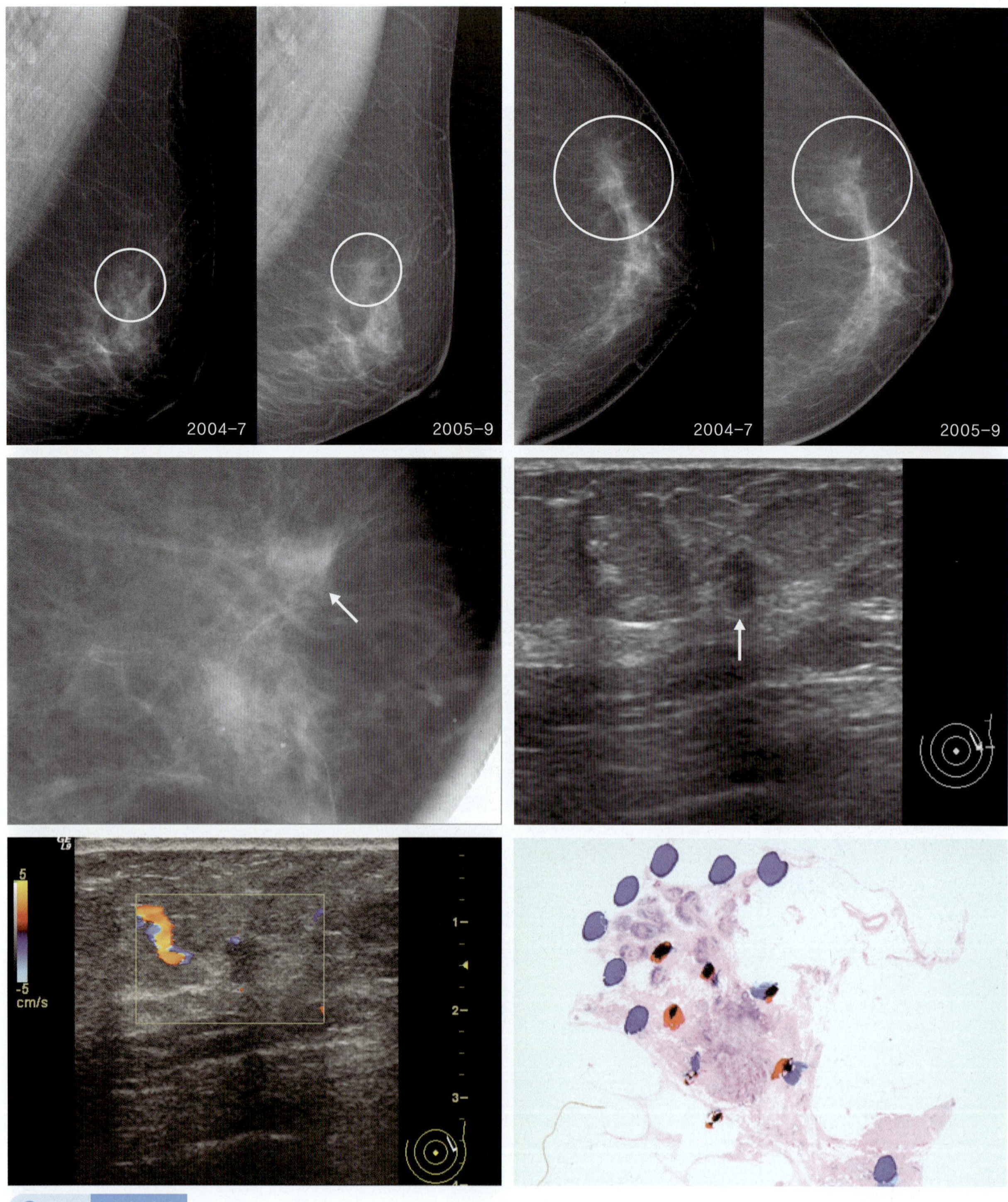

❸-30 증례 해설

- **유방촬영술 소견** 2005년 유방촬영에서 왼쪽 유방 상외측에 이전 유방촬영에서 분명치 않던 국소 비대칭음영이 보이고 유방실질 변연부의 윤곽선에 변화가 생겼다. 상하확대촬영에서 침상형 경계의 종괴(화살표)이며 주위에 양성 점상 석회화가 있다.
- **초음파 소견** 왼쪽 유방 2시 방향, 유두에서 6cm 떨어진 위치에 0.6cm 크기, 불분명한 경계의 저에코 종괴(화살표)가 있다. 도플러검사에서 종괴 안팎에 혈류가 증가되어 있다.
- **수술명과 진단** 유방보존술, 1cm 관상피내암과 0.5cm 고등급 침윤성암(T1aN0, 병기1).
- **포인트** 2000년 유방보존술 후 5년 만에 반대쪽 유방에서 침윤성암이 진단된 경우로, 불분명한 경계의 종괴는 이 증례처럼 중심부에 침윤성암(병리사진에 붉은색 점으로 표시)이 있고 주위의 더 넓은 범위에 관상피내암(파란색 점으로 표시)이 동반된 것이 침윤성암만 있는 것보다 흔한 형태이다. 유방보존수술 후 유방촬영술을 받는 환자는 좌우 대칭성 비교가 어려우므로 이전 사진과 비교해 새로 생긴 음영을 발견하는 것이 더욱 중요하다.

3-31 오른쪽 유방암으로 유방보존술을 받은 무증상 44세 여성

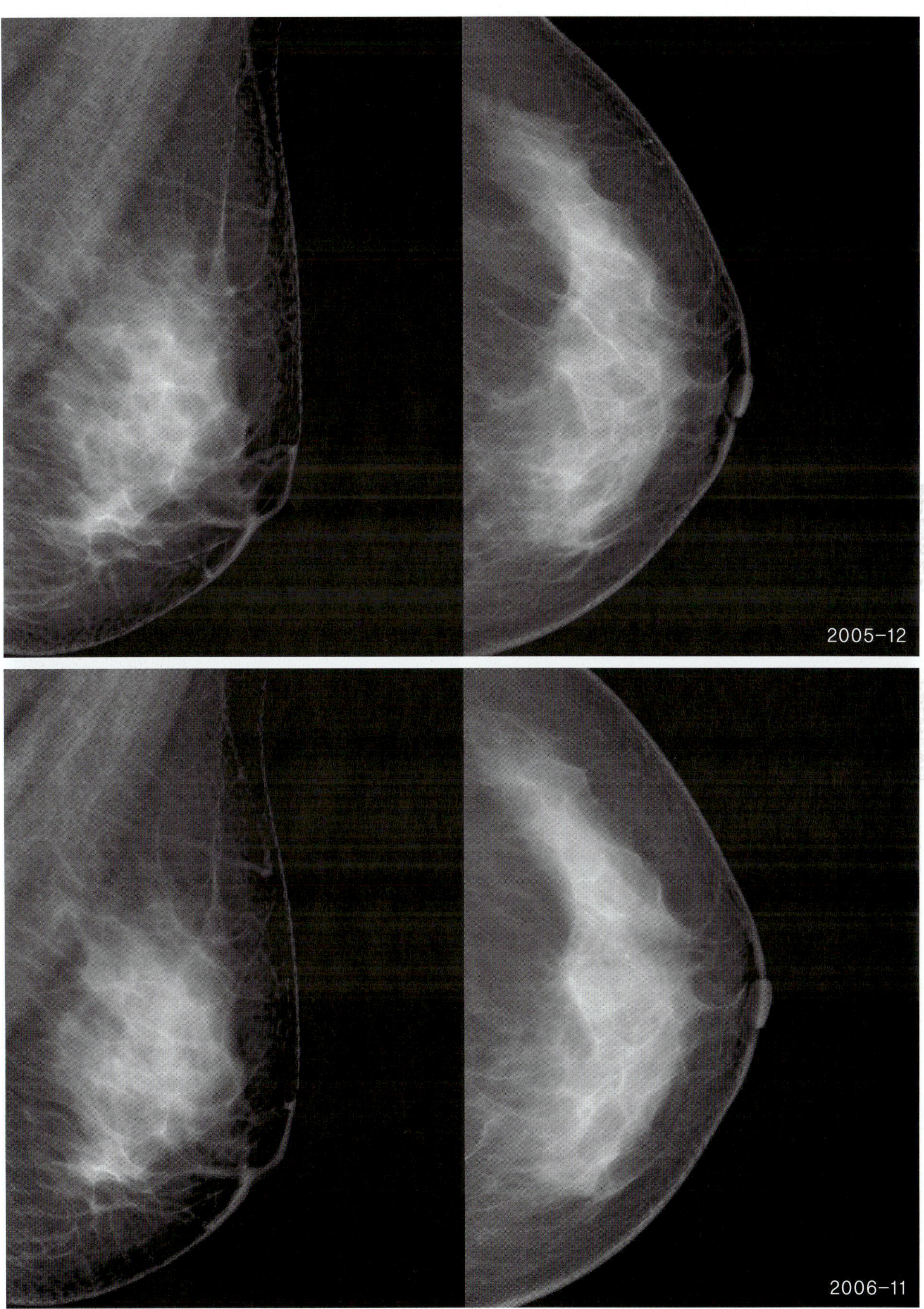

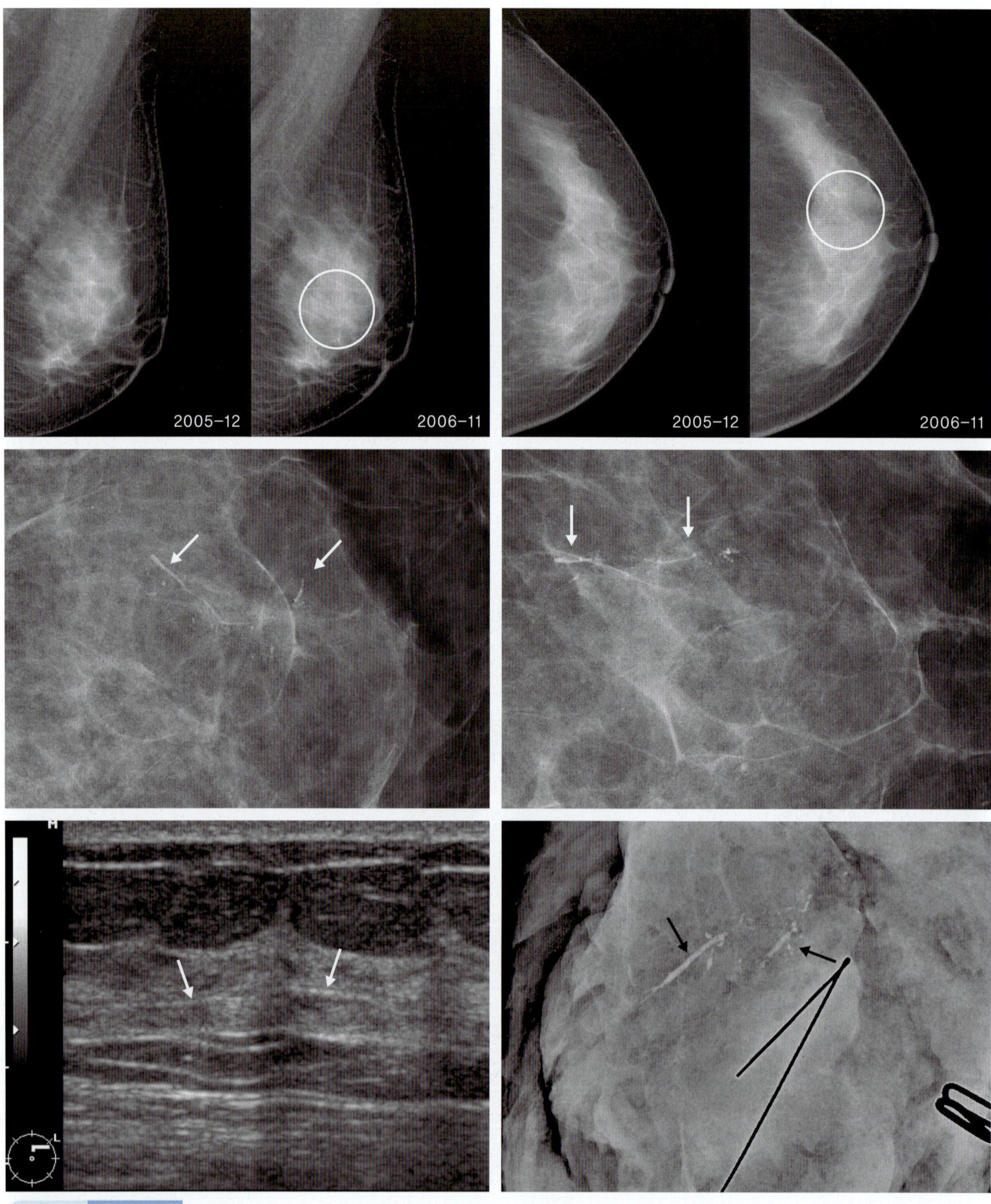

③-31 증례 해설

- **유방촬영술 소견** 2006년 유방촬영에서 왼쪽 유방 상외측에 이전 유방촬영에서 보이지 않던 석회화가 보인다. 확대촬영에서 미세선상 분지성 석회화(화살표)이다.
- **초음파 소견** 왼쪽 유방 2시 방향, 유두에서 3cm 떨어진 위치에 미세석회화 병변(화살표)이 있다. 동반된 종괴는 보이지 않는다.
- **표본촬영 소견** 초음파 유도하 바늘위치결정술 후 적출한 표본 내에 미세선상 분지성 석회화(화살표)가 보인다.
- **수술명과 진단** 유방보존술, 0.8cm 고등급 관상피내암(병기0).
- **포인트** 2005년 유방보존술 후 추적검사 중 반대측 유방에 새로 생긴 미세석회화 병변이 고등급 관상피내암으로 진단된 증례이다. 미세선상 분지성*fine linear branching* 미세석회화는 흔하지 않지만 일단 보이면 면포성 괴사에 의한 석회화를 시사하므로 유방암의 예측도가 높은 소견이다.

③-32 오른쪽 유방암으로 유방전절제술을 받은 무증상 43세 여성

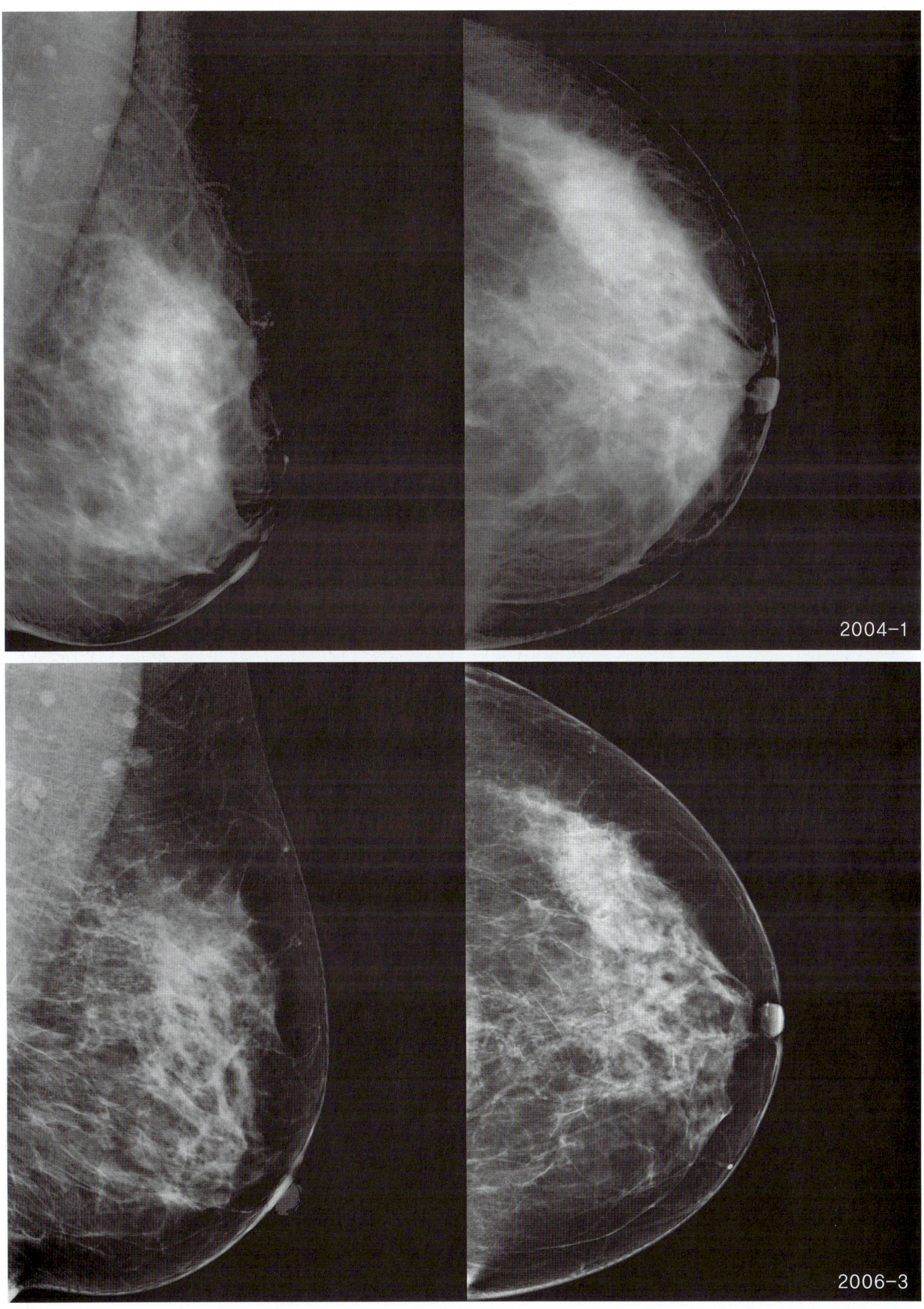

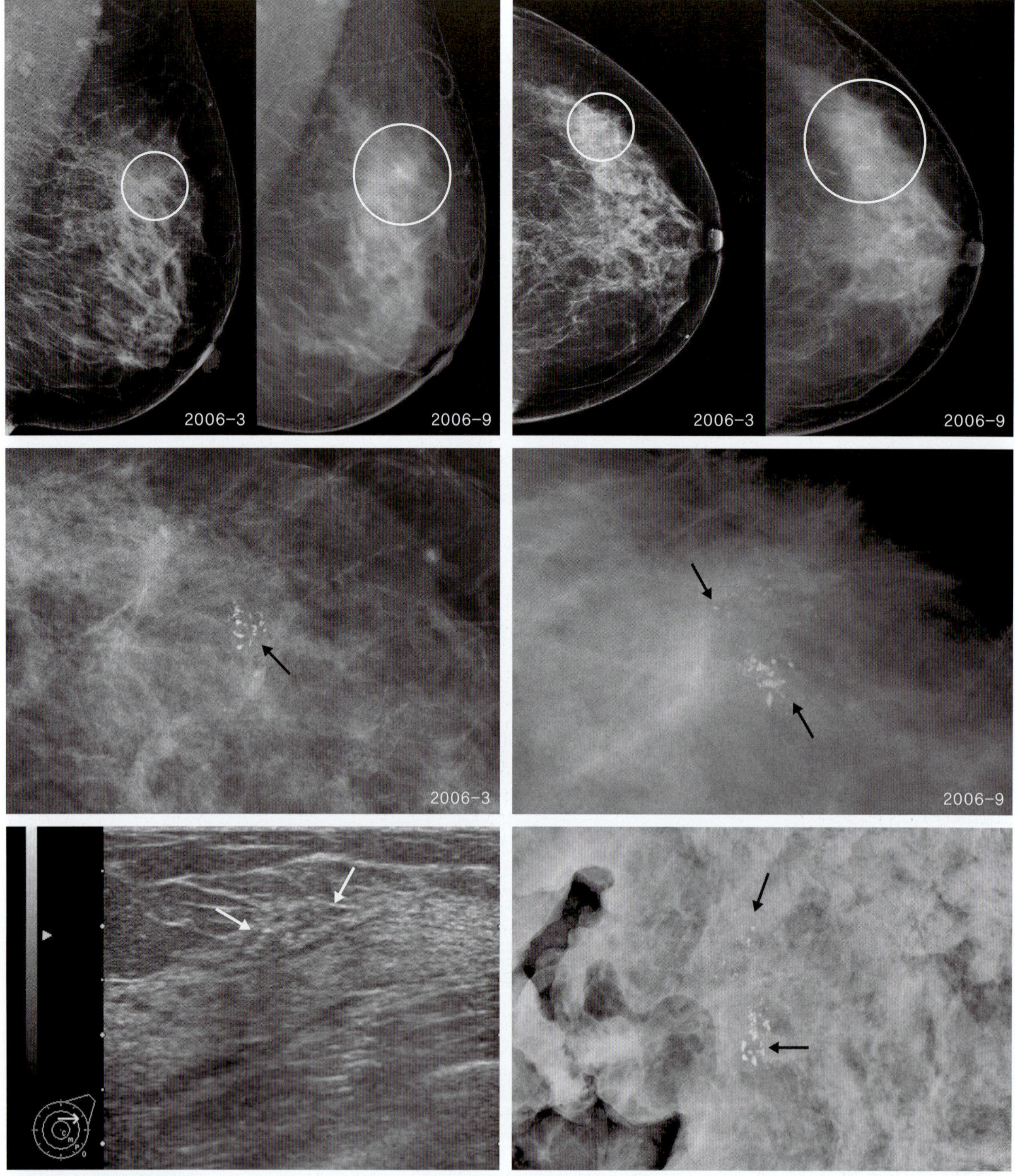

❸-32 증례 해설

- **유방촬영술 소견** 2006년 9월 유방촬영에서 왼쪽 상외측에 석회화가 보인다. 상하확대촬영에서 군집성, 다형태성, 분지성 미세석회화(화살표)이며 2006년 3월 사진과 비교하여 석회화 숫자가 증가했다.
- **초음파 소견** 왼쪽 유방 1시 방향, 유두에서 6cm 떨어진 위치에 석회화를 포함하는 1cm 크기, 불분명한 경계의 동일에코 종괴(화살표)가 보인다.
- **표본촬영 소견** 초음파 유도하 바늘위치결정술 후 절제생검을 시행했고 표본 안에 다형태성 석회화(화살표)가 보인다.
- **수술명과 진단** 유방보존술, 1.2cm 고등급 관상피내암(병기0).
- **포인트** 2006년 3월 처음으로 유방촬영술에서 군집성 석회화를 발견했으나 카테고리 3 병변으로 판정하였고, 6개월 추적관찰 유방촬영술에서 그 범위가 더욱 증가하고 석회화도 뚜렷해져 진단하게 된 유방암 증례이다. 고위험군에서 새로 생긴 또는 숫자가 증가한 군집성 다형태성 석회화는 암 진단에 매우 중요한 소견이다.

③-33 왼쪽 유방암으로 유방전절제술을 받은 64세 무증상 여성

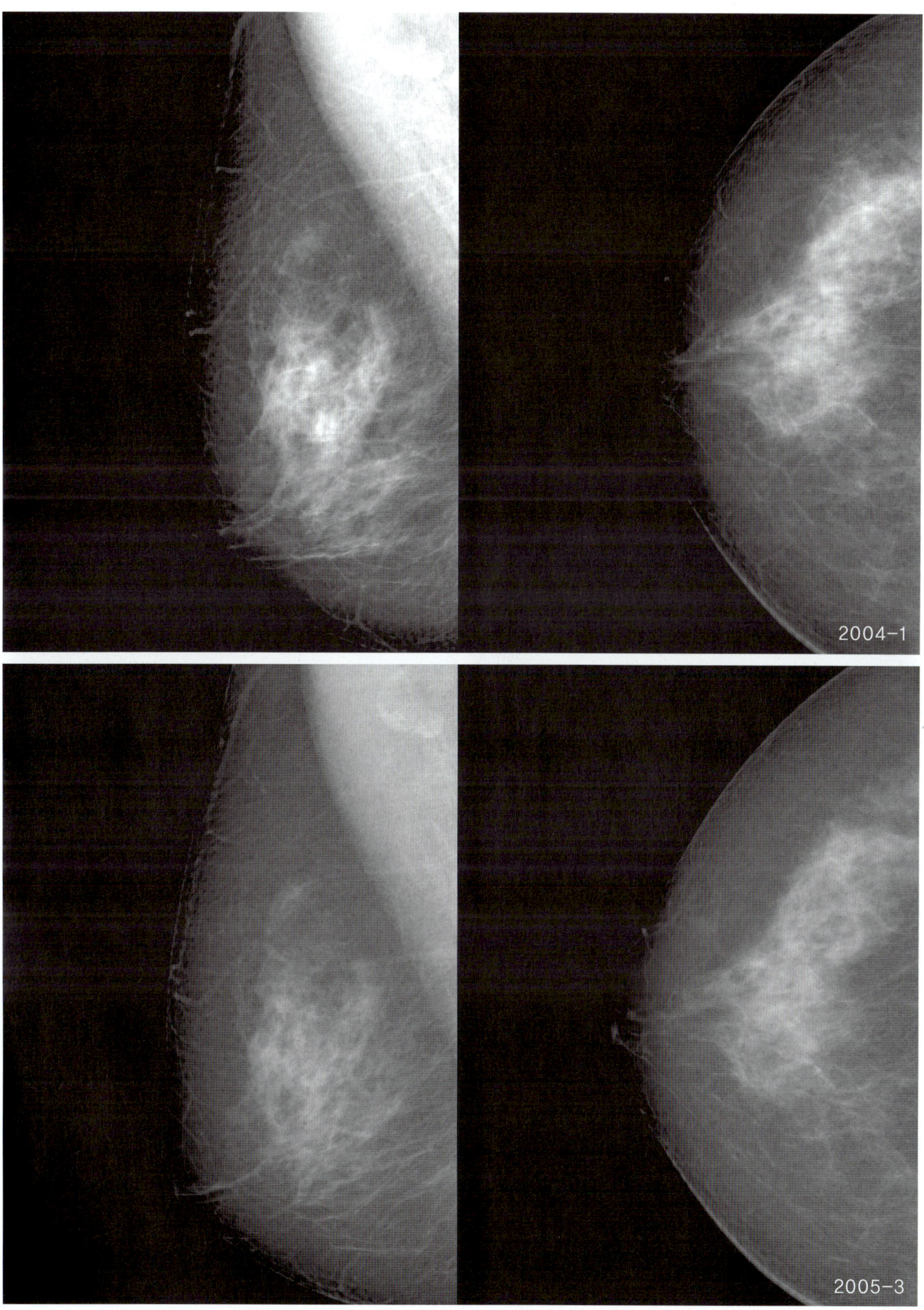

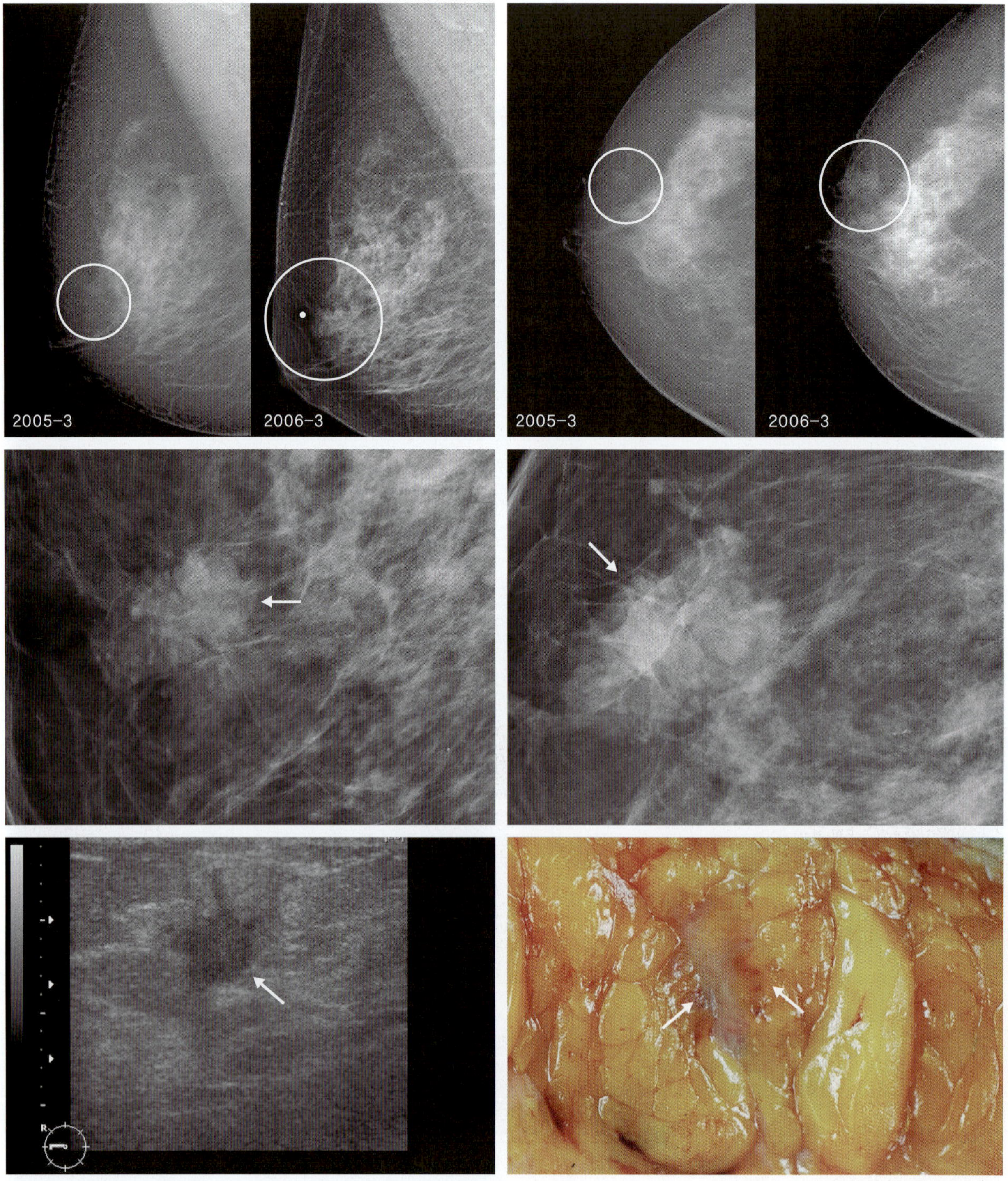

③-33 증례 해설

- **유방촬영술 소견** 만져지는 종괴가 생겨 시행한 2006년 유방촬영에서 오른쪽 유방 상외측의 피하지방층에 비대칭음영이 보인다. 이전 유방촬영에도 피하지방층에 음영 증가 소견이 있었으며 1년 사이에 크기가 커지고 종괴 윤곽이 분명해졌다. 확대촬영에서 미세소엽형 경계의 종괴(화살표)이다.
- **초음파 소견** 오른쪽 유방 9시 방향, 유두에서 2cm 떨어진 위치에 고에코 테두리를 동반한 1.5cm 크기, 불분명한 경계의 저에코 종괴(화살표)이다.
- **수술명과 진단** 유방절제술, 3.5cm 관상피내암과 2.1cm 고등급 침윤성암(T2N0, 병기2A).
- **포인트** 1988년 유방전절제술 후 18년 만에 반대측 유방에 새로 생긴 피하지방층의 비대칭음영이 고등급 침윤성암으로 진단된 증례이다. 드물지만 유방실질뿐만 아니라 피하지방층에도 유방암이 나타날 수 있음에 주의해야 한다.

③-34 왼쪽 유방암으로 유방전절제술을 받은 무증상 81세 여성

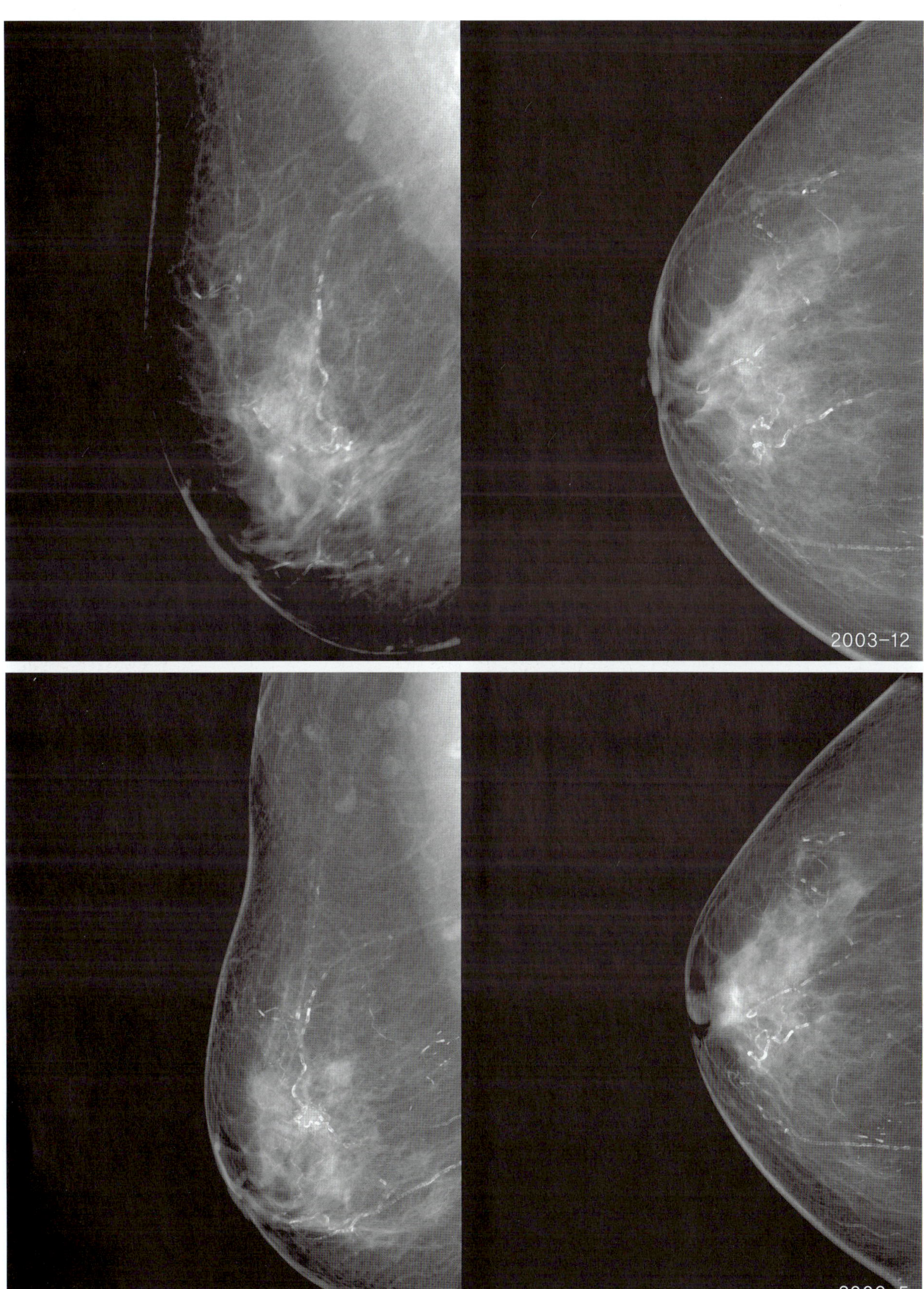

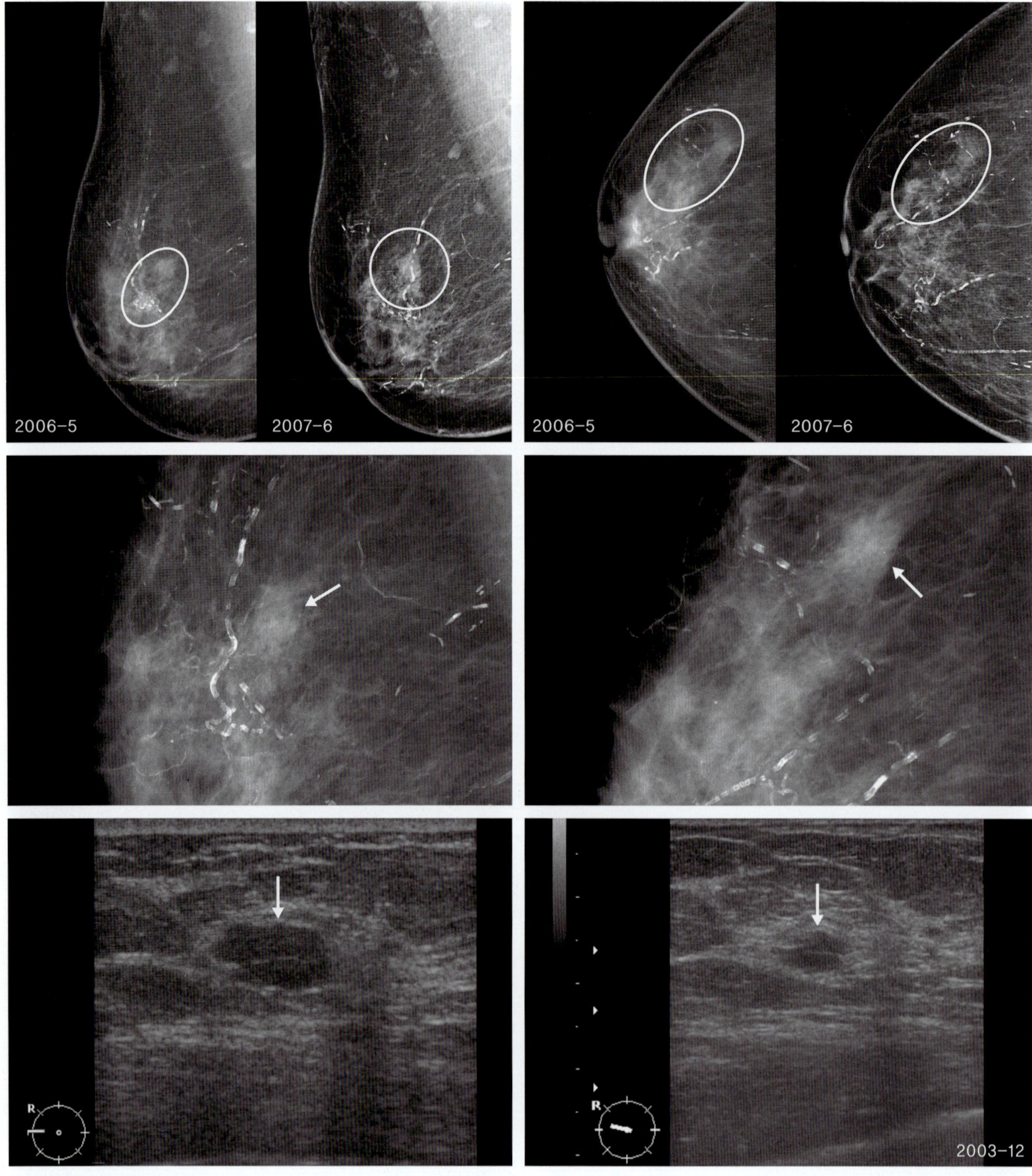

③-34 증례 해설

- **유방촬영술 소견** 2007년 유방촬영에서 오른쪽 유방 상외측에 혈관석회화에 겹쳐 인식하기 어려운 국소 비대칭이 보인다. 2006년과 비교하면 크기 변화는 뚜렷하지 않으나 2003년 사진과 비교하면 크기가 증가했다. 확대촬영에서 불분명한 경계의 종괴(화살표)이다.
- **초음파 소견** 오른쪽 유방 10시 방향, 유두에서 4cm 떨어진 위치에 1.2cm 크기의 저에코 종괴(화살표)가 보인다. 코어생검에서 저등급 관상피내암으로 진단되었다. 2003년 초음파에서 같은 위치에 0.9cm 크기의 종괴(화살표)가 보이며 양성 추정(카테고리 3) 병변으로 판정하고 추적관찰하였다.
- **수술명과 진단** 유방절제술, 1.2cm 저등급 관상피내암과 1cm 이하의 다초점성 저등급 침윤성암(T1bN0, 병기1).
- **포인트** 천천히 자라는 유방암의 경우 1년 전 유방촬영 사진뿐 아니라 가장 오래된 과거 사진과 비교하는 것이 병변의 발견과 변화 판정에 도움이 된다. 유방암 과거력이 있는 여성에서는 양성 추정 병변이라도 적극적인 조직검사가 필요할 수 있다.

국문 찾아보기

ㅈ

ㅍ

ㅎ

영문 찾아보기

유방촬영술과 유방암의 발견 2

초판 1쇄 펴낸날 2008년 10월 25일

대표저자 | 문우경
펴낸이 | 김시연

펴낸곳 | (주)일조각
등록 | 1953년 9월 3일 제300-1953-1호(구 : 제1-298호)
주소 | 110-062 서울시 종로구 신문로2가 1-335
전화 | 734-3545 / 733-8811(편집부)
733-5430 / 733-5431(영업부)
팩스 | 735-9994(편집부) / 738-5857(영업부)
이메일 | ilchokak@hanmail.net
홈페이지 | www.ilchokak.co.kr

ISBN 978-89-337-0552-0 93510
978-89-337-0551-3(전 2권)
값 70,000원

* 이 도서의 국립중앙도서관 출판시도서목록(CIP)은 e-CIP 홈페이지
(http://www.nl.go.kr/ecip)에서 이용하실 수 있습니다.
(CIP제어번호 : CIP2008003050)
* 대표저자와 협의하여 인지를 생략합니다.